# FALLPAUSCHALEN-VEREINBARUNG 2020 (FPV 2020)

## VEREINBARUNG ZUM FALLPAUSCHALENSYSTEM FÜR KRANKENHÄUSER FÜR DAS JAHR 2020

INKL.
FALLPAUSCHALEN-KATALOG
aG-DRG-VERSION 2020
UND
PFLEGEERLÖSKATALOG 2020

# DEUTSCHE KODIERRICHTLINIEN VERSION 2020

## ALLGEMEINE UND SPEZIELLE KODIERRICHTLINIEN FÜR DIE VERSCHLÜSSELUNG VON KRANKHEITEN UND PROZEDUREN

**Praxisausgabe Fallpauschalenvereinbarung 2020 (FPV 2020) vom 18. Oktober 2019 inkl. Fallpauschalen-Katalog aG-DRG-Version 2020 und Pflegeerlöskatalog 2020 und Deutsche Kodierrichtlinien Version 2020**

**Fallpauschalenvereinbarung 2020 (FPV 2020) vom 18. Oktober 2019**
**inkl. Fallpauschalen-Katalog aG-DRG-Version 2020 und Pflegeerlöskatalog 2020**


**Deutsche Kodierrichtlinien Version 2020, 17. Oktober 2019**


**ISBN: 978-3-942595-75-9**

Druckjahr 2019

**Verlag und Vertrieb:**
pictura Werbung GmbH
Schlossgasse 6d, D-35423 Lich
Tel. 0 64 04/66 87 20
Fax 0 64 04/66 87 21
info@pictura-gmbh.de
www.pictura-gmbh.de

# Inhaltsverzeichnis Praxisausgabe



## Teil I Fallpauschalenvereinbarung 2020



## Teil II Deutsche Kodierrichtlinien 2020

# Vorwort und spezielle Hinweise zu dieser Sonderauflage

Die vorliegende Praxisausgabe kombiniert die Deutschen Kodierrichtlinien 2020 und die Fallpauschalenvereinbarung 2020 inklusive Fallpauschalen-Katalog aG-DRG-Version 2020 und Pflegeerlöskatalog 2020.

Basis sind die von der InEK GmbH – Institut für das Entgeltsystem im Krankenhaus – im Auftrag der Selbstverwaltung veröffentlichten, durch die Selbstverwaltungspartner geeinigten und gemeinfrei zur Verfügung gestellten Datenbestände.

Die Fallpauschalenvereinbarung 2020 mit den Abrechnungsregeln und den Anlagen wurden um die bislang vorliegenden Klarstellungen der Selbstverwaltung sowie die Hinweise zu „Kombinierten Fallzusammenführungen“ ergänzt, die die Anwendung der Abrechnungsregeln präzisieren. Danach folgen die Deutschen Kodierrichtlinien, anhand derer eine Überprüfung der Kodierung und damit auch der Gruppierung fallbezogen durchgeführt werden kann. Damit wird allen an der Kodierung und Abrechnung Beteiligten ein kompaktes Instrument an die Hand gegeben.

Bei der Erstellung dieser Druckversion wurde größtmögliche Sorgfalt aufgewendet, um für den Anwender die Benutzerfreundlichkeit bestmöglich zu gestalten. Für Schäden, die durch Fehler bei der Erstellung entstanden sind, wird jegliche Haftung ausgeschlossen. Es kann bei Redaktionsschluss nicht ausgeschlossen werden, dass sich weitere Änderungen und Anpassungen ergeben.

Bei der Herstellung wurde zwischen der Fallpauschalenvereinbarung 2020 inkl. Anlagen und den Deutschen Kodierrichtlinien ein grünes Trennblatt eingebunden, so dass ein einfaches Erkennen der beiden Teile auch von außen möglich ist.

Zur Verbesserung der Benutzerfreundlichkeit der Fallpauschalenvereinbarung 2020 wurde dieser Sonderauflage ein eigens erstelltes alphabetisches Suchregister im Anhang auf Basis wesentlicher für die Abrechnung relevanter Stichworte aus dem Text der Vereinbarung angehängt.

# TEIL I

# FALLPAUSCHALENVEREINBARUNG 2020

**Gemeinsame Erklärung der Selbstverwaltungspartner**
**Auswirkungen des MDK-Reformgesetzes auf die FPV 2020**

Die Regelungen der FPV 2020 wurden ohne Berücksichtigung sich gegebenenfalls aus dem MDK-Reformgesetz ergebender Änderungsnotwendigkeiten vereinbart. Die Vereinbarungspartner prüfen unmittelbar nach Verabschiedung des Gesetzes im Deutschen Bundestag die FPV 2020 auf Anpassungs- oder Klarstellungsbedarf.

# Vereinbarung

## zum

# Fallpauschalensystem für Krankenhäuser
# für das Jahr 2020
# (Fallpauschalenvereinbarung 2020 – FPV 2020)

**zwischen**

**dem GKV-Spitzenverband, Berlin,**
**und**
**dem Verband der privaten Krankenversicherung, Köln,**
**gemeinsam und einheitlich**

**sowie**

**der Deutschen Krankenhausgesellschaft, Berlin**

## Präambel

Gemäß § 17b Abs. 1 und 3 Krankenhausfinanzierungsgesetz (KHG) ist für die Vergütung der allgemeinen Krankenhausleistungen ein durchgängiges, leistungsorientiertes und pauschalierendes Vergütungssystem eingeführt worden. Mit dem Gesetz zur Stärkung des Pflegepersonals (Pflegepersonal-Stärkungsgesetz, PpSG) wurde in § 17b Abs. 4 Krankenhausfinanzierungsgesetz (KHG) festgelegt, dass die Pflegepersonalkosten für die unmittelbare Patientenversorgung auf bettenführenden Stationen erstmals für das Jahr 2020 aus dem G-DRG-System ausgegliedert und in einen Pflegeerlöskatalog überführt werden. Der GKV-Spitzenverband und der Verband der privaten Krankenversicherung vereinbaren gemeinsam mit der Deutschen Krankenhausgesellschaft gemäß § 17b Abs. 2 KHG auch dessen jährliche Weiterentwicklung und Anpassung, insbesondere an medizinische Entwicklungen, Kostenentwicklungen, Verweildauerverkürzungen und Leistungsverlagerungen zu und von anderen Versorgungsbereichen, und die Abrechnungsbestimmungen, soweit diese nicht im Krankenhausentgeltgesetz (KHEntgG) vorgegeben werden. In diesem Zusammenhang vereinbaren sie gemäß § 9 Abs. 1 Nrn. 1 bis 3 KHEntgG einen Fallpauschalenkatalog nach § 17b Abs. 1 Satz 4 KHG, einen Katalog ergänzender Zusatzentgelte nach § 17b Abs. 1 Satz 7 KHG, einen Pflegeerlöskatalog nach § 17b Abs. 4 Satz 5 KHG sowie die Abrechnungsbestimmungen für diese Entgelte.

In Erfüllung dieses gesetzlichen Auftrages vereinbaren die Parteien das Folgende:

## ABSCHNITT 1: ABRECHNUNGSBESTIMMUNGEN FÜR DRG-FALLPAUSCHALEN

### § 1 Abrechnung von Fallpauschalen

(1) Die Fallpauschalen werden jeweils von dem die Leistung erbringenden Krankenhaus nach dem am Tag der voll- oder teilstationären Aufnahme geltenden Fallpauschalen-Katalog und den dazu gehörenden Abrechnungsregeln abgerechnet. Im Falle der Verlegung in ein anderes Krankenhaus rechnet jedes beteiligte Krankenhaus eine Fallpauschale ab. Diese wird nach Maßgabe des § 3 gemindert; dies gilt nicht für Fallpauschalen, die im Fallpauschalen-Katalog als Verlegungs-Fallpauschalen gekennzeichnet sind; für diese Verlegungsfälle sind beim verlegenden Krankenhaus die Regelungen des Absatzes 3 entsprechend anwendbar. Eine Verlegung im Sinne des Satzes 2 liegt vor, wenn zwischen der Entlassung aus einem Krankenhaus und der Aufnahme in einem anderen Krankenhaus nicht mehr als 24 Stunden vergangen sind.

(2) Ist die Verweildauer eines Patienten oder einer Patientin länger als die obere Grenzverweildauer, wird für den dafür im Fallpauschalen-Katalog ausgewiesenen Tag und jeden weiteren Belegungstag des Krankenhausaufenthalts zusätzlich zur Fallpauschale ein tagesbezogenes Entgelt abgerechnet. Dieses wird ermittelt, indem die für diesen Fall im Fallpauschalen-Katalog ausgewiesene Bewertungsrelation mit dem Basisfallwert multipliziert wird. Die Zahl der zusätzlich abrechenbaren Belegungstage ist wie folgt zu ermitteln:

Belegungstage insgesamt (tatsächliche Verweildauer nach Abs. 7) + 1

- erster Tag mit zusätzlichem Entgelt bei oberer Grenzverweildauer

= zusätzlich abrechenbare Belegungstage

(3) Ist die Verweildauer von nicht verlegten Patientinnen oder Patienten kürzer als die untere Grenzverweildauer, ist für die bis zur unteren Grenzverweildauer nicht erbrachten Belegungstage einschließlich des im Fallpauschalen-Katalog ausgewiesenen ersten Tages mit Abschlag ein Abschlag von der Fallpauschale vorzunehmen. Abweichend von Satz 1 gilt die Abschlagsregelung auch für die Abrechnung von Verlegungs-Fallpauschalen beim verlegenden Krankenhaus. Die Höhe des Abschlags je Tag wird ermittelt, indem die für diesen Fall im Fallpauschalen-Katalog ausgewiesene Bewertungsrelation mit dem Basisfallwert multipliziert wird. Die Zahl der Abschlagstage ist wie folgt zu ermitteln:

Erster Tag mit Abschlag bei unterer Grenzverweildauer + 1

- Belegungstage insgesamt (tatsächliche Verweildauer nach Abs. 7)

= Zahl der Abschlagstage

(4) Erfolgt die Behandlung sowohl in Hauptabteilungen als auch in belegärztlichen Abteilungen desselben Krankenhauses, ist die Höhe der Fallpauschale nach folgender Rangfolge festzulegen:

1. nach der Abteilungsart mit der höheren Zahl der Belegungstage
2. bei gleicher Zahl der Belegungstage in Haupt- und Belegabteilungen nach der Hauptabteilung

Ist im Ausnahmefall eine Fallpauschale für belegärztliche Versorgung nicht vorgegeben, ist die Fallpauschale für Hauptabteilungen abzurechnen. Ist bei einer belegärztlichen Versorgung im Rahmen der Geburtshilfe (MDC 14) für eine Fallpauschale eine Bewertungsrelation für die Beleghebamme in den Spalten 6 bzw. 7 nicht vorgegeben, so sind die Bewertungsrelationen der Spalte 4 bzw. 5 maßgeblich.

(5) Für jedes Neugeborene, das nach der Versorgung im Kreißsaal weiter im Krankenhaus versorgt wird, ist ein eigener Fall zu bilden und eine eigene Fallpauschale abzurechnen. In diesem Falle ist für die Mutter und das Neugeborene jeweils eine Rechnung zu erstellen. Die Fallpauschale für das gesunde Neugeborene ist mit dem für die Mutter zuständigen Kostenträger abzurechnen. In diesem Fall ist auf der Rechnung für das Neugeborene die Versichertennummer der Mutter anzugeben. Die Fallpauschale für das krankheitsbedingt behandlungsbedürftige Neugeborene ist mit dessen Kostenträger abzurechnen. Nicht krankheitsbedingt behandlungsbedürftig in diesem Sinne sind alle Neugeborenen, für welche die DRG-Fallpauschale P66D, P67D oder P67E abgerechnet werden kann. Ist im Fallpauschalen-Katalog für das Krankenhaus, in dem die Geburt stattfand, eine Mindestverweildauer für die Fallpauschale vorgegeben und wird diese nicht erreicht, ist die Versorgung des Neugeborenen mit dem Entgelt für die Mutter abgegolten und nicht als eigenständiger Fall nach § 9 zu zählen. Im Falle einer Verlegung gilt Absatz 1 Sätze 2 bis 4. Erfolgt ein Verbleib der gesunden Mutter aufgrund des krankheitsbedingt behandlungsbedürftigen Neugeborenen oder des Neugeborenen in der DRG-Fallpauschale P67D, so ist ab Erreichen der abgerundeten mittleren Verweildauer der vollstationären DRG-Fallpauschale für die Mutter der Zuschlag für Begleitpersonen abzurechnen; § 1 Abs. 2 findet in diesem Fall für die Fallpauschale der gesunden Mutter keine Anwendung.

(6) Zur Einstufung in die jeweils abzurechnende Fallpauschale sind Programme (Grouper) einzusetzen, die vom DRG-Institut der Selbstverwaltungspartner nach § 17b Abs. 2 KHG zertifiziert sind. Für Art und Höhe der nach dieser Vereinbarung abzurechnenden Entgelte ist der Tag der voll- oder teilstationären Aufnahme in das Krankenhaus maßgeblich. Für die Abrechnung tagesbezogener teilstationärer Leistungen gilt als Aufnahmetag in diesem Sinne jeweils der erste Behandlungstag im Quartal. Ist bei der Zuordnung von Behandlungsfällen zu einer Fallpauschale auch das Alter der behandelten Person zu berücksichtigen, ist das Alter am Tag der Aufnahme in das

Krankenhaus maßgeblich. Soweit und solange vor- bzw. nachstationäre Behandlungen nicht gesondert vergütet werden, sind deren Diagnosen und Prozeduren bei der Gruppierung und der Abrechnung der zugehörigen vollstationären Behandlung zu berücksichtigen (Neugruppierung); dies gilt nicht für Diagnosen und Prozeduren im Rahmen belegärztlicher Leistung. Ergibt sich aus der Neugruppierung eine andere Fallpauschale, ist diese für die Abrechnung sowie für weitere Prüfungen maßgeblich.

(7) Maßgeblich für die Ermittlung der Verweildauer ist die Zahl der Belegungstage. Belegungstage sind der Aufnahmetag sowie jeder weitere Tag des Krankenhausaufenthalts ohne den Verlegungs- oder Entlassungstag aus dem Krankenhaus; wird ein Patient oder eine Patientin am gleichen Tag aufgenommen und verlegt oder entlassen, gilt dieser Tag als Aufnahmetag. Für den Fall von Wiederaufnahmen gilt § 2 Abs. 4 Satz 4. Vollständige Tage der Beurlaubung sind gesondert in der Rechnung auszuweisen und zählen nicht zur Verweildauer. Eine Beurlaubung liegt vor, wenn ein Patient mit Zustimmung des behandelnden Krankenhausarztes die Krankenhausbehandlung zeitlich befristet unterbricht, die stationäre Behandlung jedoch noch nicht abgeschlossen ist. Bei Fortsetzung der Krankenhausbehandlung nach einer Beurlaubung liegt keine Wiederaufnahme im Sinne von § 2 vor.

(8) In der Rechnung des Krankenhauses sind der sich nach dem Fallpauschalen-Katalog ergebende Betrag für die Fallpauschale sowie Abschläge, weitere Entgelte und Zuschläge gesondert auszuweisen; das Verfahren nach § 301 des Fünften Buches Sozialgesetzbuch (SGB V) bleibt unberührt.

## § 2
## Wiederaufnahmen in dasselbe Krankenhaus

(1) Das Krankenhaus hat eine Zusammenfassung der Falldaten zu einem Fall und eine Neueinstufung in eine Fallpauschale vorzunehmen, wenn

1. ein Patient oder eine Patientin innerhalb der oberen Grenzverweildauer, bemessen nach der Zahl der Kalendertage ab dem Aufnahmedatum des ersten unter diese Vorschrift zur Zusammenfassung fallenden Krankenhausaufenthalts, wieder aufgenommen wird und
2. für die Wiederaufnahme eine Einstufung in dieselbe Basis-DRG vorgenommen wird.

Eine Zusammenfassung und Neueinstufung nach Satz 1 wird nicht vorgenommen, wenn die Fallpauschalen dieser Basis-DRG bei Versorgung in einer Hauptabteilung in Spalte 13 oder bei belegärztlicher Versorgung in Spalte 15 des Fallpauschalen-Katalogs gekennzeichnet sind.

(2) Eine Zusammenfassung der Falldaten zu einem Fall und eine Neueinstufung in eine Fallpauschale ist auch dann vorzunehmen, wenn

1. ein Patient oder eine Patientin innerhalb von 30 Kalendertagen ab dem Aufnahmedatum des ersten unter diese Vorschrift zur Zusammenfassung fallenden Krankenhausaufenthalts wieder aufgenommen wird und
2. innerhalb der gleichen Hauptdiagnosegruppe (MDC) die zuvor abrechenbare Fallpauschale in die „medizinische Partition" oder die „andere Partition" und die anschließende Fallpauschale in die „operative Partition" einzugruppieren ist.

Eine Zusammenfassung und Neueinstufung nach Satz 1 wird nicht vorgenommen, wenn einer der Krankenhausaufenthalte mit einer Fallpauschale abgerechnet werden kann, die bei Versorgung in einer Hauptabteilung in Spalte 13 oder bei belegärztlicher Versorgung in Spalte 15 des Fallpauschalen-Katalogs gekennzeichnet ist.

(3) Werden Patienten oder Patientinnen, für die eine Fallpauschale abrechenbar ist, wegen einer in den Verantwortungsbereich des Krankenhauses fallenden Komplikation im Zusammenhang mit der durchgeführten Leistung innerhalb der oberen Grenzverweildauer, bemessen nach der Zahl der Kalendertage ab dem Aufnahmedatum des ersten unter diese Vorschrift zur Zusammenfassung fallenden Aufenthalts, wieder aufgenommen, hat das Krankenhaus eine Zusammenfassung der Falldaten zu einem Fall und eine Neueinstufung in eine Fallpauschale vorzunehmen. Eine Zusammenfassung und Neueinstufung wird nicht vorgenommen bei unvermeidbaren Nebenwirkungen von Chemotherapien und Strahlentherapien im Rahmen onkologischer Behandlungen. Die Absätze 1 und 2 gehen den Vorgaben nach den Sätzen 1 und 2 vor. Die Sätze 1 und 2 ergänzen die Vorgaben nach § 8 Abs. 5 KHEntgG.

(4) Bei der Anwendung der Absätze 1 bis 3 ist für jeden Krankenhausaufenthalt eine DRG-Eingruppierung vorzunehmen. Auf dieser Grundlage hat das Krankenhaus eine Neueinstufung in eine Fallpauschale mit den Falldaten aller zusammenzuführenden Krankenhausaufenthalte durchzuführen. Hierbei ist eine chronologische Prüfung vorzunehmen. Zur Ermittlung der Verweildauer sind dabei die Belegungstage der Aufenthalte in diesem Krankenhaus zusammenzurechnen. Die obere Grenzverweildauer, die nach Absatz 1 Satz 1 Nr. 1 für die Fallzusammenführung maßgeblich ist, ergibt sich aus dem Aufnahmedatum und der DRG-Eingruppierung des ersten unter diese Vorschrift zur Zusammenfassung fallenden Aufenthalts in diesem Krankenhaus. Hat das Krankenhaus einen der zusammenzuführenden Aufenthalte bereits abgerechnet, ist die Abrechnung zu stornieren. Maßgeblich für die zusätzliche Abrechnung von tagesbezogenen Entgelten ist die Grenzverweildauer, die sich nach der Fallzusammenführung ergibt; für die Ermittlung der Verweildauer gilt Satz 3 entsprechend. Die Sätze 1 bis 7 gelten nicht für Krankenhausaufenthalte, bei denen der Tag der Aufnahme außerhalb der Geltungsdauer dieser Vereinbarung nach § 12 liegt oder soweit tagesbezogene Entgelte nach § 6 Abs. 1 KHEntgG abzurechnen sind.

(5) Sind mehrere Aufenthalte in einem Krankenhaus aufgrund der Regelungen zur Wiederaufnahme nach den Absätzen 1 bis 3 zusammenzuführen und erfolgte bei mindestens einem Aufenthalt eine Verlegung, sind vom zusammengeführten Fall Verlegungsabschläge nach den Vorgaben des § 1 Absatz 1 Satz 3 in Verbindung mit § 3 zu berechnen.

## § 3
## Abschläge bei Verlegung

(1) Im Falle einer Verlegung in ein anderes Krankenhaus ist von dem verlegenden Krankenhaus ein Abschlag vorzunehmen, wenn die im Fallpauschalen-Katalog ausgewiesene mittlere Verweildauer unterschritten wird. Die Höhe des Abschlags je Tag wird ermittelt, indem die bei Versorgung in einer Hauptabteilung in Spalte 11 oder bei belegärztlicher Versorgung in Spalte 13 des Fallpauschalen-Katalogs ausgewiesene Bewertungsrelation mit dem Basisfallwert multipliziert wird. Die Zahl der Tage, für die ein Abschlag vorzunehmen ist, wird wie folgt ermittelt:

Mittlere Verweildauer nach dem Fallpauschalen-Katalog, kaufmännisch auf die nächste ganze Zahl gerundet

- Belegungstage insgesamt (tatsächliche Verweildauer nach § 1 Abs. 7)

= Zahl der Abschlagstage

(2) Im Falle einer Verlegung aus einem anderen Krankenhaus ist von dem aufnehmenden Krankenhaus ein Abschlag entsprechend den Vorgaben des Absatzes 1 vorzunehmen, wenn die im Fallpauschalen-Katalog ausgewiesene mittlere Verweildauer im aufnehmenden Krankenhaus unterschritten wird. Dauerte die Behandlung im verlegenden

Krankenhaus nicht länger als 24 Stunden, so ist im aufnehmenden Krankenhaus kein Verlegungsabschlag nach Satz 1 vorzunehmen; bei einer frühzeitigen Entlassung durch das aufnehmende Krankenhaus ist die Regelung zur unteren Grenzverweildauer nach § 1 Abs. 3, bei einer Weiterverlegung die Abschlagsregelung nach Abs. 1 anzuwenden.

(3) Wird ein Patient oder eine Patientin aus einem Krankenhaus in weitere Krankenhäuser verlegt und von diesen innerhalb von 30 Kalendertagen ab dem Entlassungsdatum eines ersten Krankenhausaufenthalts in dasselbe Krankenhaus zurückverlegt (Rückverlegung), hat das wiederaufnehmende Krankenhaus die Falldaten des ersten Krankenhausaufenthalts und aller weiteren, innerhalb dieser Frist in diesem Krankenhaus aufgenommenen Fälle zusammenzufassen und eine Neueinstufung nach den Vorgaben des § 2 Abs. 4 Sätze 1 bis 7 in eine Fallpauschale durchzuführen sowie Absatz 2 Satz 1 anzuwenden. Kombinierte Fallzusammenführungen wegen Rückverlegung in Verbindung mit Wiederaufnahmen sind möglich. Hierbei ist eine chronologische Prüfung vorzunehmen. Prüffrist ist immer die des ersten Falles, der die Fallzusammenführung auslöst. Die Sätze 1 bis 4 finden keine Anwendung für Fälle der Hauptdiagnosegruppe für Neugeborene (MDC 15). Die Sätze 1 bis 5 gelten nicht für Krankenhausaufenthalte, bei denen der Tag der Aufnahme außerhalb der Geltungsdauer dieser Vereinbarung nach § 12 liegt oder für die anstelle einer Fallpauschale tagesbezogene Entgelte nach § 6 Abs. 1 KHEntgG abzurechnen sind.

(4) Ist in einem Krankenhaus neben dem Entgeltbereich der DRG-Fallpauschalen einerseits noch ein Entgeltbereich nach der Bundespflegesatzverordnung (BPflV) oder für besondere Einrichtungen nach § 17b Abs. 1 Satz 10 KHG andererseits vorhanden, sind diese unterschiedlichen Entgeltbereiche im Falle von internen Verlegungen wie selbstständige Krankenhäuser zu behandeln. Für den Entgeltbereich der DRG-Fallpauschalen sind die Absätze 1 bis 3 entsprechend anzuwenden.

(5) Abschläge nach den Absätzen 1 bis 3 sind nur dann vorzunehmen, insofern beide an der Verlegung beteiligten Krankenhäuser dem Geltungsbereich des Krankenhausfinanzierungsgesetzes unterliegen. Hiervon abweichend sind bei Leistungen, für die eine schriftliche Kooperationsvereinbarung zwischen den Krankenhäusern besteht, Abschläge nach Absatz 1 bis 3 vorzunehmen.

## § 4
## Fallpauschalen bei bestimmten Transplantationen

(1) Mit Fallpauschalen nach Anlage 1 bzw. Entgelten nach Anlage 3a bei Transplantationen von Organen nach § 1a Nr. 1 des Transplantationsgesetzes (TPG), bei Transplantationen von Geweben nach § 1a Nr. 4 TPG sowie bei Transplantationen von hämatopoetischen Stammzellen werden die allgemeinen Krankenhausleistungen nach § 2 KHEntgG für die stationäre Versorgung eines Transplantatempfängers, einer Transplantatempfängerin oder bei der Lebendspende vergütet. Nicht mit den Fallpauschalen nach Anlage 1 bzw. Entgelten nach Anlage 3a vergütet und folglich gesondert abrechenbar sind insbesondere folgende Leistungen:

1. Leistungen des Krankenhauses für eine Organentnahme bei möglichen postmortalen Organspendern oder Organspenderinnen
2. Leistungen der Koordinierungsstelle nach § 11 TPG für die Bereitstellung eines postmortal gespendeten Organs zur Transplantation einschließlich eines dafür erforderlichen Transports des Organs
3. Leistungen der Vermittlungsstelle nach § 12 TPG für die Vermittlung eines postmortal gespendeten Organs

4. Gutachtenerstellung durch die Kommission nach § 8 Abs. 3 Satz 2 TPG vor einer möglichen Lebendorganspende
5. ambulanten Voruntersuchungen gemäß § 8 Abs. 1 Satz 1 Nr. 1 Buchstabe c TPG, die im Hinblick auf die Transplantation eines bestimmten Transplantatempfängers durchgeführt werden, bei möglichen Lebendspendern oder Lebendspenderinnen, nicht jedoch die entsprechenden Untersuchungen bei tatsächlichen Lebendspendern oder Lebendspenderinnen
6. Transport von Knochenmark oder hämatopoetischen Stammzellen
7. Kontrolluntersuchungen nach § 115a Abs. 2 Satz 4 SGB V bei einem Transplantatempfänger oder einer Transplantatempfängerin; § 8 Abs. 2 Satz 3 Nr. 3 KHEntgG bleibt unberührt
8. Kontrolluntersuchungen nach § 115a Abs. 2 Satz 7 in Verbindung mit Satz 4 SGB V bei einem Lebendorganspender oder einer Lebendorganspenderin; § 8 Abs. 2 Satz 3 Nr. 4 KHEntgG bleibt unberührt

Krankengeld bzw. Verdienstausfallerstattung sowie Fahrkosten für Lebendspender oder Lebendspenderinnen sind keine allgemeinen Krankenhausleistungen und daher weder mit den Fallpauschalen nach Anlage 1 bzw. Entgelten nach Anlage 3a vergütet noch gesondert seitens des Krankenhauses abrechenbar.

(2) Für Transplantationen nach Absatz 1 Satz 1 ist jeweils eine Fallpauschale nach Anlage 1 bzw. ein Entgelt nach Anlage 3a gegenüber den Transplantatempfängern, den Transplantatempfängerinnen oder deren Sozialleistungsträgern abzurechnen.

(3) Für zum Zwecke einer Organ- oder Gewebeentnahme für einen bestimmten Transplantatempfänger stationär aufgenommene Lebendspender oder Lebendspenderinnen, bei denen

1. eine Organ- oder Gewebeentnahme vorgenommen wird oder
2. sich erst während der Entnahmeoperation herausstellt, dass das Organ oder das Gewebe nicht entnommen werden kann, oder
3. sich erst nach der Organentnahme herausstellt, dass das Organ nicht transplantiert werden kann, ist eine Fallpauschale nach Anlage 1 bzw. ein Entgelt nach Anlage 3a abzurechnen. Bei erfolgter Transplantation der entnommenen Organe ist die jeweilige Fallpauschale nach Anlage 1 bzw. das jeweilige Entgelt nach Anlage 3a gegenüber den Transplantatempfängern, den Transplantatempfängerinnen oder deren Sozialleistungsträgern abzurechnen. Kommt es nicht zur Transplantation, ist die jeweilige Fallpauschale nach Anlage 1 bzw. das jeweilige Entgelt nach Anlage 3a gegenüber der Person, die zum Transplantatempfang vorgesehen war, oder gegenüber deren Sozialleistungsträger abzurechnen. Auf der Rechnung ist die Versichertennummer der Person, die das Transplantat empfangen hat oder für die Transplantation vorgesehen war, anzugeben. Werden hämatopoetische Stammzellen bei Familienspendern aus dem Ausland oder bei nicht-verwandten Spendern über in- oder ausländische Spenderdateien bezogen, wird anstelle der Fallpauschale nach Anlage 1 bzw. dem Entgelt nach Anlage 3a ein entsprechendes Zusatzentgelt abgerechnet.

(4) Die Leistungen des Krankenhauses nach Absatz 1 Satz 2 Nr. 1 sind gegenüber der Koordinierungsstelle nach § 11 TPG abzurechnen. Die Leistungen des Krankenhauses nach Absatz 1 Satz 2 Nr. 5 sind gegenüber den Personen, die zum Transplantatempfang vorgesehen waren oder gegenüber deren Sozialleistungsträgern abzurechnen.

## ABSCHNITT 2: ABRECHNUNGSBESTIMMUNGEN FÜR ANDERE ENTGELTARTEN

### § 5 Zusatzentgelte

(1) Zusätzlich zu einer Fallpauschale oder zu den Entgelten nach § 6 Abs. 1 KHEntgG dürfen bundeseinheitliche Zusatzentgelte nach dem Zusatzentgelte-Katalog nach Anlage 2 bzw. 5 abgerechnet werden. Die Zusatzentgelte nach Satz 1 sind mit Inkrafttreten der Vereinbarung (§ 13) abrechenbar.

(2) Für die in Anlage 4 bzw. 6 benannten, mit dem bundeseinheitlichen Zusatzentgelte-Katalog nicht vergüteten Leistungen vereinbaren die Vertragsparteien nach § 11 KHEntgG krankenhausindividuelle Zusatzentgelte nach § 6 Abs. 1 KHEntgG. Diese können zusätzlich zu den DRG-Fallpauschalen oder den nach § 6 Abs. 1 KHEntgG vereinbarten Entgelten abgerechnet werden. Für die in Anlage 4 bzw. 6 gekennzeichneten Zusatzentgelte gilt § 15 Abs. 2 Satz 3 KHEntgG entsprechend. Können für die Leistungen nach Anlage 4 bzw. 6 auf Grund einer fehlenden Vereinbarung für den Vereinbarungszeitraum 2020 noch keine krankenhausindividuellen Zusatzentgelte abgerechnet werden, sind für jedes Zusatzentgelt 600,00 Euro abzurechnen. Wurden für Leistungen nach Anlage 4 bzw. 6 für das Jahr 2020 keine Zusatzentgelte vereinbart, sind im Einzelfall auf der Grundlage von § 8 Abs. 1 Satz 3 KHEntgG für jedes Zusatzentgelt 600,00 Euro abzurechnen.

(3) Zusatzentgelte für Dialysen können zusätzlich zu einer DRG-Fallpauschale oder zu einem Entgelt nach § 6 Abs. 1 KHEntgG abgerechnet werden; dies gilt nicht für die Fallpauschalen der Basis-DRG L60 oder L71 oder der DRG L90B / L90C und dem nach Anlage 3a krankenhausindividuell zu vereinbarenden Entgelt L61 und dem nach Anlage 3b krankenhausindividuell zu vereinbarenden Entgelt L90A, bei denen die Behandlung des Nierenversagens die Hauptleistung ist.

### § 6 Teilstationäre Leistungen

(1) Teilstationäre Leistungen sind mit tagesbezogenen teilstationären Fallpauschalen oder mit Entgelten abzurechnen, die nach § 6 Abs. 1 Satz 1 KHEntgG krankenhausindividuell vereinbart worden sind.

(2) Werden Patientinnen oder Patienten, für die zuvor eine vollstationäre DRG-Fallpauschale abrechenbar war, zur teilstationären Behandlung in dasselbe Krankenhaus wieder aufgenommen oder wechseln sie in demselben Krankenhaus von der vollstationären Versorgung in die teilstationäre Versorgung, kann erst nach dem dritten Kalendertag ab Überschreiten der abgerundeten mittleren Verweildauer, bemessen ab dem Aufnahmedatum des stationären Aufenthalts der zuvor abgerechneten Fallpauschale, eine tagesbezogene teilstationäre Fallpauschale oder ein tagesbezogenes teilstationäres Entgelt nach § 6 Abs. 1 KHEntgG berechnet werden. Die bis dahin erbrachten teilstationären Leistungen sind mit der zuvor abgerechneten Fallpauschale abgegolten. Wurden bei der Abrechnung der vollstationären Fallpauschale Abschläge nach § 1 Abs. 3 oder § 3 vorgenommen, sind zusätzlich zu den Entgelten nach Satz 1 für jeden teilstationären Behandlungstag tagesbezogene teilstationäre Entgelte zu berechnen; höchstens jedoch bis zur Anzahl der vollstationären Abschlagstage. Die teilstationären Prozeduren sind nicht bei der Gruppierung der zuvor abgerechneten Fallpauschale zu berücksichtigen. Die Sätze 1 bis 3 gelten nicht für tagesbezogene teilstationäre Entgelte für Leistungen der Onkologie, der Schmerztherapie, die HIV-Behandlung, für Dialysen

sowie Leistungen, die im Anschluss an die Abrechnung einer expliziten Ein-Belegungstag-DRG erbracht werden. Abweichend von Satz 1 können teilstationäre Pflegeentgelte ab dem Tag der Verlegung abgerechnet werden.

(3) Wird ein Patient an demselben Tag innerhalb des Krankenhauses von einer tagesbezogen vergüteten teilstationären Behandlung in eine vollstationäre Behandlung verlegt, kann für den Verlegungstag kein tagesbezogenes teilstationäres Entgelt abgerechnet werden.

## § 7
## Sonstige Entgelte

(1) Sonstige Entgelte nach § 6 Abs. 1 KHEntgG können krankenhausindividuell vereinbart werden für

1. voll- und teilstationäre Leistungen, die nach Anlagen 3a und 3b noch nicht mit DRG-Fallpauschalen vergütet werden,
2. unbewertete teilstationäre Leistungen, die nicht in Anlage 3b aufgeführt sind, und
3. besondere Einrichtungen nach § 17b Abs. 1 Satz 10 KHG.

Werden fallbezogene Entgelte vereinbart, müssen auch Vereinbarungen zu den übrigen Bestandteilen der Aufstellung für fallbezogene Entgelte nach Abschnitt E3.1 der Anlage 1 KHEntgG getroffen werden, damit die Entgelte von den Abrechnungsprogrammen verarbeitet werden können, die für die DRG-Fallpauschalen vorgesehen sind. Für den Fall der Verlegung eines Patienten oder einer Patientin in ein anderes Krankenhaus sind Abschlagsregelungen zu vereinbaren; dies gilt nicht, soweit Verlegungs-Fallpauschalen im Sinne des § 1 Abs. 1 Satz 3 vereinbart werden. Für den Fall der Wiederaufnahme eines Patienten oder einer Patientin in dasselbe Krankenhaus sollen für fallbezogene Entgelte Vereinbarungen getroffen werden, die den Vorgaben nach § 2 Abs. 1, 2 und 4 entsprechen.

(2) Für die Abrechnung von fallbezogenen Entgelten gelten die Abrechnungsbestimmungen nach § 8 Abs. 2 und 4 KHEntgG und nach § 2 Abs. 3 entsprechend.

(3) Tagesbezogene Entgelte werden für den Aufnahmetag und jeden weiteren Tag des Krankenhausaufenthalts abgerechnet (Berechnungstage); der Entlassungs- oder Verlegungstag, der nicht zugleich Aufnahmetag ist, wird nur bei tagesbezogenen Entgelten für teilstationäre Behandlung nach § 6 Abs. 1 Satz 1 abgerechnet.

(4) Für die in den Anlagen 3a und 3b gekennzeichneten Entgelte gilt § 15 Abs. 2 Satz 3 KHEntgG entsprechend. Können für die Leistungen nach Anlage 3a auf Grund einer fehlenden Vereinbarung für den Vereinbarungszeitraum 2020 noch keine krankenhausindividuellen Entgelte abgerechnet werden, sind für jeden Belegungstag 600,00 Euro abzurechnen. Können für die Leistungen nach Anlage 3b auf Grund einer fehlenden Vereinbarung für den Vereinbarungszeitraum 2020 noch keine krankenhausindividuellen Entgelte abgerechnet werden, sind für jeden Belegungstag 300,00 Euro abzurechnen. Wurden für Leistungen nach Anlage 3a für das Jahr 2020 keine Entgelte vereinbart, sind im Einzelfall auf der Grundlage von § 8 Abs. 1 Satz 3 KHEntgG für jeden Belegungstag 450,00 Euro abzurechnen.

## § 8
## Tagesbezogene Pflegeentgelte

(1) Zusätzlich zu vollstationären und teilstationären Entgelten sind für alle ab dem 01.01.2020 aufgenommenen Patienten tagesbezogene Pflegeentgelte gemäß § 7 Abs. 1 Nr. 6a KHEntgG abzurechnen. Die Pflegeentgelte werden jeweils von dem die Leistung erbringenden Krankenhaus nach dem am Tag der voll- oder teilstationären Aufnahme geltenden Pflegeerlöskatalog und den dazu gehörenden Abrechnungsregeln abgerechnet.

(2) Das tagesbezogene Pflegeentgelt wird ermittelt, indem die maßgebliche Bewertungsrelation jeweils mit dem krankenhausindividuellen Pflegeentgeltwert multipliziert und das Ergebnis kaufmännisch auf zwei Nachkommastellen gerundet wird. Für die Rechnungsstellung wird der Entgeltbetrag nach Satz 1 mit der Anzahl der Berechnungstage je tagesbezogenem Entgelt multipliziert und in der Rechnung ausgewiesen.

(3) Für die Ermittlung der für den Pflegeerlös relevanten Bewertungsrelation ist die Zuordnung zu einem Entgelt gemäß den Vorgaben dieser Vereinbarung in der jeweils gültigen Fassung maßgeblich. Die Zahl der Berechnungstage richtet sich nach den Vorgaben zur Ermittlung der Verweildauer nach § 1 Abs. 7 und § 7 Abs. 3. Die Fallzählung bleibt von der neuen Pflegepersonalkostenfinanzierung ab dem Jahr 2020 unberührt und ergibt sich weiterhin aus den Vorgaben des § 9. Sofern die Höhe von Zu- oder Abschlägen anhand eines Prozentsatzes zu berechnen ist, richtet sich die Ermittlung nach den hierfür maßgeblichen gesetzlichen Vorgaben.

(4) Kann auf Grund einer fehlenden Vereinbarung für das Jahr 2020 noch kein krankenhausindividueller Pflegeentgeltwert angewendet werden, erfolgt die Abrechnung von Patienten, die ab dem 1. Januar 2020 in das Krankenhaus aufgenommen werden, nach den Vorgaben des § 15 Abs. 2a KHEntgG.

(5) Für Leistungen, die unter die Regelung nach § 7 Abs. 1 Satz 1 Nr. 2 und Nr. 3 (teilstationäre Leistungen, die nicht in Anlage 3b aufgeführt sind und besondere Einrichtungen) fallen, gilt eine Pflegebewertungsrelation von 1,0 für vollstationäre Fälle und 0,5 für teilstationäre Fälle, sofern die Vertragsparteien nach § 11 KHEntgG keine abweichenden Festlegungen treffen.

(6) Bei unterjähriger Genehmigung des Krankenhausbudgets erfolgt die Abrechnung für alle Aufnahmen ab dem Tag des Wirksamwerdens der Budgetvereinbarung 2020 mit dem neuen genehmigten krankenhausindividuellen Pflegeentgeltwert.

(7) Die Regelungen zum Kostenträgerwechsel nach § 10 Satz 2 und 3 bleiben durch die Abrechnung von Pflegeentgelten unberührt.

## ABSCHNITT 3: SONSTIGE VORSCHRIFTEN

### § 9 Fallzählung

(1) Jede abgerechnete vollstationäre Fallpauschale zählt im Jahr der Entlassung als ein Fall. Dies gilt auch für Neugeborene sowie für vollstationäre Fallpauschalen, die mit nur einem Belegungstag ausgewiesen sind. Bei einer Wiederaufnahme nach § 2 und einer Rückverlegung nach § 3 Abs. 3 ist jeweils nur die Fallpauschale zu zählen, die nach der Neueinstufung für die zusammengefassten Krankenhausaufenthalte abgerechnet wird. Bei Abrechnung von tagesbezogenen teilstationären Fallpauschalen wird für jeden Patienten, der wegen derselben Erkrankung regelmäßig oder mehrfach behandelt wird, je Quartal ein Fall gezählt.

(2) Leistungen, für die Entgelte nach § 6 Abs. 1 KHEntgG abgerechnet werden, sind wie folgt zu zählen:

1. Jedes fallbezogene Entgelt für eine voll- oder teilstationäre Leistung zählt als ein Fall.
2. a) Bei Abrechnung von tagesbezogenen vollstationären Entgelten zählt jede Aufnahme als ein Fall.

   b) Bei Abrechnung von tagesbezogenen teilstationären Entgelten wird für jeden Patienten, der wegen derselben Erkrankung regelmäßig oder mehrfach behandelt wird, je Quartal ein Fall gezählt.

### § 10 Kostenträgerwechsel

Vorbehaltlich einer anderweitigen gesetzlichen Regelung gilt:

Tritt bei Fallpauschalenpatienten während der stationären Behandlung ein Zuständigkeitswechsel des Kostenträgers ein, wird der gesamte Krankenhausfall mit dem Kostenträger abgerechnet, der am Tag der Aufnahme leistungspflichtig ist. Tritt hingegen während der mittels tagesbezogener Entgelte nach § 6 Abs. 1 KHEntgG sowie tagesbezogener teilstationärer Fallpauschalen vergüteten Behandlung ein Zuständigkeitswechsel des Kostenträgers ein, sind die Kosten der einzelnen Belegungstage mit dem Kostenträger abzurechnen, der am Tag der Leistungserbringung leistungspflichtig ist.

### § 11 Laufzeit der Entgelte

(1) Die Fallpauschalen nach Anlage 1 und die Zusatzentgelte nach Anlage 2 bzw. 5 sind abzurechnen für Patientinnen oder Patienten, die ab dem 1. Januar 2020 in das Krankenhaus aufgenommen werden. Können die Fallpauschalen noch nicht mit der für das Jahr 2020 vereinbarten oder festgesetzten Höhe des Landesbasisfallwerts gewichtet werden, sind sie nach Maßgabe des § 15 Abs. 1 KHEntgG mit der bisher geltenden Höhe des Landesbasisfallwerts zu gewichten und in der sich ergebenden Entgelthöhe abzurechnen.

(2) Bis zum Beginn der Laufzeit der nach § 6 Abs. 1 KHEntgG zu vereinbarenden Entgelte für teilstationäre Leistungen, die nicht in Anlage 3b aufgeführt sind und im Jahr 2020 nicht mit DRG-Fallpauschalen abgerechnet werden können, werden die für diese Leistungen bisher nach § 6 Abs. 1 KHEntgG vereinbarten Entgelte weiter abgerechnet.

## ABSCHNITT 4: GELTUNGSDAUER, INKRAFTTRETEN

### § 12 Geltungsdauer

Die Vorschriften der Abschnitte 1 bis 3 gelten vom 1. Januar bis zum 31. Dezember 2020. Können die Entgeltkataloge 2021 erst nach dem 1. Januar 2021 angewendet werden, sind nach Maßgabe des § 15 Abs. 1 und 2 KHEntgG die Leistungen weiterhin nach den Anlagen 1 bis 7 der abzurechnen. Solange noch keine neuen Abrechnungsregeln vereinbart oder in Kraft getreten sind, gelten die Abrechnungsbestimmungen nach dieser Vereinbarung weiter.

### § 13 Inkrafttreten

Diese Vereinbarung tritt zum 01.01.2020 in Kraft.

**Gemeinsame Erklärung der Selbstverwaltungspartner**
**Auswirkungen des MDK-Reformgesetzes auf die FPV 2020**

Die Regelungen der FPV 2020 wurden ohne Berücksichtigung sich gegebenenfalls aus dem MDK-Reformgesetz ergebender Änderungsnotwendigkeiten vereinbart. Die Vereinbarungspartner prüfen unmittelbar nach Verabschiedung des Gesetzes im Deutschen Bundestag die FPV 2020 auf Anpassungs- oder Klarstellungsbedarf.

# ANLAGEN ZUR FALLPAUSCHALENVEREINBARUNG 2020

| | |
|---|---|
| Anlage 1 | Fallpauschalen-Katalog gem. § 1 Abs. 1 Satz 1 und Pflegeerlöskatalog gem. § 8 Abs. 1 Satz 2 |
| Teil a | Bewertungsrelationen bei Versorgung durch Hauptabteilungen |
| Teil b | Bewertungsrelationen bei Versorgung durch Belegabteilungen |
| Teil c | Bewertungsrelationen bei teilstationärer Versorgung |
| Teil d | Bewertungsrelationen mit gezielter Absenkung in Abhängigkeit der Median-Fallzahl bei Versorgung durch Hauptabteilung |
| Teil e | Bewertungsrelationen mit gezielter Absenkung in Abhängigkeit der Median-Fallzahl bei Versorgung durch Belegabteilung |
| Anlage 2 | Zusatzentgelte-Katalog (Liste) gem. § 5 Abs. 1 |
| Anlage 3a | Nicht mit dem Fallpauschalen-Katalog vergütete vollstationäre Leistungen gem. § 7 Abs. 1 Satz 1 Nr. 1 und Pflegeerlöskatalog gem. § 8 Abs. 1 Satz 2 |
| Anlage 3b | Nicht mit dem Fallpauschalen-Katalog vergütete teilstationäre Leistungen gem. § 7 Abs. 1 Satz 1 Nr. 1 und Pflegeerlöskatalog gem. § 8 Abs. 1 Satz 2 |
| Anlage 4 | Zusatzentgelte nach § 6 Abs. 1 KHEntgG (Liste) gem. § 5 Abs. 2 |
| Anlage 5 | Zusatzentgelte-Katalog (Definition und differenzierte Beträge) gem. § 5 Abs. 1 |
| Anlage 6 | Zusatzentgelte nach § 6 Abs. 1 KHEntgG gem. § 5 Abs. 2 |
| Anlage 7 | Zusatzentgelte nach § 6 Abs. 1 KHEntgG gem. § 5 Abs. 2<br>Zusatzentgelte-Katalog – Blutgerinnungsstörungen |
| Anhang 1 | Ergänzende Informationen zur Abrechnung von bewerteten Zusatzentgelten aus dem Zusatzentgelte-Katalog (Anlage 2 bzw. Anlage 5) |

# STICHWORTVERZEICHNIS ZUR FALLPAUSCHALENVEREINBARUNG 2020

# Anlagen zur Fallpauschalenvereinbarung 2020

# Fallpauschalen-Katalog gem. § 17b Abs. 1 S. 4 KHG
# Katalog ergänzender Zusatzentgelte gem. § 17b Abs. 1 S. 7 KHG
# Pflegeerlöskatalog gem. § 17b Abs. 4 S. 5 KHG

Die Bewertungsrelationen gelten für die Abrechnung von stationären Leistungen. Dies gilt für die Abrechnung von Fallpauschalen des aG-DRG-Katalogs nicht, soweit nach § 6 Abs. 1 des Krankenhausentgeltgesetzes sonstige Entgelte für bestimmte Leistungen nach Anlage 3a/b, teilstationäre Leistungen nach § 6 Abs. 1 Satz 1 KHEntgG oder besondere Einrichtungen nach § 17b Abs. 1 Satz 10 des Krankenhausfinanzierungsgesetzes vereinbart worden sind.

Die tagesbezogenen Bewertungsrelationen des Pflegeerlöskatalogs sind für die Abzahlung des Pflegebudgets nach § 6a KHEntgG zu verwenden. Die Werte 1,0000 und 0,5000 in Anlage 3a bzw. 3b sind nicht kalkuliert; sie entsprechen den Vorgaben nach § 8 Abs. 5 FPV.

**Abkürzungen:**

| | |
|---|---|
| CC | Komplikationen oder Komorbiditäten |
| MDC | Hauptdiagnosegruppe (Major Diagnostic Category) |
| OR | operativ (Operating Room) |
| ZE | Zusatzentgelt |
| $ZE_D$ | Zusatzentgelt, differenziert |
| Partition "O" | operative Fallpauschalen |
| Partition "A" | andere Fallpauschalen, z. B. Koloskopie |
| Partition "M" | medizinische Fallpauschalen |

**Fußnoten:**

1) Belegungstage, die der Kalkulation der Fallpauschale zu Grunde gelegt wurden.

2) Erster Belegungstag, an dem nach § 1 Abs. 3 ein Abschlag von der Fallpauschale vorzunehmen ist.

3) Erster Belegungstag, an dem nach § 1 Abs. 2 ein tagesbezogenes Entgelt zusätzlich zur Fallpauschale gezahlt wird.

4) Eine Zusammenfassung von Fällen bei Wiederaufnahme in dasselbe Krankenhaus nach § 2 Abs. 1 und 2 erfolgt nicht.

5) Wenn die Definition der DRG keine untere Grenzverweildauer und / oder keine obere Grenzverweildauer zulässt, dann werden im Katalog entsprechend keine Werte angegeben.

6) Bei den in der DRG-Bezeichnung angegebenen Punktwerten für die intensivmedizinische Komplexbehandlung handelt es sich bei dem ersten Wert um die Aufwandspunkte für die intensivmedizinische Komplexbehandlung im Kindesalter (8-98d.*), bei dem zweiten Wert um die Aufwandspunkte für die Aufwendige intensivmedizinische Komplexbehandlung (8-98f.*) und bei dem dritten Wert um die Aufwandspunkte für die intensivmedizinische Komplexbehandlung im Erwachsenenalter (8-980.*).

# Fallpauschalen-Katalog und Pflegeerlöskatalog

## Teil a) Bewertungsrelationen bei Versorgung durch Hauptabteilungen

| DRG | Partition | Bezeichnung [6] | Bewertungsrelation bei Hauptabteilung | Bewertungsrelation bei Hauptabteilung und Beleghebamme | Mittlere Verweildauer [1] | Untere Grenzverweildauer: Erster Tag mit Abschlag [2, 5] | Untere Grenzverweildauer: Bewertungsrelation/Tag | Obere Grenzverweildauer: Erster Tag zus. Entgelt [3, 5] | Obere Grenzverweildauer: Bewertungsrelation/Tag | Externe Verlegung Abschlag/Tag (Bewertungsrelation) | Verlegungsfallpauschale | Ausnahme von Wiederaufnahme [4] | Pflegeerlös Bewertungsrelation/Tag |
|---|---|---|---|---|---|---|---|---|---|---|---|---|---|
| 1 | 2 | 3 | 4 | 5 | 6 | 7 | 8 | 9 | 10 | 11 | 12 | 13 | 14 |
| **Prä-MDC** | | | | | | | | | | | | | |
| A01A | O | Lebertransplantation mit Beatmung > 179 Stunden oder kombinierter Dünndarmtransplantation | 21,483 | | 44,6 | 14 | 1,012 | 63 | 0,340 | | x | x | 3,5493 |
| A01B | O | Lebertransplantation ohne kombinierte Dünndarmtransplantation mit Beatmung > 59 und < 180 Stunden oder mit Transplantatabstoßung oder mit kombinierter Nierentransplantation oder mit kombinierter Pankreastransplantation oder Alter < 6 Jahre | 12,506 | | 32,3 | 10 | 0,803 | 50 | 0,317 | | x | x | 2,5709 |
| A01C | O | Lebertransplantation ohne kombinierte Dünndarmtransplantation, ohne Beatmung > 59 Stunden, ohne Transplantatabstoßung, ohne kombinierte Nierentransplantation, ohne kombinierte Pankreastransplantation, Alter > 5 Jahre | 8,835 | | 23,1 | 7 | 0,755 | 41 | 0,261 | | x | x | 2,2879 |
| A02Z | O | Transplantation von Niere und Pankreas | 8,606 | | 23,5 | 7 | 0,704 | 39 | 0,314 | | x | x | 1,8611 |
| A03A | O | Lungentransplantation mit Beatmung > 179 Stunden | 22,919 | | 45,7 | 14 | 1,170 | 64 | 0,477 | | x | x | 3,2952 |
| A03B | O | Lungentransplantation ohne Beatmung > 179 Stunden | 12,599 | | 24,6 | 7 | 1,077 | 35 | 0,434 | | x | x | 2,3655 |
| A04B | O | Knochenmarktransplantation / Stammzelltransfusion, allogen, außer bei Plasmozytom oder mit Graft-versus-Host-Krankheit Grad III und IV, mit Gabe bestimmter Stammzellen oder Alter < 16 Jahre, mit bestimmter Entnahme oder Stammzellboost | 24,898 | | 55,9 | 18 | 1,046 | 74 | 0,425 | | x | x | 3,3538 |
| A04C | O | Knochenmarktransplantation / Stammzelltransfusion, allogen, < 16 J. od. GVHD Grad III/IV od. auß. b. Plasmozytom, mit Gabe best. Stammz. od. GVHD III/IV od. HLA-versch., mit best. Entn. od. SZ-Boost od. m. intensivm. Komplexbeh. > 1764 / 1932 / 2760 P. | 19,139 | | 56,1 | 18 | 0,922 | 74 | 0,313 | | x | x | 2,9451 |
| A04D | O | Knochenmarktransplantation / Stammzelltransfusion, allogen, mit Graft-versus-Host-Krankheit Grad III und IV oder außer bei Plasmozytom, HLA-verschieden oder mit Komplexbehandlung bei multiresistenten Erregern | 11,918 | | 38,2 | 12 | 0,874 | 56 | 0,298 | | x | x | 2,1760 |
| A04E | O | Knochenmarktransplantation / Stammzelltransfusion, allogen, außer bei Plasmozytom | 10,561 | | 35,3 | 11 | 0,836 | 51 | 0,284 | | x | x | 2,1659 |
| A05A | O | Herztransplantation mit Beatmung > 179 Stunden oder intensivmedizinischer Komplexbehandlung > 2646 / 2484 / - Aufwandspunkte | 32,732 | | 86,1 | 28 | 0,865 | 104 | 0,291 | | x | x | 2,6603 |
| A05B | O | Herztransplantation ohne Beatmung > 179 Stunden, ohne intensivmedizinische Komplexbehandlung > 2646 / 2484 / - Aufwandspunkte | 15,848 | | 50,0 | 16 | 0,593 | 68 | 0,248 | | x | x | 1,8555 |
| A06A | O | Beatmung > 1799 Stunden mit intensivmedizinischer Komplexbehandlung > 2940 / 5520 / 5520 Aufwandspunkte oder mit hochkomplexem Eingriff | 45,536 | | 125,4 | | | 143 | 0,326 | | x | x | 4,4737 |
| A06B | O | Beatmung > 1799 Stunden mit komplexer OR-Prozedur oder Polytrauma, ohne hochkomplexen Eingriff, ohne intensivmedizinische Komplexbehandlung > 2940 / 5520 / 5520 Aufwandspunkte | 35,184 | | 105,5 | | | 123 | 0,294 | | x | x | 4,2640 |
| A06C | O | Beatmung > 1799 Stunden, ohne komplexe OR-Prozedur, ohne Polytrauma, mit intensivmedizinischer Komplexbehandlung > 588 / 552 / 552 Aufwandspunkte | 24,726 | | 105,8 | | | 124 | 0,229 | | x | x | 3,6519 |
| A07A | O | Beatmung > 999 Stunden oder > 499 Stunden mit intensivmedizinischer Komplexbehandlung > 4900 / 4600 / 4600 Aufwandspunkte, mit komplexer OR-Prozedur oder Polytrauma und int. Komplexbeh. > 3920 / 3680 / 3680 P. oder mit hochkompl. oder dreizeitigem Eingr. | 31,257 | | 74,2 | 24 | 0,984 | 92 | 0,346 | | x | x | 4,0688 |
| A07B | O | Beatmung > 999 Stunden oder > 499 Stunden mit intensivmedizinische Komplexbehandlung > 4900 / 4600 / 4600 Punkte, mit komplexer OR-Prozedur und ECMO ab 384 Stunden oder mit Polytrauma oder Alter < 16 J. oder intensivmed. Komplexbeh. > - / 3220 / - Punkte | 25,139 | | 72,9 | 23 | 0,930 | 91 | 0,306 | | x | x | 4,0500 |
| A07C | O | Beatmung > 999 Stunden oder > 499 Stunden mit intensivmed. Komplexbeh. > 4900 / 4600 / 4600 Punkte, mit komplexer OR-Prozedur, ohne ECMO ab 384 Stunden, ohne Polytrauma, Alter > 15 Jahre oder mit intensivmed. Komplexbeh. > 2352 / 1932 / 2484 Punkte | 19,121 | | 62,1 | 20 | 0,823 | 80 | 0,231 | 0,274 | | x | 3,8880 |
| A07D | O | Beatmung > 999 Stunden ohne komplexe OR-Prozedur, ohne Polytrauma, Alter > 15 Jahre, mit intensivmedizinischer Komplexbehandlung > 1176 / 1380 / - und < 2353 / 1933 / 2485 Aufwandspunkte, mit komplexer Diagnose oder komplizierender Konstellation | 14,926 | | 58,6 | 19 | 0,697 | 77 | 0,167 | 0,234 | | x | 3,5962 |
| A07E | O | Beatmung > 999 Stunden ohne komplexe OR-Prozedur, ohne Polytrauma, Alter > 15 Jahre, ohne komplexe Diagnose, ohne komplizierende Konstellation, mit intensivmedizinischer Komplexbehandlung > 392 / 184 / 368 Aufwandspunkte oder Beatmung > 1799 Stunden | 13,099 | | 60,1 | 19 | 0,623 | 78 | 0,145 | 0,204 | | x | 3,2318 |
| A07F | O | Beatmung > 999 Stunden ohne komplexe OR-Prozedur, ohne Polytrauma, Alter > 15 Jahre, ohne komplexe Diagnose, ohne komplizierende Konstellation, ohne intensivmedizinische Komplexbehandlung > 392 / 184 / 368 Aufwandspunkte, ohne Beatmung > 1799 Stunden | 9,902 | | 58,9 | 19 | 0,482 | 77 | 0,114 | 0,161 | | x | 2,6943 |
| A09A | O | Beatmung > 499 Stunden oder > 249 Stunden mit IntK > 2352 / 1932 / 2208 P., mit hochkomplexem Eingriff oder komplexer OR-Prozedur, Alter < 16 Jahre, mit IntK > 1764 / 1932 / - Punkten oder mit sehr komplexem Eingriff und IntK > - / 2208 / - Punkten | 23,149 | | 57,3 | 18 | 0,971 | 75 | 0,322 | | x | x | 3,8824 |
| A09B | O | Beatmung > 499 Stunden oder > 249 Stunden mit int. Komplexbeh. > 2352 / 1932 / 2208 Punkte, mit angeb. Fehlbild. oder Tumorerkr., Alter < 3 J. oder mit hochkompl. Eingr. oder mit kompl. OR-Proz. oder int. Komplexbeh. > 1764 / 1932 / - P., Alter < 16 J. | 14,854 | | 39,8 | 12 | 0,938 | 58 | 0,306 | | x | x | 3,7791 |

## Teil a) Bewertungsrelationen bei Versorgung durch Hauptabteilungen

| DRG | Partition | Bezeichnung [6] | Bewertungsrelation bei Hauptabteilung | Bewertungsrelation bei Hauptabteilung und Beleghebamme | Mittlere Verweildauer [1] | Untere Grenzverweildauer: Erster Tag mit Abschlag [2), 5)] | Untere Grenzverweildauer: Bewertungsrelation/Tag | Obere Grenzverweildauer: Erster Tag zus. Entgelt [3), 5)] | Obere Grenzverweildauer: Bewertungsrelation/Tag | Externe Verlegung Abschlag/Tag (Bewertungsrelation) | Verlegungsfallpauschale | Ausnahme von Wiederaufnahme [4)] | Pflegeerlös Bewertungsrelation/Tag |
|---|---|---|---|---|---|---|---|---|---|---|---|---|---|
| 1 | 2 | 3 | 4 | 5 | 6 | 7 | 8 | 9 | 10 | 11 | 12 | 13 | 14 |
| A09C | O | Beatmung > 499 Stunden oder > 249 Stunden mit intensivmedizinischer Komplexbeh. > 2352 / 1932 / 2208 P., mit komplexer OR-Prozedur oder Polytrauma oder int. Komplexbeh. > 1764 / 1656 / 2208 P. oder mit komplizierender Konstellation oder Alter < 16 Jahre | 12,298 | | 35,3 | 11 | 0,883 | 53 | 0,234 | | x | x | 3,7760 |
| A09D | O | Beatmung > 499 Stunden, ohne komplexe OR-Prozedur, ohne Polytrauma, Alter > 15 Jahre, ohne komplizierende Konstellation, mit intensivmedizinischer Komplexbehandlung > 1470 / 1380 / 1656 und < 1765 / 1657 / 2209 Aufwandspunkte | 11,751 | | 43,8 | 14 | 0,736 | 62 | 0,176 | 0,247 | | x | 3,5910 |
| A09E | O | Beatmung > 499 Stunden, ohne komplexe OR-Prozedur, ohne Polytrauma, Alter > 15 Jahre, ohne komplizierende Konstellation, mit intensivmedizinischer Komplexbehandlung > 1176 / 1104 / 1380 u. < 1471 / 1381 / 1657 Punkte, mit komplexer Diagnose oder Prozedur | 9,629 | | 36,0 | 11 | 0,766 | 54 | 0,179 | 0,249 | | x | 3,5866 |
| A09F | O | Beatmung > 499 Stunden, ohne komplexe OR-Prozedur, ohne Polytrauma, Alter > 15 Jahre, ohne komplizierende Konstellation, ohne intensivmedizinische Komplexbehandlung > 1176 / 1104 / 1380 Aufwandspunkte, ohne komplexe Diagnose oder Prozedur | 8,492 | | 33,7 | 10 | 0,721 | 52 | 0,165 | 0,229 | | x | 3,1643 |
| A11A | O | Beatmung > 249 Stunden oder > 95 Stunden mit intensivmedizinischer Komplexbehandlung > 1764 / 1656 / 1932 Aufwandspunkte, mit kompliz. Konstellation und best. OR-Prozedur, Alter < 16 Jahre oder mit intensivmed. Komplexbeh. > 1764 / 1656 / 2208 Aufwandsp. | 18,687 | | 48,2 | 15 | 0,894 | 66 | 0,297 | 0,291 | | x | 3,5442 |
| A11B | O | Beatmung > 249 Stunden oder > 95 Stunden mit intensivmedizinischer Komplexbehandlung > 1764 / 1656 / 1656 Aufwandspunkte, mit hochkomplexem Eingriff oder best. Eingriff und best. intensivmed. Komplexbeh. oder Alter < 2 Jahre bei angeborener Fehlbildung | 14,627 | | 38,1 | 12 | 0,769 | 56 | 0,274 | | x | x | 3,4999 |
| A11C | O | Beatmung > 249 Stunden oder > 95 Stunden mit intensivmed. Komplexbeh. > 1764 / 1656 / 1656 Punkte, mit kompl. OR-Prozedur, Alter < 16 Jahre od. kompliz. Konst. od. bei Tumor od. angeb. Fehlbild., Alt. < 3 J. od. intensivmed. Komplexbeh. > - / 1104 / - P. | 9,192 | | 25,8 | 8 | 0,808 | 44 | 0,282 | | x | x | 3,4637 |
| A11D | O | Beatmung > 249 Stunden, ohne komplexe OR-Prozedur, ohne intensivmedizinische Komplexbehandlung > 1764 / 1656 / 1932 Aufwandspunkte, mit komplizierender Konstellation und bestimmter OR-Prozedur oder hochkomplexer Diagnose, Alter > 15 Jahre | 8,760 | | 24,7 | 7 | 0,839 | 43 | 0,272 | | x | x | 2,8160 |
| A11E | O | Beatmung > 249 Stunden, mit komplexer OR-Prozedur, ohne hochkomplexen Eingriff, ohne int. Komplexbeh. > 1764 / 1656 / 1656 P., ohne kompliz. Konstellation, Alter > 15 Jahre oder mit intensivmedizinischer Komplexbehandlung > 588 / 828 / - Aufwandspunkte | 6,855 | | 22,6 | 7 | 0,768 | 40 | 0,190 | | x | x | 3,3747 |
| A11F | O | Beatmung > 249 Stunden oder > 95 Stunden mit intensivmedizinischer Komplexbehandlung > 1764 / 1656 / 1656 Aufwandspunkte, mit bestimmter OR-Prozedur oder kompliz. Konstellation oder intensivmed. Komplexbehandlung > - / - / 1104 P. oder Alter < 6 Jahre | 6,407 | | 21,3 | 6 | 0,779 | 39 | 0,180 | 0,245 | | x | 3,3421 |
| A11G | O | Beatmung > 249 Stunden, ohne komplexe oder bestimmte OR-Prozedur, ohne intensivmed. Komplexbehandlung > 588 / 828 / 1104 Punkte, ohne kompliz. Konstellation, Alter > 5 Jahre, mit kompl. Diagnose oder Prozedur oder Alter < 16 J. oder äußerst schwere CC | 5,658 | | 21,6 | 6 | 0,762 | 40 | 0,173 | 0,236 | | x | 3,1813 |
| A11H | O | Beatmung > 249 Stunden, ohne komplexe oder bestimmte OR-Prozedur, ohne IntK > 588 / 828 / 1104 Punkte, ohne komplizierende Konstellation, Alter > 15 Jahre, ohne komplexe Diagnose oder Prozedur, ohne äußerst schwere CC | 3,990 | | 20,0 | 6 | 0,551 | 37 | 0,135 | 0,183 | | x | 3,0823 |
| A13A | O | Beatmung > 95 Std. mit hochkompl. Eingriff oder mit int. Komplexbeh. > 1176 / 1380 / - P. oder mit kompl. OR-Prozedur oder bei Lymphom und Leukämie und int. Komplexbeh. > - / 1104 / 1104 P. oder mit kompliz. Konst. u. best. OR-Proz., Alter < 16 Jahre | 11,294 | | 32,5 | 10 | 0,826 | 50 | 0,280 | | x | x | 3,2938 |
| A13B | O | Beatmung > 95 Stunden mit sehr komplexem Eingriff oder mit komplexer OR-Prozedur und komplizierender Konstellation oder mit best. OR-Proz. und kompliz. Konst., Alter < 16 Jahre od. mit intensivmed. Komplexbeh. > - / 1104 / 1104 Punkte und kompliz. Konst. | 8,434 | | 19,5 | 5 | 0,821 | 37 | 0,253 | | x | x | 2,7248 |
| A13C | O | Beatmung > 95 Stunden mit komplexer OR-Prozedur, Alter < 6 Jahre oder mit bestimmter OR-Proz. und kompliz. Konstellation od. mit intensivmed. Komplexbeh. > - / - / 1104 Punkte od. Alter < 16 J., außer bei Lymphom und Leukämie, ohne kompliz. Konstellation | 7,063 | | 24,0 | 7 | 0,665 | 42 | 0,197 | | x | x | 2,6919 |
| A13D | O | Beatmung > 95 Stunden mit kompl. OR-Proz., ohne hochkompl. oder sehr kompl. Eingr., oh. intensivmed. Komplexbeh. > 1176 / 1104 / 1104 P., oh. kompliz. Konst., oh. Eingr. bei angeb. Fehlbild., Alt. > 5 J. od. mit IntK > - / 828 / - P. od. kompl. OR-Proz. | 6,090 | | 18,9 | 5 | 0,695 | 37 | 0,155 | | x | x | 2,6841 |
| A13E | O | Beatmung > 95 Stunden, ohne komplexe OR-Prozedur, mit bestimmter OR-Prozedur oder komplizierender Konstellation oder mit intensivmedizinischer Komplexbehandlung > 588 / 552 / 552 Aufwandspunkte und < 1177 / 829 / 1105 Aufwandspunkte od. Alter < 16 Jahre | 4,823 | | 19,2 | 5 | 0,708 | 36 | 0,154 | | x | x | 2,8746 |
| A13F | O | Beatmung > 95 Stunden, ohne bestimmte OR-Prozedur, ohne komplizierende Konstellation, ohne intensivmed. Komplexbeh. > 588 / 552 / 552 Aufwandspunkte, Alter > 15 Jahre, mit komplexer Diagnose oder Prozedur od. intensivmed. Komplexbeh. > - / 368 / - Punkte | 3,395 | | 12,8 | 3 | 0,769 | 27 | 0,168 | 0,223 | | x | 3,0800 |
| A13G | O | Beatmung > 95 Stunden, mit bestimmter OR-Prozedur oder kompliz. Konstellation, mit äußerst schweren CC, verstorben oder verlegt < 9 Tage oder ohne best. OR-Proz., ohne kompliz. Konst., Alter > 15 J., ohne kompliz. Diagnose od. Prozedur, mit äuß. schw. CC | 3,133 | | 14,4 | 4 | 0,584 | 31 | 0,142 | 0,189 | | x | 2,7909 |

# Fallpauschalen-Katalog und Pflegeerlöskatalog
## Teil a) Bewertungsrelationen bei Versorgung durch Hauptabteilungen

| DRG | Partition | Bezeichnung [8] | Bewertungsrelation bei Hauptabteilung | Bewertungsrelation bei Hauptabteilung und Beleghebamme | Mittlere Verweildauer [1] | Untere Grenzverweildauer: Erster Tag mit Abschlag [2, 5] | Untere Grenzverweildauer: Bewertungsrelation/Tag | Obere Grenzverweildauer: Erster Tag zus. Entgelt [3, 5] | Obere Grenzverweildauer: Bewertungsrelation/Tag | Externe Verlegung Abschlag/Tag (Bewertungsrelation) | Verlegungsfallpauschale | Ausnahme von Wiederaufnahme [4] | Pflegeerlös Bewertungsrelation/Tag |
|---|---|---|---|---|---|---|---|---|---|---|---|---|---|
| 1 | 2 | 3 | 4 | 5 | 6 | 7 | 8 | 9 | 10 | 11 | 12 | 13 | 14 |
| A13H | O | Beatmung > 95 Stunden mit bestimmter OR-Prozedur oder territ. Konstellation, ohne äußerst schwere CC, verstorben oder verlegt < 9 Tage oder ohne best. OR-Proz., ohne kompliz. Konst., Alter > 15 J., ohne kompliz. Diagnose oder Proz., ohne äuß. schw. CC | 2,299 | | 11,2 | 3 | 0,550 | 25 | 0,137 | 0,180 | | x | 2,8483 |
| A15B | O | Knochenmarktransplantation / Stammzelltransfusion, autogen, außer bei Plasmozytom, Alter < 16 Jahre oder bestimmte Entnahme oder intensivmedizinische Komplexbehandlung > 588 / 552 / 552 Aufwandspunkte | 9,051 | | 28,0 | 8 | 0,784 | 41 | 0,276 | | x | x | 2,6143 |
| A15C | O | Knochenmarktransplantation / Stammzelltransfusion, autogen, außer bei Plasmozytom, Alter > 15 Jahre, ohne bestimmte Entnahme oder bei Plasmozytom, mit bestimmter Entnahme oder intensivmedizinischer Komplexbehandlung > 392 / 368 / 368 Aufwandspunkte | 6,190 | | 23,6 | 7 | 0,589 | 36 | 0,230 | | x | x | 1,2345 |
| A15D | O | Knochenmarktransplantation / Stammzelltransfusion, autogen, bei Plasmozytom, ohne bestimmte Entnahme | 4,345 | | 19,5 | 5 | 0,475 | 29 | 0,189 | | x | x | 1,1301 |
| A17A | O | Nierentransplantation mit postoperativem Versagen des Nierentransplantates oder Alter < 16 Jahre oder AB0-inkompatible Transplantation oder schwerste CC | 7,174 | | 25,6 | 8 | 0,588 | 43 | 0,249 | | x | x | 1,5344 |
| A17B | O | Nierentransplantation ohne postoperatives Versagen des Nierentransplantates, Alter > 15 Jahre oder ohne AB0-inkompatible Transplantation, ohne schwerste CC | 5,030 | | 17,4 | 5 | 0,581 | 30 | 0,232 | | x | x | 1,3973 |
| A18Z | O | Beatmung > 999 Stunden und Transplantation von Leber, Lunge, Herz und Knochenmark oder Stammzelltransfusion | 48,961 | | 103,9 | | | 122 | 0,449 | | x | x | 4,2436 |
| A36A | O | Intensivmedizinische Komplexbehandlung > 980 / 1104 / 1656 Aufwandspunkte bei bestimmten Krankheiten und Störungen oder intensivmedizinische Komplexbehandlung > 588 / 552 / 552 P. bei Versagen und Abstoßung eines Transplantates hämatopoetischer Zellen | 11,570 | | 38,6 | 12 | 0,789 | 57 | 0,266 | | x | x | 3,0225 |
| A36B | O | Intensivmedizinische Komplexbehandlung > 588 / 552 / 828 und < 981 / 1105 / 1657 Aufwandspunkte bei bestimmten Krankheiten und Störungen oder komplizierende Konstellation bei Versagen und Abstoßung eines Transplantates hämatopoetischer Zellen | 7,295 | | 29,6 | 9 | 0,643 | 48 | 0,217 | | x | x | 2,4104 |
| A36C | O | Intensivmedizinische Komplexbehandlung > - / - / 552 und < - / - / 829 Aufwandspunkte bei bestimmten Krankheiten und Störungen | 5,494 | | 24,6 | 7 | 0,620 | 43 | 0,141 | | x | x | 2,4371 |
| A42A | A | Stammzellentnahme bei Eigenspender mit Chemotherapie oder mit schwersten CC, Alter > 15 Jahre | 2,011 | | 15,9 | 4 | 0,389 | 24 | 0,129 | 0,115 | | x | 0,8374 |
| A42B | A | Stammzellentnahme bei Eigenspender, Alter < 16 Jahre oder ohne schwerste CC | 2,513 | | 11,2 | 3 | 0,541 | 26 | 0,170 | 0,177 | | x | 1,6926 |
| A42C | A | Stammzellentnahme bei Eigenspender ohne Chemotherapie, Alter > 15 Jahre, ohne schwerste CC, ohne Sepsis, ohne komplizierende Konstellation | 0,865 | | 4,7 | 1 | 0,541 | 10 | 0,153 | 0,126 | | x | 0,8967 |
| A60A | M | Versagen und Abstoßung eines Organtransplantates, mehr als ein Belegungstag, mit Entfernung eines Organtransplantates oder komplexer OR-Prozedur oder äußerst schweren CC oder komplizierender Konstellation | 1,920 | | 13,4 | 3 | 0,370 | 29 | 0,128 | | x | x | 1,0220 |
| A60B | M | Versagen und Abstoßung eines Organtransplantates, mehr als ein Belegungstag, ohne Entfernung eines Organtransplantates, ohne komplexe OR-Prozedur, ohne äußerst schwere CC, ohne komplizierende Konstellation, Alter < 16 Jahre | 0,786 | | 5,0 | | | 13 | 0,190 | | x | x | 1,5960 |
| A60C | M | Versagen und Abstoßung eines Organtransplantates, mehr als ein Belegungstag, ohne Entfernung eines Organtransplantates, ohne komplexe OR-Prozedur, ohne äußerst schwere CC, ohne komplizierende Konstellation, Alter > 15 Jahre | 0,650 | | 5,6 | | | 14 | 0,102 | | x | x | 0,7462 |
| A60D | M | Versagen und Abstoßung eines Organtransplantates, ein Belegungstag | 0,226 | | 1,0 | | | | | | | x | 1,2355 |
| A61A | M | Versagen und Abstoßung eines Transplantates hämatopoetischer Zellen mit äußerst schweren CC oder mit bestimmter akuter Graft-versus-Host-Krankheit, mehr als ein Belegungstag | 3,159 | | 16,4 | 4 | 0,612 | 31 | 0,187 | 0,176 | | x | 1,6838 |
| A61B | M | Versagen und Abstoßung eines Transplantates hämatopoetischer Zellen ohne äußerst schwere CC, ohne bestimmte akute Graft-versus-Host-Krankheit oder ein Belegungstag, mit schweren CC oder Alter < 10 Jahre | 1,388 | | 7,5 | 1 | 1,066 | 20 | 0,157 | 0,138 | | x | 1,4325 |
| A61C | M | Versagen und Abstoßung eines Transplantates hämatopoetischer Zellen ohne äußerst schwere oder schwere CC, ohne bestimmte akute Graft-versus-Host-Krankheit oder ein Belegungstag, Alter > 9 Jahre | 0,407 | | 2,7 | 1 | 0,223 | 6 | 0,141 | 0,103 | | x | 1,1536 |
| A62Z | M | Evaluierungsaufenthalt vor Herztransplantation | 3,283 | | 20,5 | 6 | 0,414 | 38 | 0,165 | 0,135 | | x | 1,1104 |
| A63Z | M | Evaluierungsaufenthalt vor Lungen- oder Herz-Lungen-Transplantation | 2,378 | | 11,0 | 3 | 0,502 | 26 | 0,183 | 0,167 | | x | 1,2448 |
| A64Z | M | Evaluierungsaufenthalt vor Leber-, Dünndarm- oder Nieren-Pankreas-Transplantation | 1,824 | | 10,9 | 3 | 0,380 | 25 | 0,152 | 0,128 | | x | 0,8903 |
| A66Z | M | Evaluierungsaufenthalt vor anderer Organtransplantation | 1,002 | | 2,9 | 1 | 0,452 | 6 | 0,308 | 0,230 | | x | 0,8770 |
| A69Z | M | Evaluierungsaufenthalt vor Organtransplantation ohne Aufnahme auf eine Warteliste | 1,915 | | 11,7 | 3 | 0,394 | 24 | 0,135 | 0,124 | | x | 0,8427 |

## Teil a) Bewertungsrelationen bei Versorgung durch Hauptabteilungen

| DRG | Partition | Bezeichnung [6] | Bewertungsrelation bei Hauptabteilung | Bewertungsrelation bei Hauptabteilung und Beleghebamme | Mittlere Verweildauer [1] | Untere Grenzverweildauer: Erster Tag mit Abschlag [2), 5)] | Untere Grenzverweildauer: Bewertungsrelation/Tag | Obere Grenzverweildauer: Erster Tag zus. Entgelt [3), 5)] | Obere Grenzverweildauer: Bewertungsrelation/Tag | Externe Verlegung Abschlag/Tag (Bewertungsrelation) | Verlegungsfallpauschale | Ausnahme von Wiederaufnahme [4] | Pflegeerlös Bewertungsrelation/Tag |
|---|---|---|---|---|---|---|---|---|---|---|---|---|---|
| 1 | 2 | 3 | 4 | 5 | 6 | 7 | 8 | 9 | 10 | 11 | 12 | 13 | 14 |
| **MDC 01 Krankheiten und Störungen des Nervensystems** | | | | | | | | | | | | | |
| B01A | O | Mehrzeitige komplexe OR-Prozeduren bei Krankheiten und Störungen des Nervensystems, mit komplizierender Konstellation oder Alter < 18 Jahre | 6,800 | | 21,4 | 6 | 0,575 | 37 | 0,228 | 0,180 | | | 2,1477 |
| B01B | O | Mehrzeitige komplexe OR-Prozeduren bei Krankheiten und Störungen des Nervensystems, ohne komplizierende Konstellation, Alter > 17 Jahre | 5,075 | | 19,8 | 6 | 0,373 | 36 | 0,182 | 0,126 | | | 1,3325 |
| B02A | O | Komplexe Kraniotomie oder Wirbelsäulen-Operation bei Neubildung des Nervensystems oder intensivmedizinischer Komplexbehandlung > 392 / 368 / - Punkte, Alter < 6 Jahre mit Eingriff bei BNB oder Alter < 16 Jahre und mehrzeitige komplexe OR-Prozedur | 9,264 | | 28,1 | 8 | 0,643 | 46 | 0,206 | | x | | 2,4078 |
| B02B | O | Komplexe Kraniotomie oder WS-OP, Bestr. an mind. 9 T. od. best. Eingr. bei BNB mit intraop. Monit., Alt. < 18 J. od. b. BNB od. IntK > 392 / 368 / - P., mit schwersten CC, Alt. > 15 J. od. oh. mehrz. kompl. OR-Proz. od. Alt. > 5 J. od. oh. Eingr. bei BNB | 7,094 | | 38,3 | 12 | 0,404 | 56 | 0,144 | | x | | 1,2907 |
| B02C | O | Komplexe Kraniotomie oder WS-OP, mehr als 8 Bestr., Alter > 17 J. oder ohne best. Eingr. bei BNB mit intraop. Monit. od. bei NB des Nervensystems oder IntK > 392 / 368 / - P., Alter > 15 J. od. oh. mehrz. kompl. OR-Proz. od. Alt. > 5 J., oh. schwerste CC | 5,905 | | 21,2 | 6 | 0,664 | 35 | 0,219 | | x | | 2,4391 |
| B02D | O | Komplexe Kraniotomie oder Wirbelsäulen-Operation, außer bei Neubildung, ohne intensivmedizinische Komplexbehandlung > 392 / 368 / - Aufwandspunkte, Alter < 6 Jahre oder mit bestimmtem Eingriff, Alter < 18 Jahre oder mit best. komplizierenden Faktoren | 3,726 | | 12,5 | 3 | 0,459 | 26 | 0,160 | | x | | 1,3668 |
| B02E | O | Komplexe Kraniotomie oder Wirbelsäulen-Operation, ohne bestimmten komplexen Eingriff, Alter > 5 Jahre, ohne bestimmte komplizierende Faktoren | 3,129 | | 12,1 | 3 | 0,625 | 27 | 0,207 | | x | | 1,7444 |
| B03Z | O | Bestimmte Eingriffe an Wirbelsäule und Rückenmark bei bösartiger Neubildung oder mit intraoperativem Monitoring oder Eingriffe bei zerebraler Lähmung, Muskeldystrophie, Neuropathie oder nicht akuter Para- / Tetraplegie mit äußerst schweren CC | 2,876 | | 10,9 | 3 | 0,304 | 23 | 0,130 | 0,102 | | | 1,0408 |
| B04A | O | Interventionelle oder beidseitige Eingriffe an den extrakraniellen Gefäßen mit äußerst schweren CC | 3,484 | | 13,8 | 4 | 0,574 | 28 | 0,146 | | x | | 1,6798 |
| B04B | O | Beidseitige Eingriffe an den extrakraniellen Gefäßen ohne äußerst schwere CC oder mehrzeitige Eingriffe an den extrakraniellen Gefäßen oder äußerst schwere CC | 3,020 | | 14,7 | 4 | 0,399 | 29 | 0,095 | | x | | 1,2738 |
| B04C | O | Bestimmte interventionelle Eingriffe an den extrakraniellen Gefäßen, ohne mehrzeitige Eingriffe, ohne beidseitige Eingriffe, ohne äußerst schwere CC | 1,320 | | 4,2 | 1 | 0,385 | 10 | 0,134 | | x | | 0,9908 |
| B04D | O | Eingriffe an den extrakraniellen Gefäßen, ohne mehrzeitige Eingriffe, ohne beidseitige Eingriffe, ohne äußerst schwere CC, ohne bestimmte interventionelle Eingriffe | 1,327 | | 5,5 | 1 | 0,286 | 10 | 0,073 | | x | | 0,9620 |
| B05Z | O | Dekompression bei Karpaltunnelsyndrom oder kleine Eingriffe an den Nerven | 0,493 | | 2,4 | 1 | 0,126 | 5 | 0,066 | 0,066 | | | 0,9066 |
| B07Z | O | Eingriffe an peripheren Nerven, Hirnnerven und anderen Teilen des Nervensystems mit äußerst schweren CC oder komplizierender Diagnose | 3,272 | | 16,6 | 5 | 0,354 | 35 | 0,090 | 0,121 | | | 1,2776 |
| B09Z | O | Andere Eingriffe am Schädel | 1,188 | | 5,7 | 1 | 0,562 | 13 | 0,069 | 0,084 | | | 0,8569 |
| B12Z | O | Implantation eines Herzschrittmachers bei Krankheiten und Störungen des Nervensystems oder perkutan-transluminale Gefäßintervention an Herz und Koronargefäßen | 2,348 | | 13,4 | 3 | 0,386 | 27 | 0,081 | 0,108 | | | 1,1246 |
| B15Z | O | Strahlentherapie bei Krankheiten und Störungen des Nervensystems, Bestrahlungen an mindestens 8 Tagen | 2,521 | | 19,5 | 6 | 0,353 | 35 | 0,127 | | x | x | 0,8795 |
| B16A | O | Strahlentherapie bei Krankheiten und Störungen des Nervensystems, mehr als ein Belegungstag, Bestrahlungen an mindestens 5 Tagen | 1,277 | | 9,1 | 2 | 0,414 | 20 | 0,137 | 0,123 | | x | 0,9280 |
| B16B | O | Strahlentherapie bei Krankheiten und Störungen des Nervensystems, mehr als ein Belegungstag, Bestrahlungen an weniger als 5 Tagen | 0,826 | | 5,1 | | | 14 | 0,109 | 0,131 | | x | 0,9266 |
| B17A | O | Eingriffe an peripheren Nerven, Hirnnerven und anderen Teilen des Nervensystems oder Eingriff bei zerebraler Lähmung, Muskeldystrophie oder Neuropathie, mit komplexer Diagnose oder Implantation eines Ereignis-Rekorders | 2,058 | | 8,8 | 2 | 0,407 | 17 | 0,097 | 0,124 | | | 1,0523 |
| B17B | O | Eingriffe an peripheren Nerven, Hirnnerven und and. Teilen des Nervensystems oder Eingr. bei zerebr. Lähmung, Muskeldystr. od. Neurop., mit best. kompl. Eingr., Alter < 16 J. oder mit mäßig kompl. Eingr., Alter < 19 J. oder mit äuß. schw. oder schw. CC | 1,816 | | 9,8 | 2 | 0,387 | 23 | 0,119 | 0,108 | | | 1,0162 |
| B17C | O | Eingriffe an peripheren Nerven, Hirnnerven und anderen Teilen des Nervensystems oder Eingriff bei zerebraler Lähmung, Muskeldystrophie oder Neuropathie, mit komplexem Eingriff | 1,340 | | 4,0 | 1 | 0,582 | 9 | 0,061 | 0,070 | | | 0,7909 |
| B17D | O | Eingr. an periph. Nerven, Hirnnerven und and. Teilen des Nervensyst. oder Eingr. bei zerebr. Lähmung, Muskeldystr. od. Neurop., Alt. < 19 J. od. mit schw. CC, Alt. > 15 J., ohne mäßig kompl. Eingr. od. oh. schw. CC, Alt. > 18 J., mit mäßig kompl. Eingr. | 0,997 | | 4,5 | 1 | 0,368 | 11 | 0,068 | 0,079 | | | 0,7643 |

## Fallpauschalen-Katalog und Pflegeerlöskatalog
### Teil a) Bewertungsrelationen bei Versorgung durch Hauptabteilungen

| DRG | Partition | Bezeichnung [6] | Bewertungsrelation bei Hauptabteilung | Bewertungsrelation bei Hauptabteilung und Beleghebamme | Mittlere Verweildauer [1] | Untere Grenzverweildauer | | Obere Grenzverweildauer | | Externe Verlegung Abschlag/Tag (Bewertungsrelation) | Verlegungsfallpauschale | Ausnahme von Wiederaufnahme [4] | Pflegeerlös Bewertungsrelation/Tag |
|---|---|---|---|---|---|---|---|---|---|---|---|---|---|
| | | | | | | Erster Tag mit Abschlag [2), 5)] | Bewertungsrelation/Tag | Erster Tag zus. Entgelt [3), 5)] | Bewertungsrelation/Tag | | | | |
| 1 | 2 | 3 | 4 | 5 | 6 | 7 | 8 | 9 | 10 | 11 | 12 | 13 | 14 |
| B17E | O | Eingriffe an peripheren Nerven, Hirnnerven und anderen Teilen des Nervensystems oder Eingriff bei zerebr. Lähmung, Muskeldystrophie od. Neuropathie, ohne kompl. Diagnose, ohne mäßig kompl. od. kompl. Eingr., ohne äuß. schw. oder schw. CC, Alter > 18 J. | 0,706 | | 2,9 | 1 | 0,198 | 7 | 0,063 | 0,067 | | | 0,8189 |
| B18A | O | Komplexe Eingriffe an Wirbelsäule und Rückenmark bei Krankheiten und Störungen des Nervensystems | 4,117 | | 18,3 | 5 | 0,359 | 36 | 0,082 | 0,112 | | | 1,1606 |
| B18B | O | Bestimmte Eingriffe an Wirbelsäule und Rückenmark bei Krankheiten und Störungen des Nervensystems außer bei bösartiger Neubildung oder Revision eines Ventrikelshuntes oder operative Eingriffe bei nicht akuter Para- / Tetraplegie | 2,318 | | 11,3 | 3 | 0,275 | 24 | 0,068 | 0,090 | | | 0,9285 |
| B18C | O | Andere Eingriffe an Wirbelsäule und Rückenmark bei Krankheiten und Störungen des Nervensystems außer bei bösartiger Neubildung | 1,640 | | 7,1 | 1 | 0,338 | 15 | 0,067 | 0,084 | | | 1,0234 |
| B18D | O | Mäßig komplexe Eingriffe an Wirbelsäule und Rückenmark bei Krankheiten und Störungen des Nervensystems außer bei bösartiger Neubildung | 1,422 | | 7,8 | 2 | 0,236 | 17 | 0,064 | 0,081 | | | 0,7775 |
| B19A | O | Implantation, Revision und Entfernung von Neurostimulatoren und Neurostimulationselektroden bei Krankheiten und Störungen des Nervensystems mit Implantation oder Wechsel eines Neurostimulators | 1,193 | | 3,1 | 1 | 0,449 | 7 | 0,060 | 0,064 | | | 0,8930 |
| B19B | O | Implantation, Revision und Entfernung von Neurostimulatoren und Neurostimulationselektroden bei Krankheiten und Störungen des Nervensystems mit Implantation oder Wechsel eines permanenten oder temporären Elektrodensystems | 1,581 | | 3,2 | 1 | 0,285 | 8 | 0,060 | 0,065 | | | 0,7838 |
| B19C | O | Implantation, Revision und Entfernung von Neurostimulatoren und Neurostimulationselektroden bei Krankheiten und Störungen des Nervensystems ohne Implantation oder Wechsel von Neurostimulatoren und Elektrodensystemen | 0,841 | | 3,0 | 1 | 0,328 | 7 | 0,064 | 0,069 | | | 0,7878 |
| B20A | O | Kraniotomie oder große Wirbelsäulen-Operation mit bestimmter komplexer Prozedur, Alter < 18 Jahre oder mit komplizierenden Faktoren, Alter < 16 Jahre | 2,754 | | 8,9 | 2 | 0,469 | 18 | 0,208 | | x | | 1,8474 |
| B20B | O | Kraniotomie oder große WS-Operation mit komplexer Prozedur, Alter > 17 Jahre oder ohne bestimmte komplexe Prozedur, mit komplizierenden Faktoren, Alter > 15 Jahre | 2,720 | | 10,0 | 2 | 0,438 | 20 | 0,167 | | x | | 1,1738 |
| B20C | O | Kraniotomie oder große Wirbelsäulen-Operation ohne komplexe Prozedur, Alter < 3 Jahre oder interventioneller Eingriff oder Alter < 18 Jahre mit großem intrakraniellen Eingriff | 2,042 | | 5,3 | 1 | 0,776 | 12 | 0,294 | | x | | 1,4487 |
| B20D | O | Kraniotomie oder große WS-OP mit komplexer Prozedur oder ohne komplexe Prozedur, Alter > 2 Jahre, mit komplexer Diagnose oder bestimmtem Eingriff bei Trigeminusneuralgie | 2,017 | | 8,3 | 2 | 0,379 | 18 | 0,143 | | x | | 1,1676 |
| B20E | O | Kraniotomie oder große Wirbelsäulen-Operation ohne komplexe Prozedur, Alter > 2 Jahre, ohne komplexe Diagnose, ohne bestimmten Eingriff bei Trigeminusneuralgie | 1,517 | | 8,1 | 2 | 0,314 | 17 | 0,132 | | x | | 1,1121 |
| B21A | O | Implantation eines Neurostimulators zur Hirnstimulation, Mehrelektrodensystem, mit Sondenimplantation | 8,983 | | 11,9 | 3 | 0,298 | 20 | 0,101 | 0,093 | | | 0,8886 |
| B21B | O | Implantation eines Neurostimulators zur Hirnstimulation, Mehrelektrodensystem, ohne Sondenimplantation | 4,063 | | 3,6 | 1 | 0,154 | 8 | 0,086 | 0,067 | | | 1,0739 |
| B36A | O | Intensivmedizinische Komplexbehandlung > 1764 / 1656 / 1656 Aufwandspunkte oder > 1176 / 1104 / 1104 Aufwandspunkte mit bestimmter OR-Prozedur oder Alter < 10 Jahre bei Krankheiten und Störungen des Nervensystems | 10,513 | | 32,3 | 10 | 0,824 | 50 | 0,281 | | x | x | 3,3100 |
| B36B | O | Intensivmedizinische Komplexbehandlung > 1176 / 1104 / 1104 Aufwandspunkte ohne bestimmte OR-Prozedur oder > 588 / 552 / 552 Punkte mit best. OR-Prozedur oder best. hochaufw. Implantate oder Alter > 9 Jahre bei Krankheiten und Störungen des Nervensystems | 7,652 | | 22,1 | 6 | 0,904 | 38 | 0,286 | | x | x | 3,4419 |
| B39A | O | Neurologische Komplexbehandlung des akuten Schlaganfalls mit bestimmter OR-Prozedur, mehr als 72 Stunden mit komplexem Eingriff oder mit komplizierender Konstellation oder intensivmedizinischer Komplexbehandlung > 392 / 368 / - Aufwandspunkte | 4,041 | | 16,4 | 4 | 0,660 | 32 | 0,201 | | x | | 1,8267 |
| B39B | O | Neurologische Komplexbehandlung des akuten Schlaganfalls mit bestimmter OR-Prozedur, bis 72 Stunden mit komplexem Eingriff oder mehr als 72 Stunden, ohne kompl. Eingriff, ohne kompliz. Konst., ohne intensivmed. Komplexbehandlung > 392 / 368 / - Punkte | 2,712 | | 11,6 | 3 | 0,560 | 23 | 0,135 | | x | | 1,5783 |
| B39C | O | Neurologische Komplexbehandlung des akuten Schlaganfalls mit best. OR-Prozedur, bis 72 Std., ohne kompl. Eing., ohne kompliz. Konst., ohne intensivmed. Komplexbeh. > 392 / 368 / - P. oder and. neurolog. Komplexbeh. des akuten Schlaganf., mehr als 72 Std. | 2,168 | | 9,4 | 2 | 0,546 | 19 | 0,122 | | x | | 1,2880 |
| B42A | A | Frührehabilitation bei Krankheiten und Störungen des Nervensystems bis 27 Tage mit neurologischer Komplexbehandlung des akuten Schlaganfalls oder fachübergreifende u. andere Frührehabilitation mit neurologischer Komplexbehandlung des akuten Schlaganfalls | 3,055 | | 22,9 | | | 33 | 0,093 | 0,127 | | | 1,4208 |
| B42B | A | Frührehabilitation bei Krankheiten und Störungen des Nervensystems bis 27 Tage ohne neurologische Komplexbehandlung des akuten Schlaganfalls | 2,447 | | 20,9 | | | 30 | 0,080 | 0,109 | | | 1,3703 |

## Teil a) Bewertungsrelationen bei Versorgung durch Hauptabteilungen

| DRG | Partition | Bezeichnung [6] | Bewertungsrelation bei Hauptabteilung | Bewertungsrelation bei Hauptabteilung und Beleghebamme | Mittlere Verweildauer [1] | Untere Grenzverweildauer: Erster Tag mit Abschlag [2, 5] | Untere Grenzverweildauer: Bewertungsrelation/Tag | Obere Grenzverweildauer: Erster Tag zus. Entgelt [3, 5] | Obere Grenzverweildauer: Bewertungsrelation/Tag | Externe Verlegung Abschlag/Tag (Bewertungsrelation) | Verlegungsfallpauschale | Ausnahme von Wiederaufnahme [4] | Pflegeerlös Bewertungsrelation/Tag |
|---|---|---|---|---|---|---|---|---|---|---|---|---|---|
| 1 | 2 | 3 | 4 | 5 | 6 | 7 | 8 | 9 | 10 | 11 | 12 | 13 | 14 |
| B44A | A | Geriatrische frührehabilitative Komplexbehandlung bei Krankheiten und Störungen des Nervensystems mit neurologischer Komplexbehandlung oder anderer neurologischer Komplexbehandlung des akuten Schlaganfalls bei schwerer motorischer Funktionseinschränkung | 2,290 | | 24,3 | | | 36 | 0,065 | 0,089 | | | 1,0219 |
| B44B | A | Geriatrische frührehabilitative Komplexbehandlung bei Krankheiten und Störungen des Nervensystems mit anderer neurologischer Komplexbehandlung des akuten Schlaganfalls oder schwerer motorischer Funktionseinschränkung | 1,471 | | 20,2 | | | 30 | 0,050 | 0,068 | | | 0,8776 |
| B44C | A | Geriatrische frührehabilitative Komplexbehandlung bei Krankheiten und Störungen des Nervensystems ohne Komplexbehandlung des akuten Schlaganfalls, ohne schwere motorische Funktionseinschränkung | 1,309 | | 18,3 | | | 26 | 0,049 | 0,066 | | | 0,6665 |
| B45Z | A | Intensivmedizinische Komplexbehandlung > 392 / 368 / 828 Aufwandspunkte bei Krankheiten und Störungen des Nervensystems | 4,153 | | 21,4 | 6 | 0,578 | 39 | 0,190 | 0,181 | | x | 2,2093 |
| B47A | A | Multimodale Schmerztherapie bei Krankheiten und Störungen des Nervensystems, mindestens 14 Behandlungstage | 1,338 | | 16,1 | | | 20 | 0,060 | 0,077 | | x | 0,4836 |
| B47B | A | Multimodale Schmerztherapie bei Krankheiten und Störungen des Nervensystems, weniger als 14 Behandlungstage | 0,911 | | 10,0 | | | 16 | 0,060 | 0,082 | | x | 0,5411 |
| B48Z | A | Frührehabilitation bei Multipler Sklerose und zerebellarer Ataxie, nicht akuter Para- / Tetraplegie oder anderen neurologischen Erkrankungen | 1,525 | | 17,5 | | | 22 | 0,060 | 0,081 | | | 0,6493 |
| B60A | M | Nicht akute Paraplegie / Tetraplegie, mehr als ein Belegungstag | 0,895 | | 8,0 | 2 | 0,293 | 18 | 0,077 | 0,098 | | | 0,9815 |
| B60B | M | Nicht akute Paraplegie / Tetraplegie, ein Belegungstag | 0,238 | | 1,0 | | | | | | | | 1,4905 |
| B61A | M | Bestimmte akute Erkrankungen und Verletzungen des Rückenmarks mit komplexem Eingriff, weniger als 14 Belegungstage, wegverlegt | 3,527 | | 8,4 | 2 | 0,569 | 15 | 0,142 | | x | | 2,0487 |
| B63Z | M | Demenz und andere chronische Störungen der Hirnfunktion | 0,612 | | 6,1 | 1 | 0,391 | 14 | 0,069 | 0,084 | | | 0,8665 |
| B66A | M | Neubildungen des Nervensystems mit äußerst schweren CC, mehr als ein Belegungstag, Alter < 10 Jahre oder mit komplizierender Konstellation | 2,725 | | 16,7 | 5 | 0,434 | 33 | 0,156 | 0,147 | | x | 1,6483 |
| B66B | M | Neubildungen des Nervensystems mit äußerst schweren CC, mehr als ein Belegungstag, Alter > 9 Jahre, ohne komplizierende Konstellation | 1,288 | | 12,0 | 3 | 0,315 | 25 | 0,073 | 0,097 | | x | 1,3093 |
| B66C | M | Neubildungen des Nervensystems, ein Belegungstag oder ohne äußerst schwere CC, Alter < 16 Jahre | 0,689 | | 3,4 | 1 | 0,351 | 8 | 0,183 | 0,142 | | x | 1,8737 |
| B66D | M | Neubildungen des Nervensystems, ein Belegungstag oder ohne äußerst schwere CC, Alter > 15 Jahre | 0,641 | | 5,8 | 1 | 0,395 | 14 | 0,075 | 0,092 | | x | 1,0161 |
| B67A | M | Morbus Parkinson mit äußerst schweren CC oder schwerster Beeinträchtigung | 0,996 | | 11,8 | 3 | 0,243 | 23 | 0,058 | 0,076 | | | 1,2078 |
| B67B | M | Morbus Parkinson ohne äußerst schwere CC, ohne schwerste Beeinträchtigung | 0,783 | | 8,5 | 2 | 0,256 | 17 | 0,063 | 0,081 | | | 0,8247 |
| B68A | M | Multiple Sklerose und zerebellare Ataxie mit äußerst schweren CC, mehr als ein Belegungstag | 1,477 | | 14,3 | 4 | 0,290 | 29 | 0,071 | 0,095 | | | 1,2950 |
| B68B | M | Multiple Sklerose und zerebellare Ataxie, ein Belegungstag oder ohne äußerst schwere CC, Alter < 16 Jahre | 0,776 | | 5,0 | 1 | 0,564 | 12 | 0,152 | 0,126 | | | 1,1595 |
| B68C | M | Multiple Sklerose und zerebellare Ataxie, ein Belegungstag oder ohne äußerst schwere CC, Alter > 15 Jahre, mit komplexer Diagnose | 0,699 | | 5,8 | 1 | 0,467 | 13 | 0,084 | 0,102 | | | 0,6898 |
| B68D | M | Multiple Sklerose und zerebellare Ataxie, ein Belegungstag oder ohne äußerst schwere CC, Alter > 15 Jahre, ohne komplexe Diagnose | 0,579 | | 6,0 | 1 | 0,412 | 14 | 0,067 | 0,082 | | | 0,7044 |
| B69A | M | Transitorische ischämische Attacke (TIA) und extrakranielle Gefäßverschlüsse mit neurologischer Komplexbehandlung des akuten Schlaganfalls, mehr als 72 Stunden | 0,983 | | 5,8 | | | 12 | 0,117 | 0,142 | | | 1,6065 |
| B69B | M | Transitorische ischämische Attacke (TIA) und extrakranielle Gefäßverschlüsse mit neurologischer Komplexbehandlung des akuten Schlaganfalls, bis 72 Stunden, mit äußerst schweren CC | 1,313 | | 10,7 | 3 | 0,320 | 23 | 0,084 | 0,110 | | | 1,2189 |
| B69C | M | Transitorische ischämische Attacke (TIA) und extrakranielle Gefäßverschlüsse mit neurol. Komplexbehandlung des akuten Schlaganfalls, bis 72 Std., ohne äußerst schw. CC oder mit anderer neurol. Komplexbeh. des akuten Schlaganfalls oder mit äuß. schw. CC | 0,767 | | 4,4 | 1 | 0,338 | 10 | 0,119 | 0,138 | | | 1,2643 |
| B69D | M | Transitorische ischämische Attacke (TIA) und extrakranielle Gefäßverschlüsse ohne neurologische Komplexbehandlung des akuten Schlaganfalls, ohne andere neurologische Komplexbehandlung des akuten Schlaganfalls, ohne äußerst schwere CC | 0,595 | | 4,4 | 1 | 0,329 | 10 | 0,093 | 0,108 | | | 0,8313 |
| B70A | M | Apoplexie mit neurologischer Komplexbehandlung des akuten Schlaganfalls, mehr als 72 Stunden, mit komplizierender Diagnose | 1,714 | | 11,0 | 3 | 0,422 | 22 | 0,107 | | x | | 1,5719 |
| B70B | M | Apoplexie mit neurologischer Komplexbehandlung des akuten Schlaganfalls, mehr als 72 Stunden, ohne komplizierende Diagnose oder mit komplexem zerebrovaskulären Vasospasmus oder intensivmedizinischer Komplexbehandlung > 196 / 184 / - Aufwandspunkte | 1,400 | | 8,5 | 2 | 0,459 | 18 | 0,114 | | x | | 1,4910 |

## Fallpauschalen-Katalog und Pflegeerlöskatalog
### Teil a) Bewertungsrelationen bei Versorgung durch Hauptabteilungen

| DRG | Parti-tion | Bezeichnung [6] | Bewertungsrelation bei Hauptabteilung | Bewertungsrelation bei Hauptabteilung und Beleghebamme | Mittlere Verweil-dauer [1] | Untere Grenzverweildauer | | Obere Grenzverweildauer | | Externe Verlegung Abschlag/Tag (Bewertungsrelation) | Verlegungs-fallpauschale | Ausnahme von Wieder-aufnahme [4] | Pflegeerlös Bewertungs-relation/Tag |
|---|---|---|---|---|---|---|---|---|---|---|---|---|---|
| | | | | | | Erster Tag mit Abschlag [2), 5)] | Bewertungs-relation/Tag | Erster Tag zus. Entgelt [3), 5)] | Bewertungs-relation/Tag | | | | |
| 1 | 2 | 3 | 4 | 5 | 6 | 7 | 8 | 9 | 10 | 11 | 12 | 13 | 14 |
| B70C | M | Apoplexie ohne komplexen zerebrovask. Vasospasmus, mit neurol. Komplexbeh. des akuten Schlaganfalls bis 72 Std., mit komplizierender Diagnose oder systemischer Thrombolyse oder mit anderer neurol. Komplexbeh. des akuten Schlaganfalls, mehr als 72 Std. | 1,206 | | 7,4 | 1 | 0,599 | 15 | 0,114 | 0,143 | | | 1,3212 |
| B70D | M | Apoplexie ohne komplexen zerebrovaskulären Vasospasmus, ohne komplizierende Diagnose oder systemische Thrombolyse, mit neurol. Komplexbeh. des akuten Schlaganfalls bis 72 Stunden oder mit anderer neurol. Komplexbeh. des akuten Schlaganfalls bis 72 Std. | 0,948 | | 6,5 | 1 | 0,466 | 14 | 0,101 | 0,124 | | | 1,1967 |
| B70E | M | Apoplexie ohne neurologische Komplexbehandlung des akuten Schlaganfalls, ohne andere neurol. Komplexbeh. des akuten Schlaganfalls, mehr als 72 Stunden, ohne komplexen zerebrovask. Vasospasmus, mit komplizierender Diagnose oder systemischer Thrombolyse | 1,188 | | 8,9 | 2 | 0,390 | 20 | 0,092 | 0,118 | | | 1,2851 |
| B70F | M | Apoplexie ohne neurologische Komplexbehandlung des akuten Schlaganfalls, ohne andere neurologische Komplexbehandlung des akuten Schlaganfalls, ohne komplexen zerebrovaskulären Vasospasmus, ohne komplizierende Diagnose, ohne systemische Thrombolyse | 0,795 | | 7,4 | | | 16 | 0,073 | 0,092 | | | 0,9070 |
| B70G | M | Apoplexie mit neurologischer Komplexbehandlung des akuten Schlaganfalls oder mit anderer neurologischer Komplexbehandlung des akuten Schlaganfalls, verstorben < 4 Tage nach Aufnahme | 0,708 | | 2,6 | | | | | | x | | 2,3700 |
| B70H | M | Apoplexie ohne neurologische Komplexbehandlung des akuten Schlaganfalls, ohne andere neurologische Komplexbehandlung des akuten Schlaganfalls, verstorben < 4 Tage nach Aufnahme | 0,600 | | 2,4 | | | | | | x | | 2,4113 |
| B70I | M | Apoplexie, ein Belegungstag | 0,303 | | 1,0 | | | | | | | | 1,2571 |
| B71A | M | Erkrankungen an Hirnnerven und peripheren Nerven mit komplexer Diagnose oder Komplexbehandlung der Hand, mehr als ein Belegungstag, mit äußerst schweren CC oder bei Para- / Tetraplegie mit äußerst schweren oder schweren CC | 2,833 | | 19,5 | 6 | 0,400 | 34 | 0,101 | 0,137 | | | 1,3620 |
| B71B | M | Erkrankungen an Hirnnerven und peripheren Nerven mit komplexer Diagnose, mit schweren CC oder bei Para- / Tetraplegie oder mit Komplexbehandlung der Hand oder ohne komplexe Diagnose, mit äußerst schweren oder schweren CC, bei Para- / Tetraplegie | 1,374 | | 11,5 | 3 | 0,338 | 24 | 0,082 | 0,108 | | | 0,9713 |
| B71C | M | Erkrankungen an Hirnnerven und peripheren Nerven ohne Komplexbehandlung der Hand oder mit kompl. Diagnose, ohne schw. CC oder außer bei Para- / Tetraplegie oder ohne komplexe Diagnose, mit äußerst schweren oder schweren CC, außer bei Para- / Tetraplegie | 0,926 | | 9,5 | 2 | 0,298 | 20 | 0,066 | 0,086 | | | 0,8221 |
| B71D | M | Erkrankungen an Hirnnerven und peripheren Nerven ohne komplexe Diagnose, ohne Komplexbehandlung der Hand, ohne äußerst schwere oder schwere CC | 0,519 | | 4,5 | 1 | 0,292 | 10 | 0,080 | 0,093 | | | 0,6802 |
| B72A | M | Infektion des Nervensystems außer Virusmeningitis, Alter < 16 Jahre | 0,882 | | 6,9 | 1 | 0,641 | 17 | 0,125 | 0,109 | | | 1,5390 |
| B72B | M | Infektion des Nervensystems außer Virusmeningitis, mehr als ein Belegungstag | 1,099 | | 9,7 | 2 | 0,361 | 22 | 0,078 | 0,102 | | | 0,8515 |
| B73Z | M | Virusmeningitis oder Infektion des Nervensystems, Alter > 15 Jahre oder ein Belegungstag | 0,822 | | 7,4 | 1 | 0,592 | 17 | 0,077 | 0,096 | | | 0,7479 |
| B74Z | M | Komplexbehandlung bei multiresistenten Erregern bei Krankheiten und Störungen des Nervensystems | 3,267 | | 30,1 | | | 48 | 0,074 | 0,103 | | | 1,5721 |
| B75Z | M | Fieberkrämpfe | 0,414 | | 2,7 | 1 | 0,196 | 6 | 0,105 | 0,109 | | | 1,2858 |
| B76B | M | Anfälle, ohne komplexe Diagnostik und Therapie, mehr als ein Belegungstag mit äußerst schweren CC oder Alter < 3 Jahre oder komplexer Diagnose oder EEG, Alter < 1 Jahr, mehr als ein Belegungstag oder mit bestimmter Diagnose, mit komplexer Diagnose | 1,410 | | 11,1 | 3 | 0,345 | 24 | 0,087 | 0,114 | | | 1,5279 |
| B76C | M | Anfälle, ohne komplexe Diagnostik und Therapie, mehr als ein Belegungstag, mit schweren CC, Alter > 2 Jahre, ohne komplexe Diagnose oder EEG, Alter < 1 Jahr, mehr als ein Belegungstag oder mit bestimmter Diagnose, ohne komplexe Diagnose | 0,811 | | 6,7 | 1 | 0,590 | 16 | 0,118 | 0,103 | | | 1,2848 |
| B76D | M | Anfälle, Alter < 6 Jahre oder komplizierende Diagnose oder EEG, mehr als ein Belegungstag | 0,567 | | 4,1 | 1 | 0,329 | 9 | 0,094 | 0,108 | | | 1,2182 |
| B76E | M | Anfälle, ein Belegungstag oder ohne komplexe Diagnostik und Therapie, ohne äußerst schwere oder schwere CC, ohne EEG, ohne bestimmte Diagnose, Alter > 5 Jahre, ohne komplexe Diagnose | 0,509 | | 3,9 | 1 | 0,285 | 9 | 0,090 | 0,102 | | | 0,9953 |
| B77Z | M | Kopfschmerzen | 0,454 | | 3,3 | 1 | 0,220 | 7 | 0,096 | 0,105 | | | 0,7676 |
| B78A | M | Intrakranielle Verletzung, Alter < 1 Jahr oder mit komplizierender Diagnose | 0,887 | | 6,5 | 1 | 0,568 | 15 | 0,093 | 0,115 | | | 1,3424 |
| B78B | M | Intrakranielle Verletzung, Alter > 0 Jahre, ohne komplizierende Diagnose | 0,735 | | 5,7 | 1 | 0,462 | 14 | 0,088 | 0,107 | | | 1,2277 |
| B79Z | M | Schädelfrakturen, Somnolenz, Sopor | 0,517 | | 3,7 | 1 | 0,292 | 8 | 0,095 | 0,107 | | | 1,3338 |
| B80Z | M | Andere Kopfverletzungen | 0,283 | | 2,3 | 1 | 0,108 | 5 | 0,085 | 0,085 | | | 1,0591 |
| B81A | M | Andere Erkrankungen des Nervensystems mit komplexer Diagnose oder bestimmter aufwendiger / hochaufwendiger Behandlung | 1,124 | | 8,0 | 2 | 0,366 | 20 | 0,096 | 0,122 | | | 1,2095 |
| B81B | M | Andere Erkrankungen des Nervensystems ohne komplexe Diagnose, ohne bestimmte aufwendige / hochaufwendige Behandlung | 0,596 | | 5,0 | 1 | 0,346 | 12 | 0,081 | 0,097 | | | 0,7794 |

| DRG | Parti-tion | Bezeichnung [6] | Bewertungsrelation bei Hauptabteilung | Bewertungsrelation bei Hauptabteilung und Beleghebamme | Mittlere Verweil-dauer [1] | Untere Grenzverweildauer: Erster Tag mit Abschlag [2], [5] | Untere Grenzverweildauer: Bewertungs-relation/Tag | Obere Grenzverweildauer: Erster Tag zus. Entgelt [3], [5] | Obere Grenzverweildauer: Bewertungs-relation/Tag | Externe Verlegung Abschlag/Tag (Bewertungsrelation) | Verlegungs-fallpauschale | Ausnahme von Wieder-aufnahme [4] | Pflegeerlös Bewertungs-relation/Tag |
|---|---|---|---|---|---|---|---|---|---|---|---|---|---|
| 1 | 2 | 3 | 4 | 5 | 6 | 7 | 8 | 9 | 10 | 11 | 12 | 13 | 14 |
| B82Z | M | Andere Erkrankungen an peripheren Nerven | 0,353 | | 3,2 | 1 | 0,171 | 7 | 0,075 | 0,081 | | | 0,6795 |
| B84Z | M | Vaskuläre Myelopathien | 1,257 | | 9,8 | 2 | 0,412 | 21 | 0,088 | 0,114 | | | 0,9098 |
| B85A | M | Degenerative Krankheiten des Nervensystems mit hochkomplexer Diagnose oder mit äußerst schweren oder schweren CC, mehr als ein Belegungstag, mit komplexer Diagnose oder bestimmter aufwendiger / hochaufwendiger Behandlung | 1,566 | | 14,6 | 4 | 0,306 | 29 | 0,073 | 0,098 | | | 1,3054 |
| B85B | M | Degenerative Krankheiten des Nervensystems mit äußerst schweren oder schweren CC, mehr als ein Belegungstag, ohne komplexe Diagnose, ohne hochkomplexe Diagnose, ohne bestimmte aufwendige / hochaufwendige Behandlung | 0,905 | | 8,7 | 2 | 0,294 | 19 | 0,071 | 0,091 | | | 1,1331 |
| B85C | M | Degenerative Krankheiten des Nervensystems ohne hochkomplexe Diagnose, ohne äußerst schwere oder schwere CC oder ein Belegungstag, mit komplexer Diagnose, zerebrale Lähmungen oder Delirium | 0,631 | | 6,0 | 1 | 0,418 | 14 | 0,072 | 0,088 | | | 0,9341 |
| B85D | M | Degenerative Krankheiten des Nervensystems ohne hochkomplexe Diagnose, ohne äußerst schwere oder schwere CC oder ein Belegungstag, ohne komplexe Diagnose | 0,572 | | 4,5 | 1 | 0,347 | 11 | 0,086 | 0,101 | | | 0,8838 |
| B86Z | M | Rückenmarkkompression, nicht näher bezeichnet und Krankheit des Rückenmarkes, nicht näher bezeichnet | 0,767 | | 6,5 | 1 | 0,374 | 16 | 0,080 | 0,099 | | | 0,9507 |
| **MDC 02 Krankheiten und Störungen des Auges** | | | | | | | | | | | | | |
| C01A | O | Komplexer Eingriff bei penetrierenden Augenverletzungen oder bestimmte Orbitotomie | 1,495 | | 6,8 | 1 | 0,285 | 15 | 0,084 | 0,073 | | | 0,8659 |
| C01B | O | Andere Eingriffe bei penetrierenden Augenverletzungen oder Amnionmembrantransplantation oder bestimmte Biopsie | 0,809 | | 5,6 | 1 | 0,357 | 13 | 0,054 | 0,066 | | | 0,7941 |
| C02A | O | Enukleationen und Eingriffe an der Orbita bei bösartiger Neubildung oder Strahlentherapie bei bösartiger Neubildung | 1,571 | | 6,8 | 1 | 0,348 | 14 | 0,161 | 0,089 | | x | 0,8042 |
| C02B | O | Enukleationen und Eingriffe an der Orbita außer bei bösartiger Neubildung | 0,964 | | 4,7 | 1 | 0,212 | 11 | 0,063 | 0,074 | | | 0,8341 |
| C03A | O | Eingriffe an der Retina mit Pars-plana-Vitrektomie, mit extrakapsulärer Extraktion der Linse (ECCE) od. bei BNB des Auges, mit best. Eingriff an der Retina od. Entfernung des Augapfels mit Implantat od. Endophtalmitis od. Eingr. Orbita bei BNB des Auges | 1,051 | | 5,0 | 1 | 0,192 | 11 | 0,054 | 0,065 | | | 0,7557 |
| C03B | O | Eingriffe an der Retina mit Pars-plana-Vitrektomie, mit extrakapsulärer Extraktion der Linse (ECCE) oder bestimmtem Eingriff an der Retina oder komplexem Eingriff am Auge oder bei bösartiger Neubildung des Auges | 0,818 | | 3,6 | 1 | 0,227 | 7 | 0,056 | 0,062 | | | 0,7292 |
| C03C | O | Eingriffe an der Retina mit Pars-plana-Vitrektomie, ohne extrakapsuläre Extraktion der Linse (ECCE), ohne bestimmten Eingriff an der Retina, ohne komplexen Eingriff am Auge, außer bei bösartiger Neubildung des Auges | 0,709 | | 3,3 | 1 | 0,215 | 7 | 0,058 | 0,063 | | | 0,7492 |
| C04A | O | Hornhauttransplantation mit extrakapsulärer Extraktion der Linse (ECCE) oder Amnionmembrantransplantation oder komplexem Eingriff oder Alter < 16 Jahre | 1,548 | | 6,2 | 1 | 0,233 | 13 | 0,159 | 0,065 | | x | 0,6465 |
| C04B | O | Hornhauttransplantation ohne extrakapsuläre Extraktion der Linse (ECCE), ohne Amnionmembrantransplantation, ohne komplexen Eingriff, Alter > 15 Jahre | 1,478 | | 5,8 | 1 | 0,227 | 12 | 0,155 | 0,067 | | x | 0,6952 |
| C05Z | O | Dakryozystorhinostomie | 0,683 | | 2,9 | 1 | 0,189 | 6 | 0,061 | 0,065 | | | 0,7544 |
| C06Z | O | Komplexe Eingriffe bei Glaukom | 0,748 | | 4,0 | 1 | 0,186 | 9 | 0,053 | 0,061 | | | 0,6879 |
| C07A | O | Andere Eingriffe bei Glaukom mit extrakapsulärer Extraktion der Linse (ECCE) oder komplexem Eingriff am Auge oder bestimmten Eingriffen bei Glaukom oder Alter < 6 Jahre | 0,570 | | 3,2 | 1 | 0,173 | 7 | 0,055 | 0,060 | | | 0,7213 |
| C07B | O | Andere Eingriffe bei Glaukom ohne extrakapsuläre Extraktion der Linse (ECCE), ohne komplexen Eingriff am Auge, ohne bestimmte Eingriffe bei Glaukom, Alter > 5 Jahre | 0,391 | | 3,4 | 1 | 0,158 | 8 | 0,054 | 0,059 | | | 0,7283 |
| C08A | O | Beidseitige extrakapsuläre Extraktion der Linse (ECCE) oder extrakapsuläre Extraktion der Linse oder bestimmte andere Eingriffe am Auge bei angeborener Fehlbildung der Linse | 0,615 | | 2,8 | 1 | 0,209 | 6 | 0,065 | 0,068 | | | 0,9221 |
| C08B | O | Extrakapsuläre Extraktion der Linse (ECCE) ohne angeborene Fehlbildung der Linse oder bestimmte Eingriffe am Auge | 0,444 | | 2,5 | 1 | 0,103 | 5 | 0,058 | 0,058 | | | 0,8607 |
| C10A | O | Eingriffe an den Augenmuskeln mit erhöhtem Aufwand | 0,701 | | 2,4 | 1 | 0,219 | 4 | 0,074 | 0,074 | | | 1,1591 |
| C10B | O | Eingriffe an den Augenmuskeln ohne erhöhten Aufwand, Alter < 6 Jahre | 0,636 | | 2,4 | 1 | 0,184 | 4 | 0,104 | 0,074 | | | 1,3522 |
| C10C | O | Eingriffe an den Augenmuskeln ohne erhöhten Aufwand, Alter > 5 Jahre | 0,590 | | 2,4 | 1 | 0,147 | 4 | 0,070 | 0,071 | | | 1,0735 |
| C12Z | O | Andere Rekonstruktionen der Augenlider | 0,687 | | 3,5 | 1 | 0,296 | 8 | 0,062 | 0,069 | | | 0,7540 |
| C13Z | O | Eingriffe an Tränendrüse und Tränenwegen | 0,532 | | 3,1 | 1 | 0,170 | 7 | 0,063 | 0,068 | | | 0,8790 |
| C14Z | O | Andere Eingriffe am Auge | 0,447 | | 3,2 | 1 | 0,158 | 8 | 0,061 | 0,067 | | | 0,8044 |
| C15Z | O | Andere Eingriffe an der Retina | 0,692 | | 3,4 | 1 | 0,225 | 7 | 0,058 | 0,064 | | | 0,8006 |

## Fallpauschalen-Katalog und Pflegeerlöskatalog
### Teil a) Bewertungsrelationen bei Versorgung durch Hauptabteilungen

| DRG | Partition | Bezeichnung [6] | Bewertungsrelation bei Hauptabteilung | Bewertungsrelation bei Hauptabteilung und Beleghebamme | Mittlere Verweildauer [1] | Untere Grenzverweildauer: Erster Tag mit Abschlag [2, 5] | Untere Grenzverweildauer: Bewertungsrelation/Tag | Obere Grenzverweildauer: Erster Tag zus. Entgelt [3, 5] | Obere Grenzverweildauer: Bewertungsrelation/Tag | Externe Verlegung Abschlag/Tag (Bewertungsrelation) | Verlegungsfallpauschale | Ausnahme von Wiederaufnahme [4] | Pflegeerlös Bewertungsrelation/Tag |
|---|---|---|---|---|---|---|---|---|---|---|---|---|---|
| 1 | 2 | 3 | 4 | 5 | 6 | 7 | 8 | 9 | 10 | 11 | 12 | 13 | 14 |
| C16Z | O | Aufwendige Eingriffe am Auge, Alter < 6 Jahre | 0,804 | | 3,2 | 1 | 0,139 | 7 | 0,087 | 0,067 | | | 1,2774 |
| C20A | O | Eingriffe an Kornea, Sklera und Konjunktiva, Eingriffe am Augenlid oder verschiedene Eingriffe an der Linse, Alter < 16 Jahre oder beidseitige Eingriffe an Augen und Tränenwegen oder bei bösartiger Neubildung am Auge | 0,757 | | 3,3 | 1 | 0,335 | 8 | 0,094 | 0,072 | | | 0,9508 |
| C20B | O | Eingriffe an Kornea, Sklera und Konjunktiva, Eingriffe am Augenlid oder verschiedene Eingriffe an der Linse, Alter > 15 Jahre, ohne beidseitige Eingriffe an Augen und Tränenwegen, außer bei bösartiger Neubildung am Auge | 0,503 | | 2,8 | 1 | 0,131 | 6 | 0,057 | 0,060 | | | 0,8205 |
| C60Z | M | Akute und schwere Augeninfektionen | 0,510 | | 6,4 | 1 | 0,329 | 13 | 0,055 | 0,068 | | | 0,7494 |
| C61Z | M | Neuro-ophthalmologische und vaskuläre Erkrankungen des Auges | 0,538 | | 4,4 | 1 | 0,314 | 9 | 0,083 | 0,097 | | | 0,6816 |
| C62Z | M | Hyphäma und konservativ behandelte Augenverletzungen | 0,289 | | 2,9 | 1 | 0,115 | 6 | 0,066 | 0,070 | | | 0,7807 |
| C63Z | M | Andere Erkrankungen des Auges oder Augenerkrankungen bei Diabetes mellitus | 0,433 | | 3,9 | 1 | 0,230 | 9 | 0,075 | 0,085 | | | 0,7692 |
| C64Z | M | Glaukom, Katarakt und Erkrankungen des Augenlides | 0,206 | | 2,4 | 1 | 0,085 | 5 | 0,059 | 0,059 | | | 0,7771 |
| C65Z | M | Bösartige Neubildungen des Auges | 0,530 | | 3,3 | 1 | 0,288 | 8 | 0,104 | 0,114 | | x | 0,9412 |
| **MDC 03 Krankheiten und Störungen des Ohres, der Nase, des Mundes und des Halses** | | | | | | | | | | | | | |
| D01B | O | Kochleaimplantation, unilateral | 7,485 | | 4,6 | 1 | 0,303 | 8 | 0,132 | 0,108 | | | 0,7859 |
| D02A | O | Komplexe Resektionen mit Rekonstruktionen an Kopf und Hals mit komplexem Eingriff oder mit Kombinationseingriff mit äußerst schweren CC | 6,206 | | 19,8 | 6 | 0,347 | 36 | 0,218 | 0,117 | | | 1,3556 |
| D02B | O | Komplexe Resektionen mit Rekonstruktionen an Kopf und Hals ohne komplexen Eingriff, ohne Kombinationseingriff mit äußerst schweren CC | 4,671 | | 16,8 | 5 | 0,311 | 33 | 0,176 | 0,105 | | | 1,1202 |
| D03A | O | Operative Korrektur einer Lippen-Kiefer-Gaumen-Spalte oder bestimmte plastische Rekonstruktion am Kopf, Alter < 1 Jahr | 1,660 | | 5,6 | 1 | 0,293 | 10 | 0,105 | 0,089 | | | 1,5886 |
| D03B | O | Operative Korrektur einer Lippen-Kiefer-Gaumen-Spalte oder bestimmte plastische Rekonstruktion am Kopf, Alter > 0 Jahre | 1,393 | | 5,1 | 1 | 0,226 | 10 | 0,062 | 0,074 | | | 1,0492 |
| D04A | O | Bignathe Osteotomie und komplexe Eingriffe am Kiefer oder Rekonstruktion der Trachea oder plastische Rekonstruktion der Ohrmuschel mit mikrovaskulärem Lappen, mit komplexem Eingriff | 2,374 | | 6,1 | 1 | 0,323 | 10 | 0,235 | 0,091 | | | 0,9958 |
| D04B | O | Bignathe Osteotomie und komplexe Eingriffe am Kiefer oder Rekonstruktion der Trachea oder plastische Rekonstruktion der Ohrmuschel mit mikrovaskulärem Lappen, ohne komplexen Eingriff | 1,697 | | 6,4 | 1 | 0,313 | 13 | 0,198 | 0,085 | | | 0,8273 |
| D05A | O | Komplexe Parotidektomie | 1,599 | | 4,8 | 1 | 0,240 | 9 | 0,070 | 0,083 | | | 0,7820 |
| D05B | O | Komplexe Eingriffe an den Speicheldrüsen außer komplexe Parotidektomien | 1,073 | | 4,0 | 1 | 0,183 | 8 | 0,064 | 0,073 | | | 0,7180 |
| D06A | O | Eingriffe an Nasennebenhöhlen, Mastoid, kompl. Eingriffe am Mittelohr und and. Eingriffe an Speicheldrüsen, Rachen, Alter < 6 J. od. Alter > 15 J., mit komplexer Prozedur oder Diagnose, mit Resektion des Felsenbeins od. mit intrakran. Eingriff bei BNB | 1,245 | | 4,9 | 1 | 0,242 | 11 | 0,069 | 0,082 | | | 1,1361 |
| D06B | O | Eingriffe an Nasennebenhöhlen, Mastoid, kompl. Eingriffe am Mittelohr und and. Eingriffe an Speicheldrüsen, Rachen, Alter > 5 J. u. Alter < 16 J. od. Alter > 15 J., mit kompl. Proz. oder Diag., ohne Resektion Felsenbein, ohne intrakran. Eingriff bei BNB | 0,925 | | 4,2 | 1 | 0,324 | 9 | 0,064 | 0,073 | | | 0,8042 |
| D06C | O | Eingriffe an Nasennebenhöhlen, Mastoid, komplexe Eingriffe am Mittelohr und andere Eingriffe an Speicheldrüsen, Rachen, Alter > 15 Jahre, ohne komplexe Prozedur, ohne komplexe Diagnose | 0,766 | | 3,6 | 1 | 0,296 | 7 | 0,060 | 0,067 | | | 0,7076 |
| D08A | O | Eingriffe an Mundhöhle und Mund bei bösartiger Neubildung mit äußerst schweren CC | 1,640 | | 11,5 | 3 | 0,282 | 25 | 0,126 | 0,090 | | | 0,8944 |
| D08B | O | Eingriffe an Mundhöhle und Mund bei bösartiger Neubildung ohne äußerst schwere CC | 0,809 | | 4,2 | 1 | 0,341 | 9 | 0,134 | 0,085 | | | 0,7971 |
| D09Z | O | Tonsillektomie bei bösartiger Neubildung oder verschiedene Eingriffe an Ohr, Nase, Mund und Hals mit äußerst schweren CC | 1,317 | | 7,6 | 2 | 0,259 | 17 | 0,117 | 0,091 | | | 0,9227 |
| D12A | O | Andere aufwendige Eingriffe an Ohr, Nase, Mund und Hals | 1,315 | | 5,5 | 1 | 0,305 | 14 | 0,078 | 0,094 | | | 0,9073 |
| D12B | O | Andere Eingriffe an Ohr, Nase, Mund und Hals | 0,739 | | 3,8 | 1 | 0,286 | 8 | 0,063 | 0,072 | | | 0,8273 |
| D13A | O | Kleine Eingriffe an Nase, Ohr, Mund und Hals mit komplizierender Diagnose oder Alter < 16 Jahre mit äußerst schweren CC | 0,905 | | 4,4 | 1 | 0,351 | 11 | 0,081 | 0,094 | | | 0,9490 |
| D13B | O | Kleine Eingriffe an Nase, Ohr, Mund und Hals ohne komplizierende Diagnose, Alter > 15 Jahre oder ohne äußerst schwere CC | 0,495 | | 3,0 | 1 | 0,104 | 6 | 0,063 | 0,068 | | | 0,9671 |
| D15A | O | Tracheostomie mit äußerst schweren CC oder Implantation einer Kiefergelenkendoprothese | 2,925 | | 17,6 | 5 | 0,329 | 34 | 0,078 | | x | | 1,3889 |
| D15B | O | Tracheostomie ohne äußerst schwere CC | 2,093 | | 13,5 | 4 | 0,247 | 26 | 0,064 | | x | | 1,0471 |
| D16Z | O | Materialentfernung an Kiefer und Gesicht | 0,701 | | 2,7 | 1 | 0,144 | 5 | 0,060 | 0,063 | | | 0,8292 |

## Teil a) Bewertungsrelationen bei Versorgung durch Hauptabteilungen

| DRG | Partition | Bezeichnung [6] | Bewertungsrelation bei Hauptabteilung | Bewertungsrelation bei Hauptabteilung und Beleghebamme | Mittlere Verweildauer [1] | Untere Grenzverweildauer: Erster Tag mit Abschlag [2], [5] | Untere Grenzverweildauer: Bewertungsrelation/Tag | Obere Grenzverweildauer: Erster Tag zus. Entgelt [3], [5] | Obere Grenzverweildauer: Bewertungsrelation/Tag | Externe Verlegung Abschlag/Tag (Bewertungsrelation) | Verlegungsfallpauschale | Ausnahme von Wiederaufnahme [4] | Pflegeerlös Bewertungsrelation/Tag |
|---|---|---|---|---|---|---|---|---|---|---|---|---|---|
| 1 | 2 | 3 | 4 | 5 | 6 | 7 | 8 | 9 | 10 | 11 | 12 | 13 | 14 |
| D19Z | O | Strahlentherapie bei Krankheiten und Störungen des Ohres, der Nase, des Mundes und des Halses, Bestrahlungen an mindestens 9 Tagen | 2,930 | | 20,9 | 6 | 0,402 | 39 | 0,135 | 0,128 | | x | 0,8031 |
| D20A | O | Strahlentherapie bei Krankheiten und Störungen des Ohres, der Nase, des Mundes und des Halses, Bestrahlungen an mindestens 5 Tagen | 1,185 | | 7,2 | | | 14 | 0,159 | 0,140 | | x | 0,7661 |
| D20B | O | Strahlentherapie bei Krankheiten und Störungen des Ohres, der Nase, des Mundes und des Halses, Bestrahlungen an weniger als 5 Tagen | 0,654 | | 3,7 | 1 | 0,311 | 10 | 0,166 | 0,131 | | x | 0,9042 |
| D22A | O | Eingriffe an Mundhöhle und Mund außer bei bösartiger Neubildung, mit Mundboden- oder Vestibulumplastik | 1,035 | | 5,3 | 1 | 0,223 | 12 | 0,059 | 0,071 | | | 0,8032 |
| D22B | O | Eingriffe an Mundhöhle und Mund außer bei bösartiger Neubildung, ohne Mundboden- oder Vestibulumplastik | 0,564 | | 3,4 | 1 | 0,196 | 7 | 0,064 | 0,070 | | | 0,8156 |
| D24A | O | Komplexe Hautplastiken und große Eingriffe an Kopf und Hals mit äußerst schweren CC oder mit Kombinationseingriff ohne äußerst schwere CC | 4,440 | | 20,0 | 6 | 0,314 | 38 | 0,077 | 0,105 | | | 1,1080 |
| D24B | O | Komplexe Hautplastiken und große Eingriffe an Kopf und Hals ohne äußerst schwere CC, ohne Kombinationseingriff | 2,688 | | 10,6 | 3 | 0,281 | 22 | 0,074 | 0,097 | | | 0,9684 |
| D25A | O | Mäßig komplexe Eingriffe an Kopf und Hals bei bösartiger Neubildung mit äußerst schweren CC oder Strahlentherapie mit operativem Eingriff | 4,015 | | 23,5 | 7 | 0,281 | 41 | 0,135 | 0,092 | | | 1,1206 |
| D25B | O | Mäßig komplexe Eingriffe an Kopf und Hals bei bösartiger Neubildung ohne äußerst schwere CC oder Bestrahlungssimulation, Konstruktion und Anpassung von Fixations- und Behandlungshilfen bei Strahlentherapie mit operativem Eingriff | 1,863 | | 8,3 | 2 | 0,280 | 17 | 0,162 | 0,091 | | | 0,8529 |
| D25C | O | Mäßig komplexe Eingriffe an Kopf und Hals außer bei bösartiger Neubildung mit äußerst schweren CC | 1,898 | | 12,5 | 3 | 0,291 | 27 | 0,065 | 0,086 | | | 0,9576 |
| D25D | O | Mäßig komplexe Eingriffe an Kopf und Hals außer bei bösartiger Neubildung ohne äußerst schwere CC | 1,088 | | 5,6 | 1 | 0,471 | 12 | 0,062 | 0,075 | | | 0,7880 |
| D28Z | O | Monognathe Osteotomie und komplexe Eingriffe an Kopf und Hals oder andere Eingriffe an Kopf und Hals bei bösartiger Neubildung oder Rekonstruktion mit Gesichtsepithesen | 1,258 | | 4,5 | 1 | 0,495 | 10 | 0,180 | | x | | 0,8155 |
| D29Z | O | Operationen am Kiefer und andere Eingriffe an Kopf und Hals außer bei bösartiger Neubildung | 0,976 | | 4,3 | 1 | 0,381 | 9 | 0,066 | 0,076 | | | 0,7905 |
| D30A | O | Tonsillektomie außer bei BNB oder verschiedene Eingr. an Ohr, Nase, Mund und Hals ohne äuß. schw. CC, mit aufw. Eingr. oder Eingr. an Mundhöhle und Mund auß. bei BNB, Alter < 3 J. oder mit komplexer Diagnose oder Alter < 16 J. mit äuß. schw. od. schw. CC | 0,797 | | 3,5 | 1 | 0,171 | 7 | 0,063 | 0,070 | | | 0,8197 |
| D30B | O | Tonsillektomie außer bei bösartiger Neubildung oder verschiedene Eingriffe an Ohr, Nase, Mund und Hals ohne äußerst schwere CC, ohne aufwendigen Eingriff, ohne komplexe Diagnose, Alter > 15 oder ohne äußerst schwere oder schwere CC, Alter < 12 Jahre | 0,620 | | 4,1 | 1 | 0,234 | 8 | 0,058 | 0,066 | | | 0,8454 |
| D30C | O | Kleine Eingriffe an Ohr, Nase, Mund und Hals, Alter > 11 Jahre | 0,406 | | 2,8 | 1 | 0,044 | 6 | 0,067 | 0,070 | | | 0,8189 |
| D33Z | O | Mehrzeitige komplexe OR-Prozeduren bei Krankheiten und Störungen des Ohres, der Nase, des Mundes und des Halses | 3,262 | | 15,7 | 4 | 0,321 | 27 | 0,154 | 0,096 | | | 0,9636 |
| D35Z | O | Eingriffe an Nase, Nasennebenhöhlen bei bösartiger Neubildung | 0,866 | | 3,8 | 1 | 0,212 | 9 | 0,185 | 0,089 | | | 0,7576 |
| D36Z | O | Sehr komplexe Eingriffe an den Nasennebenhöhlen | 0,891 | | 3,7 | 1 | 0,289 | 8 | 0,066 | 0,074 | | | 0,8457 |
| D37A | O | Sehr komplexe Eingriffe an der Nase, Alter < 16 Jahre oder bei Gaumenspalte oder Spaltnase oder plastische Rekonstruktion der Nase mit Rippenknorpeltransplantation | 1,697 | | 5,1 | 1 | 0,233 | 9 | 0,064 | 0,077 | | | 0,8528 |
| D37B | O | Sehr komplexe Eingriffe an der Nase, Alter > 15 Jahre, außer bei Gaumenspalte oder Spaltnase, ohne plastische Rekonstruktion der Nase mit Rippenknorpeltransplantation | 1,073 | | 3,8 | 1 | 0,283 | 7 | 0,060 | 0,068 | | | 0,6793 |
| D38Z | O | Mäßig komplexe Eingriffe an Nase, Nasennebenhöhlen, Gesichtsschädelknochen | 0,698 | | 3,3 | 1 | 0,253 | 6 | 0,059 | 0,065 | | | 0,7243 |
| D39Z | O | Andere Eingriffe an der Nase | 0,474 | | 2,8 | 1 | 0,132 | 6 | 0,066 | 0,069 | | | 0,9095 |
| D40Z | A | Zahnextraktion und -wiederherstellung | 0,578 | | 2,7 | 1 | 0,114 | 5 | 0,066 | 0,069 | | | 1,0532 |
| D60A | M | Bösartige Neubildungen an Ohr, Nase, Mund und Hals, mehr als ein Belegungstag, mit äußerst schweren oder schweren CC, mit starrer Endoskopie | 1,191 | | 8,2 | 2 | 0,276 | 19 | 0,101 | 0,090 | | x | 0,8737 |
| D60B | M | Bösartige Neubildungen an Ohr, Nase, Mund und Hals, mehr als ein Belegungstag, mit äußerst schweren oder schweren CC, ohne starre Endoskopie | 0,911 | | 9,4 | 2 | 0,288 | 21 | 0,065 | 0,083 | | x | 1,0632 |
| D60C | M | Bösartige Neubildungen an Ohr, Nase, Mund und Hals, ein Belegungstag oder ohne äußerst schwere oder schwere CC | 0,577 | | 3,5 | 1 | 0,249 | 8 | 0,079 | 0,087 | | x | 0,8809 |
| D61Z | M | Gleichgewichtsstörung, Hörverlust und Tinnitus | 0,458 | | 3,9 | 1 | 0,243 | 9 | 0,080 | 0,091 | | | 0,6946 |
| D63Z | M | Otitis media oder Infektionen der oberen Atemwege oder Blutung aus Nase und Rachen | 0,346 | | 3,5 | 1 | 0,165 | 8 | 0,066 | 0,074 | | | 0,9714 |
| D64Z | M | Laryngotracheitis, Laryngospasmus und Epiglottitis | 0,255 | | 2,3 | 1 | 0,106 | 4 | 0,076 | 0,076 | | | 1,3991 |

# Fallpauschalen-Katalog und Pflegeerlöskatalog

## Teil a) Bewertungsrelationen bei Versorgung durch Hauptabteilungen

| DRG | Partition | Bezeichnung [6] | Bewertungsrelation bei Hauptabteilung | Bewertungsrelation bei Hauptabteilung und Beleghebamme | Mittlere Verweildauer [1] | Untere Grenzverweildauer: Erster Tag mit Abschlag [2), 5)] | Untere Grenzverweildauer: Bewertungsrelation/Tag | Obere Grenzverweildauer: Erster Tag zus. Entgelt [3), 5)] | Obere Grenzverweildauer: Bewertungsrelation/Tag | Externe Verlegung Abschlag/Tag (Bewertungsrelation) | Verlegungsfallpauschale | Ausnahme von Wiederaufnahme [4)] | Pflegeerlös Bewertungsrelation/Tag |
|---|---|---|---|---|---|---|---|---|---|---|---|---|---|
| 1 | 2 | 3 | 4 | 5 | 6 | 7 | 8 | 9 | 10 | 11 | 12 | 13 | 14 |
| D65Z | M | Andere Krankheiten an Ohr, Nase, Mund und Hals oder Verletzung und Deformität der Nase | 0,414 | | 3,4 | 1 | 0,145 | 8 | 0,070 | 0,077 | | | 0,8986 |
| D67Z | M | Erkrankungen von Zähnen und Mundhöhle | 0,422 | | 3,5 | 1 | 0,157 | 8 | 0,068 | 0,076 | | | 0,9533 |
| **MDC 04 Krankheiten und Störungen der Atmungsorgane** | | | | | | | | | | | | | |
| E01A | O | Revisionseingriffe, beidseitige Lobektomie, erweiterte Lungenresektionen und andere komplexe Eingriffe mit komplizierender Konstellation, hochkomplexem Eingriff oder komplizierender Diagnose | 4,926 | | 23,2 | 7 | 0,349 | 41 | 0,084 | 0,115 | | | 1,1182 |
| E01B | O | Revisionseingriffe, beidseitige Lobektomie, erweiterte Lungenresektionen und andere komplexe Eingriffe ohne kompl. Konst., ohne hochkomplexen Eingriff, ohne komplizierende Diagnose, mit best. Revisionseingriff, beids. Lobektomie oder erw. Lungenres. | 3,515 | | 13,5 | 3 | 0,431 | 25 | 0,090 | 0,119 | | | 1,0739 |
| E01C | O | Revisionseingriffe, beidseitige Lobektomie, erweiterte Lungenresektionen und andere komplexe Eingriffe ohne kompl. Konst., ohne hochkomplexen Eingriff, ohne kompl. Diagnose, ohne best. Revisionseingriff, ohne beids. Lobektomie, ohne erw. Lungenres. | 2,827 | | 11,3 | 3 | 0,323 | 22 | 0,080 | 0,105 | | | 0,9307 |
| E02A | O | Andere OR-Prozeduren an den Atmungsorganen mit aufwendigem Eingriff oder schwersten CC oder IntK > 196 / 184 / 368 Punkte oder Alter < 10 Jahre | 2,283 | | 16,0 | 4 | 0,341 | 32 | 0,074 | 0,100 | | | 1,0309 |
| E02B | O | Andere OR-Prozeduren an den Atmungsorganen, Alter > 9 Jahre, mit mäßig aufwendigem Eingriff bei Krankheiten und Störungen der Atmungsorgane oder mehr als ein Belegungstag mit bestimmtem Eingriff an Larynx oder Trachea oder mit äußerst schweren CC | 1,554 | | 11,9 | 3 | 0,293 | 25 | 0,069 | 0,090 | | | 0,7913 |
| E02C | O | Andere OR-Prozeduren an den Atmungsorganen, Alter > 9 J., mehr als 1 BT, ohne best. Eingriff an Larynx oder Trachea, ohne mäßig aufwend. Eingr., ohne äußerst schwere CC, mit endoskop. Lungenvolumenred. oder anderem mäßig kompl. Eingr. oder Alter < 18 J. | 1,037 | | 6,1 | 1 | 0,315 | 15 | 0,072 | 0,088 | | | 0,7453 |
| E02D | O | Andere OR-Prozeduren an den Atmungsorganen, Alter > 17 Jahre, mehr als 1 BT, ohne bestimmten Eingriff an Larynx oder Trachea, ohne mäßig aufwendigen Eingriff, ohne äußerst schwere CC, ohne endoskop. Lungenvolumenred., ohne anderen mäßig kompl. Eingriff | 0,836 | | 5,2 | | | 13 | 0,079 | 0,095 | | | 0,6544 |
| E02E | O | Andere OR-Prozeduren an den Atmungsorganen, Alter > 17 Jahre, ohne bestimmten Eingriff an Larynx oder Trachea, ohne mäßig aufwend. Eingriff, ohne äußerst schwere CC, ohne endoskop. Lungenvolumenred., ohne anderen mäßig kompl. Eingriff, ein Belegungstag | 0,550 | | 1,0 | | | | | | | | 1,3372 |
| E03Z | O | Brachytherapie oder Therapie mit offenen Nukliden bei Krankheiten und Störungen der Atmungsorgane, mehr als ein Belegungstag | 0,738 | | 2,7 | | | 5 | 0,184 | 0,193 | | x | 1,2622 |
| E05A | O | Andere große Eingriffe am Thorax mit bestimmten Eingriffen bei Brustkorbdeformität oder äußerst schweren CC | 4,116 | | 17,3 | 5 | 0,376 | 32 | 0,091 | 0,123 | | | 1,1955 |
| E05B | O | Andere große Eingriffe am Thorax ohne bestimmte Eingriffe bei Brustkorbdeformität, ohne äußerst schwere CC, bei bösartiger Neubildung oder Alter < 18 Jahre | 2,835 | | 10,3 | 2 | 0,423 | 19 | 0,087 | 0,113 | | | 0,9718 |
| E05C | O | Andere große Eingriffe am Thorax ohne bestimmte Eingriffe bei Brustkorbdeformität, ohne äußerst schwere CC, außer bei bösartiger Neubildung, Alter > 17 Jahre | 2,372 | | 11,8 | 3 | 0,302 | 24 | 0,072 | 0,095 | | | 0,9343 |
| E06A | O | Andere Lungenresektionen, Biopsie an Thoraxorganen und Eingriffe an Thoraxwand, Pleura und Mediastinum, Alter < 10 Jahre oder Eingriff am Thorax mit äußerst schweren CC | 2,965 | | 16,5 | 5 | 0,310 | 33 | 0,079 | 0,106 | | | 1,0403 |
| E06B | O | Andere Lungenresektionen, Biopsie an Thoraxorganen und Eingriffe an Thoraxwand, Pleura und Mediastinum, Alter > 9 und < 16 Jahre oder mit offen chirurgischer Pleurolyse mit Eingriff an Lunge/Pleura oder best. atyp. Lungenresek. oder best. Brustkorbkorr. | 2,352 | | 9,0 | 2 | 0,360 | 16 | 0,084 | 0,108 | | | 1,0792 |
| E06C | O | Andere Lungenresektionen, Biopsie an Thoraxorganen und Eingriffe an Thoraxwand, Pleura und Mediastinum, Alter > 15 Jahre, ohne offen chirurgische Pleurolyse mit Eingr. an Lunge/Pleura, ohne bestimmte atypische Lungenresek., ohne best. Brustkorbkorrektur | 1,702 | | 8,6 | 2 | 0,302 | 18 | 0,074 | 0,095 | | | 0,8429 |
| E07Z | O | Aufwendige Eingriffe bei Schlafapnoesyndrom | 0,923 | | 4,8 | 1 | 0,217 | 9 | 0,063 | 0,074 | | | 0,6891 |
| E08A | O | Strahlentherapie bei Krankheiten und Störungen der Atmungsorgane mit operativem Eingriff oder Beatmung > 24 Stunden | 4,758 | | 26,9 | 8 | 0,431 | 45 | 0,144 | | x | x | 1,1413 |
| E08B | O | Strahlentherapie bei Krankheiten und Störungen der Atmungsorgane ohne operativen Eingriff oder Beatmung > 24 Stunden, mehr als ein Belegungstag, Bestrahlungen an mindestens 9 Tagen | 3,191 | | 23,8 | 7 | 0,382 | 42 | 0,129 | | x | x | 0,7267 |
| E08C | O | Strahlentherapie bei Krankheiten und Störungen der Atmungsorgane ohne operativen Eingriff od. Beatmung > 24 Stunden, mehr als ein Belegungstag, Bestrahlungen an mindestens 5 Tagen od. mindestens 10 Bestrahlungen od. zerebrale, stereotaktische Bestrahlung | 1,505 | | 10,8 | 3 | 0,363 | 24 | 0,134 | 0,123 | | x | 0,7639 |
| E08D | O | Strahlentherapie bei Krankheiten und Störungen der Atmungsorgane ohne operativen Eingr. oder Beatmung > 24 Stunden, mehr als ein Belegungstag, Bestrahlungen an weniger als 5 Tagen, weniger als 10 Bestrahlungen, ohne zerebrale, stereotaktische Bestrahlung | 1,025 | | 7,7 | 2 | 0,321 | 18 | 0,125 | | x | x | 0,7702 |
| E36Z | O | Intensivmedizinische Komplexbehandlung > 588 / 552 / 552 Aufwandspunkte oder hochaufwendiges Implantat bei Krankheiten und Störungen der Atmungsorgane | 5,349 | | 26,4 | 8 | 0,542 | 44 | 0,185 | 0,178 | | x | 2,3105 |

# Teil a) Bewertungsrelationen bei Versorgung durch Hauptabteilungen

| DRG | Parti-tion | Bezeichnung [6] | Bewertungsrelation bei Hauptabteilung | Bewertungsrelation bei Hauptabteilung und Beleghebamme | Mittlere Verweil-dauer [1] | Untere Grenzverweildauer: Erster Tag mit Abschlag [2), 5)] | Untere Grenzverweildauer: Bewertungs-relation/Tag | Obere Grenzverweildauer: Erster Tag zus. Entgelt [3), 5)] | Obere Grenzverweildauer: Bewertungs-relation/Tag | Externe Verlegung Abschlag/Tag (Bewertungsrelation) | Verlegungs-fallpauschale | Ausnahme von Wieder-aufnahme [4] | Pflegeerlös Bewertungs-relation/Tag |
|---|---|---|---|---|---|---|---|---|---|---|---|---|---|
| 1 | 2 | 3 | 4 | 5 | 6 | 7 | 8 | 9 | 10 | 11 | 12 | 13 | 14 |
| E40A | A | Krankheiten und Störungen der Atmungsorgane mit Beatmung > 24 Stunden, mehr als 2 Belegungstage, mit komplexer Prozedur oder int. Komplexbehandlung > 196 / 368 / - Punkte oder komplizierender Diagnose oder Alter < 16 Jahre, mit äußerst schw. CC oder ARDS | 3,406 | | 17,1 | 5 | 0,530 | 33 | 0,130 | 0,176 | | x | 2,5567 |
| E40B | A | Krankheiten und Störungen der Atmungsorgane mit Beatmung > 24 Stunden, mehr als 2 Belegungstage, mit komplexer Prozedur, mit äußerst schweren CC, Alter > 15 Jahre oder bei Para- / Tetraplegie | 2,172 | | 12,3 | 3 | 0,503 | 27 | 0,115 | 0,151 | | x | 2,1100 |
| E40C | A | Krankheiten und Störungen der Atmungsorgane mit Beatmung > 24 Stunden, mehr als 2 Belegungstage, mit komplexer Prozedur, ohne äußerst schwere CC, außer bei Para- / Tetraplegie | 1,555 | | 9,9 | 2 | 0,500 | 22 | 0,106 | 0,138 | | x | 2,1276 |
| E42Z | A | Geriatrische frührehabilitative Komplexbehandlung bei Krankheiten und Störungen der Atmungsorgane | 1,495 | | 20,8 | 6 | 0,208 | 32 | 0,049 | 0,067 | | | 0,7746 |
| E60A | M | Zystische Fibrose (Mukoviszidose), Alter < 16 Jahre oder mit äußerst schweren CC | 1,282 | | 9,3 | 2 | 0,411 | 20 | 0,132 | | x | | 1,3249 |
| E60B | M | Zystische Fibrose (Mukoviszidose), Alter > 15 Jahre, ohne äußerst schwere CC | 0,868 | | 7,4 | 1 | 0,557 | 17 | 0,114 | | x | | 1,0270 |
| E63A | M | Schlafapnoesyndrom oder Polysomnographie oder kardiorespiratorische Polygraphie bis 2 Belegungstage, Alter < 18 Jahre oder mit bestimmter invasiver kardiologischer Diagnostik | 0,376 | | 2,1 | 1 | 0,173 | 4 | 0,120 | 0,116 | | | 1,6109 |
| E63B | M | Schlafapnoesyndrom oder Polysomnographie oder kardiorespiratorische Polygraphie bis 2 Belegungstage, Alter > 17 Jahre, ohne bestimmte invasive kardiologische Diagnostik | 0,281 | | 2,2 | 1 | 0,109 | 4 | 0,088 | 0,086 | | | 0,6593 |
| E64A | M | Respiratorische Insuffizienz, mehr als ein Belegungstag, mit äußerst schweren CC oder Lungenembolie | 0,743 | | 7,1 | 1 | 0,486 | 15 | 0,070 | 0,087 | | | 0,8819 |
| E64B | M | Respiratorische Insuffizienz, mehr als ein Belegungstag, ohne äußerst schwere CC, Alter < 16 Jahre | 0,640 | | 4,4 | | | 11 | 0,142 | 0,116 | | | 1,9872 |
| E64C | M | Respiratorische Insuffizienz, mehr als ein Belegungstag, ohne äußerst schwere CC, Alter > 15 Jahre | 0,570 | | 6,2 | | | 14 | 0,063 | 0,077 | | | 0,9675 |
| E64D | M | Respiratorische Insuffizienz, ein Belegungstag | 0,185 | | 1,0 | | | | | | | | 1,3015 |
| E65A | M | Chronisch-obstruktive Atemwegserkrankung mit äuß. schw. CC od. mit komplizierender Diagnose od. best. hochaufw. Behandlung od. Bronchitis u. Asthma bronchiale, mehr als ein Belegungstag, mit äuß. schw. od. schw. CC, Alter < 1 J., mit RS-Virus-Infekt. | 1,275 | | 13,9 | 4 | 0,240 | 28 | 0,060 | 0,081 | | | 0,9840 |
| E65B | M | Chronisch-obstruktive Atemwegserkrankung ohne äußerst schwere CC, ohne komplizierende Diagnose, mit FEV1 < 35% und mehr als ein Belegungstag oder Alter < 1 Jahr oder mit bestimmter mäßig aufwendiger / aufwendiger Behandlung | 0,713 | | 8,2 | 2 | 0,226 | 17 | 0,058 | 0,073 | | | 0,7656 |
| E65C | M | Chronisch-obstruktive Atemwegserkrankung ohne äußerst schwere CC, ohne komplizierende Diagnose, ohne FEV1 < 35% oder ein Belegungstag oder Alter > 1 Jahr, ohne bestimmte mäßig aufwendige / aufwendige Behandlung | 0,564 | | 6,4 | 1 | 0,366 | 14 | 0,059 | 0,073 | | | 0,7207 |
| E66A | M | Schweres Thoraxtrauma mit komplizierender Diagnose | 0,582 | | 5,5 | 1 | 0,295 | 12 | 0,072 | 0,087 | | | 0,8606 |
| E66B | M | Schweres Thoraxtrauma ohne komplizierende Diagnose | 0,413 | | 4,1 | 1 | 0,191 | 9 | 0,069 | 0,079 | | | 0,7857 |
| E69A | M | Bronchitis und Asthma bronchiale, mehr als ein Belegungstag, mit äußerst schweren oder schweren CC oder bestimmte aufwendige / hochaufwendige Behandlung, Alter < 1 Jahr ohne RS-Virus-Infektion oder bei Para- / Tetraplegie | 0,814 | | 9,6 | 2 | 0,262 | 22 | 0,057 | 0,074 | | | 1,3901 |
| E69B | M | Bronchitis und Asthma bronchiale, mehr als 1 BT u. Alter > 55 J. od. mit äuß. schw. od. schw. CC, Alt. > 0 J. od. 1 BT od. oh. äuß. schw. od. schw. CC, Alt. < 1 J. od. flex. Bronchoskopie, Alt. < 16 J. od. best. mäßig aufw. Beh., m. RS-Virus-Infekt. | 0,494 | | 5,8 | 1 | 0,317 | 12 | 0,057 | 0,070 | | | 0,7972 |
| E69C | M | Bronchitis und Asthma bronchiale, ein Belegungstag oder ohne äuß. schw. oder schw. CC oder Alter < 56 Jahre oder Beschwerden und Symptome der Atmung oder Störungen der Atmung mit Ursache in der Neonatalperiode, ohne bestimmte aufw./hochaufw. Behandlung | 0,354 | | 3,3 | 1 | 0,173 | 7 | 0,072 | 0,079 | | | 1,0381 |
| E70Z | M | Keuchhusten und akute Bronchiolitis | 0,405 | | 4,2 | 1 | 0,224 | 9 | 0,067 | 0,077 | | | 1,4863 |
| E71A | M | Neubildungen der Atmungsorgane, mehr als ein Belegungstag, mit äußerst schweren CC | 1,362 | | 13,9 | 4 | 0,255 | 28 | 0,064 | 0,085 | | x | 0,9051 |
| E71B | M | Neubildungen der Atmungsorgane, ein Belegungstag oder ohne äußerst schwere CC, mit Bronchoskopie oder bestimmter Lungenbiopsie oder mit endoskopischer Biopsie am Respirationstrakt, mit Chemotherapie | 0,852 | | 6,5 | 1 | 0,498 | 16 | 0,079 | 0,098 | | x | 0,6368 |
| E71C | M | Neubildungen der Atmungsorgane, ein Belegungstag oder ohne äußerst schwere CC, ohne Bronchoskopie, ohne bestimmte Lungenbiopsie, mit endoskopischer Biopsie am Respirationstrakt, ohne Chemotherapie | 0,684 | | 5,0 | 1 | 0,308 | 13 | 0,079 | 0,094 | | x | 0,6276 |
| E71D | M | Neubildungen der Atmungsorgane, ein Belegungstag oder ohne äußerst schwere CC, ohne Bronchoskopie, ohne bestimmte Lungenbiopsie, ohne endoskopische Biopsie am Respirationstrakt | 0,490 | | 4,5 | 1 | 0,260 | 11 | 0,071 | 0,083 | | x | 0,8559 |
| E73A | M | Pleuraerguss mit äußerst schweren CC | 1,373 | | 13,3 | 3 | 0,319 | 26 | 0,067 | 0,089 | | | 0,9563 |

# Fallpauschalen-Katalog und Pflegeerlöskatalog
## Teil a) Bewertungsrelationen bei Versorgung durch Hauptabteilungen

| DRG | Partition | Bezeichnung [6] | Bewertungsrelation bei Hauptabteilung | Bewertungsrelation bei Hauptabteilung und Beleghebamme | Mittlere Verweildauer [1] | Untere Grenzverweildauer: Erster Tag mit Abschlag [2], [5] | Untere Grenzverweildauer: Bewertungsrelation/Tag | Obere Grenzverweildauer: Erster Tag zus. Entgelt [3], [5] | Obere Grenzverweildauer: Bewertungsrelation/Tag | Externe Verlegung Abschlag/Tag (Bewertungsrelation) | Verlegungsfallpauschale | Ausnahme von Wiederaufnahme [4] | Pflegeerlös Bewertungsrelation/Tag |
|---|---|---|---|---|---|---|---|---|---|---|---|---|---|
| 1 | 2 | 3 | 4 | 5 | 6 | 7 | 8 | 9 | 10 | 11 | 12 | 13 | 14 |
| E73B | M | Pleuraerguss ohne äußerst schwere CC | 0,575 | | 5,7 | 1 | 0,353 | 13 | 0,065 | 0,078 | | | 0,7481 |
| E74Z | M | Interstitielle Lungenerkrankung | 0,648 | | 6,2 | 1 | 0,388 | 15 | 0,066 | 0,081 | | | 0,7129 |
| E75A | M | Andere Krankheiten der Atmungsorgane mit äußerst schweren CC, Alter < 16 Jahre | 1,213 | | 8,8 | 2 | 0,358 | 22 | 0,207 | 0,110 | | | 2,1963 |
| E75B | M | Andere Krankheiten der Atmungsorgane mit äußerst schweren CC, Alter > 15 Jahre | 0,957 | | 10,0 | 2 | 0,303 | 21 | 0,064 | 0,083 | | | 1,0938 |
| E75C | M | Andere Krankheiten der Atmungsorgane ohne äußerst schwere CC oder Beschwerden und Symptome der Atmung mit komplexer Diagnose | 0,487 | | 4,8 | 1 | 0,257 | 11 | 0,064 | 0,076 | | | 0,8514 |
| E76B | M | Tuberkulose bis 14 Belegungstage oder Alter < 18 Jahre mit äußerst schweren oder schweren CC | 0,866 | | 7,5 | 1 | 0,407 | 16 | 0,076 | 0,096 | | | 0,9542 |
| E76C | M | Tuberkulose bis 14 Belegungstag, Alter > 17 Jahre oder ohne äußerst schwere oder schwere CC oder Pneumothorax | 0,694 | | 6,4 | 1 | 0,450 | 14 | 0,072 | 0,089 | | | 0,9425 |
| E77A | M | Bestimmte andere Infektionen und Entzündungen der Atmungsorgane mit intensivmedizinischer Komplexbehandlung > 392 / 368 / - Aufwandspunkte | 3,673 | | 19,7 | 6 | 0,511 | 36 | 0,127 | 0,173 | | | 2,1047 |
| E77B | M | Bestimmte andere Infektionen und Entzündungen der Atmungsorgane mit best. komplizierender Konstellation oder hochkomplexer Diagnose oder kompl. Diagn. bei Z.n. Organtransplantation oder intensivmedizinischer Komplexbehandlung > 196 / - / - Aufwandspunkte | 2,090 | | 15,1 | 4 | 0,400 | 30 | 0,092 | 0,124 | | | 1,2652 |
| E77C | M | Bestimmte andere Infektionen und Entzündungen der Atmungsorgane mit and. kompliz. Konst. od. schwersten CC oder äuß. schw. CC mit kompl. Diagnose od. mit Komplexbeh. MRE od. best. hochaufwend. Behandlung od. angeb. Fehlbildungssyndrom od. Alter < 10 J. | 1,715 | | 18,2 | 5 | 0,274 | 35 | 0,063 | 0,086 | | | 1,2602 |
| E77D | M | Bestimmte andere Infektionen und Entzündungen der Atmungsorgane, Alter > 9 Jahre | 1,319 | | 13,3 | 3 | 0,316 | 26 | 0,067 | 0,089 | | | 1,2200 |
| E78Z | M | Kontrolle oder Optimierung einer bestehenden häuslichen Beatmung, bis 2 Belegungstage | 0,252 | | 2,0 | 1 | 0,082 | 3 | 0,085 | 0,081 | | | 0,9548 |
| E79A | M | Infektionen und Entzündungen der Atmungsorgane mit komplexer Diagnose oder äußerst schweren CC, mehr als ein Belegungstag oder mit äußerst schweren CC mit bestimmten Infektionen oder Entzündungen | 0,989 | | 10,9 | 3 | 0,235 | 22 | 0,060 | 0,079 | | | 0,9762 |
| E79B | M | Infektionen und Entzündungen der Atmungsorgane ohne komplexe Diagnose, ohne äußerst schwere CC oder ein Belegungstag, bei Para- / Tetraplegie oder mit bestimmter mäßig aufwendiger Behandlung oder mit bestimmter Pneumonie, mehr als ein Belegungstag | 0,742 | | 9,0 | 2 | 0,240 | 18 | 0,056 | 0,072 | | | 1,2119 |
| E79C | M | Infektionen und Entzündungen der Atmungsorgane ohne komp. Diagnose, ohne äußerst schwere CC od. ein Belegungstag, außer bei Para- / Tetraplegie, ohne best. mäßig aufwend. Behandlung | 0,571 | | 6,7 | 1 | 0,381 | 14 | 0,058 | 0,072 | | | 0,8852 |
| **MDC 05 Krankheiten und Störungen des Kreislaufsystems** | | | | | | | | | | | | | |
| F01A | O | Implantation Kardioverter / Defibrillator (AICD), Dreikammer-Stimulation oder Defibrillator mit kompliz. Faktoren oder myokardstimulierendes System oder aufwendige Sondenentf. mit kompliz. Faktoren oder Zweikammer-Stimulation mit kompliz. Faktoren | 5,297 | | 13,3 | 3 | 0,355 | 28 | 0,075 | 0,100 | | | 1,1929 |
| F01B | O | Implantation Kardioverter / Defibrillator (AICD), Zweikammer-Stimulation mit komplizierenden Faktoren oder neurologische Komplexbehandlung des akuten Schlaganfalls mehr als 24 Stunden mit komplizierenden Faktoren | 4,299 | | 12,3 | 3 | 0,339 | 25 | 0,077 | 0,102 | | | 1,2709 |
| F01C | O | Implantation Kardioverter / Defibrillator (AICD), Dreikammer-Stimulation oder Defibrillator mit subkutaner Elektrode, ohne komplizierende Faktoren oder Impl. eines Drucksensors in die Pulmonalarterie oder Impl. eines intrakardialen Pulsgenerators | 3,578 | | 6,5 | 1 | 0,844 | 17 | 0,061 | 0,076 | | | 0,8639 |
| F01D | O | Implantation Kardioverter / Defibrillator (AICD), Zwei- oder Einkammer-Stim. mit äußerst schweren CC oder Einkammer-Stim. mit zusätzlichem Herz- oder Gefäßeingriff oder mit IntK > 392 / 368 / - AP oder best. Sondenentfernung oder Alter < 18 Jahre | 3,831 | | 14,2 | 4 | 0,296 | 28 | 0,073 | 0,097 | | | 1,1038 |
| F01E | O | Impl. Kardioverter / Defibrillator (AICD), Zweikammer-Stimulation od. aufwendige Sondenentfernung od. Aggregatwechsel S-ICD ohne Änderung der Sonde, ohne Impl. Drucksens. in Pulmonalarterie, ohne Impl. eines intrakardialen Pulsgenerators, Alter > 17 J. | 2,799 | | 6,1 | 1 | 0,670 | 15 | 0,068 | 0,083 | | | 0,9189 |
| F01F | O | Impl. Kardioverter / Defibrillator (AICD), Einkammer-Stimulation, ohne zusätzl. Herz- od. Gefäßeingriff, ohne IntK > 392 / 368 / - P., ohne äuß. schw. CC, ohne aufw. Sondenentf., ohne Impl. Drucksens. in Pulmonalart., ohne Impl. Pulsgen., Alter > 17 J. | 2,286 | | 5,1 | 1 | 0,552 | 13 | 0,066 | 0,078 | | | 0,8771 |
| F02A | O | Aggregatwechsel eines Kardioverters / Defibrillators (AICD), Zwei- oder Dreikammer-Stimulation | 2,146 | | 3,0 | 1 | 0,289 | 7 | 0,065 | 0,070 | | | 0,9132 |
| F02B | O | Aggregatwechsel eines Kardioverters / Defibrillators (AICD), Einkammer-Stimulation | 1,752 | | 2,7 | 1 | 0,273 | 6 | 0,069 | 0,072 | | | 0,9503 |
| F03A | O | Herzklappeneingriff mit Herz-Lungen-Maschine, mit bestimmter komplizierender Konstellation oder bestimmtem Zweifacheingriff | 7,534 | | 16,0 | 4 | 0,638 | 30 | 0,284 | 0,187 | | | 2,0305 |
| F03B | O | Herzklappeneingriff mit Herz-Lungen-Maschine, mit Mehrfacheingriff oder Alter < 1 Jahr oder Eingriff in tiefer Hypothermie oder IntK > 392 / 368 / - Aufwandspunkte oder bestimmter anderer komplizierender Konstellation oder pulmonale Endarteriektomie | 6,776 | | 15,9 | 4 | 0,619 | 30 | 0,246 | 0,183 | | | 2,0499 |

## Teil a) Bewertungsrelationen bei Versorgung durch Hauptabteilungen

| DRG | Partition | Bezeichnung [6] | Bewertungsrelation bei Hauptabteilung | Bewertungsrelation bei Hauptabteilung und Beleghebamme | Mittlere Verweildauer [1] | Untere Grenzverweildauer: Erster Tag mit Abschlag [2], [5] | Untere Grenzverweildauer: Bewertungsrelation/Tag | Obere Grenzverweildauer: Erster Tag zus. Entgelt [3], [5] | Obere Grenzverweildauer: Bewertungsrelation/Tag | Externe Verlegung Abschlag/Tag (Bewertungsrelation) | Verlegungsfallpauschale | Ausnahme von Wiederaufnahme [4] | Pflegeerlös Bewertungsrelation/Tag |
|---|---|---|---|---|---|---|---|---|---|---|---|---|---|
| 1 | 2 | 3 | 4 | 5 | 6 | 7 | 8 | 9 | 10 | 11 | 12 | 13 | 14 |
| F03C | O | Herzklappeneingriff mit Herz-Lungen-Maschine, Alter > 0 J., IntK > 196 / 184 / - P. und IntK < 393 / 369 / - P., mit Zweifacheingriff od. bei angeborenem Herzfehler, mit kompl. Eingr. od. best. Herzklappeneingriff oder andere komplizierende Konstellation | 5,767 | | 15,7 | 4 | 0,513 | 28 | 0,223 | 0,153 | | | 1,7717 |
| F03D | O | Herzklappeneingriff mit Herz-Lungen-Maschine, ohne kompliz. Konstellation, Alter > 0 Jahre, ohne Eingriff in tiefer Hypothermie, IntK < 197 / 185 / - P., ohne Zweifacheingriff, außer bei Endokarditis, außer bei angeborenem Herzfehler, Alter < 16 Jahre | 4,757 | | 8,4 | 2 | 0,577 | 15 | 0,298 | 0,184 | | | 2,3128 |
| F03E | O | Herzklappeneingriff mit Herz-Lungen-Maschine, Alter > 0 J., IntK < 197 / 185 / - P., mit Zweifacheingr. od. bei angeb. Herzfehler, oh. kompl. Eingr. od. oh. Zweifacheingr., auß. bei angeb. Herzfehler, Alter >15 J., mit Impl. klappentragende Gefäßprothese | 4,643 | | 13,4 | 3 | 0,455 | 24 | 0,213 | 0,126 | | | 1,4783 |
| F03F | O | Herzklappeneingriff mit Herz-Lungen-Maschine, ohne kompliz. Konst., Alter > 0 J., ohne Eingr. in tiefer Hypoth., IntK < 197 / 185 / - P., ohne Zweifacheingr., auß. bei Endokarditis, auß. b. angeb. Herzfehler, Alter > 15 J., ohne Impl. klappentr. Gefäßpr. | 3,824 | | 11,3 | 3 | 0,376 | 19 | 0,225 | 0,122 | | | 1,4649 |
| F05Z | O | Koronare Bypass-Operation mit invasiver kardiologischer Diagnostik oder intraoperativer Ablation, mit komplizierender Konstellation oder Karotiseingriff oder bestimmte Eingriffe mit Herz-Lungen-Maschine in tiefer Hypothermie | 5,496 | | 13,6 | 4 | 0,475 | 23 | 0,245 | | x | | 1,8335 |
| F06A | O | Koronare Bypass-Operation mit bestimmten mehrzeitigen komplexen OR-Prozeduren, mit komplizierender Konstellation oder Karotiseingriff oder intensivmedizinischer Komplexbehandlung > 392 / 368 / - Aufwandspunkte | 11,557 | | 26,8 | 8 | 0,716 | 45 | 0,259 | 0,232 | | | 2,3103 |
| F06B | O | Koronare Bypass-Operation mit anderen mehrzeitigen komplexen OR-Prozeduren, ohne komplizierende Konstellation, ohne Karotiseingriff, ohne intensivmedizinische Komplexbehandlung > 392 / 368 / - Aufwandspunkte | 7,125 | | 25,7 | 8 | 0,357 | 44 | 0,191 | 0,120 | | | 1,3467 |
| F06C | O | Koronare Bypass-Operation ohne mehrzeitige komplexe OR-Prozeduren, mit kompl. Konstellation oder IntK > 392 / 368 / - Aufwandspunkte oder Karotiseingriff | 5,779 | | 15,5 | 4 | 0,628 | 29 | 0,210 | | x | | 2,0027 |
| F06D | O | Koronare Bypass-Operation ohne mehrzeitige komplexe OR-Prozeduren, ohne komplizierende Konstellation, mit invasiver kardiologischer Diagnostik oder mit intraoperativer Ablation oder schwersten CC oder Implantation eines herzunterstützenden Systems | 4,307 | | 13,5 | 4 | 0,383 | 24 | 0,208 | | x | | 1,5677 |
| F06E | O | Koronare Bypass-Operation ohne mehrzeitige komplexe OR-Prozeduren, ohne komplizierende Konstellation, ohne invasive kardiologische Diagnostik, ohne intraoperative Ablation, ohne schwerste CC, ohne Implantation eines herzunterstützenden Systems | 3,543 | | 10,8 | 3 | 0,369 | 18 | 0,214 | | x | | 1,4733 |
| F07A | O | Andere Eingriffe mit Herz-Lungen-Maschine, Alter < 1 Jahr oder mit best. kompliz. Konst. oder komp. Operation oder intensivmedizinischer Komplexbehandlung > - / 368 /- Aufwandspunkte oder < 18 J. mit Reop. od. and. kompliz. Konst., mit best. komp. Eingr. | 6,277 | | 13,3 | 3 | 0,717 | 27 | 0,276 | 0,200 | | | 2,3395 |
| F07B | O | Andere Eingriffe mit HLM, Alter < 1 J. od. mit best. kompliz. Konst. od. IntK > - / 368 /- P., ohne best. komp. Eingr. oder Alter > 0 J., IntK < - / 369/- P., mit and. kompl. Eingr. mit Reop. an Herz oder Perikard oder mit best. and. kompliz. Konst. | 6,181 | | 16,8 | 5 | 0,452 | 31 | 0,239 | 0,153 | | | 1,6962 |
| F07C | O | Andere Eingriffe mit Herz-Lungen-Maschine, Alter > 0 Jahre, IntK < - / 369/- P. oder Alter > 17 Jahre oder ohne Reop. oder ohne and. kompliz. Konst., ohne and. kompl. Eingriffe oder ohne Reop. an Herz oder Perikard oder ohne best. andere kompliz. Konst. | 4,061 | | 11,3 | 3 | 0,413 | 20 | 0,228 | 0,134 | | | 1,5696 |
| F08A | O | Rekonstruktive Gefäßeingriffe mit komplizierender Konstellation oder komplexe Vakuumbehandlung oder komplexer Aorteneingriff | 8,781 | | 34,1 | 10 | 0,412 | 52 | 0,093 | 0,129 | | | 1,2355 |
| F08B | O | Rekonstruktive Gefäßeingriffe ohne komplizierende Konstellationen, ohne komplexe Vakuumbehandlung, ohne komplexen Aorteneingriff, mit komplexem Eingriff mit Mehretagen- oder Aorteneingriff oder Re-OP oder bestimmten Bypässen, mit äußerst schweren CC | 4,639 | | 21,2 | 6 | 0,330 | 39 | 0,076 | 0,104 | | | 1,0435 |
| F08C | O | Rekonstruktive Gefäßeingriffe ohne kompl. Konst., ohne kompl. Vakuumbeh., ohne kompl. Aorteneingriff, mit kompl. Eingriff ohne Mehretagen- od. Aorteneingriff, ohne Reop., ohne bestimmten Bypass, mit äußerst schweren CC oder mit bestimmtem Aorteneingriff | 3,532 | | 18,2 | 5 | 0,295 | 35 | 0,068 | 0,092 | | | 0,9658 |
| F08D | O | Rekonstruktive Gefäßeingriffe ohne kompl. Konst., ohne kompl. Aorteneingriff, mit kompl. Eingr. mit Mehretagen- oder Aorteneingriff oder Reop. oder best. Byp., ohne äuß. schw. CC, ohne best. Aorteneingriff oder bestimmte Bypässe mit äußerst schweren CC | 2,927 | | 13,8 | 4 | 0,251 | 26 | 0,064 | 0,085 | | | 0,8406 |
| F08E | O | Rekonstruktive Gefäßeingriffe ohne kompl. Konst., ohne kompl. Vakuumbeh., ohne kompl. Aorteneingriff, mit komplex. Eingriff, ohne Mehretagen- oder Aorteneingriff, ohne Reop., ohne bestimmten Bypass, ohne äußerst schwere CC, ohne bestimmten Aorteneingriff | 2,325 | | 10,9 | 3 | 0,231 | 22 | 0,060 | 0,078 | | | 0,7576 |
| F08F | O | Rekonstruktive Gefäßeingriffe ohne komplizierende Konstellation, ohne komplexe Vakuumbehandlung, ohne komplexen Aorteneingriff, ohne komplexen Eingriff, ohne bestimmten Aorteneingriff, mit bestimmtem Eingriff | 1,957 | | 10,0 | 2 | 0,260 | 20 | 0,055 | 0,071 | | | 0,6878 |
| F08G | O | Rekonstruktive Gefäßeingriffe ohne komplizierende Konstellation, ohne komplexe Vakuumbehandlung, ohne komplexen Aorteneingriff, ohne komplexen Eingriff, ohne bestimmten Aorteneingriff, ohne bestimmten Eingriff | 1,746 | | 8,0 | 2 | 0,220 | 15 | 0,058 | 0,073 | | | 0,7191 |

# Fallpauschalen-Katalog und Pflegeerlöskatalog

## Teil a) Bewertungsrelationen bei Versorgung durch Hauptabteilungen

| DRG | Partition | Bezeichnung [6] | Bewertungsrelation bei Hauptabteilung | Bewertungsrelation bei Hauptabteilung und Beleghebamme | Mittlere Verweildauer [1] | Untere Grenzverweildauer Erster Tag mit Abschlag [2), 5)] | Untere Grenzverweildauer Bewertungsrelation/Tag | Obere Grenzverweildauer Erster Tag zus. Entgelt [3), 5)] | Obere Grenzverweildauer Bewertungsrelation/Tag | Externe Verlegung Abschlag/Tag (Bewertungsrelation) | Verlegungsfallpauschale | Ausnahme von Wiederaufnahme [4] | Pflegeerlös Bewertungsrelation/Tag |
|---|---|---|---|---|---|---|---|---|---|---|---|---|---|
| 1 | 2 | 3 | 4 | 5 | 6 | 7 | 8 | 9 | 10 | 11 | 12 | 13 | 14 |
| F09A | O | Andere kardiothorakale Eingriffe ohne Herz-Lungen-Maschine, Alter < 16 Jahre, mit komplizierender Konstellation oder Exzision am Vorhof | 3,348 | | 9,5 | 2 | 0,546 | 20 | 0,172 | 0,156 | | | 1,8843 |
| F09B | O | Andere kardiothorakale Eingriffe ohne Herz-Lungen-Maschine, Alter > 15 Jahre, ohne komplizierende Konstellation, ohne Exzision am Vorhof, mit mäßig komplexen kardiothorakalen Eingriffen, mit äußerst schweren CC | 3,470 | | 12,3 | 3 | 0,474 | 26 | 0,108 | 0,142 | | | 1,5132 |
| F09C | O | Andere kardiothorakale Eingriffe ohne Herz-Lungen-Maschine, Alter > 15 Jahre, ohne komplizierende Konstellation, ohne Exzision am Vorhof, ohne äußerst schwere CC oder ohne mäßig komplexen kardiothorakalen Eingriffen | 2,198 | | 9,4 | 2 | 0,369 | 19 | 0,083 | 0,107 | | | 1,2327 |
| F12A | O | Implantation eines Herzschrittmachers, Dreikammersystem mit äuß. schw. CC oder ablativ. Maßnahmen oder PTCA oder mit aufwendiger Sondenentfernung mit kompliz. Faktoren oder mit Revision eines Herzschrittm. oder AICD ohne Aggregatw. mit kompliz. Faktoren | 3,762 | | 14,5 | 4 | 0,282 | 30 | 0,068 | 0,091 | | | 1,1105 |
| F12B | O | Implantation eines Herzschrittmachers, Dreikammersystem ohne äußerst schwere CC, ohne ablative Maßnahme, ohne PTCA oder Implantation eines Herzschrittmachers ohne aufwendige Sondenentfernung mit komplizierenden Faktoren | 2,421 | | 5,6 | 1 | 0,813 | 14 | 0,064 | 0,077 | | | 0,8187 |
| F12C | O | Implantation eines Herzschrittmachers, Zweikammersystem, mit komplexem Eingriff oder Alter < 16 Jahre | 2,630 | | 9,6 | 2 | 0,339 | 20 | 0,074 | 0,096 | | | 1,1511 |
| F12D | O | Implantation eines Herzschrittmachers, Zweikammersystem, ohne komplexen Eingriff, Alter > 15 Jahre, mit äußerst schweren CC oder isolierter offen chirurgischer Sondenimplantation oder aufwendiger Sondenentfernung oder mäßig komplexer PTCA | 2,077 | | 12,1 | 3 | 0,297 | 25 | 0,069 | 0,091 | | | 1,1170 |
| F12E | O | Implantation eines Herzschrittmachers, Einkammersystem, Alter > 15 Jahre, mit invasiver kardiologischer Diagnostik bei bestimmten Eingriffen | 1,692 | | 6,9 | 1 | 0,383 | 15 | 0,063 | 0,079 | | | 0,8136 |
| F12F | O | Impl. HSM, Zweikammersys., oh. äuß. schwere CC, oh. isol. offen chir. Sondenimpl., oh. aufw. Sondenentf., oh. mäßig kompl. PTCA od. Impl. HSM, Einkammersys., oh. invasive kardiol. Diag. bei best. Eingr., mit Impl. Ereignisrekorders, Alter > 15 J. | 1,250 | | 5,4 | 1 | 0,357 | 13 | 0,067 | 0,081 | | | 0,8727 |
| F12G | O | Implantation eines Herzschrittmachers, Einkammersystem, ohne invasive kardiologische Diagnostik bei bestimmten Eingriffen, Alter > 15 Jahre, ohne Implantation eines Ereignisrekorders | 1,153 | | 6,9 | 1 | 0,465 | 17 | 0,062 | 0,078 | | | 0,9310 |
| F13A | O | Amputation bei Kreislauferkrankungen an oberer Extremität und Zehen mit äußerst schweren CC und mehrzeitigen Revisions- oder Rekonstruktionseingriffen | 4,102 | | 36,3 | 11 | 0,228 | 54 | 0,053 | 0,073 | | | 0,8867 |
| F13B | O | Amputation bei Kreislauferkrankungen an oberer Extremität und Zehen mit äußerst schweren CC, ohne mehrzeitige Revisions- oder Rekonstruktionseingriffe | 1,599 | | 16,2 | 4 | 0,248 | 31 | 0,054 | 0,072 | | | 0,8240 |
| F13C | O | Amputation bei Kreislauferkrankungen an oberer Extremität und Zehen ohne äußerst schwere CC | 1,278 | | 11,9 | 3 | 0,235 | 24 | 0,055 | 0,073 | | | 0,7196 |
| F14A | O | Komplexe oder mehrfache Gefäßeingriffe außer große rekonstruktive Eingriffe mit äußerst schweren CC | 3,305 | | 19,2 | 5 | 0,316 | 37 | 0,069 | 0,094 | | | 0,9355 |
| F14B | O | Komplexe oder mehrfache Gefäßeingriffe außer große rekonstruktive Eingriffe, ohne äußerst schwere CC | 2,159 | | 10,9 | 3 | 0,254 | 22 | 0,065 | 0,085 | | | 0,7700 |
| F15Z | O | Perkutane Koronarangioplastie mit komplizierender Konstellation mit komplexer Diagn. u. hochkompl. Intervention od. m. best. Rekanalisationsverf., Alt. < 16 J. od. inv. kardiolog. Diagnostik, mit kompliz. Konst. od. Endokarditis, mehr als 2 Belegungstage | 2,839 | | 16,4 | 4 | 0,409 | 34 | 0,088 | 0,118 | | | 1,3680 |
| F17A | O | Wechsel eines Herzschrittmachers, Dreikammersystem oder Alter < 16 Jahre | 1,500 | | 3,1 | 1 | 0,298 | 8 | 0,077 | 0,084 | | | 1,0531 |
| F17B | O | Wechsel eines Herzschrittmachers, Einkammer- oder Zweikammersystem, Alter > 15 Jahre | 0,709 | | 2,7 | 1 | 0,093 | 6 | 0,065 | 0,068 | | | 0,8889 |
| F18A | O | Revision eines Herzschrittmachers oder Kardioverters / Defibrillators (AICD) ohne Aggregatwechsel, Alter < 16 Jahre oder mit äußerst schweren CC, mit komplexem Eingriff oder mit aufwendiger Sondenentfernung | 2,962 | | 11,6 | 3 | 0,293 | 26 | 0,101 | 0,093 | | | 1,1359 |
| F18B | O | Revision Herzschrittmacher od. Kardioverter / Defibrillator (AICD) oh. Aggregatw., Alt. < 16 J. od. mit äuß. schw. CC, oh. kompl. Eingr., oh. aufwend. Sondenentf. od. Alt. > 15 J., oh. äuß. schw. CC mit kompl. Eingr., mit intralum. exp. Extraktionshilfe | 2,043 | | 10,6 | 3 | 0,281 | 24 | 0,074 | 0,097 | | | 1,0202 |
| F18C | O | Revision eines Herzschrittmachers oder Kardioverters / Defibrillators (AICD) ohne Aggregatwechsel, Alter > 15 Jahre, ohne äußerst schwere CC, ohne aufwendige Sondenentfernung, mit komplexem Eingriff, ohne intraluminale expandierende Extraktionshilfe | 1,213 | | 4,6 | 1 | 0,437 | 11 | 0,067 | 0,079 | | | 0,9219 |
| F18D | O | Revision eines Herzschrittmachers oder Kardioverters / Defibrillators (AICD) ohne Aggregatwechsel, Alter > 15 Jahre, ohne äußerst schwere CC, ohne aufwendige Sondenentfernung, ohne komplexen Eingriff | 0,618 | | 3,3 | 1 | 0,312 | 8 | 0,068 | 0,074 | | | 0,8648 |
| F19A | O | Andere transluminale Intervention an Herz, Aorta und Lungengefäßen mit äußerst schweren CC | 3,189 | | 13,0 | 3 | 0,391 | 27 | 0,084 | 0,112 | | | 1,3630 |
| F19B | O | Andere transluminale Intervention an Herz, Aorta und Lungengefäßen ohne äußerst schwere CC | 1,622 | | 4,1 | 1 | 0,313 | 10 | 0,083 | 0,095 | | | 1,1174 |

## Teil a) Bewertungsrelationen bei Versorgung durch Hauptabteilungen

| DRG | Partition | Bezeichnung [6] | Bewertungsrelation bei Hauptabteilung | Bewertungsrelation bei Hauptabteilung und Beleghebamme | Mittlere Verweildauer [1] | Untere Grenzverweildauer: Erster Tag mit Abschlag [2], [5] | Untere Grenzverweildauer: Bewertungsrelation/Tag | Obere Grenzverweildauer: Erster Tag zus. Entgelt [3], [5] | Obere Grenzverweildauer: Bewertungsrelation/Tag | Externe Verlegung Abschlag/Tag (Bewertungsrelation) | Verlegungsfallpauschale | Ausnahme von Wiederaufnahme [4] | Pflegeerlös Bewertungsrelation/Tag |
|---|---|---|---|---|---|---|---|---|---|---|---|---|---|
| 1 | 2 | 3 | 4 | 5 | 6 | 7 | 8 | 9 | 10 | 11 | 12 | 13 | 14 |
| F20Z | O | Beidseitige Unterbindung und Stripping von Venen mit bestimmter Diagnose oder äußerst schweren oder schweren CC | 1,069 | | 6,5 | 1 | 0,238 | 19 | 0,051 | 0,064 | | | 0,6955 |
| F21A | O | Andere OR-Prozeduren bei Kreislauferkrankungen mit hochkomplexem Eingriff oder komplizierender Konstellation | 4,577 | | 30,7 | 9 | 0,252 | 49 | 0,057 | 0,079 | | | 0,9255 |
| F21B | O | Andere OR-Prozeduren bei Kreislauferkrankungen ohne hochkomplexen Eingriff, mit komplexem Eingriff oder bestimmter komplizierender Konstellation | 2,940 | | 20,7 | 6 | 0,271 | 39 | 0,064 | 0,088 | | | 0,9095 |
| F21C | O | Andere OR-Prozeduren bei Kreislauferkrankungen ohne komplexen Eingriff, mit mäßig komplexem Eingriff oder anderer komplizierender Konstellation oder IntK > 196 / 184 / 368 Punkte | 1,767 | | 17,1 | 5 | 0,206 | 34 | 0,051 | 0,068 | | | 0,7562 |
| F21D | O | Andere OR-Prozeduren bei Kreislauferkrankungen ohne komplexen Eingriff, ohne komplizierende Konstellationen, ohne IntK > 196 / 184 / 368 Punkte, ohne mäßig komplexen Eingriff, mit bestimmtem anderen Eingriff | 1,222 | | 12,2 | 3 | 0,233 | 26 | 0,053 | 0,071 | | | 0,7557 |
| F21E | O | Andere OR-Prozeduren bei Kreislauferkrankungen ohne komplexen Eingriff, ohne komplizierende Konstellationen, ohne IntK > 196 / 184 / 368 Punkte, ohne mäßig komplexen Eingriff, ohne bestimmten anderen Eingriff | 0,852 | | 9,4 | 2 | 0,241 | 19 | 0,054 | 0,069 | | | 0,6900 |
| F24A | O | Perkutane Koronarangioplastie mit komplexer Diagnose und hochkomplexer Intervention oder mit bestimmten Rekanalisationsverfahren, Alter > 15 Jahre, mit äußerst schweren CC | 2,435 | | 13,4 | 3 | 0,375 | 27 | 0,079 | 0,104 | | | 1,3054 |
| F24B | O | Perkutane Koronarangioplastie mit komplexer Diagnose und hochkomplexer Intervention oder mit bestimmten Rekanalisationsverfahren, Alter > 15 Jahre, ohne äußerst schwere CC | 1,438 | | 5,9 | 1 | 0,486 | 12 | 0,076 | 0,093 | | | 1,0688 |
| F27A | O | Verschiedene Eingriffe bei Diabetes mellitus mit Komplikationen, mit Gefäßeingriff oder bestimmter Amputation | 2,277 | | 19,8 | 6 | 0,213 | 38 | 0,053 | 0,072 | | | 0,8548 |
| F27B | O | Verschiedene Eingriffe bei Diabetes mellitus mit Komplikationen, ohne Gefäßeingriff, ohne bestimmte Amputation, mit äußerst schweren CC oder komplexer Arthrodese des Fußes oder komplexem Haut- oder bestimmtem Gefäßeingriff | 2,015 | | 20,6 | 6 | 0,212 | 39 | 0,050 | 0,069 | | | 0,7442 |
| F27C | O | Verschiedene Eingriffe bei Diabetes mellitus mit Komplikationen, ohne Gefäßeingriff, ohne best. Amputation, ohne äußerst schwere CC, ohne komplexe Arthrodese des Fußes, ohne komplexen Hauteingriff, ohne best. Gefäßeingriff, mit mäßig komplexem Eingriff | 1,322 | | 13,6 | 4 | 0,199 | 27 | 0,051 | 0,068 | | | 0,6604 |
| F27D | O | Verschiedene Eingriffe bei Diabetes mellitus mit Komplikationen, ohne Gefäßeingriff, ohne best. Amputation, ohne äußerst schwere CC, ohne kompl. Arthrodese des Fußes, ohne best. Gefäßeingriff, ohne mäßig kompl. Eingriff, mit best. aufwendigen Eingriff | 1,121 | | 11,6 | 3 | 0,237 | 24 | 0,057 | 0,075 | | | 0,7332 |
| F28A | O | Amputation mit zusätzlichem Gefäßeingriff oder mit Hauttransplantation, mit äußerst schweren oder schweren CC | 3,733 | | 26,3 | 8 | 0,249 | 44 | 0,060 | 0,082 | | | 0,9097 |
| F28B | O | Amputation bei Kreislauferkrankungen außer an oberer Extremität und Zehen, ohne Gefäßeingriff, ohne Hauttransplantation, mit äußerst schweren oder schweren CC | 2,054 | | 19,6 | 6 | 0,215 | 38 | 0,054 | 0,073 | | | 0,8473 |
| F28C | O | Amputation bei Kreislauferkrankungen außer an oberer Extremität und Zehen, ohne Gefäßeingriff, ohne äußerst schwere oder schwere CC | 1,561 | | 15,4 | 4 | 0,218 | 30 | 0,050 | 0,066 | | | 0,8150 |
| F30Z | O | Operation bei komplexem angeborenen Herzfehler oder Hybridchirurgie bei Kindern | 6,060 | | 13,8 | 4 | 0,575 | 28 | 0,292 | 0,195 | | | 2,6016 |
| F36A | O | Intensivmedizinische Komplexbehandlung bei Krankheiten und Störungen des Kreislaufsystems mit komplizierenden Faktoren, > 1176 / 1380 / - Aufwandspunkte oder > 588 / 828 / 1104 Aufwandspunkte mit aufwendigem Eingriff | 13,681 | | 34,7 | 11 | 0,816 | 53 | 0,282 | | x | x | 3,2056 |
| F36B | O | Intensivmed. Komplexbeh. bei Krankh. und Störungen d. Kreislaufsyst. m. kompliz. Fakt., > 588 / 828 / - P. od. > - / - / 1104 P. m. best. OR-Proz., ohne aufwend. Eingr. od. > - / 552 / 552 P. m. best. Aortenstent od. minimalinv. Eingr. an mehrer. Herzkl. | 10,639 | | 25,8 | 8 | 0,769 | 44 | 0,269 | | x | x | 3,0653 |
| F36C | O | Intensivmedizinische Komplexbehandlung bei Krankheiten und Störungen des Kreislaufsystems mit komplizierenden Faktoren, > - / 552 / 552 Aufwandspunkte ohne bestimmte OR-Prozedur, ohne bestimmten Aortenstent oder bestimmter mehrzeitiger komplexer Eingriff | 8,370 | | 23,9 | 7 | 0,680 | 42 | 0,228 | | x | x | 2,6169 |
| F39A | O | Unterbindung und Stripping von Venen mit beidseitigem Eingriff oder bestimmter Diagnose oder äußerst schweren oder schweren CC | 0,632 | | 3,0 | 1 | 0,044 | 9 | 0,068 | 0,073 | | | 0,7656 |
| F39B | O | Unterbindung und Stripping von Venen ohne beidseitigen Eingriff, ohne bestimmte Diagnose, ohne äußerst schwere oder schwere CC | 0,554 | | 2,3 | 1 | 0,027 | 4 | 0,075 | 0,075 | | | 1,0057 |
| F41A | A | Invasive kardiologische Diagnostik bei akutem Myokardinfarkt mit äußerst schweren CC | 1,964 | | 15,4 | 4 | 0,333 | 29 | 0,075 | 0,101 | | | 1,1976 |
| F41B | A | Invasive kardiologische Diagnostik bei akutem Myokardinfarkt ohne äußerst schwere CC | 0,777 | | 5,4 | 1 | 0,286 | 12 | 0,072 | 0,087 | | | 0,9606 |
| F42Z | O | Operation b. kompl. angeb. Herzfehler, Hybridchirurgie, best. Herzklappeneingriffe od. and. Eingriffe m. Herz-Lungen-Maschine m. invas. kardiolog. Diagnostik bei Kindern od. best. rekonstruktive Gefäßeingriffe oh. Herz-Lungen-Maschine m. kompl. Eingriff | 6,544 | | 12,4 | 3 | 0,525 | 26 | 0,293 | 0,157 | | | 1,8514 |

## Fallpauschalen-Katalog und Pflegeerlöskatalog
### Teil a) Bewertungsrelationen bei Versorgung durch Hauptabteilungen

| DRG | Partition | Bezeichnung [6] | Bewertungsrelation bei Hauptabteilung | Bewertungsrelation bei Hauptabteilung und Beleghebamme | Mittlere Verweildauer [1] | Untere Grenzverweildauer: Erster Tag mit Abschlag [2], [5] | Untere Grenzverweildauer: Bewertungsrelation/Tag | Obere Grenzverweildauer: Erster Tag zus. Entgelt [3], [5] | Obere Grenzverweildauer: Bewertungsrelation/Tag | Externe Verlegung Abschlag/Tag (Bewertungsrelation) | Verlegungsfallpauschale | Ausnahme von Wiederaufnahme [4] | Pflegeerlös Bewertungsrelation/Tag |
|---|---|---|---|---|---|---|---|---|---|---|---|---|---|
| 1 | 2 | 3 | 4 | 5 | 6 | 7 | 8 | 9 | 10 | 11 | 12 | 13 | 14 |
| F43A | A | Beatmung > 24 Stunden bei Krankheiten und Störungen des Kreislaufsystems, Alter < 6 Jahre oder intensivmedizinische Komplexbehandlung > 392 / 552 / 552 Aufwandspunkte | 5,063 | | 24,8 | 7 | 0,563 | 43 | 0,182 | 0,175 | | x | 2,3145 |
| F43B | A | Beatmung > 24 Stunden bei Krankheiten und Störungen des Kreislaufsystems ohne IntK > 392 / 552 / 552 Punkte, Alter > 5 Jahre und Alter < 16 Jahre oder mit komplizierender Konstellation oder bestimmter OR-Prozedur oder IntK > - / 368 / - Punkte | 4,408 | | 15,7 | 4 | 0,531 | 30 | 0,118 | 0,159 | | x | 1,9109 |
| F43C | A | Beatmung > 24 Stunden bei Krankheiten und Störungen des Kreislaufsystems, Alter > 15 Jahre, ohne intensivmedizinische Komplexbehandlung > 392 / 368 / 552 Aufwandspunkte, ohne komplizierende Konstellation, ohne bestimmte OR-Prozedur | 1,907 | | 11,1 | 3 | 0,445 | 24 | 0,113 | 0,148 | | x | 2,0758 |
| F48Z | A | Geriatrische frührehabilitative Komplexbehandlung bei Krankheiten und Störungen des Kreislaufsystems | 1,445 | | 20,3 | | | 30 | 0,049 | 0,066 | | | 0,7323 |
| F49A | A | Invasive kardiologische Diagnostik außer bei akutem Myokardinfarkt, mit äußerst schweren CC oder IntK > 196 / 184 / 368 Aufwandspunkten, mit komplexem Eingriff oder Alter < 10 Jahre | 2,804 | | 16,9 | 5 | 0,397 | 32 | 0,099 | 0,133 | | | 1,3856 |
| F49B | A | Invasive kardiologische Diagnostik außer bei akutem Myokardinfarkt, mit äußerst schweren CC oder IntK > 196 / 184 / 368 Aufwandspunkten, ohne komplexen Eingriff, Alter > 9 Jahre | 2,321 | | 17,3 | 5 | 0,335 | 32 | 0,081 | 0,110 | | | 1,2998 |
| F49C | A | Invasive kardiologische Diagnostik außer bei akutem Myokardinfarkt, ohne äußerst schwere CC, ohne IntK > 196 / 184 / 368 Aufwandspunkte, Alter < 18 Jahre | 1,090 | | 2,6 | 1 | 0,161 | 7 | 0,138 | 0,100 | | | 1,7934 |
| F49D | A | Invasive kardiologische Diagnostik außer bei akutem Myokardinfarkt, ohne äußerst schwere CC, ohne IntK > 196 / 184 / 368 Aufwandspunkte, Alter > 17 Jahre, mit schweren CC, mehr als ein Belegungstag | 1,389 | | 12,4 | 3 | 0,272 | 25 | 0,062 | 0,081 | | | 0,8554 |
| F49E | A | Invasive kardiologische Diagnostik außer bei akutem Myokardinfarkt, ohne IntK > 196 / 184 / 368 Aufwandspunkte, Alter > 17 Jahre, ohne schwere CC bei BT > 1, mit kardialem Mapping oder bestimmter komplexer Diagnose | 1,021 | | 4,6 | 1 | 0,365 | 11 | 0,083 | 0,097 | | | 0,9097 |
| F49F | A | Invasive kardiologische Diagnostik außer bei akutem Myokardinfarkt, ohne äußerst schwere CC, ohne IntK > 196 / 184 / 368 Aufwandspunkte, Alter > 17 Jahre, ohne kardiales Mapping, ohne schwere CC bei BT > 1, ohne best. kompl. Diagnose, mit best. Eingr. | 0,838 | | 5,9 | 1 | 0,289 | 14 | 0,062 | 0,075 | | | 0,7359 |
| F49G | A | Invasive kardiologische Diagnostik außer bei akutem Myokardinfarkt, ohne äußerst schwere CC, ohne IntK > 196 / 184 / 368 Aufwandspunkte, Alter > 17 Jahre, ohne kardiales Mapping, ohne schwere CC bei BT > 1, ohne komplexe Diagnose, ohne best. Eingriff | 0,568 | | 3,7 | 1 | 0,207 | 9 | 0,066 | 0,075 | | | 0,7488 |
| F50A | O | Ablative Maßnahmen bei Herzrhythmusstörungen mit komplexer Ablation im linken Vorhof oder hochkomplexer Ablation oder Implantation eines Ereignisrekorders oder Alter < 16 Jahre | 2,262 | | 3,6 | 1 | 0,338 | 8 | 0,072 | 0,081 | | | 0,9127 |
| F50B | O | Ablative Maßnahmen bei Herzrhythmusstörungen mit komplexer Ablation, ohne komplexe Ablation im linken Vorhof, ohne hochkomplexe Ablation, ohne Implantation eines Ereignisrekorders, Alter > 15 Jahre | 1,634 | | 3,5 | 1 | 0,212 | 8 | 0,067 | 0,074 | | | 0,8871 |
| F50C | O | Ablative Maßnahmen bei Herzrhythmusstörungen ohne komplexe Ablation, ohne komplexe Ablation im linken Vorhof, ohne hochkomplexe Ablation, ohne Implantation eines Ereignisrekorders, Alter > 15 Jahre | 1,154 | | 3,2 | 1 | 0,217 | 8 | 0,067 | 0,073 | | | 0,9278 |
| F51A | O | Endovaskuläre Implantation von Stent-Prothesen an der Aorta, thorakal oder mit bestimmter Aortenprothesenkombination | 5,674 | | 9,4 | 2 | 0,449 | 20 | 0,144 | 0,130 | | | 1,2673 |
| F51B | O | Endovaskuläre Implantation von Stent-Prothesen an der Aorta, nicht thorakal, ohne bestimmte Aortenprothesenkombination | 3,886 | | 7,4 | 1 | 0,435 | 14 | 0,082 | 0,103 | | | 0,9326 |
| F52A | O | Perkutane Koronarangioplastie mit komplexer Diagnose, mit äußerst schweren CC | 2,080 | | 13,0 | 3 | 0,368 | 26 | 0,079 | 0,105 | | | 1,3222 |
| F52B | O | Perkutane Koronarangioplastie mit komplexer Diagnose, ohne äußerst schwere CC oder mit intrakoronarer Brachytherapie oder bestimmte Intervention | 1,094 | | 5,3 | 1 | 0,313 | 11 | 0,076 | 0,092 | | | 1,0415 |
| F56A | O | Perkutane Koronarangioplastie mit bestimmter hochkomplexer Intervention, mit äußerst schweren CC | 1,976 | | 10,2 | 2 | 0,357 | 22 | 0,074 | 0,096 | | | 1,1315 |
| F56B | O | Perkutane Koronarangioplastie mit hochkomplexer Intervention, ohne bestimmte hochkomplexe Intervention oder ohne äußerst schwere CC oder Kryoplastie | 1,053 | | 3,7 | 1 | 0,306 | 9 | 0,066 | 0,074 | | | 0,8679 |
| F58A | O | Perkutane Koronarangioplastie mit äußerst schweren CC | 1,570 | | 9,7 | 2 | 0,321 | 20 | 0,070 | 0,090 | | | 1,0506 |
| F58B | O | Perkutane Koronarangioplastie ohne äußerst schwere CC | 0,798 | | 3,4 | 1 | 0,226 | 8 | 0,066 | 0,073 | | | 0,8588 |
| F59A | O | Mäßig komplexe Gefäßeingriffe mit äußerst schweren CC | 2,697 | | 17,4 | 5 | 0,316 | 34 | 0,076 | 0,103 | | | 0,9765 |
| F59B | O | Mäßig komplexe Gefäßeingriffe mit aufwendiger Gefäßintervention, ohne äußerst schwere CC | 1,842 | | 4,9 | 1 | 0,601 | 11 | 0,181 | 0,215 | | | 0,9088 |
| F59C | O | Mäßig komplexe Gefäßeingriffe ohne äußerst schwere CC, ohne aufwendige Gefäßintervention, mit aufwendigem Eingriff oder Mehrfacheingriff oder bestimmter Diagnose oder Alter < 16 Jahre, mehr als ein Belegungstag | 1,693 | | 7,6 | 2 | 0,288 | 16 | 0,080 | 0,101 | | | 0,8183 |

## Teil a) Bewertungsrelationen bei Versorgung durch Hauptabteilungen

| DRG | Partition | Bezeichnung [6] | Bewertungsrelation bei Hauptabteilung | Bewertungsrelation bei Hauptabteilung und Beleghebamme | Mittlere Verweildauer [1] | Untere Grenzverweildauer: Erster Tag mit Abschlag [2], [5] | Untere Grenzverweildauer: Bewertungsrelation/Tag | Obere Grenzverweildauer: Erster Tag zus. Entgelt [3], [5] | Obere Grenzverweildauer: Bewertungsrelation/Tag | Externe Verlegung Abschlag/Tag (Bewertungsrelation) | Verlegungsfallpauschale | Ausnahme von Wiederaufnahme [4] | Pflegeerlös Bewertungsrelation/Tag |
|---|---|---|---|---|---|---|---|---|---|---|---|---|---|
| 1 | 2 | 3 | 4 | 5 | 6 | 7 | 8 | 9 | 10 | 11 | 12 | 13 | 14 |
| F59D | O | Mäßig komplexe Gefäßeingriffe ohne äußerst schwere CC, ohne aufwendige Gefäßintervention, mit bestimmtem Eingriff oder anderem Mehrfacheingriff, Alter > 15 Jahre oder ein Belegungstag oder mit pAVK mit Gangrän, mehr als ein Belegungstag | 1,138 | | 4,7 | 1 | 0,271 | 12 | 0,097 | 0,114 | | | 0,7955 |
| F59E | O | Mäßig komplexe Gefäßeingriffe ohne äußerst schwere CC, ohne aufwend. Gefäßinterv., mit bestimmtem anderen Eingriff oder PTA, mehr als ein Belegungstag, ohne aufwendigen oder bestimmten Eingr., ohne Mehrfacheingr., Alter > 15 Jahre oder ein Belegungstag | 0,936 | | 4,2 | 1 | 0,257 | 11 | 0,102 | 0,118 | | | 0,8021 |
| F59F | O | Mäßig komplexe Gefäßeingriffe ohne äußerst schwere CC, ohne aufwendige Gefäßintervention, ohne aufwendigen, bestimmten oder bestimmten anderen Eingriff, ohne Mehrfacheingriff, Alter > 15 Jahre oder ein Belegungstag | 0,734 | | 2,9 | 1 | 0,170 | 7 | 0,124 | 0,132 | | | 0,8439 |
| F60A | M | Akuter Myokardinfarkt ohne invasive kardiologische Diagnostik mit äußerst schweren CC | 1,157 | | 12,1 | 3 | 0,277 | 24 | 0,064 | 0,084 | | | 1,1503 |
| F60B | M | Akuter Myokardinfarkt ohne invasive kardiologische Diagnostik ohne äußerst schwere CC | 0,553 | | 5,9 | 1 | 0,374 | 13 | 0,064 | 0,078 | | | 0,9506 |
| F61A | M | Infektiöse Endokarditis mit komplizierender Diagnose oder mit komplizierender Konstellation | 3,047 | | 32,0 | 10 | 0,255 | 50 | 0,061 | 0,085 | | | 1,0112 |
| F61B | M | Infektiöse Endokarditis ohne komplizierende Diagnose, ohne komplizierende Konstellation | 2,125 | | 25,5 | 8 | 0,223 | 44 | 0,055 | 0,075 | | | 0,7819 |
| F62A | M | Herzinsuffizienz und Schock mit äußerst schweren CC, mit Dialyse oder komplizierender Diagnose oder mit bestimmter hochaufwendiger Behandlung mit intensivmedizinischer Komplexbehandlung > 196 / 184 / 368 Punkte oder komplizierender Konstellation | 2,005 | | 18,8 | 5 | 0,307 | 35 | 0,069 | 0,093 | | | 1,1047 |
| F62B | M | Herzinsuff. und Schock mit äuß. schw. CC, mit Dialyse oder kompliz. Diag. od. mit best. hochaufw. Beh. od. ohne kompliz. Konst., ohne best. hochaufw. Beh., mehr als 1 BT bei best. akuten Nierenvers. mit äuß. schw. CC od. Komplexbeh. des akut. Schlaganf. | 1,621 | | 18,2 | 5 | 0,258 | 34 | 0,060 | 0,081 | | | 1,0632 |
| F62C | M | Herzinsuffizienz und Schock ohne äuß. schw. CC od. ohne Dialyse, ohne kompliz. Diagnose, ohne kompliz. Konst., ohne best. hochaufw. Beh., mehr als 1 Belegungstag, ohne best. akut. Nierenvers. od. ohne äuß. schw. CC. ohne Komplexbeh. des akut. Schlaganf. | 0,641 | | 8,0 | 2 | 0,206 | 17 | 0,054 | 0,068 | | | 0,7790 |
| F62D | M | Herzinsuffizienz und Schock ohne äußerst schwere CC oder ohne Dialyse, ohne komplizierende Diagnose, ohne komplizierende Konstellation, ohne bestimmte hochaufwendige Behandlung, ein Belegungstag | 0,181 | | 1,0 | | | | | | | | 1,1552 |
| F63A | M | Venenthrombose mit äußerst schweren CC | 1,005 | | 11,0 | 3 | 0,237 | 22 | 0,060 | 0,079 | | | 0,9019 |
| F63B | M | Venenthrombose ohne äußerst schwere CC | 0,439 | | 4,7 | 1 | 0,245 | 10 | 0,061 | 0,072 | | | 0,7071 |
| F64Z | M | Hautulkus bei Kreislauferkrankungen | 0,648 | | 8,3 | 2 | 0,210 | 16 | 0,053 | 0,068 | | | 0,7246 |
| F65A | M | Periphere Gefäßkrankheiten mit komplexer Diagnose und äußerst schweren CC oder intensivmedizinische Komplexbehandlung > 196 / 184 / 184 Aufwandspunkte | 1,367 | | 14,2 | 4 | 0,261 | 27 | 0,064 | 0,086 | | | 1,0157 |
| F65B | M | Periphere Gefäßkrankheiten ohne komplexe Diagnose oder ohne äußerst schwere CC, ohne intensivmedizinische Komplexbehandlung > 196 / 184 / 184 Aufwandspunkte | 0,520 | | 5,7 | 1 | 0,262 | 13 | 0,061 | 0,074 | | | 0,7641 |
| F66A | M | Koronararteriosklerose mit äußerst schweren CC | 1,213 | | 13,7 | 4 | 0,234 | 25 | 0,060 | 0,080 | | | 0,8873 |
| F66B | M | Koronararteriosklerose ohne äußerst schwere CC | 0,411 | | 4,4 | 1 | 0,229 | 11 | 0,063 | 0,073 | | | 0,7304 |
| F67A | M | Hypertonie mit äußerst schweren CC oder bestimmter hochaufwendiger Behandlung | 1,402 | | 14,6 | 4 | 0,271 | 29 | 0,065 | 0,087 | | | 1,1375 |
| F67B | M | Hypertonie mit komplizierender Diagnose oder schweren CC oder bestimmter mäßig aufwendiger / aufwendiger Behandlung | 0,712 | | 7,9 | 2 | 0,228 | 17 | 0,061 | 0,077 | | | 0,7983 |
| F67C | M | Hypertonie ohne komplizierende Diagnose, ohne äußerst schwere oder schwere CC, ohne bestimmte mäßig aufwendige / aufwendige Behandlung, Alter < 18 Jahre | 0,400 | | 3,4 | 1 | 0,189 | 8 | 0,081 | 0,089 | | | 1,0549 |
| F67D | M | Hypertonie ohne komplizierende Diagnose, ohne äußerst schwere oder schwere CC, ohne bestimmte mäßig aufwendige / aufwendige Behandlung, Alter > 17 Jahre | 0,381 | | 4,0 | 1 | 0,219 | 9 | 0,065 | 0,074 | | | 0,6317 |
| F68A | M | Angeborene Herzkrankheit, Alter < 6 Jahre oder intensivmedizinische Komplexbehandlung > 196 / - / - Aufwandspunkte oder Alter < 16 Jahre mit äußerst schweren oder schweren CC | 0,660 | | 5,2 | 1 | 0,382 | 13 | 0,123 | 0,103 | | | 1,8986 |
| F68B | M | Angeborene Herzkrankheit ohne intensivmedizinische Komplexbehandlung > 196 / - / - Aufwandspunkte, Alter > 5 Jahre und Alter < 16 Jahre, ohne äußerst schwere oder schwere CC oder Alter > 15 Jahre | 0,441 | | 3,6 | 1 | 0,215 | 9 | 0,079 | 0,088 | | | 0,9055 |
| F69A | M | Herzklappenerkrankungen mit äußerst schweren oder schweren CC | 1,062 | | 12,0 | 3 | 0,245 | 24 | 0,057 | 0,076 | | | 0,8047 |
| F69B | M | Herzklappenerkrankungen ohne äußerst schwere oder schwere CC | 0,452 | | 4,8 | 1 | 0,253 | 11 | 0,063 | 0,075 | | | 0,7412 |
| F70A | M | Schwere Arrhythmie und Herzstillstand mit äußerst schweren CC | 1,338 | | 11,0 | 3 | 0,317 | 23 | 0,081 | 0,106 | | | 1,3535 |
| F70B | M | Schwere Arrhythmie und Herzstillstand ohne äußerst schwere CC | 0,515 | | 5,0 | 1 | 0,348 | 11 | 0,070 | 0,083 | | | 0,9663 |
| F71A | M | Nicht schwere kardiale Arrhythmie und Erregungsleitungsstörungen mit äußerst schweren CC, mehr als ein Belegungstag oder mit kathetergestützter elektrophysiologischer Untersuchung des Herzens oder bestimmter hochaufwendiger Behandlung | 1,117 | | 12,2 | 3 | 0,266 | 24 | 0,061 | 0,081 | | | 1,0032 |

## Fallpauschalen-Katalog und Pflegeerlöskatalog
### Teil a) Bewertungsrelationen bei Versorgung durch Hauptabteilungen

| DRG | Partition | Bezeichnung [6] | Bewertungsrelation bei Hauptabteilung | Bewertungsrelation bei Hauptabteilung und Beleghebamme | Mittlere Verweildauer [1] | Untere Grenzverweildauer: Erster Tag mit Abschlag [2), 5)] | Untere Grenzverweildauer: Bewertungsrelation/Tag | Obere Grenzverweildauer: Erster Tag zus. Entgelt [3), 5)] | Obere Grenzverweildauer: Bewertungsrelation/Tag | Externe Verlegung Abschlag/Tag (Bewertungsrelation) | Verlegungsfallpauschale | Ausnahme von Wiederaufnahme [4] | Pflegeerlös Bewertungsrelation/Tag |
|---|---|---|---|---|---|---|---|---|---|---|---|---|---|
| 1 | 2 | 3 | 4 | 5 | 6 | 7 | 8 | 9 | 10 | 11 | 12 | 13 | 14 |
| F71B | M | Nicht schwere kardiale Arrhythmie und Erregungsleitungsstörungen ohne äußerst schwere CC oder ein Belegungstag, ohne kathetergestützte elektrophysiologische Untersuchung des Herzens, ohne bestimmte hochaufwendige Behandlung | 0,367 | | 3,7 | 1 | 0,197 | 8 | 0,065 | 0,074 | | | 0,7597 |
| F72A | M | Angina pectoris mit äußerst schweren CC | 0,854 | | 8,4 | 2 | 0,249 | 17 | 0,062 | 0,080 | | | 0,8457 |
| F72B | M | Angina pectoris ohne äußerst schwere CC | 0,370 | | 3,6 | 1 | 0,203 | 8 | 0,069 | 0,078 | | | 0,6899 |
| F73A | M | Synkope und Kollaps, Alter < 14 Jahre, ein Belegungstag | 0,201 | | 1,0 | | | | | | | | 1,4593 |
| F73B | M | Synkope und Kollaps, Alter > 13 Jahre oder mehr als ein Belegungstag | 0,421 | | 4,0 | 1 | 0,248 | 9 | 0,072 | 0,083 | | | 0,7348 |
| F74Z | M | Thoraxschmerz und sonstige und nicht näher bezeichnete Krankheiten des Kreislaufsystems | 0,328 | | 2,8 | 1 | 0,165 | 6 | 0,078 | 0,083 | | | 0,7052 |
| F75A | M | Andere Krankheiten des Kreislaufsystems mit äußerst schweren CC, mehr als ein Belegungstag | 1,541 | | 13,8 | 4 | 0,277 | 28 | 0,070 | 0,094 | | | 1,0370 |
| F75B | M | Andere Krankheiten des Kreislaufsystems ohne äußerst schwere CC oder ein Belegungstag, Alter < 10 Jahre oder Alter < 16 Jahre mit schweren CC | 0,887 | | 6,1 | 1 | 0,621 | 16 | 0,128 | 0,110 | | | 1,7245 |
| F75C | M | Andere Krankheiten des Kreislaufsystems ohne äußerst schwere CC oder ein Belegungstag, Alter > 9 Jahre und Alter < 16 Jahre, ohne schwere CC oder Alter > 15 | 0,626 | | 5,1 | 1 | 0,369 | 12 | 0,071 | 0,084 | | | 0,8028 |
| F77Z | M | Komplexbehandlung bei multiresistenten Erregern bei Krankheiten und Störungen des Kreislaufsystems | 1,894 | | 22,0 | | | 37 | 0,055 | 0,075 | | | 1,0025 |
| F95A | O | Interventioneller Septumverschluss, Alter < 18 Jahre oder Vorhofohrverschluss | 2,279 | | 4,5 | 1 | 0,430 | 12 | 0,067 | 0,078 | | | 0,9504 |
| F95B | O | Interventioneller Septumverschluss, Alter > 17 Jahre, ohne Vorhofohrverschluss | 1,837 | | 2,5 | 1 | 0,276 | 5 | 0,076 | 0,078 | | | 0,9787 |
| F98A | O | Komplexe minimalinvasive Operationen an Herzklappen ohne minimalinvasiven Eingriff an mehreren Herzklappen, mit hochkomplexem Eingriff oder komplexer Diagnose oder Alter < 30 Jahre oder Implantation eines Wachstumsstents | 7,729 | | 14,1 | 4 | 0,374 | 27 | 0,093 | 0,124 | | | 1,5421 |
| F98B | O | Komplexe minimalinvasive Operationen an Herzklappen ohne minimalinvasiven Eingriff an mehreren Herzklappen, ohne hochkomplexen Eingriff, ohne komplexe Diagnose, Alter > 29 Jahre, ohne Implantation eines Wachstumsstents, mit sehr komplexem Eingriff | 6,694 | | 11,5 | 3 | 0,334 | 22 | 0,081 | 0,107 | | | 1,2280 |
| F98C | O | Komplexe minimalinvasive Operationen an Herzklappen ohne minimalinvasiven Eingriff an mehreren Herzklappen, ohne hochkomplexen Eingriff, ohne komplexe Diagnose, Alter > 29 Jahre, ohne Implantation eines Wachstumsstents, ohne sehr komplexen Eingriff | 8,607 | | 10,8 | 3 | 0,273 | 24 | 0,070 | 0,092 | | | 1,0414 |
| **MDC 06 Krankheiten und Störungen der Verdauungsorgane** | | | | | | | | | | | | | |
| G01Z | O | Eviszeration des kleinen Beckens | 5,800 | | 22,3 | 6 | 0,400 | 40 | 0,126 | 0,120 | | | 1,0592 |
| G02A | O | Bestimmte Eingriffe an den Verdauungsorganen bei angeb. Fehlbildung, Alter < 2 Jahre oder sehr komplexe Eingriffe an Dünn- und Dickdarm, Alter < 10 Jahre oder best. Eingriffe an Dünn- und Dickdarm mit kompliz. Diagnose, mit bestimmten kompliz. Faktoren | 3,584 | | 17,5 | 5 | 0,336 | 34 | 0,080 | 0,109 | | | 1,2328 |
| G02B | O | Bestimmte komplexe Eingriffe an Dünn- und Dickdarm oder andere Eingriffe an den Verdauungsorganen bei angeb. Fehlbildung, Alter < 2 Jahre oder bestimmte Eingriffe an Dünn- und Dickdarm mit komplizierender Diagnose, ohne bestimmte komplizierende Faktoren | 2,831 | | 14,5 | 4 | 0,294 | 28 | 0,071 | 0,095 | | | 0,9447 |
| G02C | O | Andere komplexe Eingriffe an Dünn- und Dickdarm oder andere Eingriffe an Dünn- und Dickdarm mit komplizierender Diagnose, ohne Eingriffe an den Verdauungsorganen bei angeborener Fehlbildung, Alter < 2 Jahre | 2,239 | | 11,7 | 3 | 0,276 | 22 | 0,066 | 0,087 | | | 0,8831 |
| G03A | O | Große Eingriffe an Magen, Ösophagus und Duodenum oder bestimmte Eingriffe an Dünn- und Dickdarm oder an Magen, Ösophagus und Duodenum mit komplexer Prozedur mit hochkomplexem Eingriff oder intensivmedizinischer Komplexbehandlung > - / 368 / - Aufwandsp. | 5,571 | | 19,9 | 6 | 0,414 | 36 | 0,146 | 0,139 | | | 1,5164 |
| G03B | O | Große Eingriffe an Magen, Ösophagus und Duodenum oder bestimmte Eingriffe an Magen, Ösophagus und Duodenum mit komplexer Prozedur ohne hochkomplexen Eingriff, ohne intensivmedizinische Komplexbehandlung > - / 368 / - Aufwandspkt., mit komplexem Eingriff | 4,787 | | 18,9 | 5 | 0,403 | 35 | 0,090 | 0,122 | | | 1,2114 |
| G03C | O | Große Eingriffe an Magen, Ösophagus und Duodenum oder bestimmte Eingriffe an Magen, Ösophagus und Duodenum mit komplexer Prozedur ohne hochkomplexen Eingriff, ohne intensivmedizinische Komplexbehandlung > - / 368 / - Aufwandspkt., ohne komplexen Eingriff | 3,881 | | 17,1 | 5 | 0,330 | 31 | 0,081 | 0,110 | | | 1,1587 |
| G04Z | O | Adhäsiolyse am Peritoneum, Alter < 4 Jahre od. mit äuß. schw. od. schw. CC oder kleine Eingriffe an Dünn- und Dickdarm oder best. Eingriffe an abd. Gefäßen mit äuß. schw. CC oder Implantation eines Antireflux-Stimulationssystems od. best. Gastrektomie | 3,034 | | 16,8 | 5 | 0,292 | 32 | 0,073 | 0,099 | | | 1,1240 |
| G07A | O | Appendektomie oder laparoskopische Adhäsiolyse bei Peritonitis mit äuß. schw. od. schw. CC od. kl. Eingr. an Dünn- / Dickdarm od. an abdom. Gefäßen, oh. äuß. schw. CC od. best. Anorektoplastik, Alter < 3 Jahre od. mit best. Eingr. an abdominalen Gefäßen | 1,814 | | 8,2 | 2 | 0,364 | 16 | 0,093 | 0,119 | | | 1,3817 |
| G07B | O | Appendekt. od. laparoskop. Adhäsiolyse bei Peritonitis mit äuß. schw. od. schw. CC od. kl. Eingriffe an Dünn- / Dickdarm, oh. äußerst schwere CC od. best. Anorektoplastik, Alt. > 2 Jahre u. Alter < 14 Jahre od. mit laparoskop. Adhäsiolyse od. Rektopexie | 1,666 | | 8,6 | 2 | 0,263 | 17 | 0,065 | 0,083 | | | 1,0141 |

## Teil a) Bewertungsrelationen bei Versorgung durch Hauptabteilungen

| DRG | Partition | Bezeichnung [6] | Bewertungsrelation bei Hauptabteilung | Bewertungsrelation bei Hauptabteilung und Beleghebamme | Mittlere Verweildauer [1] | Untere Grenzverweildauer: Erster Tag mit Abschlag [2), 5)] | Untere Grenzverweildauer: Bewertungsrelation/Tag | Obere Grenzverweildauer: Erster Tag zus. Entgelt [3), 5)] | Obere Grenzverweildauer: Bewertungsrelation/Tag | Externe Verlegung Abschlag/Tag (Bewertungsrelation) | Verlegungsfallpauschale | Ausnahme von Wiederaufnahme [4] | Pflegeerlös Bewertungsrelation/Tag |
|---|---|---|---|---|---|---|---|---|---|---|---|---|---|
| 1 | 2 | 3 | 4 | 5 | 6 | 7 | 8 | 9 | 10 | 11 | 12 | 13 | 14 |
| G07C | O | Appendektomie bei Peritonitis mit äußerst schweren oder schweren CC oder kleine Eingriffe an Dünn- und Dickdarm ohne äußerst schwere CC oder bestimmte Anorektoplastik, Alter > 13 Jahre, ohne laparoskopische Adhäsiolyse, ohne Rektopexie | 1,253 | | 7,8 | 2 | 0,214 | 15 | 0,057 | 0,073 | | | 0,7201 |
| G08A | O | Komplexe Rekonstruktion der Bauchwand, Alter > 0 Jahre, mit äußerst schweren CC | 2,605 | | 15,0 | 4 | 0,288 | 30 | 0,067 | 0,090 | | | 1,0024 |
| G08B | O | Komplexe Rekonstruktion der Bauchwand, Alter > 0 Jahre, ohne äußerst schwere CC | 1,105 | | 4,8 | 1 | 0,500 | 10 | 0,054 | 0,064 | | | 0,7149 |
| G09Z | O | Beidseitige Eingriffe bei Leisten- und Schenkelhernien, Alter > 55 Jahre oder komplexe Herniotomien oder Operation einer Hydrocele testis oder andere kleine Eingriffe an Dünn- und Dickdarm | 0,884 | | 2,6 | 1 | 0,162 | 6 | 0,068 | 0,070 | | | 0,9347 |
| G10Z | O | Bestimmte Eingriffe an hepatobiliärem System, Pankreas, Niere und Milz | 2,806 | | 13,2 | 3 | 0,338 | 26 | 0,072 | 0,095 | | | 0,9865 |
| G11A | O | Pyloromyotomie oder Anoproktoplastik und Rekonstruktion von Anus und Sphinkter außer bei Analfissuren und Hämorrhoiden, Alter < 6 Jahre | 1,085 | | 5,6 | 1 | 0,296 | 11 | 0,074 | 0,090 | | | 1,6483 |
| G11B | O | Pyloromyotomie oder Anoproktoplastik und Rekonstruktion von Anus und Sphinkter außer bei Analfissuren und Hämorrhoiden, Alter > 5 Jahre | 0,648 | | 4,0 | 1 | 0,250 | 10 | 0,055 | 0,063 | | | 0,7212 |
| G12A | O | Andere OR-Prozeduren an den Verdauungsorganen mit komplexer OR-Prozedur | 2,513 | | 11,6 | 3 | 0,333 | 25 | 0,080 | 0,105 | | | 1,0862 |
| G12B | O | Andere OR-Prozeduren an den Verdauungsorganen mit mäßig komplexer OR-Prozedur, mehr als ein Belegungstag | 1,638 | | 12,0 | 3 | 0,271 | 26 | 0,063 | 0,084 | | | 0,8664 |
| G12C | O | Andere OR-Prozeduren an den Verdauungsorganen mit wenig komplexer OR-Prozedur, mehr als ein Belegungstag | 1,328 | | 5,8 | | | 15 | 0,066 | 0,080 | | | 0,7395 |
| G12D | O | Andere OR-Prozeduren an den Verdauungsorganen ohne komplexe OR-Prozedur, ein Belegungstag oder ohne mäßig komplexe OR-Prozedur, mit bestimmtem Eingriff oder Alter < 14 Jahre oder bei bösartiger Neubildung der Verdauungsorgane | 1,141 | | 8,6 | 2 | 0,262 | 20 | 0,064 | 0,082 | | | 0,7831 |
| G12E | O | Andere OR-Prozeduren an den Verdauungsorganen ohne komplexe OR-Prozedur, ein Belegungstag oder ohne mäßig komplexe OR-Prozedur, ohne bestimmten Eingriff, Alter > 13 Jahre, außer bei bösartiger Neubildung der Verdauungsorgane | 0,823 | | 4,6 | 1 | 0,296 | 11 | 0,062 | 0,073 | | | 0,8644 |
| G13A | O | Implantation und Wechsel von Neurostimulatoren und Neurostimulationselektroden bei Krankheiten und Störungen der Verdauungsorgane ohne Implantation oder Wechsel eines permanenten Elektrodensystems | 0,994 | | 2,7 | 1 | 0,115 | 5 | 0,061 | 0,063 | | | 0,7999 |
| G13B | O | Implantation und Wechsel von Neurostimulatoren und Neurostimulationselektroden bei Krankheiten und Störungen der Verdauungsorgane mit Implantation oder Wechsel eines permanenten Elektrodensystems | 1,329 | | 2,8 | 1 | 0,129 | 6 | 0,064 | 0,068 | | | 0,7609 |
| G14Z | O | Geriatrische frührehabilitative Komplexbehandlung mit bestimmter OR-Prozedur bei Krankheiten und Störungen der Verdauungsorgane | 3,779 | | 30,4 | | | 48 | 0,060 | 0,084 | | | 0,9520 |
| G15Z | O | Strahlentherapie mit großem abdominellen Eingriff | 4,452 | | 26,8 | 8 | 0,355 | 45 | 0,121 | 0,115 | | | 0,8752 |
| G16A | O | Komplexe Rektumresektion od. andere Rektumresektion mit best. Eingriff od. komplexer Diagnose od. mehrzeitige Enterostomaanlage und -rückverlagerung, mit kompliz. Konstell. od. plastischer Rekonstruktion mit myokutanem Lappen od. IntK > - / 368 / - P. | 6,673 | | 24,1 | 7 | 0,432 | 42 | 0,101 | 0,138 | | | 1,3424 |
| G16B | O | Komplexe Rektumresektion od. andere Rektumresektion mit best. Eingriff od. komplexer Diagnose od. mehrz. Enterostomaanlage und -rückverlagerung, ohne kompliz. Konstell., ohne plastische Rekonstruktion mit myokutanem Lappen, ohne IntK > - / 368 / - Punkte | 3,819 | | 17,4 | 5 | 0,293 | 33 | 0,071 | 0,096 | | | 1,0269 |
| G17A | O | Andere Rektumresektion ohne bestimmten Eingriff oder Implantation eines künstlichen Analsphinkters, bei bösartiger Neubildung | 3,137 | | 13,7 | 4 | 0,268 | 26 | 0,068 | 0,091 | | | 0,9233 |
| G17B | O | Andere Rektumresektion ohne bestimmten Eingriff oder Implantation eines künstlichen Analsphinkters, außer bei bösartiger Neubildung | 2,548 | | 11,9 | 3 | 0,266 | 23 | 0,063 | 0,083 | | | 0,9143 |
| G18A | O | Bestimmte Eingriffe an Dünn- / Dickdarm od. Anlegen eines Enterostomas od. andere Eingriffe am Darm mit äuß. schw. CC mit hochkompl. Eingr. od. kompliz. Diag. od. mit sehr kompl. Eingr. od. aufwendigem Eingr. mit äuß. schw. CC, mit Komplexbehandlung MRE | 3,457 | | 15,5 | 4 | 0,339 | 30 | 0,077 | 0,103 | | | 1,1125 |
| G18B | O | Bestimmte Eingriffe an Dünn-/ Dickdarm oder Anlegen eines Enterostomas oder anderer Eingriff am Darm mit äußerst schweren CC mit sehr komplexem Eingr. oder aufwendigem Eingriff mit äußerst schweren CC, ohne Komplexbehandlung bei multiresistenten Erregern | 2,363 | | 12,0 | 3 | 0,278 | 23 | 0,065 | 0,086 | | | 0,8897 |
| G18C | O | Bestimmte Eingriffe an Dünn- und Dickdarm ohne hochkomplexen oder sehr komplexen Eingriff, ohne aufwendigen Eingriff oder ohne äußerst schwere CC, ohne komplizierende Diagnose, mit komplexem Eingriff | 1,913 | | 10,7 | 3 | 0,234 | 22 | 0,061 | 0,080 | | | 0,8462 |
| G18D | O | Bestimmte Eingriffe an Dünn- und Dickdarm ohne komplexen Eingriff, ohne komplizierende Diagnose | 1,085 | | 5,5 | 1 | 0,235 | 12 | 0,060 | 0,073 | | | 0,8098 |

# Fallpauschalen-Katalog und Pflegeerlöskatalog
## Teil a) Bewertungsrelationen bei Versorgung durch Hauptabteilungen

| DRG | Partition | Bezeichnung [6] | Bewertungsrelation bei Hauptabteilung | Bewertungsrelation bei Hauptabteilung und Beleghebamme | Mittlere Verweildauer [1] | Untere Grenzverweildauer: Erster Tag mit Abschlag [2], [5] | Untere Grenzverweildauer: Bewertungsrelation/Tag | Obere Grenzverweildauer: Erster Tag zus. Entgelt [3], [5] | Obere Grenzverweildauer: Bewertungsrelation/Tag | Externe Verlegung Abschlag/Tag (Bewertungsrelation) | Verlegungsfallpauschale | Ausnahme von Wiederaufnahme [4] | Pflegeerlös Bewertungsrelation/Tag |
|---|---|---|---|---|---|---|---|---|---|---|---|---|---|
| 1 | 2 | 3 | 4 | 5 | 6 | 7 | 8 | 9 | 10 | 11 | 12 | 13 | 14 |
| G19A | O | Andere Eingriffe an Magen, Ösophagus und Duodenum außer bei angeborener Fehlbildung oder Alter > 1 Jahr, mit komplizierender Konstellation oder bei bösartiger Neubildung oder Alter < 16 Jahre | 2,426 | | 12,8 | 3 | 0,308 | 27 | 0,068 | 0,089 | | | 0,9546 |
| G19B | O | Andere Eingriffe an Magen, Ösophagus und Duodenum außer bei angeborener Fehlbildung oder Alter > 1 Jahr, ohne komplizierende Konstellation, außer bei bösartiger Neubildung, Alter > 15 Jahre, mit komplexem Eingriff | 1,914 | | 9,4 | 2 | 0,290 | 20 | 0,065 | 0,084 | | | 0,9739 |
| G19C | O | Andere Eingriffe an Magen, Ösophagus und Duodenum außer bei angeborener Fehlbildung oder Alter > 1 Jahr, ohne komplizierende Konstellation, außer bei bösartiger Neubildung, Alter > 15 Jahre, ohne komplexen Eingriff | 1,396 | | 6,0 | 1 | 0,240 | 12 | 0,056 | 0,068 | | | 0,7726 |
| G21A | O | Komplexe Adhäsiolyse am Peritoneum, Alter > 3 Jahre, ohne äußerst schwere oder schwere CC oder andere Eingriffe an Darm und Enterostoma oder bestimmte Eingriffe am Pharynx, Alter < 16 Jahre | 1,224 | | 5,9 | 1 | 0,289 | 13 | 0,097 | 0,083 | | | 1,4061 |
| G21B | O | Komplexe Adhäsiolyse am Peritoneum, Alter > 3 Jahre, ohne äußerst schwere oder schwere CC oder andere Eingriffe an Darm und Enterostoma oder bestimmte Eingriffe am Pharynx, mit äußerst schweren CC oder aufwendigem Eingriff am Darm, Alter > 15 Jahre | 1,490 | | 8,3 | 2 | 0,236 | 17 | 0,060 | 0,076 | | | 0,7978 |
| G21C | O | Andere Eingriffe an Darm und Enterostoma oder bestimmte Eingriffe am Pharynx ohne äußerst schwere CC, ohne aufwendigen Eingriff am Darm | 0,823 | | 5,0 | 1 | 0,449 | 11 | 0,056 | 0,067 | | | 0,7009 |
| G22A | O | Appendektomie oder laparoskopische Adhäsiolyse bei Peritonitis oder mit äußerst schweren oder schweren CC, Alter < 10 Jahre oder bei bösartiger Neubildung | 1,290 | | 6,8 | 1 | 0,332 | 14 | 0,068 | 0,085 | | | 1,1698 |
| G22B | O | Appendektomie oder laparoskopische Adhäsiolyse bei Peritonitis oder mit äußerst schweren oder schweren CC, Alter > 9 Jahre, mit laparoskopischer Adhäsiolyse oder Alter < 16 Jahre, außer bei bösartiger Neubildung | 1,235 | | 6,6 | 1 | 0,295 | 14 | 0,063 | 0,078 | | | 0,9498 |
| G22C | O | Appendektomie oder laparoskopische Adhäsiolyse bei Peritonitis oder mit äußerst schweren oder schweren CC, Alter > 15 Jahre, außer bei bösartiger Neubildung | 1,016 | | 5,2 | 1 | 0,234 | 10 | 0,063 | 0,075 | | | 0,7097 |
| G23A | O | Appendektomie oder laparoskopische Adhäsiolyse außer bei Peritonitis, ohne äußerst schwere oder schwere CC, Alter < 10 Jahre oder bei bösartiger Neubildung | 0,874 | | 4,0 | 1 | 0,193 | 8 | 0,068 | 0,077 | | | 1,1081 |
| G23B | O | Appendektomie oder laparoskopische Adhäsiolyse außer bei Peritonitis, ohne äußerst schwere oder schwere CC, Alter > 9 Jahre, außer bei bösartiger Neubildung | 0,796 | | 3,4 | 1 | 0,162 | 7 | 0,068 | 0,075 | | | 0,7775 |
| G24A | O | Eingriffe bei Hernien mit plastischer Rekonstruktion der Bauchwand | 1,144 | | 4,9 | 1 | 0,201 | 11 | 0,058 | 0,068 | | | 0,7901 |
| G24B | O | Eingriffe bei Hernien ohne plastische Rekonstruktion der Bauchwand, mit beidseitigem oder komplexem Eingriff oder Alter < 14 Jahre mit äußerst schweren oder schweren CC | 0,824 | | 2,3 | 1 | 0,126 | 4 | 0,069 | 0,069 | | | 1,0846 |
| G24C | O | Eingriffe bei Hernien ohne plastische Rekonstruktion der Bauchwand, ohne beidseitigen Eingriff, ohne komplexen Eingriff, Alter > 13 Jahre oder ohne äußerst schwere oder schwere CC | 0,731 | | 2,7 | 1 | 0,160 | 6 | 0,063 | 0,066 | | | 0,9060 |
| G26A | O | Andere Eingriffe am Anus oder Anoproktoplastik und Rekonstruktion von Anus und Sphinkter bei Analfissuren und Hämorrhoiden, Alter < 16 Jahre oder bei bestimmter bösartiger Neubildung oder mit kleinem Eingriff am Rektum | 0,654 | | 3,6 | 1 | 0,252 | 8 | 0,066 | 0,073 | | | 0,9869 |
| G26B | O | Andere Eingriffe am Anus oder Anoproktoplastik und Rekonstruktion von Anus und Sphinkter bei Analfissuren und Hämorrhoiden, Alter > 15 Jahre, außer bei bestimmter bösartiger Neubildung, ohne kleinen Eingriff am Rektum | 0,509 | | 2,8 | 1 | 0,151 | 6 | 0,064 | 0,067 | | | 0,8064 |
| G27A | O | Strahlentherapie bei Krankheiten und Störungen der Verdauungsorgane, Bestrahlungen an mindestens 8 Tagen, mit äußerst schweren CC | 4,798 | | 34,1 | 10 | 0,409 | 52 | 0,132 | 0,128 | | x | 0,8663 |
| G27B | O | Strahlentherapie bei Krankheiten und Störungen der Verdauungsorgane, Bestrahlungen an mindestens 8 Tagen, ohne äußerst schwere CC | 2,350 | | 17,6 | 5 | 0,378 | 34 | 0,129 | 0,122 | | x | 0,7558 |
| G29A | O | Strahlentherapie bei Krankheiten und Störungen der Verdauungsorgane, mehr als ein Belegungstag, Bestrahlungen an mindestens 5 Tagen | 1,001 | | 6,5 | | | 13 | 0,150 | 0,130 | | x | 0,7545 |
| G29B | O | Strahlentherapie bei Krankheiten und Störungen der Verdauungsorgane, mehr als ein Belegungstag, Bestrahlungen an weniger als 5 Tagen | 0,747 | | 4,5 | | | 12 | 0,158 | 0,129 | | x | 0,8774 |
| G33Z | O | Mehrzeitige komplexe OR-Prozeduren oder hochaufwendiges Implantat bei Krankheiten und Störungen der Verdauungsorgane | 7,206 | | 30,4 | 9 | 0,378 | 48 | 0,171 | 0,121 | | | 1,3427 |
| G35Z | O | Komplexe Vakuumbehandlung bei Krankheiten und Störungen der Verdauungsorgane | 8,436 | | 39,2 | 12 | 0,359 | 57 | 0,119 | 0,116 | | | 1,3666 |
| G36A | O | Intensivmedizinische Komplexbehandlung > 1470 / 1380 / - Aufwandspunkte bei Krankheiten und Störungen der Verdauungsorgane | 12,864 | | 42,0 | 13 | 0,756 | 60 | 0,252 | | x | x | 2,9940 |
| G36B | O | Intensivmedizinische Komplexbehandlung > 1176 / 1104 / 1104 Aufwandspunkte und < 1471 / 1381 / - Aufwandspunkte bei Krankheiten und Störungen der Verdauungsorgane | 10,097 | | 34,4 | 10 | 0,746 | 52 | 0,239 | | x | x | 2,9559 |

## Teil a) Bewertungsrelationen bei Versorgung durch Hauptabteilungen

| DRG | Partition | Bezeichnung [6] | Bewertungsrelation bei Hauptabteilung | Bewertungsrelation bei Hauptabteilung und Beleghebamme | Mittlere Verweildauer [1] | Untere Grenzverweildauer: Erster Tag mit Abschlag [2, 5] | Untere Grenzverweildauer: Bewertungsrelation/Tag | Obere Grenzverweildauer: Erster Tag zus. Entgelt [3, 5] | Obere Grenzverweildauer: Bewertungsrelation/Tag | Externe Verlegung Abschlag/Tag (Bewertungsrelation) | Verlegungsfallpauschale | Ausnahme von Wiederaufnahme [4] | Pflegeerlös Bewertungsrelation/Tag |
|---|---|---|---|---|---|---|---|---|---|---|---|---|---|
| 1 | 2 | 3 | 4 | 5 | 6 | 7 | 8 | 9 | 10 | 11 | 12 | 13 | 14 |
| G36C | O | Intensivmedizinische Komplexbehandlung > 392 / 552 / - Aufwandspunkte und < 1177 / 1105 / - Aufwandspunkte bei Krankheiten und Störungen der Verdauungsorgane | 7,459 | | 27,5 | 8 | 0,646 | 45 | 0,212 | | x | x | 2,5048 |
| G37Z | O | Multiviszeraleingriff bei Krankheiten und Störungen der Verdauungsorgane | 4,614 | | 17,8 | 5 | 0,363 | 33 | 0,085 | 0,115 | | | 1,0996 |
| G38Z | O | Komplizierende Konstellation mit bestimmtem operativen Eingriff bei Krankheiten und Störungen der Verdauungsorgane oder mehrzeitiger komplexer Eingriff am Gastrointestinaltrakt und anderem Organsystem | 5,584 | | 22,1 | 6 | 0,488 | 40 | 0,155 | 0,148 | | | 1,4183 |
| G40A | A | Bestimmte komplizierende Konstellation mit bestimmtem endoskopischen Eingriff bei Krankheiten und Störungen der Verdauungsorgane | 3,328 | | 21,3 | 6 | 0,390 | 39 | 0,090 | 0,122 | | | 1,1096 |
| G40B | A | Andere komplizierende Konstellation mit bestimmtem endoskopischen Eingriff bei Krankheiten und Störungen der Verdauungsorgane | 2,632 | | 16,7 | 5 | 0,369 | 33 | 0,093 | 0,125 | | | 1,1860 |
| G46A | A | Komplexe therapeutische Gastroskopie bei schweren Krankheiten der Verdauungsorgane, mit äußerst schweren CC oder mit schweren CC oder andere Gastroskopie bei schw. Krankh. der Verd.organe, mit äußerst schweren CC, Alter < 15 Jahre, mehr als ein BT | 2,040 | | 15,8 | 4 | 0,331 | 31 | 0,073 | 0,099 | | | 1,1310 |
| G46B | A | Komplexe therapeutische Gastroskopie mit schw. CC od. and. Gastroskopie bei äuß. schw. CC, bei schw. Krankh. der Verd.organe, Alter > 14 J., mehr als 1 BT od. best. Gastroskopie, Alter < 15 J. od. mit kompliz. Faktoren od. ERCP mit and. endoskop. Eingr. | 1,469 | | 12,4 | 3 | 0,298 | 26 | 0,067 | 0,089 | | | 0,9635 |
| G46C | A | Verschiedenartige komplexe und andere Gastroskopie, ohne komplexe therapeutische Gastroskopie bei schw. Krankheiten der Verdauungsorgane und äuß. schw. oder schw. CC, ohne bestimmte Gastroskopie mit kompliz. Faktoren, ohne ERCP mit and. endoskop. Eingr. | 0,897 | | 6,4 | 1 | 0,462 | 15 | 0,064 | 0,079 | | | 0,7493 |
| G47A | A | Andere Gastroskopie oder bestimmte koloskopische Eingriffe, Alter < 16 Jahre oder mit endoskopischer submukosaler Dissektion am Dickdarm, ein Belegungstag | 0,733 | | 3,0 | 1 | 0,286 | 7 | 0,125 | 0,094 | | | 1,4740 |
| G47B | A | Andere Gastroskopie oder bestimmte koloskopische Eingriffe, Alter > 15 Jahre, ohne endoskopische submukosale Dissektion am Dickdarm oder mehr als ein Belegungstag | 0,720 | | 5,2 | 1 | 0,380 | 13 | 0,068 | 0,082 | | | 0,6885 |
| G48A | A | Koloskopie mit äußerst schweren oder schweren CC, komplizierendem Eingriff oder Alter < 15 Jahre oder mehrzeitige endoskopische Blutstillung, mit schwerer Darminfektion oder bei Zustand nach Organtransplantation | 1,267 | | 12,1 | 3 | 0,272 | 25 | 0,063 | 0,083 | | | 0,9392 |
| G48B | A | Koloskopie mit äußerst schweren oder schweren CC, komplizierendem Eingriff oder Alter < 15 Jahre oder mehrzeitige endoskopische Blutstillung, ohne schwere Darminfektion, außer bei Zustand nach Organtransplantation | 1,119 | | 8,9 | 2 | 0,277 | 19 | 0,065 | 0,084 | | | 0,8423 |
| G50Z | A | Komplexe therapeutische Gastroskopie und bestimmte andere Gastroskopie bei nicht schweren Krankheiten der Verdauungsorgane, mit äußerst schweren oder schweren CC, mehr als ein Belegungstag, Alter > 14 Jahre | 1,249 | | 11,2 | 3 | 0,247 | 24 | 0,062 | 0,081 | | | 0,9823 |
| G52Z | A | Geriatrische frührehabilitative Komplexbehandlung bei Krankheiten und Störungen der Verdauungsorgane | 1,509 | | 21,0 | | | 32 | 0,048 | 0,065 | | | 0,7567 |
| G60A | M | Bösartige Neubildung der Verdauungsorgane, mehr als ein Belegungstag mit äußerst schweren CC oder bestimmte hochaufwendige Behandlung | 1,145 | | 11,8 | 3 | 0,264 | 25 | 0,062 | 0,082 | | x | 1,0300 |
| G60B | M | Bösartige Neubildung der Verdauungsorgane, ein Belegungstag oder ohne äußerst schwere CC, ohne bestimmte hochaufwendige Behandlung | 0,400 | | 3,6 | 1 | 0,147 | 9 | 0,070 | 0,079 | | x | 0,9009 |
| G64A | M | Entzündliche Darmerkrankung oder andere schwere Erkrankungen der Verdauungsorgane, mit äußerst schweren CC oder Alter < 16 Jahre mit schweren CC | 1,267 | | 12,0 | 3 | 0,290 | 25 | 0,068 | 0,089 | | | 0,9868 |
| G64B | M | Entzündliche Darmerkrankung oder andere schwere Erkrankungen der Verdauungsorgane, ohne äußerst schwere CC, Alter > 15 Jahre oder ohne schwere CC | 0,538 | | 5,2 | 1 | 0,333 | 12 | 0,063 | 0,076 | | | 0,6531 |
| G66Z | M | Abdominalschmerz oder mesenteriale Lymphadenitis, Alter > 55 Jahre und mit CC | 0,510 | | 5,0 | 1 | 0,313 | 12 | 0,063 | 0,075 | | | 0,7444 |
| G67A | M | Ösophagitis, Gastroenteritis, gastrointestinale Blutung, Ulkuserkrankung und verschiedene Erkrankungen der Verdauungsorgane oder Obstruktion des Verdauungstraktes mit bestimmten komplizierenden Faktoren | 0,582 | | 5,9 | 1 | 0,318 | 13 | 0,060 | 0,074 | | | 0,8963 |
| G67B | M | Ösophagitis, Gastroenteritis, gastrointestinale Blutung, Ulkuserkrankung und verschiedene Erkrankungen der Verdauungsorgane oder Obstruktion des Verdauungstraktes mit anderen komplizierenden Faktoren oder mit äußerst schweren CC | 0,442 | | 4,1 | 1 | 0,235 | 9 | 0,065 | 0,075 | | | 0,8179 |
| G67C | M | Ösophagitis, Gastroenteritis, gastrointestinale Blutung, Ulkuserkrankung und verschiedene Erkrankungen der Verdauungsorgane ohne bestimmte oder andere komplizierende Faktoren, ohne äußerst schwere CC | 0,391 | | 3,4 | 1 | 0,202 | 8 | 0,067 | 0,074 | | | 0,7727 |
| G70A | M | Andere schwere Erkrankungen der Verdauungsorgane ohne äußerst schwere CC, Alter < 16 Jahre | 0,664 | | 4,4 | 1 | 0,384 | 11 | 0,116 | 0,094 | | | 1,4434 |
| G70B | M | Andere schwere Erkrankungen der Verdauungsorgane ohne äußerst schwere CC, Alter > 15 Jahre | 0,645 | | 6,1 | 1 | 0,390 | 14 | 0,063 | 0,077 | | | 0,7432 |

## Fallpauschalen-Katalog und Pflegeerlöskatalog
### Teil a) Bewertungsrelationen bei Versorgung durch Hauptabteilungen

| DRG | Partition | Bezeichnung [6] | Bewertungsrelation bei Hauptabteilung | Bewertungsrelation bei Hauptabteilung und Beleghebamme | Mittlere Verweildauer [1] | Untere Grenzverweildauer: Erster Tag mit Abschlag [2), 5)] | Untere Grenzverweildauer: Bewertungsrelation/Tag | Obere Grenzverweildauer: Erster Tag zus. Entgelt [3), 5)] | Obere Grenzverweildauer: Bewertungsrelation/Tag | Externe Verlegung Abschlag/Tag (Bewertungsrelation) | Verlegungsfallpauschale | Ausnahme von Wiederaufnahme [4] | Pflegeerlös Bewertungsrelation/Tag |
|---|---|---|---|---|---|---|---|---|---|---|---|---|---|
| 1 | 2 | 3 | 4 | 5 | 6 | 7 | 8 | 9 | 10 | 11 | 12 | 13 | 14 |
| G71Z | M | Andere mäßig schwere Erkrankungen der Verdauungsorgane | 0,460 | | 3,2 | 1 | 0,157 | 8 | 0,065 | 0,071 | | | 0,7546 |
| G72A | M | Andere leichte bis moderate Erkrankungen der Verdauungsorgane oder Abdominalschmerz oder mesenteriale Lymphadenitis, Alter < 3 Jahre | 0,308 | | 2,3 | 1 | 0,114 | 4 | 0,117 | 0,082 | | | 1,4080 |
| G72B | M | Andere leichte bis moderate Erkrankungen der Verdauungsorgane, Alter > 2 Jahre oder Abdominalschmerz oder mesenteriale Lymphadenitis, Alter > 2 Jahre und Alter < 56 Jahre oder ohne CC | 0,314 | | 2,6 | 1 | 0,137 | 5 | 0,075 | 0,077 | | | 0,7951 |
| G73Z | M | Gastrointestinale Blutung oder Ulkuserkrankung mit äußerst schweren CC, mehr als ein Belegungstag | 0,665 | | 5,9 | | | 13 | 0,064 | 0,078 | | | 0,8410 |
| G74Z | M | Hämorrhoiden oder andere wenig schwere Erkrankungen der Verdauungsorgane | 0,414 | | 3,4 | 1 | 0,197 | 8 | 0,066 | 0,072 | | | 0,7565 |
| G77A | M | Bestimmte Komplexbehandlung bei isolationspflichtigen Erregern bei Krankheiten und Störungen der Verdauungsorgane | 1,638 | | 19,2 | 5 | 0,256 | 33 | 0,056 | 0,076 | | | 1,1270 |
| G77B | M | Andere Komplexbehandlung bei isolationspflichtigen Erregern bei Krankheiten und Störungen der Verdauungsorgane | 0,924 | | 11,4 | | | 19 | 0,054 | 0,071 | | | 1,0053 |
| **MDC 07 Krankheiten und Störungen an hepatobiliärem System und Pankreas** | | | | | | | | | | | | | |
| H01A | O | Eingriffe an Pankreas und Leber und portosystemische Shuntoperationen mit großem Eingriff oder Strahlentherapie oder komplexer Eingriff an Gallenblase und Gallenwegen, Alter < 14 J., mit kompl. Eingriff oder intensivmed. Komplexbeh. > 392 / 368 / - P. | 5,124 | | 19,2 | 5 | 0,420 | 37 | 0,179 | 0,125 | | | 1,2392 |
| H01B | O | Eingriffe an Pankreas und Leber und portosystemische Shuntoperationen mit großem Eingriff oder Strahlentherapie oder komplexer Eingriff an Gallenblase und Gallenwegen, Alter < 14 J., ohne kompl. Eingriff, ohne intensivmed. Komplexbeh. > 392 / 368 / - P. | 4,032 | | 16,6 | 5 | 0,329 | 32 | 0,166 | 0,112 | | | 1,1244 |
| H02A | O | Komplexe Eingriffe an Gallenblase und Gallenwegen, Alter > 13 Jahre, bei bösartiger Neubildung oder mit bestimmter biliodigestiver Anastomose | 3,680 | | 19,0 | 5 | 0,305 | 36 | 0,068 | 0,092 | | | 0,8874 |
| H02B | O | Komplexe Eingriffe an Gallenblase und Gallenwegen, Alter > 13 Jahre, außer bei bösartiger Neubildung, ohne bestimmte biliodigestive Anastomose | 3,467 | | 18,8 | 5 | 0,296 | 36 | 0,066 | 0,090 | | | 1,0032 |
| H05Z | O | Laparotomie und mäßig komplexe Eingriffe an Gallenblase und Gallenwegen | 2,243 | | 12,4 | 3 | 0,291 | 26 | 0,066 | 0,087 | | | 0,8719 |
| H06A | O | Andere OR-Prozeduren an hepatobiliärem System und Pankreas mit aufwendigem Eingriff und bestimmten komplizierenden Faktoren | 3,137 | | 15,6 | 4 | 0,333 | 31 | 0,075 | 0,100 | | | 0,9897 |
| H06B | O | Andere OR-Prozeduren an hepatobiliärem System und Pankreas mit bestimmtem Eingriff und komplexer Diagnose, Dialyse, komplexer OR-Prozedur oder komplizierender Konstellation | 1,819 | | 14,4 | 4 | 0,324 | 30 | 0,079 | 0,105 | | | 0,9805 |
| H06C | O | Andere OR-Prozeduren an hepatobiliärem System und Pankreas ohne bestimmten Eingriff und komplexe Diagnose, Dialyse, komplexe OR-Prozedur oder komplizierende Konstellation | 0,975 | | 5,7 | 1 | 0,391 | 15 | 0,107 | 0,130 | | | 0,7744 |
| H07A | O | Cholezystektomie und wenig komplexe Eingriffe an Gallenblase, Gallenwegen, Leber mit sehr komplexer Diagnose oder komplizierender Konstellation | 2,485 | | 11,9 | 3 | 0,295 | 24 | 0,069 | 0,091 | | | 0,9054 |
| H07B | O | Cholezystektomie und wenig komplexe Eingriffe an Gallenblase, Gallenwegen, Leber ohne sehr komplexe Diagnose, ohne komplizierende Konstellation | 1,580 | | 8,9 | 2 | 0,262 | 19 | 0,062 | 0,079 | | | 0,8637 |
| H08A | O | Laparoskopische Cholezystektomie mit komplexer Diagnose oder komplizierender Konstellation | 1,581 | | 9,2 | 2 | 0,261 | 19 | 0,060 | 0,077 | | | 0,7389 |
| H08B | O | Laparoskopische Cholezystektomie ohne komplexe Diagnose, ohne komplizierende Konstellation, Alter < 12 Jahre oder mit laparoskopischer Steinentfernung | 1,508 | | 8,1 | 2 | 0,218 | 16 | 0,057 | 0,072 | | | 0,6755 |
| H08C | O | Laparoskopische Cholezystektomie ohne komplexe Diagnose, ohne komplizierende Konstellation, Alter > 11 Jahre, ohne laparoskopische Steinentfernung | 0,859 | | 3,8 | 1 | 0,223 | 9 | 0,062 | 0,071 | | | 0,7274 |
| H09A | O | Eingriffe an Pankreas und Leber und portosystemische Shuntoperationen, ohne großen Eingriff, ohne Strahlentherapie, mit äußerst schweren CC, mit bestimmtem Eingriff an Leber, Pankreas und Gallengängen | 4,183 | | 20,9 | 6 | 0,357 | 39 | 0,084 | 0,114 | | | 1,0396 |
| H09B | O | Eingriffe an Pankreas und Leber und portosystemische Shuntoperationen, ohne großen Eingriff, ohne Strahlentherapie, mit äußerst schweren CC oder ohne äußerst schwere CC, mit bestimmtem Eingriff am Pankreas oder bei bösartiger Neubildung | 2,397 | | 10,2 | 2 | 0,385 | 20 | 0,079 | 0,103 | | | 0,9697 |
| H09C | O | Eingriffe an Pankreas und Leber und portosystemische Shuntoperationen, ohne großen Eingriff, ohne Strahlentherapie, ohne äußerst schwere CC, ohne bestimmten Eingriff am Pankreas, außer bei bösartiger Neubildung | 2,041 | | 9,3 | 2 | 0,342 | 19 | 0,077 | 0,100 | | | 0,8154 |
| H12A | O | Verschiedene Eingriffe am hepatobiliären System oder Eingriffe an abdominalen oder pelvinen Gefäßen mit äußerst schweren CC | 3,247 | | 23,0 | 7 | 0,292 | 41 | 0,071 | 0,097 | | | 0,9793 |
| H12B | O | Verschiedene Eingriffe am hepatobiliären System oder Eingriffe an abdominalen oder pelvinen Gefäßen ohne äußerst schwere CC, mit komplexem Eingriff | 2,846 | | 17,7 | 5 | 0,260 | 32 | 0,061 | 0,083 | | | 0,7692 |
| H12C | O | Verschiedene Eingriffe am hepatobiliären System oder Eingriffe an abdominalen oder pelvinen Gefäßen ohne äußerst schwere CC, ohne komplexen Eingriff | 1,407 | | 9,1 | 2 | 0,294 | 21 | 0,068 | 0,087 | | | 0,7196 |

## Teil a) Bewertungsrelationen bei Versorgung durch Hauptabteilungen

| DRG | Partition | Bezeichnung [6] | Bewertungsrelation bei Hauptabteilung | Bewertungsrelation bei Hauptabteilung und Beleghebamme | Mittlere Verweildauer [1] | Untere Grenzverweildauer: Erster Tag mit Abschlag [2), 5)] | Untere Grenzverweildauer: Bewertungsrelation/Tag | Obere Grenzverweildauer: Erster Tag zus. Entgelt [3), 5)] | Obere Grenzverweildauer: Bewertungsrelation/Tag | Externe Verlegung Abschlag/Tag (Bewertungsrelation) | Verlegungsfallpauschale | Ausnahme von Wiederaufnahme [4] | Pflegeerlös Bewertungsrelation/Tag |
|---|---|---|---|---|---|---|---|---|---|---|---|---|---|
| 1 | 2 | 3 | 4 | 5 | 6 | 7 | 8 | 9 | 10 | 11 | 12 | 13 | 14 |
| H15Z | O | Strahlentherapie bei Krankheiten und Störungen an hepatobiliärem System und Pankreas, Bestrahlungen an mindestens 8 Tagen | 2,662 | | 19,4 | 5 | 0,427 | 37 | 0,132 | 0,125 | | x | 0,7337 |
| H16A | O | Strahlentherapie bei Krankheiten und Störungen an hepatobiliärem System und Pankreas, mehr als ein Belegungstag, Bestrahlungen an mindestens 5 Tagen | 1,410 | | 9,2 | 2 | 0,455 | 21 | 0,148 | 0,133 | | x | 0,8772 |
| H16B | O | Strahlentherapie bei Krankheiten und Störungen an hepatobiliärem System und Pankreas, mehr als ein Belegungstag, Bestrahlungen an weniger als 5 Tagen | 0,724 | | 3,4 | 1 | 0,356 | 9 | 0,210 | 0,162 | | x | 0,9163 |
| H29Z | O | Bestimmte selektive Embolisation oder SIRT | 1,174 | | 3,1 | 1 | 0,294 | 7 | 0,251 | 0,271 | | | 1,0010 |
| H33Z | O | Mehrzeitige komplexe OR-Prozeduren bei Krankheiten und Störungen an hepatobiliärem System und Pankreas | 7,286 | | 29,8 | 9 | 0,388 | 48 | 0,183 | 0,126 | | | 1,3198 |
| H36A | O | Intensivmedizinische Komplexbehandlung > 980 / 828 / - Aufwandspunkte bei Krankheiten und Störungen an hepatobiliärem System und Pankreas | 9,855 | | 33,8 | 10 | 0,728 | 52 | 0,237 | | x | x | 2,6164 |
| H36B | O | Intensivmedizinische Komplexbehandlung > 588 / 552 / 552 und < 981 / 829 / - Aufwandspunkte bei Krankheiten und Störungen an hepatobiliärem System und Pankreas | 5,908 | | 25,0 | 7 | 0,637 | 43 | 0,204 | | x | x | 2,4447 |
| H38A | O | Bestimmte komplizierende Konstellation mit bestimmtem operativen Eingriff bei Krankheiten und Störungen an hepatobiliärem System und Pankreas | 7,941 | | 23,0 | 7 | 0,549 | 41 | 0,213 | 0,183 | | | 1,6200 |
| H38B | O | Andere komplizierende Konstellation mit bestimmtem operativen Eingriff bei Krankheiten und Störungen an hepatobiliärem System und Pankreas | 6,979 | | 26,5 | 8 | 0,481 | 45 | 0,114 | 0,158 | | | 1,4836 |
| H40A | A | Endoskopische Eingriffe bei Ösophagusvarizenblutung mit äußerst schweren CC | 1,922 | | 14,1 | 4 | 0,326 | 29 | 0,081 | 0,108 | | | 1,2332 |
| H40B | A | Endoskopische Eingriffe bei Ösophagusvarizenblutung ohne äußerst schwere CC | 0,944 | | 6,7 | 1 | 0,578 | 15 | 0,079 | 0,098 | | | 1,0133 |
| H41A | A | Bestimmte ERCP mit äußerst schweren CC oder mit schweren CC oder komplexer Eingriff oder Alter < 16 Jahre, mit komplexer Prozedur, mit Zugang durch retrograde Endoskopie | 2,920 | | 20,2 | 6 | 0,291 | 38 | 0,071 | 0,096 | | | 1,0076 |
| H41B | A | Bestimmte ERCP mit schweren CC oder komplexer Eingriff oder Alter < 16 Jahre, mit komplexer Prozedur, ohne Zugang durch retrograde Endoskopie | 2,435 | | 17,4 | 5 | 0,276 | 33 | 0,067 | 0,090 | | | 0,8141 |
| H41C | A | Bestimmte ERCP mit schweren CC oder komplexer Eingriff oder Alter < 16 Jahre, ohne komplexe Prozedur oder andere ERCP, ohne äußerst schwere oder schwere CC, ohne komplexen Eingriff, mit Radiofrequenzablation und endoskopischer Stentimplantation | 1,410 | | 10,4 | 2 | 0,307 | 22 | 0,062 | 0,081 | | | 0,7752 |
| H41D | A | Andere aufwendige ERCP ohne bestimmte ERCP, ohne äußerst schwere oder schwere CC, Alter > 15 Jahre, ohne komplexen Eingriff, ohne Radiofrequenzablation mit endoskopischer Stentimplantation oder bestimmte endoskopische Eingriffe | 0,880 | | 6,0 | 1 | 0,455 | 14 | 0,060 | 0,073 | | | 0,6643 |
| H41E | A | Andere ERCP ohne bestimmte ERCP, ohne äußerst schwere oder schwere CC, Alter > 15 Jahre, ohne komplexen Eingriff, ohne Radiofrequenzablation mit endoskopischer Stentimplantation | 0,587 | | 4,4 | 1 | 0,247 | 10 | 0,063 | 0,073 | | | 0,6584 |
| H44Z | A | Geriatrische frührehabilitative Komplexbehandlung bei Krankheiten und Störungen an hepatobiliärem System und Pankreas | 1,474 | | 20,8 | 6 | 0,201 | 32 | 0,047 | 0,065 | | | 0,7327 |
| H60Z | M | Leberzirrhose und bestimmte nichtinfektiöse Hepatitiden mit äußerst schweren CC | 1,347 | | 13,3 | 3 | 0,313 | 28 | 0,066 | 0,087 | | | 0,9891 |
| H61A | M | Bösartige Neubildung an hepatobiliärem System und Pankreas, mehr als ein Belegungstag, mit komplexer Diagnose, mit äußerst schweren CC oder Pfortaderthrombose | 0,955 | | 9,7 | 2 | 0,294 | 22 | 0,064 | 0,082 | | x | 0,9449 |
| H61B | M | Bösartige Neubildung an hepatobiliärem System und Pankreas, ein Belegungstag oder ohne komplexe Diagnose oder ohne äußerst schwere CC, ohne Pfortaderthrombose, Alter < 17 Jahre | 0,586 | | 3,3 | 1 | 0,279 | 7 | 0,172 | 0,131 | | x | 1,7778 |
| H61C | M | Bösartige Neubildung an hepatobiliärem System und Pankreas, ein Belegungstag oder ohne komplexe Diagnose oder ohne äußerst schwere CC, ohne Pfortaderthrombose, Alter > 16 Jahre | 0,488 | | 4,5 | 1 | 0,249 | 11 | 0,070 | 0,082 | | x | 0,8731 |
| H62A | M | Erkrankungen des Pankreas außer bösartige Neubildung, mit akuter Pankreatitis oder Leberzirrhose oder bestimmter nichtinfektiöser Hepatitis, Alter < 16 Jahre | 0,701 | | 4,7 | 1 | 0,311 | 12 | 0,133 | 0,110 | | | 1,4809 |
| H62B | M | Erkrankungen des Pankreas außer bösartige Neubildung, mit akuter Pankreatitis oder Leberzirrhose oder bestimmter nichtinfektiöser Hepatitis, Alter > 15 Jahre | 0,593 | | 6,4 | 1 | 0,367 | 14 | 0,059 | 0,073 | | | 0,7042 |
| H62C | M | Erkrankungen des Pankreas außer bösartige Neubildung, ohne akute Pankreatitis, ohne Leberzirrhose, ohne bestimmte nichtinfektiöse Hepatitis | 0,475 | | 4,5 | 1 | 0,250 | 11 | 0,065 | 0,076 | | | 0,6624 |
| H63A | M | Erkrankungen der Leber außer bösartige Neubildung, Leberzirrhose und best. nichtinfekt. Hepatitiden, mehr als ein Belegungstag, mit komplexer Diagnose und äußerst schw. oder schw. CC oder mit kompl. Diagnose oder äußerst schw. oder schw. CC, Alter < 1 J. | 1,164 | | 11,1 | 3 | 0,271 | 23 | 0,069 | 0,090 | | | 0,9803 |
| H63B | M | Erkrankungen der Leber außer bösartige Neubildung, Leberzirrhose und bestimmte nichtinfektiöse Hepatitiden, mehr als ein Belegungstag, mit komplexer Diagnose oder äußerst schweren oder schweren CC, Alter > 0 Jahre | 0,820 | | 8,0 | 2 | 0,252 | 17 | 0,066 | 0,084 | | | 0,7698 |

# Fallpauschalen-Katalog und Pflegeerlöskatalog
## Teil a) Bewertungsrelationen bei Versorgung durch Hauptabteilungen

| DRG | Partition | Bezeichnung [6] | Bewertungsrelation bei Hauptabteilung | Bewertungsrelation bei Hauptabteilung und Beleghebamme | Mittlere Verweildauer [1] | Untere Grenzverweildauer | | Obere Grenzverweildauer | | Externe Verlegung Abschlag/Tag (Bewertungsrelation) | Verlegungsfallpauschale | Ausnahme von Wiederaufnahme [4] | Pflegeerlös Bewertungsrelation/Tag |
|---|---|---|---|---|---|---|---|---|---|---|---|---|---|
| | | | | | | Erster Tag mit Abschlag [2), 5)] | Bewertungsrelation/Tag | Erster Tag zus. Entgelt [3), 5)] | Bewertungsrelation/Tag | | | | |
| 1 | 2 | 3 | 4 | 5 | 6 | 7 | 8 | 9 | 10 | 11 | 12 | 13 | 14 |
| H63C | M | Erkrankungen der Leber außer bösartige Neubildung, Leberzirrhose und bestimmte nichtinfektiöse Hepatitiden, ein Belegungstag oder ohne komplexe Diagnose und ohne äußerst schwere oder schwere CC | 0,512 | | 4,8 | 1 | 0,283 | 11 | 0,067 | 0,080 | | | 0,6626 |
| H64Z | M | Erkrankungen von Gallenblase und Gallenwegen | 0,463 | | 4,8 | 1 | 0,282 | 11 | 0,063 | 0,074 | | | 0,7358 |
| H77Z | M | Komplexbehandlung bei multiresistenten Erregern bei Krankheiten und Störungen an hepatobiliärem System und Pankreas | 1,538 | | 13,9 | | | 29 | 0,065 | 0,087 | | | 1,0468 |
| H78Z | M | Komplizierende Konstellation bei bestimmten Krankheiten und Störungen an hepatobiliärem System und Pankreas | 3,762 | | 21,1 | 6 | 0,466 | 39 | 0,155 | 0,148 | | | 1,3984 |
| **MDC 08 Krankheiten und Störungen an Muskel-Skelett-System und Bindegewebe** | | | | | | | | | | | | | |
| I01Z | O | Beidseitige Eingriffe oder mehrere große Eingriffe an Gelenken der unteren Extremität mit komplexer Diagnose | 4,491 | | 29,1 | 9 | 0,228 | 47 | 0,055 | 0,076 | | | 0,8059 |
| I02A | O | Großfl. Gewebe- / Hauttransplantation außer an der Hand, mit komplizierender Konstellation, Eingriff an mehreren Lokalisationen oder mit schwerem Weichteilschaden, mit äußerst schweren CC und komplexer OR-Prozedur | 9,821 | | 43,3 | 13 | 0,321 | 61 | 0,153 | 0,101 | | | 0,9786 |
| I02B | O | Großfl. Gewebe- / Hauttransplantation m. kompliz. Konst., Eingr. an mehr. Lokal. od. schw. Weichteilsch., m. äuß. schw. CC od. kompl. OR-Proz. od. mit hochkompl. Gewebe-Tx od. Vakuumbeh. od. BNB u. kompl. OR-Proz. od. kompl. Gewebe-Tx m. äuß. schw. CC | 7,383 | | 39,5 | 12 | 0,282 | 58 | 0,065 | 0,090 | | | 1,0109 |
| I02C | O | Großfl. Gewebe- / Hauttransplantation außer an der Hand, mit kompliz. Konst., Eingriff an mehreren Lokalisationen oder schw. Weichteilschaden, bei BNB und kompl. OR-Proz. m. äußerst schweren oder schweren CC od. komplexer Gewebe-Tx m. äußerst schweren CC | 4,708 | | 31,6 | 10 | 0,238 | 50 | 0,058 | 0,080 | | | 0,9215 |
| I02D | O | Kleinflächige oder großflächige Gewebe- / Hauttransplantation außer an der Hand, mit äußerst schweren CC | 3,796 | | 27,6 | 8 | 0,264 | 46 | 0,060 | 0,083 | | | 0,9741 |
| I03A | O | Revision oder Ersatz des Hüftgelenkes mit kompl. Diagnose od. Arthrodese od. Alter < 16 Jahre oder beidseitige od. mehrere gr. Eingr. an Gelenken der unt. Extr. mit kompl. Eingriff, mit äuß. schw. CC oder mehrzeitigem Wechsel oder Eingr. an mehr. Lok. | 5,213 | | 32,6 | 10 | 0,265 | 51 | 0,063 | 0,087 | | | 1,0552 |
| I03B | O | Revision oder Ersatz des Hüftgelenkes mit kompl. Diagnose od. Arthrodese od. Alter < 16 Jahre oder beidseitige od. mehrere gr. Eingr. an Gelenken der unt. Extr. mit kompl. Eingriff, ohne äuß. schw. CC, ohne mehrzeit. Wechsel, ohne Eingr. an mehr. Lok. | 2,992 | | 18,1 | 5 | 0,242 | 34 | 0,056 | 0,076 | | | 0,7964 |
| I04Z | O | Implantation, Wechsel oder Entfernung einer Endoprothese am Kniegelenk mit komplizierender Diagnose oder Arthrodese oder Implantation einer Endoprothese nach vorheriger Explantation oder periprothetische Fraktur an der Schulter oder am Knie | 3,202 | | 16,7 | 5 | 0,235 | 30 | 0,059 | 0,079 | | | 0,8509 |
| I05A | O | Revision oder Ersatz des Hüftgelenkes ohne komplizierende Diagnose, ohne Arthrodese, ohne komplexen Eingriff, mit äußerst schweren CC | 3,129 | | 21,0 | 6 | 0,287 | 38 | 0,067 | 0,091 | | | 1,1791 |
| I05B | O | Implantation oder Wechsel einer inversen Endoprothese am Schultergelenk oder Implantation einer Sprunggelenkendoprothese | 2,346 | | 8,9 | 2 | 0,241 | 17 | 0,057 | 0,073 | | | 0,8126 |
| I05C | O | Anderer großer Gelenkersatz ohne Implantation oder Wechsel einer inversen Endoprothese am Schultergelenk, ohne Implantation einer Sprunggelenkendoprothese | 1,988 | | 7,4 | 1 | 0,302 | 14 | 0,057 | 0,072 | | | 0,7828 |
| I06A | O | Komplexe Eingriffe an der Wirbelsäule mit hochkomplexem Korrektureingriff oder bestimmtem mehrzeitigen Eingriff oder mit Eingriff an mehreren Lokalisationen oder mit komplizierender Konstellation oder bei Para- / Tetraplegie mit äußerst schweren CC | 7,173 | | 23,1 | 7 | 0,322 | 41 | 0,078 | 0,107 | | | 1,1699 |
| I06B | O | Komplexe Eingriffe an Wirbelsäule, Kopf und Hals mit hochkomplexem Eingriff an der Wirbelsäule oder komplexem Eingriff an Kopf und Hals, Alter < 19 Jahre oder mit sehr komplexem Eingriff bei schwerer entzündlicher Erkrankung oder best. BNB Knochen | 5,098 | | 13,6 | 4 | 0,307 | 27 | 0,113 | 0,105 | | | 1,1415 |
| I06C | O | Komplexe Eingriffe an der Wirbelsäule mit bestimmtem Eingriff an der Wirbelsäule, ohne schwere entzündliche Erkrankung, ohne bestimmte bösartige Neubildungen am Knochen oder ohne bestimmten Eingriff an der Wirbelsäule | 4,835 | | 15,5 | 4 | 0,317 | 29 | 0,072 | 0,096 | | | 1,0144 |
| I07A | O | Amputation bei Krankheiten und Störungen an Muskel-Skelett-System und Bindegewebe | 2,158 | | 18,1 | 5 | 0,238 | 34 | 0,055 | 0,075 | | | 0,8676 |
| I07B | O | Bestimmte Amputation am Fuß | 1,515 | | 14,2 | 4 | 0,215 | 27 | 0,053 | 0,071 | | | 0,7016 |
| I08A | O | And. Eingr. Hüftgel. mit kompl. Proz. od. Eingr. in Komb. Hüftg. und ob. Extr. od. WS od. best. kompl. Fakt. mit best. Eingriffen mit best. Diag. od. best. Beckenrepos. od. kompl. Fakt. od. kompl. Proz. od. Diag. od. äuß. schw. CC bei BNB WS und Becken | 4,404 | | 19,0 | 5 | 0,391 | 36 | 0,086 | 0,117 | | | 1,4248 |
| I08B | O | And. Eingr. Hüftgel. mit kompl. Proz. od. Eingr. in Komb. Hüftg. und ob. Extr. od. WS od. best. kompl. Fakt., oh. best. Eingriffe mit best. Diag., oh. best. Beckenrepos., oh. kompl. Fakt. od. kompl. Proz. od. Diag. od. äuß. schw. CC oh. BNB WS und Becken | 3,626 | | 20,8 | 6 | 0,285 | 39 | 0,067 | 0,091 | | | 1,0915 |

## Teil a) Bewertungsrelationen bei Versorgung durch Hauptabteilungen

| DRG | Partition | Bezeichnung [6] | Bewertungsrelation bei Hauptabteilung | Bewertungsrelation bei Hauptabteilung und Beleghebamme | Mittlere Verweildauer [1] | Untere Grenzverweildauer: Erster Tag mit Abschlag [2), 5)] | Untere Grenzverweildauer: Bewertungsrelation/Tag | Obere Grenzverweildauer: Erster Tag zus. Entgelt [3), 5)] | Obere Grenzverweildauer: Bewertungsrelation/Tag | Externe Verlegung Abschlag/Tag (Bewertungsrelation) | Verlegungsfallpauschale | Ausnahme von Wiederaufnahme [4] | Pflegeerlös Bewertungsrelation/Tag |
|---|---|---|---|---|---|---|---|---|---|---|---|---|---|
| 1 | 2 | 3 | 4 | 5 | 6 | 7 | 8 | 9 | 10 | 11 | 12 | 13 | 14 |
| I08C | O | And. Eingr. Hüftgel. mit mäßig kompl. Eingriff ohne best. kompl. Faktoren, ohne best. kompl. Proz. od. m. kompl. Proz. od. Diagn. od. Alter < 6 J. od. Eingr. in Komb. Hüftgel. und ob. Extr. od. WS od. m. offener Rep. Beckenringfraktur od. m. Komplexbeh. | 3,103 | | 17,8 | 5 | 0,273 | 33 | 0,064 | 0,087 | | | 1,0433 |
| I08D | O | Andere Eingriffe an Hüftgelenk und Femur mit komplexer Diagnose oder mit komplexer Prozedur oder mit äußerst schweren CC, Alter > 5 Jahre, ohne Eingriffe in Kombination Hüftgelenk und obere Extremität oder Wirbelsäule, ohne Komplexbehandlung | 2,309 | | 13,5 | 4 | 0,241 | 27 | 0,062 | 0,083 | | | 1,0085 |
| I08E | O | Andere Eingriffe an Hüftgelenk und Femur ohne Eingriffe in Kombination Hüftgelenk und obere Extremität oder Wirbelsäule, ohne best. komplizierende Faktoren, mit bestimmten Eingriffen Becken und Femur oder bestimmten komplizierenden Diagnosen | 2,169 | | 11,9 | 3 | 0,251 | 21 | 0,059 | 0,078 | | | 0,9093 |
| I08F | O | Andere Eingriffe an Hüftgelenk und Femur ohne Eingr. in Komb. Hüftgel. und obere Extremität oder Wirbelsäule, ohne best. kompliz. Faktoren, mit best. and. Eingr. an Hüftgel. und Femur oder best. kompl. Eingr. Femur und Becken ohne best. Diagn., > 1 BT | 1,555 | | 9,8 | 2 | 0,274 | 18 | 0,059 | 0,076 | | | 0,8940 |
| I08G | O | Andere Eingriffe Hüftgelenk u. Femur oh. best. kompliz. Faktoren, oh. best. andere Eingr. an Hüftgel. u. Femur oder best. Eingr. Femur u. Becken oh. best. Diag. oder komplexe Diag. oder beids. Eingr., oh. best. komplexen Eingr. Femur u. Becken, > 1 BT | 1,184 | | 5,1 | 1 | 0,217 | 12 | 0,059 | 0,071 | | | 0,8039 |
| I08H | O | Andere Eingriffe an Hüftgelenk und Femur oder Ersatz des Hüftgelenkes und Eingriff an oberer Extremität oder Wirbelsäule, mit anderem bestimmten Eingriff, 1 Belegungstag | 0,931 | | 3,9 | 1 | 0,215 | 9 | 0,065 | 0,074 | | | 0,9589 |
| I08I | O | Andere Eingriffe an Hüftgelenk und Femur oder Ersatz des Hüftgelenkes und Eingriff an oberer Extremität oder Wirbelsäule, ohne anderen bestimmten Eingriff, 1 Belegungstag | 0,735 | | 3,5 | 1 | 0,215 | 8 | 0,065 | 0,072 | | | 0,8437 |
| I09A | O | Bestimmte Eingriffe an der Wirbelsäule mit sehr komplexer Osteosynthese und äußerst schweren CC | 5,961 | | 25,0 | 7 | 0,354 | 43 | 0,079 | 0,109 | | | 1,2184 |
| I09B | O | Bestimmte Eingriffe an der Wirbelsäule mit bestimmten expandierbaren Implantaten oder mehrzeitigen komplexen Eingriffen | 5,565 | | 20,5 | 6 | 0,274 | 37 | 0,065 | 0,089 | | | 0,8475 |
| I09C | O | Bestimmte Eingriffe an der Wirbelsäule mit bestimmten komplizierenden Faktoren, mit Wirbelkörperersatz oder komplexer Spondylodese | 4,791 | | 18,2 | 5 | 0,288 | 33 | 0,066 | 0,090 | | | 0,8996 |
| I09D | O | Bestimmte Eingriffe an der Wirbelsäule mit bestimmten komplizierenden Faktoren, bei Frakturen der Halswirbelsäule oder sekundärer bösartiger Neubildung des Knochens oder mit anderen mehrzeitigen komplexen Eingriffen | 4,306 | | 19,2 | 5 | 0,330 | 36 | 0,072 | 0,098 | | | 1,0288 |
| I09E | O | Bestimmte Eingriffe an der Wirbelsäule und best. komplizierende Faktoren oder best. Eingriffe an der WS mit best. anderen kompl. Faktoren und Eingriffe ZNS oder transpleuraler Zugang BWS oder best. langstreckige Spondylodese/Osteosynthese oder Diszitis | 3,614 | | 13,7 | 4 | 0,248 | 27 | 0,063 | 0,084 | | | 0,8383 |
| I09F | O | Best. Eingriffe WS und best. kompl. Faktoren od. best. andere Eingriffe WS mit best. anderen kompl. Faktoren od. Alter kl. 16 J., oh. Eingriffe ZNS, oh. transpleuraler Zugang BWS, oh. best. langstreckige Spondylodese/Osteosynthese, oh. Diszitis | 2,840 | | 11,4 | 3 | 0,238 | 22 | 0,059 | 0,077 | | | 0,7659 |
| I09G | O | Best. Eingriffe an der Wirbelsäule m. best. anderen kompl. Faktoren od. m. anderen kompl. Faktoren u. Frakturen Halswirbelsäule oder BNB der Wirbelsäule mit Kyphoplastie, mit Radiofrequenzabl. od. langstreckige ventrale Osteosynthese der WS | 2,533 | | 8,8 | 2 | 0,246 | 17 | 0,059 | 0,075 | | | 0,7371 |
| I09H | O | Best. Eingriffe an der Wirbelsäule m. best. anderen kompl. Faktoren od. mit anderen kompl. Faktoren, oh. Frakturen HWS, oh. BNB der Wirbelsäule od. oh. Kyphoplastie od. oh. Radiofrequenzabl., oh. langstreckige vent. Osteosynthese an der Wirbelsäule | 1,870 | | 7,7 | 2 | 0,227 | 17 | 0,061 | 0,078 | | | 0,7140 |
| I09I | O | Bestimmte Eingriffe an der Wirbelsäule ohne komplizierende Faktoren | 1,387 | | 7,9 | 2 | 0,221 | 17 | 0,058 | 0,074 | | | 0,6933 |
| I10A | O | Andere Eingriffe an der Wirbelsäule mit bestimmtem Eingriff an Rückenmark, Spinalkanal, Wirbelsäule, Rumpf mit äußerst schweren CC | 3,581 | | 19,1 | 5 | 0,334 | 37 | 0,074 | 0,100 | | | 1,0319 |
| I10B | O | Andere Eingriffe WS m. best. kompl. Eingriffen od. Para- / Tetrapl. od. Wirbelfraktur m. best. Eingriffen oh. äuß. schw. CC od. best. andere Operationen WS m. äuß. schw. CC u. > 1 BT od. mäßig kompl. Eingriffe u. Diszitis od. Exzision spin. Tumorgewebe | 1,821 | | 8,0 | 2 | 0,225 | 18 | 0,059 | 0,075 | | | 0,7586 |
| I10C | O | Andere Eingriffe an der Wirbelsäule bei Bandscheibeninfektion oder mit bestimmtem Eingriff an der Wirbelsäule | 1,570 | | 6,6 | 1 | 0,247 | 13 | 0,053 | 0,065 | | | 0,6691 |
| I10D | O | Andere Eingriffe an der Wirbelsäule mit komplexem Eingriff an der Wirbelsäule ohne Bandscheibeninfektion, ohne Diszitis, ohne bestimmten anderen Eingriff an der Wirbelsäule | 1,198 | | 5,8 | 1 | 0,235 | 12 | 0,057 | 0,069 | | | 0,6655 |
| I10E | O | Andere Eingriffe an der Wirbelsäule mit mäßig komplexem Eingriff, ohne komplexen Eingriff, ohne Diszitis, ohne Bandscheibeninfektion, mit bestimmtem kleinen Eingriff oder wenig komplexer Eingriff, mehr als 1 Belegungstag, Alter < 18 Jahre | 0,995 | | 5,6 | 1 | 0,469 | 12 | 0,058 | 0,070 | | | 0,6507 |
| I10F | O | Andere Eingriffe an der Wirbelsäule ohne mäßig komplexen Eingriff an der Wirbelsäule mit bestimmtem kleinen Eingriff oder wenig komplexer Eingriff, mehr als ein Belegungstag, Alter > 17 Jahre | 0,863 | | 5,0 | 1 | 0,419 | 12 | 0,061 | 0,073 | | | 0,6593 |

# Fallpauschalen-Katalog und Pflegeerlöskatalog
## Teil a) Bewertungsrelationen bei Versorgung durch Hauptabteilungen

| DRG | Partition | Bezeichnung [6] | Bewertungsrelation bei Hauptabteilung | Bewertungsrelation bei Hauptabteilung und Beleghebamme | Mittlere Verweildauer [1] | Untere Grenzverweildauer: Erster Tag mit Abschlag [2), 5)] | Untere Grenzverweildauer: Bewertungsrelation/Tag | Obere Grenzverweildauer: Erster Tag zus. Entgelt [3), 5)] | Obere Grenzverweildauer: Bewertungsrelation/Tag | Externe Verlegung Abschlag/Tag (Bewertungsrelation) | Verlegungsfallpauschale | Ausnahme von Wiederaufnahme [4] | Pflegeerlös Bewertungsrelation/Tag |
|---|---|---|---|---|---|---|---|---|---|---|---|---|---|
| 1 | 2 | 3 | 4 | 5 | 6 | 7 | 8 | 9 | 10 | 11 | 12 | 13 | 14 |
| I10G | O | Andere Eingriffe an der Wirbelsäule ohne mäßig komplexen Eingriff an der Wirbelsäule, ohne bestimmten kleinen Eingriff, ohne wenig komplexen Eingriff oder ein Belegungstag, mit anderem kleinen Eingriff | 0,657 | | 2,9 | 1 | 0,187 | 6 | 0,077 | 0,081 | | | 0,8146 |
| I10H | O | Andere Eingriffe an der Wirbelsäule ohne mäßig komplexen Eingriff, ohne bestimmten kleinen Eingriff, ohne anderen kleinen Eingriff | 0,542 | | 2,9 | 1 | 0,232 | 6 | 0,058 | 0,061 | | | 0,7338 |
| I11Z | O | Eingriffe zur Verlängerung einer Extremität | 2,324 | | 10,0 | 2 | 0,252 | 19 | 0,053 | 0,069 | | | 0,7984 |
| I12A | O | Knochen- und Gelenkinfektion / -entzündung mit verschiedenen Eingriffen am Muskel-Skelett-System und Bindegewebe mit äußerst schweren CC | 2,957 | | 22,0 | 6 | 0,265 | 40 | 0,059 | 0,081 | | | 0,9107 |
| I12B | O | Knochen- und Gelenkinfektion / -entzündung mit verschiedenen Eingriffen am Muskel-Skelett-System und Bindegewebe mit schweren CC, mit Revision des Kniegelenkes oder Osteomyelitis, Alter < 16 Jahre | 1,967 | | 15,4 | 4 | 0,235 | 30 | 0,053 | 0,071 | | | 0,7461 |
| I12C | O | Knochen- und Gelenkinfektion / -entzündung mit verschiedenen Eingriffen am Muskel-Skelett-System und Bindegewebe mit schweren CC, ohne Revision des Kniegelenkes, ohne Osteomyelitis, Alter > 15 Jahre | 1,297 | | 9,6 | 2 | 0,240 | 21 | 0,053 | 0,068 | | | 0,6797 |
| I13A | O | Bestimmte Eingriffe an den Extremitäten mit komplexem Mehrfacheingriff, mit komplizierendem Eingriff an Humerus und Tibia oder aufwendiger Osteosynthese | 2,825 | | 16,0 | 4 | 0,239 | 29 | 0,052 | 0,070 | | | 0,6880 |
| I13B | O | Bestimmte Eingriffe an den Extremitäten mit best. Mehrfacheingriff oder kompliz. Diagnose oder bei Endoprothese der oberen Extremität oder mit Fixateur ext., mit best. BNB od. mit Einbringen von Abstandshalt od. Alter < 18 J. mit äuß. schw. od. schw. CC | 2,460 | | 11,4 | 3 | 0,233 | 22 | 0,057 | 0,075 | | | 0,7620 |
| I13C | O | Bestimmte Eingriffe an den Extremitäten mit best. Mehrfacheingr. od. kompliz Diag. od. bei Endopr. der oberen Extrem. od. m. Fix. ext., m. kompl. Eingr. od. schw. Weichteilsch., m. best. kompl. Osteot. od. BNB od. Alter < 18 J. m. äuß. schw. od. schw. CC | 1,702 | | 8,3 | 2 | 0,220 | 17 | 0,056 | 0,071 | | | 0,7484 |
| I13D | O | Bestimmte Eingriffe an den Extremitäten od. bei Endoproth. am Knie m. kompl. Eingr. od. schw. Weichteilsch. od. Pseudarthrose od. best. Osteotom. od. best. Eingr. Knieproth. od. Epiphyseodese od. bei BNB od. Alter > 17 J. od. ohne äuß. schw. od. schw. CC | 1,324 | | 6,3 | 1 | 0,555 | 14 | 0,058 | 0,071 | | | 0,7552 |
| I13E | O | Bestimmte Eingriffe an den Extremitäten mit bestimmter offener Reposition oder mit Implantation alloplastischer Knochenersatz oder bei BNB oder mit bestimmter Knochentransplantation oder Alter < 18 Jahre mit äußerst schweren oder schweren CC | 1,017 | | 5,0 | 1 | 0,307 | 11 | 0,056 | 0,067 | | | 0,7143 |
| I13F | O | Bestimmte Eingriffe an den Extremitäten ohne bestimmte offene Reposition, ohne Implantation alloplastischer Knochenersatz, außer bei BNB ohne bestimmte Knochentransplantation oder Alter > 17 Jahre oder ohne äußerst schwere oder schwere CC | 0,877 | | 4,2 | 1 | 0,285 | 10 | 0,059 | 0,068 | | | 0,7962 |
| I14Z | O | Revision eines Amputationsstumpfes | 1,061 | | 9,3 | 2 | 0,220 | 21 | 0,050 | 0,064 | | | 0,7438 |
| I15A | O | Operationen am Hirn- und Gesichtsschädel, mit bestimmtem intrakraniellen Eingriff oder komplexem Eingriff an der Mandibula, Alter < 16 Jahre | 2,322 | | 6,9 | 1 | 0,517 | 14 | 0,149 | 0,130 | | | 1,6036 |
| I15B | O | Operationen am Hirn- und Gesichtsschädel, ohne bestimmten intrakraniellen Eingriff, ohne bestimmten Eingriff an der Mandibula oder Alter > 15 Jahre | 1,466 | | 6,7 | 1 | 0,319 | 15 | 0,066 | 0,082 | | | 0,9314 |
| I16A | O | Andere Eingriffe an der Schulter und bestimmte Eingriffe an der oberen Extremität mit bestimmtem Eingriff an Schulter, Oberarm und Ellenbogen | 0,855 | | 2,7 | 1 | 0,130 | 6 | 0,067 | 0,070 | | | 0,7952 |
| I16B | O | Andere Eingriffe an der Schulter und bestimmte Eingriffe an der oberen Extremität ohne bestimmten Eingriff an Schulter, Oberarm und Ellenbogen, mit bestimmtem anderem Eingriff an Klavikula, Schulter und Ellenbogen | 0,747 | | 2,8 | 1 | 0,156 | 6 | 0,068 | 0,072 | | | 0,8173 |
| I16C | O | Andere Eingriffe an der Schulter und bestimmte Eingriffe an der oberen Extremität ohne bestimmten Eingriff an Schulter, Oberarm und Ellenbogen, ohne bestimmten anderen Eingriff an Klavikula, Schulter und Oberarm | 0,642 | | 2,5 | 1 | 0,118 | 5 | 0,071 | 0,073 | | | 0,8606 |
| I17A | O | Aufwendige Operationen am Gesichtsschädel oder Alter < 16 Jahre | 1,658 | | 6,4 | 1 | 0,331 | 14 | 0,072 | 0,089 | | | 0,9257 |
| I17B | O | Operationen am Gesichtsschädel ohne aufwendige Operationen, Alter > 15 Jahre | 0,887 | | 4,0 | 1 | 0,189 | 8 | 0,067 | 0,076 | | | 0,7927 |
| I18A | O | Wenig komplexe Eingriffe an Kniegelenk, Ellenbogengelenk und Unterarm, Alter < 16 Jahre oder mit mäßig komplexem Eingriff oder mit beidseitigem Eingriff am Kniegelenk | 0,759 | | 3,4 | 1 | 0,165 | 8 | 0,060 | 0,066 | | | 0,8315 |
| I18B | O | Wenig komplexe Eingriffe an Kniegelenk, Ellenbogengelenk und Unterarm, Alter > 15 Jahre, ohne mäßig komplexen Eingriff, ohne beidseitigen Eingriff am Kniegelenk | 0,563 | | 2,4 | 1 | 0,101 | 5 | 0,075 | 0,076 | | | 0,8757 |
| I19A | O | Implantation und Wechsel von Neurostimulatoren und Neurostimulationselektroden bei Krankheiten und Störungen an Muskel-Skelett-System und Bindegewebe ohne Implantation oder Wechsel eines permanenten Elektrodensystems | 1,295 | | 4,6 | 1 | 0,589 | 11 | 0,052 | 0,061 | | | 0,6674 |
| I19B | O | Implantation und Wechsel von Neurostimulatoren und Neurostimulationselektroden bei Krankheiten und Störungen an Muskel-Skelett-System und Bindegewebe mit Implantation oder Wechsel eines permanenten Elektrodensystems | 1,512 | | 3,8 | 1 | 0,144 | 9 | 0,054 | 0,061 | | | 0,7234 |

## Teil a) Bewertungsrelationen bei Versorgung durch Hauptabteilungen

| DRG | Parti-tion | Bezeichnung [6] | Bewertungsrelation bei Hauptabteilung | Bewertungsrelation bei Hauptabteilung und Beleghebamme | Mittlere Verweil-dauer [1] | Untere Grenzverweildauer: Erster Tag mit Abschlag [2], [5] | Untere Grenzverweildauer: Bewertungs-relation/Tag | Obere Grenzverweildauer: Erster Tag zus. Entgelt [3], [5] | Obere Grenzverweildauer: Bewertungs-relation/Tag | Externe Verlegung Abschlag/Tag (Bewertungsrelation) | Verlegungs-fallpauschale | Ausnahme von Wieder-aufnahme [4] | Pflegeerlös Bewertungs-relation/Tag |
|---|---|---|---|---|---|---|---|---|---|---|---|---|---|
| 1 | 2 | 3 | 4 | 5 | 6 | 7 | 8 | 9 | 10 | 11 | 12 | 13 | 14 |
| I20A | O | Eingriffe am Fuß mit mehreren hochkomplexen Eingriffen oder Teilwechsel Endoprothese des unteren Sprunggelenks, mit hochkomplexem Eingriff und komplexer Diagnose oder bestimmter Arthrodese | 2,265 | | 12,7 | 3 | 0,221 | 26 | 0,049 | 0,065 | | | 0,7114 |
| I20B | O | Eingriffe am Fuß mit mehreren komplexen Eingriffen oder hochkomplexem Eingriff oder Teilwechsel Endoprothese d. unteren Sprunggelenks oder bei Zerebralparese oder mit komplexem Eingriff und komplexer Diagnose oder mit Eingriff an Sehnen des Rückfußes | 1,683 | | 8,9 | 2 | 0,222 | 19 | 0,053 | 0,068 | | | 0,6801 |
| I20C | O | Eingriffe am Fuß ohne mehrere komplexe Eingriffe, ohne hochkomplexen Eingriff, mit bestimmten komplizierenden Faktoren | 1,121 | | 6,7 | 1 | 0,554 | 16 | 0,050 | 0,062 | | | 0,6958 |
| I20D | O | Eingriffe am Fuß ohne bestimmte komplizierende Faktoren, mit Knochentransplantation oder schwerem Weichteilschaden oder bestimmtem Eingriff am Fuß oder Implantation einer Vorfuß- oder Zehenendoprothese oder Kalkaneusfraktur | 1,003 | | 3,8 | 1 | 0,355 | 8 | 0,058 | 0,065 | | | 0,7488 |
| I20E | O | Andere Eingriffe am Fuß oder chronische Polyarthritis oder Diabetes Mellitus mit Komplikationen oder Alter < 16 Jahre | 0,820 | | 3,3 | 1 | 0,242 | 8 | 0,060 | 0,066 | | | 0,8134 |
| I20F | O | Eingriffe am Fuß ohne komplexe Eingriffe oder komplizierende Faktoren, Alter > 15 Jahre | 0,654 | | 2,9 | 1 | 0,157 | 6 | 0,062 | 0,066 | | | 0,7929 |
| I21Z | O | Lokale Exzision und Entfernung von Osteosynthesematerial an Hüftgelenk, Femur und Wirbelsäule oder komplexe Eingriffe an Ellenbogengelenk und Unterarm oder bestimmte Eingriffe an der Klavikula | 0,844 | | 3,2 | 1 | 0,182 | 7 | 0,062 | 0,068 | | | 0,8075 |
| I22A | O | Gewebe- / Hauttransplantation, außer an der Hand, mit großfläch. Gewebetransplantation, mit komplizierender Konstellation, Eingriff an mehreren Lokalisationen, schwerem Weichteilschaden oder komplexer Gewebetransplantation mit schweren CC | 3,794 | | 22,6 | 7 | 0,216 | 41 | 0,054 | 0,073 | | | 0,7219 |
| I22B | O | Gewebe- / Hauttransplantation, außer an der Hand, mit kleinflächiger Gewebetransplantation od. mit großflächiger Gewebetransplantation ohne kompliz. Konst., oh. Eingr. an mehreren Lokal., oh. schw. Weichteilschaden, oh. kompl. Gewebetranspl. m. schw. CC | 2,678 | | 20,7 | 6 | 0,219 | 38 | 0,052 | 0,071 | | | 0,7510 |
| I23A | O | Lokale Exzision und Entfernung von Osteosynthesematerial außer an Hüftgelenk, Femur und Wirbelsäule, mit komplizierendem Eingriff am Knochen oder Alter < 18 Jahre mit äußerst schweren oder schweren CC | 0,908 | | 4,0 | 1 | 0,313 | 10 | 0,064 | 0,073 | | | 0,8909 |
| I23B | O | Lokale Exzision und Entfernung von Osteosynthesematerial außer an Hüftgelenk und Femur und Wirbelsäule ohne komplizierenden Eingriff am Knochen, Alter > 17 Jahre oder ohne äußerst schwere oder schwere CC, mit bestimmtem Eingriff am Knochen | 0,706 | | 2,7 | 1 | 0,177 | 6 | 0,065 | 0,067 | | | 0,8880 |
| I23C | O | Lokale Exzision und Entfernung von Osteosynthesematerial außer an Hüftgelenk und Femur und Wirbelsäule ohne komplizierenden Eingriff am Knochen, Alter > 17 Jahre oder ohne äußerst schwere oder schwere CC, ohne bestimmten Eingriff am Knochen | 0,551 | | 2,5 | 1 | 0,114 | 5 | 0,066 | 0,067 | | | 0,9289 |
| I24A | O | Arthroskopie oder andere Eingriffe an den Extremitäten oder Eingriffe am Weichteilgewebe mit komplexem Eingriff oder Alter < 16 Jahre | 0,638 | | 3,0 | 1 | 0,161 | 7 | 0,067 | 0,071 | | | 1,0091 |
| I24B | O | Arthroskopie oder andere Eingriffe an den Extremitäten oder Eingriffe am Weichteilgewebe ohne komplexen Eingriff, Alter > 15 Jahre | 0,544 | | 2,4 | 1 | 0,114 | 5 | 0,065 | 0,065 | | | 0,9053 |
| I26Z | O | Intensivmedizinische Komplexbehandlung > 588 / 552 / 552 Aufwandspunkte bei Krankheiten und Störungen an Muskel-Skelett-System und Bindegewebe oder hochaufwendiges Implantat bei hochkomplexer Gewebe- / Hauttransplantation | 7,797 | | 28,3 | 8 | 0,672 | 46 | 0,214 | | x | x | 2,5596 |
| I27A | O | Eingriffe am Weichteilgew. od. kleinfl. Gewebe-Tx m. best. Diagn. u. best. Eingr. od. m. äuß. schw. CC od. b. BNB m. schw. CC, m. best. Diagn. u. kompl. Eingr. od. Nephrekt. od. best. BNB m. best. Eingr. Abdomen od. Thorax od. Tx e. Zehe als Fingerersatz | 3,587 | | 13,3 | 3 | 0,425 | 28 | 0,128 | 0,119 | | | 1,2327 |
| I27B | O | Eingriffe am Weichteilgewebe oder kleinflächige Gewebetransplantationen mit äußerst schweren CC oder bei bösartiger Neubildung mit schweren CC, ohne bestimmte Diagnose oder ohne komplexen Eingriff | 2,521 | | 13,7 | 4 | 0,279 | 29 | 0,071 | 0,095 | | | 1,0736 |
| I27C | O | Eingriffe am Weichteilgewebe oder kleinflächige Gewebetransplantationen mit schweren CC oder bei BNB oder mit bestimmtem Eingriff am Weichteilgewebe, mehr als ein Belegungstag oder bestimmter Eingriff an Lunge, Pleura, Peritoneum | 1,298 | | 7,5 | 2 | 0,221 | 18 | 0,062 | 0,078 | | | 0,8258 |
| I27D | O | Eingriffe am Weichteilgewebe ohne bestimmte kleine Eingriffe oder kleinflächige Gewebetransplantationen, ohne schwere CC, außer bei bösartiger Neubildung, ohne bestimmten Eingriff am Weichteilgewebe | 0,955 | | 4,1 | 1 | 0,341 | 9 | 0,061 | 0,070 | | | 0,7574 |
| I27E | O | Bestimmte kleine Eingriffe am Weichteilgewebe oder ein Belegungstag | 0,737 | | 3,6 | 1 | 0,232 | 8 | 0,060 | 0,067 | | | 0,7716 |
| I28A | O | Andere Eingriffe am Bindegewebe mit bestimmter offen chirurgischer Stabilisierung der Thoraxwand oder bestimmtem Eingriff am Zwerchfell oder Alter < 18 Jahre bei bösartiger Neubildung | 2,215 | | 8,3 | 2 | 0,347 | 17 | 0,126 | 0,112 | | | 1,4197 |
| I28B | O | Andere Eingriffe am Bindegewebe ohne best. offen chirurgische Stabilisierung der Thoraxwand, ohne best. Eingriffe am Zwerchfell, mit komplexem Eingriff an Brustwand und Abdomen od. Impl. / Wechsel best. Medikamentenpumpen, Alter > 17 J. od. außer bei BNB | 1,434 | | 6,0 | 1 | 0,330 | 14 | 0,077 | 0,094 | | | 0,8574 |

## Fallpauschalen-Katalog und Pflegeerlöskatalog
### Teil a) Bewertungsrelationen bei Versorgung durch Hauptabteilungen

| DRG | Parti-tion | Bezeichnung [6] | Bewertungsrelation bei Hauptabteilung | Bewertungsrelation bei Hauptabteilung und Beleghebamme | Mittlere Verweil-dauer [1] | Untere Grenzverweildauer: Erster Tag mit Abschlag [2), 5)] | Untere Grenzverweildauer: Bewertungs-relation/Tag | Obere Grenzverweildauer: Erster Tag zus. Entgelt [3), 5)] | Obere Grenzverweildauer: Bewertungs-relation/Tag | Externe Verlegung Abschlag/Tag (Bewertungsrelation) | Verlegungs-fallpauschale | Ausnahme von Wieder-aufnahme [4] | Pflegeerlös Bewertungs-relation/Tag |
|---|---|---|---|---|---|---|---|---|---|---|---|---|---|
| 1 | 2 | 3 | 4 | 5 | 6 | 7 | 8 | 9 | 10 | 11 | 12 | 13 | 14 |
| I28C | O | Andere Eingriffe am Bindegewebe mit bestimmter Eingriff an Knochen, Weichteilen oder Bindegewebe, mehr als 1 Belegungstag, Alter > 17 Jahre oder außer bei bösartiger Neubildung oder Alter < 10 Jahre | 1,384 | | 10,5 | 3 | 0,231 | 24 | 0,061 | 0,080 | | | 0,7127 |
| I28D | O | Andere Eingriffe am Bindegewebe mit mäßig komplexem Eingriff am Bindegewebe, mehr als ein Belegungstag, Alter > 9 Jahre | 1,104 | | 8,5 | 2 | 0,276 | 18 | 0,068 | 0,087 | | | 0,5975 |
| I28E | O | And. Eingr. am Bindegew., oh. best. off. chir. Stab. Thorax, oh. Eingr. Zwerchf., oh. kompl. Eingr., oh. mäßig kompl. Eingr. an Brustw./Abd. od. Impl./We. best. Medik.-Pumpe, Alter > 9 J., oh. best. Eingr. an Knochen, Weichteilen od. Bindegew. oder 1 BT | 0,803 | | 4,7 | 1 | 0,303 | 12 | 0,059 | 0,070 | | | 0,7661 |
| I29A | O | Komplexe Eingriffe am Schultergelenk oder bestimmte Osteosynthesen an der Klavikula, bei komplizierender Diagnose oder Eingriff an mehreren Lokalisationen | 1,258 | | 4,1 | 1 | 0,365 | 10 | 0,063 | 0,072 | | | 0,7855 |
| I29B | O | Komplexe Eingriffe am Schultergelenk oder best. Osteosynthesen an der Klavikula ohne kompliz. Diagnose, ohne Eingriff an mehreren Lokalisationen oder sonst. arthroskopische Rekonstruktion der Rotatorenmanschette mit bestimmten Eingriffen an der Schulter | 1,022 | | 3,1 | 1 | 0,188 | 6 | 0,065 | 0,070 | | | 0,8249 |
| I29C | O | Sonstige arthroskopische Rekonstruktion der Rotatorenmanschette ohne bestimmte Eingriffe an der Schulter | 0,861 | | 2,7 | 1 | 0,227 | 5 | 0,068 | 0,071 | | | 0,8756 |
| I30A | O | Arthroskopischer Eingriff am Hüftgelenk, Alter < 16 Jahre oder sehr komplexe Eingriffe am Kniegelenk oder Alter < 18 Jahre mit äußerst schweren oder schweren CC | 1,358 | | 4,9 | 1 | 0,197 | 11 | 0,057 | 0,067 | | | 0,7435 |
| I30B | O | Arthroskopischer Eingriff am Hüftgelenk, Alter > 15 Jahre oder best. kompl. Eingriffe Kniegelenk ohne bestimmte sehr komplexe Eingriffe am Kniegelenk, Alter > 17 J. oder ohne äußerst schwere oder schwere CC | 0,940 | | 3,0 | 1 | 0,227 | 6 | 0,066 | 0,071 | | | 0,7981 |
| I30C | O | Komplexe Eingriffe am Kniegelenk ohne bestimmte komplexe Eingriffe am Kniegelenk, Alter > 17 Jahre oder ohne äußerst schwere oder schwere CC | 0,799 | | 3,4 | 1 | 0,270 | 8 | 0,063 | 0,070 | | | 0,8334 |
| I31A | O | Mehrere komplexe Eingriffe an Ellenbogengelenk und Unterarm oder gelenkübergreifende Weichteildistraktion bei angeborenen Anomalien der Hand, mit aufwendigen Eingriffen am Unterarm | 2,077 | | 8,7 | 2 | 0,248 | 18 | 0,060 | 0,076 | | | 0,7239 |
| I31B | O | Mehrere komplexe Eingriffe an Ellenbogengelenk und Unterarm oder gelenkübergreifende Weichteildistraktion bei angeborenen Anomalien der Hand oder bestimmte Eingriffe bei Mehrfragmentfraktur der Patella, mit bestimmten komplexen Eingriffen am Unterarm | 1,353 | | 5,8 | 1 | 0,490 | 13 | 0,057 | 0,069 | | | 0,7353 |
| I31C | O | Mehrere komplexe Eingriffe an Ellenbogengelenk und Unterarm ohne gelenkübergreifende Weichteildistraktion bei angeborenen Anomalien der Hand, ohne bestimmte Eingriffe bei Mehrfragmentfraktur der Patella, ohne bestimmte komplexe Eingriffe am Unterarm | 1,108 | | 3,8 | 1 | 0,293 | 9 | 0,062 | 0,071 | | | 0,7902 |
| I32A | O | Eingr. an Handgelenk u. Hand mit mehrzeitigem kompl. od. mäßig kompl. Eingr. od. mit Komplexbehandl. Hand od. mit aufwendigem rekonstruktivem Eingr. bei angeborener Fehlbildung der Hand oder mit best. gefäßgestielten Knochentx. bei Pseudarthrose der Hand | 1,867 | | 10,1 | 2 | 0,244 | 21 | 0,142 | 0,066 | | | 0,7237 |
| I32B | O | Eingr. an Handgel. und Hand ohne mehrz. Eingr., oh. Komplexb. Hand, ohne aufw. rekonstr. Eingr., mit kompl. Eingr. od. bei angeb. Anomalie d. Hand od. Pseudarthr., Alter < 6 J. od. mit kompl. Eingr. bei angeb. Fehlb. d. Hand, Alter < 16 J. | 1,098 | | 4,2 | 1 | 0,535 | 8 | 0,100 | 0,081 | | | 1,2779 |
| I32C | O | Eingr. an Handgel. und Hand oh. mehrz. Eingr., oh. Komplexb. Hand, mit kompl. Eingr. od. bei angeb. Anomalie d. Hand od. Pseudarthr., Alter > 5 J. od. mit hochkompl. Eingr. bei angeb. Fehlb. d. Hand, Alter < 16 J. oder mit best. Eingr. od. kompl. Diagn. | 1,502 | | 6,2 | 1 | 0,234 | 15 | 0,053 | 0,065 | | | 0,7779 |
| I32D | O | Eingriffe an Handgelenk und Hand mit komplexem Eingriff, ohne komplexe Diagnose oder ohne sehr komplexen Eingriff oder mit komplexer Diagnose oder mit bestimmtem oder beidseitigem Eingriff oder Mehrfacheingriff an 3 Strahlen | 0,996 | | 3,5 | 1 | 0,288 | 8 | 0,061 | 0,068 | | | 0,7620 |
| I32E | O | Bestimmte mäßig komplexe Eingriffe an Handgelenk und Hand, mehr als ein Belegungstag oder Alter < 6 Jahre | 0,751 | | 2,9 | 1 | 0,247 | 6 | 0,064 | 0,068 | | | 0,7603 |
| I32F | O | Eingriffe an Handgelenk und Hand ohne komplexe oder mäßig komplexe Eingriffe oder mit bestimmtem mäßig komplexen Eingriff, Alter > 5 Jahre, ein Belegungstag oder mit anderem mäßig komplexen Eingriff, Alter > 5 Jahre | 0,600 | | 2,4 | 1 | 0,078 | 5 | 0,069 | 0,069 | | | 0,8892 |
| I33Z | O | Rekonstruktion von Extremitätenfehlbildungen | 1,773 | | 5,1 | 1 | 0,275 | 11 | 0,076 | 0,091 | | | 1,1626 |
| I34Z | O | Geriatrische frührehabilitative Komplexbehandlung mit bestimmter OR-Prozedur bei Krankheiten und Störungen an Muskel-Skelett-System und Bindegewebe | 2,670 | | 24,5 | 7 | 0,225 | 37 | 0,051 | 0,070 | | | 0,8227 |
| I36Z | O | Beidseitige oder kombinierte Implantation oder Wechsel einer Endoprothese an Hüft-, Kniegelenk und/oder an der oberen Extremität | 2,702 | | 11,3 | 3 | 0,213 | 20 | 0,053 | 0,069 | | | 0,7991 |
| I37Z | O | Resezierender Eingriff am Becken bei bösartiger Neubildung des Beckens oder Mehretageneingriffe an der unteren Extremität | 3,718 | | 15,6 | 4 | 0,299 | 28 | 0,166 | 0,090 | | | 1,7554 |
| I39Z | O | Strahlentherapie bei Krankheiten und Störungen an Muskel-Skelett-System und Bindegewebe, Bestrahlungen an mindestens 8 Tagen | 2,663 | | 19,8 | 6 | 0,366 | 36 | 0,129 | | x | x | 0,8281 |

## Teil a) Bewertungsrelationen bei Versorgung durch Hauptabteilungen

| DRG | Partition | Bezeichnung [6] | Bewertungsrelation bei Hauptabteilung | Bewertungsrelation bei Hauptabteilung und Beleghebamme | Mittlere Verweildauer [1] | Untere Grenzverweildauer: Erster Tag mit Abschlag [2), 5)] | Untere Grenzverweildauer: Bewertungsrelation/Tag | Obere Grenzverweildauer: Erster Tag zus. Entgelt [3), 5)] | Obere Grenzverweildauer: Bewertungsrelation/Tag | Externe Verlegung Abschlag/Tag (Bewertungsrelation) | Verlegungsfallpauschale | Ausnahme von Wiederaufnahme [4)] | Pflegeerlös Bewertungsrelation/Tag |
|---|---|---|---|---|---|---|---|---|---|---|---|---|---|
| 1 | 2 | 3 | 4 | 5 | 6 | 7 | 8 | 9 | 10 | 11 | 12 | 13 | 14 |
| I41Z | A | Geriatrische frührehabilitative Komplexbehandlung bei Krankheiten und Störungen an Muskel-Skelett-System und Bindegewebe | 1,365 | | 19,8 | 6 | 0,191 | 29 | 0,047 | 0,064 | | | 0,7039 |
| I42A | A | Multimodale Schmerztherapie bei Krankheiten und Störungen an Muskel-Skelett-System und Bindegewebe, mind. 14 Tage | 1,222 | | 16,5 | | | 20 | 0,056 | 0,069 | | x | 0,4151 |
| I42B | A | Multimodale Schmerztherapie bei Krankheiten und Störungen an Muskel-Skelett-System und Bindegewebe, weniger als 14 Tage | 0,897 | | 10,0 | | | 16 | 0,056 | 0,080 | | x | 0,4741 |
| I43A | O | Implantation oder Wechsel bestimmter Endoprothesen am Knie- oder am Ellenbogengelenk oder Prothesenwechsel am Schulter- oder am Sprunggelenk oder Entfernung bestimmter Endoprothesen am Kniegelenk, mit äußerst schweren CC | 5,048 | | 29,3 | 9 | 0,243 | 47 | 0,058 | 0,080 | | | 0,9474 |
| I43B | O | Implantation oder Wechsel bestimmter Endoprothesen am Knie- oder am Ellenbogengelenk oder Prothesenwechsel am Schulter- oder am Sprunggelenk oder Entfernung bestimmter Endoprothesen am Kniegelenk, ohne äußerst schwere CC | 2,749 | | 11,0 | 3 | 0,220 | 20 | 0,056 | 0,073 | | | 0,7471 |
| I44A | O | Bestimmte Endoprotheseneingriffe am Kniegelenk mit äußerst schweren CC oder Korrektur einer Brustkorbdeformität | 2,615 | | 14,2 | 4 | 0,270 | 28 | 0,066 | 0,089 | | | 1,0029 |
| I44B | O | Bestimmte Endoprotheseneingriffe am Kniegelenk ohne äußerst schwere CC, mit bestimmtem Wechsel von Endoprothesen oder Implantation einer patientenindividuell angefertigten Endoprothese am Kniegelenk ohne Defekt oder Deformität der Knochen | 2,115 | | 11,6 | 3 | 0,223 | 22 | 0,054 | 0,071 | | | 0,7255 |
| I44C | O | Bestimmte Endoprotheseneingriffe am Kniegelenk ohne äußerst schwere CC, ohne bestimmten Wechsel von Endoprothesen oder Prothesenkomponenten, ohne Implantation einer patientenindividuell angefertigten Endoprothese am Kniegelenk | 1,815 | | 9,1 | 2 | 0,246 | 15 | 0,057 | 0,073 | | | 0,7343 |
| I44D | O | Bestimmte Endoprotheseneingriffe am Kniegelenk oder Einbringen einer Entlastungsfeder am Kniegelenk | 1,624 | | 7,4 | 1 | 0,317 | 12 | 0,060 | 0,075 | | | 0,7138 |
| I44E | O | Andere Endoprotheseneingriffe am Kniegelenk | 1,374 | | 8,6 | 2 | 0,230 | 15 | 0,056 | 0,072 | | | 0,7089 |
| I45A | O | Implantation und Ersatz einer Bandscheibenendoprothese, mehr als ein Segment | 2,723 | | 5,2 | 1 | 0,251 | 11 | 0,067 | 0,081 | | | 0,8027 |
| I45B | O | Implantation und Ersatz einer Bandscheibenendoprothese, weniger als 2 Segmente | 1,832 | | 4,3 | 1 | 0,203 | 8 | 0,066 | 0,077 | | | 0,7239 |
| I46A | O | Prothesenwechsel am Hüftgelenk mit äußerst schweren CC oder Eingriff an mehreren Lokalisationen | 4,057 | | 21,7 | 6 | 0,309 | 39 | 0,070 | 0,095 | | | 1,1382 |
| I46B | O | Prothesenwechsel am Hüftgelenk ohne äußerst schwere CC, ohne Eingriff an mehreren Lokalisationen, mit periprothetischer Fraktur | 3,069 | | 16,3 | 4 | 0,281 | 29 | 0,060 | 0,081 | | | 0,9285 |
| I46C | O | Prothesenwechsel am Hüftgelenk ohne äußerst schwere CC, ohne Eingriff an mehreren Lokalisationen, ohne periprothetische Fraktur | 2,459 | | 11,9 | 3 | 0,251 | 22 | 0,059 | 0,078 | | | 0,8346 |
| I47A | O | Revision oder Ersatz des Hüftgelenkes ohne komplizierende Diagnose, ohne Arthrodese, ohne äußerst schwere CC, Alter > 15 Jahre, mit komplizierendem Eingriff | 2,257 | | 12,1 | 3 | 0,244 | 22 | 0,056 | 0,075 | | | 0,8200 |
| I47B | O | Revision oder Ersatz des Hüftgelenkes ohne best. kompliz. Faktoren, mit kompl. Diagnose an Becken/Oberschenkel, mit best. endoproth. oder gelenkplast. Eingr. od. m. Impl. od. Wechsel Radiuskopfproth. od. m. kompl. Erstimpl. od. m. Entf. Osteosynthesemat. | 1,870 | | 10,8 | 3 | 0,224 | 19 | 0,058 | 0,076 | | | 0,8894 |
| I47C | O | Revision oder Ersatz des Hüftgelenkes ohne best. kompliz. Faktoren, ohne komplexe Diagnose an Becken/OS, ohne best. endoproth. Eingriff, ohne gelenkpl. Eingriff am Hüftgelenk, ohne Impl. oder Wechsel einer Radiuskopfprothese, ohne Entf. Osteosynthesemat. | 1,565 | | 8,7 | 2 | 0,228 | 14 | 0,055 | 0,071 | | | 0,7513 |
| I50A | O | Gewebe- / Haut-Transplantation außer an der Hand, ohne bestimmte komplizierende Faktoren, mit bestimmtem Eingriff oder bestimmter Vakuumbehandlung mit kontinuierlicher Sogbehandlung ab 8 Tagen | 2,560 | | 17,7 | 5 | 0,216 | 34 | 0,051 | 0,069 | | | 0,6778 |
| I50B | O | Gewebe- / Haut-Transplantation außer an der Hand, ohne bestimmte komplizierende Faktoren, ohne bestimmten Eingriff, mit bestimmter Vakuumbehandlung oder Alter < 16 Jahre | 1,430 | | 10,4 | 2 | 0,245 | 20 | 0,049 | 0,064 | | | 0,6694 |
| I50C | O | Gewebe- / Haut-Transplantation außer an der Hand, ohne bestimmte komplizierende Faktoren, ohne bestimmten Eingriff, ohne bestimmte Vakuumbehandlung, Alter > 15 Jahre | 0,746 | | 5,1 | 1 | 0,206 | 14 | 0,057 | 0,068 | | | 0,7450 |
| I54A | O | Strahlentherapie bei Krankheiten und Störungen an Muskel-Skelett-System und Bindegewebe, bei bösartiger Neubildung, Bestrahlungen an mindestens 5 Tagen oder Alter < 18 Jahre | 1,383 | | 9,3 | 2 | 0,449 | 21 | 0,101 | 0,131 | | x | 0,9629 |
| I54B | O | Strahlentherapie bei Krankheiten und Störungen an Muskel-Skelett-System und Bindegewebe, bei bösartiger Neubildung, Bestrahlungen an weniger als 5 Tagen, Alter > 17 Jahre | 0,941 | | 6,3 | 1 | 0,455 | 16 | 0,145 | 0,125 | | x | 0,8924 |
| I59Z | O | Andere Eingriffe an Humerus, Tibia, Fibula und Sprunggelenk oder mäßig kompl. Eingr. Kniegelenk, Ellenbogengelenk und Unterarm od. best. geschl. Reposition einer Gelenkluxation m. Osteosynthese od. Einbringen Osteosynthesemat. bei OP am Weichteilgewebe | 0,705 | | 2,7 | 1 | 0,156 | 6 | 0,070 | 0,073 | | | 0,9700 |
| I60Z | M | Frakturen am Femurschaft, Alter < 3 Jahre | 1,289 | | 14,4 | 4 | 0,240 | 28 | 0,058 | 0,078 | | | 1,3672 |
| I64A | M | Osteomyelitis, Alter < 16 Jahre | 1,362 | | 11,0 | 3 | 0,322 | 25 | 0,117 | 0,107 | | | 1,2196 |

## Fallpauschalen-Katalog und Pflegeerlöskatalog
### Teil a) Bewertungsrelationen bei Versorgung durch Hauptabteilungen

| DRG | Partition | Bezeichnung [6)] | Bewertungsrelation bei Hauptabteilung | Bewertungsrelation bei Hauptabteilung und Beleghebamme | Mittlere Verweildauer [1)] | Untere Grenzverweildauer | | Obere Grenzverweildauer | | Externe Verlegung Abschlag/Tag (Bewertungsrelation) | Verlegungsfallpauschale | Ausnahme von Wiederaufnahme [4)] | Pflegeerlös Bewertungsrelation/Tag |
|---|---|---|---|---|---|---|---|---|---|---|---|---|---|
| | | | | | | Erster Tag mit Abschlag [2), 5)] | Bewertungsrelation/Tag | Erster Tag zus. Entgelt [3), 5)] | Bewertungsrelation/Tag | | | | |
| 1 | 2 | 3 | 4 | 5 | 6 | 7 | 8 | 9 | 10 | 11 | 12 | 13 | 14 |
| I64B | M | Osteomyelitis, Alter > 15 Jahre, mit äußerst schweren oder schweren CC | 1,301 | | 13,7 | 4 | 0,250 | 27 | 0,064 | 0,085 | | | 0,7877 |
| I64C | M | Osteomyelitis, Alter > 15 Jahre, ohne äußerst schwere oder schwere CC | 0,604 | | 6,9 | 1 | 0,407 | 16 | 0,059 | 0,074 | | | 0,6497 |
| I65A | M | Bösartige Neubildung des Bindegewebes einschließlich pathologischer Fraktur, Alter < 17 Jahre oder mit äußerst schweren CC, mit hochkomplexer Chemotherapie oder Alter < 16 Jahre mit äußerst schweren oder schweren CC | 1,192 | | 7,2 | 1 | 0,573 | 15 | 0,160 | 0,140 | | x | 1,9177 |
| I65B | M | Bösartige Neubildung des Bindegewebes einschließlich pathologischer Fraktur, Alter < 17 Jahre oder mit äußerst schweren CC, ohne hochkomplexe Chemotherapie, Alter > 15 Jahre oder ohne äußerst schwere oder schwere CC | 0,873 | | 5,8 | 1 | 0,542 | 15 | 0,142 | 0,121 | | x | 1,4168 |
| I65C | M | Bösartige Neubildung des Bindegewebes einschließlich pathologischer Fraktur, Alter > 16 Jahre, ohne äußerst schwere CC | 0,627 | | 5,1 | 1 | 0,335 | 12 | 0,082 | 0,098 | | x | 0,8455 |
| I66A | M | Andere Erkrankungen des Bindegewebes oder Frakturen an Becken und Schenkelhals, mehr als ein Belegungstag, mit komplizierender Konstellation oder intensivmedizinischer Komplexbehandlung > 392 / 368 / 368 Aufwandspunkte | 3,265 | | 22,6 | 7 | 0,392 | 41 | 0,097 | 0,133 | | | 0,9621 |
| I66B | M | Andere Erkrankungen des Bindegewebes, mehr als ein Belegungstag, mit äußerst schweren CC oder intensivmedizinischer Komplexbehandlung > 196 / 184 / - Aufwandspunkte | 1,609 | | 15,7 | 4 | 0,307 | 31 | 0,069 | 0,092 | | | 0,8572 |
| I66C | M | Frakturen an Becken und Schenkelhals, mehr als ein Belegungstag, mit äußerst schweren CC oder intensivmedizinischer Komplexbehandlung > 196 / 184 / - Aufwandspunkte | 1,278 | | 14,0 | 4 | 0,249 | 28 | 0,062 | 0,083 | | | 1,0649 |
| I66D | M | Andere Erkrankungen des Bindegewebes mit kinder-und jugendrheumatologischer Komplexbehandlung 7 bis 13 Behandlungstage oder Alter < 16 Jahre mit bestimmten Vaskulitiden | 0,845 | | 8,3 | 2 | 0,273 | 14 | 0,069 | 0,088 | | | 0,9415 |
| I66E | M | Andere Erkrankungen des Bindegewebes oder Amyloidose oder Arthropathie, Alter > 15 Jahre, mehr als ein Belegungstag | 0,766 | | 7,7 | 2 | 0,246 | 16 | 0,067 | 0,085 | | | 0,6038 |
| I66F | M | Frakturen an Becken und Schenkelhals, mehr als ein Belegungstag, ohne äußerst schwere CC, ohne intensivmedizinische Komplexbehandlung > 196 / 184 / - Aufwandspunkte | 0,625 | | 7,5 | 2 | 0,205 | 15 | 0,057 | 0,072 | | | 0,7899 |
| I66G | M | Andere Erk. des Bindegewebes, mehr als ein Belegungstag, oh. Amyloidose, ohne best. Vaskulitiden, oh. adulte Form des M. Still, oh. äußerst schwere CC, ohne intensivmed. Komplexbeh. > 196 / 184 / - Aufwandsp., oh. kinder-und jugendrheumat. Komplexbeh. | 0,552 | | 5,9 | 1 | 0,265 | 14 | 0,080 | 0,077 | | | 0,6112 |
| I66H | M | Andere Erkrankungen des Bindegewebes oder Frakturen an Becken und Schenkelhals, ein Belegungstag, ohne bestimmte Biopsie am Herzen | 0,173 | | 1,0 | | | | | | | | 1,0659 |
| I68A | M | Nicht operativ behandelte Erkrankungen und Verletzungen im Wirbelsäulenbereich, mehr als ein Belegungstag, mit äußerst schweren oder schweren CC oder bei Para- / Tetraplegie, bei Diszitis oder infektiöser Spondylopathie | 2,053 | | 23,9 | 7 | 0,247 | 42 | 0,058 | 0,079 | | | 1,0118 |
| I68B | M | Nicht operativ behandelte Erkrankungen und Verletzungen im Wirbelsäulenbereich, mehr als 1 BT, mit äuß. schw. oder schw. CC od. bei Para- / Tetraplegie, mit kompl. Diagn. oder ohne äuß. schw. oder schw. CC, ohne Para- / Tetraplegie bei Diszitis | 1,166 | | 12,7 | 3 | 0,284 | 27 | 0,063 | 0,083 | | | 0,8916 |
| I68C | M | Nicht operativ behandelte Erkrankungen und Verletzungen WS, > 1 BT od. and. Femurfraktur, bei Para- / Tetraplegie od. mit äuß. schw. CC od. schw. CC od, Alter > 65 J., oh. kompl. Diagn. od. Kreuzbeinfraktur od. best. mäßig aufw., aufw. od. hochaufw. Beh. | 0,796 | | 9,2 | 2 | 0,259 | 20 | 0,059 | 0,076 | | | 0,8008 |
| I68D | M | Nicht operativ behandelte Erkrankungen und Verletzungen WS, mehr als ein Belegungstag oder andere Femurfraktur, außer bei Diszitis oder infektiöser Spondylopathie, ohne Kreuzbeinfraktur, ohne best. mäßig aufw., aufw. od. hochaufw. Beh. | 0,437 | | 4,2 | 1 | 0,250 | 10 | 0,068 | 0,078 | | | 0,6363 |
| I68E | M | Nicht operativ behandelte Erkrankungen und Verletzungen im Wirbelsäulenbereich, ein Belegungstag | 0,202 | | 1,0 | | | | | | | | 0,9558 |
| I69A | M | Knochenkrankheiten und spez. Arthropathie mit bestimmter Arthropathie oder Muskel- / Sehnenerkrankung bei Para- /Tetraplegie | 0,592 | | 7,0 | 1 | 0,412 | 15 | 0,058 | 0,072 | | | 0,6023 |
| I69B | M | Knochenkrankheiten und spez. Arthropathie ohne bestimmte Arthropathie, ohne Muskel- / Sehnenerkrankung bei Para- /Tetraplegie | 0,492 | | 5,8 | 1 | 0,316 | 13 | 0,057 | 0,070 | | | 0,6235 |
| I71A | M | Muskel- und Sehnenerkrankungen außer bei Para- / Tetraplegie oder Verstauchung, Zerrung, Luxation an Hüftgelenk, Becken und Oberschenkel, mit Zerebralparese oder Kontraktur | 0,562 | | 3,2 | 1 | 0,216 | 8 | 0,095 | 0,103 | | | 1,3574 |
| I71B | M | Muskel- und Sehnenerkrankungen außer bei Para- / Tetraplegie oder Verstauchung, Zerrung, Luxation an Hüftgelenk, Becken und Oberschenkel, ohne Zerebralparese, ohne Kontraktur | 0,430 | | 4,3 | 1 | 0,246 | 10 | 0,066 | 0,077 | | | 0,7206 |
| I72Z | M | Entzündung von Sehnen, Muskeln und Schleimbeuteln mit äußerst schweren oder schweren CC oder Frakturen am Femurschaft, Alter > 2 Jahre | 0,936 | | 10,0 | 2 | 0,299 | 22 | 0,063 | 0,081 | | | 0,9468 |
| I73Z | M | Nachbehandlung bei Erkrankungen des Bindegewebes | 0,568 | | 7,0 | 1 | 0,357 | 16 | 0,054 | 0,067 | | | 0,7777 |

## Teil a) Bewertungsrelationen bei Versorgung durch Hauptabteilungen

| DRG | Partition | Bezeichnung [6] | Bewertungsrelation bei Hauptabteilung | Bewertungsrelation bei Hauptabteilung und Beleghebamme | Mittlere Verweildauer [1] | Untere Grenzverweildauer: Erster Tag mit Abschlag [2), 5)] | Untere Grenzverweildauer: Bewertungsrelation/Tag | Obere Grenzverweildauer: Erster Tag zus. Entgelt [3), 5)] | Obere Grenzverweildauer: Bewertungsrelation/Tag | Externe Verlegung Abschlag/Tag (Bewertungsrelation) | Verlegungsfallpauschale | Ausnahme von Wiederaufnahme [4] | Pflegeerlös Bewertungsrelation/Tag |
|---|---|---|---|---|---|---|---|---|---|---|---|---|---|
| 1 | 2 | 3 | 4 | 5 | 6 | 7 | 8 | 9 | 10 | 11 | 12 | 13 | 14 |
| I74A | M | Verletzungen an Unterarm, Handgelenk, Hand oder Fuß oder leichte bis moderate Verletzungen von Schulter, Arm, Ellenbogen, Knie, Bein und Sprunggelenk mit äußerst schweren oder schweren CC oder unspezifische Arthropathien | 0,529 | | 5,8 | 1 | 0,325 | 13 | 0,061 | 0,075 | | | 0,6791 |
| I74B | M | Verletzungen an Unterarm, Handgelenk, Hand oder Fuß oder leichte bis moderate Verletzungen von Schulter, Arm, Ellenbogen, Knie, Bein und Sprunggelenk ohne äußerst schwere oder schwere CC, Alter < 10 Jahre | 0,411 | | 2,1 | 1 | 0,079 | 4 | 0,084 | 0,082 | | | 1,2797 |
| I74C | M | Verletzungen an Unterarm, Handgelenk, Hand oder Fuß oder leichte bis moderate Verletzungen von Schulter, Arm, Ellenbogen, Knie, Bein und Sprunggelenk ohne äußerst schwere oder schwere CC, Alter > 9 Jahre | 0,385 | | 3,4 | 1 | 0,165 | 8 | 0,074 | 0,081 | | | 0,7929 |
| I75A | M | Schwere Verletzungen von Schulter, Arm, Ellenbogen, Knie, Bein und Sprunggelenk mit CC | 0,763 | | 8,7 | 2 | 0,248 | 19 | 0,060 | 0,077 | | | 0,9503 |
| I75B | M | Schwere Verletzungen von Schulter, Arm, Ellenbogen, Knie, Bein und Sprunggelenk ohne CC oder Entzündungen von Sehnen, Muskeln und Schleimbeuteln ohne äußerst schwere oder schwere CC | 0,454 | | 4,8 | 1 | 0,254 | 11 | 0,064 | 0,075 | | | 0,7447 |
| I76A | M | Andere Erkrankungen des Bindegewebes mit komplizierender Diagnose oder äußerst schweren CC oder septische Arthritis mit äußerst schweren CC oder Alter < 16 Jahre | 0,907 | | 10,1 | 2 | 0,286 | 22 | 0,060 | 0,077 | | | 0,8467 |
| I76B | M | Andere Erkrankungen des Bindegewebes ohne komplizierende Diagnose, ohne äußerst schwere CC oder septische Arthritis ohne äußerst schwere CC, Alter > 15 Jahre | 0,487 | | 4,5 | 1 | 0,229 | 11 | 0,068 | 0,079 | | | 0,8463 |
| I77Z | M | Mäßig schwere Verletzungen von Schulter, Arm, Ellenbogen, Knie, Bein und Sprunggelenk | 0,414 | | 4,3 | 1 | 0,227 | 10 | 0,066 | 0,076 | | | 0,7718 |
| I79Z | M | Fibromyalgie | 0,689 | | 9,1 | 2 | 0,224 | 17 | 0,052 | 0,067 | | | 0,4437 |
| I87Z | M | Komplexbehandlung bei multiresistenten Erregern bei Krankheiten und Störungen an Muskel-Skelett-System und Bindegewebe | 1,277 | | 15,2 | | | 30 | 0,058 | 0,077 | | | 0,9193 |
| I95A | O | Implantation einer Tumorendoprothese mit Implantation oder Wechsel einer bestimmten Endoprothese oder Knochentotalersatz am Femur oder Alter < 18 Jahre | 4,935 | | 18,1 | 5 | 0,297 | 35 | 0,178 | 0,093 | | | 1,0505 |
| I95B | O | Implantation einer Tumorendoprothese ohne Implantation oder Wechsel einer bestimmten Endoprothese, ohne Knochentotalersatz am Femur, Alter > 17 Jahre | 3,761 | | 15,4 | 4 | 0,267 | 30 | 0,200 | 0,082 | | | 0,8820 |
| I97Z | A | Rheumatologische Komplexbehandlung bei Krankheiten und Störungen an Muskel-Skelett-System und Bindegewebe | 1,160 | | 15,5 | 4 | 0,229 | 19 | 0,074 | 0,069 | | | 0,4456 |
| I98Z | O | Komplexe Vakuumbehandlung bei Krankheiten und Störungen an Muskel-Skelett-System und Bindegewebe | 5,923 | | 36,7 | 11 | 0,247 | 55 | 0,081 | 0,079 | | | 0,8812 |
| **MDC 09 Krankheiten und Störungen an Haut, Unterhaut und Mamma** | | | | | | | | | | | | | |
| J01Z | O | Gewebetransplantation mit mikrovaskulärer Anastomosierung bei bösartiger Neubildung an Haut, Unterhaut und Mamma | 3,688 | | 9,1 | 2 | 0,320 | 15 | 0,074 | 0,095 | | | 0,9479 |
| J02A | O | Hauttransplantation oder Lappenplastik an der unteren Extremität bei Ulkus oder Infektion / Entzündung oder ausgedehnte Lymphadenektomie oder Gewebetransplantation mit mikrovaskulärer Anastomose, mit äußerst schweren CC, mit komplexem Eingriff | 4,479 | | 27,6 | 8 | 0,262 | 46 | 0,060 | 0,082 | | | 1,1397 |
| J02B | O | Hauttransplantation oder Lappenplastik an der unteren Extr. bei Ulkus od. Infektion / Entzündung od. ausgedehnte Lymphadenekt. oder Gewebetransplant. mit mikrovask. Anastomose, mit äuß. schw. CC, oh. kompl. Eingr. od. oh. äuß. schw. CC, m. kompl. Eingr. | 2,769 | | 21,2 | 6 | 0,228 | 39 | 0,053 | 0,072 | | | 1,0389 |
| J02C | O | Hauttransplantation oder Lappenplastik an der unteren Extremität bei Ulkus oder Infektion / Entzündung oder ausgedehnte Lymphadenektomie, ohne äußerst schwere CC, ohne komplexen Eingriff | 1,656 | | 15,4 | 4 | 0,214 | 31 | 0,049 | 0,065 | | | 0,8214 |
| J03Z | O | Eingriffe an der Haut der unteren Extremität bei Ulkus oder Infektion / Entzündung | 0,895 | | 9,3 | 2 | 0,222 | 19 | 0,050 | 0,065 | | | 0,8204 |
| J04Z | O | Eingriffe an der Haut der unteren Extremität außer bei Ulkus oder Infektion / Entzündung | 0,563 | | 3,8 | 1 | 0,194 | 9 | 0,062 | 0,070 | | | 0,7336 |
| J06Z | O | Mastektomie mit Prothesenimplantation und plastischer Operation bei bösartiger Neubildung oder komplexe Prothesenimplantation | 1,821 | | 6,6 | 1 | 0,384 | 13 | 0,082 | 0,102 | | | 0,7565 |
| J07A | O | Kleine Eingr. an der Mamma m. best. Lymphkn.-Exz. od. äuß. schw. od. schw. CC b. BNB od. große Eingr. an der Mamma b. BNB oh. kompl. od. best. Eingr. an weibl. Geschl.-Org. b. BNB mit beids. Eingr. od. best. Eingr. Ovar/Plexus brachialis od. an Lymphgef. | 1,566 | | 4,9 | 1 | 0,409 | 10 | 0,117 | 0,139 | | | 0,8418 |
| J07B | O | Kleine Eingriffe an der Mamma mit bestimmter Lymphknotenexzision oder äußerst schweren oder schweren CC bei BNB, ohne beidseitigen Eingriff, ohne Eingriff an Ovar od. Plexus brachialis, ohne Eingriff an Lymphgefäßen, mit brusterhaltendem Eingriff | 1,179 | | 3,9 | 1 | 0,322 | 8 | 0,114 | 0,130 | | | 0,8276 |
| J07C | O | Kleine Eingriffe an der Mamma mit bestimmter Lymphknotenexzision oder äußerst schweren oder schweren CC bei BNB, ohne beidseitigen Eingriff, ohne Eingriff an Ovar od. Plexus brachialis, ohne Eingriff an Lymphgefäßen, ohne brusterhaltenden Eingriff | 1,086 | | 4,0 | 1 | 0,277 | 8 | 0,105 | 0,121 | | | 0,7751 |

# Fallpauschalen-Katalog und Pflegeerlöskatalog
## Teil a) Bewertungsrelationen bei Versorgung durch Hauptabteilungen

| DRG | Partition | Bezeichnung [6] | Bewertungsrelation bei Hauptabteilung | Bewertungsrelation bei Hauptabteilung und Beleghebamme | Mittlere Verweildauer [1] | Untere Grenzverweildauer: Erster Tag mit Abschlag [2), 5)] | Untere Grenzverweildauer: Bewertungsrelation/Tag | Obere Grenzverweildauer: Erster Tag zus. Entgelt [3), 5)] | Obere Grenzverweildauer: Bewertungsrelation/Tag | Externe Verlegung Abschlag/Tag (Bewertungsrelation) | Verlegungsfallpauschale | Ausnahme von Wiederaufnahme [4] | Pflegeerlös Bewertungsrelation/Tag |
|---|---|---|---|---|---|---|---|---|---|---|---|---|---|
| 1 | 2 | 3 | 4 | 5 | 6 | 7 | 8 | 9 | 10 | 11 | 12 | 13 | 14 |
| J08A | O | Bestimmte Hauttransplantation oder Debridement mit Eingriff an Kopf und Hals oder mit bestimmtem Eingriff an Haut und Unterhaut oder Eingriffe an der Haut der unteren Extremität bei Ulkus oder Infektion / Entzündung, mit äußerst schweren CC | 2,252 | | 17,7 | 5 | 0,242 | 35 | 0,057 | 0,077 | | | 0,9373 |
| J08B | O | Bestimmte Hauttransplantation oder Debridement ohne Eingriff an Kopf und Hals, ohne bestimmten Eingriff an Haut und Unterhaut oder ohne äußerst schwere CC | 1,068 | | 6,9 | 1 | 0,291 | 16 | 0,059 | 0,074 | | | 0,7332 |
| J09A | O | Eingriffe bei Sinus pilonidalis und perianal, Alter < 16 Jahre | 0,586 | | 3,0 | 1 | 0,210 | 7 | 0,069 | 0,074 | | | 1,1573 |
| J09B | O | Eingriffe bei Sinus pilonidalis und perianal, Alter > 15 Jahre | 0,488 | | 2,6 | 1 | 0,121 | 5 | 0,067 | 0,068 | | | 0,8519 |
| J10A | O | Plastische Operationen an Haut, Unterhaut und Mamma mit äußerst schweren oder schweren CC oder mit komplexem Eingriff | 0,927 | | 6,0 | 1 | 0,243 | 14 | 0,057 | 0,070 | | | 0,7103 |
| J10B | O | Plastische Operationen an Haut, Unterhaut und Mamma ohne äußerst schwere oder schwere CC, ohne komplexen Eingriff | 0,626 | | 3,6 | 1 | 0,157 | 8 | 0,062 | 0,070 | | | 0,6945 |
| J11A | O | Andere Eingriffe an Haut, Unterhaut und Mamma mit komplexem Eingriff bei komplizierender Diagnose oder bei Para- / Tetraplegie oder selektive Embolisation bei Hämangiom | 1,101 | | 10,2 | 2 | 0,275 | 22 | 0,057 | 0,074 | | | 0,8155 |
| J11B | O | Andere Eingriffe an Haut, Unterhaut und Mamma mit komplizierender Diagnose oder mit mäßig komplexer Prozedur oder Diagnose oder Alter < 18 Jahre mit äußerst schweren oder schweren CC oder mit bestimmtem Eingriff bei bösartiger Neubildung oder Pemphigoid | 0,799 | | 5,1 | 1 | 0,304 | 13 | 0,064 | 0,077 | | | 0,7957 |
| J11C | O | Andere Eingriffe an Haut, Unterhaut und Mamma ohne kompliz. Diag., ohne mäßig kompl. Proz. od. Diagn., Alter > 17 J. od. ohne äuß. schw. oder schw. CC, mit best. Eingr. od. mit Hidradenitis suppurativa od. bei BNB/Pemphigoid od. mit kl. Eingr. an d. Haut | 0,531 | | 3,3 | 1 | 0,143 | 7 | 0,062 | 0,068 | | | 0,7626 |
| J11D | O | Andere Eingriffe an Haut, Unterhaut und Mamma ohne kompliz. Diag., ohne mäßig kompl. Proz. od. Diag., Alter > 17 J. od. ohne äuß. schw. oder schw. CC, ohne best. Eingr., ohne Hidradenitis suppurativa, auß. b. BNB od. Pemphigoid, oh. kl. Eingr. an d. Haut | 0,485 | | 3,1 | 1 | 0,156 | 7 | 0,065 | 0,070 | | | 0,8057 |
| J12Z | O | Komplexe beidseitige plastische Rekonstruktion der Mamma | 4,957 | | 10,5 | 3 | 0,297 | 18 | 0,079 | 0,103 | | | 0,9702 |
| J14Z | O | Plastische Rekonstruktion der Mamma bei BNB mit aufwend. Rekonstr. oder beidseit. Mastektomie bei BNB oder Strahlenther. mit operat. Proz. bei Krankh. und Störungen an Haut, Unterhaut und Mamma, mit beidseit. Prothesenimpl. oder Impl. eines Hautexpanders | 2,290 | | 7,5 | 1 | 0,392 | 14 | 0,073 | 0,092 | | | 0,7648 |
| J16A | O | Beidseitige Mastektomie bei bösartiger Neubildung | 1,699 | | 7,1 | 1 | 0,439 | 14 | 0,087 | 0,109 | | | 0,7958 |
| J16B | O | Strahlentherapie mit operativer Prozedur bei Krankheiten und Störungen an Haut, Unterhaut und Mamma | 1,514 | | 4,6 | 1 | 0,442 | 10 | 0,181 | 0,148 | | | 0,7587 |
| J17Z | O | Strahlentherapie bei Krankheiten und Störungen an Haut, Unterhaut und Mamma, Bestrahlungen an mindestens 9 Tagen | 3,263 | | 24,5 | 7 | 0,393 | 43 | 0,128 | 0,123 | | x | 0,8482 |
| J18A | O | Strahlentherapie bei Krankheiten und Störungen an Haut, Unterhaut und Mamma, mehr als ein Belegungstag, Bestrahlungen an mindestens 5 Tagen | 1,626 | | 12,7 | 3 | 0,395 | 27 | 0,125 | 0,115 | | x | 0,8799 |
| J18B | O | Strahlentherapie bei Krankheiten und Störungen an Haut, Unterhaut und Mamma, mehr als ein Belegungstag, Bestrahlungen an weniger als 5 Tagen | 1,126 | | 8,9 | 2 | 0,362 | 21 | 0,122 | 0,110 | | x | 0,9199 |
| J21Z | O | Andere Hauttransplantation oder Debridement mit Lymphknotenexzision oder schweren CC | 1,161 | | 7,9 | 2 | 0,232 | 20 | 0,061 | 0,078 | | | 0,7432 |
| J22Z | O | Andere Hauttransplantation oder Debridement ohne komplexen Eingriff, ohne komplexe Diagnose, ohne äußerst schwere oder schwere CC oder mit Weichteildeckung oder Mehrfachtumoren der Haut oder Erysipel | 0,714 | | 4,9 | 1 | 0,333 | 12 | 0,056 | 0,066 | | | 0,6700 |
| J23Z | O | Große Eingriffe an der Mamma bei bösartiger Neubildung ohne komplexen Eingriff, ohne bestimmten Eingriff an den weiblichen Geschlechtsorganen bei bösartiger Neubildung | 1,270 | | 5,6 | 1 | 0,518 | 11 | 0,080 | 0,097 | | | 0,7743 |
| J24A | O | Eingriffe an der Mamma außer bei bösartiger Neubildung mit ausgedehntem Eingriff, mit Prothesenimplantation oder bestimmter Mammareduktionsplastik | 1,370 | | 4,5 | 1 | 0,196 | 9 | 0,062 | 0,072 | | | 0,7585 |
| J24B | O | Eingriffe an der Mamma außer bei bösartiger Neubildung mit ausgedehntem Eingriff, ohne Prothesenimplantation, ohne bestimmte Mammareduktionsplastik | 1,216 | | 4,2 | 1 | 0,469 | 8 | 0,076 | 0,087 | | | 0,7234 |
| J24C | O | Eingriffe an der Mamma außer bei bösartiger Neubildung ohne ausgedehnten Eingriff, mit komplexem Eingriff | 0,904 | | 3,2 | 1 | 0,278 | 7 | 0,072 | 0,079 | | | 0,8642 |
| J24D | O | Eingriffe an der Mamma außer bei bösartiger Neubildung ohne ausgedehnten Eingriff, ohne komplexen Eingriff | 0,655 | | 2,5 | 1 | 0,183 | 5 | 0,085 | 0,087 | | | 0,9886 |
| J25Z | O | Kleine Eingriffe an der Mamma bei bösartiger Neubildung ohne äußerst schwere oder schwere CC | 0,803 | | 2,9 | 1 | 0,234 | 6 | 0,098 | 0,104 | | | 0,8955 |
| J26Z | O | Plastische Rekonstruktion der Mamma mit komplexer Hauttransplantation oder große Eingriffe an der Mamma bei bösartiger Neubildung mit komplexem Eingriff oder bestimmtem Eingriff an den weiblichen Geschlechtsorganen bei bösartiger Neubildung | 3,316 | | 10,4 | 2 | 0,365 | 18 | 0,074 | 0,096 | | | 1,0758 |

## Teil a) Bewertungsrelationen bei Versorgung durch Hauptabteilungen

| DRG | Partition | Bezeichnung [6] | Bewertungsrelation bei Hauptabteilung | Bewertungsrelation bei Hauptabteilung und Beleghebamme | Mittlere Verweildauer [1] | Untere Grenzverweildauer: Erster Tag mit Abschlag [2), 5)] | Untere Grenzverweildauer: Bewertungsrelation/Tag | Obere Grenzverweildauer: Erster Tag zus. Entgelt [3), 5)] | Obere Grenzverweildauer: Bewertungsrelation/Tag | Externe Verlegung Abschlag/Tag (Bewertungsrelation) | Verlegungsfallpauschale | Ausnahme von Wiederaufnahme [4] | Pflegeerlös Bewertungsrelation/Tag |
|---|---|---|---|---|---|---|---|---|---|---|---|---|---|
| 1 | 2 | 3 | 4 | 5 | 6 | 7 | 8 | 9 | 10 | 11 | 12 | 13 | 14 |
| J35Z | O | Komplexe Vakuumbehandlung bei Krankheiten und Störungen an Haut, Unterhaut und Mamma | 4,042 | | 29,0 | 9 | 0,219 | 47 | 0,076 | 0,073 | | | 0,8721 |
| J44Z | A | Geriatrische frührehabilitative Komplexbehandlung bei Krankheiten und Störungen an Haut, Unterhaut und Mamma | 1,468 | | 20,6 | | | 30 | 0,049 | 0,066 | | | 0,7664 |
| J61A | M | Schwere Erkrankungen der Haut, mehr als ein BT, Alter > 17 Jahre oder mit kompl. Diagn., mit äuß. schw. CC od. Hautulkus bei Para-/Tetraplegie od. hochkompl. Diagn. od. Epid. Bullosa, Alter < 10 Jahre oder mit schwerer Erkr. der Haut, mit aufw. Behandl. | 0,982 | | 11,4 | 3 | 0,238 | 23 | 0,084 | 0,077 | | | 1,1594 |
| J61B | M | Schwere Erkrankungen der Haut, mehr als ein Belegungstag, Alter > 17 Jahre, ohne äußerst schwere CC, ohne hochkomplexe Diagnose, mit schwerer Erkrankung der Haut, ohne aufwendige Behandlung | 0,779 | | 9,6 | 2 | 0,255 | 18 | 0,055 | 0,072 | | | 0,6116 |
| J61C | M | Schwere Erkrankungen der Haut, mehr als ein Belegungstag, Alter < 18 Jahre, ohne hochkomplexe Diagnose oder mäßig schwere Hauterkrankungen, mehr als ein Belegungstag | 0,508 | | 5,7 | | | 13 | 0,060 | 0,073 | | | 0,7512 |
| J62A | M | Bösartige Neubildungen der Mamma, mehr als ein Belegungstag, mit äußerst schweren CC | 1,159 | | 11,8 | 3 | 0,277 | 25 | 0,066 | 0,087 | | x | 1,0383 |
| J62B | M | Bösartige Neubildungen der Mamma, ein Belegungstag oder ohne äußerst schwere CC | 0,575 | | 5,6 | 1 | 0,348 | 13 | 0,070 | 0,085 | | x | 0,9695 |
| J64A | M | Infektion / Entzündung der Haut und Unterhaut oder Hautulkus mit äußerst schweren CC | 1,274 | | 14,4 | 4 | 0,244 | 28 | 0,059 | 0,079 | | | 1,0329 |
| J64B | M | Bestimmte Infektion / Entzündung der Haut und Unterhaut oder Hautulkus ohne äußerst schwere CC oder Alter < 6 Jahre | 0,495 | | 6,4 | 1 | 0,307 | 13 | 0,053 | 0,065 | | | 0,7319 |
| J64C | M | Andere Infektion / Entzündung der Haut und Unterhaut, Alter > 5 Jahre | 0,422 | | 4,5 | 1 | 0,176 | 10 | 0,058 | 0,067 | | | 0,7427 |
| J65A | M | Verletzung der Haut, Unterhaut und Mamma, mehr als 1 Belegungstag | 0,349 | | 3,3 | | | 8 | 0,069 | 0,076 | | | 0,8258 |
| J65B | M | Verletzung der Haut, Unterhaut und Mamma, ein Belegungstag | 0,186 | | 1,0 | | | | | | | | 1,1212 |
| J67A | M | Bestimmte Erkrankungen der Mamma außer bösartige Neubildung oder moderate Hauterkrankungen | 0,475 | | 5,1 | 1 | 0,212 | 11 | 0,058 | 0,069 | | | 0,7632 |
| J67B | M | Andere Erkrankungen der Mamma außer bösartige Neubildung oder leichte Hauterkrankungen | 0,332 | | 3,5 | 1 | 0,086 | 8 | 0,062 | 0,069 | | | 0,8496 |
| J68A | M | Erkrankungen der Haut, ein Belegungstag, mit komplexer Diagnose oder Alter < 16 Jahre | 0,192 | | 1,0 | | | | | | | x | 1,3705 |
| J68B | M | Erkrankungen der Haut, ein Belegungstag, ohne komplexe Diagnose, Alter > 15 Jahre | 0,168 | | 1,0 | | | | | | | | 0,9743 |
| J77Z | M | Komplexbehandlung bei multiresistenten Erregern bei Krankheiten und Störungen an Haut, Unterhaut und Mamma | 1,151 | | 12,7 | | | 24 | 0,059 | 0,078 | | | 1,0783 |
| **MDC 10 Endokrine, Ernährungs- und Stoffwechselkrankheiten** | | | | | | | | | | | | | |
| K03A | O | Eingriffe an der Nebenniere bei bösartiger Neubildung oder Eingriff an der Hypophyse, Alter < 18 Jahre | 2,865 | | 10,6 | 3 | 0,401 | 21 | 0,152 | 0,139 | | | 1,9597 |
| K03B | O | Eingriffe an der Nebenniere bei bösartiger Neubildung oder Eingriff an der Hypophyse, Alter > 17 Jahre | 2,006 | | 9,3 | 2 | 0,354 | 17 | 0,151 | 0,103 | | | 0,9916 |
| K04Z | O | Große Eingriffe bei Adipositas | 1,779 | | 4,5 | 1 | 0,243 | 9 | 0,076 | 0,088 | | | 0,8547 |
| K06A | O | Eingriffe an Schilddrüse, Nebenschilddrüse und Ductus thyreoglossus mit IntK > 392 / 368 / - Punkte oder bei BNB, mit äußerst schweren CC oder Parathyreoidektomie oder äußerst schwere oder schwere CC, mit Thyreoidektomie durch Sternotomie | 3,156 | | 12,5 | 3 | 0,372 | 26 | 0,084 | 0,111 | | | 1,2139 |
| K06B | O | Eingriffe an Schilddrüse, Nebenschilddrüse und Ductus thyreoglossus ohne IntK > 392 / 368 / - Punkte, bei BNB oder mit äuß. schw. oder schw. CC oder Eingr. an der Schilddrüse außer kl. Eingr., mit Thyreoidektomie durch Sternotomie oder Alter < 16 Jahre | 1,214 | | 3,5 | 1 | 0,192 | 8 | 0,076 | 0,085 | | | 0,8952 |
| K06C | O | Eingriffe an Schilddrüse, Nebenschilddrüse u. Ductus thyreoglossus ohne IntK > 392 / 368 / - Punkte, außer bei BNB, oh. äuß. schw. oder schw. CC, mit Eingr. an der Schilddrüse außer kl. Eingriffe, ohne Thyreoidektomie durch Sternotomie, Alter > 15 Jahre | 1,016 | | 3,0 | 1 | 0,078 | 6 | 0,076 | 0,081 | | | 0,8214 |
| K06D | O | Kleine Eingriffe an Schilddrüse, Nebenschilddrüse und Ductus thyreoglossus ohne IntK > 392 / 368 / - Punkte, außer bei bösartiger Neubildung, ohne äußerst schwere oder schwere CC | 0,860 | | 2,7 | 1 | 0,101 | 5 | 0,076 | 0,079 | | | 0,8284 |
| K07Z | O | Andere Eingriffe bei Adipositas | 1,498 | | 6,0 | 1 | 0,233 | 13 | 0,054 | 0,067 | | | 0,6905 |
| K09A | O | Andere Prozeduren bei endokrinen, Ernährungs- und Stoffwechselkrankheiten mit hochkomplexem Eingriff oder hochaufwendiger Pflege von Kleinkindern ab 72 Aufwandspunkten oder mit komplexem Eingriff, mit äußerst schweren CC oder Alter < 7 Jahre | 3,317 | | 21,0 | 6 | 0,365 | 39 | 0,085 | 0,116 | | | 1,1367 |
| K09B | O | Andere Prozeduren bei endokrinen, Ernährungs- und Stoffwechselkrankheiten mit bestimmtem Eingriff, mit äußerst schweren CC oder Alter < 7 Jahre oder mit mäßig komplexem Eingriff, Alter < 16 Jahre | 2,358 | | 15,4 | 4 | 0,287 | 33 | 0,065 | 0,088 | | | 1,0032 |
| K09C | O | Andere Prozeduren bei endokrinen, Ernährungs- und Stoffwechselkrankheiten mit mäßig komplexem Eingriff, Alter > 15 Jahre | 1,151 | | 6,0 | 1 | 0,559 | 16 | 0,064 | 0,078 | | | 0,8511 |

# Fallpauschalen-Katalog und Pflegeerlöskatalog

## Teil a) Bewertungsrelationen bei Versorgung durch Hauptabteilungen

| DRG | Partition | Bezeichnung [6] | Bewertungsrelation bei Hauptabteilung | Bewertungsrelation bei Hauptabteilung und Beleghebamme | Mittlere Verweildauer [1] | Untere Grenzverweildauer: Erster Tag mit Abschlag [2], [5] | Untere Grenzverweildauer: Bewertungsrelation/Tag | Obere Grenzverweildauer: Erster Tag zus. Entgelt [3], [5] | Obere Grenzverweildauer: Bewertungsrelation/Tag | Externe Verlegung Abschlag/Tag (Bewertungsrelation) | Verlegungsfallpauschale | Ausnahme von Wiederaufnahme [4] | Pflegeerlös Bewertungsrelation/Tag |
|---|---|---|---|---|---|---|---|---|---|---|---|---|---|
| 1 | 2 | 3 | 4 | 5 | 6 | 7 | 8 | 9 | 10 | 11 | 12 | 13 | 14 |
| K09D | O | Andere Prozeduren bei endokrinen, Ernährungs- und Stoffwechselkrankheiten ohne mäßig komplexen Eingriff | 0,859 | | 4,3 | 1 | 0,326 | 12 | 0,059 | 0,069 | | | 0,7785 |
| K14Z | O | Andere Eingriffe an der Nebenniere oder ausgedehnte Lymphadenektomie | 1,623 | | 5,7 | 1 | 0,287 | 13 | 0,070 | 0,085 | | | 0,9070 |
| K15A | O | Strahlentherapie bei endokrinen, Ernährungs- und Stoffwechselkrankheiten, mehr als ein Belegungstag, mit hochkomplexer Radiojodtherapie | 0,994 | | 3,1 | | | 5 | 0,232 | 0,249 | | x | 0,9259 |
| K15B | O | Strahlentherapie bei endokrinen, Ernährungs- und Stoffwechselkrankheiten, mehr als ein Belegungstag, ohne hochkomplexe Radiojodtherapie | 1,304 | | 10,4 | 2 | 0,420 | 25 | 0,130 | 0,111 | | x | 0,8061 |
| K15C | O | Strahlentherapie bei endokrinen, Ernährungs- und Stoffwechselkrankheiten, mehr als ein Belegungstag, mit mäßig komplexer Radiojodtherapie bei bösartiger Neubildung oder mit bestimmter nuklearmedizinischer Therapie | 0,778 | | 3,4 | | | 6 | 0,231 | 0,178 | | x | 1,2353 |
| K15D | O | Strahlentherapie bei endokrinen, Ernährungs- und Stoffwechselkrankheiten, mehr als ein Belegungstag, mit mäßig komplexer Radiojodtherapie, außer bei bösartiger Neubildung, ohne bestimmte nuklearmedizinische Therapie | 0,793 | | 6,9 | | | 14 | 0,114 | 0,099 | | x | 0,7969 |
| K15E | O | Strahlentherapie bei endokrinen, Ernährungs- und Stoffwechselkrankheiten, mehr als ein Belegungstag, mit anderer Radiojodtherapie | 0,512 | | 3,4 | | | 8 | 0,152 | 0,117 | | x | 0,9277 |
| K25Z | O | Komplexbehandlung bei multiresistenten Erregern mit bestimmter OR-Prozedur bei endokrinen, Ernährungs- und Stoffwechselkrankheiten | 2,648 | | 27,5 | | | 45 | 0,052 | 0,072 | | | 0,9364 |
| K33Z | O | Mehrzeitige komplexe OR-Prozeduren bei endokrinen, Ernährungs- und Stoffwechselkrankheiten | 4,697 | | 19,7 | 6 | 0,329 | 38 | 0,175 | 0,111 | | | 1,1292 |
| K38Z | O | Hämophagozytäre Erkrankungen | 3,452 | | 18,9 | 5 | 0,556 | 36 | 0,177 | 0,168 | | | 1,4512 |
| K44Z | A | Geriatrische frührehabilitative Komplexbehandlung bei endokrinen, Ernährungs- und Stoffwechselkrankheiten | 1,454 | | 20,0 | 6 | 0,202 | 30 | 0,049 | 0,067 | | | 0,7890 |
| K60A | M | Diabetes mellitus und schwere Ernährungsstörungen, Alter < 6 Jahre, mit multimodaler Komplexbehandlung bei Diabetes mellitus oder intensivmedizinischer Komplexbehandlung > 196 / 184 / - Aufwandspunkte | 1,714 | | 12,5 | 3 | 0,420 | 23 | 0,094 | 0,125 | | | 1,7030 |
| K60B | M | Diabetes mellitus und schwere Ernährungsstörungen, Alter > 5 Jahre und Alter < 18 Jahre und multimodale Komplexbehandlung bei Diabetes mellitus, ohne intensivmedizinische Komplexbehandlung > 196 / 184 / - Aufwandspunkte | 1,083 | | 9,2 | 2 | 0,356 | 15 | 0,116 | 0,104 | | | 1,2824 |
| K60C | M | Diabetes mellitus und schwere Ernährungsstörungen, Alter > 17 Jahre oder ohne multimodale Komplexbehandlung bei Diabetes mellitus oder schwerste Ernährungsstörungen oder äußerst schwere CC, mehr als ein Belegungstag | 1,338 | | 13,8 | 4 | 0,257 | 28 | 0,065 | 0,087 | | | 1,1179 |
| K60D | M | Diabetes mellitus ohne äußerst schwere CC, Alter < 11 Jahre oder Alter < 16 Jahre mit schweren CC oder multiplen Komplikationen oder Ketoazidose oder Koma, ohne multimodale Komplexbehandlung bei Diabetes mellitus | 0,466 | | 4,2 | 1 | 0,280 | 10 | 0,075 | 0,087 | | | 1,3897 |
| K60E | M | Diabetes mellitus mit schweren CC oder mit komplexer Diagnose, Alter > 15 Jahre, mehr als ein Belegungstag | 0,761 | | 8,9 | 2 | 0,247 | 17 | 0,058 | 0,075 | | | 0,6670 |
| K60F | M | Diabetes mellitus, Alter > 10 Jahre, ein Belegungstag oder ohne äußerst schwere oder schwere CC oder ohne komplexe Diagnose | 0,568 | | 6,7 | 1 | 0,398 | 14 | 0,058 | 0,072 | | | 0,6207 |
| K62A | M | Verschiedene Stoffwechselerkrankungen bei Para- / Tetrapleg. oder mit kompliz. Diagnose oder endoskopischer Einlage eines Magenballons oder Alter < 16 Jahre, mit äußerst schweren CC oder best. aufwendiger / hochaufw. Behandlung, mehr als ein Belegungstag | 1,207 | | 14,0 | 4 | 0,231 | 27 | 0,058 | 0,077 | | | 1,1617 |
| K62B | M | Verschiedene Stoffwechselerkrankungen bei Para- / Tetrapleg. oder mit kompliz. Diagnose oder endoskop. Einlage eines Magenballons oder Alter < 16 Jahre, ein Belegungstag od. ohne äußerst schwere CC od. ohne best. aufwendige / hochaufwendige Behandlung | 0,560 | | 5,9 | 1 | 0,361 | 14 | 0,090 | 0,077 | | | 1,0162 |
| K62C | M | Verschiedene Stoffwechselerkrankungen außer bei Para- / Tetraplegie, ohne kompliz. Diagnose, ohne endoskopische Einlage eines Magenballons, ohne äußerst schwere CC oder ein Belegungstag, ohne best. aufwendige / hochaufwendige Behandlung, Alter > 15 Jahre | 0,484 | | 5,3 | 1 | 0,301 | 12 | 0,061 | 0,073 | | | 0,8805 |
| K63A | M | Angeborene Stoffwechselstörungen, mehr als ein Belegungstag, Alter < 6 Jahre oder mit komplexer Diagnose oder intensivmedizinischer Komplexbehandlung > 196 / 184 / - Aufwandspunkte | 0,747 | | 5,1 | | | 14 | 0,134 | 0,112 | | | 1,6314 |
| K63B | M | Angeborene Stoffwechselstörungen, mehr als ein Belegungstag, Alter > 5 Jahre, ohne komplexe Diagnose, ohne intensivmedizinische Komplexbehandlung > 196 / 184 / - Aufwandspunkte | 0,661 | | 6,0 | | | 15 | 0,071 | 0,087 | | | 0,8198 |
| K63C | M | Angeborene Stoffwechselstörungen, ein Belegungstag, Alter < 16 Jahre | 0,200 | | 1,0 | | | | | | | | 1,1169 |
| K63D | M | Angeborene Stoffwechselstörungen, ein Belegungstag, Alter > 15 Jahre | 0,189 | | 1,0 | | | | | | | | 0,9523 |
| K64A | M | Endokrinopathien mit komplexer Diagnose und äußerst schweren CC oder intensivmedizinischer Komplexbehandlung > 196 / 184 / - Aufwandspunkte | 1,802 | | 13,6 | 4 | 0,352 | 27 | 0,130 | 0,121 | | x | 1,3335 |

| DRG | Partition | Bezeichnung [6] | Bewertungsrelation bei Hauptabteilung | Bewertungsrelation bei Hauptabteilung und Beleghebamme | Mittlere Verweildauer [1] | Untere Grenzverweildauer: Erster Tag mit Abschlag [2, 5] | Untere Grenzverweildauer: Bewertungsrelation/Tag | Obere Grenzverweildauer: Erster Tag zus. Entgelt [3, 5] | Obere Grenzverweildauer: Bewertungsrelation/Tag | Externe Verlegung Abschlag/Tag (Bewertungsrelation) | Verlegungsfallpauschale | Ausnahme von Wiederaufnahme [4] | Pflegeerlös Bewertungsrelation/Tag |
|---|---|---|---|---|---|---|---|---|---|---|---|---|---|
| 1 | 2 | 3 | 4 | 5 | 6 | 7 | 8 | 9 | 10 | 11 | 12 | 13 | 14 |
| K64B | M | Endokrinopathien mit komplexer Diagnose oder äußerst schweren CC, Alter < 6 Jahre, ohne intensivmedizinische Komplexbehandlung > 196 / 184 / - Aufwandspunkte | 1,258 | | 7,1 | 1 | 0,902 | 14 | 0,222 | 0,152 | | x | 1,9292 |
| K64C | M | Endokrinopathien mit komplexer Diagnose oder äußerst schweren CC, Alter > 5 Jahre oder mit bestimmter komplexer Diagnose oder mit invasiver endokrinologischer Diagnostik oder Alter < 18 Jahre bei bösartiger Neubildung | 0,737 | | 7,0 | 1 | 0,451 | 16 | 0,072 | 0,090 | | x | 0,9031 |
| K64D | M | Endokrinopathien ohne komplexe Diagnose, ohne bestimmte Diagnose, ohne äußerst schwere CC, ohne invasive endokrinologische Diagnostik, Alter > 17 Jahre oder außer bei bösartiger Neubildung | 0,509 | | 5,0 | 1 | 0,296 | 12 | 0,067 | 0,080 | | x | 0,7462 |
| K77Z | M | Komplexbehandlung bei multiresistenten Erregern bei endokrinen, Ernährungs- und Stoffwechselkrankheiten | 1,870 | | 21,5 | | | 36 | 0,059 | 0,081 | | | 1,2220 |
| **MDC 11 Krankheiten und Störungen der Harnorgane** | | | | | | | | | | | | | |
| L02A | O | Operatives Einbringen eines Peritonealdialysekatheters, Alter < 10 Jahre oder Blasenrekonstruktion und kontinenter Pouch bei Neubildung mit Multiviszeraleingriff oder Verschluss einer Blasenekstrophie | 4,933 | | 19,7 | 6 | 0,318 | 33 | 0,079 | 0,108 | | | 1,3384 |
| L02B | O | Operatives Einbringen eines Peritonealdialysekatheters, Alter > 9 Jahre mit akuter Niereninsuffizienz oder mit chronischer Niereninsuffizienz mit Dialyse | 1,436 | | 11,7 | 3 | 0,226 | 25 | 0,054 | 0,071 | | | 0,7875 |
| L02C | O | Operatives Einbringen eines Peritonealdialysekatheters, Alter > 9 Jahre, ohne akute Niereninsuffizienz, ohne chronische Niereninsuffizienz mit Dialyse | 0,869 | | 5,0 | 1 | 0,196 | 12 | 0,055 | 0,065 | | | 0,7317 |
| L03Z | O | Bestimmte Nieren-, Ureter-, Prostata- und große Harnblaseneingriffe bei Neubildung, Alter < 19 Jahre oder mit äußerst schweren CC oder bestimmter Kombinationseingriff, ohne großen Eingriff am Darm | 3,894 | | 18,1 | 5 | 0,316 | 32 | 0,149 | 0,100 | | | 1,0813 |
| L04A | O | Bestimmte komplexe Nieren-, Ureter- und große Harnblaseneingriffe außer bei Neubildung, ohne äußerst schwere CC, ohne Kombinationseingriff oder bestimmte Harnblaseneingriffe oder Alter < 16 Jahre | 1,924 | | 8,4 | 2 | 0,231 | 17 | 0,058 | 0,074 | | | 0,8821 |
| L04B | O | Andere Nieren-, Ureter- und große Harnblaseneingriffe außer bei Neubildung, ohne äußerst schwere CC, ohne Kombinationseingriff, ohne bestimmte Harnblaseneingriffe, Alter > 15 Jahre | 1,424 | | 5,9 | 1 | 0,242 | 13 | 0,057 | 0,070 | | | 0,7469 |
| L06A | O | Bestimmte kleine Eingriffe an den Harnorganen mit äußerst schweren CC | 1,612 | | 12,0 | 3 | 0,274 | 26 | 0,064 | 0,084 | | | 0,9979 |
| L06B | O | Kleine Eingriffe an den Harnorganen ohne äußerst schwere CC oder ohne bestimmte Prozeduren oder Alter < 16 Jahre | 0,859 | | 5,1 | 1 | 0,379 | 12 | 0,060 | 0,072 | | | 0,7908 |
| L06C | O | Andere kleine Eingriffe an den Harnorganen, Alter > 15 Jahre | 0,577 | | 2,7 | 1 | 0,115 | 6 | 0,071 | 0,074 | | | 0,8883 |
| L07Z | O | Andere Nieren-, Ureter-, Prostata- und große Harnblaseneingriffe bei Neubildung, Alter < 19 Jahre oder mit äußerst schweren CC oder anderer Kombinationseingriff, ohne großen Eingriff am Darm | 2,986 | | 15,2 | 4 | 0,315 | 29 | 0,073 | 0,097 | | | 1,0266 |
| L08A | O | Komplexe Eingriffe an der Urethra, Alter < 6 Jahre | 1,160 | | 5,3 | 1 | 0,231 | 11 | 0,088 | 0,074 | | | 1,4139 |
| L08B | O | Komplexe Eingriffe an der Urethra, Alter > 5 Jahre | 1,251 | | 7,3 | 1 | 0,259 | 15 | 0,050 | 0,062 | | | 0,7829 |
| L09A | O | And. Eingr. bei Erkr. der Harnorg. mit Anl. Dialyseshunt bei akut. Nierenins. od. bei chron. Nierenins. mit Dialyse od. auß. Anl. Dialyseshunt, m. Kalziphylaxie od. best. Laparotomie od. m. kompl. OR-Proz. od. kompl. Eingr., Alt. < 2 J. od. äuß. schw. CC | 3,262 | | 21,6 | 6 | 0,301 | 39 | 0,068 | 0,093 | | | 1,0031 |
| L09B | O | Andere Eingriffe bei Erkrankungen der Harnorgane mit Anlage Dialyseshunt bei akuter Niereninsuffizienz od. bei chronischer Niereninsuff. mit Dialyse od. außer Anlage Dialyseshunt, m. Kalziphylaxie od. best. Laparotomie, Alter > 1 Jahr, ohne äuß. schw. CC | 1,626 | | 10,6 | 3 | 0,210 | 22 | 0,056 | 0,073 | | | 0,7516 |
| L09C | O | Andere Eingriffe bei Erkrankungen der Harnorgane auß. Anlage Dialyseshunt, ohne Kalziphylaxie, ohne best. Laparotomie, ohne best. Eingriff an Präputium od. Nebenschilddrüse, Alter < 2 J. od. mit äuß. schw. CC, ohne kompl. OR-Proz., ohne kompl. Eingriff | 2,162 | | 18,8 | 5 | 0,304 | 35 | 0,068 | 0,092 | | | 1,0035 |
| L09D | O | Andere Eingriffe bei Erkrankungen der Harnorgane ohne Anlage eines Dialyseshunts bei akuter Niereninsuffizienz od. bei chronischer Niereninsuffizienz mit Dialyse, ohne Kalziphylaxie, ohne best. Laparotomie, mit best. anderen Eingriff od. Alter < 18 Jahre | 1,156 | | 5,7 | 1 | 0,526 | 14 | 0,066 | 0,080 | | | 0,7964 |
| L09E | O | Andere Eingriffe bei Erkrankungen der Harnorgane ohne Anlage eines Dialyseshunts bei akuter Niereninsuffizienz oder bei chron. Niereninsuff. mit Dialyse, ohne Kalziphylaxie, ohne best. Laparotomie, ohne bestimmten anderen Eingriff, Alter > 17 Jahre | 0,725 | | 3,0 | 1 | 0,174 | 7 | 0,063 | 0,068 | | | 0,7867 |
| L10Z | O | Blasenrekonstruktion und kontinenter Pouch bei Neubildung ohne Multiviszeraleingriff oder Nieren-, Ureter- und große Harnblaseneingriffe bei Neubildung, Alter < 19 Jahre oder mit äußerst schweren CC oder Kombinationseingriff, mit großem Eingriff am Darm | 4,713 | | 21,2 | 6 | 0,321 | 36 | 0,074 | 0,101 | | | 1,0674 |
| L11Z | O | Komplexe transurethrale, perkutan-transrenale und andere retroperitoneale Eingriffe mit extrakorporaler Stoßwellenlithotripsie (ESWL), ohne äußerst schwere CC | 1,533 | | 6,9 | 1 | 0,356 | 14 | 0,072 | 0,090 | | | 0,7667 |

## Fallpauschalen-Katalog und Pflegeerlöskatalog
### Teil a) Bewertungsrelationen bei Versorgung durch Hauptabteilungen

| DRG | Partition | Bezeichnung [6] | Bewertungsrelation bei Hauptabteilung | Bewertungsrelation bei Hauptabteilung und Beleghebamme | Mittlere Verweildauer [1] | Untere Grenzverweildauer: Erster Tag mit Abschlag [2), 5)] | Untere Grenzverweildauer: Bewertungsrelation/Tag | Obere Grenzverweildauer: Erster Tag zus. Entgelt [3), 5)] | Obere Grenzverweildauer: Bewertungsrelation/Tag | Externe Verlegung Abschlag/Tag (Bewertungsrelation) | Verlegungsfallpauschale | Ausnahme von Wiederaufnahme [4] | Pflegeerlös Bewertungsrelation/Tag |
|---|---|---|---|---|---|---|---|---|---|---|---|---|---|
| 1 | 2 | 3 | 4 | 5 | 6 | 7 | 8 | 9 | 10 | 11 | 12 | 13 | 14 |
| L12A | O | Strahlentherapie bei Krankheiten und Störungen der Harnorgane, mehr als ein Belegungstag, Bestrahlungen an mindestens 9 Tagen | 3,340 | | 25,5 | 7 | 0,400 | 43 | 0,126 | 0,121 | | x | 0,8674 |
| L12B | O | Strahlentherapie bei Krankheiten und Störungen der Harnorgane, mehr als ein Belegungstag, Bestrahlungen an weniger als 9 Tagen | 1,190 | | 9,1 | 2 | 0,375 | 22 | 0,124 | 0,112 | | x | 0,8663 |
| L13A | O | Nieren-, Ureter- und große Harnblaseneingriffe bei Neubildung, Alter > 18 Jahre, ohne Kombinationseingriff, mit CC | 2,224 | | 10,4 | 2 | 0,321 | 19 | 0,065 | 0,085 | | | 0,8410 |
| L13B | O | Nieren-, Ureter- und große Harnblaseneingriffe bei Neubildung, Alter > 18 Jahre, ohne Kombinationseingriff, ohne CC, mit bestimmtem Eingriff | 1,872 | | 7,8 | 2 | 0,236 | 13 | 0,064 | 0,081 | | | 0,7939 |
| L13C | O | Nieren-, Ureter- und große Harnblaseneingriffe bei Neubildung, Alter > 18 Jahre, ohne Kombinationseingriff, ohne CC, ohne bestimmten Eingriff | 0,634 | | 2,9 | 1 | 0,145 | 6 | 0,070 | 0,075 | | | 0,7459 |
| L16A | O | Implantation und Wechsel von Neurostimulatoren und Neurostimulationselektroden bei Krankheiten und Störungen der Harnorgane mit Implantation oder Wechsel eines Neurostimulators | 1,010 | | 3,0 | 1 | 0,131 | 6 | 0,061 | 0,065 | | | 0,7320 |
| L16B | O | Implantation und Wechsel von Neurostimulatoren und Neurostimulationselektroden bei Krankheiten und Störungen der Harnorgane mit Implantation oder Wechsel eines permanenten Elektrodensystems | 1,450 | | 2,7 | 1 | 0,125 | 6 | 0,064 | 0,067 | | | 0,7784 |
| L16C | O | Implantation und Wechsel von Neurostimulatoren und Neurostimulationselektroden bei Krankheiten und Störungen der Harnorgane mit Implantation oder Wechsel eines temporären Elektrodensystems | 1,106 | | 2,7 | 1 | 0,146 | 6 | 0,077 | 0,080 | | | 0,7043 |
| L17A | O | Andere Eingriffe an der Urethra außer bei Para- / Tetraplegie, Alter < 16 Jahre | 0,627 | | 3,3 | 1 | 0,159 | 7 | 0,088 | 0,068 | | | 1,2804 |
| L17B | O | Andere Eingriffe an der Urethra außer bei Para- / Tetraplegie, Alter > 15 Jahre | 0,511 | | 3,1 | 1 | 0,111 | 7 | 0,065 | 0,071 | | | 0,7803 |
| L18A | O | Komplexe transurethrale, perkutan-transrenale und andere retroperitoneale Eingriffe mit äußerst schweren CC | 2,042 | | 14,6 | 4 | 0,276 | 29 | 0,066 | 0,088 | | | 0,9673 |
| L18B | O | Komplexe transurethrale, perkutan-transrenale / andere retroperitoneale Eingriffe oh. ESWL, oh. äußerst schwere CC od. best. Eingriffe Niere od. transurethrale Eingriffe auß. Prostatares. u. kompl. Ureterorenoskop., b. Para-/Tetrapl., m. äuß. schw. CC | 1,133 | | 5,8 | 1 | 0,641 | 13 | 0,062 | 0,076 | | | 0,7374 |
| L19Z | O | Transurethrale Eingriffe außer Prostataresektion und komplexe Ureterorenoskopien mit extrakorporaler Stoßwellenlithotripsie (ESWL), ohne äußerst schwere CC oder perkutane Thermoablation der Niere | 1,020 | | 4,2 | 1 | 0,291 | 9 | 0,098 | 0,113 | | | 0,7347 |
| L20A | O | Transurethrale Eingriffe außer Prostataresektion und komplexe Ureterorenoskopien oder andere Eingriffe an der Urethra bei Para- / Tetraplegie oder mit ESWL bei Harnsteinen, mit äußerst schweren CC | 1,419 | | 11,2 | 3 | 0,239 | 24 | 0,060 | 0,078 | | | 0,9059 |
| L20B | O | Transurethrale Eingr. auß. Prostatares. und kompl. Ureterorenoskop. ohne ESWL, mit kompl. Eingriff od. andere Eingriffe an der Urethra bei Para- / Tetraplegie od. mit ESWL bei Harnsteinen, oh. äußerst schwere CC oder Alter < 16 J. oder Alter > 89 J. | 0,737 | | 3,0 | 1 | 0,152 | 7 | 0,076 | 0,082 | | | 0,7833 |
| L20C | O | Transurethrale Eingr. außer Prostatares. und kompl. Ureterorenoskop. ohne ESWL, ohne kompl. Eingriff od. andere Eingriffe an der Urethra außer bei Para- / Tetraplegie oder mit ESWL bei Harnsteinen, ohne äuß. schw. CC, Alter > 15 J. und Alter < 90 J. | 0,593 | | 3,3 | 1 | 0,142 | 7 | 0,065 | 0,071 | | | 0,7507 |
| L33Z | O | Mehrzeitige komplexe OR-Prozeduren oder hochaufwendiges Implantat bei Krankheiten und Störungen der Harnorgane | 8,059 | | 36,6 | 11 | 0,345 | 55 | 0,171 | 0,110 | | | 1,3352 |
| L36A | O | Intensivmedizinische Komplexbehandlung > 588 / 552 / 828 Aufwandspunkte bei Krankheiten und Störungen der Harnorgane | 6,222 | | 27,9 | 8 | 0,600 | 46 | 0,193 | | x | x | 2,3192 |
| L36B | O | Intensivmedizinische Komplexbehandlung > - / - / 552 Aufwandspunkte bei Krankheiten und Störungen der Harnorgane | 5,092 | | 31,2 | 9 | 0,466 | 49 | 0,104 | | x | x | 1,9826 |
| L37Z | O | Multiviszeraleingriff bei Krankheiten und Störungen der Harnorgane | 4,001 | | 17,6 | 5 | 0,308 | 30 | 0,074 | 0,099 | | | 1,1106 |
| L38Z | O | Komplizierende Konstellation mit bestimmtem operativen Eingriff bei Krankheiten und Störungen der Harnorgane | 5,228 | | 23,8 | 7 | 0,418 | 42 | 0,141 | 0,135 | | | 1,4282 |
| L40Z | A | Diagnostische Ureterorenoskopie | 0,565 | | 3,1 | 1 | 0,145 | 7 | 0,064 | 0,069 | | | 0,7819 |
| L42A | A | Extrakorporale Stoßwellenlithotripsie (ESWL) bei Harnsteinen mit auxiliären Maßnahmen oder bei Para- / Tetraplegie | 0,739 | | 3,5 | 1 | 0,256 | 8 | 0,102 | 0,113 | | | 0,6769 |
| L42B | A | Extrakorporale Stoßwellenlithotripsie (ESWL) bei Harnsteinen ohne auxiliäre Maßnahmen, außer bei Para- / Tetraplegie | 0,548 | | 2,8 | 1 | 0,203 | 6 | 0,113 | 0,118 | | | 0,7401 |
| L44Z | A | Geriatrische frührehabilitative Komplexbehandlung bei Krankheiten und Störungen der Harnorgane | 1,491 | | 21,0 | 6 | 0,208 | 32 | 0,049 | 0,066 | | | 0,7990 |

## Teil a) Bewertungsrelationen bei Versorgung durch Hauptabteilungen

| DRG | Partition | Bezeichnung [6] | Bewertungsrelation bei Hauptabteilung | Bewertungsrelation bei Hauptabteilung und Beleghebamme | Mittlere Verweildauer [1] | Untere Grenzverweildauer: Erster Tag mit Abschlag [2], [5] | Untere Grenzverweildauer: Bewertungsrelation/Tag | Obere Grenzverweildauer: Erster Tag zus. Entgelt [3], [5] | Obere Grenzverweildauer: Bewertungsrelation/Tag | Externe Verlegung Abschlag/Tag (Bewertungsrelation) | Verlegungsfallpauschale | Ausnahme von Wiederaufnahme [4] | Pflegeerlös Bewertungsrelation/Tag |
|---|---|---|---|---|---|---|---|---|---|---|---|---|---|
| 1 | 2 | 3 | 4 | 5 | 6 | 7 | 8 | 9 | 10 | 11 | 12 | 13 | 14 |
| L60A | M | Niereninsuffizienz, mehr als ein Belegungstag, mit intensivmedizinischer Komplexbehandlung > 392 / 368 / - Aufwandspunkte oder mit Dialyse und akutem Nierenversagen und äußerst schweren CC oder mit Dialyse und komplizierenden Faktoren, Alter < 16 Jahre | 2,547 | | 18,1 | 5 | 0,404 | 34 | 0,094 | 0,127 | | x | 1,4240 |
| L60B | M | Niereninsuffizienz, mehr als ein Belegungstag, mit Dialyse und komplizierenden Faktoren oder äußerst schweren CC, Alter > 15 Jahre | 1,613 | | 12,3 | 3 | 0,379 | 25 | 0,086 | 0,114 | | x | 1,2166 |
| L60C | M | Niereninsuffizienz, mehr als ein Belegungstag, mit Dialyse oder äußerst schweren CC oder Alter < 18 Jahre mit schweren CC oder mit intensivmedizinischer Komplexbehandlung > 196 / 184 / - Aufwandspunkte | 1,091 | | 10,0 | 2 | 0,339 | 23 | 0,071 | 0,092 | | x | 1,0773 |
| L60D | M | Niereninsuffizienz, mehr als ein Belegungstag, ohne Dialyse, ohne äußerst schwere CC, Alter > 17 Jahre oder ohne schwere CC, ohne intensivmedizinische Komplexbehandlung > 196 / 184 / - Aufwandspunkte | 0,606 | | 6,7 | 1 | 0,287 | 15 | 0,060 | 0,074 | | x | 0,8328 |
| L62A | M | Neubildungen der Harnorgane mit äußerst schweren CC | 1,258 | | 12,5 | 3 | 0,296 | 26 | 0,066 | 0,087 | | x | 1,1336 |
| L62B | M | Neubildungen der Harnorgane ohne äußerst schwere CC, Alter < 16 Jahre | 0,732 | | 3,9 | 1 | 0,408 | 9 | 0,197 | 0,138 | | x | 1,9108 |
| L62C | M | Neubildungen der Harnorgane ohne äußerst schwere CC, Alter > 15 Jahre | 0,450 | | 4,5 | 1 | 0,232 | 12 | 0,065 | 0,077 | | x | 0,9108 |
| L63A | M | Infektionen der Harnorgane mit äußerst schweren CC oder bestimmter hochaufwendiger Behandlung, Alter < 6 Jahre | 1,120 | | 8,2 | 2 | 0,369 | 16 | 0,095 | 0,121 | | | 1,8170 |
| L63B | M | Infektionen der Harnorgane mit äußerst schweren CC, mit Komplexbehandlung bei multiresistenten Erregern oder bestimmter hochaufwendiger Behandlung, Alter > 5 Jahre | 1,657 | | 19,9 | 6 | 0,225 | 38 | 0,055 | 0,075 | | | 1,2462 |
| L63C | M | Infektionen der Harnorgane mit äußerst schweren CC, ohne bestimmte hochaufwendige Behandlung, ohne Komplexbeh. bei multiresistenten Erregern, Alter > 5 Jahre oder ohne äußerst schwere CC, mit Komplexbeh. bei multiresistenten Erregern od. best. aufw. Beh. | 1,024 | | 12,0 | 3 | 0,244 | 24 | 0,057 | 0,075 | | | 1,1095 |
| L63D | M | Infektionen der Harnorgane ohne äußerst schwere CC, ohne Komplexbehandlung bei multiresistenten Erregern, Alter < 3 Jahre oder bestimmte schwere Infektionen oder bestimmte mäßig aufwendige Behandlung | 0,517 | | 5,6 | 1 | 0,317 | 12 | 0,063 | 0,077 | | | 1,2855 |
| L63E | M | Infektionen der Harnorgane oh. äuß. schwere CC, oh. bestimmte mäßig aufwendige / aufwendige / hochaufwendige Behandl., oh. Komplexbehandlung MRE, oh. best. schwere Infektionen, Alter > 2 J. und < 6 J. oder Alter < 18 J. mit schweren CC oder Alter > 89 J. | 0,501 | | 5,9 | 1 | 0,299 | 12 | 0,058 | 0,070 | | | 1,0095 |
| L63F | M | Infektionen der Harnorgane ohne äußerst schwere CC, ohne bestimmte mäßig aufwendige / aufwendige / hochaufwendige Behandlung, ohne Komplexbeh. MRE, ohne best. schwere Infektionen, Alter > 5 und < 18 Jahre, ohne schwere CC od. Alter > 17 und < 90 Jahre | 0,444 | | 5,2 | 1 | 0,268 | 11 | 0,058 | 0,069 | | | 0,8017 |
| L64A | M | Andere Erkrankungen der Harnorgane mit äußerst schweren oder schweren CC oder bestimmter Diagnose, mehr als ein Belegungstag oder Urethrozystoskopie, bei angeborener Fehlbildung oder Alter < 3 Jahre | 0,500 | | 2,6 | 1 | 0,069 | 5 | 0,091 | 0,093 | | | 1,4671 |
| L64B | M | Andere Erkrankungen der Harnorgane mit äußerst schweren oder schweren CC oder bestimmter Diagnose, mehr als ein Belegungstag oder Urethrozystoskopie, außer bei angeborener Fehlbildung, Alter > 2 Jahre | 0,472 | | 3,6 | 1 | 0,115 | 8 | 0,064 | 0,071 | | | 0,7960 |
| L64C | M | Andere Erkrankungen der Harnorgane ohne äußerst schwere oder schwere CC, ohne bestimmte Diagnose oder ein Belegungstag, Alter < 16 Jahre | 0,309 | | 2,6 | 1 | 0,097 | 5 | 0,081 | 0,083 | | | 1,2142 |
| L64D | M | Andere Erkrankungen der Harnorgane ohne äußerst schwere oder schwere CC, ohne bestimmte Diagnose oder ein Belegungstag, Alter > 15 Jahre | 0,281 | | 2,5 | 1 | 0,106 | 5 | 0,075 | 0,077 | | | 0,7644 |
| L68A | M | Andere mäßig schwere Erkrankungen der Harnorgane, Alter < 16 Jahre | 0,532 | | 3,9 | 1 | 0,245 | 10 | 0,080 | 0,091 | | | 1,3340 |
| L68B | M | Andere mäßig schwere Erkrankungen der Harnorgane, Alter > 15 Jahre | 0,403 | | 4,1 | 1 | 0,201 | 10 | 0,063 | 0,072 | | | 0,7757 |
| L69A | M | Andere schwere Erkrankungen der Harnorgane, mehr als ein Belegungstag, Alter < 16 Jahre | 0,772 | | 6,8 | | | 15 | 0,110 | 0,096 | | | 1,3047 |
| L69B | M | Andere schwere Erkrankungen der Harnorgane, mehr als ein Belegungstag, Alter > 15 Jahre | 0,781 | | 8,2 | 2 | 0,246 | 19 | 0,063 | 0,081 | | | 0,6870 |
| L70A | M | Krankheiten und Störungen der Harnorgane, ein Belegungstag, Alter < 6 Jahre | 0,259 | | 1,0 | | | | | | | | 1,6463 |
| L70B | M | Krankheiten und Störungen der Harnorgane, ein Belegungstag, Alter > 5 Jahre | 0,204 | | 1,0 | | | | | | | | 1,1437 |
| L71Z | M | Niereninsuffizienz, ein Belegungstag mit Dialyse | 0,332 | | 1,0 | | | | | | | x | 2,0695 |
| L72Z | M | Thrombotische Mikroangiopathie oder hämolytisch-urämisches Syndrom | 2,234 | | 13,2 | 3 | 0,558 | 27 | 0,171 | 0,157 | | | 1,0616 |
| L73Z | M | Harnblasenlähmung, mehr als ein Belegungstag | 0,774 | | 6,1 | | | 15 | 0,084 | 0,103 | | | 1,1244 |
| L74Z | M | Bestimmte Krankheiten und Störungen der Harnorgane bei Para- / Tetraplegie | 0,535 | | 5,2 | 1 | 0,306 | 11 | 0,066 | 0,079 | | | 1,1449 |

# Fallpauschalen-Katalog und Pflegeerlöskatalog

## Teil a) Bewertungsrelationen bei Versorgung durch Hauptabteilungen

| DRG | Partition | Bezeichnung [6] | Bewertungsrelation bei Hauptabteilung | Bewertungsrelation bei Hauptabteilung und Beleghebamme | Mittlere Verweildauer [1] | Untere Grenzverweildauer | | Obere Grenzverweildauer | | Externe Verlegung Abschlag/Tag (Bewertungsrelation) | Verlegungsfallpauschale | Ausnahme von Wiederaufnahme [4] | Pflegeerlös Bewertungsrelation/Tag |
|---|---|---|---|---|---|---|---|---|---|---|---|---|---|
| | | | | | | Erster Tag mit Abschlag [2, 5] | Bewertungsrelation/Tag | Erster Tag zus. Entgelt [3, 5] | Bewertungsrelation/Tag | | | | |
| 1 | 2 | 3 | 4 | 5 | 6 | 7 | 8 | 9 | 10 | 11 | 12 | 13 | 14 |
| **MDC 12 Krankheiten und Störungen der männlichen Geschlechtsorgane** | | | | | | | | | | | | | |
| M01A | O | Große Eingriffe an den Beckenorganen beim Mann mit äußerst schweren CC | 3,696 | | 15,1 | 4 | 0,343 | 29 | 0,080 | 0,107 | | | 1,0054 |
| M01B | O | Große Eingriffe an den Beckenorganen beim Mann ohne äußerst schwere CC oder bestimmte Eingriffe an den Beckenorganen beim Mann mit äußerst schweren CC | 2,363 | | 8,0 | 2 | 0,255 | 13 | 0,067 | 0,085 | | | 0,7321 |
| M02A | O | Transurethrale Prostataresektion oder bestimmte andere Operationen an der Prostata mit äußerst schweren CC | 1,718 | | 13,1 | 3 | 0,275 | 26 | 0,059 | 0,078 | | | 0,8440 |
| M02B | O | Transurethrale Prostataresektion oder bestimmte andere Operationen an der Prostata ohne äußerst schwere CC | 0,786 | | 5,1 | 1 | 0,329 | 10 | 0,054 | 0,065 | | | 0,7023 |
| M03A | O | Bestimmte Eingriffe am Penis, Alter < 6 Jahre oder aufwendige plastische Rekonstruktion des Penis, Alter < 18 Jahre oder totale Amputation des Penis oder Amputation des Penis mit bestimmter Lymphadenektomie | 1,423 | | 6,9 | 1 | 0,283 | 15 | 0,082 | 0,071 | | | 1,3651 |
| M03B | O | Bestimmte Eingriffe am Penis, Alter > 5 J. oder aufwendige plastische Rekonstruktion des Penis, Alter > 17 J., ohne totale Amputation des Penis, ohne Amputation des Penis mit best. Lymphadenektomie, mit mäßig komplexen Eingriffen am Penis, Alter < 18 J. | 1,153 | | 5,1 | 1 | 0,229 | 12 | 0,089 | 0,075 | | | 1,3105 |
| M03C | O | Mäßig komplexe Eingriffe am Penis, Alter > 17 Jahre, ohne bestimmte Eingriffe am Penis, ohne aufwendige plastische Rekonstruktion des Penis, ohne totale Amputation des Penis, ohne Amputation des Penis mit bestimmter Lymphadenektomie | 1,030 | | 4,5 | 1 | 0,180 | 10 | 0,056 | 0,066 | | | 0,7185 |
| M04A | O | Eingriffe am Hoden oder bestimmte Eingriffe an Urethra und Prostata bei bösartiger Neubildung mit äußerst schweren CC oder bei Fournier-Gangrän oder bestimmte radikale Prostatovesikulektomien oder bestimmte Lymphadenektomie | 2,010 | | 9,3 | 2 | 0,279 | 20 | 0,063 | 0,081 | | | 0,8470 |
| M04B | O | Eingriffe am Hoden mit bestimmtem Eingriff bei Orchitis mit Abszess oder bösartiger Neubildung oder bestimmte Eingriffe am Hoden oder bestimmte Eingriffe an Urethra und Prostata bei bösartiger Neubildung | 0,895 | | 3,8 | 1 | 0,207 | 9 | 0,076 | 0,086 | | | 0,7735 |
| M04C | O | Eingriffe am Hoden mit mäßig komplexem Eingriff, Alter < 3 Jahre oder mit schweren CC oder beidseitigem Hodenhochstand, Alter < 14 Jahre | 0,750 | | 2,3 | 1 | 0,138 | 5 | 0,070 | 0,070 | | | 1,4841 |
| M04D | O | Eingriffe am Hoden ohne äußerst schwere CC, ohne bestimmten Eingriff, ohne mäßig komplexen Eingriff oder Alter > 2 Jahre, ohne schwere CC oder ohne beidseitigen Hodenhochstand oder Alter > 13 Jahre | 0,629 | | 2,7 | 1 | 0,132 | 6 | 0,063 | 0,066 | | | 0,8934 |
| M05A | O | Zirkumzision oder bestimmte andere Eingriffe am Penis oder bestimmte großflächige Ablationen der Haut | 0,582 | | 3,1 | 1 | 0,167 | 7 | 0,062 | 0,067 | | | 0,9250 |
| M05B | O | Zirkumzision, andere Eingriffe am Penis oder großflächige Ablationen der Haut, ohne Zirkumzision, ohne bestimmte andere Eingriffe am Penis, ohne bestimmte großflächige Ablationen der Haut | 0,478 | | 2,4 | 1 | 0,130 | 5 | 0,069 | 0,069 | | | 0,8696 |
| M06Z | O | Andere OR-Prozeduren an den männlichen Geschlechtsorganen oder Stanzbiopsie an der Prostata, ein Belegungstag | 0,815 | | 2,8 | 1 | 0,433 | 7 | 0,186 | 0,196 | | | 0,8710 |
| M07Z | O | Brachytherapie bei Krankheiten und Störungen der männlichen Geschlechtsorgane, Implantation von > 10 Seeds | 1,908 | | 2,1 | 1 | 0,238 | 4 | 0,160 | 0,155 | | x | 0,9696 |
| M09A | O | OR-Prozeduren an den männlichen Geschlechtsorganen bei bösartiger Neubildung mit äußerst schweren CC oder bestimmte Eingriffe an den Beckenorganen beim Mann ohne äußerst schwere CC oder BNB des Penis | 1,543 | | 9,8 | 2 | 0,258 | 18 | 0,055 | 0,071 | | | 0,7379 |
| M09B | O | OR-Prozeduren an den männlichen Geschlechtsorganen bei bösartiger Neubildung, ohne äußerst schwere CC, ohne BNB des Penis | 0,953 | | 4,9 | 1 | 0,636 | 11 | 0,065 | 0,077 | | | 0,7373 |
| M10A | O | Strahlentherapie bei Krankheiten und Störungen der männlichen Geschlechtsorgane, mehr als ein Belegungstag, Bestrahlungen an mindestens 8 Tagen | 3,591 | | 25,6 | 8 | 0,378 | 44 | 0,135 | 0,128 | | x | 0,8686 |
| M10B | O | Radioligandentherapie mit Lutetium-177-PSMA-Liganden | 1,704 | | 2,6 | 1 | 0,884 | 5 | 0,476 | 0,491 | | | 1,4065 |
| M10C | O | Strahlentherapie bei Krankheiten und Störungen der männlichen Geschlechtsorgane, mehr als ein Belegungstag, Bestrahlungen an weniger als 8 Tagen oder interstitielle Brachytherapie | 1,082 | | 3,8 | 1 | 0,147 | 11 | 0,112 | 0,126 | | x | 0,8398 |
| M11Z | O | Transurethrale Laserdestruktion und -resektion der Prostata | 0,889 | | 4,1 | 1 | 0,187 | 9 | 0,063 | 0,073 | | | 0,7459 |
| M37Z | O | Große Eingriffe an Darm oder Harnblase bei Erkrankungen und Störungen der männlichen Geschlechtsorgane oder Eingriffe am Hoden bei Fournier-Gangrän mit äußerst schweren CC | 4,043 | | 21,0 | 6 | 0,304 | 39 | 0,071 | 0,097 | | | 1,0505 |
| M38Z | O | Komplizierende Konstellation mit operativem Eingriff bei Krankheiten und Störungen der männlichen Geschlechtsorgane | 4,914 | | 25,4 | 7 | 0,399 | 43 | 0,153 | 0,121 | | | 1,2144 |
| M60A | M | Bösartige Neubildungen der männlichen Geschlechtsorgane, mehr als ein Belegungstag, Alter < 11 Jahre oder mit äußerst schweren CC | 1,357 | | 13,0 | 3 | 0,319 | 27 | 0,069 | 0,091 | | x | 1,1165 |

| DRG | Partition | Bezeichnung [6] | Bewertungsrelation bei Hauptabteilung | Bewertungsrelation bei Hauptabteilung und Beleghebamme | Mittlere Verweildauer [1] | Untere Grenzverweildauer: Erster Tag mit Abschlag [2], [5] | Untere Grenzverweildauer: Bewertungsrelation/Tag | Obere Grenzverweildauer: Erster Tag zus. Entgelt [3], [5] | Obere Grenzverweildauer: Bewertungsrelation/Tag | Externe Verlegung Abschlag/Tag (Bewertungsrelation) | Verlegungsfallpauschale | Ausnahme von Wiederaufnahme [4] | Pflegeerlös Bewertungsrelation/Tag |
|---|---|---|---|---|---|---|---|---|---|---|---|---|---|
| 1 | 2 | 3 | 4 | 5 | 6 | 7 | 8 | 9 | 10 | 11 | 12 | 13 | 14 |
| M60B | M | Bösartige Neubildungen der männlichen Geschlechtsorgane, ein Belegungstag oder Alter > 10 Jahre, ohne äußerst schwere CC, mit hochgradig komplexer Chemotherapie | 0,628 | | 5,8 | 1 | 0,306 | 10 | 0,074 | 0,090 | | x | 0,8078 |
| M60C | M | Bösartige Neubildungen der männlichen Geschlechtsorgane, ein Belegungstag oder Alter > 10 Jahre, ohne äußerst schwere CC, ohne hochgradig komplexer Chemotherapie | 0,556 | | 5,2 | 1 | 0,266 | 13 | 0,066 | 0,079 | | x | 0,8818 |
| M61Z | M | Benigne Prostatahyperplasie | 0,424 | | 3,4 | 1 | 0,040 | 8 | 0,067 | 0,074 | | | 0,7834 |
| M62Z | M | Infektion / Entzündung der männlichen Geschlechtsorgane | 0,393 | | 4,5 | 1 | 0,161 | 9 | 0,056 | 0,065 | | | 0,7068 |
| M64Z | M | Andere Krankheiten der männlichen Geschlechtsorgane und Sterilisation beim Mann | 0,360 | | 3,1 | 1 | 0,165 | 7 | 0,068 | 0,073 | | | 0,8587 |
| **MDC 13 Krankheiten und Störungen der weiblichen Geschlechtsorgane** | | | | | | | | | | | | | |
| N01A | O | Beckeneviszeration bei der Frau und komplexe Vulvektomie oder bestimmte Lymphadenektomie mit äußerst schweren CC, ohne komplexen Eingriff, ohne komplizierende Konstellation, mit Multiviszeraleingriff | 5,625 | | 17,0 | 5 | 0,441 | 29 | 0,248 | 0,147 | | | 1,3376 |
| N01B | O | Beckeneviszeration bei der Frau und komplexe Vulvektomie oder bestimmte Lymphadenektomie mit äußerst schweren CC, ohne komplexen Eingriff, ohne komplizierende Konstellation, ohne Multiviszeraleingriff | 4,549 | | 17,3 | 5 | 0,382 | 33 | 0,093 | 0,125 | | | 1,1887 |
| N01C | O | Beckeneviszeration bei der Frau und komplexe Vulvektomie oder bestimmte Lymphadenektomie mit schweren CC | 3,408 | | 12,5 | 3 | 0,390 | 23 | 0,087 | 0,115 | | | 1,0802 |
| N01D | O | Beckeneviszeration bei der Frau und komplexe Vulvektomie oder bestimmte Lymphadenektomie ohne äußerst schwere oder schwere CC | 2,719 | | 8,9 | 2 | 0,360 | 17 | 0,085 | 0,109 | | | 0,9654 |
| N02A | O | Eingriffe an Uterus und Adnexen oder bestimmten Hernien und große operative Eingriffe an Vagina, Zervix und Vulva bei bösartiger Neubildung oder bestimmte Eingriffe am Darm oder Rekonstruktion von Vagina und Vulva, mit äußerst schweren CC | 3,516 | | 18,2 | 5 | 0,337 | 35 | 0,078 | 0,106 | | | 1,0590 |
| N02B | O | Eingriffe an Uterus und Adnexen oder best. Hernien und große operat. Eingriffe an Vagina, Zervix und Vulva bei BNB, ohne äuß. schw. CC, mit best. Eingriff an Darm od. Ureter oder Rekonstruktion von Vagina u. Vulva od. Vulvektomie mit Lymphadenektomie | 2,123 | | 9,8 | 2 | 0,314 | 19 | 0,067 | 0,087 | | | 0,9799 |
| N02C | O | Eingriffe an Uterus und Adnexen oder bestimmten Hernien und große operative Eingriffe an Vagina, Zervix und Vulva bei bösartiger Neubildung, ohne äußerst schwere CC, mit mäßig komplexem Eingriff | 1,600 | | 6,8 | 1 | 0,925 | 15 | 0,072 | 0,089 | | | 0,8858 |
| N02D | O | Eingriffe an Uterus und Adnexen oder bestimmten Hernien und große operative Eingriffe an Vagina, Zervix und Vulva bei bösartiger Neubildung, ohne äußerst schwere CC, ohne mäßig komplexen Eingriff | 1,204 | | 4,5 | 1 | 0,542 | 9 | 0,074 | 0,086 | | | 0,8183 |
| N04Z | O | Hysterektomie außer bei bösartiger Neubildung, mit äußerst schweren oder schweren CC oder mit komplexem Eingriff | 1,813 | | 8,6 | 2 | 0,263 | 19 | 0,064 | 0,082 | | | 0,9189 |
| N05A | O | Ovariektomien und komplexe Eingriffe an den Tubae uterinae außer bei bösartiger Neubildung, mit äußerst schweren oder schweren CC | 1,853 | | 9,3 | 2 | 0,305 | 22 | 0,069 | 0,089 | | | 0,9793 |
| N05B | O | Ovariektomien und komplexe Eingriffe an den Tubae uterinae außer bei bösartiger Neubildung, ohne äußerst schwere oder schwere CC, Alter > 15 Jahre | 0,799 | | 3,0 | 1 | 0,196 | 7 | 0,071 | 0,076 | | | 0,9035 |
| N06Z | O | Komplexe rekonstruktive Eingriffe an den weiblichen Geschlechtsorganen oder bestimmte Embolisation an viszeralen und anderen abdominalen Gefäßen außer bei bösartiger Neubildung | 1,078 | | 4,7 | 1 | 0,201 | 9 | 0,060 | 0,071 | | | 0,7787 |
| N07A | O | Andere Eingriffe an Uterus und Adnexen oder bestimmten Hernien außer bei bösartiger Neubildung, mit komplexer Diagnose oder bestimmte Eingriffe am Uterus oder kleine rekonstruktive Eingriffe an den weiblichen Geschlechtsorganen, mit bestimmtem Eingriff | 0,861 | | 3,6 | 1 | 0,249 | 8 | 0,065 | 0,073 | | | 0,8563 |
| N07B | O | Andere Eingriffe an Uterus und Adnexen oder bestimmten Hernien außer bei bösartiger Neubildung, mit komplexer Diagnose oder bestimmte Eingriffe am Uterus oder kleine rekonstruktive Eingriffe an den weiblichen Geschlechtsorganen, ohne bestimmten Eingriff | 0,674 | | 4,1 | 1 | 0,164 | 8 | 0,056 | 0,064 | | | 0,7974 |
| N08Z | O | Endoskopische Eingriffe an den weiblichen Geschlechtsorganen | 0,836 | | 3,1 | 1 | 0,230 | 7 | 0,069 | 0,074 | | | 0,8787 |
| N09A | O | Brachytherapie bei Krankheiten und Störungen der weiblichen Geschlechtsorgane, ein Belegungstag | 0,451 | | 1,0 | | | | | | | x | 1,0742 |
| N09B | O | Andere Eingriffe an Vagina, Zervix und Vulva, kleine Eingriffe an Blase, Uterus, Bauchwand und Peritoneum | 0,567 | | 2,8 | 1 | 0,158 | 6 | 0,072 | 0,077 | | | 1,0118 |
| N10Z | O | Diagnostische Kürettage, Hysteroskopie, Sterilisation, Pertubation und kleine Eingriffe an Vagina und Vulva | 0,502 | | 2,6 | 1 | 0,149 | 6 | 0,077 | 0,080 | | | 1,0726 |
| N11A | O | Andere OR-Prozeduren an den weiblichen Geschlechtsorganen mit bestimmtem Eingriff oder komplexer Diagnose mit äußerst schweren CC | 2,366 | | 17,3 | 5 | 0,285 | 35 | 0,069 | 0,093 | | | 0,9841 |
| N11B | O | Andere OR-Prozeduren an den weiblichen Geschlechtsorganen, ohne bestimmten Eingriff, ohne komplexe Diagnose oder äußerst schwere CC | 1,118 | | 8,7 | 2 | 0,275 | 19 | 0,066 | 0,085 | | | 0,8264 |

# Fallpauschalen-Katalog und Pflegeerlöskatalog

## Teil a) Bewertungsrelationen bei Versorgung durch Hauptabteilungen

| DRG | Partition | Bezeichnung [6] | Bewertungsrelation bei Hauptabteilung | Bewertungsrelation bei Hauptabteilung und Beleghebamme | Mittlere Verweildauer [1] | Untere Grenzverweildauer: Erster Tag mit Abschlag [2, 5] | Untere Grenzverweildauer: Bewertungsrelation/Tag | Obere Grenzverweildauer: Erster Tag zus. Entgelt [3, 5] | Obere Grenzverweildauer: Bewertungsrelation/Tag | Externe Verlegung Abschlag/Tag (Bewertungsrelation) | Verlegungsfallpauschale | Ausnahme von Wiederaufnahme [4] | Pflegeerlös Bewertungsrelation/Tag |
|---|---|---|---|---|---|---|---|---|---|---|---|---|---|
| 1 | 2 | 3 | 4 | 5 | 6 | 7 | 8 | 9 | 10 | 11 | 12 | 13 | 14 |
| N13A | O | Große Eingriffe an Vagina, Zervix und Vulva auß. bei BNB oder kl. Eingriffe an Vagina/Douglasraum oder best. Eingriff an der Harnblase, Alter > 80 Jahre od. äuß. schw. od. schw. CC od. best. Embolisation an viszeralen und and. abdominalen Gefäßen bei BNB | 1,319 | | 7,1 | 1 | 0,385 | 16 | 0,076 | 0,095 | | | 0,9115 |
| N13B | O | Große Eingr. an Vagina, Zervix u. Vulva auß. bei BNB od. kl. Eingriffe an Vagina/Douglasraum od. best. Eingr. an der Harnblase, Alter < 81 Jahre, ohne äuß. schw. od. schw. CC, mit aufwend. Eingr., ohne best. Embol. an visz. u. and. abdom. Gefäßen bei BNB | 0,906 | | 3,8 | 1 | 0,405 | 9 | 0,069 | 0,078 | | | 0,8909 |
| N13C | O | Große Eingriffe an Vagina, Zervix und Vulva außer bei bösartiger Neubildung oder kleine Eingriffe an Vagina und Douglasraum oder bestimmter Eingriff an der Harnblase, Alter < 81 Jahre, ohne äußerst schwere oder schwere CC, ohne aufwendigen Eingriff | 0,662 | | 3,1 | 1 | 0,210 | 6 | 0,075 | 0,081 | | | 0,8981 |
| N14Z | O | Hysterektomie auß. bei BNB m. Beckenbodenpl. od. Brachytherapie b. Krankh./Stör. weibl. Geschlechtsorg., > 1 BT, m. äuß. schw. CC od. Ovariektomie u. kompl. Eingriffe an den Tubae uterinae auß. bei BNB, ohne äuß. schwere od. schwere CC, Alter < 16 Jahre | 1,228 | | 5,1 | 1 | 0,218 | 9 | 0,060 | 0,072 | | | 0,7948 |
| N15Z | O | Strahlentherapie bei Krankheiten und Störungen der weiblichen Geschlechtsorgane, Bestrahlungen an mindestens 9 Tagen | 3,306 | | 25,6 | 8 | 0,352 | 44 | 0,124 | 0,119 | | x | 0,8409 |
| N16A | O | Strahlentherapie bei Krankheiten und Störungen der weiblichen Geschlechtsorgane, mehr als ein Belegungstag, Bestrahlungen an mindestens 5 Tagen | 1,225 | | 8,3 | 2 | 0,392 | 18 | 0,141 | 0,126 | | x | 0,7975 |
| N16B | O | Strahlentherapie bei Krankheiten und Störungen der weiblichen Geschlechtsorgane, mehr als ein Belegungstag, Bestrahlungen an weniger als 5 Tagen oder Brachytherapie | 0,663 | | 3,4 | 1 | 0,296 | 8 | 0,175 | 0,135 | | x | 0,8259 |
| N21A | O | Hysterektomie außer bei bösartiger Neubildung, ohne äuß. schw. oder schw. CC, ohne komplexen Eingriff, ohne Beckenbodenplastik oder subtotale und andere Hysterektomie bei bösartiger Neubildung oder komplexe Myomenukleation, mit aufwendigem Eingriff | 1,168 | | 4,4 | 1 | 0,198 | 8 | 0,064 | 0,074 | | | 0,8198 |
| N21B | O | Hysterektomie außer bei bösartiger Neubildung, ohne äuß. schw. oder schw. CC, ohne komplexen Eingriff, ohne Beckenbodenplastik oder subtotale und andere Hysterektomie bei bösartiger Neubildung oder komplexe Myomenukleation, ohne aufwendigen Eingriff | 0,949 | | 3,3 | 1 | 0,250 | 6 | 0,065 | 0,071 | | | 0,8778 |
| N23Z | O | Andere rekonstruktive Eingriffe an den weiblichen Geschlechtsorganen oder andere Myomenukleation | 1,072 | | 3,5 | 1 | 0,349 | 7 | 0,064 | 0,071 | | | 0,9168 |
| N25Z | O | Andere Eingriffe an Uterus und Adnexen oder bestimmten Hernien außer bei bösartiger Neubildung, ohne komplexe Diagnose oder andere kleine Eingriffe an den weiblichen Geschlechtsorganen | 0,728 | | 2,8 | 1 | 0,182 | 6 | 0,069 | 0,072 | | | 0,9657 |
| N33Z | O | Mehrzeitige komplexe OR-Prozeduren bei Krankheiten und Störungen der weiblichen Geschlechtsorgane | 7,968 | | 31,4 | 9 | 0,405 | 49 | 0,202 | 0,125 | | | 1,3387 |
| N34Z | O | Große Eingriffe an Darm oder Harnblase bei Krankheiten und Störungen der weiblichen Geschlechtsorgane | 3,969 | | 14,9 | 4 | 0,356 | 28 | 0,083 | 0,112 | | | 1,1655 |
| N38Z | O | Komplizierende Konstellation mit best. op. Eingriff bei Krankheiten u. Störungen der weibl. Geschlechtsorg. od. Beckenevisz. bei der Frau u. radikale Vulvektomie od. best. Lymphadenekt. mit äuß. schw. CC, mit kompl. Eingriff od. kompliz. Konstellation | 6,140 | | 21,6 | 6 | 0,476 | 39 | 0,182 | 0,147 | | | 1,3624 |
| N60A | M | Bösartige Neubildung der weiblichen Geschlechtsorgane, mehr als ein Belegungstag, Alter < 19 Jahre oder äußerst schwere CC | 1,283 | | 12,8 | 3 | 0,301 | 27 | 0,066 | 0,087 | | x | 1,1140 |
| N60B | M | Bösartige Neubildung der weiblichen Geschlechtsorgane, ein Belegungstag oder Alter > 18 Jahre, ohne äußerst schwere CC | 0,563 | | 5,1 | 1 | 0,333 | 12 | 0,071 | 0,084 | | x | 0,9549 |
| N61Z | M | Infektion und Entzündung der weiblichen Geschlechtsorgane | 0,367 | | 3,9 | 1 | 0,125 | 8 | 0,061 | 0,069 | | | 0,7574 |
| N62A | M | Menstruationsstörungen und andere Erkrankungen der weiblichen Geschlechtsorgane mit komplexer Diagnose oder Alter < 16 Jahre | 0,358 | | 3,1 | 1 | 0,154 | 7 | 0,071 | 0,076 | | | 0,8988 |
| N62B | M | Menstruationsstörungen und andere Erkrankungen der weiblichen Geschlechtsorgane ohne komplexe Diagnose, Alter > 15 Jahre | 0,274 | | 2,5 | 1 | 0,117 | 5 | 0,074 | 0,076 | | | 0,8348 |

## Teil a) Bewertungsrelationen bei Versorgung durch Hauptabteilungen

| DRG | Partition | Bezeichnung [6] | Bewertungsrelation bei Hauptabteilung | Bewertungsrelation bei Hauptabteilung und Beleghebamme | Mittlere Verweildauer [1] | Untere Grenzverweildauer | | Obere Grenzverweildauer | | Externe Verlegung Abschlag/Tag (Bewertungsrelation) | Verlegungsfallpauschale | Ausnahme von Wiederaufnahme [4] | Pflegeerlös Bewertungsrelation/Tag |
|---|---|---|---|---|---|---|---|---|---|---|---|---|---|
| | | | | | | Erster Tag mit Abschlag [2), 5)] | Bewertungsrelation/Tag | Erster Tag zus. Entgelt [3), 5)] | Bewertungsrelation/Tag | | | | |
| 1 | 2 | 3 | 4 | 5 | 6 | 7 | 8 | 9 | 10 | 11 | 12 | 13 | 14 |
| **MDC 14 Schwangerschaft, Geburt und Wochenbett** | | | | | | | | | | | | | |
| O01A | O | Sekundäre Sectio caesarea mit mehreren komplizierenden Diagnosen, mit intrauteriner Therapie oder komplizierender Konstellation oder Mehrlingsschwangerschaft oder Sectio caesarea mit IntK > 196 / 184 / 184 Punkte | 3,258 | 3,100 | 16,1 | 4 | 0,409 | 33 | 0,127 | | x | x | 1,1574 |
| O01B | O | Sectio caesarea, Schwangerschaftsd. bis 25 vollend. W. (SSW), m. mehr. kompliz. Diag., m. intraut. Ther. od. kompliz. Konstell. od. Mehrlingsschw. od. bis 33 SSW od. m. kompl. Diag., m. od. oh. kompliz. Diag. m. best. Eingriff b. Sectio od. äuß. schw. CC | 2,362 | 2,188 | 20,2 | 6 | 0,206 | 38 | 0,072 | 0,068 | | x | 0,7604 |
| O01C | O | Sectio caesarea mit mehreren kompliz. Diag., Schwangerschaftsdauer 26 bis 33 SSW, oh. best. kompliz. Faktoren od. mit kompliz. Diag., bis 25 SSW od. mit Tamponade einer Blutung od. Thromboembolie in Gestationsperiode m. OR-Proz., oh. äuß. schw. CC | 1,460 | 1,314 | 12,3 | 3 | 0,196 | 27 | 0,075 | 0,059 | | x | 0,7026 |
| O01D | O | Sekundäre Sectio caesarea m. mehrer. kompliz. Diagn., Schwangerschaftsdauer > 33 vollendete Wochen (SSW), oh. intraut. Ther., oh. kompliz. Konst., ohne Mehrlingsschw. od. bis 33 SSW od. m. kompl. Diag., mit od. ohne kompliz. Diag., oh. äuß. schw. CC | 1,155 | 0,973 | 6,2 | 1 | 0,204 | 12 | 0,046 | 0,056 | | x | 0,6791 |
| O01E | O | Sekundäre Sectio caesarea mit komplizierender Diagnose, Schwangerschaftsdauer mehr als 33 vollendete Wochen (SSW), ohne komplexe Diagnose | 1,015 | 0,856 | 5,0 | 1 | 0,169 | 9 | 0,048 | 0,057 | | x | 0,6937 |
| O01F | O | Primäre Sectio caesarea ohne äuß. schwere CC, mit komplizierender oder komplexer Diagnose oder Schwangerschaftsdauer bis 33 vollendete Wochen (SSW) oder sekundäre Sectio caesarea, ohne komplizierende oder komplexe Diagnose, SSW > 33 vollendete Wochen | 0,917 | 0,781 | 4,5 | 1 | 0,176 | 8 | 0,047 | 0,055 | | x | 0,7004 |
| O01G | O | Primäre Sectio caesarea mit komplizierender Diagnose, Schwangerschaftsdauer mehr als 33 vollendete Wochen (SSW), ohne komplexe Diagnose | 0,803 | 0,721 | 4,1 | 1 | 0,139 | 8 | 0,048 | 0,055 | | x | 0,7366 |
| O01H | O | Primäre Sectio caesarea ohne komplizierende Diagnose, Schwangerschaftsdauer mehr als 33 vollendete Wochen (SSW), ohne komplexe Diagnose | 0,764 | 0,685 | 3,6 | 1 | 0,087 | 6 | 0,050 | 0,056 | | x | 0,7675 |
| O02A | O | Vaginale Entbindung mit komplizierender OR-Prozedur, Schwangerschaftsdauer bis 33 vollendete Wochen oder mit intrauteriner Therapie oder komplizierende Konstellation oder bestimmtem Eingriff oder komplizierender Diagnose oder mit äußerst schweren CC | 1,193 | 1,025 | 6,7 | 1 | 0,576 | 16 | 0,054 | 0,067 | | x | 0,7941 |
| O02B | O | Vaginale Entbindung mit komplizierender OR-Prozedur, Schwangerschaftsdauer mehr als 33 vollendete Wochen, ohne intrauterine Therapie, ohne komplizierende Konstellation, ohne bestimmten Eingriff, ohne komplizierende Diagnose, ohne äußerst schwere CC | 0,783 | 0,614 | 3,8 | 1 | 0,242 | 7 | 0,049 | 0,056 | | x | 0,6718 |
| O03Z | O | Eingriffe bei Extrauteringravidität | 0,700 | 0,697 | 2,7 | 1 | 0,150 | 5 | 0,068 | 0,072 | | x | 0,8815 |
| O04A | O | Stationäre Aufnahme nach Entbindung oder Abort mit OR-Prozedur oder bestimmtem Eingriff an der Mamma mit komplexem Eingriff | 1,287 | 1,282 | 6,2 | 1 | 0,288 | 15 | 0,065 | 0,080 | | x | 0,9359 |
| O04B | O | Stationäre Aufnahme nach Entbindung oder Abort mit OR-Prozedur oder bestimmtem Eingriff an der Mamma, ohne komplexen Eingriff | 0,625 | 0,616 | 4,0 | 1 | 0,268 | 9 | 0,059 | 0,068 | | x | 0,8376 |
| O04C | O | Stationäre Aufnahme nach Entbindung mit kleinem Eingriff an Uterus, Vagina, Perianalregion und Bauchwand oder Abort mit Dilatation und Kürettage, Aspirationskürettage oder Hysterotomie oder bestimmte Amnionpunktion | 0,475 | 0,464 | 2,7 | 1 | 0,140 | 6 | 0,068 | 0,071 | | x | 0,9478 |
| O05A | O | Bestimmte OR-Prozeduren in der Schwangerschaft mit intrauterinem operativen Verschluss des offenen Rückens | 2,866 | 2,846 | 7,7 | 2 | 0,368 | 15 | 0,100 | 0,126 | | x | 1,8539 |
| O05B | O | Cerclage und Muttermundverschluss oder komplexe OR-Prozedur oder bestimmte intrauterine Operation am Feten, mehr als ein Belegungstag | 0,833 | 0,799 | 7,7 | 2 | 0,162 | 19 | 0,044 | 0,056 | | x | 0,6978 |
| O05C | O | Bestimmte OR-Prozeduren in der Schwangerschaft, ein Belegungstag oder ohne Cerclage, ohne Muttermundverschluss, ohne komplexe OR-Prozedur, ohne bestimmte intrauterine Operation am Feten, mit fetoskopischer Hochfrequenzablation von Gefäßen | 0,797 | 0,773 | 4,1 | 1 | 0,372 | 9 | 0,061 | 0,070 | | x | 0,8060 |
| O05D | O | Bestimmte OR-Prozeduren in der Schwangerschaft, ein Belegungstag oder ohne Cerclage, Muttermundverschluss, komplexe OR-Prozedur und bestimmte intrauterine Operation am Feten, mit wenig aufwendigem Eingriff oder intrauterine Therapie des Feten | 0,547 | 0,533 | 3,6 | 1 | 0,198 | 9 | 0,062 | 0,069 | | x | 0,7954 |
| O60A | M | Vaginale Entbindung mit mehreren komplizierenden Diagnosen, mindestens eine schwer, Schwangerschaftsdauer bis 33 vollendete Wochen oder mit komplizierender Konstellation | 1,301 | 1,105 | 13,8 | 4 | 0,171 | 30 | 0,065 | 0,058 | | x | 0,6258 |
| O60B | M | Vaginale Entbindung mit mehr. kompliz. Diag., mind. eine schwer, > 33 vollend. SSW, ohne kompliz. Konstell. od. Tamp. einer Blutung od. Thromboemb. während der Gestationsp. oh. OR-Proz. od. schwere od. mäßig schwere kompliz. Diag. bis 33 vollend. SSW | 0,694 | 0,529 | 4,5 | 1 | 0,238 | 9 | 0,045 | 0,053 | | x | 0,6449 |
| O60C | M | Vaginale Entbindung mit schwerer oder mäßig schwerer komplizierender Diagnose oder Schwangerschaftsdauer bis 33 vollendete Wochen | 0,581 | 0,433 | 3,6 | 1 | 0,178 | 7 | 0,047 | 0,053 | | x | 0,6528 |
| O60D | M | Vaginale Entbindung ohne komplizierende Diagnose, Schwangerschaftsdauer mehr als 33 vollendete Wochen | 0,494 | 0,365 | 3,0 | 1 | 0,139 | 6 | 0,050 | 0,054 | | x | 0,6841 |

# Fallpauschalen-Katalog und Pflegeerlöskatalog
## Teil a) Bewertungsrelationen bei Versorgung durch Hauptabteilungen

| DRG | Partition | Bezeichnung [6] | Bewertungsrelation bei Hauptabteilung | Bewertungsrelation bei Hauptabteilung und Beleghebamme | Mittlere Verweildauer [1] | Untere Grenzverweildauer: Erster Tag mit Abschlag [2), 5)] | Untere Grenzverweildauer: Bewertungsrelation/Tag | Obere Grenzverweildauer: Erster Tag zus. Entgelt [3), 5)] | Obere Grenzverweildauer: Bewertungsrelation/Tag | Externe Verlegung Abschlag/Tag (Bewertungsrelation) | Verlegungsfallpauschale | Ausnahme von Wiederaufnahme [4] | Pflegeerlös Bewertungsrelation/Tag |
|---|---|---|---|---|---|---|---|---|---|---|---|---|---|
| 1 | 2 | 3 | 4 | 5 | 6 | 7 | 8 | 9 | 10 | 11 | 12 | 13 | 14 |
| O61Z | M | Stationäre Aufnahme nach Entbindung oder Abort ohne OR-Prozedur, ohne bestimmten Eingriff an der Mamma | 0,305 | 0,297 | 3,6 | 1 | 0,136 | 7 | 0,053 | 0,060 | | x | 0,7365 |
| O63Z | M | Abort ohne Dilatation und Kürettage, Aspirationskürettage oder Hysterotomie | 0,256 | 0,250 | 2,5 | 1 | 0,099 | 5 | 0,066 | 0,068 | | x | 0,8095 |
| O65A | M | Andere vorgeburtliche stationäre Aufnahme mit äußerst schweren oder schweren CC oder komplexer Diagnose oder komplizierendem Eingriff oder ein Belegungstag | 0,418 | 0,384 | 4,6 | 1 | 0,247 | 11 | 0,050 | 0,058 | | x | 0,7443 |
| O65B | M | Andere vorgeburtliche stationäre Aufnahme ohne äußerst schwere oder schwere CC, ohne komplexe Diagnose, ohne komplizierenden Eingriff, mehr als ein Belegungstag | 0,342 | 0,316 | 3,7 | | | 9 | 0,053 | 0,059 | | x | 0,6571 |
| **MDC 15 Neugeborene** | | | | | | | | | | | | | |
| P01Z | O | Neugeborenes, verstorben < 5 Tage nach Aufnahme mit signifikanter OR-Prozedur | 1,645 | | 2,8 | | | | | | x | x | 4,1315 |
| P02A | O | Kardiothorakale oder Gefäßeingriffe bei Neugeborenen, Beatmung > 480 Stunden | 23,748 | | 56,8 | 18 | 0,892 | 75 | 0,366 | | x | x | 4,3997 |
| P02B | O | Kardiothorakale oder Gefäßeingriffe bei Neugeborenen, Beatmung > 143 und < 481 Stunden oder bestimmte Eingriffe bei angeborener Zwerchfellhernie oder Ösophagusatresie, Beatmung > 143 Stunden oder Eingriff bei univentrikulärem Herzen | 11,465 | | 29,6 | 9 | 0,770 | 48 | 0,260 | | x | x | 3,4259 |
| P02C | O | Kardiothorakale oder Gefäßeingriffe bei Neugeborenen ohne Eingriff bei univentrikulärem Herzen oder bestimmte Eingriffe bei angeborener Zwerchfellhernie oder Ösophagusatresie, ohne Beatmung > 143 Stunden | 7,860 | | 22,0 | 6 | 0,714 | 39 | 0,240 | 0,217 | | x | 2,9734 |
| P03A | O | Neugeborenes, Aufnahmegewicht 1000 - 1499 g mit signifikanter OR-Prozedur oder Beatmung > 120 Stunden, mit mehreren schweren Problemen oder mehrzeitigen komplexen OR-Prozeduren, mit Beatmung > 479 Stunden | 12,425 | | 60,7 | 19 | 0,610 | 79 | 0,201 | | x | x | 3,8378 |
| P03B | O | Neugeborenes, Aufnahmegewicht 1000 - 1499 g mit signifikanter OR-Prozedur oder Beatmung > 120 Stunden, ohne Beatmung > 479 Stunden oder ohne mehrere schwere Probleme, ohne mehrzeitige OR Prozedur | 7,668 | | 46,1 | 14 | 0,505 | 64 | 0,164 | | x | x | 3,0013 |
| P04A | O | Neugeborenes, Aufnahmegewicht 1500 - 1999 g mit sig. OR-Prozedur oder Beatmung > 95 Stunden, mit mehreren schweren Problemen oder mehrzeitigen komplexen OR-Prozeduren, mit Beatmung > 240 Stunden oder temporärer Verschluss eines Bauchwanddefektes | 8,195 | | 41,9 | 13 | 0,554 | 60 | 0,212 | | x | x | 3,4515 |
| P04B | O | Neugeborenes, Aufnahmegewicht 1500 - 1999 g mit signifikanter OR-Prozedur oder Beatmung > 95 Stunden, ohne mehrere schwere Probleme, ohne mehrzeitige komplexe OR-Prozeduren, ohne Beatmung > 240 Stunden, ohne temporären Verschluss eines Bauchwanddefektes | 5,078 | | 32,5 | 10 | 0,450 | 50 | 0,153 | | x | x | 2,6924 |
| P05A | O | Neugeborenes, Aufnahmegewicht 2000 - 2499 g mit sig. OR-Prozedur oder Beatmung > 95 Stunden, mit mehreren schweren Problemen oder temporärem Verschluss eines Bauchwanddefektes, mit Beatmung > 179 Stunden oder mit mehrzeitigen komplexen OR-Prozeduren | 6,748 | | 31,3 | 9 | 0,622 | 49 | 0,244 | | x | x | 3,6145 |
| P05B | O | Neugeborenes, Aufnahmegewicht 2000 - 2499 g mit signifikanter OR-Prozedur oder Beatmung > 95 Stunden, mit mehreren schweren Problemen oder temporärem Verschluss eines Bauchwanddefektes, ohne Beatmung > 179 Stunden, ohne mehrzeitige komplexe OR-Prozeduren | 4,145 | | 22,1 | 6 | 0,538 | 39 | 0,171 | | x | x | 2,8160 |
| P05C | O | Neugeborenes, Aufnahmegewicht 2000 - 2499 g mit signifikanter OR-Prozedur oder Beatmung > 95 Stunden, ohne mehrere schwere Probleme, ohne mehrzeitige komplexe OR-Prozeduren, ohne temporären Verschluss eines Bauchwanddefektes | 3,283 | | 19,7 | 6 | 0,440 | 35 | 0,156 | 0,149 | | x | 2,6232 |
| P06A | O | Neugeborenes, Aufnahmegewicht > 2499 g mit signifikanter OR-Prozedur oder Beatmung > 95 Stunden, mit mehreren schweren Problemen oder best. aufwendige OR-Proz., mit Beatmung > 179 Stunden oder mehrzeitigen komplexen OR-Prozeduren oder Dialyse | 6,643 | | 27,8 | 8 | 0,673 | 46 | 0,238 | | x | x | 3,7208 |
| P06B | O | Neugeborenes, Aufnahmegewicht > 2499 g mit signifikanter OR-Prozedur oder Beatmung > 95 Stunden, mit mehreren schweren Problemen oder best. aufwendige OR-Proz., ohne Beatmung > 179 Stunden, ohne mehrzeitige komplexe OR-Prozeduren, ohne Dialyse | 3,444 | | 15,3 | 4 | 0,584 | 30 | 0,191 | | x | x | 2,7945 |
| P06C | O | Neugeborenes, Aufnahmegewicht > 2499 g mit signifikanter OR-Prozedur oder Beatmung > 95 Stunden, ohne mehrere schwere Probleme, ohne bestimmte aufwendige OR-Prozeduren | 2,269 | | 10,6 | 3 | 0,457 | 23 | 0,183 | | x | x | 2,7744 |
| P60A | M | Neugeborenes, verstorben < 5 Tage nach Aufnahme ohne signifikante OR-Prozedur | 0,370 | | 1,3 | | | | | | x | x | 2,7523 |
| P60B | M | Neugeborenes, verlegt < 5 Tage nach Aufnahme ohne signifikante OR-Prozedur, zuverlegt oder Beatmung > 24 Stunden | 0,361 | | 2,0 | | | | | | x | x | 2,8344 |
| P60C | M | Neugeborenes, verlegt < 5 Tage nach Aufnahme ohne signifikante OR-Prozedur, nicht zuverlegt, ohne Beatmung > 24 Stunden (Mindestverweildauer 24 Stunden für das Krankenhaus, in dem die Geburt stattfindet) | 0,170 | | 1,9 | | | | | | x | x | 0,9693 |
| P61A | M | Neugeborenes, Aufnahmegewicht < 600 g mit signifikanter OR-Prozedur | 27,021 | | 111,5 | 36 | 0,694 | 130 | 0,239 | 0,228 | | x | 4,1027 |
| P61B | M | Neugeborenes, Aufnahmegewicht < 600 g ohne signifikante OR-Prozedur | 22,657 | | 100,8 | 33 | 0,660 | 119 | 0,223 | 0,220 | | x | 4,0582 |
| P61C | M | Neugeborenes, Aufnahmegewicht 600 - 749 g mit signifikanter OR-Prozedur | 26,250 | | 103,7 | 34 | 0,709 | 122 | 0,239 | 0,237 | | x | 4,1758 |
| P61D | M | Neugeborenes, Aufnahmegewicht 600 - 749 g ohne signifikante OR-Prozedur | 19,312 | | 86,7 | 28 | 0,660 | 105 | 0,221 | 0,218 | | x | 4,1511 |

| DRG | Partition | Bezeichnung [6] | Bewertungsrelation bei Hauptabteilung | Bewertungsrelation bei Hauptabteilung und Beleghebamme | Mittlere Verweildauer [1] | Untere Grenzverweildauer: Erster Tag mit Abschlag [2), 5)] | Untere Grenzverweildauer: Bewertungsrelation/Tag | Obere Grenzverweildauer: Erster Tag zus. Entgelt [3), 5)] | Obere Grenzverweildauer: Bewertungsrelation/Tag | Externe Verlegung Abschlag/Tag (Bewertungsrelation) | Verlegungsfallpauschale | Ausnahme von Wiederaufnahme [4] | Pflegeerlös Bewertungsrelation/Tag |
|---|---|---|---|---|---|---|---|---|---|---|---|---|---|
| 1 | 2 | 3 | 4 | 5 | 6 | 7 | 8 | 9 | 10 | 11 | 12 | 13 | 14 |
| P61E | M | Neugeborenes, Aufnahmegewicht < 750 g, verstorben < 29 Tage nach Aufnahme | 3,488 | | 10,0 | | | 20 | 0,326 | | x | x | 5,3146 |
| P62A | M | Neugeborenes, Aufnahmegewicht 750 - 999 g mit signifikanter OR-Prozedur | 17,372 | | 79,7 | 26 | 0,606 | 98 | 0,237 | 0,203 | | x | 4,0173 |
| P62B | M | Neugeborenes, Aufnahmegewicht 750 - 874 g ohne signifikante OR-Prozedur | 13,942 | | 69,6 | 22 | 0,601 | 88 | 0,207 | 0,196 | | x | 3,7685 |
| P62C | M | Neugeborenes, Aufnahmegewicht 875 - 999 g ohne signifikante OR-Prozedur | 12,190 | | 64,0 | 20 | 0,576 | 82 | 0,189 | 0,186 | | x | 3,5347 |
| P62D | M | Neugeborenes, Aufnahmegewicht 750 - 999 g, verstorben < 29 Tage nach Aufnahme | 4,999 | | 12,5 | | | 22 | 0,361 | | x | x | 4,9974 |
| P63Z | M | Neugeborenes, Aufnahmegewicht 1000 - 1249 g ohne signifikante OR-Prozedur, ohne Beatmung > 120 Stunden | 5,293 | | 37,4 | 11 | 0,436 | 55 | 0,140 | 0,136 | | x | 2,4349 |
| P64Z | M | Neugeborenes, Aufnahmegewicht 1250 - 1499 g ohne signifikante OR-Prozedur, ohne Beatmung > 120 Stunden | 4,174 | | 30,3 | 9 | 0,413 | 48 | 0,137 | 0,132 | | x | 2,4293 |
| P65A | M | Neugeborenes, Aufnahmegewicht 1500 - 1999 g ohne signifikante OR-Prozedur, ohne Beatmung > 95 Stunden, mit mehreren schweren Problemen | 3,606 | | 25,0 | 7 | 0,446 | 42 | 0,143 | 0,137 | | x | 2,3671 |
| P65B | M | Neugeborenes, Aufnahmegewicht 1500 - 1999 g ohne signifikante OR-Prozedur, ohne Beatmung > 95 Stunden, mit schwerem Problem | 2,943 | | 22,6 | 7 | 0,364 | 39 | 0,129 | 0,123 | | x | 2,2649 |
| P65C | M | Neugeborenes, Aufnahmegewicht 1500 - 1999 g ohne signifikante OR-Prozedur, ohne Beatmung > 95 Stunden, mit anderem Problem | 2,125 | | 18,2 | 5 | 0,351 | 31 | 0,116 | 0,110 | | x | 2,1028 |
| P65D | M | Neugeborenes, Aufnahmegewicht 1500 - 1999 g ohne signifikante OR-Prozedur, ohne Beatmung > 95 Stunden, ohne Problem | 1,106 | | 10,6 | 3 | 0,273 | 23 | 0,072 | 0,094 | | x | 1,7647 |
| P66A | M | Neugeborenes ohne sign. OR-Prozedur, ohne Beatmung > 95 Std., Aufnahmegew. 2000 - 2499 g mit mehr. schw. Probl. oder Krampfanfall mit best. diag. Maßnahmen oder Beatmung > 48 Std. od. Aufnahmegew. > 2499 g, m. mehr. schw. Probl., m. Hypothermiebehandlung | 2,424 | | 16,3 | 4 | 0,480 | 31 | 0,147 | 0,139 | | x | 2,4795 |
| P66B | M | Neugeborenes, Aufnahmegewicht 2000 - 2499 g ohne signifikante OR-Prozedur, ohne Beatmung > 95 Stunden, mit schwerem Problem, ohne Krampfanfall mit bestimmten diagnostischen Maßnahmen, ohne Beatmung > 48 Stunden | 1,764 | | 14,0 | 4 | 0,349 | 28 | 0,125 | 0,116 | | x | 2,1284 |
| P66C | M | Neugeborenes, Aufnahmegewicht 2000 - 2499 g ohne signifikante OR-Prozedur, ohne Beatmung > 95 Stunden, mit anderem Problem | 1,157 | | 10,6 | 3 | 0,286 | 21 | 0,111 | 0,098 | | x | 1,9500 |
| P66D | M | Neugeborenes, Aufnahmegewicht 2000 - 2499 g ohne signifikante OR-Prozedur, ohne Beatmung > 95 Stunden, ohne Problem | 0,225 | | 3,5 | 1 | 0,099 | 7 | 0,044 | 0,049 | | x | 0,7442 |
| P67A | M | Neugeborenes, Aufnahmegewicht > 2499 g ohne signifikante OR-Prozedur, ohne Beatmung > 95 Stunden, mit mehreren schweren Problemen oder mit Hypothermiebehandlung oder Krampfanfall mit bestimmten diagnostischen Maßnahmen oder Beatmung > 24 Stunden | 1,334 | | 8,8 | 2 | 0,439 | 19 | 0,150 | | x | x | 2,4254 |
| P67B | M | Neugeborenes, Aufnahmegew. > 2499 g oh. sig. OR-Proz., mit schw. Prob., oh. Hypothermiebeh., oh. Krampfanfall mit best. diag. Maßnah., oh. Beatmung > 24 Std. od. mit anderem Prob., mehr als ein Belegungstag od. mit nicht sig. OR-Proz., neugeb. Mehrling | 0,688 | | 5,8 | 1 | 0,485 | 12 | 0,115 | 0,098 | | x | 1,8653 |
| P67C | M | Neugeborenes, Aufnahmegew. > 2499 g oh. sig. OR-Proz., oh. Beatmung > 95 Std., ohne schw. Prob., oh. Hypothermiebeh., oh. Krampfanfall mit best. diag. Maßnah., mit anderem Prob., mehr als ein Belegungstag oder mit nicht sig. OR-Proz., neugeb. Einling | 0,413 | | 4,3 | 1 | 0,203 | 9 | 0,065 | 0,076 | | x | 1,3984 |
| P67D | M | Neugeborenes, Aufnahmegewicht > 1999 g ohne OR-Prozedur, ohne Beatmung > 95 Stunden, ohne schweres Problem, ohne anderes Problem oder ein Belegungstag, mit bestimmter Prozedur oder best. Diagnose beim Neugeborenen oder neugeborener Mehrling | 0,242 | | 4,1 | 1 | 0,034 | 8 | 0,040 | 0,046 | | x | 0,7129 |
| P67E | M | Neugeborener Einling, Aufnahmegewicht > 2499 g ohne OR-Prozedur, ohne Beatmung > 95 Stunden, ohne schweres Problem, ohne anderes Problem oder ein Belegungstag, ohne bestimmte Prozedur ohne bestimmte Diagnosen beim Neugeborenen | 0,174 | | 2,9 | 1 | 0,088 | 6 | 0,041 | 0,044 | | x | 0,6255 |
| **MDC 16 Krankheiten des Blutes, der blutbildenden Organe und des Immunsystems** | | | | | | | | | | | | | |
| Q01Z | O | Eingriffe an der Milz | 2,183 | | 10,1 | 2 | 0,409 | 21 | 0,085 | 0,111 | | | 1,1676 |
| Q02A | O | Verschiedene OR-Prozeduren bei Krankheiten des Blutes, der blutbildenden Organe und des Immunsystems mit äußerst schweren CC | 2,590 | | 18,7 | 5 | 0,316 | 37 | 0,071 | 0,096 | | | 0,9538 |
| Q02B | O | Verschiedene OR-Prozeduren bei Krankheiten des Blutes, der blutbildenden Organe und des Immunsystems ohne äußerst schwere CC, Alter < 6 Jahre oder bestimmte Exzisionen und Resektionen Mediastinum oder Thymus | 1,468 | | 5,9 | 1 | 0,370 | 12 | 0,126 | 0,108 | | | 1,2593 |
| Q02C | O | Verschiedene OR-Prozeduren bei Krankheiten des Blutes, der blutbildenden Organe und des Immunsystems ohne äußerst schwere CC, Alter > 5 Jahre, ohne bestimmte Exzisionen und Resektionen Mediastinum oder Thymus | 1,144 | | 7,1 | 1 | 0,615 | 17 | 0,064 | 0,080 | | | 0,7337 |
| Q03A | O | Kleine Eingriffe bei Krankheiten des Blutes, der blutbildenden Organe und des Immunsystems, Alter < 10 Jahre | 0,983 | | 5,6 | 1 | 0,302 | 12 | 0,107 | 0,091 | | | 1,3109 |

## Fallpauschalen-Katalog und Pflegeerlöskatalog
### Teil a) Bewertungsrelationen bei Versorgung durch Hauptabteilungen

| DRG | Partition | Bezeichnung [6] | Bewertungsrelation bei Hauptabteilung | Bewertungsrelation bei Hauptabteilung und Beleghebamme | Mittlere Verweildauer [1] | Untere Grenzverweildauer: Erster Tag mit Abschlag [2], [5] | Untere Grenzverweildauer: Bewertungsrelation/Tag | Obere Grenzverweildauer: Erster Tag zus. Entgelt [3], [5] | Obere Grenzverweildauer: Bewertungsrelation/Tag | Externe Verlegung Abschlag/Tag (Bewertungsrelation) | Verlegungsfallpauschale | Ausnahme von Wiederaufnahme [4] | Pflegeerlös Bewertungsrelation/Tag |
|---|---|---|---|---|---|---|---|---|---|---|---|---|---|
| 1 | 2 | 3 | 4 | 5 | 6 | 7 | 8 | 9 | 10 | 11 | 12 | 13 | 14 |
| Q03B | O | Kleine Eingriffe bei Krankheiten des Blutes, der blutbildenden Organe und des Immunsystems, Alter > 9 Jahre | 0,717 | | 3,5 | 1 | 0,259 | 8 | 0,081 | 0,090 | | | 0,7224 |
| Q60A | M | Erkrankungen des retikuloendothelialen Systems, des Immunsystems und Gerinnungsstörungen mit komplexer Diagnose oder äußerst schweren oder schweren CC, mit Milzverletzung oder Granulozytenstörung, Alter < 16 Jahre | 0,964 | | 7,2 | 1 | 0,467 | 14 | 0,130 | 0,114 | | | 1,6476 |
| Q60B | M | Erkrankungen des retikuloendothelialen Systems, des Immunsystems und Gerinnungsstörungen mit komplexer Diagnose oder äußerst schweren oder schweren CC, ohne Milzverletzung, ohne Granulozytenstörung, Alter < 1 Jahr | 0,649 | | 5,1 | 1 | 0,306 | 14 | 0,146 | 0,101 | | | 1,7955 |
| Q60C | M | Erkrankungen des retikuloendothelialen Systems, des Immunsystems und Gerinnungsstörungen mit komplexer Diagnose oder äußerst schweren oder schweren CC, ohne Milzverletzung, ohne Granulozytenstörung oder Alter > 15 Jahre | 0,605 | | 5,8 | 1 | 0,376 | 14 | 0,071 | 0,086 | | | 0,8438 |
| Q60D | M | Erkrankungen des retikuloendothelialen Systems, des Immunsystems und Gerinnungsstörungen ohne komplexe Diagnose, ohne äußerst schwere oder schwere CC | 0,446 | | 4,0 | 1 | 0,248 | 9 | 0,071 | 0,081 | | | 0,8827 |
| Q61A | M | Andere Erkrankungen der Erythrozyten mit äußerst schweren CC | 1,233 | | 12,3 | 3 | 0,277 | 25 | 0,063 | 0,084 | | | 0,9580 |
| Q61B | M | Andere Erkrankungen der Erythrozyten, ohne äußerst schwere CC | 0,610 | | 5,2 | 1 | 0,379 | 12 | 0,066 | 0,079 | | | 0,7337 |
| Q62Z | M | Andere Anämie | 0,772 | | 6,7 | 1 | 0,543 | 15 | 0,075 | 0,093 | | | 0,9272 |
| Q63A | M | Aplastische Anämie, Alter < 16 Jahre | 0,781 | | 3,5 | 1 | 0,529 | 8 | 0,207 | 0,162 | | | 1,6433 |
| Q63B | M | Aplastische Anämie, Alter > 15 Jahre | 0,751 | | 6,7 | 1 | 0,528 | 16 | 0,075 | 0,094 | | | 0,8487 |
| **MDC 17 Hämatologische und solide Neubildungen** | | | | | | | | | | | | | |
| R01A | O | Lymphom und Leukämie mit großen OR-Prozeduren, mit äußerst schweren CC, mit komplexer OR-Prozedur | 4,918 | | 25,4 | 7 | 0,412 | 43 | 0,160 | 0,125 | | | 1,1160 |
| R01B | O | Lymphom und Leukämie mit großen OR-Prozeduren, mit äußerst schweren CC, ohne komplexe OR-Prozedur oder ohne äußerst schwere CC, mit aufwendigem Eingriff an der Wirbelsäule | 3,769 | | 20,1 | 6 | 0,348 | 38 | 0,137 | 0,115 | | | 1,0316 |
| R01C | O | Lymphom und Leukämie mit großen OR-Prozeduren, ohne äußerst schwere CC, mit komplexer OR-Prozedur, ohne aufwendigen Eingriff an der Wirbelsäule | 2,310 | | 11,6 | 3 | 0,348 | 24 | 0,120 | 0,110 | | | 0,9403 |
| R01D | O | Lymphom und Leukämie mit großen OR-Prozeduren, ohne äußerst schwere CC, ohne komplexe OR-Prozedur | 1,481 | | 6,7 | 1 | 0,387 | 16 | 0,081 | 0,101 | | | 0,7369 |
| R02Z | O | Große OR-Prozeduren mit äußerst schweren CC, mit komplexer OR-Prozedur bei hämatologischen und soliden Neubildungen | 3,992 | | 16,7 | 5 | 0,370 | 33 | 0,169 | 0,126 | | | 1,2091 |
| R03Z | O | Lymphom und Leukämie mit bestimmter OR-Prozedur, mit äußerst schweren CC oder mit bestimmter OR-Prozedur mit schweren CC oder mit anderen OR-Prozeduren mit äußerst schweren CC, Alter < 16 Jahre | 3,010 | | 19,3 | 5 | 0,381 | 37 | 0,120 | 0,113 | | | 0,9516 |
| R04A | O | Andere hämatologische und solide Neubildungen mit bestimmter OR-Prozedur, mit äußerst schweren oder schweren CC | 2,264 | | 14,5 | 4 | 0,316 | 30 | 0,076 | 0,102 | | | 0,8978 |
| R04B | O | Andere hämatologische und solide Neubildungen mit anderer OR-Prozedur, mit äußerst schweren oder schweren CC | 1,305 | | 9,1 | 2 | 0,332 | 22 | 0,076 | 0,098 | | | 0,7231 |
| R05Z | O | Strahlentherapie bei hämatologischen und soliden Neubildungen, Bestrahlungen an mindestens 9 Tagen oder bei akuter myeloischer Leukämie, Alter < 19 Jahre oder mit äußerst schweren CC | 4,637 | | 33,8 | 10 | 0,403 | 52 | 0,131 | 0,127 | | x | 0,9925 |
| R06Z | O | Strahlentherapie bei hämatologischen und soliden Neubildungen, Bestrahlungen an mindestens 9 Tagen oder bei akuter myeloischer Leukämie, Alter > 18 Jahre, ohne äußerst schwere CC | 2,932 | | 21,7 | 6 | 0,407 | 40 | 0,131 | 0,125 | | x | 0,8024 |
| R07A | O | Strahlentherapie bei hämatologischen und soliden Neubildungen, außer bei akuter myeloischer Leukämie, Alter < 19 Jahre oder mit äußerst schweren CC oder Bestrahlungen an mindestens 7 Tagen | 1,752 | | 13,5 | 3 | 0,431 | 27 | 0,128 | 0,119 | | x | 0,9224 |
| R07B | O | Strahlentherapie bei hämatologischen und soliden Neubildungen, außer bei akuter myeloischer Leukämie, Alter > 18 Jahre, ohne äußerst schwere CC, Bestrahlungen an weniger als 7 Tagen | 0,899 | | 5,8 | 1 | 0,438 | 14 | 0,150 | 0,128 | | x | 0,8353 |
| R11A | O | Lymphom und Leukämie mit bestimmter OR-Prozedur, mit schweren CC oder mit anderen OR-Prozeduren, mit äußerst schweren CC, Alter > 15 Jahre | 2,191 | | 14,8 | 4 | 0,342 | 30 | 0,081 | 0,109 | | | 0,8265 |
| R11B | O | Lymphom und Leukämie mit bestimmter OR-Prozedur, ohne äußerst schwere oder schwere CC oder mit anderen OR-Prozeduren, mit schweren CC | 1,060 | | 5,3 | 1 | 0,498 | 14 | 0,089 | 0,107 | | | 0,7279 |
| R11C | O | Lymphom und Leukämie mit anderen OR-Prozeduren ohne äußerst schwere oder schwere CC | 0,819 | | 3,9 | 1 | 0,314 | 10 | 0,097 | 0,111 | | | 0,7237 |
| R12A | O | Andere hämatologische und solide Neubildungen mit großen OR-Prozeduren, mit äußerst schweren CC oder komplexem Eingriff, ohne komplexe OR-Prozedur | 3,218 | | 16,0 | 4 | 0,356 | 33 | 0,130 | 0,104 | | | 0,9843 |
| R12B | O | Andere hämatologische und solide Neubildungen mit großen OR-Prozeduren ohne äußerst schwere CC, ohne komplexen Eingriff, mit komplexer OR-Prozedur | 1,998 | | 7,9 | 2 | 0,274 | 16 | 0,155 | 0,093 | | | 0,8506 |

## Teil a) Bewertungsrelationen bei Versorgung durch Hauptabteilungen

| DRG | Partition | Bezeichnung [6] | Bewertungsrelation bei Hauptabteilung | Bewertungsrelation bei Hauptabteilung und Beleghebamme | Mittlere Verweildauer [1] | Untere Grenzverweildauer: Erster Tag mit Abschlag [2], [5] | Untere Grenzverweildauer: Bewertungsrelation/Tag | Obere Grenzverweildauer: Erster Tag zus. Entgelt [3], [5] | Obere Grenzverweildauer: Bewertungsrelation/Tag | Externe Verlegung Abschlag/Tag (Bewertungsrelation) | Verlegungsfallpauschale | Ausnahme von Wiederaufnahme [4] | Pflegeerlös Bewertungsrelation/Tag |
|---|---|---|---|---|---|---|---|---|---|---|---|---|---|
| 1 | 2 | 3 | 4 | 5 | 6 | 7 | 8 | 9 | 10 | 11 | 12 | 13 | 14 |
| R12C | O | Andere hämatologische und solide Neubildungen mit großen OR-Prozeduren ohne äußerst schwere CC, ohne komplexen Eingriff, ohne komplexe OR-Prozedur | 1,382 | | 5,8 | 1 | 0,296 | 13 | 0,135 | 0,087 | | | 0,7691 |
| R13A | O | Andere hämatologische und solide Neubildungen mit bestimmter OR-Prozedur, ohne äußerst schwere oder schwere CC, mit komplexer OR-Prozedur oder komplizierender Konstellation | 1,228 | | 5,4 | 1 | 0,292 | 11 | 0,139 | 0,092 | | | 0,7436 |
| R13B | O | Andere hämatologische und solide Neubildungen mit bestimmter OR-Prozedur, ohne äußerst schwere oder schwere CC, ohne komplexe OR-Prozedur, ohne komplizierende Konstellation | 0,986 | | 4,3 | 1 | 0,468 | 10 | 0,124 | 0,089 | | | 0,7531 |
| R14Z | O | Andere hämatologische und solide Neubildungen mit anderen OR-Prozeduren ohne äußerst schwere oder schwere CC oder Therapie mit offenen Nukliden bei hämatologischen und soliden Neubildungen, mehr als ein Belegungstag | 0,736 | | 3,3 | 1 | 0,298 | 8 | 0,093 | 0,102 | | x | 0,7653 |
| R16Z | O | Hochkomplexe Chemotherapie mit operativem Eingriff bei hämatologischen und soliden Neubildungen | 5,323 | | 28,9 | 9 | 0,446 | 47 | 0,158 | 0,149 | | | 1,3367 |
| R60A | M | Akute myeloische Leukämie mit hochkomplexer Chemoth., Alter > 17 Jahre oder mit intensiver Chemoth. mit kompliz. Diagnose oder Dialyse oder Portimplantation oder intensivmed. Komplexbeh. > 392 / 368 / - Aufwandspunkte oder schwersten CC, Alter < 16 Jahre | 7,216 | | 47,4 | 15 | 0,444 | 65 | 0,150 | 0,147 | | x | 1,0625 |
| R60B | M | Akute myeloische Leukämie mit intensiver Chemotherapie mit komplizierender Diagnose oder Dialyse oder Portimplantation oder intensivmedizinischer Komplexbehandlung > 392 / 368 / - Aufwandspunkte oder schwersten CC, Alter > 15 Jahre | 5,119 | | 32,3 | 10 | 0,461 | 50 | 0,157 | 0,152 | | x | 1,1324 |
| R60C | M | Akute myeloische Leukämie mit int. Chemoth., äuß. schw. CC od. kompl. Diagnostik b. Leuk. od. mit mäß. kompl. Chemoth. mit best. kompliz. Faktoren od. mit äuß. schw. CC mit kompl. Diagnostik od. KomplBeh. MRE mit Dial. od. äuß. schw. CC od. schwerste CC | 3,405 | | 24,6 | 7 | 0,422 | 40 | 0,137 | 0,132 | | x | 1,0529 |
| R60D | M | Akute myeloische Leukämie mit intensiver Chemoth., ohne kompliz. Diagnose, ohne Dialyse, ohne Portimpl., oh. intensivmed. Komplexbeh. > 392 / 368 / - AufwP., oh. äuß. schwere CC, oh. kompl. Diagnostik b. Leukämie od. mit Dialyse od. äußerst schweren CC | 1,858 | | 13,5 | 4 | 0,369 | 28 | 0,136 | 0,127 | | x | 1,0799 |
| R60E | M | Akute myeloische Leukämie mit mäßig komplexer Chemotherapie, ohne komplizierende Diagnose, ohne Dialyse, ohne Portimplantation, ohne äußerst schwere CC oder mit lokaler Chemotherapie oder mit Komplexbehandlung bei multiresistenten Erregern | 0,881 | | 7,6 | 2 | 0,293 | 17 | 0,116 | 0,103 | | x | 0,9922 |
| R60F | M | Akute myeloische Leukämie ohne Chemotherapie, ohne Dialyse, ohne äußerst schwere CC, ohne Komplexbehandlung bei multiresistenten Erregern | 0,807 | | 6,4 | 1 | 0,396 | 15 | 0,087 | 0,107 | | x | 0,8970 |
| R61A | M | Lymphom und nicht akute Leukämie mit Sepsis oder bestimmter komplizierender Konstellation oder mit Agranulozytose, intrakranieller Metastase oder Portimplantation, mit äuß. schw. CC, Alter > 15 Jahre, mit hochkompl. Chemotherapie oder schwersten CC | 3,603 | | 24,3 | 7 | 0,436 | 42 | 0,144 | | x | x | 1,1715 |
| R61B | M | Lymphom und nicht akute Leukämie mit Sepsis oder anderer kompliz. Konstell. oder mit kompl. Diagnose oder Portimpl., mit äuß. schw. CC, Alter > 15 Jahre od. mit äuß. schw. CC od. Tumorlyse-Syndrom, mit kompl. Diagnostik bei Leukämie od. mit schwersten CC | 2,341 | | 16,9 | 5 | 0,373 | 33 | 0,132 | | x | x | 1,0072 |
| R61C | M | Lymphom und nicht akute Leukämie ohne Sepsis, ohne komplizierende Konstellation, mit Agranulozytose oder Portimplantation oder Komplexbehandlung bei multiresistenten Erregern oder komplexer Diagnostik bei Leukämie, Alter < 16 Jahre | 2,820 | | 12,5 | 3 | 0,591 | 25 | 0,189 | 0,175 | | x | 1,8549 |
| R61D | M | Lymphom u. nicht akute Leukämie mit Agranuloz., Portimpl., Komplexbeh. MRE od. kompl. Diag. b. Leuk., Alt. > 15 J., m. intens. Chemoth. od. Alt. < 18 J. od. m. äuß. schw. CC od. Tumorlyse-Syndr. od. Blastenkr., oh. kompl. Diag. b. Leuk., oh. schwerste CC | 1,517 | | 12,9 | 3 | 0,369 | 27 | 0,114 | 0,106 | | x | 0,9618 |
| R61E | M | Lymphom und nicht akute Leukämie ohne Sepsis, ohne komplizierende Konstellation, mit Agranulozytose oder Portimplant. oder Komplexbehandlung MRE oder komplexer Diagnostik bei Leukämie, ohne äußerst schwere CC, Alter > 17 Jahre, oh. intensive Chemoth. | 1,362 | | 9,4 | 2 | 0,393 | 21 | 0,125 | 0,113 | | x | 0,7367 |
| R61F | M | Lymphom und nicht akute Leukämie ohne bestimmte komplizierende Faktoren, ohne äuß. schw. CC, mit kompl. Diagnose od. kompliz. Prozedur, Alter < 16 Jahre od. best. Lymphom mit best. Chemotherapie od. kompl. Diagnose od. andere Komplexbehandlung MRE | 0,917 | | 7,0 | 1 | 0,454 | 14 | 0,129 | 0,113 | | x | 1,2419 |
| R61G | M | Lymphom und nicht akute Leukämie oh. bestimmte kompliz. Faktoren, oh. äuß. schw. CC, Alter < 16 Jahre od. mit kompl. Diagnose od. kompliz. Prozedur, Alter > 15 Jahre, oh. best. Lymphom mit best. Chemoth., oh. kompl. Diagnose, oh. andere Komplexbeh. MRE | 0,903 | | 6,4 | 1 | 0,431 | 15 | 0,135 | 0,117 | | x | 0,7853 |
| R61H | M | Lymphom und nicht akute Leukämie ohne bestimmte komplizierende Faktoren, ohne äußerst schwere CC, ohne komplexe Diagnose, ohne komplizierende Prozedur, Alter > 15 Jahre | 0,518 | | 4,5 | 1 | 0,253 | 11 | 0,079 | 0,093 | | x | 0,8630 |
| R62A | M | Andere hämatologische und solide Neubildungen mit kompliz. Diagnose oder Dialyse oder Portimplantation oder mit Knochenaffektionen oder bestimmten Metastasen oder äußerst schweren CC oder Alter < 1 Jahr, mit komplexer Diagnose oder kompliz. Konstellation | 1,665 | | 12,7 | 3 | 0,335 | 28 | 0,106 | 0,098 | | x | 0,8336 |
| R62B | M | Andere hämatologische und solide Neubildungen ohne kompliz. Diagnose, ohne Dialyse, ohne Portimplantation, mit Knochenaffektionen oder bestimmten Metastasen oder äußerst schweren CC oder Alter < 1 Jahr, ohne komplexe Diagnose, ohne kompliz. Konstellation | 0,929 | | 8,9 | 2 | 0,289 | 20 | 0,068 | 0,088 | | x | 0,9307 |

# Fallpauschalen-Katalog und Pflegeerlöskatalog
## Teil a) Bewertungsrelationen bei Versorgung durch Hauptabteilungen

| DRG | Partition | Bezeichnung [6] | Bewertungsrelation bei Hauptabteilung | Bewertungsrelation bei Hauptabteilung und Beleghebamme | Mittlere Verweildauer [1] | Untere Grenzverweildauer: Erster Tag mit Abschlag [2], [5] | Untere Grenzverweildauer: Bewertungsrelation/Tag | Obere Grenzverweildauer: Erster Tag zus. Entgelt [3], [5] | Obere Grenzverweildauer: Bewertungsrelation/Tag | Externe Verlegung Abschlag/Tag (Bewertungsrelation) | Verlegungsfallpauschale | Ausnahme von Wiederaufnahme [4] | Pflegeerlös Bewertungsrelation/Tag |
|---|---|---|---|---|---|---|---|---|---|---|---|---|---|
| 1 | 2 | 3 | 4 | 5 | 6 | 7 | 8 | 9 | 10 | 11 | 12 | 13 | 14 |
| R62C | M | Andere hämatologische und solide Neubildungen ohne komplizierende Diagnose, ohne Dialyse, ohne Portimplantation, ohne Knochenaffektionen, ohne bestimmte Metastasen, ohne äußerst schwere CC, Alter > 0 Jahre | 0,576 | | 4,9 | 1 | 0,251 | 13 | 0,072 | 0,085 | | x | 0,8233 |
| R63A | M | Andere akute Leukämie oder bestimmtes Lymphom mit bestimmter hochkomplexer Chemotherapie, Alter > 17 Jahre | 8,170 | | 53,2 | 17 | 0,447 | 71 | 0,151 | 0,148 | | x | 0,9742 |
| R63B | M | Andere akute Leukämie oder bestimmtes Lymphom mit Chemotherapie, mit Dialyse oder Sepsis oder mit Agranulozytose oder Portimplantation, Alter < 16 Jahre oder schwerste CC oder mit anderer hochkomplexer Chemotherapie | 5,448 | | 29,2 | 9 | 0,492 | 47 | 0,169 | 0,163 | | x | 1,6907 |
| R63C | M | Andere akute Leukämie mit intensiver Chemotherapie, mit Dialyse oder Sepsis oder mit Agranulozytose oder Portimplantation, mit äußerst schweren CC, ohne andere hochkomplexe Chemotherapie | 4,064 | | 29,6 | 9 | 0,396 | 47 | 0,150 | 0,130 | | x | 0,9380 |
| R63D | M | Andere akute Leukämie mit komplizierender Konstellation oder mit mäßig komplexer Chemotherapie, mit Dialyse oder Sepsis oder mit Agranulozytose oder Portimplantation, Alter < 16 Jahre | 3,232 | | 19,3 | 5 | 0,499 | 36 | 0,155 | 0,147 | | x | 1,5270 |
| R63E | M | Andere akute Leukämie mit intensiver oder mäßig kompl. Chemoth., mit Dialyse oder Sepsis oder mit Agranulozytose oder Portimplantation oder mit lokaler Chemoth., mit Dialyse od. Sepsis od. mit Agranulozytose od. Portimplantation oder mit äuß. schw. CC | 2,402 | | 14,5 | 4 | 0,439 | 30 | 0,151 | 0,141 | | x | 1,3313 |
| R63F | M | Andere akute Leukämie ohne Dialyse, ohne Sepsis, ohne Agranulozytose, ohne Portimplantation, mit intensiver oder mäßig komplexer Chemotherapie, mit äußerst schweren CC oder mit lokaler Chemotherapie, mit schwersten CC | 2,290 | | 16,4 | 4 | 0,450 | 33 | 0,138 | 0,130 | | x | 1,1324 |
| R63G | M | Andere akute Leukämie ohne Chemotherapie, mit Dialyse oder Sepsis oder mit Agranulozytose oder Portimplantation oder mit äußerst schweren CC | 1,915 | | 11,2 | 3 | 0,463 | 23 | 0,165 | 0,151 | | x | 1,4725 |
| R63H | M | Andere akute Leukämie mit intensiver Chemotherapie, ohne Dialyse, ohne Sepsis, ohne Agranulozytose, ohne Portimplantation, ohne äußerst schwere CC | 1,230 | | 8,7 | 2 | 0,412 | 20 | 0,142 | 0,127 | | x | 1,2543 |
| R63I | M | Andere akute Leukämie ohne Dialyse, ohne Sepsis, ohne Agranulozytose, ohne Portimplantation, ohne äußerst schwere CC | 0,700 | | 4,7 | 1 | 0,349 | 11 | 0,150 | 0,123 | | x | 1,4750 |
| R65Z | M | Hämatologische und solide Neubildungen, ein Belegungstag | 0,264 | | 1,0 | | | | | | | x | 1,3119 |
| R66Z | M | Akute myeloische Leukämie oder andere akute Leukämie oder bestimmtes Lymphom mit hochkomplexer Chemotherapie, Alter < 18 Jahre | 8,852 | | 45,4 | 14 | 0,538 | 63 | 0,178 | 0,174 | | x | 1,9951 |
| **MDC 18A HIV** | | | | | | | | | | | | | |
| S01Z | O | HIV-Krankheit mit OR-Prozedur | 1,609 | | 11,8 | 3 | 0,299 | 26 | 0,113 | 0,094 | | x | 0,7756 |
| S60Z | M | HIV-Krankheit, ein Belegungstag | 0,268 | | 1,0 | | | | | | | x | 1,1614 |
| S62Z | M | Bösartige Neubildung bei HIV-Krankheit | 0,932 | | 7,6 | 2 | 0,303 | 18 | 0,128 | 0,105 | | x | 0,8326 |
| S63A | M | Infektion bei HIV-Krankheit mit komplexer Diagnose und äußerst schweren CC oder mit komplizierender Konstellation | 3,070 | | 25,0 | 7 | 0,365 | 43 | 0,124 | 0,112 | | x | 1,2885 |
| S63B | M | Infektion bei HIV-Krankheit ohne komplexe Diagnose oder ohne äußerst schwere CC, ohne komplizierende Konstellation | 1,275 | | 11,4 | 3 | 0,306 | 25 | 0,107 | 0,099 | | x | 0,8536 |
| S65A | M | Andere Erkrankungen bei HIV-Krankheit oder andere HIV-Krankheit mit Herzinfarkt oder bei chronisch ischämischer Herzkrankheit oder äußerst schweren CC | 2,183 | | 15,9 | 4 | 0,413 | 33 | 0,130 | 0,122 | | x | 0,8897 |
| S65B | M | Andere Erkrankungen bei HIV-Krankheit oder andere HIV-Krankheit ohne Herzinfarkt, außer bei chronisch ischämischer Herzkrankheit, ohne äußerst schwere CC | 0,969 | | 8,2 | 2 | 0,307 | 19 | 0,112 | 0,100 | | x | 0,7544 |
| **MDC 18B Infektiöse und parasitäre Krankheiten** | | | | | | | | | | | | | |
| T01A | O | OR-Prozedur bei infektiösen und parasitären Krankheiten mit bestimmter komplexer OR-Prozedur, komplizierender Konstellation oder bei Zustand nach Organtransplantation, ohne intensivmedizinische Komplexbehandlung > 392 / 368 / 552 Aufwandspunkte | 3,820 | | 21,9 | 6 | 0,374 | 40 | 0,136 | | x | | 1,2634 |
| T01B | O | OR-Prozedur bei infektiösen und parasitären Krankheiten oh. best. komplexe OR-Prozedur, oh. komplizierende Konstellation, außer bei Z.n. Organ-Tx, mit äußerst schweren CC oder bestimmtem Eingriff an Hüftendoprothese, Brustwand, Pleura, Pankreas, Magen | 2,892 | | 21,0 | 6 | 0,297 | 39 | 0,069 | 0,095 | | | 1,0936 |
| T01C | O | OR-Proz. bei infekt./parasit. Krankh. oh. best. kompl. OR-Proz., oh. kompliz. Konstell., auß. bei Z.n. Organ-Tx, oh. äuß. schw. CC, oh. Eingr. an Hüftendoproth., Brustw., Pleura, Pankr., Magen, m. best. Eingr. bei best. Sepsis od. best. operativen Eingr. | 2,019 | | 16,6 | 5 | 0,242 | 33 | 0,061 | | x | | 0,8232 |
| T01D | O | OR-Prozedur bei infektiösen und parasitären Krankh. oh. best. kompl. OR-Proz., oh. kompliz. Konstell., auß. bei Z.n. Organ-Tx, oh. best. Eingr. od. auß. bei best. Sepsis od. äuß. schw. CC, oh. best. operativen Eingriff, mit best. mäßig komplexem Eingriff | 1,483 | | 12,2 | 3 | 0,233 | 26 | 0,054 | 0,071 | | | 0,7390 |

# Teil a) Bewertungsrelationen bei Versorgung durch Hauptabteilungen

| DRG | Partition | Bezeichnung [6] | Bewertungsrelation bei Hauptabteilung | Bewertungsrelation bei Hauptabteilung und Beleghebamme | Mittlere Verweildauer [1] | Untere Grenzverweildauer: Erster Tag mit Abschlag [2), 5)] | Untere Grenzverweildauer: Bewertungsrelation/Tag | Obere Grenzverweildauer: Erster Tag zus. Entgelt [3), 5)] | Obere Grenzverweildauer: Bewertungsrelation/Tag | Externe Verlegung Abschlag/Tag (Bewertungsrelation) | Verlegungsfallpauschale | Ausnahme von Wiederaufnahme [4] | Pflegeerlös Bewertungsrelation/Tag |
|---|---|---|---|---|---|---|---|---|---|---|---|---|---|
| 1 | 2 | 3 | 4 | 5 | 6 | 7 | 8 | 9 | 10 | 11 | 12 | 13 | 14 |
| T01E | O | OR-Prozedur bei infektiösen und parasitären Krankh. oh. best. kompl. OR-Proz., oh. kompliz. Konstell., auß. bei Z.n. Organ-Tx, oh. best. Eingr. od. auß. bei best. Sepsis od. äuß. schw. CC, oh. best. operativen Eingriff, oh. best. mäßig komplexen Eingriff | 0,715 | | 5,5 | 1 | 0,227 | 13 | 0,058 | 0,070 | | | 0,6974 |
| T36Z | O | Int. Komplexbeh. > 588 / 552 / 552 Aufwandsp. bei infektiösen und parasitären Krankheiten od. OR-Proz. b. inf. u. paras. Krankh. m. komplexer OR-Proz., kompliz. Konst. oder bei Zust. n. Organtranspl. mit int. Komplexbeh. > 392 / 368 / - Aufwandsp. | 4,991 | | 20,7 | 6 | 0,661 | 39 | 0,224 | | x | x | 2,7150 |
| T44Z | A | Geriatrische frührehabilitative Komplexbehandlung bei infektiösen und parasitären Krankheiten | 1,727 | | 22,5 | | | 36 | 0,052 | 0,071 | | | 0,8979 |
| T60A | M | Sepsis mit komplizierender Konstellation oder bei Zustand nach Organtransplantation, mit äußerst schweren CC oder intensivmedizinische Komplexbehandlung > 392 / 368 / - Aufwandspunkte | 2,900 | | 17,9 | 5 | 0,450 | 34 | 0,151 | 0,143 | | | 1,6257 |
| T60B | M | Sepsis mit kompliz. Konst. od. b. Z.n. Organ-Tx, oh. äuß. schw. CC, oh. IntK > 392 / 368 / - Punkte od. oh. kompliz. Konst., auß. b. Z.n. Organ-Tx, m. kompl. Diag. od. äuß. schw. CC, Alt. < 18 J. od. m. Para- / Tetrapl. od. kompliz. ERCP od. schwerste CC | 1,899 | | 12,9 | 3 | 0,438 | 27 | 0,136 | 0,126 | | | 1,5802 |
| T60C | M | Sepsis m. kompliz. Konst. od. b. Z.n. Organ-Tx, oh. äuß. schw. CC, oh. IntK > 392 / 368 / - Punkte od. oh. kompliz. Konst., auß. b. Z.n. Organ-Tx, m. kompl. Diag. od. äuß. schw. CC, Alt. > 17 J., oh. Para- / Tetrapl., oh. kompliz. ERCP, oh. schwerste CC | 1,596 | | 13,5 | 3 | 0,377 | 27 | 0,078 | 0,104 | | | 1,2718 |
| T60D | M | Sepsis ohne komplizierende Konstellation, außer bei Zustand nach Organtransplantation, ohne komplexe Diagnose, ohne äußerst schwere CC, Alter < 10 Jahre oder mit intensivmedizinischer Komplexbehandlung > 196 / 184 / - Aufwandspunkte | 1,446 | | 9,6 | 2 | 0,467 | 21 | 0,102 | 0,132 | | | 1,8478 |
| T60E | M | Sepsis ohne komplizierende Konstellation, außer bei Zustand nach Organtransplantation, ohne komplexe Diagnose, ohne äußerst schwere CC, Alter > 9 Jahre, ohne intensivmedizinische Komplexbehandlung > 196 / 184 / - Aufwandspunkte, mehr als ein Belegungstag | 0,772 | | 8,6 | 2 | 0,244 | 17 | 0,060 | 0,076 | | | 0,9581 |
| T60F | M | Sepsis, verstorben < 5 Tage nach Aufnahme, ohne intensivmedizinische Komplexbehandlung > 196/ 184 / - Aufwandspunkte | 0,389 | | 1,5 | | | | | | x | | 2,0017 |
| T60G | M | Sepsis ohne komplizierende Konstellation, außer bei Zustand nach Organtransplantation, ohne komplexe Diagnose, ohne äußerst schwere CC, Alter > 9 Jahre, ohne intensivmedizinische Komplexbehandlung > 196 / 184 / - Aufwandspunkte, ein Belegungstag | 0,246 | | 1,0 | | | | | | | | 1,3118 |
| T61Z | M | Postoperative und posttraumatische Infektionen | 0,473 | | 5,4 | 1 | 0,264 | 12 | 0,055 | 0,066 | | | 0,7427 |
| T62A | M | Fieber unbekannter Ursache mit äußerst schweren oder schweren CC, Alter > 5 Jahre | 0,766 | | 7,6 | 2 | 0,246 | 16 | 0,068 | 0,086 | | | 0,8548 |
| T62B | M | Fieber unbekannter Ursache ohne äußerst schwere oder schwere CC oder Alter < 6 Jahre | 0,412 | | 3,8 | 1 | 0,224 | 9 | 0,073 | 0,083 | | | 0,8907 |
| T63A | M | Virale Erkrankung bei Zustand nach Organtransplantation | 1,313 | | 9,4 | 2 | 0,422 | 22 | 0,135 | 0,122 | | | 1,1018 |
| T63B | M | Schwere virale Erkrankung, außer bei Zustand nach Organtransplantation | 0,830 | | 8,9 | 2 | 0,266 | 19 | 0,062 | 0,080 | | | 0,7284 |
| T63C | M | Mäßig schwere virale Erkrankung, außer bei Zustand nach Organtransplantation | 0,426 | | 4,5 | 1 | 0,232 | 10 | 0,065 | 0,076 | | | 0,9105 |
| T63D | M | Andere virale Erkrankung, außer bei Zustand nach Organtransplantation | 0,344 | | 3,2 | 1 | 0,161 | 7 | 0,074 | 0,081 | | | 0,9580 |
| T64A | M | Andere infektiöse und parasitäre Krankheiten mit best. komplexer Diagnose, Alter < 16 Jahre | 0,853 | | 5,5 | 1 | 0,420 | 12 | 0,153 | 0,130 | | | 1,5999 |
| T64B | M | Andere infektiöse und parasitäre Krankheiten mit komplexer Diagnose, Alter > 15 Jahre, mehr als ein Belegungstag | 0,895 | | 8,9 | 2 | 0,293 | 19 | 0,069 | 0,089 | | | 0,7514 |
| T64C | M | Andere infektiöse und parasitäre Krankheiten mit komplexer Diagnose, Alter > 15 Jahre, ein Belegungstag oder ohne komplexe Diagnose | 0,550 | | 5,8 | 1 | 0,356 | 13 | 0,064 | 0,078 | | | 0,8603 |
| T77Z | M | Komplexbehandlung bei multiresistenten Erregern bei infektiösen und parasitären Krankheiten | 1,256 | | 12,7 | | | 24 | 0,067 | 0,088 | | | 1,2159 |
| **MDC 19 Psychische Krankheiten und Störungen** | | | | | | | | | | | | | |
| U40Z | A | Geriatrische frührehabilitative Komplexbehandlung bei psychischen Krankheiten und Störungen | 1,276 | | 17,7 | | | 25 | 0,049 | 0,066 | | | 0,6886 |
| U42B | A | Multimodale Schmerztherapie bei psychischen Krankheiten und Störungen, Alter > 18 Jahre, mindestens 14 Behandlungstage | 1,271 | | 17,3 | | | 22 | 0,055 | 0,068 | | x | 0,4330 |
| U42C | A | Multimodale Schmerztherapie bei psychischen Krankheiten und Störungen, Alter > 18 Jahre, weniger als 14 Behandlungstage | 0,901 | | 10,4 | | | 17 | 0,055 | 0,077 | | x | 0,5226 |
| U60A | M | Psychiatrische Behandlung, ein Belegungstag, Alter < 16 Jahre | 0,225 | | 1,0 | | | | | | | | 1,6067 |
| U60B | M | Psychiatrische Behandlung, ein Belegungstag, Alter > 15 Jahre | 0,191 | | 1,0 | | | | | | | | 0,9966 |
| U61Z | M | Schizophrene, wahnhafte und akut psychotische Störungen | 0,530 | | 5,3 | 1 | 0,259 | 13 | 0,068 | 0,082 | | | 0,9187 |
| U63Z | M | Schwere affektive Störungen | 0,552 | | 5,2 | 1 | 0,264 | 12 | 0,071 | 0,085 | | | 0,7205 |
| U64Z | M | Angststörungen oder andere affektive und somatoforme Störungen | 0,504 | | 4,2 | 1 | 0,244 | 10 | 0,081 | 0,094 | | | 0,7210 |
| U66Z | M | Ess-, Zwangs- und Persönlichkeitsstörungen und akute psychische Reaktionen oder psychische Störungen in der Kindheit | 0,525 | | 4,3 | 1 | 0,252 | 11 | 0,082 | 0,095 | | | 1,0312 |

# Fallpauschalen-Katalog und Pflegeerlöskatalog

## Teil a) Bewertungsrelationen bei Versorgung durch Hauptabteilungen

| DRG | Partition | Bezeichnung [6] | Bewertungsrelation bei Hauptabteilung | Bewertungsrelation bei Hauptabteilung und Beleghebamme | Mittlere Verweildauer [1] | Untere Grenzverweildauer: Erster Tag mit Abschlag [2), 5)] | Untere Grenzverweildauer: Bewertungsrelation/Tag | Obere Grenzverweildauer: Erster Tag zus. Entgelt [3), 5)] | Obere Grenzverweildauer: Bewertungsrelation/Tag | Externe Verlegung Abschlag/Tag (Bewertungsrelation) | Verlegungsfallpauschale | Ausnahme von Wiederaufnahme [4] | Pflegeerlös Bewertungsrelation/Tag |
|---|---|---|---|---|---|---|---|---|---|---|---|---|---|
| 1 | 2 | 3 | 4 | 5 | 6 | 7 | 8 | 9 | 10 | 11 | 12 | 13 | 14 |
| **MDC 20 Alkohol- und Drogengebrauch und alkohol- und drogeninduzierte psychische Störungen** | | | | | | | | | | | | | |
| V40Z | A | Qualifizierter Entzug | 0,857 | | 11,4 | 3 | 0,210 | 18 | 0,051 | 0,068 | | | 0,6368 |
| V60A | M | Alkoholintoxikation und Alkoholentzug oder Störungen durch Alkoholmissbrauch und Alkoholabhängigkeit mit psychotischem Syndrom oder HIV-Krankheit | 0,687 | | 7,4 | 1 | 0,503 | 17 | 0,063 | 0,079 | | | 1,0972 |
| V60B | M | Alkoholintoxikation und Alkoholentzug oder Störungen durch Alkoholmissbrauch und Alkoholabhängigkeit ohne psychotisches Syndrom, ohne HIV-Krankheit | 0,364 | | 3,9 | 1 | 0,231 | 8 | 0,063 | 0,071 | | | 0,7570 |
| V61Z | M | Drogenintoxikation und -entzug | 0,412 | | 4,7 | 1 | 0,234 | 10 | 0,059 | 0,070 | | | 0,8910 |
| V63Z | M | Störungen durch Opioidgebrauch und Opioidabhängigkeit | 0,499 | | 4,0 | 1 | 0,339 | 9 | 0,084 | 0,097 | | | 1,0784 |
| V64Z | M | Störungen durch anderen Drogengebrauch und Medikamentenmissbrauch und andere Drogen- und Medikamentenabhängigkeit | 0,340 | | 2,4 | 1 | 0,192 | 5 | 0,099 | 0,099 | | | 1,1503 |
| **MDC 21A Polytrauma** | | | | | | | | | | | | | |
| W01B | O | Polytrauma mit Beatmung > 72 Stunden oder komplexen Eingriffen oder IntK > 392 / 368 / 552 Aufwandspunkte, ohne Frührehabilitation, mit Beatmung > 263 Stunden oder mit komplexer Vakuumbehandlung oder mit IntK > 588 / 552 / - Aufwandspunkte | 10,454 | | 25,9 | 8 | 0,773 | 44 | 0,268 | | x | | 2,7119 |
| W01C | O | Polytrauma mit Beatmung > 72 Stunden oder komplexen Eingriffen oder IntK > 392 / 368 / 552 Aufwandspunkte, ohne Frührehabilitation, ohne Beatmung > 263 Stunden, ohne komplexe Vakuumbehandlung, ohne IntK > 588 / 552 / - Aufwandspunkte | 3,968 | | 13,8 | 4 | 0,609 | 28 | 0,222 | | x | | 2,2879 |
| W02A | O | Polytrauma mit anderen komplexen Eingriffen mit komplizierender Konstellation oder Eingriffen an mehreren Lokalisationen oder mit intensivmedizinischer Komplexbehandlung > 392 / 368 / - Aufwandspunkte | 7,974 | | 25,3 | 7 | 0,498 | 43 | 0,110 | | x | | 1,6205 |
| W02B | O | Polytrauma mit anderen komplexen Eingriffen ohne komplizierende Konstellation, ohne Eingriffe an mehreren Lokalisationen, ohne intensivmedizinische Komplexbehandlung > 392 / 368 / - Aufwandspunkte | 4,636 | | 17,3 | 5 | 0,409 | 32 | 0,099 | 0,134 | | | 1,3987 |
| W04A | O | Polytrauma mit anderen Eingriffen oder Beatmung > 24 Stunden, mit komplizierender Konstellation oder Eingriffen an mehreren Lokalisationen | 5,220 | | 18,2 | 5 | 0,464 | 33 | 0,107 | 0,145 | | | 1,5646 |
| W04B | O | Polytrauma mit anderen Eingriffen oder Beatmung > 24 Stunden, ohne komplizierende Konstellation, ohne Eingriffe an mehreren Lokalisationen, mit bestimmten anderen Eingriffen oder Beatmung mehr als 24 Stunden | 3,087 | | 14,5 | 4 | 0,375 | 28 | 0,091 | 0,121 | | | 1,2130 |
| W04C | O | Polytrauma mit anderen Eingriffen oder Beatmung > 24 Stunden, ohne komplizierende Konstellation, ohne Eingriffe an mehreren Lokalisationen, ohne bestimmte andere Eingriffe, ohne Beatmung > 24 Stunden | 2,020 | | 11,5 | 3 | 0,327 | 23 | 0,079 | 0,104 | | | 1,1964 |
| W36Z | O | Intensivmedizinische Komplexbehandlung > 784 / 828 / 828 Aufwandspunkte bei Polytrauma oder Polytrauma mit Beatmung oder Kraniotomie mit endovaskulärer Implantation von Stent-Prothesen an der Aorta | 11,477 | | 29,7 | 9 | 0,841 | 48 | 0,283 | | x | x | 3,1740 |
| W60Z | M | Polytrauma, verstorben < 5 Tage nach Aufnahme, ohne komplizierende Konstellationen, ohne Beatmung > 24 Stunden, ohne komplexe oder bestimmte andere Eingriffe | 0,624 | | 1,2 | | | | | | x | | 1,5648 |
| W61A | M | Polytrauma ohne signifikante Eingriffe mit komplizierender Diagnose oder mit intensivmedizinischer Komplexbehandlung > 196 / 184 / - Aufwandspunkte | 1,725 | | 11,2 | 3 | 0,418 | 24 | 0,105 | 0,137 | | | 1,4328 |
| W61B | M | Polytrauma ohne signifikante Eingriffe, ohne komplizierende Diagnose, ohne intensivmedizinische Komplexbehandlung > 196 / 184 / - Aufwandspunkte | 1,161 | | 8,7 | 2 | 0,374 | 18 | 0,090 | 0,115 | | | 1,0873 |
| **MDC 21B Verletzungen, Vergiftungen und toxische Wirkungen von Drogen und Medikamenten** | | | | | | | | | | | | | |
| X01A | O | Rekonstruktive Operation bei Verletzungen mit komplizierender Konstellation, Eingriff an mehreren Lokalisationen, freier Lappenplastik mit mikrovaskulärer Anastomosierung oder komplizierender Diagnose oder komplexer Prozedur, mit äußerst schweren CC | 3,827 | | 24,7 | 7 | 0,261 | 43 | 0,059 | | x | | 0,8965 |
| X01B | O | Rekonstruktive Operation bei Verletzungen ohne komplizierende Konstellation, ohne Eingriff an mehreren Lokalisationen, ohne freie Lappenplastik mit mikrovask. Anastomosierung, mit komplexer Diagnose oder Prozedur oder äußerst schw. CC, mehr als 1 BT | 1,679 | | 11,7 | 3 | 0,210 | 26 | 0,051 | | x | | 0,6874 |
| X01C | O | Rekonstruktive Operation bei Verletzungen ohne komplizierende Konstellation, ohne Eingriff an mehreren Lokalisationen, ohne freie Lappenplastik mit mikrovask. Anastomosierung, ohne komplexe Diagnose oder Prozedur, ohne äußerst schw. CC oder 1 BT | 0,805 | | 4,4 | 1 | 0,231 | 10 | 0,058 | 0,068 | | | 0,7662 |
| X04Z | O | Andere Eingriffe bei Verletzungen der unteren Extremität | 0,818 | | 5,5 | 1 | 0,379 | 14 | 0,055 | 0,066 | | | 0,7189 |
| X05A | O | Andere Eingriffe bei Verletzungen der Hand, mit komplexem Eingriff | 0,762 | | 3,6 | 1 | 0,287 | 8 | 0,066 | 0,073 | | | 0,7173 |
| X05B | O | Andere Eingriffe bei Verletzungen der Hand, ohne komplexen Eingriff | 0,567 | | 2,9 | 1 | 0,162 | 6 | 0,067 | 0,072 | | | 0,7913 |
| X06A | O | Andere Eingriffe bei anderen Verletzungen mit äußerst schweren CC | 2,274 | | 14,0 | 4 | 0,299 | 29 | 0,075 | 0,100 | | | 1,1759 |

## Teil a) Bewertungsrelationen bei Versorgung durch Hauptabteilungen

| DRG | Partition | Bezeichnung [6] | Bewertungsrelation bei Hauptabteilung | Bewertungsrelation bei Hauptabteilung und Beleghebamme | Mittlere Verweildauer [1] | Untere Grenzverweildauer | | Obere Grenzverweildauer | | Externe Verlegung Abschlag/Tag (Bewertungsrelation) | Verlegungs-fallpauschale | Ausnahme von Wieder-aufnahme [4] | Pflegeerlös Bewertungs-relation/Tag |
|---|---|---|---|---|---|---|---|---|---|---|---|---|---|
| | | | | | | Erster Tag mit Abschlag [2), 5)] | Bewertungs-relation/Tag | Erster Tag zus. Entgelt [3), 5)] | Bewertungs-relation/Tag | | | | |
| 1 | 2 | 3 | 4 | 5 | 6 | 7 | 8 | 9 | 10 | 11 | 12 | 13 | 14 |
| X06B | O | Andere Eingriffe bei anderen Verletzungen ohne äußerst schwere CC, mit komplexer OR-Prozedur oder Alter > 65 Jahre mit bestimmtem Eingriff oder mit schweren CC | 1,029 | | 6,3 | 1 | 0,537 | 15 | 0,059 | 0,073 | | | 0,7947 |
| X06C | O | Andere Eingriffe bei anderen Verletzungen ohne äußerst schwere oder schwere CC, ohne komplexe OR-Prozedur, Alter < 66 Jahre oder ohne bestimmten Eingriff | 0,710 | | 4,3 | 1 | 0,311 | 10 | 0,060 | 0,070 | | | 0,7493 |
| X07A | O | Replantation bei traumatischer Amputation, mit Replantation mehr als einer Zehe oder mehr als eines Fingers | 5,750 | | 16,6 | 5 | 0,275 | 32 | 0,099 | 0,094 | | | 1,0348 |
| X07B | O | Replantation bei traumatischer Amputation, mit Replantation eines Fingers oder einer Zehe | 2,397 | | 8,6 | 2 | 0,259 | 16 | 0,063 | 0,081 | | | 0,8524 |
| X33Z | O | Mehrzeitige komplexe OR-Prozeduren bei Verletzungen, Vergiftungen und toxischen Wirkungen von Drogen und Medikamenten | 4,893 | | 24,5 | 7 | 0,337 | 42 | 0,170 | 0,106 | | | 1,3160 |
| X60Z | M | Verletzungen und allergische Reaktionen | 0,346 | | 2,9 | 1 | 0,164 | 7 | 0,074 | 0,079 | | | 0,9438 |
| X62Z | M | Vergiftungen / Toxische Wirkungen von Drogen, Medikamenten und anderen Substanzen oder Folgen einer medizinischen Behandlung oder bestimmte Erfrierungen und andere Traumata | 0,419 | | 3,6 | 1 | 0,230 | 8 | 0,069 | 0,077 | | | 1,0059 |
| X64Z | M | Andere Krankheit verursacht durch Verletzung, Vergiftung oder toxische Wirkung | 0,298 | | 2,5 | 1 | 0,141 | 5 | 0,079 | 0,081 | | | 1,0298 |
| **MDC 22 Verbrennungen** | | | | | | | | | | | | | |
| Y02A | O | Andere Verbrennungen mit Hauttransplantation oder anderen Eingriffen bei Sepsis oder mit territorial kompliz. Konst., hochkomplexem Eingriff, vierzeitigen bestimmten OR-Prozeduren oder intensivmedizinischer Komplexbehandlung > 588 / 552 / 552 Aufwandspunkte | 10,493 | | 32,3 | 10 | 0,701 | 50 | 0,239 | 0,232 | | | 2,4322 |
| Y02B | O | Andere Verbrenn. m. Haut-Tx. od. and. Eingr. auß. b. Sep., oh. kompliz. Konst., oh. hochkompl. Eingr., oh. vierz. best. OR-Proz., oh. IntK > 588 / 552 / 552 Aufwandsp., m. äuß. schw. CC, kompliz. Diagn., kompl. Proz., Dialyse od. Beatm. > 24 Std. | 5,326 | | 20,5 | 6 | 0,559 | 38 | 0,134 | 0,182 | | | 2,1707 |
| Y02C | O | Andere Verbrenn. m. Haut-Tx. od. and. Eingr. oh. äuß. schw. CC, oh. kompliz. Diagn., oh. komplexe Proz., oh. Dialyse, oh. Beat. > 24 Std., oh. kompliz. Konst., oh. IntK > 588 / 552 / 552 Aufwandsp., oh. best. Spalthauttranspl., Alter < 18 J. | 2,387 | | 12,5 | 3 | 0,295 | 26 | 0,094 | 0,087 | | | 1,3612 |
| Y02D | O | Andere Verbrenn. m. Hauttr. od. and. Eingr. oh. äuß. schw. CC, oh. kompliz. Diagn., oh. komplexe Proz., oh. Dialyse, oh. Beat. > 24 Std., oh. kompliz. Konst., oh. IntK > 588 / 552 / 552 Aufwandsp., oh. best. Spalthauttranspl., Alter > 17 J. | 2,124 | | 12,5 | 3 | 0,362 | 25 | 0,081 | 0,107 | | | 1,2462 |
| Y03Z | O | Andere Verbrennungen mit anderen Eingriffen | 1,034 | | 6,3 | 1 | 0,668 | 14 | 0,074 | 0,092 | | | 1,3394 |
| Y62Z | M | Andere Verbrennungen | 0,475 | | 4,8 | | | 12 | 0,063 | 0,074 | | | 1,1109 |
| Y63Z | M | Verbrennungen, ein Belegungstag | 0,171 | | 1,0 | | | | | | | | 1,2757 |
| **MDC 23 Faktoren, die den Gesundheitszustand beeinflussen, und andere Inanspruchnahme des Gesundheitswesens** | | | | | | | | | | | | | |
| Z01A | O | OR-Prozeduren bei anderen Zuständen, die zur Inanspruchnahme des Gesundheitswesens führen mit komplexem Eingriff oder komplizierender Konstellation | 2,368 | | 12,2 | 3 | 0,331 | 29 | 0,076 | 0,101 | | | 0,9018 |
| Z01B | O | OR-Prozeduren bei anderen Zuständen, die zur Inanspruchnahme des Gesundheitswesens führen ohne komplexen Eingriff, ohne komplizierende Konstellation, mit bestimmtem Eingriff | 0,956 | | 4,1 | 1 | 0,400 | 11 | 0,069 | 0,079 | | | 0,8343 |
| Z01C | O | OR-Prozeduren bei anderen Zuständen, die zur Inanspruchnahme des Gesundheitswesens führen ohne komplexen Eingriff, ohne komplizierende Konstellation, ohne bestimmten Eingriff | 0,477 | | 4,1 | 1 | 0,212 | 10 | 0,065 | 0,075 | | | 0,7699 |
| Z03Z | O | Nierenspende (Lebendspende) | 2,449 | | 8,0 | 2 | 0,333 | 13 | 0,125 | 0,111 | | | 1,2157 |
| Z64A | M | Andere Faktoren, die den Gesundheitszustand beeinflussen, Nachbehandlung nach abgeschlossener Behandlung mit komplexer Radiojoddiagnostik oder invasiver kardiologischer Diagnostik bei Zustand nach Herztransplantation, Alter < 18 Jahre | 0,833 | | 2,4 | 1 | 0,421 | 5 | 0,243 | 0,246 | | | 1,1901 |
| Z64B | M | Andere Faktoren, die den Gesundheitszustand beeinflussen, Nachbehandlung nach abgeschlossener Behandlung mit bestimmter Radiojoddiagnostik, ohne invasive kardiologische Diagnostik bei Zustand nach Herztransplantation oder Alter > 17 Jahre | 0,555 | | 2,2 | 1 | 0,275 | 4 | 0,172 | 0,170 | | | 1,3508 |
| Z64C | M | Andere Faktoren, die den Gesundheitszustand beeinflussen, Nachbehandlung nach abgeschlossener Behandlung ohne Radiojoddiagnostik, ohne inv. kardiol. Diagnostik bei Zustand nach Herztransplantation oder Alter > 17 Jahre, mit bestimmtem Kontaktanlass | 0,508 | | 3,0 | 1 | 0,132 | 7 | 0,096 | 0,103 | | | 1,1135 |
| Z64D | M | Andere Faktoren, die den Gesundheitszustand beeinflussen, Nachbehandl. nach abgeschl. Behandl. oh. Radiojoddiagnostik, oh. inv. kard. Diagn. b. Zustand n. Herz-Tx od. Alter > 17 J., oh. best. Kontaktanlass od. allergologische Provokationstestung bis 2 BT | 0,313 | | 2,6 | 1 | 0,112 | 5 | 0,080 | 0,082 | | | 0,9862 |
| Z65Z | M | Beschwerden, Symptome, andere Anomalien und Nachbehandlung | 0,452 | | 4,2 | 1 | 0,259 | 10 | 0,071 | 0,082 | | | 0,8805 |
| Z66Z | M | Vorbereitung zur Lebendspende | 0,734 | | 2,4 | 1 | 0,322 | 5 | 0,211 | 0,212 | | | 0,9789 |

## Fallpauschalen-Katalog und Pflegeerlöskatalog
### Teil a) Bewertungsrelationen bei Versorgung durch Hauptabteilungen

| DRG | Partition | Bezeichnung [6] | Bewertungsrelation bei Hauptabteilung | Bewertungsrelation bei Hauptabteilung und Beleghebamme | Mittlere Verweildauer [1] | Untere Grenzverweildauer | | Obere Grenzverweildauer | | Externe Verlegung Abschlag/Tag (Bewertungsrelation) | Verlegungsfallpauschale | Ausnahme von Wiederaufnahme [4] | Pflegeerlös Bewertungsrelation/Tag |
|---|---|---|---|---|---|---|---|---|---|---|---|---|---|
| | | | | | | Erster Tag mit Abschlag [2), 5)] | Bewertungsrelation/Tag | Erster Tag zus. Entgelt [3), 5)] | Bewertungsrelation/Tag | | | | |
| 1 | 2 | 3 | 4 | 5 | 6 | 7 | 8 | 9 | 10 | 11 | 12 | 13 | 14 |
| **MDC 24 Sonstige DRGs** | | | | | | | | | | | | | |
| 801A | O | Ausgedehnte OR-Proz. oh. Bezug zur Hauptdiagnose mit bestimmter kompl. Konst. oder Strahlenth. oder endovaskulärer Impl. von Stent-Proth. an der Aorta oder intensivmediz. Komplexbehandlung > 392 / 368 / - Aufwandsp. od. Alter < 18 J. mit kompl. Faktoren | 5,013 | | 27,5 | 8 | 0,433 | 45 | 0,142 | 0,137 | | x | 1,4745 |
| 801B | O | Ausgedehnte OR-Prozedur ohne Bezug zur Hauptdiagnose mit hochkomplexer OR-Prozedur oder mit komplizierender Konstellation, Alter > 17 Jahre oder ohne komplizierende Faktoren | 3,094 | | 18,9 | 5 | 0,328 | 36 | 0,073 | 0,099 | | x | 1,0427 |
| 801C | O | Ausgedehnte OR-Proz. oh. Bezug zur Hauptdiag. mit komplexer OR-Proz. od. and. Eingriff an Kopf u. Wirbelsäule od. mit neurolog. Komplexbeh. des akuten Schlaganfalls od. Alter < 1 J. od. bei Para- / Tetraplegie od. Alter < 18 J. u. schw. od. äuß. schw. CC | 2,736 | | 18,3 | 5 | 0,296 | 35 | 0,068 | 0,092 | | x | 1,0764 |
| 801D | O | Ausgedehnte OR-Prozedur ohne Bezug zur Hauptdiagnose mit bestimmter OR-Prozedur oder mit intensivmediz. Komplexbeh. > 196 / 184 / 368 Aufwandspunkte oder bestimmte nicht ausgedehnte OR-Prozedur mit neurolog. Komplexbehandlung des akuten Schlaganfalls | 2,281 | | 17,0 | 5 | 0,257 | 31 | 0,064 | 0,086 | | x | 0,9218 |
| 801E | O | Ausgedehnte OR-Prozedur ohne Bezug zur Hauptdiagnose ohne komplizierende Konstellation, ohne hochkomplexe, komplexe oder bestimmte OR-Prozedur | 1,885 | | 15,8 | 4 | 0,269 | 29 | 0,060 | 0,080 | | x | 0,8348 |
| 802A | O | Bestimmte nicht ausgedehnte OR-Prozedur ohne Bezug zur Hauptdiagnose oder andere nicht ausgedehnte OR-Prozedur mit intensivmedizinischer Komplexbehandlung > 196 / 184 / 368 Aufwandspunkte | 1,822 | | 14,6 | 4 | 0,279 | 28 | 0,067 | 0,090 | | x | 0,8175 |
| 802B | O | Andere nicht ausgedehnte OR-Prozedur ohne Bezug zur Hauptdiagnose mit mäßig komplexer OR-Prozedur | 1,618 | | 14,2 | 4 | 0,244 | 27 | 0,060 | 0,080 | | x | 0,8068 |
| 802C | O | Andere nicht ausgedehnte OR-Prozedur ohne Bezug zur Hauptdiagnose ohne mäßig komplexe OR-Prozedur | 1,424 | | 12,0 | 3 | 0,258 | 25 | 0,060 | 0,079 | | x | 0,8188 |
| 802D | O | Wenig komplexe nicht ausgedehnte OR-Prozedur ohne Bezug zur Hauptdiagnose | 0,808 | | 7,1 | 1 | 0,426 | 19 | 0,056 | 0,070 | | x | 0,7708 |
| 863Z | M | Neonatale Diagnose ohne Bezug zu Alter oder Gewicht | 0,640 | | 5,1 | 1 | 0,312 | 12 | 0,086 | 0,103 | | x | 1,8093 |
| **Fehler-DRGs** | | | | | | | | | | | | | |
| 960Z | M | Nicht gruppierbar | | | | | | | | | | | |
| 961Z | M | Unzulässige Hauptdiagnose | | | | | | | | | | | |
| 962Z | M | Unzulässige Kodierung einer Sectio caesarea | | | | | | | | | | | |

## Teil b) Bewertungsrelationen bei Versorgung durch Belegabteilungen

| DRG | Partition | Bezeichnung [6] | Bewertungsrelation bei Belegoperateur | Bewertungsrelation bei Belegoperateur und Beleganästhesist | Bewertungsrelation bei Belegoperateur und Beleghebamme | Bewertungsrelation bei Belegoperateur, -anästhesist und -hebamme | Mittlere Verweildauer [1] | Untere Grenzverweildauer: Erster Tag mit Abschlag [2), 5)] | Untere Grenzverweildauer: Bewertungsrelation/Tag | Obere Grenzverweildauer: Erster Tag zus. Entgelt [3), 5)] | Obere Grenzverweildauer: Bewertungsrelation/Tag | Externe Verlegung Abschlag/Tag (Bewertungsrelation) | Verlegungsfallpauschale | Ausnahme von Wiederaufnahme [4] | Pflegeerlös Bewertungsrelation/Tag |
|---|---|---|---|---|---|---|---|---|---|---|---|---|---|---|---|
| 1 | 2 | 3 | 4 | 5 | 6 | 7 | 8 | 9 | 10 | 11 | 12 | 13 | 14 | 15 | 16 |
| **Prä-MDC** | | | | | | | | | | | | | | | |
| A09F | O | Beatmung > 499 Stunden, ohne komplexe OR-Prozedur, ohne Polytrauma, Alter > 15 Jahre, ohne komplizierende Konstellation, ohne intensivmedizinische Komplexbehandlung > 1176 / 1104 / 1380 Aufwandspunkte, ohne komplexe Diagnose oder Prozedur | 8,283 | 8,228 | | | 33,7 | 10 | 0,712 | 52 | 0,163 | 0,226 | | x | 3,1643 |
| A11E | O | Beatmung > 249 Stunden, mit komplexer OR-Prozedur, ohne hochkomplexen Eingriff, ohne int. Komplexbeh. > 1764 / 1656 / 1656 P., ohne kompliz. Konstellation, Alter > 15 Jahre oder mit intensivmedizinischer Komplexbehandlung > 588 / 828 / - Aufwandspunkte | 6,652 | 6,588 | | | 22,6 | 7 | 0,758 | 40 | 0,188 | | x | x | 3,3747 |
| A11F | O | Beatmung > 249 Stunden oder > 95 Stunden mit intensivmedizinischer Komplexbehandlung > 1764 / 1656 / 1656 Aufwandspunkte, mit bestimmter OR-Prozedur oder kompliz. Konstellation oder intensivmed. Komplexbehandlung > - / - / 1104 P. oder Alter < 6 Jahre | 6,133 | 6,010 | | | 21,3 | 6 | 0,765 | 39 | 0,176 | 0,240 | | x | 3,3421 |
| A11G | O | Beatmung > 249 Stunden, ohne komplexe oder bestimmte OR-Prozedur, ohne intensivmed. Komplexbehandlung > 588 / 828 / 1104 Punkte, ohne kompliz. Konstellation, Alter > 5 Jahre, mit kompl. Diagnose oder Prozedur oder Alter < 16 J. oder äußerst schwere CC | 5,509 | 5,487 | | | 21,6 | 6 | 0,750 | 40 | 0,170 | 0,232 | | x | 3,1813 |
| A11H | O | Beatmung > 249 Stunden, ohne komplexe oder bestimmte OR-Prozedur, ohne IntK > 588 / 828 / 1104 Punkte, ohne komplizierende Konstellation, Alter > 15 Jahre, ohne komplexe Diagnose oder Prozedur, ohne äußerst schwere CC | 3,895 | 3,890 | | | 20,0 | 6 | 0,541 | 37 | 0,133 | 0,180 | | x | 3,0823 |
| A13E | O | Beatmung > 95 Stunden, ohne komplexe OR-Prozedur, mit bestimmter OR-Prozedur oder komplizierender Konstellation oder mit intensivmedizinischer Komplexbehandlung > 588 / 552 / 552 Aufwandspunkte und < 1177 / 829 / 1105 Aufwandspunkte od. Alter < 16 Jahre | 4,610 | 4,549 | | | 19,2 | 5 | 0,689 | 36 | 0,151 | | x | x | 2,8746 |
| A13F | O | Beatmung > 95 Stunden, ohne bestimmte OR-Prozedur, ohne komplizierende Konstellation, ohne intensivmed. Komplexbeh. > 588 / 552 / 552 Aufwandspunkte, Alter > 15 Jahre, mit komplexer Diagnose oder Prozedur od. intensivmed. Komplexbeh. > - / 368 / - Punkte | 3,283 | 3,265 | | | 12,8 | 3 | 0,754 | 27 | 0,165 | 0,219 | | x | 3,0800 |
| A13G | O | Beatmung > 95 Stunden, mit bestimmter OR-Prozedur oder kompliz. Konstellation, mit äußerst schweren CC, verstorben oder verlegt < 9 Tage oder ohne best. OR-Proz., ohne kompliz. Konst., Alter > 15 J., ohne kompliz. Diagnose od. Prozedur, mit äuß. schw. CC | 2,997 | 2,977 | | | 14,4 | 4 | 0,566 | 31 | 0,138 | 0,184 | | x | 2,7909 |
| A13H | O | Beatmung > 95 Stunden mit bestimmter OR-Prozedur oder kompliz. Konstellation, ohne äußerst schwere CC, verstorben oder verlegt < 9 Tage oder ohne best. OR-Proz., ohne kompliz. Konst., Alter > 15 J., ohne kompliz. Diagnose oder Proz., ohne äuß. schw. CC | 2,228 | 2,221 | | | 11,7 | 3 | 0,537 | 25 | 0,129 | 0,169 | | x | 2,8483 |
| A15D | O | Knochenmarktransplantation / Stammzelltransfusion, autogen, bei Plasmozytom, ohne bestimmte Entnahme | 3,879 | 3,878 | | | 19,5 | 5 | 0,399 | 29 | 0,165 | | x | x | 1,1301 |
| A42C | A | Stammzellentnahme bei Eigenspender ohne Chemotherapie, Alter > 15 Jahre, ohne schwerste CC, ohne Sepsis, ohne komplizierende Konstellation | 0,749 | 0,748 | | | 4,7 | 1 | 0,474 | 10 | 0,130 | 0,107 | | x | 0,8967 |
| A60C | M | Versagen und Abstoßung eines Organtransplantates, mehr als ein Belegungstag, ohne Entfernung eines Organtransplantates, ohne komplexe OR-Prozedur, ohne äußerst schwere CC, ohne komplizierende Konstellation, Alter > 15 Jahre | 0,518 | 0,509 | | | 5,6 | | | 14 | 0,081 | | x | x | 0,7462 |
| A60D | M | Versagen und Abstoßung eines Organtransplantates, ein Belegungstag | 0,193 | 0,192 | | | 1,0 | | | | | | | x | 1,2355 |
| **MDC 01 Krankheiten und Störungen des Nervensystems** | | | | | | | | | | | | | | | |
| B02D | O | Komplexe Kraniotomie oder Wirbelsäulen-Operation, außer bei Neubildung, ohne intensivmedizinische Komplexbehandlung > 392 / 368 / - Aufwandspunkte, Alter < 6 Jahre oder mit bestimmtem Eingriff, Alter < 18 Jahre oder mit best. komplizierenden Faktoren | 3,186 | 2,956 | | | 12,5 | 3 | 0,406 | 26 | 0,143 | | x | | 1,3668 |
| B02E | O | Komplexe Kraniotomie oder Wirbelsäulen-Operation, ohne bestimmten komplexen Eingriff, Alter > 5 Jahre, ohne bestimmte komplizierende Faktoren | 2,941 | 2,858 | | | 12,1 | 3 | 0,591 | 27 | 0,195 | | x | | 1,7444 |
| B04C | O | Bestimmte interventionelle Eingriffe an den extrakraniellen Gefäßen, ohne mehrzeitige Eingriffe, ohne beidseitige Eingriffe, ohne äußerst schwere CC | 1,190 | 1,164 | | | 3,6 | 1 | 0,318 | 9 | 0,136 | | x | | 0,9908 |
| B04D | O | Eingriffe an den extrakraniellen Gefäßen, ohne mehrzeitige Eingriffe, ohne beidseitige Eingriffe, ohne äußerst schwere CC, ohne bestimmte interventionelle Eingriffe | 1,092 | 0,987 | | | 6,1 | 1 | 0,247 | 11 | 0,057 | | x | | 0,9620 |
| B05Z | O | Dekompression bei Karpaltunnelsyndrom oder kleine Eingriffe an den Nerven | 0,381 | 0,333 | | | 2,2 | 1 | 0,090 | 4 | 0,050 | 0,049 | | | 0,9066 |
| B09Z | O | Andere Eingriffe am Schädel | 0,926 | 0,846 | | | 4,7 | 1 | 0,448 | 11 | 0,061 | 0,072 | | | 0,8569 |
| B15Z | O | Strahlentherapie bei Krankheiten und Störungen des Nervensystems, Bestrahlungen an mindestens 8 Tagen | 2,137 | 2,135 | | | 19,8 | 6 | 0,300 | 36 | 0,106 | | x | x | 0,8795 |

# Fallpauschalen-Katalog und Pflegeerlöskatalog
## Teil b) Bewertungsrelationen bei Versorgung durch Belegabteilungen

| DRG | Partition | Bezeichnung [6] | Bewertungsrelation bei Belegoperateur | Bewertungsrelation bei Belegoperateur und Beleganästhesist | Bewertungsrelation bei Belegoperateur und Beleghebamme | Bewertungsrelation bei Belegoperateur, -anästhesist und -hebamme | Mittlere Verweildauer [1] | Untere Grenzverweildauer: Erster Tag mit Abschlag [2), 5)] | Untere Grenzverweildauer: Bewertungsrelation/Tag | Obere Grenzverweildauer: Erster Tag zus. Entgelt [3), 5)] | Obere Grenzverweildauer: Bewertungsrelation/Tag | Externe Verlegung Abschlag/Tag (Bewertungsrelation) | Verlegungsfallpauschale | Ausnahme von Wiederaufnahme [4] | Pflegeerlös Bewertungsrelation/Tag |
|---|---|---|---|---|---|---|---|---|---|---|---|---|---|---|---|
| 1 | 2 | 3 | 4 | 5 | 6 | 7 | 8 | 9 | 10 | 11 | 12 | 13 | 14 | 15 | 16 |
| B16A | O | Strahlentherapie bei Krankheiten und Störungen des Nervensystems, mehr als ein Belegungstag, Bestrahlungen an mindestens 5 Tagen | 1,156 | 1,149 | | | 10,8 | 3 | 0,281 | 22 | 0,104 | 0,095 | | x | 0,9280 |
| B16B | O | Strahlentherapie bei Krankheiten und Störungen des Nervensystems, mehr als ein Belegungstag, Bestrahlungen an weniger als 5 Tagen | 0,716 | 0,714 | | | 5,1 | | | 14 | 0,096 | 0,115 | | x | 0,9266 |
| B17A | O | Eingriffe an peripheren Nerven, Hirnnerven und anderen Teilen des Nervensystems oder Eingriff bei zerebraler Lähmung, Muskeldystrophie oder Neuropathie, mit komplexer Diagnose oder Implantation eines Ereignis-Rekorders | 1,890 | 1,865 | | | 8,8 | 2 | 0,367 | 17 | 0,088 | 0,112 | | | 1,0523 |
| B17B | O | Eingriffe an peripheren Nerven, Hirnnerven und and. Teilen des Nervensystems oder Eingr. bei zerebr. Lähmung, Muskeldystr. od. Neurop., mit best. kompl. Eingr., Alter < 16 J. oder mit mäßig kompl. Eingr., Alter < 19 J. oder mit äuß. schw. oder schw. CC | 1,509 | 1,434 | | | 9,8 | 2 | 0,327 | 23 | 0,100 | 0,091 | | | 1,0162 |
| B17C | O | Eingriffe an peripheren Nerven, Hirnnerven und anderen Teilen des Nervensystems oder Eingriff bei zerebraler Lähmung, Muskeldystrophie oder Neuropathie, mit komplexem Eingriff | 1,051 | 0,916 | | | 4,0 | 1 | 0,426 | 9 | 0,047 | 0,054 | | | 0,7909 |
| B17D | O | Eingr. an periph. Nerven, Hirnnerven und and. Teilen des Nervensyst. oder Eingr. bei zerebr. Lähmung, Muskeldystr. od. Neurop., Alt. < 19 J. od. mit schw. CC, Alt. > 15 J., ohne mäßig kompl. Eingr. od. oh. schw. CC, Alt. > 18 J., mit mäßig kompl. Eingr. | 0,777 | 0,702 | | | 3,6 | 1 | 0,282 | 11 | 0,061 | 0,069 | | | 0,7643 |
| B17E | O | Eingriffe an peripheren Nerven, Hirnnerven und anderen Teilen des Nervensystems oder Eingriff bei zerebr. Lähmung, Muskeldystrophie od. Neuropathie, ohne kompl. Diagnose, ohne mäßig kompl. od. kompl. Eingr., ohne äuß. schw. oder schw. CC, Alter > 18 J. | 0,560 | 0,491 | | | 2,7 | 1 | 0,146 | 7 | 0,050 | 0,052 | | | 0,8189 |
| B18A | O | Komplexe Eingriffe an Wirbelsäule und Rückenmark bei Krankheiten und Störungen des Nervensystems | 3,483 | 3,266 | | | 18,3 | 5 | 0,305 | 36 | 0,070 | 0,095 | | | 1,1606 |
| B18B | O | Bestimmte Eingriffe an Wirbelsäule und Rückenmark bei Krankheiten und Störungen des Nervensystems außer bei bösartiger Neubildung oder Revision eines Ventrikelshuntes oder operative Eingriffe bei nicht akuter Para- / Tetraplegie | 1,927 | 1,784 | | | 11,3 | 3 | 0,224 | 24 | 0,056 | 0,073 | | | 0,9285 |
| B18C | O | Andere Eingriffe an Wirbelsäule und Rückenmark bei Krankheiten und Störungen des Nervensystems außer bei bösartiger Neubildung | 1,362 | 1,246 | | | 7,1 | 1 | 0,269 | 15 | 0,053 | 0,067 | | | 1,0234 |
| B18D | O | Mäßig komplexe Eingriffe an Wirbelsäule und Rückenmark bei Krankheiten und Störungen des Nervensystems außer bei bösartiger Neubildung | 1,125 | 1,034 | | | 7,8 | 2 | 0,182 | 17 | 0,049 | 0,062 | | | 0,7775 |
| B19A | O | Implantation, Revision und Entfernung von Neurostimulatoren und Neurostimulationselektroden bei Krankheiten und Störungen des Nervensystems mit Implantation oder Wechsel eines Neurostimulators | 1,047 | 0,982 | | | 3,1 | 1 | 0,398 | 7 | 0,043 | 0,047 | | | 0,8930 |
| B19B | O | Implantation, Revision und Entfernung von Neurostimulatoren und Neurostimulationselektroden bei Krankheiten und Störungen des Nervensystems mit Implantation oder Wechsel eines permanenten oder temporären Elektrodensystems | 1,425 | 1,354 | | | 3,2 | 1 | 0,245 | 8 | 0,042 | 0,046 | | | 0,7838 |
| B19C | O | Implantation, Revision und Entfernung von Neurostimulatoren und Neurostimulationselektroden bei Krankheiten und Störungen des Nervensystems ohne Implantation oder Wechsel von Neurostimulatoren und Elektrodensystemen | 0,686 | 0,626 | | | 3,0 | 1 | 0,256 | 7 | 0,048 | 0,051 | | | 0,7878 |
| B20B | O | Kraniotomie oder große WS-Operation mit komplexer Prozedur, Alter > 17 Jahre oder ohne bestimmte komplexe Prozedur, mit komplizierenden Faktoren, Alter > 15 Jahre | 2,346 | 2,169 | | | 11,2 | 3 | 0,295 | 21 | 0,155 | | x | | 1,1738 |
| B20C | O | Kraniotomie oder große Wirbelsäulen-Operation ohne komplexe Prozedur, Alter < 3 Jahre oder interventioneller Eingriff oder Alter < 18 Jahre mit großem intrakraniellen Eingriff | 1,879 | 1,784 | | | 5,3 | 1 | 0,714 | 12 | 0,269 | | x | | 1,4487 |
| B20D | O | Kraniotomie oder große WS-OP mit komplexer Prozedur oder ohne komplexe Prozedur, Alter > 2 Jahre, mit komplexer Diagnose oder bestimmtem Eingriff bei Trigeminusneuralgie | 1,777 | 1,670 | | | 9,1 | 2 | 0,341 | 19 | 0,131 | | x | | 1,1676 |
| B20E | O | Kraniotomie oder große Wirbelsäulen-Operation ohne komplexe Prozedur, Alter > 2 Jahre, ohne komplexe Diagnose ohne bestimmten Eingriff bei Trigeminusneuralgie | 1,287 | 1,208 | | | 8,1 | 2 | 0,266 | 17 | 0,114 | | x | | 1,1121 |
| B63Z | M | Demenz und andere chronische Störungen der Hirnfunktion | 0,521 | 0,521 | | | 6,7 | 1 | 0,302 | 15 | 0,054 | 0,067 | | | 0,8665 |
| B66D | M | Neubildungen des Nervensystems, ein Belegungstag oder ohne äußerst schwere CC, Alter > 15 Jahre | 0,527 | 0,527 | | | 5,6 | 1 | 0,315 | 14 | 0,064 | 0,078 | | x | 1,0161 |
| B67B | M | Morbus Parkinson ohne äußerst schwere CC, ohne schwerste Beeinträchtigung | 0,588 | 0,588 | | | 7,9 | 2 | 0,192 | 16 | 0,051 | 0,065 | | | 0,8247 |
| B68C | M | Multiple Sklerose und zerebellare Ataxie, ein Belegungstag oder ohne äußerst schwere CC, Alter > 15 Jahre, mit komplexer Diagnose | 0,584 | 0,584 | | | 5,8 | 1 | 0,380 | 13 | 0,070 | 0,085 | | | 0,6898 |

## Teil b) Bewertungsrelationen bei Versorgung durch Belegabteilungen

| DRG | Partition | Bezeichnung [6)] | Bewertungsrelation bei Belegoperateur | Bewertungsrelation bei Belegoperateur und Beleganästhesist | Bewertungsrelation bei Belegoperateur und Beleghebamme | Bewertungsrelation bei Belegoperateur, -anästhesist und -hebamme | Mittlere Verweildauer [1)] | Untere Grenzverweildauer: Erster Tag mit Abschlag [2), 5)] | Untere Grenzverweildauer: Bewertungsrelation/Tag | Obere Grenzverweildauer: Erster Tag zus. Entgelt [3), 5)] | Obere Grenzverweildauer: Bewertungsrelation/Tag | Externe Verlegung Abschlag/Tag (Bewertungsrelation) | Verlegungsfallpauschale | Ausnahme von Wiederaufnahme [4)] | Pflegeerlös Bewertungsrelation/Tag |
|---|---|---|---|---|---|---|---|---|---|---|---|---|---|---|---|
| 1 | 2 | 3 | 4 | 5 | 6 | 7 | 8 | 9 | 10 | 11 | 12 | 13 | 14 | 15 | 16 |
| B68D | M | Multiple Sklerose und zerebellare Ataxie, ein Belegungstag oder ohne äußerst schwere CC, Alter > 15 Jahre, ohne komplexe Diagnose | 0,470 | 0,470 | | | 6,0 | 1 | 0,333 | 14 | 0,054 | 0,066 | | | 0,7044 |
| B69D | M | Transitorische ischämische Attacke (TIA) und extrakranielle Gefäßverschlüsse ohne neurologische Komplexbehandlung des akuten Schlaganfalls, ohne andere neurologische Komplexbehandlung des akuten Schlaganfalls, ohne äußerst schwere CC | 0,537 | 0,536 | | | 5,1 | 1 | 0,267 | 10 | 0,073 | 0,087 | | | 0,8313 |
| B70E | M | Apoplexie ohne neurologische Komplexbehandlung des akuten Schlaganfalls, ohne andere neurol. Komplexbeh. des akuten Schlaganfalls, mehr als 72 Stunden, ohne komplexen zerebrovask. Vasospasmus, mit komplizierender Diagnose oder systemischer Thrombolyse | 1,059 | 1,058 | | | 8,9 | 2 | 0,349 | 20 | 0,082 | 0,106 | | | 1,2851 |
| B70F | M | Apoplexie ohne neurologische Komplexbehandlung des akuten Schlaganfalls, ohne andere neurologische Komplexbehandlung des akuten Schlaganfalls, ohne komplexen zerebrovaskulären Vasospasmus, ohne komplizierende Diagnose, ohne systemische Thrombolyse | 0,701 | 0,701 | | | 8,3 | 2 | 0,230 | 16 | 0,058 | 0,074 | | | 0,9070 |
| B70G | M | Apoplexie mit neurologischer Komplexbehandlung des akuten Schlaganfalls oder mit anderer neurologischer Komplexbehandlung des akuten Schlaganfalls, verstorben < 4 Tage nach Aufnahme | 0,689 | 0,688 | | | 2,6 | | | | | | x | | 2,3700 |
| B70H | M | Apoplexie ohne neurologische Komplexbehandlung des akuten Schlaganfalls, ohne andere neurologische Komplexbehandlung des akuten Schlaganfalls, verstorben < 4 Tage nach Aufnahme | 0,566 | 0,565 | | | 2,4 | | | | | | x | | 2,4113 |
| B70I | M | Apoplexie, ein Belegungstag | 0,289 | 0,288 | | | 1,0 | | | | | | | | 1,2571 |
| B71D | M | Erkrankungen an Hirnnerven und peripheren Nerven ohne komplexe Diagnose, ohne Komplexbehandlung der Hand, ohne äußerst schwere oder schwere CC | 0,445 | 0,445 | | | 5,1 | 1 | 0,225 | 11 | 0,060 | 0,072 | | | 0,6802 |
| B75Z | M | Fieberkrämpfe | 0,336 | 0,335 | | | 2,7 | 1 | 0,151 | 6 | 0,086 | 0,089 | | | 1,2858 |
| B76E | M | Anfälle, ein Belegungstag oder ohne komplexe Diagnostik und Therapie, ohne äußerst schwere oder schwere CC, ohne EEG, ohne bestimmte Diagnose, Alter > 5 Jahre, ohne komplexe Diagnose | 0,451 | 0,451 | | | 4,5 | 1 | 0,228 | 9 | 0,069 | 0,080 | | | 0,9953 |
| B77Z | M | Kopfschmerzen | 0,367 | 0,366 | | | 3,1 | 1 | 0,170 | 7 | 0,083 | 0,089 | | | 0,7676 |
| B78A | M | Intrakranielle Verletzung, Alter < 1 Jahr oder mit komplizierender Diagnose | 0,793 | 0,790 | | | 6,5 | 1 | 0,482 | 15 | 0,084 | 0,104 | | | 1,3424 |
| B78B | M | Intrakranielle Verletzung, Alter > 0 Jahre, ohne komplizierende Diagnose | 0,646 | 0,644 | | | 5,7 | 1 | 0,382 | 14 | 0,078 | 0,095 | | | 1,2277 |
| B79Z | M | Schädelfrakturen, Somnolenz, Sopor | 0,462 | 0,460 | | | 3,9 | 1 | 0,238 | 9 | 0,080 | 0,091 | | | 1,3338 |
| B80Z | M | Andere Kopfverletzungen | 0,223 | 0,222 | | | 2,3 | 1 | 0,076 | 5 | 0,066 | 0,066 | | | 1,0591 |
| B81B | M | Andere Erkrankungen des Nervensystems ohne komplexe Diagnose, ohne bestimmte aufwendige / hochaufwendige Behandlung | 0,511 | 0,510 | | | 5,4 | 1 | 0,272 | 12 | 0,065 | 0,079 | | | 0,7794 |
| B82Z | M | Andere Erkrankungen an peripheren Nerven | 0,285 | 0,285 | | | 3,2 | 1 | 0,126 | 7 | 0,060 | 0,065 | | | 0,6795 |
| B85C | M | Degenerative Krankheiten des Nervensystems ohne hochkomplexe Diagnose, ohne äußerst schwere oder schwere CC oder ein Belegungstag, mit komplexer Diagnose, zerebrale Lähmungen oder Delirium | 0,512 | 0,512 | | | 6,0 | 1 | 0,320 | 14 | 0,059 | 0,072 | | | 0,9341 |
| B85D | M | Degenerative Krankheiten des Nervensystems ohne hochkomplexe Diagnose, ohne äußerst schwere oder schwere CC oder ein Belegungstag, ohne komplexe Diagnose | 0,470 | 0,469 | | | 4,5 | 1 | 0,275 | 11 | 0,072 | 0,084 | | | 0,8838 |
| **MDC 02 Krankheiten und Störungen des Auges** | | | | | | | | | | | | | | | |
| C01A | O | Komplexer Eingriff bei penetrierenden Augenverletzungen oder bestimmte Orbitotomie | 1,218 | 1,095 | | | 6,8 | 1 | 0,217 | 15 | 0,064 | 0,056 | | | 0,8659 |
| C01B | O | Andere Eingriffe bei penetrierenden Augenverletzungen oder Amnionmembrantransplantation oder bestimmte Biopsie | 0,612 | 0,579 | | | 4,8 | 1 | 0,257 | 13 | 0,043 | 0,051 | | | 0,7941 |
| C02B | O | Enukleationen und Eingriffe an der Orbita außer bei bösartiger Neubildung | 0,781 | 0,709 | | | 4,7 | 1 | 0,161 | 11 | 0,048 | 0,057 | | | 0,8341 |
| C03A | O | Eingriffe an der Retina mit Pars-plana-Vitrektomie, mit extrakapsulärer Extraktion der Linse (ECCE) od. bei BNB des Auges, mit best. Eingriff an der Retina od. Entfernung des Augapfels mit Implantat od. Endophtalmitis od. Eingr. Orbita bei BNB des Auges | 0,861 | 0,788 | | | 4,6 | 1 | 0,135 | 11 | 0,041 | 0,048 | | | 0,7557 |
| C03B | O | Eingriffe an der Retina mit Pars-plana-Vitrektomie, mit extrakapsulärer Extraktion der Linse (ECCE) oder bestimmtem Eingriff an der Retina oder komplexem Eingriff am Auge oder bei bösartiger Neubildung des Auges | 0,493 | 0,449 | | | 2,4 | 1 | 0,091 | 5 | 0,041 | 0,041 | | | 0,7292 |
| C03C | O | Eingriffe an der Retina mit Pars-plana-Vitrektomie, ohne extrakapsuläre Extraktion der Linse (ECCE), ohne bestimmten Eingriff an der Retina, ohne komplexen Eingriff am Auge, außer bei bösartiger Neubildung des Auges | 0,381 | 0,347 | | | 2,6 | 1 | 0,031 | 5 | 0,037 | 0,038 | | | 0,7492 |

## Fallpauschalen-Katalog und Pflegeerlöskatalog
### Teil b) Bewertungsrelationen bei Versorgung durch Belegabteilungen

| DRG | Partition | Bezeichnung [6] | Bewertungsrelation bei Belegoperateur | Bewertungsrelation bei Belegoperateur und Beleganästhesist | Bewertungsrelation bei Belegoperateur und Beleghebamme | Bewertungsrelation bei Belegoperateur, -anästhesist und -hebamme | Mittlere Verweildauer [1] | Untere Grenzverweildauer: Erster Tag mit Abschlag [2), 5)] | Untere Grenzverweildauer: Bewertungsrelation/Tag | Obere Grenzverweildauer: Erster Tag zus. Entgelt [3), 5)] | Obere Grenzverweildauer: Bewertungsrelation/Tag | Externe Verlegung Abschlag/Tag (Bewertungsrelation) | Verlegungsfallpauschale | Ausnahme von Wiederaufnahme [4] | Pflegeerlös Bewertungsrelation/Tag |
|---|---|---|---|---|---|---|---|---|---|---|---|---|---|---|---|
| 1 | 2 | 3 | 4 | 5 | 6 | 7 | 8 | 9 | 10 | 11 | 12 | 13 | 14 | 15 | 16 |
| C04A | O | Hornhauttransplantation mit extrakapsulärer Extraktion der Linse (ECCE) oder Amnionmembrantransplantation oder komplexem Eingriff oder Alter < 16 Jahre | 1,320 | 1,272 | | | 5,1 | 1 | 0,150 | 11 | 0,126 | 0,050 | | x | 0,6465 |
| C04B | O | Hornhauttransplantation ohne extrakapsuläre Extraktion der Linse (ECCE), ohne Amnionmembrantransplantation, ohne komplexen Eingriff, Alter > 15 Jahre | 1,038 | 1,004 | | | 5,0 | 1 | 0,112 | 7 | 0,164 | 0,037 | | x | 0,6952 |
| C05Z | O | Dakryozystorhinostomie | 0,531 | 0,468 | | | 2,3 | 1 | 0,141 | 6 | 0,050 | 0,049 | | | 0,7544 |
| C06Z | O | Komplexe Eingriffe bei Glaukom | 0,408 | 0,384 | | | 4,3 | 1 | 0,093 | 9 | 0,030 | 0,035 | | | 0,6879 |
| C07A | O | Andere Eingriffe bei Glaukom mit extrakapsulärer Extraktion der Linse (ECCE) oder komplexem Eingriff am Auge oder bestimmten Eingriffen bei Glaukom oder Alter < 6 Jahre | 0,464 | 0,444 | | | 3,1 | 1 | 0,138 | 7 | 0,040 | 0,043 | | | 0,7213 |
| C07B | O | Andere Eingriffe bei Glaukom ohne extrakapsuläre Extraktion der Linse (ECCE), ohne komplexen Eingriff am Auge, ohne bestimmte Eingriffe bei Glaukom, Alter > 5 Jahre | 0,222 | 0,208 | | | 2,7 | 1 | 0,063 | 5 | 0,033 | 0,034 | | | 0,7283 |
| C08A | O | Beidseitige extrakapsuläre Extraktion der Linse (ECCE) oder extrakapsuläre Extraktion der Linse oder bestimmte andere Eingriffe am Auge bei angeborener Fehlbildung der Linse | 0,530 | 0,496 | | | 3,4 | 1 | 0,159 | 7 | 0,044 | 0,049 | | | 0,9221 |
| C08B | O | Extrakapsuläre Extraktion der Linse (ECCE) ohne angeborene Fehlbildung der Linse oder bestimmte Eingriffe am Auge | 0,276 | 0,261 | | | 2,3 | 1 | 0,032 | 4 | 0,037 | 0,037 | | | 1,0558 |
| C10A | O | Eingriffe an den Augenmuskeln mit erhöhtem Aufwand | 0,576 | 0,505 | | | 2,4 | 1 | 0,175 | 4 | 0,056 | 0,056 | | | 1,1591 |
| C10B | O | Eingriffe an den Augenmuskeln ohne erhöhten Aufwand, Alter < 6 Jahre | 0,521 | 0,459 | | | 2,4 | 1 | 0,143 | 4 | 0,079 | 0,056 | | | 1,3522 |
| C10C | O | Eingriffe an den Augenmuskeln ohne erhöhten Aufwand, Alter > 5 Jahre | 0,482 | 0,427 | | | 2,4 | 1 | 0,112 | 4 | 0,052 | 0,052 | | | 1,0735 |
| C12Z | O | Andere Rekonstruktionen der Augenlider | 0,510 | 0,482 | | | 3,0 | 1 | 0,226 | 7 | 0,048 | 0,052 | | | 0,7540 |
| C13Z | O | Eingriffe an Tränendrüse und Tränenwegen | 0,400 | 0,365 | | | 2,5 | 1 | 0,121 | 7 | 0,051 | 0,052 | | | 0,8790 |
| C14Z | O | Andere Eingriffe am Auge | 0,332 | 0,317 | | | 2,8 | 1 | 0,115 | 7 | 0,049 | 0,051 | | | 0,8044 |
| C15Z | O | Andere Eingriffe an der Retina | 0,549 | 0,503 | | | 3,2 | 1 | 0,161 | 7 | 0,042 | 0,046 | | | 0,8006 |
| C16Z | O | Aufwendige Eingriffe am Auge, Alter < 6 Jahre | 0,666 | 0,587 | | | 3,2 | 1 | 0,104 | 7 | 0,065 | 0,049 | | | 1,2774 |
| C20A | O | Eingriffe an Kornea, Sklera und Konjunktiva, Eingriffe am Augenlid oder verschiedene Eingriffe an der Linse, Alter < 16 Jahre oder beidseitige Eingriffe an Augen und Tränenwegen oder bei bösartiger Neubildung am Auge | 0,617 | 0,557 | | | 3,3 | 1 | 0,265 | 8 | 0,071 | 0,055 | | | 0,9508 |
| C20B | O | Eingriffe an Kornea, Sklera und Konjunktiva, Eingriffe am Augenlid oder verschiedene Eingriffe an der Linse, Alter > 15 Jahre, ohne beidseitige Eingriffe an Augen und Tränenwegen, außer bei bösartiger Neubildung am Auge | 0,309 | 0,282 | | | 2,7 | 1 | 0,031 | 6 | 0,038 | 0,040 | | | 0,8205 |
| C60Z | M | Akute und schwere Augeninfektionen | 0,342 | 0,341 | | | 5,4 | 1 | 0,233 | 12 | 0,043 | 0,052 | | | 0,7494 |
| C61Z | M | Neuro-ophthalmologische und vaskuläre Erkrankungen des Auges | 0,438 | 0,437 | | | 4,2 | 1 | 0,251 | 9 | 0,072 | 0,083 | | | 0,6816 |
| C62Z | M | Hyphäma und konservativ behandelte Augenverletzungen | 0,230 | 0,230 | | | 3,1 | 1 | 0,077 | 7 | 0,049 | 0,053 | | | 0,7807 |
| C63Z | M | Andere Erkrankungen des Auges oder Augenerkrankungen bei Diabetes mellitus | 0,354 | 0,353 | | | 4,1 | 1 | 0,170 | 9 | 0,058 | 0,067 | | | 0,7692 |
| C64Z | M | Glaukom, Katarakt und Erkrankungen des Augenlides | 0,140 | 0,140 | | | 2,3 | 1 | 0,060 | 4 | 0,043 | 0,042 | | | 0,7771 |
| C65Z | M | Bösartige Neubildungen des Auges | 0,448 | 0,441 | | | 3,3 | 1 | 0,244 | 8 | 0,089 | 0,097 | | x | 0,9412 |
| **MDC 03 Krankheiten und Störungen des Ohres, der Nase, des Mundes und des Halses** | | | | | | | | | | | | | | | |
| D01B | O | Kochleaimplantation, unilateral | 7,269 | 7,149 | | | 4,6 | 1 | 0,262 | 8 | 0,114 | 0,093 | | | 0,7859 |
| D02A | O | Komplexe Resektionen mit Rekonstruktionen an Kopf und Hals mit komplexem Eingriff oder mit Kombinationseingriff mit äußerst schweren CC | 4,928 | 4,508 | | | 19,8 | 6 | 0,303 | 36 | 0,202 | 0,102 | | | 1,3556 |
| D02B | O | Komplexe Resektionen mit Rekonstruktionen an Kopf und Hals ohne komplexen Eingriff, ohne Kombinationseingriff mit äußerst schweren CC | 3,705 | 3,345 | | | 16,8 | 5 | 0,264 | 33 | 0,159 | 0,089 | | | 1,1202 |
| D03A | O | Operative Korrektur einer Lippen-Kiefer-Gaumen-Spalte oder bestimmte plastische Rekonstruktion am Kopf, Alter < 1 Jahr | 1,256 | 1,122 | | | 4,5 | 1 | 0,184 | 9 | 0,082 | 0,067 | | | 1,5886 |
| D03B | O | Operative Korrektur einer Lippen-Kiefer-Gaumen-Spalte oder bestimmte plastische Rekonstruktion am Kopf, Alter > 0 Jahre | 1,044 | 0,919 | | | 4,1 | 1 | 0,144 | 9 | 0,049 | 0,056 | | | 1,0492 |
| D04A | O | Bignathe Osteotomie und komplexe Eingriffe am Kiefer oder Rekonstruktion der Trachea oder plastische Rekonstruktion der Ohrmuschel mit mikrovaskulärem Lappen, mit komplexem Eingriff | 1,862 | 1,669 | | | 5,0 | 1 | 0,233 | 9 | 0,200 | 0,078 | | | 0,9958 |

## Teil b) Bewertungsrelationen bei Versorgung durch Belegabteilungen

| DRG | Partition | Bezeichnung [6] | Bewertungsrelation bei Belegoperateur | Bewertungsrelation bei Belegoperateur und Beleganästhesist | Bewertungsrelation bei Belegoperateur und Beleghebamme | Bewertungsrelation bei Belegoperateur, -anästhesist und -hebamme | Mittlere Verweildauer [1] | Untere Grenzverweildauer: Erster Tag mit Abschlag [2), 5)] | Untere Grenzverweildauer: Bewertungsrelation/Tag | Obere Grenzverweildauer: Erster Tag zus. Entgelt [3), 5)] | Obere Grenzverweildauer: Bewertungsrelation/Tag | Externe Verlegung Abschlag/Tag (Bewertungsrelation) | Verlegungsfallpauschale | Ausnahme von Wiederaufnahme [4] | Pflegeerlös Bewertungsrelation/Tag |
|---|---|---|---|---|---|---|---|---|---|---|---|---|---|---|---|
| 1 | 2 | 3 | 4 | 5 | 6 | 7 | 8 | 9 | 10 | 11 | 12 | 13 | 14 | 15 | 16 |
| D04B | O | Bignathe Osteotomie und komplexe Eingriffe am Kiefer oder Rekonstruktion der Trachea oder plastische Rekonstruktion der Ohrmuschel mit mikrovaskulärem Lappen, ohne komplexen Eingriff | 1,358 | 1,234 | | | 6,4 | 1 | 0,240 | 13 | 0,175 | 0,065 | | | 0,8273 |
| D05A | O | Komplexe Parotidektomie | 1,238 | 1,083 | | | 3,9 | 1 | 0,172 | 8 | 0,062 | 0,071 | | | 0,7820 |
| D05B | O | Komplexe Eingriffe an den Speicheldrüsen außer komplexe Parotidektomien | 0,582 | 0,512 | | | 3,1 | 1 | 0,083 | 6 | 0,037 | 0,040 | | | 0,7180 |
| D06A | O | Eingriffe an Nasennebenhöhlen, Mastoid, kompl. Eingriffe am Mittelohr und and. Eingriffe an Speicheldrüsen, Rachen, Alter < 6 J. od. Alter > 15 J., mit komplexer Prozedur oder Diagnose, mit Resektion des Felsenbeins od. mit intrakran. Eingriff bei BNB | 0,996 | 0,882 | | | 3,9 | 1 | 0,172 | 10 | 0,061 | 0,069 | | | 1,1361 |
| D06B | O | Eingriffe an Nasennebenhöhlen, Mastoid, kompl. Eingriffe am Mittelohr und and. Eingriffe an Speicheldrüsen, Rachen, Alter > 5 J. u. Alter < 16 J. od. Alter > 15 J., mit kompl. Proz. oder Diag., ohne Resektion Felsenbein, ohne intrakran. Eingriff bei BNB | 0,483 | 0,419 | | | 3,0 | 1 | 0,106 | 6 | 0,037 | 0,040 | | | 0,8123 |
| D06C | O | Eingriffe an Nasennebenhöhlen, Mastoid, komplexe Eingriffe am Mittelohr und andere Eingriffe an Speicheldrüsen, Rachen, Alter > 15 Jahre, ohne komplexe Prozedur, ohne komplexe Diagnose | 0,425 | 0,382 | | | 2,9 | 1 | 0,112 | 6 | 0,034 | 0,036 | | | 0,7846 |
| D08B | O | Eingriffe an Mundhöhle und Mund bei bösartiger Neubildung ohne äußerst schwere CC | 0,645 | 0,596 | | | 4,0 | 1 | 0,263 | 9 | 0,111 | 0,070 | | | 0,7971 |
| D09Z | O | Tonsillektomie bei bösartiger Neubildung oder verschiedene Eingriffe an Ohr, Nase, Mund und Hals mit äußerst schweren CC | 1,103 | 1,017 | | | 7,6 | 2 | 0,216 | 17 | 0,100 | 0,075 | | | 0,9227 |
| D12A | O | Andere aufwendige Eingriffe an Ohr, Nase, Mund und Hals | 1,046 | 0,959 | | | 4,5 | 1 | 0,231 | 13 | 0,072 | 0,085 | | | 0,9073 |
| D12B | O | Andere Eingriffe an Ohr, Nase, Mund und Hals | 0,389 | 0,339 | | | 3,1 | 1 | 0,104 | 6 | 0,032 | 0,035 | | | 0,8104 |
| D13A | O | Kleine Eingriffe an Nase, Ohr, Mund und Hals mit komplizierender Diagnose oder Alter < 16 Jahre mit äußerst schweren CC | 0,748 | 0,685 | | | 4,4 | 1 | 0,280 | 11 | 0,066 | 0,077 | | | 0,9490 |
| D13B | O | Kleine Eingriffe an Nase, Ohr, Mund und Hals ohne komplizierende Diagnose, Alter > 15 Jahre oder ohne äußerst schwere CC | 0,326 | 0,290 | | | 2,5 | 1 | 0,090 | 4 | 0,038 | 0,039 | | | 1,0724 |
| D15A | O | Tracheostomie mit äußerst schweren CC oder Implantation einer Kiefergelenkendoprothese | 2,445 | 2,310 | | | 17,6 | 5 | 0,283 | 34 | 0,067 | | x | | 1,3889 |
| D15B | O | Tracheostomie ohne äußerst schwere CC | 1,696 | 1,579 | | | 13,5 | 4 | 0,201 | 26 | 0,052 | | x | | 1,0471 |
| D16Z | O | Materialentfernung an Kiefer und Gesicht | 0,554 | 0,484 | | | 2,7 | 1 | 0,098 | 5 | 0,045 | 0,047 | | | 0,8292 |
| D19Z | O | Strahlentherapie bei Krankheiten und Störungen des Ohres, der Nase, des Mundes und des Halses, Bestrahlungen an mindestens 9 Tagen | 2,498 | 2,491 | | | 20,9 | 6 | 0,344 | 39 | 0,115 | 0,110 | | x | 0,8031 |
| D20A | O | Strahlentherapie bei Krankheiten und Störungen des Ohres, der Nase, des Mundes und des Halses, Bestrahlungen an mindestens 5 Tagen | 1,001 | 1,000 | | | 6,5 | | | 13 | 0,149 | 0,129 | | x | 0,7661 |
| D20B | O | Strahlentherapie bei Krankheiten und Störungen des Ohres, der Nase, des Mundes und des Halses, Bestrahlungen an weniger als 5 Tagen | 0,554 | 0,553 | | | 3,7 | 1 | 0,264 | 10 | 0,143 | 0,112 | | x | 0,9042 |
| D22A | O | Eingriffe an Mundhöhle und Mund außer bei bösartiger Neubildung, mit Mundboden- oder Vestibulumplastik | 0,808 | 0,729 | | | 5,3 | 1 | 0,166 | 12 | 0,044 | 0,053 | | | 0,8032 |
| D22B | O | Eingriffe an Mundhöhle und Mund außer bei bösartiger Neubildung, ohne Mundboden- oder Vestibulumplastik | 0,365 | 0,328 | | | 2,7 | 1 | 0,082 | 5 | 0,037 | 0,039 | | | 0,8156 |
| D24A | O | Komplexe Hautplastiken und große Eingriffe an Kopf und Hals mit äußerst schweren CC oder mit Kombinationseingriff ohne äußerst schwere CC | 3,597 | 3,305 | | | 20,0 | 6 | 0,268 | 38 | 0,066 | 0,089 | | | 1,1080 |
| D24B | O | Komplexe Hautplastiken und große Eingriffe an Kopf und Hals ohne äußerst schwere CC, ohne Kombinationseingriff | 2,090 | 1,880 | | | 8,7 | 2 | 0,289 | 20 | 0,070 | 0,090 | | | 0,9684 |
| D25A | O | Mäßig komplexe Eingriffe an Kopf und Hals bei bösartiger Neubildung mit äußerst schweren CC oder Strahlentherapie mit operativem Eingriff | 3,261 | 3,064 | | | 23,5 | 7 | 0,237 | 41 | 0,120 | 0,077 | | | 1,1206 |
| D25B | O | Mäßig komplexe Eingriffe an Kopf und Hals bei bösartiger Neubildung ohne äußerst schwere CC oder Bestrahlungssimulation, Konstruktion und Anpassung von Fixations- und Behandlungshilfen bei Strahlentherapie mit operativem Eingriff | 1,449 | 1,313 | | | 6,7 | 1 | 0,312 | 16 | 0,130 | 0,081 | | | 0,8529 |
| D25C | O | Mäßig komplexe Eingriffe an Kopf und Hals außer bei bösartiger Neubildung mit äußerst schweren CC | 1,522 | 1,416 | | | 12,5 | 3 | 0,230 | 27 | 0,052 | 0,068 | | | 0,9576 |
| D25D | O | Mäßig komplexe Eingriffe an Kopf und Hals außer bei bösartiger Neubildung ohne äußerst schwere CC | 0,492 | 0,439 | | | 4,2 | 1 | 0,108 | 9 | 0,036 | 0,041 | | | 0,7880 |

## Fallpauschalen-Katalog und Pflegeerlöskatalog
### Teil b) Bewertungsrelationen bei Versorgung durch Belegabteilungen

| DRG | Partition | Bezeichnung [6] | Bewertungsrelation bei Belegoperateur | Bewertungsrelation bei Belegoperateur und Beleganästhesist | Bewertungsrelation bei Belegoperateur und Beleghebamme | Bewertungsrelation bei Belegoperateur, -anästhesist und -hebamme | Mittlere Verweildauer [1] | Untere Grenzverweildauer: Erster Tag mit Abschlag [2), 5)] | Untere Grenzverweildauer: Bewertungs-relation/Tag | Obere Grenzverweildauer: Erster Tag zus. Entgelt [3), 5)] | Obere Grenzverweildauer: Bewertungs-relation/Tag | Externe Verlegung Abschlag/Tag (Bewertungsrelation) | Verlegungs-fallpauschale | Ausnahme von Wieder-aufnahme [4)] | Pflegeerlös Bewertungs-relation/Tag |
|---|---|---|---|---|---|---|---|---|---|---|---|---|---|---|---|
| 1 | 2 | 3 | 4 | 5 | 6 | 7 | 8 | 9 | 10 | 11 | 12 | 13 | 14 | 15 | 16 |
| D28Z | O | Monognathe Osteotomie und komplexe Eingriffe an Kopf und Hals oder andere Eingriffe an Kopf und Hals bei bösartiger Neubildung oder Rekonstruktion mit Gesichtsepithesen | 0,548 | 0,483 | | | 3,1 | 1 | 0,115 | 6 | 0,089 | | x | | 0,7149 |
| D29Z | O | Operationen am Kiefer und andere Eingriffe an Kopf und Hals außer bei bösartiger Neubildung | 0,757 | 0,678 | | | 3,6 | 1 | 0,292 | 9 | 0,056 | 0,062 | | | 0,7905 |
| D30A | O | Tonsillektomie außer bei BNB oder verschiedene Eingr. an Ohr, Nase, Mund und Hals ohne äuß. schw. CC, mit aufw. Eingr. oder Eingr. an Mundhöhle und Mund auß. bei BNB, Alter < 3 J. oder mit komplexer Diagnose oder Alter < 16 J. mit äuß. schw. od. schw. CC | 0,454 | 0,400 | | | 2,7 | 1 | 0,041 | 5 | 0,035 | 0,037 | | | 0,9075 |
| D30B | O | Tonsillektomie außer bei bösartiger Neubildung oder verschiedene Eingriffe an Ohr, Nase, Mund und Hals ohne äußerst schwere CC, ohne aufwendigen Eingriff, ohne komplexe Diagnose, Alter > 15 oder ohne äußerst schwere oder schwere CC, Alter < 12 Jahre | 0,359 | 0,326 | | | 4,1 | 1 | 0,123 | 8 | 0,032 | 0,036 | | | 0,7000 |
| D30C | O | Kleine Eingriffe an Ohr, Nase, Mund und Hals, Alter > 11 Jahre | 0,280 | 0,239 | | | 2,1 | 1 | 0,055 | 4 | 0,035 | 0,034 | | | 1,0409 |
| D35Z | O | Eingriffe an Nase, Nasennebenhöhlen bei bösartiger Neubildung | 0,719 | 0,651 | | | 3,8 | 1 | 0,175 | 9 | 0,165 | 0,073 | | | 0,7576 |
| D36Z | O | Sehr komplexe Eingriffe an den Nasennebenhöhlen | 0,695 | 0,617 | | | 2,9 | 1 | 0,234 | 8 | 0,057 | 0,061 | | | 0,8457 |
| D37A | O | Sehr komplexe Eingriffe an der Nase, Alter < 16 Jahre oder bei Gaumenspalte oder Spaltnase oder plastische Rekonstruktion der Nase mit Rippenknorpeltransplantation | 1,299 | 1,118 | | | 4,2 | 1 | 0,150 | 8 | 0,051 | 0,058 | | | 0,8528 |
| D37B | O | Sehr komplexe Eingriffe an der Nase, Alter > 15 Jahre, außer bei Gaumenspalte oder Spaltnase, ohne plastische Rekonstruktion der Nase mit Rippenknorpeltransplantation | 0,474 | 0,414 | | | 2,7 | 1 | 0,043 | 5 | 0,033 | 0,035 | | | 0,8725 |
| D38Z | O | Mäßig komplexe Eingriffe an Nase, Nasennebenhöhlen, Gesichtsschädelknochen | 0,392 | 0,341 | | | 2,9 | 1 | 0,102 | 5 | 0,033 | 0,035 | | | 0,8111 |
| D39Z | O | Andere Eingriffe an der Nase | 0,372 | 0,334 | | | 2,6 | 1 | 0,095 | 6 | 0,052 | 0,053 | | | 0,9095 |
| D40Z | A | Zahnextraktion und -wiederherstellung | 0,360 | 0,318 | | | 2,4 | 1 | 0,072 | 5 | 0,044 | 0,045 | | | 1,0532 |
| D60B | M | Bösartige Neubildungen an Ohr, Nase, Mund und Hals, mehr als ein Belegungstag, mit äußerst schweren oder schweren CC, ohne starre Endoskopie | 0,719 | 0,716 | | | 9,4 | 2 | 0,228 | 21 | 0,051 | 0,066 | | x | 1,0632 |
| D60C | M | Bösartige Neubildungen an Ohr, Nase, Mund und Hals, ein Belegungstag oder ohne äußerst schwere oder schwere CC | 0,485 | 0,458 | | | 3,7 | 1 | 0,197 | 8 | 0,062 | 0,070 | | x | 0,8809 |
| D61Z | M | Gleichgewichtsstörung, Hörverlust und Tinnitus | 0,210 | 0,210 | | | 3,7 | 1 | 0,103 | 7 | 0,038 | 0,043 | | | 0,6946 |
| D63Z | M | Otitis media oder Infektionen der oberen Atemwege oder Blutung aus Nase und Rachen | 0,185 | 0,185 | | | 3,2 | 1 | 0,070 | 6 | 0,039 | 0,043 | | | 0,9714 |
| D64Z | M | Laryngotracheitis, Laryngospasmus und Epiglottitis | 0,177 | 0,177 | | | 2,3 | 1 | 0,067 | 4 | 0,053 | 0,053 | | | 1,3991 |
| D65Z | M | Andere Krankheiten an Ohr, Nase, Mund und Hals oder Verletzung und Deformität der Nase | 0,335 | 0,323 | | | 3,5 | 1 | 0,103 | 8 | 0,055 | 0,061 | | | 0,8986 |
| D67Z | M | Erkrankungen von Zähnen und Mundhöhle | 0,329 | 0,317 | | | 3,5 | 1 | 0,112 | 8 | 0,053 | 0,058 | | | 0,9533 |
| **MDC 04 Krankheiten und Störungen der Atmungsorgane** | | | | | | | | | | | | | | | |
| E02A | O | Andere OR-Prozeduren an den Atmungsorganen mit aufwendigem Eingriff oder schwersten CC oder IntK > 196 / 184 / 368 Punkte oder Alter < 10 Jahre | 1,939 | 1,885 | | | 16,0 | 4 | 0,291 | 32 | 0,064 | 0,086 | | | 1,0309 |
| E02B | O | Andere OR-Prozeduren an den Atmungsorganen, Alter > 9 Jahre, mit mäßig aufwendigem Eingriff bei Krankheiten und Störungen der Atmungsorgane oder mehr als ein Belegungstag mit bestimmtem Eingriff an Larynx oder Trachea oder mit äußerst schweren CC | 1,281 | 1,248 | | | 11,9 | 3 | 0,243 | 25 | 0,057 | 0,075 | | | 0,7913 |
| E02C | O | Andere OR-Prozeduren an den Atmungsorganen, Alter > 9 J., mehr als 1 BT, ohne best. Eingriff an Larynx oder Trachea, ohne mäßig aufwend. Eingr., ohne äußerst schwere CC, mit endoskop. Lungenvolumenred. oder anderem mäßig kompl. Eingr. oder Alter < 18 J. | 0,803 | 0,756 | | | 4,9 | 1 | 0,234 | 13 | 0,067 | 0,080 | | | 0,7453 |
| E02D | O | Andere OR-Prozeduren an den Atmungsorganen, Alter > 17 Jahre, mehr als 1 BT, ohne bestimmten Eingriff an Larynx oder Trachea, ohne mäßig aufwendigen Eingriff, ohne äußerst schwere CC, ohne endoskop. Lungenvolumenred., ohne anderen mäßig kompl. Eingriff | 0,659 | 0,642 | | | 4,2 | | | 12 | 0,077 | 0,089 | | | 0,6544 |
| E02E | O | Andere OR-Prozeduren an den Atmungsorganen, Alter > 17 Jahre, ohne bestimmten Eingriff an Larynx oder Trachea, ohne mäßig aufwend. Eingriff, ohne äußerst schwere CC, ohne endoskop. Lungenvolumenred., ohne anderen mäßig kompl. Eingriff, ein Belegungstag | 0,467 | 0,444 | | | 1,0 | | | | | | | | 1,3372 |
| E06C | O | Andere Lungenresektionen, Biopsie an Thoraxorganen und Eingriffe an Thoraxwand, Pleura und Mediastinum, Alter > 15 Jahre, ohne offen chirurgische Pleurolyse mit Eingr. an Lunge/Pleura, ohne bestimmte atypische Lungenresek., ohne best. Brustkorbkorrektur | 1,404 | 1,304 | | | 8,6 | 2 | 0,245 | 18 | 0,060 | 0,077 | | | 0,8429 |
| E07Z | O | Aufwendige Eingriffe bei Schlafapnoesyndrom | 0,692 | 0,624 | | | 3,9 | 1 | 0,142 | 8 | 0,051 | 0,058 | | | 0,6891 |

## Teil b) Bewertungsrelationen bei Versorgung durch Belegabteilungen

| DRG | Partition | Bezeichnung [6] | Bewertungsrelation bei Belegoperateur | Bewertungsrelation bei Belegoperateur und Beleganästhesist | Bewertungsrelation bei Belegoperateur und Beleghebamme | Bewertungsrelation bei Belegoperateur, -anästhesist und -hebamme | Mittlere Verweildauer [1] | Untere Grenzverweildauer: Erster Tag mit Abschlag [2], [5] | Untere Grenzverweildauer: Bewertungsrelation/Tag | Obere Grenzverweildauer: Erster Tag zus. Entgelt [3], [5] | Obere Grenzverweildauer: Bewertungsrelation/Tag | Externe Verlegung Abschlag/Tag (Bewertungsrelation) | Verlegungsfallpauschale | Ausnahme von Wiederaufnahme [4] | Pflegeerlös Bewertungsrelation/Tag |
|---|---|---|---|---|---|---|---|---|---|---|---|---|---|---|---|
| 1 | 2 | 3 | 4 | 5 | 6 | 7 | 8 | 9 | 10 | 11 | 12 | 13 | 14 | 15 | 16 |
| E08B | O | Strahlentherapie bei Krankheiten und Störungen der Atmungsorgane ohne operativen Eingriff oder Beatmung > 24 Stunden, mehr als ein Belegungstag, Bestrahlungen an mindestens 9 Tagen | 2,666 | 2,659 | | | 21,8 | 6 | 0,367 | 40 | 0,118 | | x | x | 0,7267 |
| E08C | O | Strahlentherapie bei Krankheiten und Störungen der Atmungsorgane ohne operativen Eingriff od. Beatmung > 24 Stunden, mehr als ein Belegungstag, Bestrahlungen an mindestens 5 Tagen od. mindestens 10 Bestrahlungen od. zerebrale, stereotaktische Bestrahlung | 1,283 | 1,280 | | | 10,5 | 2 | 0,415 | 24 | 0,119 | 0,108 | | x | 0,7639 |
| E08D | O | Strahlentherapie bei Krankheiten und Störungen der Atmungsorgane ohne operativen Eingr. oder Beatmung > 24 Stunden, mehr als ein Belegungstag, Bestrahlungen an weniger als 5 Tagen, weniger als 10 Bestrahlungen, ohne zerebrale, stereotaktische Bestrahlung | 0,895 | 0,891 | | | 8,5 | 2 | 0,282 | 19 | 0,100 | | x | x | 0,7702 |
| E40B | A | Krankheiten und Störungen der Atmungsorgane mit Beatmung > 24 Stunden, mehr als 2 Belegungstage, mit komplexer Prozedur, mit äußerst schweren CC, Alter > 15 Jahre oder bei Para- / Tetraplegie | 2,030 | 2,018 | | | 12,3 | 3 | 0,475 | 27 | 0,108 | 0,143 | | x | 2,1100 |
| E40C | A | Krankheiten und Störungen der Atmungsorgane mit Beatmung > 24 Stunden, mehr als 2 Belegungstage, mit komplexer Prozedur, ohne äußerst schwere CC, außer bei Para- / Tetraplegie | 1,456 | 1,453 | | | 10,1 | 2 | 0,471 | 22 | 0,098 | 0,127 | | x | 2,1276 |
| E63B | M | Schlafapnoesyndrom oder Polysomnographie oder kardiorespiratorische Polygraphie bis 2 Belegungstage, Alter > 17 Jahre, ohne bestimmte invasive kardiologische Diagnostik | 0,226 | 0,226 | | | 2,1 | 1 | 0,093 | 4 | 0,074 | 0,071 | | | 0,6593 |
| E64A | M | Respiratorische Insuffizienz, mehr als ein Belegungstag, mit äußerst schweren CC oder Lungenembolie | 0,623 | 0,623 | | | 7,0 | 1 | 0,379 | 15 | 0,059 | 0,074 | | | 0,8819 |
| E64B | M | Respiratorische Insuffizienz, mehr als ein Belegungstag, ohne äußerst schwere CC, Alter < 16 Jahre | 0,543 | 0,542 | | | 4,4 | | | 11 | 0,121 | 0,099 | | | 1,9872 |
| E64C | M | Respiratorische Insuffizienz, mehr als ein Belegungstag, ohne äußerst schwere CC, Alter > 15 Jahre | 0,465 | 0,465 | | | 6,0 | | | 14 | 0,052 | 0,064 | | | 0,9675 |
| E64D | M | Respiratorische Insuffizienz, ein Belegungstag | 0,167 | 0,166 | | | 1,0 | | | | | | | | 1,3015 |
| E65A | M | Chronisch-obstruktive Atemwegserkrankung mit äuß. schw. CC od. mit komplizierender Diagnose od. best. hochaufw. Behandlung od. Bronchitis u. Asthma bronchiale, mehr als ein Belegungstag, mit äuß. schw. od. schw. CC, Alter < 1 J., mit RS-Virus-Infekt. | 1,050 | 1,049 | | | 13,9 | 4 | 0,199 | 28 | 0,050 | 0,067 | | | 0,9840 |
| E65B | M | Chronisch-obstruktive Atemwegserkrankung ohne äußerst schwere CC, ohne komplizierende Diagnose, mit FEV1 < 35% und mehr als ein Belegungstag oder Alter < 1 Jahr oder mit bestimmter mäßig aufwendiger / aufwendiger Behandlung | 0,560 | 0,559 | | | 7,8 | 2 | 0,178 | 16 | 0,048 | 0,061 | | | 0,7656 |
| E65C | M | Chronisch-obstruktive Atemwegserkrankung ohne äußerst schwere CC, ohne komplizierende Diagnose, ohne FEV1 < 35% oder ein Belegungstag oder Alter > 1 Jahr, ohne bestimmte mäßig aufwendige / aufwendige Behandlung | 0,458 | 0,457 | | | 6,6 | 1 | 0,274 | 14 | 0,046 | 0,057 | | | 0,7207 |
| E66A | M | Schweres Thoraxtrauma mit komplizierender Diagnose | 0,495 | 0,493 | | | 5,8 | 1 | 0,215 | 13 | 0,058 | 0,071 | | | 0,8606 |
| E66B | M | Schweres Thoraxtrauma ohne komplizierende Diagnose | 0,354 | 0,354 | | | 4,7 | 1 | 0,135 | 10 | 0,052 | 0,061 | | | 0,7857 |
| E69B | M | Bronchitis und Asthma bronchiale, mehr als 1 BT u. Alter > 55 J. od. mit äuß. schw. od. schw. CC, Alt. > 0 J. od. 1 BT od. oh. äuß. schw. od. schw. CC, Alt. < 1 J. od. flex. Bronchoskopie, Alt. < 16 J. od. best. mäßig aufw. Beh., m. RS-Virus-Infekt. | 0,401 | 0,400 | | | 6,1 | 1 | 0,246 | 13 | 0,044 | 0,054 | | | 0,7972 |
| E69C | M | Bronchitis und Asthma bronchiale, ein Belegungstag oder ohne äuß. schw. oder schw. CC oder Alter < 56 Jahre oder Beschwerden und Symptome der Atmung oder Störungen der Atmung mit Ursache in der Neonatalperiode, ohne bestimmte aufw./hochaufw. Behandlung | 0,287 | 0,287 | | | 3,7 | 1 | 0,118 | 7 | 0,053 | 0,059 | | | 1,0381 |
| E70Z | M | Keuchhusten und akute Bronchiolitis | 0,297 | 0,297 | | | 4,2 | 1 | 0,154 | 9 | 0,049 | 0,056 | | | 1,4863 |
| E71A | M | Neubildungen der Atmungsorgane, mehr als ein Belegungstag, mit äußerst schweren CC | 1,093 | 1,090 | | | 13,7 | 4 | 0,206 | 28 | 0,053 | 0,070 | | x | 0,9051 |
| E71B | M | Neubildungen der Atmungsorgane, ein Belegungstag oder ohne äußerst schwere CC, mit Bronchoskopie oder bestimmter Lungenbiopsie oder mit endoskopischer Biopsie am Respirationstrakt, mit Chemotherapie | 0,737 | 0,730 | | | 7,2 | 1 | 0,397 | 17 | 0,062 | 0,078 | | x | 0,6368 |
| E71C | M | Neubildungen der Atmungsorgane, ein Belegungstag oder ohne äußerst schwere CC, ohne Bronchoskopie, ohne bestimmte Lungenbiopsie, mit endoskopischer Biopsie am Respirationstrakt, ohne Chemotherapie | 0,586 | 0,585 | | | 5,6 | 1 | 0,243 | 14 | 0,062 | 0,076 | | x | 0,6276 |
| E71D | M | Neubildungen der Atmungsorgane, ein Belegungstag oder ohne äußerst schwere CC, ohne Bronchoskopie, ohne bestimmte Lungenbiopsie, ohne endoskopische Biopsie am Respirationstrakt | 0,426 | 0,424 | | | 5,3 | 1 | 0,199 | 12 | 0,053 | 0,063 | | x | 0,8559 |
| E73B | M | Pleuraerguss ohne äußerst schwere CC | 0,454 | 0,452 | | | 5,4 | 1 | 0,272 | 13 | 0,054 | 0,065 | | | 0,7481 |
| E74Z | M | Interstitielle Lungenerkrankung | 0,535 | 0,534 | | | 6,4 | 1 | 0,305 | 15 | 0,053 | 0,065 | | | 0,7129 |
| E75B | M | Andere Krankheiten der Atmungsorgane mit äußerst schweren CC, Alter > 15 Jahre | 0,789 | 0,787 | | | 10,0 | 2 | 0,251 | 21 | 0,053 | 0,069 | | | 1,0938 |

# Fallpauschalen-Katalog und Pflegeerlöskatalog
## Teil b) Bewertungsrelationen bei Versorgung durch Belegabteilungen

| DRG | Partition | Bezeichnung [6] | Bewertungsrelation bei Belegoperateur | Bewertungsrelation bei Belegoperateur und Beleganästhesist | Bewertungsrelation bei Belegoperateur und Beleghebamme | Bewertungsrelation bei Belegoperateur, -anästhesist und -hebamme | Mittlere Verweildauer [1] | Untere Grenzverweildauer: Erster Tag mit Abschlag [2), 5)] | Untere Grenzverweildauer: Bewertungsrelation/Tag | Obere Grenzverweildauer: Erster Tag zus. Entgelt [3), 5)] | Obere Grenzverweildauer: Bewertungsrelation/Tag | Externe Verlegung Abschlag/Tag (Bewertungsrelation) | Verlegungsfallpauschale | Ausnahme von Wiederaufnahme [4)] | Pflegeerlös Bewertungsrelation/Tag |
|---|---|---|---|---|---|---|---|---|---|---|---|---|---|---|---|
| 1 | 2 | 3 | 4 | 5 | 6 | 7 | 8 | 9 | 10 | 11 | 12 | 13 | 14 | 15 | 16 |
| E75C | M | Andere Krankheiten der Atmungsorgane ohne äußerst schwere CC oder Beschwerden und Symptome der Atmung mit komplexer Diagnose | 0,396 | 0,393 | | | 4,9 | 1 | 0,194 | 11 | 0,051 | 0,061 | | | 0,8514 |
| E76C | M | Tuberkulose bis 14 Belegungstag, Alter > 17 Jahre oder ohne äußerst schwere oder schwere CC oder Pneumothorax | 0,601 | 0,599 | | | 7,0 | 1 | 0,355 | 15 | 0,057 | 0,072 | | | 0,9425 |
| E77D | M | Bestimmte andere Infektionen und Entzündungen der Atmungsorgane, Alter > 9 Jahre | 1,115 | 1,114 | | | 13,7 | 4 | 0,215 | 27 | 0,055 | 0,073 | | | 1,2200 |
| E78Z | M | Kontrolle oder Optimierung einer bestehenden häuslichen Beatmung, bis 2 Belegungstage | 0,207 | 0,207 | | | 2,0 | 1 | 0,065 | 3 | 0,070 | 0,067 | | | 0,9548 |
| E79A | M | Infektionen und Entzündungen der Atmungsorgane mit komplexer Diagnose oder äußerst schweren CC, mehr als ein Belegungstag oder mit äußerst schweren CC mit bestimmten Infektionen oder Entzündungen | 0,816 | 0,815 | | | 11,3 | 3 | 0,195 | 22 | 0,048 | 0,063 | | | 0,9762 |
| E79B | M | Infektionen und Entzündungen der Atmungsorgane ohne komplexe Diagnose, ohne äußerst schwere CC oder ein Belegungstag, bei Para- / Tetraplegie oder mit bestimmter mäßig aufwendiger Behandlung oder mit bestimmter Pneumonie, mehr als ein Belegungstag | 0,612 | 0,612 | | | 10,1 | 2 | 0,199 | 20 | 0,041 | 0,054 | | | 1,2119 |
| E79C | M | Infektionen und Entzündungen der Atmungsorgane ohne komp. Diagnose, ohne äußerst schwere CC od. ein Belegungstag, außer bei Para- / Tetraplegie, ohne best. mäßig aufwend. Behandlung | 0,460 | 0,459 | | | 7,0 | 1 | 0,277 | 14 | 0,045 | 0,056 | | | 0,8852 |
| **MDC 05 Krankheiten und Störungen des Kreislaufsystems** | | | | | | | | | | | | | | | |
| F01C | O | Implantation Kardioverter / Defibrillator (AICD), Dreikammer-Stimulation oder Defibrillator mit subkutaner Elektrode, ohne komplizierende Faktoren oder Impl. eines Drucksensors in die Pulmonalarterie oder Impl. eines intrakardialen Pulsgenerators | 3,290 | 3,253 | | | 5,3 | 1 | 0,769 | 16 | 0,056 | 0,068 | | | 0,8639 |
| F01D | O | Implantation Kardioverter / Defibrillator (AICD), Zwei- oder Einkammer-Stim. mit äußerst schweren CC oder Einkammer-Stim. mit zusätzlichem Herz- oder Gefäßeingriff oder mit IntK > 392 / 368 / - AP oder best. Sondenentfernung oder Alter < 18 Jahre | 3,482 | 3,444 | | | 14,2 | 4 | 0,257 | 28 | 0,063 | 0,085 | | | 1,1038 |
| F01E | O | Impl. Kardioverter / Defibrillator (AICD), Zweikammer-Stimulation od. aufwendige Sondenentfernung od. Aggregatwechsel S-ICD ohne Änderung der Sonde, ohne Impl. Drucksens. in Pulmonalarterie, ohne Impl. eines intrakardialen Pulsgenerators, Alter > 17 J. | 2,587 | 2,557 | | | 6,1 | 1 | 0,582 | 15 | 0,056 | 0,069 | | | 0,9189 |
| F01F | O | Impl. Kardioverter / Defibrillator (AICD), Einkammer-Stimulation, ohne zusätzl. Herz- od. Gefäßeingriff, ohne IntK > 392 / 368 / - P., ohne äuß. schw. CC, ohne aufw. Sondenentf., ohne Impl. Drucksens. in Pulmonalart., ohne Impl. Pulsgen., Alter > 17 J. | 2,092 | 2,064 | | | 4,1 | 1 | 0,500 | 12 | 0,062 | 0,071 | | | 0,8771 |
| F02A | O | Aggregatwechsel eines Kardioverters / Defibrillators (AICD), Zwei- oder Dreikammer-Stimulation | 2,018 | 1,992 | | | 2,7 | 1 | 0,266 | 7 | 0,055 | 0,058 | | | 0,9132 |
| F02B | O | Aggregatwechsel eines Kardioverters / Defibrillators (AICD), Einkammer-Stimulation | 1,646 | 1,619 | | | 2,7 | 1 | 0,267 | 6 | 0,055 | 0,058 | | | 0,9503 |
| F08B | O | Rekonstruktive Gefäßeingriffe ohne komplizierende Konstellationen, ohne komplexe Vakuumbehandlung, ohne komplexen Aorteneingriff, mit komplexem Eingriff mit Mehretagen- oder Aorteneingriff oder Re-OP oder bestimmten Bypässen, mit äußerst schweren CC | 3,861 | 3,604 | | | 21,2 | 6 | 0,283 | 39 | 0,065 | 0,089 | | | 1,0435 |
| F08C | O | Rekonstruktive Gefäßeingriffe ohne kompl. Konst., ohne kompl. Vakuumbeh., ohne kompl. Aorteneingriff, mit kompl. Eingriff ohne Mehretagen- od. Aorteneingriff, ohne Reop., ohne bestimmten Bypass, mit äußerst schweren CC oder mit bestimmtem Aorteneingriff | 2,898 | 2,699 | | | 18,2 | 5 | 0,247 | 35 | 0,057 | 0,077 | | | 0,9658 |
| F08D | O | Rekonstruktive Gefäßeingriffe ohne kompl. Konst., ohne kompl. Aorteneingriff, mit kompl. Eingr. mit Mehretagen- oder Aorteneingriff oder Reop. oder best. Byp., ohne äuß. schw. CC, ohne best. Aorteneingriff oder bestimmte Bypässe mit äußerst schweren CC | 2,308 | 2,116 | | | 12,8 | 3 | 0,248 | 25 | 0,054 | 0,072 | | | 0,8406 |
| F08E | O | Rekonstruktive Gefäßeingriffe ohne kompl. Konst., ohne kompl. Vakuumbeh., ohne kompl. Aorteneingriff, mit komplex. Eingriff, ohne Mehretagen- oder Aorteneingriff, ohne Reop., ohne bestimmten Bypass, ohne äußerst schwere CC, ohne bestimmten Aorteneingriff | 1,873 | 1,719 | | | 10,9 | 3 | 0,184 | 22 | 0,047 | 0,062 | | | 0,7576 |
| F08F | O | Rekonstruktive Gefäßeingriffe ohne komplizierende Konstellation, ohne komplexe Vakuumbehandlung, ohne komplexen Aorteneingriff, ohne komplexen Eingriff, ohne bestimmten Aorteneingriff, mit bestimmtem Eingriff | 1,577 | 1,439 | | | 11,0 | 3 | 0,160 | 21 | 0,041 | 0,053 | | | 0,6878 |
| F08G | O | Rekonstruktive Gefäßeingriffe ohne komplizierende Konstellation, ohne komplexe Vakuumbehandlung, ohne komplexen Aorteneingriff, ohne komplexen Eingriff, ohne bestimmten Aorteneingriff, ohne bestimmten Eingriff | 1,396 | 1,265 | | | 8,4 | 2 | 0,175 | 15 | 0,044 | 0,056 | | | 0,7191 |
| F12B | O | Implantation eines Herzschrittmachers, Dreikammersystem ohne äußerst schwere CC, ohne ablative Maßnahme, ohne PTCA oder Implantation eines Herzschrittmachers ohne aufwendige Sondenentfernung mit komplizierenden Faktoren | 2,181 | 2,146 | | | 5,6 | 1 | 0,778 | 14 | 0,052 | 0,064 | | | 0,8187 |

## Teil b) Bewertungsrelationen bei Versorgung durch Belegabteilungen

| DRG | Partition | Bezeichnung [6] | Bewertungsrelation bei Belegoperateur | Bewertungsrelation bei Belegoperateur und Beleganästhesist | Bewertungsrelation bei Belegoperateur und Beleghebamme | Bewertungsrelation bei Belegoperateur, -anästhesist und -hebamme | Mittlere Verweildauer [1] | Untere Grenzverweildauer: Erster Tag mit Abschlag [2), 5)] | Untere Grenzverweildauer: Bewertungsrelation/Tag | Obere Grenzverweildauer: Erster Tag zus. Entgelt [3), 5)] | Obere Grenzverweildauer: Bewertungsrelation/Tag | Externe Verlegung Abschlag/Tag (Bewertungsrelation) | Verlegungsfallpauschale | Ausnahme von Wiederaufnahme [4] | Pflegeerlös Bewertungsrelation/Tag |
|---|---|---|---|---|---|---|---|---|---|---|---|---|---|---|---|
| 1 | 2 | 3 | 4 | 5 | 6 | 7 | 8 | 9 | 10 | 11 | 12 | 13 | 14 | 15 | 16 |
| F12C | O | Implantation eines Herzschrittmachers, Zweikammersystem, mit komplexem Eingriff oder Alter < 16 Jahre | 2,276 | 2,246 | | | 9,6 | 2 | 0,292 | 20 | 0,064 | 0,083 | | | 1,1511 |
| F12D | O | Implantation eines Herzschrittmachers, Zweikammersystem, ohne komplexen Eingriff, Alter > 15 Jahre, mit äußerst schweren CC oder isolierter offen chirurgischer Sondenimplantation oder aufwendiger Sondenentfernung oder mäßig komplexer PTCA | 1,805 | 1,780 | | | 12,1 | 3 | 0,259 | 25 | 0,060 | 0,079 | | | 1,1170 |
| F12E | O | Implantation eines Herzschrittmachers, Einkammersystem, Alter > 15 Jahre, mit invasiver kardiologischer Diagnostik bei bestimmten Eingriffen | 1,474 | 1,468 | | | 6,9 | 1 | 0,307 | 15 | 0,052 | 0,064 | | | 0,8136 |
| F12F | O | Impl. HSM, Zweikammersys., oh. äuß. schwere CC, oh. isol. offen chir. Sondenimpl., oh. aufw. Sondenentf., oh. mäßig kompl. PTCA od. Impl. HSM, Einkammersys., oh. invasive kardiol. Diag. bei best. Eingr., mit Impl. Ereignisrekorders, Alter > 15 J. | 1,047 | 1,030 | | | 4,3 | 1 | 0,283 | 11 | 0,064 | 0,075 | | | 0,8727 |
| F12G | O | Implantation eines Herzschrittmachers, Einkammersystem, ohne invasive kardiologische Diagnostik bei bestimmten Eingriffen, Alter > 15 Jahre, ohne Implantation eines Ereignisrekorders | 0,940 | 0,922 | | | 5,5 | 1 | 0,391 | 15 | 0,060 | 0,072 | | | 0,9310 |
| F13A | O | Amputation bei Kreislauferkrankungen an oberer Extremität und Zehen mit äußerst schweren CC und mehrzeitigen Revisions- oder Rekonstruktionseingriffen | 3,290 | 3,094 | | | 36,3 | 11 | 0,180 | 54 | 0,042 | 0,058 | | | 0,8867 |
| F13B | O | Amputation bei Kreislauferkrankungen an oberer Extremität und Zehen mit äußerst schweren CC, ohne mehrzeitige Revisions- oder Rekonstruktionseingriffe | 1,267 | 1,217 | | | 16,2 | 4 | 0,195 | 31 | 0,042 | 0,057 | | | 0,8240 |
| F13C | O | Amputation bei Kreislauferkrankungen an oberer Extremität und Zehen ohne äußerst schwere CC | 1,004 | 0,952 | | | 11,5 | 3 | 0,180 | 23 | 0,044 | 0,058 | | | 0,7196 |
| F14A | O | Komplexe oder mehrfache Gefäßeingriffe außer große rekonstruktive Eingriffe mit äußerst schweren CC | 2,748 | 2,594 | | | 19,2 | 5 | 0,265 | 37 | 0,058 | 0,079 | | | 0,9355 |
| F14B | O | Komplexe oder mehrfache Gefäßeingriffe außer große rekonstruktive Eingriffe, ohne äußerst schwere CC | 1,721 | 1,597 | | | 9,7 | 2 | 0,263 | 21 | 0,057 | 0,073 | | | 0,7700 |
| F17B | O | Wechsel eines Herzschrittmachers, Einkammer- oder Zweikammersystem, Alter > 15 Jahre | 0,594 | 0,582 | | | 2,4 | 1 | 0,069 | 6 | 0,053 | 0,054 | | | 0,8889 |
| F18C | O | Revision eines Herzschrittmachers oder Kardioverters / Defibrillators (AICD) ohne Aggregatwechsel, Alter > 15 Jahre, ohne äußerst schwere CC, ohne aufwendige Sondenentfernung, mit komplexem Eingriff, ohne intraluminale expandierende Extraktionshilfe | 1,009 | 0,964 | | | 3,8 | 1 | 0,364 | 10 | 0,063 | 0,071 | | | 0,9219 |
| F18D | O | Revision eines Herzschrittmachers oder Kardioverters / Defibrillators (AICD) ohne Aggregatwechsel, Alter > 15 Jahre, ohne äußerst schwere CC, ohne aufwendige Sondenentfernung, ohne komplexen Eingriff | 0,497 | 0,473 | | | 3,3 | 1 | 0,253 | 8 | 0,054 | 0,060 | | | 0,8648 |
| F19B | O | Andere transluminale Intervention an Herz, Aorta und Lungengefäßen ohne äußerst schwere CC | 1,323 | 1,311 | | | 3,3 | 1 | 0,255 | 9 | 0,076 | 0,083 | | | 1,1174 |
| F21A | O | Andere OR-Prozeduren bei Kreislauferkrankungen mit hochkomplexem Eingriff oder komplizierender Konstellation | 3,712 | 3,452 | | | 30,7 | 9 | 0,205 | 49 | 0,047 | 0,065 | | | 0,9255 |
| F21B | O | Andere OR-Prozeduren bei Kreislauferkrankungen ohne hochkomplexen Eingriff, mit komplexem Eingriff oder bestimmter komplizierender Konstellation | 2,406 | 2,268 | | | 20,7 | 6 | 0,224 | 39 | 0,053 | 0,072 | | | 0,9095 |
| F21C | O | Andere OR-Prozeduren bei Kreislauferkrankungen ohne komplexen Eingriff, mit mäßig komplexem Eingriff oder anderer komplizierender Konstellation oder IntK > 196 / 184 / 368 Punkte | 1,407 | 1,329 | | | 17,7 | 5 | 0,161 | 35 | 0,038 | 0,052 | | | 0,7562 |
| F21D | O | Andere OR-Prozeduren bei Kreislauferkrankungen ohne komplexen Eingriff, ohne komplizierende Konstellationen, ohne IntK > 196 / 184 / 368 Punkte, ohne mäßig komplexen Eingriff, mit bestimmtem anderen Eingriff | 0,962 | 0,925 | | | 12,2 | 3 | 0,181 | 26 | 0,042 | 0,055 | | | 0,7557 |
| F21E | O | Andere OR-Prozeduren bei Kreislauferkrankungen ohne komplexen Eingriff, ohne komplizierende Konstellationen, ohne IntK > 196 / 184 / 368 Punkte, ohne mäßig komplexen Eingriff, ohne bestimmten anderen Eingriff | 0,712 | 0,695 | | | 10,8 | 3 | 0,151 | 20 | 0,039 | 0,052 | | | 0,6900 |
| F24A | O | Perkutane Koronarangioplastie mit komplexer Diagnose und hochkomplexer Intervention oder mit bestimmten Rekanalisationsverfahren, Alter > 15 Jahre, mit äußerst schweren CC | 2,129 | 2,125 | | | 13,4 | 3 | 0,333 | 27 | 0,070 | 0,093 | | | 1,3054 |
| F24B | O | Perkutane Koronarangioplastie mit komplexer Diagnose und hochkomplexer Intervention oder mit bestimmten Rekanalisationsverfahren, Alter > 15 Jahre, ohne äußerst schwere CC | 1,205 | 1,205 | | | 4,8 | 1 | 0,411 | 11 | 0,077 | 0,091 | | | 1,0688 |
| F27A | O | Verschiedene Eingriffe bei Diabetes mellitus mit Komplikationen, mit Gefäßeingriff oder bestimmter Amputation | 1,747 | 1,633 | | | 18,3 | 5 | 0,186 | 36 | 0,043 | 0,058 | | | 0,8548 |
| F27B | O | Verschiedene Eingriffe bei Diabetes mellitus mit Komplikationen, ohne Gefäßeingriff, ohne bestimmte Amputation, mit äußerst schweren CC oder komplexer Arthrodese des Fußes oder komplexem Haut- oder bestimmtem Gefäßeingriff | 1,514 | 1,442 | | | 18,6 | 5 | 0,180 | 37 | 0,041 | 0,055 | | | 0,7442 |

# Fallpauschalen-Katalog und Pflegeerlöskatalog

## Teil b) Bewertungsrelationen bei Versorgung durch Belegabteilungen

| DRG | Partition | Bezeichnung [6] | Bewertungsrelation bei Belegoperateur | Bewertungsrelation bei Belegoperateur und Beleganästhesist | Bewertungsrelation bei Belegoperateur und Beleghebamme | Bewertungsrelation bei Belegoperateur, -anästhesist und -hebamme | Mittlere Verweildauer [1] | Untere Grenzverweildauer: Erster Tag mit Abschlag [2), 5)] | Untere Grenzverweildauer: Bewertungsrelation/Tag | Obere Grenzverweildauer: Erster Tag zus. Entgelt [3), 5)] | Obere Grenzverweildauer: Bewertungsrelation/Tag | Externe Verlegung Abschlag/Tag (Bewertungsrelation) | Verlegungsfallpauschale | Ausnahme von Wiederaufnahme [4] | Pflegeerlös Bewertungsrelation/Tag |
|---|---|---|---|---|---|---|---|---|---|---|---|---|---|---|---|
| 1 | 2 | 3 | 4 | 5 | 6 | 7 | 8 | 9 | 10 | 11 | 12 | 13 | 14 | 15 | 16 |
| F27C | O | Verschiedene Eingriffe bei Diabetes mellitus mit Komplikationen, ohne Gefäßeingriff, ohne best. Amputation, ohne äußerst schwere CC, ohne komplexe Arthrodese des Fußes, ohne komplexen Hauteingriff, ohne best. Gefäßeingriff, mit mäßig komplexem Eingriff | 1,065 | 1,015 | | | 14,4 | 4 | 0,159 | 28 | 0,039 | 0,051 | | | 0,6604 |
| F27D | O | Verschiedene Eingriffe bei Diabetes mellitus mit Komplikationen, ohne Gefäßeingriff, ohne best. Amputation, ohne äußerst schwere CC, ohne kompl. Arthrodese des Fußes, ohne best. Gefäßeingriff, ohne mäßig kompl. Eingriff, mit best. aufwendigen Eingriff | 0,879 | 0,856 | | | 11,6 | 3 | 0,184 | 24 | 0,044 | 0,058 | | | 0,7332 |
| F28A | O | Amputation mit zusätzlichem Gefäßeingriff oder mit Hauttransplantation, mit äußerst schweren oder schweren CC | 3,015 | 2,826 | | | 26,3 | 8 | 0,201 | 44 | 0,048 | 0,066 | | | 0,9097 |
| F28B | O | Amputation bei Kreislauferkrankungen außer an oberer Extremität und Zehen, ohne Gefäßeingriff, ohne Hauttransplantation, mit äußerst schweren oder schweren CC | 1,624 | 1,544 | | | 19,6 | 6 | 0,168 | 38 | 0,042 | 0,057 | | | 0,8473 |
| F28C | O | Amputation bei Kreislauferkrankungen außer an oberer Extremität und Zehen, ohne Gefäßeingriff, ohne äußerst schwere oder schwere CC | 1,217 | 1,145 | | | 15,4 | 4 | 0,166 | 30 | 0,038 | 0,051 | | | 0,8150 |
| F39A | O | Unterbindung und Stripping von Venen mit beidseitigem Eingriff oder bestimmter Diagnose oder äußerst schweren oder schweren CC | 0,452 | 0,418 | | | 2,4 | 1 | 0,022 | 8 | 0,053 | 0,054 | | | 0,7656 |
| F39B | O | Unterbindung und Stripping von Venen ohne beidseitigen Eingriff, ohne bestimmte Diagnose, ohne äußerst schwere oder schwere CC | 0,420 | 0,382 | | | 2,2 | 1 | 0,009 | 4 | 0,055 | 0,054 | | | 1,0057 |
| F41B | A | Invasive kardiologische Diagnostik bei akutem Myokardinfarkt ohne äußerst schwere CC | 0,625 | 0,625 | | | 4,4 | 1 | 0,222 | 11 | 0,071 | 0,082 | | | 0,9606 |
| F43C | A | Beatmung > 24 Stunden bei Krankheiten und Störungen des Kreislaufsystems, Alter > 15 Jahre, ohne intensivmedizinische Komplexbehandlung > 392 / 368 / 552 Aufwandspunkte, ohne komplizierende Konstellation, ohne bestimmte OR-Prozedur | 1,766 | 1,764 | | | 11,1 | 3 | 0,416 | 24 | 0,105 | 0,137 | | x | 2,0758 |
| F49D | A | Invasive kardiologische Diagnostik außer bei akutem Myokardinfarkt, ohne äußerst schwere CC, ohne IntK > 196 / 184 / 368 Aufwandspunkte, Alter > 17 Jahre, mit schweren CC, mehr als ein Belegungstag | 1,144 | 1,143 | | | 12,2 | 3 | 0,225 | 25 | 0,052 | 0,068 | | | 0,8554 |
| F49E | A | Invasive kardiologische Diagnostik außer bei akutem Myokardinfarkt, ohne IntK > 196 / 184 / 368 Aufwandspunkte, Alter > 17 Jahre, ohne schwere CC bei BT > 1, mit kardialem Mapping oder bestimmter komplexer Diagnose | 0,846 | 0,845 | | | 4,6 | 1 | 0,300 | 11 | 0,069 | 0,081 | | | 0,9097 |
| F49F | A | Invasive kardiologische Diagnostik außer bei akutem Myokardinfarkt, ohne äußerst schwere CC, ohne IntK > 196 / 184 / 368 Aufwandspunkte, Alter > 17 Jahre, ohne kardiales Mapping, ohne schwere CC bei BT > 1, ohne best. kompl. Diagnose, mit best. Eingr. | 0,648 | 0,648 | | | 4,8 | 1 | 0,214 | 13 | 0,056 | 0,066 | | | 0,7359 |
| F49G | A | Invasive kardiologische Diagnostik außer bei akutem Myokardinfarkt, ohne äußerst schwere CC, ohne IntK > 196 / 184 / 368 Aufwandspunkte, Alter > 17 Jahre, ohne kardiales Mapping, ohne schwere CC bei BT > 1, ohne komplexe Diagnose, ohne best. Eingriff | 0,427 | 0,427 | | | 2,9 | 1 | 0,164 | 8 | 0,061 | 0,065 | | | 0,7488 |
| F50A | O | Ablative Maßnahmen bei Herzrhythmusstörungen mit komplexer Ablation im linken Vorhof oder hochkomplexer Ablation oder Implantation eines Ereignisrekorders oder Alter < 16 Jahre | 1,971 | 1,960 | | | 2,9 | 1 | 0,279 | 8 | 0,065 | 0,069 | | | 0,9127 |
| F50B | O | Ablative Maßnahmen bei Herzrhythmusstörungen mit komplexer Ablation, ohne komplexe Ablation im linken Vorhof, ohne hochkomplexe Ablation, ohne Implantation eines Ereignisrekorders, Alter > 15 Jahre | 1,381 | 1,380 | | | 3,1 | 1 | 0,176 | 8 | 0,057 | 0,061 | | | 0,8871 |
| F50C | O | Ablative Maßnahmen bei Herzrhythmusstörungen ohne komplexe Ablation, ohne komplexe Ablation im linken Vorhof, ohne hochkomplexe Ablation, ohne Implantation eines Ereignisrekorders, Alter > 15 Jahre | 0,942 | 0,942 | | | 2,5 | 1 | 0,164 | 7 | 0,060 | 0,062 | | | 0,9278 |
| F51B | O | Endovaskuläre Implantation von Stent-Prothesen an der Aorta, nicht thorakal, ohne bestimmte Aortenprothesenkombination | 3,600 | 3,475 | | | 8,8 | 2 | 0,262 | 16 | 0,063 | 0,080 | | | 0,9326 |
| F52A | O | Perkutane Koronarangioplastie mit komplexer Diagnose, mit äußerst schweren CC | 1,823 | 1,821 | | | 13,0 | 3 | 0,329 | 26 | 0,071 | 0,094 | | | 1,3222 |
| F52B | O | Perkutane Koronarangioplastie mit komplexer Diagnose, ohne äußerst schwere CC oder mit intrakoronarer Brachytherapie oder bestimmte Intervention | 0,907 | 0,907 | | | 4,3 | 1 | 0,257 | 10 | 0,077 | 0,090 | | | 1,0415 |
| F56A | O | Perkutane Koronarangioplastie mit bestimmter hochkomplexer Intervention, mit äußerst schweren CC | 1,709 | 1,707 | | | 10,2 | 2 | 0,312 | 22 | 0,064 | 0,084 | | | 1,1315 |
| F56B | O | Perkutane Koronarangioplastie mit hochkomplexer Intervention, ohne bestimmte hochkomplexe Intervention oder ohne äußerst schwere CC oder Kryoplastie | 0,858 | 0,858 | | | 2,9 | 1 | 0,252 | 8 | 0,059 | 0,063 | | | 0,8679 |
| F58A | O | Perkutane Koronarangioplastie mit äußerst schweren CC | 1,344 | 1,343 | | | 9,8 | 2 | 0,277 | 20 | 0,059 | 0,077 | | | 1,0506 |

## Teil b) Bewertungsrelationen bei Versorgung durch Belegabteilungen

| DRG | Partition | Bezeichnung [6] | Bewertungsrelation bei Belegoperateur | Bewertungsrelation bei Belegoperateur und Beleganästhesist | Bewertungsrelation bei Belegoperateur und Beleghebamme | Bewertungsrelation bei Belegoperateur, -anästhesist und -hebamme | Mittlere Verweildauer [1] | Untere Grenzverweildauer: Erster Tag mit Abschlag [2), 5)] | Untere Grenzverweildauer: Bewertungsrelation/Tag | Obere Grenzverweildauer: Erster Tag zus. Entgelt [3), 5)] | Obere Grenzverweildauer: Bewertungsrelation/Tag | Externe Verlegung Abschlag/Tag (Bewertungsrelation) | Verlegungsfallpauschale | Ausnahme von Wiederaufnahme [4] | Pflegeerlös Bewertungsrelation/Tag |
|---|---|---|---|---|---|---|---|---|---|---|---|---|---|---|---|
| 1 | 2 | 3 | 4 | 5 | 6 | 7 | 8 | 9 | 10 | 11 | 12 | 13 | 14 | 15 | 16 |
| F58B | O | Perkutane Koronarangioplastie ohne äußerst schwere CC | 0,631 | 0,631 | | | 2,7 | 1 | 0,178 | 7 | 0,059 | 0,061 | | | 0,8588 |
| F59A | O | Mäßig komplexe Gefäßeingriffe mit äußerst schweren CC | 2,259 | 2,186 | | | 16,5 | 5 | 0,265 | 33 | 0,067 | 0,091 | | | 0,9765 |
| F59B | O | Mäßig komplexe Gefäßeingriffe mit aufwendiger Gefäßintervention, ohne äußerst schwere CC | 1,684 | 1,668 | | | 4,6 | 1 | 0,561 | 11 | 0,178 | 0,209 | | | 0,9088 |
| F59C | O | Mäßig komplexe Gefäßeingriffe ohne äußerst schwere CC, ohne aufwendige Gefäßintervention, mit aufwendigem Eingriff oder Mehrfacheingriff oder bestimmter Diagnose oder Alter < 16 Jahre, mehr als ein Belegungstag | 1,417 | 1,329 | | | 7,5 | 2 | 0,243 | 16 | 0,068 | 0,085 | | | 0,8183 |
| F59D | O | Mäßig komplexe Gefäßeingriffe ohne äußerst schwere CC, ohne aufwendige Gefäßintervention, mit bestimmtem Eingriff oder anderem Mehrfacheingriff, Alter > 15 Jahre oder ein Belegungstag oder mit pAVK mit Gangrän, mehr als ein Belegungstag | 0,941 | 0,902 | | | 3,8 | 1 | 0,180 | 11 | 0,098 | 0,110 | | | 0,7955 |
| F59E | O | Mäßig komplexe Gefäßeingriffe ohne äußerst schwere CC, ohne aufwend. Gefäßinterv., mit bestimmtem anderen Eingriff oder PTA, mehr als ein Belegungstag, ohne aufwendigen oder bestimmten Eingr., ohne Mehrfacheingr., Alter > 15 Jahre oder ein Belegungstag | 0,766 | 0,741 | | | 3,4 | 1 | 0,189 | 10 | 0,103 | 0,113 | | | 0,8021 |
| F59F | O | Mäßig komplexe Gefäßeingriffe ohne äußerst schwere CC, ohne aufwendige Gefäßintervention, ohne aufwendigen, bestimmten oder bestimmten anderen Eingriff, ohne Mehrfacheingriff, Alter > 15 Jahre oder ein Belegungstag | 0,610 | 0,599 | | | 2,4 | 1 | 0,127 | 6 | 0,123 | 0,125 | | | 0,8439 |
| F60A | M | Akuter Myokardinfarkt ohne invasive kardiologische Diagnostik mit äußerst schweren CC | 0,980 | 0,979 | | | 12,1 | 3 | 0,235 | 24 | 0,054 | 0,072 | | | 1,1503 |
| F60B | M | Akuter Myokardinfarkt ohne invasive kardiologische Diagnostik ohne äußerst schwere CC | 0,456 | 0,455 | | | 5,7 | 1 | 0,291 | 13 | 0,055 | 0,066 | | | 0,9506 |
| F61B | M | Infektiöse Endokarditis ohne komplizierende Diagnose, ohne komplizierende Konstellation | 1,672 | 1,669 | | | 25,1 | 7 | 0,198 | 43 | 0,044 | 0,061 | | | 0,7819 |
| F62B | M | Herzinsuff. und Schock mit äuß. schw. CC, mit Dialyse oder kompliz. Diag. od. mit best. hochaufw. Beh. od. ohne kompliz. Konst., ohne best. hochaufw. Beh., mehr als 1 BT bei best. akuten Nierenvers. mit äuß. schw. CC od. Komplexbeh. des akut. Schlaganf. | 1,339 | 1,338 | | | 18,2 | 5 | 0,214 | 34 | 0,049 | 0,067 | | | 1,0632 |
| F62C | M | Herzinsuffizienz und Schock ohne äuß. schw. CC od. ohne Dialyse, ohne kompliz. Diagnose, ohne kompliz. Konst., ohne best. hochaufw. Beh., mehr als 1 Belegungstag, ohne best. akut. Nierenvers. od. ohne äuß. schw. CC. ohne Komplexbeh. des akut. Schlaganf. | 0,499 | 0,499 | | | 7,8 | 2 | 0,161 | 16 | 0,043 | 0,055 | | | 0,7790 |
| F62D | M | Herzinsuffizienz und Schock ohne äußerst schwere CC oder ohne Dialyse, ohne komplizierende Diagnose, ohne komplizierende Konstellation, ohne bestimmte hochaufwendige Behandlung, ein Belegungstag | 0,161 | 0,161 | | | 1,0 | | | | | | | | 1,1552 |
| F63B | M | Venenthrombose ohne äußerst schwere CC | 0,371 | 0,370 | | | 5,3 | 1 | 0,178 | 11 | 0,046 | 0,055 | | | 0,7071 |
| F64Z | M | Hautulkus bei Kreislauferkrankungen | 0,530 | 0,529 | | | 9,4 | 2 | 0,173 | 17 | 0,039 | 0,050 | | | 0,7246 |
| F65B | M | Periphere Gefäßkrankheiten ohne komplexe Diagnose oder ohne äußerst schwere CC, ohne intensivmedizinische Komplexbehandlung > 196 / 184 / 184 Aufwandspunkte | 0,449 | 0,448 | | | 6,7 | 1 | 0,190 | 15 | 0,045 | 0,056 | | | 0,7641 |
| F66B | M | Koronararteriosklerose ohne äußerst schwere CC | 0,294 | 0,294 | | | 3,5 | 1 | 0,169 | 10 | 0,057 | 0,064 | | | 0,7304 |
| F67B | M | Hypertonie mit komplizierender Diagnose oder schweren CC oder bestimmter mäßig aufwendiger / aufwendiger Behandlung | 0,578 | 0,578 | | | 7,9 | 2 | 0,185 | 17 | 0,049 | 0,063 | | | 0,7983 |
| F67C | M | Hypertonie ohne komplizierende Diagnose, ohne äußerst schwere oder schwere CC, ohne bestimmte mäßig aufwendige / aufwendige Behandlung, Alter < 18 Jahre | 0,303 | 0,303 | | | 3,4 | 1 | 0,132 | 8 | 0,062 | 0,068 | | | 1,0549 |
| F67D | M | Hypertonie ohne komplizierende Diagnose, ohne äußerst schwere oder schwere CC, ohne bestimmte mäßig aufwendige / aufwendige Behandlung, Alter > 17 Jahre | 0,301 | 0,301 | | | 3,9 | 1 | 0,161 | 8 | 0,053 | 0,060 | | | 0,6317 |
| F68B | M | Angeborene Herzkrankheit ohne intensivmedizinische Komplexbehandlung > 196 / - / - Aufwandspunkte, Alter > 5 Jahre und Alter < 16 Jahre, ohne äußerst schwere oder schwere CC oder Alter > 15 Jahre | 0,347 | 0,346 | | | 3,6 | 1 | 0,160 | 9 | 0,062 | 0,070 | | | 0,9055 |
| F69A | M | Herzklappenerkrankungen mit äußerst schweren oder schweren CC | 0,859 | 0,859 | | | 12,0 | 3 | 0,199 | 24 | 0,046 | 0,061 | | | 0,8047 |
| F69B | M | Herzklappenerkrankungen ohne äußerst schwere oder schwere CC | 0,345 | 0,345 | | | 4,3 | 1 | 0,191 | 11 | 0,054 | 0,062 | | | 0,7412 |
| F70B | M | Schwere Arrhythmie und Herzstillstand ohne äußerst schwere CC | 0,424 | 0,424 | | | 4,6 | 1 | 0,275 | 11 | 0,063 | 0,073 | | | 0,9663 |
| F71A | M | Nicht schwere kardiale Arrhythmie und Erregungsleitungsstörungen mit äußerst schweren CC, mehr als ein Belegungstag oder mit kathetergestützter elektrophysiologischer Untersuchung des Herzens oder bestimmter hochaufwendiger Behandlung | 0,928 | 0,928 | | | 12,2 | 3 | 0,223 | 24 | 0,051 | 0,067 | | | 1,0032 |

# Fallpauschalen-Katalog und Pflegeerlöskatalog
## Teil b) Bewertungsrelationen bei Versorgung durch Belegabteilungen

| DRG | Partition | Bezeichnung [6] | Bewertungsrelation bei Belegoperateur | Bewertungsrelation bei Belegoperateur und Beleganästhesist | Bewertungsrelation bei Belegoperateur und Beleghebamme | Bewertungsrelation bei Belegoperateur, -anästhesist und -hebamme | Mittlere Verweildauer [1] | Untere Grenzverweildauer: Erster Tag mit Abschlag [2), 5)] | Untere Grenzverweildauer: Bewertungsrelation/Tag | Obere Grenzverweildauer: Erster Tag zus. Entgelt [3), 5)] | Obere Grenzverweildauer: Bewertungsrelation/Tag | Externe Verlegung Abschlag/Tag (Bewertungsrelation) | Verlegungsfallpauschale | Ausnahme von Wiederaufnahme [4)] | Pflegeerlös Bewertungsrelation/Tag |
|---|---|---|---|---|---|---|---|---|---|---|---|---|---|---|---|
| 1 | 2 | 3 | 4 | 5 | 6 | 7 | 8 | 9 | 10 | 11 | 12 | 13 | 14 | 15 | 16 |
| F71B | M | Nicht schwere kardiale Arrhythmie und Erregungsleitungsstörungen ohne äußerst schwere CC oder ein Belegungstag, ohne kathetergestützte elektrophysiologische Untersuchung des Herzens, ohne bestimmte hochaufwendige Behandlung | 0,285 | 0,285 | | | 3,4 | 1 | 0,149 | 8 | 0,057 | 0,062 | | | 0,7597 |
| F72B | M | Angina pectoris ohne äußerst schwere CC | 0,299 | 0,299 | | | 3,5 | 1 | 0,150 | 8 | 0,058 | 0,064 | | | 0,6899 |
| F73A | M | Synkope und Kollaps, Alter < 14 Jahre, ein Belegungstag | 0,158 | 0,158 | | | 1,0 | | | | | | | | 1,4593 |
| F73B | M | Synkope und Kollaps, Alter > 13 Jahre oder mehr als ein Belegungstag | 0,336 | 0,336 | | | 3,8 | 1 | 0,187 | 9 | 0,060 | 0,068 | | | 0,7348 |
| F74Z | M | Thoraxschmerz und sonstige und nicht näher bezeichnete Krankheiten des Kreislaufsystems | 0,259 | 0,259 | | | 2,6 | 1 | 0,121 | 6 | 0,069 | 0,071 | | | 0,7052 |
| F75C | M | Andere Krankheiten des Kreislaufsystems ohne äußerst schwere CC oder ein Belegungstag, Alter > 9 Jahre und Alter < 16 Jahre, ohne schwere CC oder Alter > 15 | 0,496 | 0,492 | | | 4,5 | 1 | 0,295 | 12 | 0,062 | 0,073 | | | 0,8028 |
| F95A | O | Interventioneller Septumverschluss, Alter < 18 Jahre oder Vorhofohrverschluss | 2,059 | 2,042 | | | 3,7 | 1 | 0,402 | 11 | 0,061 | 0,068 | | | 0,9504 |
| F95B | O | Interventioneller Septumverschluss, Alter > 17 Jahre, ohne Vorhofohrverschluss | 1,719 | 1,712 | | | 2,5 | 1 | 0,269 | 5 | 0,060 | 0,061 | | | 0,9787 |
| **MDC 06 Krankheiten und Störungen der Verdauungsorgane** | | | | | | | | | | | | | | | |
| G02A | O | Bestimmte Eingriffe an den Verdauungsorganen bei angeb. Fehlbildung, Alter < 2 Jahre oder sehr komplexe Eingriffe an Dünn- und Dickdarm, Alter < 10 Jahre oder best. Eingriffe an Dünn- und Dickdarm mit kompliz. Diagnose, mit bestimmten kompliz. Faktoren | 2,993 | 2,798 | | | 17,5 | 5 | 0,289 | 34 | 0,069 | 0,094 | | | 1,2328 |
| G02B | O | Bestimmte komplexe Eingriffe an Dünn- und Dickdarm oder andere Eingriffe an den Verdauungsorganen bei angeb. Fehlbildung, Alter < 2 Jahre oder bestimmte Eingriffe an Dünn- und Dickdarm mit komplizierender Diagnose, ohne bestimmte komplizierende Faktoren | 2,322 | 2,161 | | | 14,7 | 4 | 0,247 | 28 | 0,059 | 0,078 | | | 0,9447 |
| G02C | O | Andere komplexe Eingriffe an Dünn- und Dickdarm oder andere Eingriffe an Dünn- und Dickdarm mit komplizierender Diagnose, ohne Eingriffe an den Verdauungsorganen bei angeborener Fehlbildung, Alter < 2 Jahre | 1,815 | 1,676 | | | 11,7 | 3 | 0,227 | 22 | 0,054 | 0,071 | | | 0,8831 |
| G03C | O | Große Eingriffe an Magen, Ösophagus und Duodenum oder bestimmte Eingriffe an Magen, Ösophagus und Duodenum mit komplexer Prozedur ohne hochkomplexen Eingriff, ohne intensivmedizinische Komplexbehandlung > - / 368 / - Aufwandspkt., ohne komplexen Eingriff | 3,223 | 3,009 | | | 17,1 | 5 | 0,286 | 31 | 0,070 | 0,095 | | | 1,1587 |
| G04Z | O | Adhäsiolyse am Peritoneum, Alter < 4 Jahre od. mit äuß. schw. od. schw. CC oder kleine Eingriffe an Dünn- und Dickdarm oder best. Eingriffe an abd. Gefäßen mit äuß. schw. CC oder Implantation eines Antireflux-Stimulationssystems od. best. Gastrektomie | 2,555 | 2,395 | | | 18,2 | 5 | 0,256 | 34 | 0,059 | 0,080 | | | 1,1240 |
| G07B | O | Appendekt. od. laparoskop. Adhäsiolyse bei Peritonitis mit äuß. schw. od. schw. CC od. kl. Eingriffe an Dünn- / Dickdarm, oh. äußerst schwere CC od. best. Anorektoplastik, Alt. > 2 Jahre u. Alter < 14 Jahre od. mit laparoskop. Adhäsiolyse od. Rektopexie | 1,340 | 1,231 | | | 8,6 | 2 | 0,207 | 17 | 0,051 | 0,065 | | | 1,0141 |
| G07C | O | Appendektomie bei Peritonitis mit äußerst schweren oder schweren CC oder kleine Eingriffe an Dünn- und Dickdarm ohne äußerst schwere CC oder bestimmte Anorektoplastik, Alter > 13 Jahre, ohne laparoskopische Adhäsiolyse, ohne Rektopexie | 1,005 | 0,928 | | | 8,1 | 2 | 0,169 | 15 | 0,044 | 0,056 | | | 0,7201 |
| G08B | O | Komplexe Rekonstruktion der Bauchwand, Alter > 0 Jahre, ohne äußerst schwere CC | 0,858 | 0,773 | | | 4,1 | 1 | 0,387 | 10 | 0,042 | 0,049 | | | 0,7149 |
| G09Z | O | Beidseitige Eingriffe bei Leisten- und Schenkelhernien, Alter > 55 Jahre oder komplexe Herniotomien oder Operation einer Hydrocele testis oder andere kleine Eingriffe an Dünn- und Dickdarm | 0,706 | 0,624 | | | 2,5 | 1 | 0,119 | 5 | 0,052 | 0,053 | | | 0,9347 |
| G11B | O | Pyloromyotomie oder Anoproktoplastik und Rekonstruktion von Anus und Sphinkter außer bei Analfissuren und Hämorrhoiden, Alter > 5 Jahre | 0,404 | 0,381 | | | 4,6 | 1 | 0,117 | 10 | 0,036 | 0,042 | | | 0,7212 |
| G12B | O | Andere OR-Prozeduren an den Verdauungsorganen mit mäßig komplexer OR-Prozedur, mehr als ein Belegungstag | 1,325 | 1,252 | | | 12,0 | 3 | 0,220 | 26 | 0,051 | 0,068 | | | 0,8664 |
| G12C | O | Andere OR-Prozeduren an den Verdauungsorganen mit wenig komplexer OR-Prozedur, mehr als ein Belegungstag | 1,102 | 1,020 | | | 5,8 | | | 15 | 0,052 | 0,064 | | | 0,7395 |
| G12D | O | Andere OR-Prozeduren an den Verdauungsorganen ohne komplexe OR-Prozedur, ein Belegungstag oder ohne mäßig komplexe OR-Prozedur, mit bestimmtem Eingriff oder Alter < 14 Jahre oder bei bösartiger Neubildung der Verdauungsorgane | 0,873 | 0,838 | | | 7,2 | 1 | 0,290 | 18 | 0,056 | 0,071 | | | 0,7831 |
| G12E | O | Andere OR-Prozeduren an den Verdauungsorganen ohne komplexe OR-Prozedur, ein Belegungstag oder ohne mäßig komplexe OR-Prozedur, ohne bestimmten Eingriff, Alter > 13 Jahre, außer bei bösartiger Neubildung der Verdauungsorgane | 0,660 | 0,605 | | | 4,6 | 1 | 0,214 | 11 | 0,048 | 0,056 | | | 0,8644 |

## Teil b) Bewertungsrelationen bei Versorgung durch Belegabteilungen

| DRG | Partition | Bezeichnung [6] | Bewertungsrelation bei Belegoperateur | Bewertungsrelation bei Belegoperateur und Beleganästhesist | Bewertungsrelation bei Belegoperateur und Beleghebamme | Bewertungsrelation bei Belegoperateur, -anästhesist und -hebamme | Mittlere Verweildauer [1] | Untere Grenzverweildauer | | Obere Grenzverweildauer | | Externe Verlegung Abschlag/Tag (Bewertungsrelation) | Verlegungsfallpauschale | Ausnahme von Wiederaufnahme [4] | Pflegeerlös Bewertungsrelation/Tag |
|---|---|---|---|---|---|---|---|---|---|---|---|---|---|---|---|
| | | | | | | | | Erster Tag mit Abschlag [2], [5] | Bewertungsrelation/Tag | Erster Tag zus. Entgelt [3], [5] | Bewertungsrelation/Tag | | | | |
| 1 | 2 | 3 | 4 | 5 | 6 | 7 | 8 | 9 | 10 | 11 | 12 | 13 | 14 | 15 | 16 |
| G13A | O | Implantation und Wechsel von Neurostimulatoren und Neurostimulationselektroden bei Krankheiten und Störungen der Verdauungsorgane ohne Implantation oder Wechsel eines permanenten Elektrodensystems | 0,897 | 0,847 | | | 3,0 | 1 | 0,090 | 6 | 0,042 | 0,045 | | | 0,7999 |
| G13B | O | Implantation und Wechsel von Neurostimulatoren und Neurostimulationselektroden bei Krankheiten und Störungen der Verdauungsorgane mit Implantation oder Wechsel eines permanenten Elektrodensystems | 1,188 | 1,122 | | | 2,8 | 1 | 0,094 | 6 | 0,047 | 0,049 | | | 0,7609 |
| G16B | O | Komplexe Rektumresektion od. andere Rektumresektion mit best. Eingriff od. komplexer Diagnose od. mehrz. Enterostomaanlage und -rückverlagerung, ohne kompliz. Konstell., ohne plastische Rekonstruktion mit myokutanem Lappen, ohne IntK > - / 368 / - Punkte | 3,118 | 2,883 | | | 18,0 | 5 | 0,247 | 34 | 0,057 | 0,078 | | | 1,0269 |
| G17A | O | Andere Rektumresektion ohne bestimmten Eingriff oder Implantation eines künstlichen Analsphinkters, bei bösartiger Neubildung | 2,544 | 2,355 | | | 13,0 | 3 | 0,273 | 26 | 0,059 | 0,078 | | | 0,9233 |
| G17B | O | Andere Rektumresektion ohne bestimmten Eingriff oder Implantation eines künstlichen Analsphinkters, außer bei bösartiger Neubildung | 2,068 | 1,909 | | | 11,5 | 3 | 0,212 | 22 | 0,052 | 0,068 | | | 0,9143 |
| G18A | O | Bestimmte Eingriffe an Dünn- / Dickdarm od. Anlegen eines Enterostomas od. andere Eingriffe am Darm mit äuß. schw. CC mit hochkompl. Eingr. od. kompliz. Diag. od. mit sehr kompl. Eingr. od. aufwendigem Eingr. mit äuß. schw. CC, mit Komplexbehandlung MRE | 2,829 | 2,618 | | | 15,5 | 4 | 0,286 | 30 | 0,065 | 0,087 | | | 1,1125 |
| G18B | O | Bestimmte Eingriffe an Dünn-/ Dickdarm oder Anlegen eines Enterostomas oder anderer Eingriff am Darm mit äußerst schweren CC mit sehr komplexem Eingr. oder aufwendigem Eingriff mit äußerst schweren CC, ohne Komplexbehandlung bei multiresistenten Erregern | 1,915 | 1,771 | | | 11,8 | 3 | 0,225 | 23 | 0,054 | 0,070 | | | 0,8897 |
| G18C | O | Bestimmte Eingriffe an Dünn- und Dickdarm ohne hochkomplexen oder sehr komplexen Eingriff, ohne aufwendigen Eingriff oder ohne äußerst schwere CC, ohne komplizierende Diagnose, mit komplexem Eingriff | 1,513 | 1,396 | | | 9,9 | 2 | 0,241 | 21 | 0,051 | 0,066 | | | 0,8462 |
| G18D | O | Bestimmte Eingriffe an Dünn- und Dickdarm ohne komplexen Eingriff, ohne komplizierende Diagnose | 0,864 | 0,793 | | | 4,9 | 1 | 0,173 | 12 | 0,049 | 0,058 | | | 0,8098 |
| G19A | O | Andere Eingriffe an Magen, Ösophagus und Duodenum außer bei angeborener Fehlbildung oder Alter > 1 Jahr, mit komplizierender Konstellation oder bei bösartiger Neubildung oder Alter < 16 Jahre | 1,980 | 1,849 | | | 12,8 | 3 | 0,254 | 27 | 0,056 | 0,074 | | | 0,9546 |
| G19B | O | Andere Eingriffe an Magen, Ösophagus und Duodenum außer bei angeborener Fehlbildung oder Alter > 1 Jahr, ohne komplizierende Konstellation, außer bei bösartiger Neubildung, Alter > 15 Jahre, mit komplexem Eingriff | 1,599 | 1,493 | | | 9,4 | 2 | 0,240 | 20 | 0,054 | 0,069 | | | 0,9739 |
| G19C | O | Andere Eingriffe an Magen, Ösophagus und Duodenum außer bei angeborener Fehlbildung oder Alter > 1 Jahr, ohne komplizierende Konstellation, außer bei bösartiger Neubildung, Alter > 15 Jahre, ohne komplexen Eingriff | 1,075 | 0,968 | | | 4,9 | 1 | 0,164 | 11 | 0,047 | 0,056 | | | 0,7726 |
| G21B | O | Komplexe Adhäsiolyse am Peritoneum, Alter > 3 Jahre, ohne äußerst schwere oder schwere CC oder andere Eingriffe an Darm und Enterostoma oder bestimmte Eingriffe am Pharynx, mit äußerst schweren CC oder aufwendigem Eingriff am Darm, Alter > 15 Jahre | 1,136 | 1,035 | | | 6,9 | 1 | 0,253 | 15 | 0,052 | 0,064 | | | 0,7978 |
| G21C | O | Andere Eingriffe an Darm und Enterostoma oder bestimmte Eingriffe am Pharynx ohne äußerst schwere CC, ohne aufwendigen Eingriff am Darm | 0,614 | 0,563 | | | 4,0 | 1 | 0,345 | 10 | 0,046 | 0,053 | | | 0,7009 |
| G22A | O | Appendektomie oder laparoskopische Adhäsiolyse bei Peritonitis oder mit äußerst schweren oder schweren CC, Alter < 10 Jahre oder bei bösartiger Neubildung | 1,026 | 0,944 | | | 6,8 | 1 | 0,256 | 14 | 0,053 | 0,066 | | | 1,1698 |
| G22B | O | Appendektomie oder laparoskopische Adhäsiolyse bei Peritonitis oder mit äußerst schweren oder schweren CC, Alter > 9 Jahre, mit laparoskopischer Adhäsiolyse oder Alter < 16 Jahre, außer bei bösartiger Neubildung | 0,991 | 0,912 | | | 6,6 | 1 | 0,227 | 14 | 0,048 | 0,060 | | | 0,9498 |
| G22C | O | Appendektomie oder laparoskopische Adhäsiolyse bei Peritonitis oder mit äußerst schweren oder schweren CC, Alter > 15 Jahre, außer bei bösartiger Neubildung | 0,831 | 0,764 | | | 5,4 | 1 | 0,185 | 11 | 0,048 | 0,058 | | | 0,7097 |
| G23A | O | Appendektomie oder laparoskopische Adhäsiolyse außer bei Peritonitis, ohne äußerst schwere oder schwere CC, Alter < 10 Jahre oder bei bösartiger Neubildung | 0,695 | 0,631 | | | 4,1 | 1 | 0,144 | 8 | 0,049 | 0,056 | | | 1,1081 |
| G23B | O | Appendektomie oder laparoskopische Adhäsiolyse außer bei Peritonitis, ohne äußerst schwere oder schwere CC, Alter > 9 Jahre, außer bei bösartiger Neubildung | 0,644 | 0,584 | | | 3,4 | 1 | 0,119 | 7 | 0,051 | 0,056 | | | 0,7775 |
| G24A | O | Eingriffe bei Hernien mit plastischer Rekonstruktion der Bauchwand | 0,851 | 0,752 | | | 3,9 | 1 | 0,126 | 10 | 0,045 | 0,051 | | | 0,7901 |
| G24B | O | Eingriffe bei Hernien ohne plastische Rekonstruktion der Bauchwand, mit beidseitigem oder komplexem Eingriff oder Alter < 14 Jahre mit äußerst schweren oder schweren CC | 0,655 | 0,577 | | | 2,2 | 1 | 0,088 | 4 | 0,051 | 0,050 | | | 1,0846 |

# Fallpauschalen-Katalog und Pflegeerlöskatalog
## Teil b) Bewertungsrelationen bei Versorgung durch Belegabteilungen

| DRG | Partition | Bezeichnung [6] | Bewertungsrelation bei Belegoperateur | Bewertungsrelation bei Belegoperateur und Beleganästhesist | Bewertungsrelation bei Belegoperateur und Beleghebamme | Bewertungsrelation bei Belegoperateur, -anästhesist und -hebamme | Mittlere Verweildauer [1] | Untere Grenzverweildauer: Erster Tag mit Abschlag [2), 5)] | Untere Grenzverweildauer: Bewertungsrelation/Tag | Obere Grenzverweildauer: Erster Tag zus. Entgelt [3), 5)] | Obere Grenzverweildauer: Bewertungsrelation/Tag | Externe Verlegung Abschlag/Tag (Bewertungsrelation) | Verlegungsfallpauschale | Ausnahme von Wiederaufnahme [4] | Pflegeerlös Bewertungsrelation/Tag |
|---|---|---|---|---|---|---|---|---|---|---|---|---|---|---|---|
| 1 | 2 | 3 | 4 | 5 | 6 | 7 | 8 | 9 | 10 | 11 | 12 | 13 | 14 | 15 | 16 |
| G24C | O | Eingriffe bei Hernien ohne plastische Rekonstruktion der Bauchwand, ohne beidseitigen Eingriff, ohne komplexen Eingriff, Alter > 13 Jahre oder ohne äußerst schwere oder schwere CC | 0,438 | 0,386 | | | 2,6 | 1 | 0,121 | 5 | 0,039 | 0,040 | | | 1,0401 |
| G26A | O | Andere Eingriffe am Anus oder Anoproktoplastik und Rekonstruktion von Anus und Sphinkter bei Analfissuren und Hämorrhoiden, Alter < 16 Jahre oder bei bestimmter bösartiger Neubildung oder mit kleinem Eingriff am Rektum | 0,523 | 0,478 | | | 3,6 | 1 | 0,191 | 8 | 0,049 | 0,055 | | | 0,9869 |
| G26B | O | Andere Eingriffe am Anus oder Anoproktoplastik und Rekonstruktion von Anus und Sphinkter bei Analfissuren und Hämorrhoiden, Alter > 15 Jahre, außer bei bestimmter bösartiger Neubildung, ohne kleinen Eingriff am Rektum | 0,291 | 0,265 | | | 2,5 | 1 | 0,077 | 5 | 0,037 | 0,038 | | | 0,9763 |
| G27B | O | Strahlentherapie bei Krankheiten und Störungen der Verdauungsorgane, Bestrahlungen an mindestens 8 Tagen, ohne äußerst schwere CC | 1,987 | 1,984 | | | 16,9 | 5 | 0,321 | 33 | 0,114 | 0,107 | | x | 0,7558 |
| G29A | O | Strahlentherapie bei Krankheiten und Störungen der Verdauungsorgane, mehr als ein Belegungstag, Bestrahlungen an mindestens 5 Tagen | 0,871 | 0,870 | | | 6,6 | | | 13 | 0,128 | 0,112 | | x | 0,7545 |
| G29B | O | Strahlentherapie bei Krankheiten und Störungen der Verdauungsorgane, mehr als ein Belegungstag, Bestrahlungen an weniger als 5 Tagen | 0,599 | 0,598 | | | 3,9 | | | 11 | 0,148 | 0,118 | | x | 0,8774 |
| G46B | A | Komplexe therapeutische Gastroskopie mit schw. CC od. and. Gastroskopie bei äuß. schw. CC, bei schw. Krankh. der Verd.organe, Alter > 14 J., mehr als 1 BT od. best. Gastroskopie, Alter < 15 J. od. mit kompliz. Faktoren od. ERCP mit and. endoskop. Eingr. | 1,258 | 1,254 | | | 13,8 | 4 | 0,208 | 28 | 0,053 | 0,071 | | | 0,9635 |
| G46C | A | Verschiedenartige komplexe und andere Gastroskopie, ohne komplexe therapeutische Gastroskopie bei schw. Krankheiten der Verdauungsorgane und äuß. schw. oder schw. CC, ohne bestimmte Gastroskopie mit kompliz. Faktoren, ohne ERCP mit and. endoskop. Eingr. | 0,723 | 0,720 | | | 6,3 | 1 | 0,358 | 14 | 0,052 | 0,064 | | | 0,7493 |
| G47B | A | Andere Gastroskopie oder bestimmte koloskopische Eingriffe, Alter > 15 Jahre, ohne endoskopische submukosale Dissektion am Dickdarm oder mehr als ein Belegungstag | 0,580 | 0,578 | | | 5,3 | 1 | 0,300 | 13 | 0,056 | 0,067 | | | 0,6385 |
| G48A | A | Koloskopie mit äußerst schweren oder schweren CC, komplizierendem Eingriff oder Alter < 15 Jahre oder mehrzeitige endoskopische Blutstillung, mit schwerer Darminfektion oder bei Zustand nach Organtransplantation | 1,025 | 1,024 | | | 12,1 | 3 | 0,223 | 25 | 0,052 | 0,068 | | | 0,9392 |
| G48B | A | Koloskopie mit äußerst schweren oder schweren CC, komplizierendem Eingriff oder Alter < 15 Jahre oder mehrzeitige endoskopische Blutstillung, ohne schwere Darminfektion, außer bei Zustand nach Organtransplantation | 0,870 | 0,867 | | | 7,9 | 2 | 0,216 | 18 | 0,057 | 0,073 | | | 0,8423 |
| G50Z | A | Komplexe therapeutische Gastroskopie und bestimmte andere Gastroskopie bei nicht schweren Krankheiten der Verdauungsorgane, mit äußerst schweren oder schweren CC, mehr als ein Belegungstag, Alter > 14 Jahre | 1,013 | 1,006 | | | 11,2 | 3 | 0,202 | 24 | 0,051 | 0,066 | | | 0,9823 |
| G60A | M | Bösartige Neubildung der Verdauungsorgane, mehr als ein Belegungstag mit äußerst schweren CC oder bestimmte hochaufwendige Behandlung | 0,911 | 0,907 | | | 11,8 | 3 | 0,211 | 25 | 0,050 | 0,066 | | x | 1,0300 |
| G60B | M | Bösartige Neubildung der Verdauungsorgane, ein Belegungstag oder ohne äußerst schwere CC, ohne bestimmte hochaufwendige Behandlung | 0,313 | 0,312 | | | 3,6 | 1 | 0,102 | 9 | 0,055 | 0,062 | | x | 0,9009 |
| G64A | M | Entzündliche Darmerkrankung oder andere schwere Erkrankungen der Verdauungsorgane, mit äußerst schweren CC oder Alter < 16 Jahre mit schweren CC | 1,046 | 1,043 | | | 12,0 | 3 | 0,241 | 25 | 0,056 | 0,074 | | | 0,9868 |
| G64B | M | Entzündliche Darmerkrankung oder andere schwere Erkrankungen der Verdauungsorgane, ohne äußerst schwere CC, Alter > 15 Jahre oder ohne schwere CC | 0,426 | 0,425 | | | 5,3 | 1 | 0,258 | 12 | 0,049 | 0,059 | | | 0,6531 |
| G66Z | M | Abdominalschmerz oder mesenteriale Lymphadenitis, Alter > 55 Jahre und mit CC | 0,400 | 0,400 | | | 4,9 | 1 | 0,229 | 11 | 0,051 | 0,061 | | | 0,7444 |
| G67A | M | Ösophagitis, Gastroenteritis, gastrointestinale Blutung, Ulkuserkrankung und verschiedene Erkrankungen der Verdauungsorgane oder Obstruktion des Verdauungstraktes mit bestimmten komplizierenden Faktoren | 0,462 | 0,461 | | | 6,0 | 1 | 0,241 | 14 | 0,048 | 0,059 | | | 0,8963 |
| G67B | M | Ösophagitis, Gastroenteritis, gastrointestinale Blutung, Ulkuserkrankung und verschiedene Erkrankungen der Verdauungsorgane oder Obstruktion des Verdauungstraktes mit anderen komplizierenden Faktoren oder mit äußerst schweren CC | 0,343 | 0,342 | | | 4,1 | 1 | 0,175 | 9 | 0,051 | 0,058 | | | 0,8179 |
| G67C | M | Ösophagitis, Gastroenteritis, gastrointestinale Blutung, Ulkuserkrankung und verschiedene Erkrankungen der Verdauungsorgane ohne bestimmte oder andere komplizierende Faktoren, ohne äußerst schwere CC | 0,304 | 0,303 | | | 3,4 | 1 | 0,149 | 8 | 0,053 | 0,058 | | | 0,7727 |
| G70B | M | Andere schwere Erkrankungen der Verdauungsorgane ohne äußerst schwere CC, Alter > 15 Jahre | 0,498 | 0,497 | | | 5,7 | 1 | 0,288 | 14 | 0,052 | 0,063 | | | 0,7432 |
| G71Z | M | Andere mäßig schwere Erkrankungen der Verdauungsorgane | 0,247 | 0,247 | | | 2,3 | 1 | 0,079 | 4 | 0,046 | 0,046 | | | 0,7546 |

## Teil b) Bewertungsrelationen bei Versorgung durch Belegabteilungen

| DRG | Partition | Bezeichnung [6] | Bewertungsrelation bei Belegoperateur | Bewertungsrelation bei Belegoperateur und Beleganästhesist | Bewertungsrelation bei Belegoperateur und Beleghebamme | Bewertungsrelation bei Belegoperateur, -anästhesist und -hebamme | Mittlere Verweildauer [1] | Untere Grenzverweildauer: Erster Tag mit Abschlag [2), 5)] | Untere Grenzverweildauer: Bewertungsrelation/Tag | Obere Grenzverweildauer: Erster Tag zus. Entgelt [3), 5)] | Obere Grenzverweildauer: Bewertungsrelation/Tag | Externe Verlegung Abschlag/Tag (Bewertungsrelation) | Verlegungsfallpauschale | Ausnahme von Wiederaufnahme [4)] | Pflegeerlös Bewertungsrelation/Tag |
|---|---|---|---|---|---|---|---|---|---|---|---|---|---|---|---|
| 1 | 2 | 3 | 4 | 5 | 6 | 7 | 8 | 9 | 10 | 11 | 12 | 13 | 14 | 15 | 16 |
| G72B | M | Andere leichte bis moderate Erkrankungen der Verdauungsorgane, Alter > 2 Jahre oder Abdominalschmerz oder mesenteriale Lymphadenitis, Alter > 2 Jahre und Alter < 56 Jahre oder ohne CC | 0,245 | 0,244 | | | 2,7 | 1 | 0,096 | 5 | 0,058 | 0,060 | | | 0,7951 |
| G73Z | M | Gastrointestinale Blutung oder Ulkuserkrankung mit äußerst schweren CC, mehr als ein Belegungstag | 0,545 | 0,545 | | | 6,1 | | | 14 | 0,051 | 0,063 | | | 0,8410 |
| G74Z | M | Hämorrhoiden oder andere wenig schwere Erkrankungen der Verdauungsorgane | 0,313 | 0,311 | | | 3,2 | 1 | 0,146 | 8 | 0,053 | 0,057 | | | 0,7565 |
| G77B | M | Andere Komplexbehandlung bei isolationspflichtigen Erregern bei Krankheiten und Störungen der Verdauungsorgane | 0,720 | 0,719 | | | 11,4 | | | 19 | 0,042 | 0,055 | | | 1,0053 |
| **MDC 07 Krankheiten und Störungen an hepatobiliärem System und Pankreas** | | | | | | | | | | | | | | | |
| H01B | O | Eingriffe an Pankreas und Leber und portosystemische Shuntoperationen mit großem Eingriff oder Strahlentherapie oder komplexer Eingriff an Gallenblase und Gallenwegen, Alter < 14 J., ohne kompl. Eingriff, ohne intensivmed. Komplexbeh. > 392 / 368 / - P. | 3,300 | 3,065 | | | 16,6 | 5 | 0,284 | 32 | 0,150 | 0,097 | | | 1,1244 |
| H05Z | O | Laparotomie und mäßig komplexe Eingriffe an Gallenblase und Gallenwegen | 1,799 | 1,663 | | | 12,4 | 3 | 0,236 | 26 | 0,053 | 0,070 | | | 0,8719 |
| H06C | O | Andere OR-Prozeduren an hepatobiliärem System und Pankreas ohne bestimmten Eingriff und komplexe Diagnose, Dialyse, komplexe OR-Prozedur oder komplizierende Konstellation | 0,852 | 0,842 | | | 5,7 | 1 | 0,307 | 15 | 0,095 | 0,115 | | | 0,7744 |
| H07B | O | Cholezystektomie und wenig komplexe Eingriffe an Gallenblase, Gallenwegen, Leber ohne sehr komplexe Diagnose, ohne komplizierende Konstellation | 1,236 | 1,140 | | | 8,0 | 2 | 0,201 | 18 | 0,053 | 0,067 | | | 0,8637 |
| H08A | O | Laparoskopische Cholezystektomie mit komplexer Diagnose oder komplizierender Konstellation | 1,265 | 1,182 | | | 9,2 | 2 | 0,206 | 19 | 0,047 | 0,061 | | | 0,7389 |
| H08B | O | Laparoskopische Cholezystektomie ohne komplexe Diagnose, ohne komplizierende Konstellation, Alter < 12 Jahre oder mit laparoskopischer Steinentfernung | 1,189 | 1,112 | | | 8,1 | 2 | 0,167 | 16 | 0,043 | 0,055 | | | 0,6755 |
| H08C | O | Laparoskopische Cholezystektomie ohne komplexe Diagnose, ohne komplizierende Konstellation, Alter > 11 Jahre, ohne laparoskopische Steinentfernung | 0,667 | 0,598 | | | 3,4 | 1 | 0,163 | 8 | 0,050 | 0,055 | | | 0,7274 |
| H12C | O | Verschiedene Eingriffe am hepatobiliären System oder Eingriffe an abdominalen oder pelvinen Gefäßen ohne äußerst schwere CC, ohne komplexen Eingriff | 1,143 | 1,090 | | | 9,1 | 2 | 0,239 | 21 | 0,055 | 0,071 | | | 0,7196 |
| H40B | A | Endoskopische Eingriffe bei Ösophagusvarizenblutung ohne äußerst schwere CC | 0,803 | 0,801 | | | 6,7 | 1 | 0,489 | 15 | 0,069 | 0,086 | | | 1,0133 |
| H41C | A | Bestimmte ERCP mit schweren CC oder komplexer Eingriff oder Alter < 16 Jahre, ohne komplexe Prozedur oder andere ERCP, ohne äußerst schwere oder schwere CC, ohne komplexen Eingriff, mit Radiofrequenzablation und endoskopischer Stentimplantation | 1,145 | 1,139 | | | 10,4 | 2 | 0,248 | 22 | 0,050 | 0,065 | | | 0,7752 |
| H41D | A | Andere aufwendige ERCP ohne bestimmte ERCP, ohne äußerst schwere oder schwere CC, Alter > 15 Jahre, ohne komplexen Eingriff, ohne Radiofrequenzablation mit endoskopischer Stentimplantation oder bestimmte endoskopische Eingriffe | 0,680 | 0,678 | | | 5,4 | 1 | 0,353 | 13 | 0,050 | 0,060 | | | 0,6643 |
| H41E | A | Andere ERCP ohne bestimmte ERCP, ohne äußerst schwere oder schwere CC, Alter > 15 Jahre, ohne komplexen Eingriff, ohne Radiofrequenzablation mit endoskopischer Stentimplantation | 0,466 | 0,465 | | | 4,5 | 1 | 0,189 | 10 | 0,049 | 0,058 | | | 0,6584 |
| H60Z | M | Leberzirrhose und bestimmte nichtinfektiöse Hepatitiden mit äußerst schweren CC | 1,126 | 1,125 | | | 13,3 | 3 | 0,264 | 28 | 0,055 | 0,074 | | | 0,9891 |
| H61A | M | Bösartige Neubildung an hepatobiliärem System und Pankreas, mehr als ein Belegungstag, mit komplexer Diagnose, mit äußerst schweren CC oder Pfortaderthrombose | 0,741 | 0,739 | | | 9,2 | 2 | 0,229 | 22 | 0,052 | 0,067 | | x | 0,9449 |
| H61B | M | Bösartige Neubildung an hepatobiliärem System und Pankreas, ein Belegungstag oder ohne komplexe Diagnose oder ohne äußerst schwere CC, ohne Pfortaderthrombose, Alter < 17 Jahre | 0,475 | 0,470 | | | 3,3 | 1 | 0,228 | 7 | 0,138 | 0,106 | | x | 1,7778 |
| H61C | M | Bösartige Neubildung an hepatobiliärem System und Pankreas, ein Belegungstag oder ohne komplexe Diagnose oder ohne äußerst schwere CC, ohne Pfortaderthrombose, Alter > 16 Jahre | 0,396 | 0,395 | | | 4,7 | 1 | 0,186 | 11 | 0,055 | 0,065 | | x | 0,8731 |
| H62B | M | Erkrankungen des Pankreas außer bösartige Neubildung, mit akuter Pankreatitis oder Leberzirrhose oder bestimmter nichtinfektiöser Hepatitis, Alter > 15 Jahre | 0,501 | 0,500 | | | 7,2 | 1 | 0,282 | 15 | 0,045 | 0,056 | | | 0,7042 |
| H62C | M | Erkrankungen des Pankreas außer bösartige Neubildung, ohne akute Pankreatitis, ohne Leberzirrhose, ohne bestimmte nichtinfektiöse Hepatitis | 0,413 | 0,412 | | | 5,4 | 1 | 0,188 | 12 | 0,048 | 0,058 | | | 0,6624 |
| H63A | M | Erkrankungen der Leber außer bösartige Neubildung, Leberzirrhose und best. nichtinfekt. Hepatitiden, mehr als ein Belegungstag, mit komplexer Diagnose und äußerst schw. oder schw. CC oder mit kompl. Diagnose oder äußerst schw. oder schw. CC, Alter < 1 J. | 0,972 | 0,971 | | | 11,1 | 3 | 0,228 | 23 | 0,058 | 0,075 | | | 0,9803 |
| H63B | M | Erkrankungen der Leber außer bösartige Neubildung, Leberzirrhose und bestimmte nichtinfektiöse Hepatitiden, mehr als ein Belegungstag, mit komplexer Diagnose oder äußerst schweren oder schweren CC, Alter > 0 Jahre | 0,662 | 0,660 | | | 8,0 | 2 | 0,205 | 17 | 0,054 | 0,068 | | | 0,7698 |

## Fallpauschalen-Katalog und Pflegeerlöskatalog
### Teil b) Bewertungsrelationen bei Versorgung durch Belegabteilungen

| DRG | Partition | Bezeichnung [6] | Bewertungsrelation bei Belegoperateur | Bewertungsrelation bei Belegoperateur und Beleganästhesist | Bewertungsrelation bei Belegoperateur und Beleghebamme | Bewertungsrelation bei Belegoperateur, -anästhesist und -hebamme | Mittlere Verweildauer [1] | Untere Grenzverweildauer: Erster Tag mit Abschlag [2), 5)] | Untere Grenzverweildauer: Bewertungsrelation/Tag | Obere Grenzverweildauer: Erster Tag zus. Entgelt [3), 5)] | Obere Grenzverweildauer: Bewertungsrelation/Tag | Externe Verlegung Abschlag/Tag (Bewertungsrelation) | Verlegungsfallpauschale | Ausnahme von Wiederaufnahme [4] | Pflegeerlös Bewertungsrelation/Tag |
|---|---|---|---|---|---|---|---|---|---|---|---|---|---|---|---|
| 1 | 2 | 3 | 4 | 5 | 6 | 7 | 8 | 9 | 10 | 11 | 12 | 13 | 14 | 15 | 16 |
| H63C | M | Erkrankungen der Leber außer bösartige Neubildung, Leberzirrhose und bestimmte nichtinfektiöse Hepatitiden, ein Belegungstag oder ohne komplexe Diagnose und ohne äußerst schwere oder schwere CC | 0,424 | 0,423 | | | 5,2 | 1 | 0,214 | 12 | 0,052 | 0,063 | | | 0,6626 |
| H64Z | M | Erkrankungen von Gallenblase und Gallenwegen | 0,370 | 0,370 | | | 5,0 | 1 | 0,211 | 11 | 0,049 | 0,058 | | | 0,7358 |
| **MDC 08 Krankheiten und Störungen an Muskel-Skelett-System und Bindegewebe** | | | | | | | | | | | | | | | |
| I01Z | O | Beidseitige Eingriffe oder mehrere große Eingriffe an Gelenken der unteren Extremität mit komplexer Diagnose | 3,580 | 3,347 | | | 26,4 | 8 | 0,193 | 44 | 0,046 | 0,063 | | | 0,8059 |
| I03A | O | Revision oder Ersatz des Hüftgelenkes mit kompl. Diagnose od. Arthrodese od. Alter < 16 Jahre oder beidseitige od. mehrere gr. Eingr. an Gelenken der unt. Extr. mit kompl. Eingriff, mit äuß. schw. CC oder mehrzeitigem Wechsel oder Eingr. an mehr. Lok. | 4,350 | 4,100 | | | 32,6 | 10 | 0,222 | 51 | 0,053 | 0,073 | | | 1,0552 |
| I03B | O | Revision oder Ersatz des Hüftgelenkes mit kompl. Diagnose od. Arthrodese od. Alter < 16 Jahre oder beidseitige od. mehrere gr. Eingr. an Gelenken der unt. Extr. mit kompl. Eingriff, ohne äuß. schw. CC, ohne mehrzeit. Wechsel, ohne Eingr. an mehr. Lok. | 2,420 | 2,265 | | | 17,1 | 5 | 0,188 | 32 | 0,046 | 0,062 | | | 0,7964 |
| I04Z | O | Implantation, Wechsel oder Entfernung einer Endoprothese am Kniegelenk mit komplizierender Diagnose oder Arthrodese oder Implantation einer Endoprothese nach vorheriger Explantation oder periprothetische Fraktur an der Schulter oder am Knie | 2,652 | 2,499 | | | 15,4 | 4 | 0,222 | 29 | 0,050 | 0,068 | | | 0,8509 |
| I05A | O | Revision oder Ersatz des Hüftgelenkes ohne komplizierende Diagnose, ohne Arthrodese, ohne komplexen Eingriff, mit äußerst schweren CC | 2,633 | 2,520 | | | 21,0 | 6 | 0,243 | 38 | 0,057 | 0,077 | | | 1,1791 |
| I05B | O | Implantation oder Wechsel einer inversen Endoprothese am Schultergelenk oder Implantation einer Sprunggelenkendoprothese | 1,999 | 1,883 | | | 8,2 | 2 | 0,182 | 16 | 0,046 | 0,059 | | | 0,8126 |
| I05C | O | Anderer großer Gelenkersatz ohne Implantation oder Wechsel einer inversen Endoprothese am Schultergelenk, ohne Implantation einer Sprunggelenkendoprothese | 1,674 | 1,561 | | | 7,0 | 1 | 0,228 | 14 | 0,046 | 0,057 | | | 0,7828 |
| I06C | O | Komplexe Eingriffe an der Wirbelsäule mit bestimmtem Eingriff an der Wirbelsäule, ohne schwere entzündliche Erkrankung, ohne bestimmte bösartige Neubildungen am Knochen oder ohne bestimmten Eingriff an der Wirbelsäule | 4,136 | 3,900 | | | 15,5 | 4 | 0,263 | 29 | 0,059 | 0,080 | | | 1,0144 |
| I08C | O | And. Eingr. Hüftgel. mit mäßig kompl. Eingriff ohne best. kompl. Faktoren, ohne best. kompl. Proz. od. m. kompl. Proz. od. Diagn. od. Alter < 6 J. od. Eingr. in Komb. Hüftgel. und ob. Extr. od. WS od. m. offener Rep. Beckenringfraktur od. m. Komplexbeh. | 2,559 | 2,391 | | | 17,8 | 5 | 0,226 | 33 | 0,053 | 0,072 | | | 1,0433 |
| I08D | O | Andere Eingriffe an Hüftgelenk und Femur mit komplexer Diagnose oder mit komplexer Prozedur oder mit äußerst schweren CC, Alter > 5 Jahre, ohne Eingriffe in Kombination Hüftgelenk und obere Extremität oder Wirbelsäule, ohne Komplexbehandlung | 1,838 | 1,711 | | | 10,9 | 3 | 0,228 | 24 | 0,059 | 0,077 | | | 1,0085 |
| I08E | O | Andere Eingriffe an Hüftgelenk und Femur ohne Eingriffe in Kombination Hüftgelenk und obere Extremität oder Wirbelsäule, ohne best. komplizierende Faktoren, mit bestimmten Eingriffen Becken und Femur oder bestimmten komplizierenden Diagnosen | 1,712 | 1,587 | | | 9,6 | 2 | 0,245 | 19 | 0,054 | 0,069 | | | 0,9093 |
| I08F | O | Andere Eingriffe an Hüftgelenk und Femur ohne Eingr. in Komb. Hüftgel. und obere Extremität oder Wirbelsäule, ohne best. kompliz. Faktoren, mit best. and. Eingr. an Hüftgel. und Femur oder best. kompl. Eingr. Femur und Becken ohne best. Diagn., > 1 BT | 1,232 | 1,145 | | | 8,3 | 2 | 0,201 | 17 | 0,051 | 0,065 | | | 0,8940 |
| I08G | O | Andere Eingriffe Hüftgelenk u. Femur oh. best. kompliz. Faktoren, oh. best. andere Eingr. an Hüftgel. u. Femur oder best. Eingr. Femur u. Becken oh. best. Diag. oder komplexe Diag. oder beids. Eingr., oh. best. komplexen Eingr. Femur u. Becken, > 1 BT | 0,944 | 0,865 | | | 4,1 | 1 | 0,150 | 11 | 0,051 | 0,059 | | | 0,3039 |
| I08H | O | Andere Eingriffe an Hüftgelenk und Femur oder Ersatz des Hüftgelenkes und Eingriff an oberer Extremität oder Wirbelsäule, mit anderem bestimmten Eingriff, 1 Belegungstag | 0,751 | 0,674 | | | 3,8 | 1 | 0,149 | 9 | 0,051 | 0,058 | | | 0,9589 |
| I08I | O | Andere Eingriffe an Hüftgelenk und Femur oder Ersatz des Hüftgelenkes und Eingriff an oberer Extremität oder Wirbelsäule, ohne anderen bestimmten Eingriff, 1 Belegungstag | 0,587 | 0,526 | | | 3,5 | 1 | 0,146 | 8 | 0,050 | 0,056 | | | 0,8437 |
| I09B | O | Bestimmte Eingriffe an der Wirbelsäule mit bestimmten expandierbaren Implantaten oder mehrzeitigen komplexen Eingriffen | 4,746 | 4,422 | | | 20,5 | 6 | 0,225 | 37 | 0,054 | 0,073 | | | 0,8475 |
| I09C | O | Bestimmte Eingriffe an der Wirbelsäule mit bestimmten komplizierenden Faktoren, mit Wirbelkörperersatz oder komplexer Spondylodese | 4,085 | 3,805 | | | 18,2 | 5 | 0,237 | 33 | 0,055 | 0,074 | | | 0,8996 |
| I09D | O | Bestimmte Eingriffe an der Wirbelsäule mit bestimmten komplizierenden Faktoren, bei Frakturen der Halswirbelsäule oder sekundärer bösartiger Neubildung des Knochens oder mit anderen mehrzeitigen komplexen Eingriffen | 3,691 | 3,480 | | | 19,2 | 5 | 0,279 | 36 | 0,061 | 0,083 | | | 1,0288 |

## Teil b) Bewertungsrelationen bei Versorgung durch Belegabteilungen

| DRG | Partition | Bezeichnung [6] | Bewertungsrelation bei Belegoperateur | Bewertungsrelation bei Belegoperateur und Beleganästhesist | Bewertungsrelation bei Belegoperateur und Beleghebamme | Bewertungsrelation bei Belegoperateur, -anästhesist und -hebamme | Mittlere Verweildauer [1] | Untere Grenzverweildauer: Erster Tag mit Abschlag [2, 5] | Untere Grenzverweildauer: Bewertungsrelation/Tag | Obere Grenzverweildauer: Erster Tag zus. Entgelt [3, 5] | Obere Grenzverweildauer: Bewertungsrelation/Tag | Externe Verlegung Abschlag/Tag (Bewertungsrelation) | Verlegungsfallpauschale | Ausnahme von Wiederaufnahme [4] | Pflegeerlös Bewertungsrelation/Tag |
|---|---|---|---|---|---|---|---|---|---|---|---|---|---|---|---|
| 1 | 2 | 3 | 4 | 5 | 6 | 7 | 8 | 9 | 10 | 11 | 12 | 13 | 14 | 15 | 16 |
| I09E | O | Bestimmte Eingriffe an der Wirbelsäule und best. komplizierende Faktoren oder best. Eingriffe an der WS mit best. anderen kompl. Faktoren und Eingriffe ZNS oder transpleuraler Zugang BWS oder best. langstreckige Spondylodese/Osteosynthese oder Diszitis | 3,017 | 2,830 | | | 11,7 | 3 | 0,234 | 25 | 0,056 | 0,074 | | | 0,8383 |
| I09F | O | Best. Eingriffe WS und best. kompl. Faktoren od. best. andere Eingriffe WS mit best. anderen kompl. Faktoren od. Alter kl. 16 J., oh. Eingriffe ZNS, oh. transpleuraler Zugang BWS, oh. best. langstreckige Spondylodese/Osteosynthese, oh. Diszitis | 2,342 | 2,182 | | | 9,2 | 2 | 0,228 | 20 | 0,052 | 0,067 | | | 0,7659 |
| I09G | O | Best. Eingriffe an der Wirbelsäule m. best. anderen kompl. Faktoren od. m. anderen kompl. Faktoren u. Frakturen Halswirbelsäule oder BNB der Wirbelsäule mit Kyphoplastie, mit Radiofrequenzabl. od. langstreckige ventrale Osteosynthese der WS | 2,094 | 1,934 | | | 7,7 | 2 | 0,178 | 16 | 0,049 | 0,061 | | | 0,7371 |
| I09H | O | Best. Eingriffe an der Wirbelsäule m. best. anderen kompl. Faktoren od. mit anderen kompl. Faktoren, oh. Frakturen HWS, oh. BNB der Wirbelsäule od. oh. Kyphoplastie od. oh. Radiofrequenzabl., oh. langstreckige vent. Osteosynthese an der Wirbelsäule | 1,551 | 1,444 | | | 6,5 | 1 | 0,245 | 16 | 0,053 | 0,065 | | | 0,7140 |
| I09I | O | Bestimmte Eingriffe an der Wirbelsäule ohne komplizierende Faktoren | 1,146 | 1,082 | | | 7,2 | 1 | 0,246 | 16 | 0,048 | 0,060 | | | 0,6933 |
| I10A | O | Andere Eingriffe an der Wirbelsäule mit bestimmtem Eingriff an Rückenmark, Spinalkanal, Wirbelsäule, Rumpf mit äußerst schweren CC | 3,037 | 2,863 | | | 19,1 | 5 | 0,282 | 37 | 0,062 | 0,084 | | | 1,0319 |
| I10B | O | Andere Eingriffe WS m. best. kompl. Eingriffen od. Para- / Tetrapl. od. Wirbelfraktur m. best. Eingriffen oh. äuß. schw. CC od. best. andere Operationen WS m. äuß. schw. CC u. > 1 BT od. mäßig kompl. Eingriffe u. Diszitis od. Exzision spin. Tumorgewebe | 1,462 | 1,332 | | | 6,5 | 1 | 0,240 | 17 | 0,052 | 0,064 | | | 0,7586 |
| I10C | O | Andere Eingriffe an der Wirbelsäule bei Bandscheibeninfektion oder mit bestimmtem Eingriff an der Wirbelsäule | 1,246 | 1,131 | | | 5,3 | 1 | 0,159 | 12 | 0,042 | 0,050 | | | 0,6691 |
| I10D | O | Andere Eingriffe an der Wirbelsäule mit komplexem Eingriff an der Wirbelsäule ohne Bandscheibeninfektion, ohne Diszitis, ohne bestimmten anderen Eingriff an der Wirbelsäule | 0,659 | 0,591 | | | 4,5 | 1 | 0,118 | 8 | 0,037 | 0,043 | | | 0,6655 |
| I10E | O | Andere Eingriffe an der Wirbelsäule mit mäßig komplexem Eingriff, ohne komplexen Eingriff, ohne Diszitis, ohne Bandscheibeninfektion, mit bestimmtem kleinen Eingriff oder wenig komplexer Eingriff, mehr als 1 Belegungstag, Alter < 18 Jahre | 0,556 | 0,495 | | | 4,4 | 1 | 0,097 | 8 | 0,031 | 0,036 | | | 0,6507 |
| I10F | O | Andere Eingriffe an der Wirbelsäule ohne mäßig komplexen Eingriff an der Wirbelsäule mit bestimmtem kleinen Eingriff oder wenig komplexer Eingriff, mehr als ein Belegungstag, Alter > 17 Jahre | 0,543 | 0,491 | | | 4,5 | 1 | 0,108 | 9 | 0,028 | 0,032 | | | 0,6593 |
| I10G | O | Andere Eingriffe an der Wirbelsäule ohne mäßig komplexen Eingriff an der Wirbelsäule, ohne bestimmten kleinen Eingriff, ohne wenig komplexen Eingriff oder ein Belegungstag, mit anderem kleinen Eingriff | 0,538 | 0,491 | | | 2,7 | 1 | 0,152 | 6 | 0,060 | 0,063 | | | 0,8146 |
| I10H | O | Andere Eingriffe an der Wirbelsäule ohne mäßig komplexen Eingriff, ohne bestimmten kleinen Eingriff, ohne anderen kleinen Eingriff | 0,404 | 0,356 | | | 2,3 | 1 | 0,191 | 5 | 0,043 | 0,043 | | | 0,7338 |
| I11Z | O | Eingriffe zur Verlängerung einer Extremität | 1,886 | 1,731 | | | 8,4 | 2 | 0,177 | 18 | 0,044 | 0,057 | | | 0,7984 |
| I12A | O | Knochen- und Gelenkinfektion / -entzündung mit verschiedenen Eingriffen am Muskel-Skelett-System und Bindegewebe mit äußerst schweren CC | 2,454 | 2,311 | | | 22,0 | 6 | 0,220 | 40 | 0,049 | 0,067 | | | 0,9107 |
| I12B | O | Knochen- und Gelenkinfektion / -entzündung mit verschiedenen Eingriffen am Muskel-Skelett-System und Bindegewebe mit schweren CC, mit Revision des Kniegelenkes oder Osteomyelitis, Alter < 16 Jahre | 1,593 | 1,488 | | | 15,4 | 4 | 0,187 | 30 | 0,043 | 0,057 | | | 0,7461 |
| I12C | O | Knochen- und Gelenkinfektion / -entzündung mit verschiedenen Eingriffen am Muskel-Skelett-System und Bindegewebe mit schweren CC, ohne Revision des Kniegelenkes, ohne Osteomyelitis, Alter > 15 Jahre | 0,979 | 0,895 | | | 7,8 | 2 | 0,166 | 19 | 0,045 | 0,057 | | | 0,6797 |
| I13A | O | Bestimmte Eingriffe an den Extremitäten mit komplexem Mehrfacheingriff, mit komplizierendem Eingriff an Humerus und Tibia oder aufwendiger Osteosynthese | 2,308 | 2,119 | | | 16,0 | 4 | 0,187 | 29 | 0,041 | 0,055 | | | 0,6880 |
| I13B | O | Bestimmte Eingriffe an den Extremitäten mit best. Mehrfacheingriff oder territory kompliz. Diagnose oder bei Endoprothese der oberen Extremität oder mit Fixateur ext., mit best. BNB od. mit Einbringen von Abstandshalt od. Alter < 18 J. mit äuß. schw. od. schw. CC | 2,011 | 1,846 | | | 11,4 | 3 | 0,186 | 22 | 0,046 | 0,060 | | | 0,7620 |
| I13C | O | Bestimmte Eingriffe an den Extremitäten mit best. Mehrfacheingr. od. kompliz Diag. od. bei Endopr. der oberen Extrem. od. m. Fix. ext., m. kompl. Eingr. od. schw. Weichteilsch., m. best. kompl. Osteot. od. BNB od. Alter < 18 J. m. äuß. schw. od. schw. CC | 1,337 | 1,217 | | | 6,7 | 1 | 0,232 | 16 | 0,048 | 0,060 | | | 0,7484 |

# Fallpauschalen-Katalog und Pflegeerlöskatalog

## Teil b) Bewertungsrelationen bei Versorgung durch Belegabteilungen

| DRG | Partition | Bezeichnung [6)] | Bewertungsrelation bei Belegoperateur | Bewertungsrelation bei Belegoperateur und Beleganästhesist | Bewertungsrelation bei Belegoperateur und Beleghebamme | Bewertungsrelation bei Belegoperateur, -anästhesist und -hebamme | Mittlere Verweildauer [1)] | Untere Grenzverweildauer | | Obere Grenzverweildauer | | Externe Verlegung Abschlag/Tag (Bewertungsrelation) | Verlegungs-fallpauschale | Ausnahme von Wiederaufnahme [4)] | Pflegeerlös Bewertungs-relation/Tag |
|---|---|---|---|---|---|---|---|---|---|---|---|---|---|---|---|
| | | | | | | | | Erster Tag mit Abschlag [2), 5)] | Bewertungs-relation/Tag | Erster Tag zus. Entgelt [3), 5)] | Bewertungs-relation/Tag | | | | |
| 1 | 2 | 3 | 4 | 5 | 6 | 7 | 8 | 9 | 10 | 11 | 12 | 13 | 14 | 15 | 16 |
| I13D | O | Bestimmte Eingriffe an den Extremitäten od. bei Endoproth. am Knie m. kompl. Eingr. od. schw. Weichteilsch. od. Pseudarthrose od. best. Osteotom. od. best. Eingr. Knieproth. od. Epiphyseodese od. bei BNB od. Alter > 17 J. od. ohne äuß. schw. od. schw. CC | 1,035 | 0,941 | | | 5,0 | 1 | 0,443 | 12 | 0,049 | 0,059 | | | 0,7552 |
| I13E | O | Bestimmte Eingriffe an den Extremitäten mit bestimmter offener Reposition oder mit Implantation alloplastischer Knochenersatz oder bei BNB oder mit bestimmter Knochentransplantation oder Alter < 18 Jahre mit äußerst schweren oder schweren CC | 0,787 | 0,708 | | | 4,0 | 1 | 0,217 | 10 | 0,047 | 0,054 | | | 0,7143 |
| I13F | O | Bestimmte Eingriffe an den Extremitäten ohne bestimmte offene Reposition, ohne Implantation alloplastischer Knochenersatz, außer bei BNB ohne bestimmte Knochentransplantation oder Alter > 17 Jahre oder ohne äußerst schwere oder schwere CC | 0,675 | 0,602 | | | 3,4 | 1 | 0,214 | 9 | 0,049 | 0,054 | | | 0,7962 |
| I16A | O | Andere Eingriffe an der Schulter und bestimmte Eingriffe an der oberen Extremität mit bestimmtem Eingriff an Schulter, Oberarm und Ellenbogen | 0,698 | 0,620 | | | 2,6 | 1 | 0,099 | 5 | 0,053 | 0,055 | | | 0,7352 |
| I16B | O | Andere Eingriffe an der Schulter und bestimmte Eingriffe an der oberen Extremität ohne bestimmten Eingriff an Schulter, Oberarm und Ellenbogen, mit bestimmtem anderem Eingriff an Klavikula, Schulter und Ellenbogen | 0,453 | 0,401 | | | 2,3 | 1 | 0,104 | 4 | 0,042 | 0,042 | | | 1,0430 |
| I16C | O | Andere Eingriffe an der Schulter und bestimmte Eingriffe an der oberen Extremität ohne bestimmten Eingriff an Schulter, Oberarm und Ellenbogen, ohne bestimmten anderen Eingriff an Klavikula, Schulter und Oberarm | 0,423 | 0,379 | | | 2,1 | 1 | 0,088 | 4 | 0,043 | 0,041 | | | 0,8606 |
| I17A | O | Aufwendige Operationen am Gesichtsschädel oder Alter < 16 Jahre | 1,291 | 1,162 | | | 5,2 | 1 | 0,238 | 13 | 0,064 | 0,077 | | | 0,9257 |
| I17B | O | Operationen am Gesichtsschädel ohne aufwendige Operationen, Alter > 15 Jahre | 0,714 | 0,637 | | | 4,0 | 1 | 0,147 | 8 | 0,051 | 0,059 | | | 0,7927 |
| I18A | O | Wenig komplexe Eingriffe an Kniegelenk, Ellenbogengelenk und Unterarm, Alter < 16 Jahre oder mit mäßig komplexem Eingriff oder mit beidseitigem Eingriff am Kniegelenk | 0,595 | 0,532 | | | 2,8 | 1 | 0,120 | 8 | 0,050 | 0,053 | | | 0,8315 |
| I18B | O | Wenig komplexe Eingriffe an Kniegelenk, Ellenbogengelenk und Unterarm, Alter > 15 Jahre, ohne mäßig komplexen Eingriff, ohne beidseitigen Eingriff am Kniegelenk | 0,356 | 0,315 | | | 2,4 | 1 | 0,092 | 5 | 0,040 | 0,040 | | | 1,0238 |
| I19A | O | Implantation und Wechsel von Neurostimulatoren und Neurostimulationselektroden bei Krankheiten und Störungen an Muskel-Skelett-System und Bindegewebe ohne Implantation oder Wechsel eines permanenten Elektrodensystems | 1,137 | 1,061 | | | 5,4 | 1 | 0,480 | 12 | 0,038 | 0,046 | | | 0,6674 |
| I19B | O | Implantation und Wechsel von Neurostimulatoren und Neurostimulationselektroden bei Krankheiten und Störungen an Muskel-Skelett-System und Bindegewebe mit Implantation oder Wechsel eines permanenten Elektrodensystems | 1,356 | 1,292 | | | 3,8 | 1 | 0,108 | 9 | 0,040 | 0,045 | | | 0,7234 |
| I20A | O | Eingriffe am Fuß mit mehreren hochkomplexen Eingriffen oder Teilwechsel Endoprothese des unteren Sprunggelenks, mit hochkomplexem Eingriff und komplexer Diagnose oder bestimmter Arthrodese | 1,750 | 1,599 | | | 10,5 | 2 | 0,205 | 24 | 0,041 | 0,054 | | | 0,7114 |
| I20B | O | Eingriffe am Fuß mit mehreren komplexen Eingriffen oder hochkomplexem Eingriff oder Teilwechsel Endoprothese d. unteren Sprunggelenks oder bei Zerebralparese oder mit komplexem Eingriff und komplexer Diagnose oder mit Eingriff an Sehnen des Rückfußes | 1,278 | 1,156 | | | 7,1 | 1 | 0,223 | 18 | 0,044 | 0,055 | | | 0,6801 |
| I20C | O | Eingriffe am Fuß ohne mehrere komplexe Eingriffe, ohne hochkomplexen Eingriff, mit bestimmten komplizierenden Faktoren | 0,861 | 0,777 | | | 5,5 | 1 | 0,436 | 15 | 0,042 | 0,051 | | | 0,6958 |
| I20D | O | Eingriffe am Fuß ohne bestimmte komplizierende Faktoren, mit Knochentransplantation oder schwerem Weichteilschaden oder bestimmtem Eingriff am Fuß oder Implantation einer Vorfuß- oder Zehenendoprothese oder Kalkaneusfraktur | 0,612 | 0,541 | | | 2,6 | 1 | 0,068 | 5 | 0,037 | 0,038 | | | 0,7488 |
| I20E | O | Andere Eingriffe am Fuß oder chronische Polyarthritis oder Diabetes Mellitus mit Komplikationen oder Alter < 16 Jahre | 0,541 | 0,477 | | | 2,8 | 1 | 0,076 | 6 | 0,038 | 0,040 | | | 0,8134 |
| I20F | O | Eingriffe am Fuß ohne komplexe Eingriffe oder komplizierende Faktoren, Alter > 15 Jahre | 0,425 | 0,368 | | | 2,4 | 1 | 0,123 | 5 | 0,040 | 0,041 | | | 0,7929 |
| I21Z | O | Lokale Exzision und Entfernung von Osteosynthesematerial an Hüftgelenk, Femur und Wirbelsäule oder komplexe Eingriffe an Ellenbogengelenk und Unterarm oder bestimmte Eingriffe an der Klavikula | 0,614 | 0,547 | | | 3,0 | 1 | 0,090 | 6 | 0,042 | 0,045 | | | 0,8075 |
| I22B | O | Gewebe- / Hauttransplantation, außer an der Hand, mit kleinflächiger Gewebetransplantation od. mit großflächiger Gewebetransplantation ohne kompliz. Konst., oh. Eingr. an mehreren Lokal., oh. schw. Weichteilschaden, oh. kompl. Gewebetranspl. m. schw. CC | 2,151 | 1,983 | | | 20,7 | 6 | 0,170 | 38 | 0,040 | 0,055 | | | 0,7510 |

## Teil b) Bewertungsrelationen bei Versorgung durch Belegabteilungen

| DRG | Partition | Bezeichnung [6] | Bewertungsrelation bei Belegoperateur | Bewertungsrelation bei Belegoperateur und Beleganästhesist | Bewertungsrelation bei Belegoperateur und Beleghebamme | Bewertungsrelation bei Belegoperateur, -anästhesist und -hebamme | Mittlere Verweildauer [1] | Untere Grenzverweildauer: Erster Tag mit Abschlag [2), 5)] | Untere Grenzverweildauer: Bewertungsrelation/Tag | Obere Grenzverweildauer: Erster Tag zus. Entgelt [3), 5)] | Obere Grenzverweildauer: Bewertungsrelation/Tag | Externe Verlegung Abschlag/Tag (Bewertungsrelation) | Verlegungsfallpauschale | Ausnahme von Wiederaufnahme [4)] | Pflegeerlös Bewertungsrelation/Tag |
|---|---|---|---|---|---|---|---|---|---|---|---|---|---|---|---|
| 1 | 2 | 3 | 4 | 5 | 6 | 7 | 8 | 9 | 10 | 11 | 12 | 13 | 14 | 15 | 16 |
| I23A | O | Lokale Exzision und Entfernung von Osteosynthesematerial außer an Hüftgelenk, Femur und Wirbelsäule, mit komplizierendem Eingriff am Knochen oder Alter < 18 Jahre mit äußerst schweren oder schweren CC | 0,701 | 0,620 | | | 3,4 | 1 | 0,240 | 9 | 0,053 | 0,059 | | | 0,8909 |
| I23B | O | Lokale Exzision und Entfernung von Osteosynthesematerial außer an Hüftgelenk und Femur und Wirbelsäule ohne komplizierenden Eingriff am Knochen, Alter > 17 Jahre oder ohne äußerst schwere oder schwere CC, mit bestimmtem Eingriff am Knochen | 0,562 | 0,493 | | | 2,5 | 1 | 0,137 | 6 | 0,051 | 0,052 | | | 0,8880 |
| I23C | O | Lokale Exzision und Entfernung von Osteosynthesematerial außer an Hüftgelenk und Femur und Wirbelsäule ohne komplizierenden Eingriff am Knochen, Alter > 17 Jahre oder ohne äußerst schwere oder schwere CC, ohne bestimmten Eingriff am Knochen | 0,438 | 0,386 | | | 2,4 | 1 | 0,085 | 5 | 0,051 | 0,052 | | | 0,9289 |
| I24A | O | Arthroskopie oder andere Eingriffe an den Extremitäten oder Eingriffe am Weichteilgewebe mit komplexem Eingriff oder Alter < 16 Jahre | 0,500 | 0,441 | | | 2,6 | 1 | 0,116 | 7 | 0,053 | 0,055 | | | 1,0091 |
| I24B | O | Arthroskopie oder andere Eingriffe an den Extremitäten oder Eingriffe am Weichteilgewebe ohne komplexen Eingriff, Alter > 15 Jahre | 0,284 | 0,259 | | | 2,1 | 1 | 0,069 | 4 | 0,039 | 0,038 | | | 0,9053 |
| I27B | O | Eingriffe am Weichteilgewebe oder kleinflächige Gewebetransplantationen mit äußerst schweren CC oder bei bösartiger Neubildung mit schweren CC, ohne bestimmte Diagnose oder ohne komplexen Eingriff | 2,058 | 1,906 | | | 13,7 | 4 | 0,227 | 29 | 0,058 | 0,077 | | | 1,0736 |
| I27C | O | Eingriffe am Weichteilgewebe oder kleinflächige Gewebetransplantationen mit schweren CC oder bei BNB oder mit bestimmtem Eingriff am Weichteilgewebe, mehr als ein Belegungstag oder bestimmter Eingriff an Lunge, Pleura, Peritoneum | 0,966 | 0,878 | | | 6,0 | 1 | 0,230 | 16 | 0,053 | 0,065 | | | 0,8258 |
| I27D | O | Eingriffe am Weichteilgewebe ohne bestimmte kleine Eingriffe oder kleinflächige Gewebetransplantationen, ohne schwere CC, außer bei bösartiger Neubildung, ohne bestimmten Eingriff am Weichteilgewebe | 0,554 | 0,494 | | | 2,9 | 1 | 0,075 | 6 | 0,036 | 0,038 | | | 0,7574 |
| I27E | O | Bestimmte kleine Eingriffe am Weichteilgewebe oder ein Belegungstag | 0,571 | 0,508 | | | 3,0 | 1 | 0,175 | 8 | 0,050 | 0,054 | | | 0,7716 |
| I28C | O | Andere Eingriffe am Bindegewebe mit bestimmter Eingriff an Knochen, Weichteilen oder Bindegewebe, mehr als 1 Belegungstag, Alter > 17 Jahre oder außer bei bösartiger Neubildung oder Alter < 10 Jahre | 1,120 | 1,060 | | | 10,5 | 3 | 0,186 | 24 | 0,049 | 0,065 | | | 0,7127 |
| I28D | O | Andere Eingriffe am Bindegewebe mit mäßig komplexem Eingriff am Bindegewebe, mehr als ein Belegungstag, Alter > 9 Jahre | 0,894 | 0,872 | | | 8,5 | 2 | 0,224 | 18 | 0,055 | 0,071 | | | 0,5975 |
| I28E | O | And. Eingr. am Bindegew., oh. best. off. chir. Stab. Thorax, oh. Eingr. Zwerchf., oh. kompl. Eingr., oh. mäßig kompl. Eingr. an Brustw./Abd. od. Impl./We. best. Medik.-Pumpe, Alter > 9 J., oh. best. Eingr. an Knochen, Weichteilen od. Bindegew. oder 1 BT | 0,409 | 0,367 | | | 3,2 | 1 | 0,081 | 6 | 0,035 | 0,038 | | | 0,7661 |
| I29A | O | Komplexe Eingriffe am Schultergelenk oder bestimmte Osteosynthesen an der Klavikula, bei komplizierender Diagnose oder Eingriff an mehreren Lokalisationen | 1,007 | 0,899 | | | 3,3 | 1 | 0,297 | 9 | 0,055 | 0,060 | | | 0,7855 |
| I29B | O | Komplexe Eingriffe am Schultergelenk oder best. Osteosynthesen an der Klavikula ohne kompliz. Diagnose, ohne Eingriff an mehreren Lokalisationen oder sonst. arthroskopische Rekonstruktion der Rotatorenmanschette mit bestimmten Eingriffen an der Schulter | 0,630 | 0,563 | | | 2,6 | 1 | 0,073 | 5 | 0,039 | 0,041 | | | 0,8249 |
| I29C | O | Sonstige arthroskopische Rekonstruktion der Rotatorenmanschette ohne bestimmte Eingriffe an der Schulter | 0,570 | 0,504 | | | 2,6 | 1 | 0,128 | 5 | 0,042 | 0,043 | | | 0,9143 |
| I30A | O | Arthroskopischer Eingriff am Hüftgelenk, Alter < 16 Jahre oder sehr komplexe Eingriffe am Kniegelenk oder Alter < 18 Jahre mit äußerst schweren oder schweren CC | 1,078 | 0,974 | | | 4,0 | 1 | 0,137 | 11 | 0,048 | 0,055 | | | 0,7435 |
| I30B | O | Arthroskopischer Eingriff am Hüftgelenk, Alter > 15 Jahre oder best. kompl. Eingriffe Kniegelenk ohne bestimmte sehr komplexe Eingriffe am Kniegelenk, Alter > 17 J. oder ohne äußerst schwere oder schwere CC | 0,651 | 0,578 | | | 2,4 | 1 | 0,114 | 5 | 0,039 | 0,040 | | | 0,8781 |
| I30C | O | Komplexe Eingriffe am Kniegelenk ohne bestimmte komplexe Eingriffe am Kniegelenk, Alter > 17 Jahre oder ohne äußerst schwere oder schwere CC | 0,632 | 0,568 | | | 3,0 | 1 | 0,226 | 7 | 0,052 | 0,055 | | | 0,8334 |
| I31A | O | Mehrere komplexe Eingriffe an Ellenbogengelenk und Unterarm oder gelenkübergreifende Weichteildistraktion bei angeborenen Anomalien der Hand, mit aufwendigen Eingriffen am Unterarm | 1,716 | 1,557 | | | 8,7 | 2 | 0,197 | 18 | 0,048 | 0,061 | | | 0,7239 |
| I31B | O | Mehrere komplexe Eingriffe an Ellenbogengelenk und Unterarm oder gelenkübergreifende Weichteildistraktion bei angeborenen Anomalien der Hand oder bestimmte Eingriffe bei Mehrfragmentfraktur der Patella, mit bestimmten komplexen Eingriffen am Unterarm | 1,067 | 0,959 | | | 4,7 | 1 | 0,380 | 12 | 0,049 | 0,057 | | | 0,7353 |

## Fallpauschalen-Katalog und Pflegeerlöskatalog
### Teil b) Bewertungsrelationen bei Versorgung durch Belegabteilungen

| DRG | Partition | Bezeichnung [6] | Bewertungsrelation bei Belegoperateur | Bewertungsrelation bei Belegoperateur und Beleganästhesist | Bewertungsrelation bei Belegoperateur und Beleghebamme | Bewertungsrelation bei Belegoperateur, -anästhesist und -hebamme | Mittlere Verweildauer [1] | Untere Grenzverweildauer: Erster Tag mit Abschlag [2), 5)] | Untere Grenzverweildauer: Bewertungsrelation/Tag | Obere Grenzverweildauer: Erster Tag zus. Entgelt [3), 5)] | Obere Grenzverweildauer: Bewertungsrelation/Tag | Externe Verlegung Abschlag/Tag (Bewertungsrelation) | Verlegungsfallpauschale | Ausnahme von Wiederaufnahme [4] | Pflegeerlös Bewertungsrelation/Tag |
|---|---|---|---|---|---|---|---|---|---|---|---|---|---|---|---|
| 1 | 2 | 3 | 4 | 5 | 6 | 7 | 8 | 9 | 10 | 11 | 12 | 13 | 14 | 15 | 16 |
| I31C | O | Mehrere komplexe Eingriffe an Ellenbogengelenk und Unterarm ohne gelenkübergreifende Weichteildistraktion bei angeborenen Anomalien der Hand, ohne bestimmte Eingriffe bei Mehrfragmentfraktur der Patella, ohne bestimmte komplexe Eingriffe am Unterarm | 0,889 | 0,793 | | | 3,2 | 1 | 0,232 | 8 | 0,052 | 0,057 | | | 0,7902 |
| I32C | O | Eingr. an Handgel. und Hand oh. mehrz. Eingr., oh. Komplexb. Hand, mit kompl. Eingr. od. bei angeb. Anomalie d. Hand od. Pseudarthr., Alter > 5 J. od. mit hochkompl. Eingr. bei angeb. Fehlb. d. Hand, Alter < 16 J. oder mit best. Eingr. od. kompl. Diagn. | 1,174 | 1,046 | | | 5,2 | 1 | 0,160 | 14 | 0,043 | 0,052 | | | 0,7779 |
| I32D | O | Eingriffe an Handgelenk und Hand mit komplexem Eingriff, ohne komplexe Diagnose oder ohne sehr komplexen Eingriff oder mit komplexer Diagnose oder mit bestimmtem oder beidseitigem Eingriff oder Mehrfacheingriff an 3 Strahlen | 0,784 | 0,687 | | | 2,8 | 1 | 0,227 | 7 | 0,052 | 0,055 | | | 0,7620 |
| I32E | O | Bestimmte mäßig komplexe Eingriffe an Handgelenk und Hand, mehr als ein Belegungstag oder Alter < 6 Jahre | 0,459 | 0,396 | | | 2,3 | 1 | 0,052 | 4 | 0,032 | 0,032 | | | 0,7603 |
| I32F | O | Eingriffe an Handgelenk und Hand ohne komplexe oder mäßig komplexe Eingriffe oder mit bestimmtem mäßig komplexen Eingriff, Alter > 5 Jahre, ein Belegungstag oder mit anderem mäßig komplexen Eingriff, Alter > 5 Jahre | 0,471 | 0,411 | | | 2,1 | 1 | 0,052 | 4 | 0,055 | 0,054 | | | 0,8892 |
| I34Z | O | Geriatrische frührehabilitative Komplexbehandlung mit bestimmter OR-Prozedur bei Krankheiten und Störungen an Muskel-Skelett-System und Bindegewebe | 2,149 | 2,056 | | | 24,5 | 7 | 0,177 | 37 | 0,041 | 0,056 | | | 0,8227 |
| I36Z | O | Beidseitige oder kombinierte Implantation oder Wechsel einer Endoprothese an Hüft-, Kniegelenk und/oder an der oberen Extremität | 2,320 | 2,186 | | | 11,3 | 3 | 0,169 | 20 | 0,042 | 0,055 | | | 0,7991 |
| I39Z | O | Strahlentherapie bei Krankheiten und Störungen an Muskel-Skelett-System und Bindegewebe, Bestrahlungen an mindestens 8 Tagen | 2,218 | 2,211 | | | 18,8 | 5 | 0,357 | 34 | 0,114 | | x | x | 0,8281 |
| I42A | A | Multimodale Schmerztherapie bei Krankheiten und Störungen an Muskel-Skelett-System und Bindegewebe, mind. 14 Tage | 0,967 | 0,967 | | | 16,3 | | | 20 | 0,046 | 0,055 | | x | 0,4151 |
| I42B | A | Multimodale Schmerztherapie bei Krankheiten und Störungen an Muskel-Skelett-System und Bindegewebe, weniger als 14 Tage | 0,678 | 0,677 | | | 9,2 | | | 15 | 0,046 | 0,065 | | x | 0,4741 |
| I43A | O | Implantation oder Wechsel bestimmter Endoprothesen am Knie- oder am Ellenbogengelenk oder Prothesenwechsel am Schulter- oder am Sprunggelenk oder Entfernung bestimmter Endoprothesen am Kniegelenk, mit äußerst schweren CC | 4,279 | 4,041 | | | 29,3 | 9 | 0,203 | 47 | 0,049 | 0,067 | | | 0,9474 |
| I43B | O | Implantation oder Wechsel bestimmter Endoprothesen am Knie- oder am Ellenbogengelenk oder Prothesenwechsel am Schulter- oder am Sprunggelenk oder Entfernung bestimmter Endoprothesen am Kniegelenk, ohne äußerst schwere CC | 1,964 | 1,870 | | | 8,7 | 2 | 0,174 | 15 | 0,042 | 0,054 | | | 0,7471 |
| I44A | O | Bestimmte Endoprotheseneingriffe am Kniegelenk mit äußerst schweren CC oder Korrektur einer Brustkorbdeformität | 2,220 | 2,093 | | | 14,2 | 4 | 0,227 | 28 | 0,056 | 0,075 | | | 1,0029 |
| I44B | O | Bestimmte Endoprotheseneingriffe am Kniegelenk ohne äußerst schwere CC, mit bestimmtem Wechsel von Endoprothesen oder Implantation einer patientenindividuell angefertigten Endoprothese am Kniegelenk ohne Defekt oder Deformität der Knochen | 1,721 | 1,613 | | | 10,3 | 2 | 0,220 | 20 | 0,045 | 0,058 | | | 0,7255 |
| I44C | O | Bestimmte Endoprotheseneingriffe am Kniegelenk ohne äußerst schwere CC, ohne bestimmten Wechsel von Endoprothesen oder Prothesenkomponenten, ohne Implantation einer patientenindividuell angefertigten Endoprothese am Kniegelenk | 1,397 | 1,312 | | | 9,0 | 2 | 0,167 | 14 | 0,039 | 0,050 | | | 0,7452 |
| I44D | O | Bestimmte Endoprotheseneingriffe am Kniegelenk oder Einbringen einer Entlastungsfeder am Kniegelenk | 1,269 | 1,189 | | | 7,4 | 1 | 0,211 | 12 | 0,040 | 0,050 | | | 0,7030 |
| I44E | O | Andere Endoprotheseneingriffe am Kniegelenk | 1,102 | 1,023 | | | 8,2 | 2 | 0,176 | 15 | 0,045 | 0,057 | | | 0,7089 |
| I45A | O | Implantation und Ersatz einer Bandscheibenendoprothese, mehr als ein Segment | 2,390 | 2,251 | | | 4,3 | 1 | 0,174 | 10 | 0,057 | 0,066 | | | 0,8027 |
| I45B | O | Implantation und Ersatz einer Bandscheibenendoprothese, weniger als 2 Segmente | 1,587 | 1,478 | | | 3,8 | 1 | 0,147 | 8 | 0,054 | 0,061 | | | 0,7239 |
| I46A | O | Prothesenwechsel am Hüftgelenk mit äußerst schweren CC oder Eingriff an mehreren Lokalisationen | 3,417 | 3,230 | | | 21,7 | 6 | 0,264 | 39 | 0,060 | 0,082 | | | 1,1382 |
| I46B | O | Prothesenwechsel am Hüftgelenk ohne äußerst schwere CC, ohne Eingriff an mehreren Lokalisationen, mit periprothetischer Fraktur | 2,535 | 2,375 | | | 16,3 | 4 | 0,230 | 29 | 0,049 | 0,066 | | | 0,9285 |
| I46C | O | Prothesenwechsel am Hüftgelenk ohne äußerst schwere CC, ohne Eingriff an mehreren Lokalisationen, ohne periprothetische Fraktur | 2,007 | 1,865 | | | 11,3 | 3 | 0,197 | 21 | 0,049 | 0,064 | | | 0,8346 |
| I47A | O | Revision oder Ersatz des Hüftgelenkes ohne komplizierende Diagnose, ohne Arthrodese, ohne äußerst schwere CC, Alter > 15 Jahre, mit komplizierendem Eingriff | 1,828 | 1,703 | | | 11,4 | 3 | 0,189 | 21 | 0,046 | 0,061 | | | 0,8200 |

## Teil b) Bewertungsrelationen bei Versorgung durch Belegabteilungen

| DRG | Partition | Bezeichnung [6] | Bewertungsrelation bei Belegoperateur | Bewertungsrelation bei Belegoperateur und Beleganästhesist | Bewertungsrelation bei Belegoperateur und Beleghebamme | Bewertungsrelation bei Belegoperateur, -anästhesist und -hebamme | Mittlere Verweildauer [1] | Untere Grenzverweildauer | | Obere Grenzverweildauer | | Externe Verlegung Abschlag/Tag (Bewertungsrelation) | Verlegungsfallpauschale | Ausnahme von Wiederaufnahme [4] | Pflegeerlös Bewertungsrelation/Tag |
|---|---|---|---|---|---|---|---|---|---|---|---|---|---|---|---|
| | | | | | | | | Erster Tag mit Abschlag [2], [5] | Bewertungsrelation/Tag | Erster Tag zus. Entgelt [3], [5] | Bewertungsrelation/Tag | | | | |
| 1 | 2 | 3 | 4 | 5 | 6 | 7 | 8 | 9 | 10 | 11 | 12 | 13 | 14 | 15 | 16 |
| I47B | O | Revision oder Ersatz des Hüftgelenkes ohne best. kompliz. Faktoren, mit kompl. Diagnose an Becken/Oberschenkel, mit best. endoproth. oder gelenkplast. Eingr. od. m. Impl. od. Wechsel Radiuskopfproth. od. m. kompl. Erstimpl. od. m. Entf. Osteosynthesemat. | 1,524 | 1,428 | | | 10,4 | 2 | 0,233 | 19 | 0,047 | 0,061 | | | 0,8894 |
| I47C | O | Revision oder Ersatz des Hüftgelenkes ohne best. kompliz. Faktoren, ohne komplexe Diagnose an Becken/OS, ohne best. endoproth. Eingriff, ohne gelenkpl. Eingriff am Hüftgelenk, ohne Impl. oder Wechsel einer Radiuskopfprothese, ohne Entf. Osteosynthesemat. | 1,277 | 1,204 | | | 9,2 | 2 | 0,160 | 14 | 0,037 | 0,047 | | | 0,7494 |
| I50A | O | Gewebe- / Haut-Transplantation außer an der Hand, ohne bestimmte komplizierende Faktoren, mit bestimmtem Eingriff oder bestimmter Vakuumbehandlung mit kontinuierlicher Sogbehandlung ab 8 Tagen | 2,039 | 1,861 | | | 17,7 | 5 | 0,168 | 34 | 0,040 | 0,054 | | | 0,6778 |
| I50B | O | Gewebe- / Haut-Transplantation außer an der Hand, ohne bestimmte komplizierende Faktoren, ohne bestimmten Eingriff, mit bestimmter Vakuumbehandlung oder Alter < 16 Jahre | 1,139 | 1,030 | | | 10,4 | 2 | 0,187 | 20 | 0,038 | 0,049 | | | 0,6694 |
| I50C | O | Gewebe- / Haut-Transplantation außer an der Hand, ohne bestimmte komplizierende Faktoren, ohne bestimmten Eingriff, ohne bestimmte Vakuumbehandlung, Alter > 15 Jahre | 0,586 | 0,546 | | | 5,1 | 1 | 0,158 | 14 | 0,043 | 0,052 | | | 0,7450 |
| I54A | O | Strahlentherapie bei Krankheiten und Störungen an Muskel-Skelett-System und Bindegewebe, bei bösartiger Neubildung, Bestrahlungen an mindestens 5 Tagen oder Alter < 18 Jahre | 1,187 | 1,184 | | | 9,3 | 2 | 0,386 | 21 | 0,087 | 0,113 | | x | 0,9629 |
| I54B | O | Strahlentherapie bei Krankheiten und Störungen an Muskel-Skelett-System und Bindegewebe, bei bösartiger Neubildung, Bestrahlungen an weniger als 5 Tagen, Alter > 17 Jahre | 0,812 | 0,810 | | | 6,3 | 1 | 0,394 | 16 | 0,125 | 0,108 | | x | 0,8924 |
| I59Z | O | Andere Eingriffe an Humerus, Tibia, Fibula und Sprunggelenk oder mäßig kompl. Eingr. Kniegelenk, Ellenbogengelenk und Unterarm od. best. geschl. Reposition einer Gelenkluxation m. Osteosynthese od. Einbringen Osteosynthesemat. bei OP am Weichteilgewebe | 0,562 | 0,497 | | | 2,6 | 1 | 0,110 | 6 | 0,054 | 0,056 | | | 0,9700 |
| I64C | M | Osteomyelitis, Alter > 15 Jahre, ohne äußerst schwere oder schwere CC | 0,475 | 0,473 | | | 6,9 | 1 | 0,305 | 16 | 0,046 | 0,058 | | | 0,6497 |
| I65C | M | Bösartige Neubildung des Bindegewebes einschließlich pathologischer Fraktur, Alter > 16 Jahre, ohne äußerst schwere CC | 0,546 | 0,542 | | | 6,0 | 1 | 0,258 | 13 | 0,061 | 0,075 | | x | 0,8455 |
| I66E | M | Andere Erkrankungen des Bindegewebes oder Amyloidose oder Arthropathie, Alter > 15 Jahre, mehr als ein Belegungstag | 0,618 | 0,618 | | | 7,7 | 2 | 0,199 | 16 | 0,054 | 0,069 | | | 0,6038 |
| I66F | M | Frakturen an Becken und Schenkelhals, mehr als ein Belegungstag, ohne äußerst schwere CC, ohne intensivmedizinische Komplexbehandlung > 196 / 184 / - Aufwandspunkte | 0,518 | 0,518 | | | 8,2 | 2 | 0,170 | 16 | 0,043 | 0,055 | | | 0,7899 |
| I66G | M | Andere Erk. des Bindegewebes, mehr als ein Belegungstag, oh. Amyloidose, ohne best. Vaskulitiden, oh. adulte Form des M. Still, oh. äußerst schwere CC, ohne intensivmed. Komplexbeh. > 196 / 184 / - Aufwandsp., oh. kinder-und jugendrheumat. Komplexbeh. | 0,391 | 0,391 | | | 4,7 | 1 | 0,188 | 13 | 0,047 | 0,066 | | | 0,6112 |
| I66H | M | Andere Erkrankungen des Bindegewebes oder Frakturen an Becken und Schenkelhals, ein Belegungstag, ohne bestimmte Biopsie am Herzen | 0,141 | 0,140 | | | 1,0 | | | | | | | | 1,0659 |
| I68B | M | Nicht operativ behandelte Erkrankungen und Verletzungen im Wirbelsäulenbereich, mehr als 1 BT, mit äuß. schw. oder schw. CC od. bei Para- / Tetraplegie, mit kompl. Diagn. oder ohne äuß. schw. oder schw. CC, ohne Para- / Tetraplegie bei Diszitis | 0,947 | 0,945 | | | 12,7 | 3 | 0,231 | 27 | 0,051 | 0,067 | | | 0,8916 |
| I68C | M | Nicht operativ behandelte Erkrankungen und Verletzungen WS, > 1 BT od. and. Femurfraktur, bei Para- / Tetraplegie od. mit äuß. schw. CC od. schw. CC od, Alter > 65 J., oh. kompl. Diagn. od. Kreuzbeinfraktur od. best. mäßig aufw., aufw. od. hochaufw. Beh. | 0,663 | 0,662 | | | 10,0 | 2 | 0,216 | 21 | 0,045 | 0,059 | | | 0,8008 |
| I68D | M | Nicht operativ behandelte Erkrankungen und Verletzungen WS, mehr als ein Belegungstag oder andere Femurfraktur, außer bei Diszitis oder infektiöser Spondylopathie, ohne Kreuzbeinfraktur, ohne best. mäßig aufw., aufw. od. hochaufw. Beh. | 0,268 | 0,267 | | | 5,2 | 1 | 0,129 | 10 | 0,035 | 0,042 | | | 0,6363 |
| I68E | M | Nicht operativ behandelte Erkrankungen und Verletzungen im Wirbelsäulenbereich, ein Belegungstag | 0,171 | 0,169 | | | 1,0 | | | | | | | | 0,9558 |
| I69A | M | Knochenkrankheiten und spez. Arthropathie mit bestimmter Arthropathie oder Muskel- / Sehnenerkrankung bei Para- /Tetraplegie | 0,425 | 0,424 | | | 5,7 | 1 | 0,320 | 14 | 0,051 | 0,062 | | | 0,6023 |
| I69B | M | Knochenkrankheiten und spez. Arthropathie ohne bestimmte Arthropathie, ohne Muskel- / Sehnenerkrankung bei Para- /Tetraplegie | 0,385 | 0,384 | | | 5,7 | 1 | 0,241 | 13 | 0,046 | 0,056 | | | 0,6235 |
| I71B | M | Muskel- und Sehnenerkrankungen außer bei Para- / Tetraplegie oder Verstauchung, Zerrung, Luxation an Hüftgelenk, Becken und Oberschenkel, ohne Zerebralparese, ohne Kontraktur | 0,339 | 0,336 | | | 4,2 | 1 | 0,184 | 10 | 0,052 | 0,061 | | | 0,7206 |
| I72Z | M | Entzündung von Sehnen, Muskeln und Schleimbeuteln mit äußerst schweren oder schweren CC oder Frakturen am Femurschaft, Alter > 2 Jahre | 0,761 | 0,758 | | | 10,0 | 2 | 0,244 | 22 | 0,051 | 0,066 | | | 0,9468 |

## Fallpauschalen-Katalog und Pflegeerlöskatalog
### Teil b) Bewertungsrelationen bei Versorgung durch Belegabteilungen

| DRG | Partition | Bezeichnung [6] | Bewertungsrelation bei Belegoperateur | Bewertungsrelation bei Belegoperateur und Beleganästhesist | Bewertungsrelation bei Belegoperateur und Beleghebamme | Bewertungsrelation bei Belegoperateur, -anästhesist und -hebamme | Mittlere Verweildauer [1] | Untere Grenzverweildauer: Erster Tag mit Abschlag [2), 5)] | Untere Grenzverweildauer: Bewertungsrelation/Tag | Obere Grenzverweildauer: Erster Tag zus. Entgelt [3), 5)] | Obere Grenzverweildauer: Bewertungsrelation/Tag | Externe Verlegung Abschlag/Tag (Bewertungsrelation) | Verlegungsfallpauschale | Ausnahme von Wiederaufnahme [4] | Pflegeerlös Bewertungsrelation/Tag |
|---|---|---|---|---|---|---|---|---|---|---|---|---|---|---|---|
| 1 | 2 | 3 | 4 | 5 | 6 | 7 | 8 | 9 | 10 | 11 | 12 | 13 | 14 | 15 | 16 |
| I73Z | M | Nachbehandlung bei Erkrankungen des Bindegewebes | 0,450 | 0,447 | | | 7,0 | 1 | 0,270 | 16 | 0,043 | 0,053 | | | 0,7777 |
| I74A | M | Verletzungen an Unterarm, Handgelenk, Hand oder Fuß oder leichte bis moderate Verletzungen von Schulter, Arm, Ellenbogen, Knie, Bein und Sprunggelenk mit äußerst schweren oder schweren CC oder unspezifische Arthropathien | 0,397 | 0,396 | | | 5,2 | 1 | 0,252 | 13 | 0,052 | 0,062 | | | 0,6791 |
| I74B | M | Verletzungen an Unterarm, Handgelenk, Hand oder Fuß oder leichte bis moderate Verletzungen von Schulter, Arm, Ellenbogen, Knie, Bein und Sprunggelenk ohne äußerst schwere oder schwere CC, Alter < 10 Jahre | 0,321 | 0,295 | | | 2,1 | 1 | 0,054 | 4 | 0,063 | 0,061 | | | 1,2797 |
| I74C | M | Verletzungen an Unterarm, Handgelenk, Hand oder Fuß oder leichte bis moderate Verletzungen von Schulter, Arm, Ellenbogen, Knie, Bein und Sprunggelenk ohne äußerst schwere oder schwere CC, Alter > 9 Jahre | 0,313 | 0,309 | | | 3,5 | 1 | 0,122 | 8 | 0,059 | 0,065 | | | 0,7929 |
| I75A | M | Schwere Verletzungen von Schulter, Arm, Ellenbogen, Knie, Bein und Sprunggelenk mit CC | 0,615 | 0,614 | | | 8,7 | 2 | 0,200 | 19 | 0,048 | 0,062 | | | 0,9503 |
| I75B | M | Schwere Verletzungen von Schulter, Arm, Ellenbogen, Knie, Bein und Sprunggelenk ohne CC oder Entzündungen von Sehnen, Muskeln und Schleimbeuteln ohne äußerst schwere oder schwere CC | 0,367 | 0,366 | | | 5,0 | 1 | 0,188 | 11 | 0,050 | 0,059 | | | 0,7447 |
| I76A | M | Andere Erkrankungen des Bindegewebes mit komplizierender Diagnose oder äußerst schweren CC oder septische Arthritis mit äußerst schweren CC oder Alter < 16 Jahre | 0,709 | 0,704 | | | 10,1 | 2 | 0,224 | 22 | 0,047 | 0,060 | | | 0,8467 |
| I76B | M | Andere Erkrankungen des Bindegewebes ohne komplizierende Diagnose, ohne äußerst schwere CC oder septische Arthritis ohne äußerst schwere CC, Alter > 15 Jahre | 0,393 | 0,385 | | | 4,6 | 1 | 0,171 | 11 | 0,053 | 0,062 | | | 0,8463 |
| I77Z | M | Mäßig schwere Verletzungen von Schulter, Arm, Ellenbogen, Knie, Bein und Sprunggelenk | 0,337 | 0,336 | | | 4,5 | 1 | 0,170 | 10 | 0,051 | 0,060 | | | 0,7718 |
| I79Z | M | Fibromyalgie | 0,557 | 0,557 | | | 9,1 | 2 | 0,182 | 17 | 0,042 | 0,054 | | | 0,4437 |
| I98Z | O | Komplexe Vakuumbehandlung bei Krankheiten und Störungen an Muskel-Skelett-System und Bindegewebe | 4,833 | 4,437 | | | 36,7 | 11 | 0,200 | 55 | 0,065 | 0,064 | | | 0,8812 |
| **MDC 09 Krankheiten und Störungen an Haut, Unterhaut und Mamma** | | | | | | | | | | | | | | | |
| J01Z | O | Gewebetransplantation mit mikrovaskulärer Anastomosierung bei bösartiger Neubildung an Haut, Unterhaut und Mamma | 2,732 | 2,437 | | | 7,3 | 1 | 0,368 | 13 | 0,070 | 0,088 | | | 0,9479 |
| J02B | O | Hauttransplantation oder Lappenplastik an der unteren Extr. bei Ulkus od. Infektion / Entzündung od. ausgedehnte Lymphadenekt. oder Gewebetransplant. mit mikrovask. Anastomose, mit äuß. schw. CC, oh. kompl. Eingr. od. oh. äuß. schw. CC, m. kompl. Eingr. | 2,198 | 2,032 | | | 21,2 | 6 | 0,181 | 39 | 0,042 | 0,057 | | | 1,0389 |
| J02C | O | Hauttransplantation oder Lappenplastik an der unteren Extremität bei Ulkus oder Infektion / Entzündung oder ausgedehnte Lymphadenektomie, ohne äußerst schwere CC, ohne komplexen Eingriff | 1,249 | 1,160 | | | 14,4 | 4 | 0,154 | 30 | 0,037 | 0,050 | | | 0,8214 |
| J03Z | O | Eingriffe an der Haut der unteren Extremität bei Ulkus oder Infektion / Entzündung | 0,691 | 0,657 | | | 9,2 | 2 | 0,168 | 19 | 0,038 | 0,049 | | | 0,8204 |
| J04Z | O | Eingriffe an der Haut der unteren Extremität außer bei Ulkus oder Infektion / Entzündung | 0,443 | 0,422 | | | 3,8 | 1 | 0,152 | 9 | 0,049 | 0,056 | | | 0,7336 |
| J06Z | O | Mastektomie mit Prothesenimplantation und plastischer Operation bei bösartiger Neubildung oder komplexe Prothesenimplantation | 1,417 | 1,299 | | | 5,5 | 1 | 0,290 | 12 | 0,073 | 0,089 | | | 0,7565 |
| J07A | O | Kleine Eingr. an der Mamma m. best. Lymphkn.-Exz. od. äuß. schw. od. schw. CC b. BNB od. große Eingr. an der Mamma b. BNB oh. kompl. od. best. Eingr. an weibl. Geschl.-Org. b. BNB mit beids. Eingr. od. best. Eingr. Ovar/Plexus brachialis od. an Lymphgef. | 1,247 | 1,147 | | | 4,0 | 1 | 0,333 | 9 | 0,118 | 0,134 | | | 0,8418 |
| J07B | O | Kleine Eingriffe an der Mamma mit bestimmter Lymphknotenexzision oder äußerst schweren oder schweren CC bei BNB, ohne beidseitigen Eingriff, ohne Eingriff an Ovar od. Plexus brachialis, ohne Eingriff an Lymphgefäßen, mit brusterhaltendem Eingriff | 0,938 | 0,860 | | | 3,1 | 1 | 0,257 | 7 | 0,116 | 0,126 | | | 0,8276 |
| J07C | O | Kleine Eingriffe an der Mamma mit bestimmter Lymphknotenexzision oder äußerst schweren oder schweren CC bei BNB, ohne beidseitigen Eingriff, ohne Eingriff an Ovar od. Plexus brachialis, ohne Eingriff an Lymphgefäßen, ohne brusterhaltenden Eingriff | 0,856 | 0,785 | | | 3,3 | 1 | 0,205 | 7 | 0,103 | 0,112 | | | 0,7751 |
| J08A | O | Bestimmte Hauttransplantation oder Debridement mit Eingriff an Kopf und Hals oder mit bestimmtem Eingriff an Haut und Unterhaut oder Eingriffe an der Haut der unteren Extremität bei Ulkus oder Infektion / Entzündung, mit äußerst schweren CC | 1,813 | 1,698 | | | 17,7 | 5 | 0,193 | 35 | 0,046 | 0,062 | | | 0,9373 |
| J08B | O | Bestimmte Hauttransplantation oder Debridement ohne Eingriff an Kopf und Hals, ohne bestimmten Eingriff an Haut und Unterhaut oder ohne äußerst schwere CC | 0,846 | 0,783 | | | 6,9 | 1 | 0,228 | 16 | 0,046 | 0,058 | | | 0,7332 |
| J09A | O | Eingriffe bei Sinus pilonidalis und perianal, Alter < 16 Jahre | 0,458 | 0,407 | | | 3,0 | 1 | 0,148 | 7 | 0,050 | 0,053 | | | 1,1573 |
| J09B | O | Eingriffe bei Sinus pilonidalis und perianal, Alter > 15 Jahre | 0,295 | 0,270 | | | 2,5 | 1 | 0,090 | 5 | 0,041 | 0,041 | | | 0,8519 |

## Teil b) Bewertungsrelationen bei Versorgung durch Belegabteilungen

| DRG | Partition | Bezeichnung [6] | Bewertungsrelation bei Belegoperateur | Bewertungsrelation bei Belegoperateur und Beleganästhesist | Bewertungsrelation bei Belegoperateur und Beleghebamme | Bewertungsrelation bei Belegoperateur, -anästhesist und -hebamme | Mittlere Verweildauer [1] | Untere Grenzverweildauer: Erster Tag mit Abschlag [2), 5)] | Untere Grenzverweildauer: Bewertungsrelation/Tag | Obere Grenzverweildauer: Erster Tag zus. Entgelt [3), 5)] | Obere Grenzverweildauer: Bewertungsrelation/Tag | Externe Verlegung Abschlag/Tag (Bewertungsrelation) | Verlegungsfallpauschale | Ausnahme von Wiederaufnahme [4)] | Pflegeerlös Bewertungsrelation/Tag |
|---|---|---|---|---|---|---|---|---|---|---|---|---|---|---|---|
| 1 | 2 | 3 | 4 | 5 | 6 | 7 | 8 | 9 | 10 | 11 | 12 | 13 | 14 | 15 | 16 |
| J10A | O | Plastische Operationen an Haut, Unterhaut und Mamma mit äußerst schweren oder schweren CC oder mit komplexem Eingriff | 0,664 | 0,631 | | | 4,9 | 1 | 0,165 | 13 | 0,047 | 0,056 | | | 0,7103 |
| J10B | O | Plastische Operationen an Haut, Unterhaut und Mamma ohne äußerst schwere oder schwere CC, ohne komplexen Eingriff | 0,465 | 0,434 | | | 3,2 | 1 | 0,104 | 7 | 0,050 | 0,054 | | | 0,6945 |
| J11A | O | Andere Eingriffe an Haut, Unterhaut und Mamma mit komplexem Eingriff bei komplizierender Diagnose oder bei Para- / Tetraplegie oder selektive Embolisation bei Hämangiom | 0,870 | 0,836 | | | 10,2 | 2 | 0,216 | 22 | 0,044 | 0,058 | | | 0,8155 |
| J11B | O | Andere Eingriffe an Haut, Unterhaut und Mamma mit komplizierender Diagnose oder mit mäßig komplexer Prozedur oder Diagnose oder Alter < 18 Jahre mit äußerst schweren oder schweren CC oder mit bestimmtem Eingriff bei bösartiger Neubildung oder Pemphigoid | 0,609 | 0,562 | | | 4,1 | 1 | 0,235 | 12 | 0,056 | 0,065 | | | 0,7957 |
| J11C | O | Andere Eingriffe an Haut, Unterhaut und Mamma ohne kompliz. Diag., ohne mäßig kompl. Proz. od. Diagn., Alter > 17 J. od. ohne äuß. schw. oder schw. CC, mit best. Eingr. od. mit Hidradenitis suppurativa od. bei BNB/Pemphigoid od. mit kl. Eingr. an d. Haut | 0,403 | 0,378 | | | 3,1 | 1 | 0,099 | 7 | 0,049 | 0,053 | | | 0,7626 |
| J11D | O | Andere Eingriffe an Haut, Unterhaut und Mamma ohne kompliz. Diag., ohne mäßig kompl. Proz. od. Diag., Alter > 17 J. od. ohne äuß. schw. oder schw. CC, ohne best. Eingr., ohne Hidradenitis suppurativa, auß. b. BNB od. Pemphigoid, oh. kl. Eingr. an d. Haut | 0,385 | 0,361 | | | 3,3 | 1 | 0,110 | 7 | 0,048 | 0,053 | | | 0,8057 |
| J12Z | O | Komplexe beidseitige plastische Rekonstruktion der Mamma | 3,776 | 3,346 | | | 10,5 | 3 | 0,255 | 18 | 0,068 | 0,089 | | | 0,9702 |
| J14Z | O | Plastische Rekonstruktion der Mamma bei BNB mit aufwend. Rekonstr. oder beidseit. Mastektomie bei BNB oder Strahlenther. mit operat. Proz. bei Krankh. und Störungen an Haut, Unterhaut und Mamma, mit beidseit. Prothesenimpl. oder Impl. eines Hautexpanders | 1,830 | 1,675 | | | 6,8 | 1 | 0,306 | 13 | 0,063 | 0,079 | | | 0,7648 |
| J16A | O | Beidseitige Mastektomie bei bösartiger Neubildung | 1,315 | 1,205 | | | 5,9 | 1 | 0,345 | 13 | 0,082 | 0,100 | | | 0,7958 |
| J16B | O | Strahlentherapie mit operativer Prozedur bei Krankheiten und Störungen an Haut, Unterhaut und Mamma | 1,284 | 1,201 | | | 4,6 | 1 | 0,287 | 10 | 0,161 | 0,132 | | | 0,7587 |
| J17Z | O | Strahlentherapie bei Krankheiten und Störungen an Haut, Unterhaut und Mamma, Bestrahlungen an mindestens 9 Tagen | 2,791 | 2,783 | | | 24,5 | 7 | 0,338 | 43 | 0,110 | 0,106 | | x | 0,8482 |
| J18A | O | Strahlentherapie bei Krankheiten und Störungen an Haut, Unterhaut und Mamma, mehr als ein Belegungstag, Bestrahlungen an mindestens 5 Tagen | 1,383 | 1,380 | | | 12,7 | 3 | 0,338 | 27 | 0,106 | 0,099 | | x | 0,8799 |
| J18B | O | Strahlentherapie bei Krankheiten und Störungen an Haut, Unterhaut und Mamma, mehr als ein Belegungstag, Bestrahlungen an weniger als 5 Tagen | 0,948 | 0,945 | | | 8,9 | 2 | 0,306 | 21 | 0,103 | 0,093 | | x | 0,9199 |
| J21Z | O | Andere Hauttransplantation oder Debridement mit Lymphknotenexzision oder schweren CC | 0,976 | 0,919 | | | 9,4 | 2 | 0,202 | 21 | 0,045 | 0,058 | | | 0,7432 |
| J22Z | O | Andere Hauttransplantation oder Debridement ohne komplexen Eingriff, ohne komplexe Diagnose, ohne äußerst schwere oder schwere CC oder mit Weichteildeckung oder Mehrfachtumoren der Haut oder Erysipel | 0,510 | 0,482 | | | 4,0 | 1 | 0,240 | 11 | 0,046 | 0,053 | | | 0,6700 |
| J23Z | O | Große Eingriffe an der Mamma bei bösartiger Neubildung ohne komplexen Eingriff, ohne bestimmten Eingriff an den weiblichen Geschlechtsorganen bei bösartiger Neubildung | 0,979 | 0,893 | | | 4,7 | 1 | 0,388 | 10 | 0,073 | 0,086 | | | 0,7743 |
| J24A | O | Eingriffe an der Mamma außer bei bösartiger Neubildung mit ausgedehntem Eingriff, mit Prothesenimplantation oder bestimmter Mammareduktionsplastik | 1,061 | 0,953 | | | 3,8 | 1 | 0,130 | 9 | 0,049 | 0,055 | | | 0,7585 |
| J24B | O | Eingriffe an der Mamma außer bei bösartiger Neubildung mit ausgedehntem Eingriff, ohne Prothesenimplantation, ohne bestimmte Mammareduktionsplastik | 0,923 | 0,822 | | | 3,7 | 1 | 0,324 | 8 | 0,064 | 0,072 | | | 0,7234 |
| J24C | O | Eingriffe an der Mamma außer bei bösartiger Neubildung ohne ausgedehnten Eingriff, mit komplexem Eingriff | 0,693 | 0,610 | | | 2,9 | 1 | 0,195 | 7 | 0,058 | 0,062 | | | 0,8642 |
| J24D | O | Eingriffe an der Mamma außer bei bösartiger Neubildung ohne ausgedehnten Eingriff, ohne komplexen Eingriff | 0,530 | 0,476 | | | 2,5 | 1 | 0,142 | 5 | 0,068 | 0,070 | | | 0,9886 |
| J25Z | O | Kleine Eingriffe an der Mamma bei bösartiger Neubildung ohne äußerst schwere oder schwere CC | 0,640 | 0,580 | | | 2,6 | 1 | 0,182 | 6 | 0,087 | 0,089 | | | 0,8955 |
| J61A | M | Schwere Erkrankungen der Haut, mehr als ein BT, Alter > 17 Jahre oder mit kompl. Diagn., mit äuß. schw. CC od. Hautulkus bei Para-/Tetraplegie od. hochkompl. Diagn. od. Epid. Bullosa, Alter < 10 Jahre oder mit schwerer Erkr. der Haut, mit aufw. Behandl. | 0,768 | 0,766 | | | 11,4 | 3 | 0,187 | 23 | 0,065 | 0,060 | | | 1,1594 |
| J61B | M | Schwere Erkrankungen der Haut, mehr als ein Belegungstag, Alter > 17 Jahre, ohne äußerst schwere CC, ohne hochkomplexe Diagnose, mit schwerer Erkrankung der Haut, ohne aufwendige Behandlung | 0,560 | 0,560 | | | 8,4 | 2 | 0,184 | 17 | 0,046 | 0,059 | | | 0,6116 |

## Fallpauschalen-Katalog und Pflegeerlöskatalog
### Teil b) Bewertungsrelationen bei Versorgung durch Belegabteilungen

| DRG | Partition | Bezeichnung [6] | Bewertungsrelation bei Belegoperateur | Bewertungsrelation bei Belegoperateur und Beleganästhesist | Bewertungsrelation bei Belegoperateur und Beleghebamme | Bewertungsrelation bei Belegoperateur, -anästhesist und -hebamme | Mittlere Verweildauer [1] | Untere Grenzverweildauer: Erster Tag mit Abschlag [2, 5] | Untere Grenzverweildauer: Bewertungsrelation/Tag | Obere Grenzverweildauer: Erster Tag zus. Entgelt [3, 5] | Obere Grenzverweildauer: Bewertungsrelation/Tag | Externe Verlegung Abschlag/Tag (Bewertungsrelation) | Verlegungsfallpauschale | Ausnahme von Wiederaufnahme [4] | Pflegeerlös Bewertungsrelation/Tag |
|---|---|---|---|---|---|---|---|---|---|---|---|---|---|---|---|
| 1 | 2 | 3 | 4 | 5 | 6 | 7 | 8 | 9 | 10 | 11 | 12 | 13 | 14 | 15 | 16 |
| J61C | M | Schwere Erkrankungen der Haut, mehr als ein Belegungstag, Alter < 18 Jahre, ohne hochkomplexe Diagnose oder mäßig schwere Hauterkrankungen, mehr als ein Belegungstag | 0,374 | 0,373 | | | 5,3 | | | 12 | 0,048 | 0,058 | | | 0,7512 |
| J62A | M | Bösartige Neubildungen der Mamma, mehr als ein Belegungstag, mit äußerst schweren CC | 0,928 | 0,926 | | | 11,8 | 3 | 0,223 | 25 | 0,053 | 0,070 | | x | 1,0383 |
| J62B | M | Bösartige Neubildungen der Mamma, ein Belegungstag oder ohne äußerst schwere CC | 0,453 | 0,452 | | | 5,3 | 1 | 0,270 | 13 | 0,058 | 0,070 | | x | 0,9695 |
| J64A | M | Infektion / Entzündung der Haut und Unterhaut oder Hautulkus mit äußerst schweren CC | 1,030 | 1,028 | | | 14,4 | 4 | 0,198 | 28 | 0,048 | 0,064 | | | 1,0329 |
| J64B | M | Bestimmte Infektion / Entzündung der Haut und Unterhaut oder Hautulkus ohne äußerst schwere CC oder Alter < 6 Jahre | 0,380 | 0,379 | | | 6,6 | 1 | 0,213 | 14 | 0,039 | 0,049 | | | 0,7319 |
| J64C | M | Andere Infektion / Entzündung der Haut und Unterhaut, Alter > 5 Jahre | 0,325 | 0,317 | | | 4,6 | 1 | 0,118 | 10 | 0,043 | 0,050 | | | 0,7427 |
| J65A | M | Verletzung der Haut, Unterhaut und Mamma, mehr als 1 Belegungstag | 0,281 | 0,279 | | | 3,4 | | | 8 | 0,055 | 0,061 | | | 0,8258 |
| J65B | M | Verletzung der Haut, Unterhaut und Mamma, ein Belegungstag | 0,156 | 0,155 | | | 1,0 | | | | | | | | 1,1212 |
| J67A | M | Bestimmte Erkrankungen der Mamma außer bösartige Neubildung oder moderate Hauterkrankungen | 0,371 | 0,365 | | | 5,3 | 1 | 0,165 | 11 | 0,044 | 0,053 | | | 0,7632 |
| J67B | M | Andere Erkrankungen der Mamma außer bösartige Neubildung oder leichte Hauterkrankungen | 0,256 | 0,254 | | | 3,7 | 1 | 0,046 | 8 | 0,045 | 0,051 | | | 0,8496 |
| J68A | M | Erkrankungen der Haut, ein Belegungstag, mit komplexer Diagnose oder Alter < 16 Jahre | 0,151 | 0,149 | | | 1,0 | | | | | | | x | 1,3705 |
| J68B | M | Erkrankungen der Haut, ein Belegungstag, ohne komplexe Diagnose, Alter > 15 Jahre | 0,139 | 0,136 | | | 1,0 | | | | | | | | 0,9743 |
| **MDC 10 Endokrine, Ernährungs- und Stoffwechselkrankheiten** | | | | | | | | | | | | | | | |
| K06B | O | Eingriffe an Schilddrüse, Nebenschilddrüse und Ductus thyreoglossus ohne IntK > 392 / 368 / - Punkte, bei BNB oder mit äuß. schw. oder schw. CC oder Eingr. an der Schilddrüse außer kl. Eingr., mit Thyreoidektomie durch Sternotomie oder Alter < 16 Jahre | 0,943 | 0,826 | | | 3,4 | 1 | 0,152 | 8 | 0,062 | 0,069 | | | 0,8952 |
| K06C | O | Eingriffe an Schilddrüse, Nebenschilddrüse u. Ductus thyreoglossus ohne IntK > 392 / 368 / - Punkte, außer bei BNB, oh. äuß. schw. oder schw. CC, mit Eingr. an der Schilddrüse außer kl. Eingriffe, ohne Thyreoidektomie durch Sternotomie, Alter > 15 Jahre | 0,800 | 0,700 | | | 3,2 | 1 | 0,044 | 6 | 0,057 | 0,063 | | | 0,8214 |
| K06D | O | Kleine Eingriffe an Schilddrüse, Nebenschilddrüse und Ductus thyreoglossus ohne IntK > 392 / 368 / - Punkte, außer bei bösartiger Neubildung, ohne äußerst schwere oder schwere CC | 0,679 | 0,595 | | | 2,9 | 1 | 0,080 | 6 | 0,056 | 0,060 | | | 0,8284 |
| K07Z | O | Andere Eingriffe bei Adipositas | 1,105 | 0,967 | | | 5,3 | 1 | 0,160 | 12 | 0,042 | 0,051 | | | 0,6905 |
| K09C | O | Andere Prozeduren bei endokrinen, Ernährungs- und Stoffwechselkrankheiten mit mäßig komplexem Eingriff, Alter > 15 Jahre | 0,922 | 0,841 | | | 6,0 | 1 | 0,440 | 16 | 0,051 | 0,063 | | | 0,8511 |
| K09D | O | Andere Prozeduren bei endokrinen, Ernährungs- und Stoffwechselkrankheiten ohne mäßig komplexen Eingriff | 0,686 | 0,619 | | | 4,3 | 1 | 0,252 | 12 | 0,046 | 0,054 | | | 0,7785 |
| K14Z | O | Andere Eingriffe an der Nebenniere oder ausgedehnte Lymphadenektomie | 1,320 | 1,187 | | | 5,7 | 1 | 0,235 | 13 | 0,058 | 0,070 | | | 0,9070 |
| K15A | O | Strahlentherapie bei endokrinen, Ernährungs- und Stoffwechselkrankheiten, mehr als ein Belegungstag, mit hochkomplexer Radiojodtherapie | 0,883 | 0,883 | | | 2,9 | | | 5 | 0,215 | 0,229 | | x | 0,9259 |
| K15B | O | Strahlentherapie bei endokrinen, Ernährungs- und Stoffwechselkrankheiten, mehr als ein Belegungstag, ohne hochkomplexe Radiojodtherapie | 1,124 | 1,119 | | | 10,4 | 2 | 0,364 | 25 | 0,114 | 0,096 | | x | 0,8061 |
| K15C | O | Strahlentherapie bei endokrinen, Ernährungs- und Stoffwechselkrankheiten, mehr als ein Belegungstag, mit mäßig komplexer Radiojodtherapie bei bösartiger Neubildung oder mit bestimmter nuklearmedizinischer Therapie | 0,670 | 0,670 | | | 3,4 | | | 6 | 0,198 | 0,153 | | x | 1,2353 |
| K15D | O | Strahlentherapie bei endokrinen, Ernährungs- und Stoffwechselkrankheiten, mehr als ein Belegungstag, mit mäßig komplexer Radiojodtherapie, außer bei bösartiger Neubildung, ohne bestimmte nuklearmedizinische Therapie | 0,578 | 0,578 | | | 6,2 | | | 13 | 0,093 | 0,080 | | x | 0,7969 |
| K15E | O | Strahlentherapie bei endokrinen, Ernährungs- und Stoffwechselkrankheiten, mehr als ein Belegungstag, mit anderer Radiojodtherapie | 0,422 | 0,422 | | | 3,5 | | | 8 | 0,121 | 0,094 | | x | 0,9277 |
| K60C | M | Diabetes mellitus und schwere Ernährungsstörungen, Alter > 17 Jahre oder ohne multimodale Komplexbehandlung bei Diabetes mellitus oder schwerste Ernährungsstörungen oder äußerst schwere CC, mehr als ein Belegungstag | 1,123 | 1,122 | | | 13,8 | 4 | 0,217 | 28 | 0,055 | 0,073 | | | 1,1179 |
| K60D | M | Diabetes mellitus ohne äußerst schwere CC, Alter < 11 Jahre oder Alter < 16 Jahre mit schweren CC oder multiplen Komplikationen oder Ketoazidose oder Koma, ohne multimodale Komplexbehandlung bei Diabetes mellitus | 0,351 | 0,351 | | | 4,2 | 1 | 0,208 | 10 | 0,058 | 0,066 | | | 1,3897 |

## Teil b) Bewertungsrelationen bei Versorgung durch Belegabteilungen

| DRG | Partition | Bezeichnung [6] | Bewertungsrelation bei Belegoperateur | Bewertungsrelation bei Belegoperateur und Beleganästhesist | Bewertungsrelation bei Belegoperateur und Beleghebamme | Bewertungsrelation bei Belegoperateur, -anästhesist und -hebamme | Mittlere Verweildauer [1] | Untere Grenzverweildauer | | Obere Grenzverweildauer | | Externe Verlegung Abschlag/Tag (Bewertungsrelation) | Verlegungsfallpauschale | Ausnahme von Wiederaufnahme [4] | Pflegeerlös Bewertungsrelation/Tag |
|---|---|---|---|---|---|---|---|---|---|---|---|---|---|---|---|
| | | | | | | | | Erster Tag mit Abschlag [2), 5)] | Bewertungsrelation/Tag | Erster Tag zus. Entgelt [3), 5)] | Bewertungsrelation/Tag | | | | |
| 1 | 2 | 3 | 4 | 5 | 6 | 7 | 8 | 9 | 10 | 11 | 12 | 13 | 14 | 15 | 16 |
| K60E | M | Diabetes mellitus mit schweren CC oder mit komplexer Diagnose, Alter > 15 Jahre, mehr als ein Belegungstag | 0,600 | 0,600 | | | 8,1 | 2 | 0,195 | 16 | 0,051 | 0,064 | | | 0,6670 |
| K60F | M | Diabetes mellitus, Alter > 10 Jahre, ein Belegungstag oder ohne äußerst schwere oder schwere CC oder ohne komplexe Diagnose | 0,440 | 0,440 | | | 6,4 | 1 | 0,296 | 14 | 0,047 | 0,058 | | | 0,6207 |
| K62A | M | Verschiedene Stoffwechselerkrankungen bei Para- / Tetrapleg. oder mit kompliz. Diagnose oder endoskopischer Einlage eines Magenballons oder Alter < 16 Jahre, mit äußerst schweren CC oder best. aufwendiger / hochaufw. Behandlung, mehr als ein Belegungstag | 0,986 | 0,984 | | | 14,0 | 4 | 0,190 | 27 | 0,047 | 0,063 | | | 1,1617 |
| K62B | M | Verschiedene Stoffwechselerkrankungen bei Para- / Tetrapleg. oder mit kompliz. Diagnose oder endoskop. Einlage eines Magenballons oder Alter < 16 Jahre, ein Belegungstag od. ohne äußerst schwere CC od. ohne best. aufwendige / hochaufwendige Behandlung | 0,452 | 0,451 | | | 6,1 | 1 | 0,289 | 14 | 0,070 | 0,060 | | | 1,0162 |
| K62C | M | Verschiedene Stoffwechselerkrankungen außer bei Para- / Tetraplegie, ohne kompliz. Diagnose, ohne endoskopische Einlage eines Magenballons, ohne äußerst schwere CC oder ein Belegungstag, ohne best. aufwendige / hochaufwendige Behandlung, Alter > 15 Jahre | 0,400 | 0,400 | | | 5,7 | 1 | 0,224 | 12 | 0,047 | 0,057 | | | 0,8805 |
| K63B | M | Angeborene Stoffwechselstörungen, mehr als ein Belegungstag, Alter > 5 Jahre, ohne komplexe Diagnose, ohne intensivmedizinische Komplexbehandlung > 196 / 184 / - Aufwandspunkte | 0,527 | 0,523 | | | 6,0 | | | 15 | 0,057 | 0,070 | | | 0,8198 |
| K63C | M | Angeborene Stoffwechselstörungen, ein Belegungstag, Alter < 16 Jahre | 0,167 | 0,161 | | | 1,0 | | | | | | | | 1,1169 |
| K63D | M | Angeborene Stoffwechselstörungen, ein Belegungstag, Alter > 15 Jahre | 0,158 | 0,158 | | | 1,0 | | | | | | | | 0,9523 |
| K64C | M | Endokrinopathien mit komplexer Diagnose oder äußerst schweren CC, Alter > 5 Jahre oder mit bestimmter komplexer Diagnose oder mit invasiver endokrinologischer Diagnostik oder Alter < 18 Jahre bei bösartiger Neubildung | 0,610 | 0,609 | | | 7,0 | 1 | 0,351 | 16 | 0,060 | 0,075 | | x | 0,9031 |
| K64D | M | Endokrinopathien ohne komplexe Diagnose, ohne bestimmte Diagnose, ohne äußerst schwere CC, ohne invasive endokrinologische Diagnostik, Alter > 17 Jahre oder außer bei bösartiger Neubildung | 0,396 | 0,395 | | | 4,7 | 1 | 0,229 | 12 | 0,056 | 0,066 | | x | 0,7462 |
| **MDC 11 Krankheiten und Störungen der Harnorgane** | | | | | | | | | | | | | | | |
| L03Z | O | Bestimmte Nieren-, Ureter-, Prostata- und große Harnblaseneingriffe bei Neubildung, Alter < 19 Jahre oder mit äußerst schweren CC oder bestimmter Kombinationseingriff, ohne großen Eingriff am Darm | 3,233 | 2,993 | | | 19,0 | 5 | 0,278 | 33 | 0,137 | 0,083 | | | 1,0813 |
| L04A | O | Bestimmte komplexe Nieren-, Ureter- und große Harnblaseneingriffe außer bei Neubildung, ohne äußerst schwere CC, ohne Kombinationseingriff oder bestimmte Harnblaseneingriffe oder Alter < 16 Jahre | 1,541 | 1,394 | | | 8,7 | 2 | 0,181 | 17 | 0,044 | 0,056 | | | 0,8821 |
| L04B | O | Andere Nieren-, Ureter- und große Harnblaseneingriffe außer bei Neubildung, ohne äußerst schwere CC, ohne Kombinationseingriff, ohne bestimmte Harnblaseneingriffe, Alter > 15 Jahre | 1,140 | 1,043 | | | 5,9 | 1 | 0,173 | 13 | 0,041 | 0,050 | | | 0,7469 |
| L06A | O | Bestimmte kleine Eingriffe an den Harnorganen mit äußerst schweren CC | 1,355 | 1,281 | | | 12,5 | 3 | 0,231 | 26 | 0,052 | 0,068 | | | 0,9979 |
| L06B | O | Kleine Eingriffe an den Harnorganen ohne äußerst schwere CC oder ohne bestimmte Prozeduren oder Alter < 16 Jahre | 0,548 | 0,500 | | | 4,9 | 1 | 0,139 | 10 | 0,039 | 0,047 | | | 0,7908 |
| L06C | O | Andere kleine Eingriffe an den Harnorganen, Alter > 15 Jahre | 0,401 | 0,365 | | | 2,9 | 1 | 0,080 | 6 | 0,041 | 0,043 | | | 0,8883 |
| L07Z | O | Andere Nieren-, Ureter-, Prostata- und große Harnblaseneingriffe bei Neubildung, Alter < 19 Jahre oder mit äußerst schweren CC oder anderer Kombinationseingriff, ohne großen Eingriff am Darm | 2,461 | 2,280 | | | 15,2 | 4 | 0,268 | 29 | 0,062 | 0,083 | | | 1,0266 |
| L08A | O | Komplexe Eingriffe an der Urethra, Alter < 6 Jahre | 0,879 | 0,775 | | | 5,3 | 1 | 0,160 | 11 | 0,060 | 0,051 | | | 1,4139 |
| L08B | O | Komplexe Eingriffe an der Urethra, Alter > 5 Jahre | 0,930 | 0,838 | | | 6,0 | 1 | 0,167 | 14 | 0,039 | 0,048 | | | 0,7829 |
| L09D | O | Andere Eingriffe bei Erkrankungen der Harnorgane ohne Anlage eines Dialyseshunts bei akuter Niereninsuffizienz od. bei chronischer Niereninsuffizienz mit Dialyse, ohne Kalziphylaxie, ohne best. Laparotomie, mit best. anderen Eingriff od. Alter < 18 Jahre | 0,944 | 0,863 | | | 6,0 | 1 | 0,413 | 15 | 0,051 | 0,063 | | | 0,7964 |
| L09E | O | Andere Eingriffe bei Erkrankungen der Harnorgane ohne Anlage eines Dialyseshunts bei akuter Niereninsuffizienz oder bei chron. Niereninsuff. mit Dialyse, ohne Kalziphylaxie, ohne best. Laparotomie, ohne bestimmten anderen Eingriff, Alter > 17 Jahre | 0,591 | 0,527 | | | 3,3 | 1 | 0,137 | 7 | 0,045 | 0,050 | | | 0,7867 |
| L10Z | O | Blasenrekonstruktion und kontinenter Pouch bei Neubildung ohne Multiviszeraleingriff oder Nieren-, Ureter- und große Harnblaseneingriffe bei Neubildung, Alter < 19 Jahre oder mit äußerst schweren CC oder Kombinationseingriff, mit großem Eingriff am Darm | 3,818 | 3,543 | | | 20,5 | 6 | 0,272 | 35 | 0,065 | 0,089 | | | 1,0674 |
| L12A | O | Strahlentherapie bei Krankheiten und Störungen der Harnorgane, mehr als ein Belegungstag, Bestrahlungen an mindestens 9 Tagen | 2,815 | 2,799 | | | 25,5 | 7 | 0,338 | 43 | 0,106 | 0,102 | | x | 0,8674 |

# Fallpauschalen-Katalog und Pflegeerlöskatalog

## Teil b) Bewertungsrelationen bei Versorgung durch Belegabteilungen

| DRG | Partition | Bezeichnung [6] | Bewertungsrelation bei Belegoperateur | Bewertungsrelation bei Belegoperateur und Beleganästhesist | Bewertungsrelation bei Belegoperateur und Beleghebamme | Bewertungsrelation bei Belegoperateur, -anästhesist und -hebamme | Mittlere Verweildauer [1] | Untere Grenzverweildauer: Erster Tag mit Abschlag [2, 5] | Untere Grenzverweildauer: Bewertungsrelation/Tag | Obere Grenzverweildauer: Erster Tag zus. Entgelt [3, 5] | Obere Grenzverweildauer: Bewertungsrelation/Tag | Externe Verlegung Abschlag/Tag (Bewertungsrelation) | Verlegungsfallpauschale | Ausnahme von Wiederaufnahme [4] | Pflegeerlös Bewertungsrelation/Tag |
|---|---|---|---|---|---|---|---|---|---|---|---|---|---|---|---|
| 1 | 2 | 3 | 4 | 5 | 6 | 7 | 8 | 9 | 10 | 11 | 12 | 13 | 14 | 15 | 16 |
| L12B | O | Strahlentherapie bei Krankheiten und Störungen der Harnorgane, mehr als ein Belegungstag, Bestrahlungen an weniger als 9 Tagen | 1,009 | 1,001 | | | 9,1 | 2 | 0,319 | 22 | 0,105 | 0,095 | | x | 0,8663 |
| L13A | O | Nieren-, Ureter- und große Harnblaseneingriffe bei Neubildung, Alter > 18 Jahre, ohne Kombinationseingriff, mit CC | 1,854 | 1,696 | | | 11,9 | 3 | 0,212 | 21 | 0,050 | 0,066 | | | 0,8410 |
| L13B | O | Nieren-, Ureter- und große Harnblaseneingriffe bei Neubildung, Alter > 18 Jahre, ohne Kombinationseingriff, ohne CC, mit bestimmtem Eingriff | 1,558 | 1,414 | | | 9,0 | 2 | 0,205 | 14 | 0,048 | 0,062 | | | 0,7939 |
| L13C | O | Nieren-, Ureter- und große Harnblaseneingriffe bei Neubildung, Alter > 18 Jahre, ohne Kombinationseingriff, ohne CC, ohne bestimmten Eingriff | 0,515 | 0,466 | | | 2,8 | 1 | 0,111 | 6 | 0,055 | 0,058 | | | 0,7459 |
| L16A | O | Implantation und Wechsel von Neurostimulatoren und Neurostimulationselektroden bei Krankheiten und Störungen der Harnorgane mit Implantation oder Wechsel eines Neurostimulators | 0,902 | 0,849 | | | 3,0 | 1 | 0,100 | 6 | 0,047 | 0,050 | | | 0,7320 |
| L16B | O | Implantation und Wechsel von Neurostimulatoren und Neurostimulationselektroden bei Krankheiten und Störungen der Harnorgane mit Implantation oder Wechsel eines permanenten Elektrodensystems | 1,315 | 1,250 | | | 2,7 | 1 | 0,094 | 6 | 0,049 | 0,051 | | | 0,7784 |
| L16C | O | Implantation und Wechsel von Neurostimulatoren und Neurostimulationselektroden bei Krankheiten und Störungen der Harnorgane mit Implantation oder Wechsel eines temporären Elektrodensystems | 1,019 | 0,987 | | | 2,7 | 1 | 0,113 | 6 | 0,059 | 0,061 | | | 0,7043 |
| L17A | O | Andere Eingriffe an der Urethra außer bei Para- / Tetraplegie, Alter < 16 Jahre | 0,474 | 0,416 | | | 3,3 | 1 | 0,090 | 7 | 0,061 | 0,047 | | | 1,2804 |
| L17B | O | Andere Eingriffe an der Urethra außer bei Para- / Tetraplegie, Alter > 15 Jahre | 0,325 | 0,297 | | | 2,7 | 1 | 0,109 | 6 | 0,041 | 0,043 | | | 0,9011 |
| L18A | O | Komplexe transurethrale, perkutan-transrenale und andere retroperitoneale Eingriffe mit äußerst schweren CC | 1,690 | 1,607 | | | 14,2 | 4 | 0,228 | 29 | 0,056 | 0,075 | | | 0,9673 |
| L18B | O | Komplexe transurethrale, perkutan-transrenale / andere retroperitoneale Eingriffe oh. ESWL, oh. äußerst schwere CC od. best. Eingriffe Niere od. transurethrale Eingriffe auß. Prostatares. u. kompl. Ureterorenoskop., b. Para-/Tetrapl., m. äuß. schw. CC | 0,927 | 0,845 | | | 5,5 | 1 | 0,521 | 12 | 0,051 | 0,062 | | | 0,7374 |
| L19Z | O | Transurethrale Eingriffe außer Prostataresektion und komplexe Ureterorenoskopien mit extrakorporaler Stoßwellenlithotripsie (ESWL), ohne äußerst schwere CC oder perkutane Thermoablation der Niere | 0,830 | 0,766 | | | 3,5 | 1 | 0,231 | 8 | 0,094 | 0,104 | | | 0,7347 |
| L20A | O | Transurethrale Eingriffe außer Prostataresektion und komplexe Ureterorenoskopien oder andere Eingriffe an der Urethra bei Para- / Tetraplegie oder mit ESWL bei Harnsteinen, mit äußerst schweren CC | 1,192 | 1,127 | | | 11,7 | 3 | 0,200 | 24 | 0,048 | 0,063 | | | 0,9059 |
| L20B | O | Transurethrale Eingr. auß. Prostatares. und kompl. Ureterorenoskop. ohne ESWL, mit kompl. Eingriff od. andere Eingriffe an der Urethra bei Para- / Tetraplegie od. mit ESWL bei Harnsteinen, oh. äußerst schwere CC oder Alter < 16 J. oder Alter > 89 J. | 0,524 | 0,480 | | | 3,1 | 1 | 0,127 | 6 | 0,056 | 0,060 | | | 0,7833 |
| L20C | O | Transurethrale Eingr. außer Prostatares. und kompl. Ureterorenoskop. ohne ESWL, ohne kompl. Eingriff od. andere Eingriffe an der Urethra außer bei Para- / Tetraplegie oder mit ESWL bei Harnsteinen, ohne äuß. schw. CC, Alter > 15 J. und Alter < 90 J. | 0,374 | 0,340 | | | 3,2 | 1 | 0,084 | 6 | 0,038 | 0,042 | | | 0,8387 |
| L37Z | O | Multiviszeraleingriff bei Krankheiten und Störungen der Harnorgane | 3,282 | 3,022 | | | 17,6 | 5 | 0,265 | 30 | 0,063 | 0,086 | | | 1,1106 |
| L40Z | A | Diagnostische Ureterorenoskopie | 0,473 | 0,432 | | | 3,2 | 1 | 0,111 | 7 | 0,051 | 0,055 | | | 0,7819 |
| L42A | A | Extrakorporale Stoßwellenlithotripsie (ESWL) bei Harnsteinen mit auxiliären Maßnahmen oder bei Para- / Tetraplegie | 0,607 | 0,575 | | | 3,0 | 1 | 0,213 | 7 | 0,096 | 0,103 | | | 0,6769 |
| L42B | A | Extrakorporale Stoßwellenlithotripsie (ESWL) bei Harnsteinen ohne auxiliäre Maßnahmen, außer bei Para- / Tetraplegie | 0,445 | 0,435 | | | 2,3 | 1 | 0,159 | 5 | 0,111 | 0,111 | | | 0,7401 |
| L60A | M | Niereninsuffizienz, mehr als ein Belegungstag, mit intensivmedizinischer Komplexbehandlung > 392 / 368 / - Aufwandspunkte oder mit Dialyse und akutem Nierenversagen und äußerst schweren CC oder mit Dialyse und komplizierenden Faktoren, Alter < 16 Jahre | 2,260 | 2,250 | | | 18,1 | 5 | 0,361 | 34 | 0,084 | 0,113 | | x | 1,4240 |
| L60B | M | Niereninsuffizienz, mehr als ein Belegungstag, mit Dialyse und komplizierenden Faktoren oder äußerst schweren CC, Alter > 15 Jahre | 1,398 | 1,390 | | | 12,3 | 3 | 0,330 | 25 | 0,075 | 0,099 | | x | 1,2166 |
| L60C | M | Niereninsuffizienz, mehr als ein Belegungstag, mit Dialyse oder äußerst schweren CC oder Alter < 18 Jahre mit schweren CC oder mit intensivmedizinischer Komplexbehandlung > 196 / 184 / - Aufwandspunkte | 0,931 | 0,926 | | | 10,7 | 3 | 0,218 | 23 | 0,057 | 0,074 | | x | 1,0773 |

| DRG | Partition | Bezeichnung [6] | Bewertungsrelation bei Belegoperateur | Bewertungsrelation bei Belegoperateur und Beleganästhesist | Bewertungsrelation bei Belegoperateur und Beleghebamme | Bewertungsrelation bei Belegoperateur, -anästhesist und -hebamme | Mittlere Verweildauer [1] | Untere Grenzverweildauer: Erster Tag mit Abschlag [2), 5)] | Untere Grenzverweildauer: Bewertungsrelation/Tag | Obere Grenzverweildauer: Erster Tag zus. Entgelt [3), 5)] | Obere Grenzverweildauer: Bewertungsrelation/Tag | Externe Verlegung Abschlag/Tag (Bewertungsrelation) | Verlegungsfallpauschale | Ausnahme von Wiederaufnahme [4)] | Pflegeerlös Bewertungsrelation/Tag |
|---|---|---|---|---|---|---|---|---|---|---|---|---|---|---|---|
| 1 | 2 | 3 | 4 | 5 | 6 | 7 | 8 | 9 | 10 | 11 | 12 | 13 | 14 | 15 | 16 |
| L60D | M | Niereninsuffizienz, mehr als ein Belegungstag, ohne Dialyse, ohne äußerst schwere CC, Alter > 17 Jahre oder ohne schwere CC, ohne intensivmedizinische Komplexbehandlung > 196 / 184 / - Aufwandspunkte | 0,489 | 0,488 | | | 6,9 | 1 | 0,233 | 15 | 0,047 | 0,059 | | x | 0,8328 |
| L62A | M | Neubildungen der Harnorgane mit äußerst schweren CC | 1,015 | 1,011 | | | 12,5 | 3 | 0,240 | 26 | 0,054 | 0,071 | | x | 1,1336 |
| L62B | M | Neubildungen der Harnorgane ohne äußerst schwere CC, Alter < 16 Jahre | 0,600 | 0,587 | | | 3,9 | 1 | 0,327 | 9 | 0,166 | 0,112 | | x | 1,9108 |
| L62C | M | Neubildungen der Harnorgane ohne äußerst schwere CC, Alter > 15 Jahre | 0,360 | 0,358 | | | 4,5 | 1 | 0,174 | 12 | 0,052 | 0,061 | | x | 0,9108 |
| L63C | M | Infektionen der Harnorgane mit äußerst schweren CC, ohne bestimmte hochaufwendige Behandlung, ohne Komplexbeh. bei multiresistenten Erregern, Alter > 5 Jahre oder ohne äußerst schwere CC, mit Komplexbeh. bei multiresistenten Erregern od. best. aufw. Beh. | 0,806 | 0,804 | | | 11,5 | 3 | 0,193 | 23 | 0,047 | 0,062 | | | 1,1095 |
| L63D | M | Infektionen der Harnorgane ohne äußerst schwere CC, ohne Komplexbehandlung bei multiresistenten Erregern, Alter < 3 Jahre oder bestimmte schwere Infektionen oder bestimmte mäßig aufwendige Behandlung | 0,404 | 0,404 | | | 6,3 | 1 | 0,220 | 13 | 0,044 | 0,055 | | | 1,2855 |
| L63E | M | Infektionen der Harnorgane oh. äuß. schwere CC, oh. bestimmte mäßig aufwendige / aufwendige / hochaufwendige Behandl., oh. Komplexbehandlung MRE, oh. best. schwere Infektionen, Alter > 2 J. und < 6 J. oder Alter < 18 J. mit schweren CC oder Alter > 89 J. | 0,379 | 0,379 | | | 5,6 | 1 | 0,214 | 12 | 0,046 | 0,056 | | | 1,0095 |
| L63F | M | Infektionen der Harnorgane ohne äußerst schwere CC, ohne bestimmte mäßig aufwendige / aufwendige / hochaufwendige Behandlung, ohne Komplexbeh. MRE, ohne best. schwere Infektionen, Alter > 5 und < 18 Jahre, ohne schwere CC od. Alter > 17 und < 90 Jahre | 0,227 | 0,227 | | | 3,9 | 1 | 0,094 | 8 | 0,040 | 0,046 | | | 0,7760 |
| L64A | M | Andere Erkrankungen der Harnorgane mit äußerst schweren oder schweren CC oder bestimmter Diagnose, mehr als ein Belegungstag oder Urethrozystoskopie, bei angeborener Fehlbildung oder Alter < 3 Jahre | 0,395 | 0,364 | | | 2,6 | 1 | 0,048 | 5 | 0,069 | 0,071 | | | 1,4671 |
| L64B | M | Andere Erkrankungen der Harnorgane mit äußerst schweren oder schweren CC oder bestimmter Diagnose, mehr als ein Belegungstag oder Urethrozystoskopie, außer bei angeborener Fehlbildung, Alter > 2 Jahre | 0,307 | 0,293 | | | 3,0 | 1 | 0,093 | 7 | 0,044 | 0,047 | | | 0,8776 |
| L64C | M | Andere Erkrankungen der Harnorgane ohne äußerst schwere oder schwere CC, ohne bestimmte Diagnose oder ein Belegungstag, Alter < 16 Jahre | 0,227 | 0,226 | | | 2,6 | 1 | 0,060 | 5 | 0,060 | 0,062 | | | 1,2142 |
| L64D | M | Andere Erkrankungen der Harnorgane ohne äußerst schwere oder schwere CC, ohne bestimmte Diagnose oder ein Belegungstag, Alter > 15 Jahre | 0,186 | 0,186 | | | 2,3 | 1 | 0,075 | 5 | 0,054 | 0,054 | | | 0,7644 |
| L68B | M | Andere mäßig schwere Erkrankungen der Harnorgane, Alter > 15 Jahre | 0,314 | 0,310 | | | 3,9 | 1 | 0,151 | 10 | 0,051 | 0,058 | | | 0,7757 |
| L69B | M | Andere schwere Erkrankungen der Harnorgane, mehr als ein Belegungstag, Alter > 15 Jahre | 0,626 | 0,624 | | | 8,2 | 2 | 0,198 | 19 | 0,051 | 0,065 | | | 0,6870 |
| L70B | M | Krankheiten und Störungen der Harnorgane, ein Belegungstag, Alter > 5 Jahre | 0,174 | 0,171 | | | 1,0 | | | | | | | | 1,1437 |
| L74Z | M | Bestimmte Krankheiten und Störungen der Harnorgane bei Para- / Tetraplegie | 0,404 | 0,399 | | | 4,3 | 1 | 0,246 | 11 | 0,060 | 0,070 | | | 1,1449 |
| **MDC 12 Krankheiten und Störungen der männlichen Geschlechtsorgane** | | | | | | | | | | | | | | | |
| M01A | O | Große Eingriffe an den Beckenorganen beim Mann mit äußerst schweren CC | 3,088 | 2,870 | | | 15,1 | 4 | 0,296 | 29 | 0,069 | 0,092 | | | 1,0054 |
| M01B | O | Große Eingriffe an den Beckenorganen beim Mann ohne äußerst schwere CC oder bestimmte Eingriffe an den Beckenorganen beim Mann mit äußerst schweren CC | 1,400 | 1,275 | | | 10,5 | 3 | 0,144 | 15 | 0,038 | 0,050 | | | 0,7321 |
| M02A | O | Transurethrale Prostataresektion oder bestimmte andere Operationen an der Prostata mit äußerst schweren CC | 1,417 | 1,326 | | | 12,6 | 3 | 0,223 | 26 | 0,049 | 0,065 | | | 0,8440 |
| M02B | O | Transurethrale Prostataresektion oder bestimmte andere Operationen an der Prostata ohne äußerst schwere CC | 0,518 | 0,466 | | | 4,7 | 1 | 0,115 | 9 | 0,034 | 0,040 | | | 0,7700 |
| M03A | O | Bestimmte Eingriffe am Penis, Alter < 6 Jahre oder aufwendige plastische Rekonstruktion des Penis, Alter < 18 Jahre oder totale Amputation des Penis oder Amputation des Penis mit bestimmter Lymphadenektomie | 1,006 | 0,878 | | | 5,6 | 1 | 0,165 | 13 | 0,059 | 0,050 | | | 1,3651 |
| M03B | O | Bestimmte Eingriffe am Penis, Alter > 5 J. oder aufwendige plastische Rekonstruktion des Penis, Alter > 17 J., ohne totale Amputation des Penis, ohne Amputation des Penis mit best. Lymphadenektomie, mit mäßig komplexen Eingriffen am Penis, Alter < 18 J. | 0,855 | 0,758 | | | 5,1 | 1 | 0,155 | 12 | 0,061 | 0,051 | | | 1,3105 |
| M03C | O | Mäßig komplexe Eingriffe am Penis, Alter > 17 Jahre, ohne bestimmte Eingriffe am Penis, ohne aufwendige plastische Rekonstruktion des Penis, ohne totale Amputation des Penis, ohne Amputation des Penis mit bestimmter Lymphadenektomie | 0,808 | 0,722 | | | 4,1 | 1 | 0,130 | 9 | 0,044 | 0,051 | | | 0,7185 |

# Fallpauschalen-Katalog und Pflegeerlöskatalog
## Teil b) Bewertungsrelationen bei Versorgung durch Belegabteilungen

| DRG | Partition | Bezeichnung [6] | Bewertungsrelation bei Belegoperateur | Bewertungsrelation bei Belegoperateur und Beleganästhesist | Bewertungsrelation bei Belegoperateur und Beleghebamme | Bewertungsrelation bei Belegoperateur, -anästhesist und -hebamme | Mittlere Verweildauer [1] | Untere Grenzverweildauer: Erster Tag mit Abschlag [2], [5] | Untere Grenzverweildauer: Bewertungsrelation/Tag | Obere Grenzverweildauer: Erster Tag zus. Entgelt [3], [5] | Obere Grenzverweildauer: Bewertungsrelation/Tag | Externe Verlegung Abschlag/Tag (Bewertungsrelation) | Verlegungsfallpauschale | Ausnahme von Wiederaufnahme [4] | Pflegeerlös Bewertungsrelation/Tag |
|---|---|---|---|---|---|---|---|---|---|---|---|---|---|---|---|
| 1 | 2 | 3 | 4 | 5 | 6 | 7 | 8 | 9 | 10 | 11 | 12 | 13 | 14 | 15 | 16 |
| M04A | O | Eingriffe am Hoden oder bestimmte Eingriffe an Urethra und Prostata bei bösartiger Neubildung mit äußerst schweren CC oder bei Fournier-Gangrän oder bestimmte radikale Prostatovesikulektomien oder bestimmte Lymphadenektomie | 1,684 | 1,547 | | | 10,7 | 3 | 0,180 | 22 | 0,047 | 0,062 | | | 0,8470 |
| M04B | O | Eingriffe am Hoden mit bestimmtem Eingriff bei Orchitis mit Abszess oder bösartiger Neubildung oder bestimmte Eingriffe am Hoden oder bestimmte Eingriffe an Urethra und Prostata bei bösartiger Neubildung | 0,720 | 0,650 | | | 3,5 | 1 | 0,160 | 9 | 0,066 | 0,074 | | | 0,7735 |
| M04C | O | Eingriffe am Hoden mit mäßig komplexem Eingriff, Alter < 3 Jahre oder mit schweren CC oder beidseitigem Hodenhochstand, Alter < 14 Jahre | 0,568 | 0,483 | | | 2,3 | 1 | 0,080 | 5 | 0,049 | 0,048 | | | 1,4841 |
| M04D | O | Eingriffe am Hoden ohne äußerst schwere CC, ohne bestimmten Eingriff, ohne mäßig komplexen Eingriff oder Alter > 2 Jahre, ohne schwere CC oder ohne beidseitigen Hodenhochstand oder Alter > 13 Jahre | 0,371 | 0,327 | | | 2,5 | 1 | 0,059 | 5 | 0,036 | 0,037 | | | 0,8382 |
| M05A | O | Zirkumzision oder bestimmte andere Eingriffe am Penis oder bestimmte großflächige Ablationen der Haut | 0,459 | 0,412 | | | 3,0 | 1 | 0,129 | 7 | 0,049 | 0,052 | | | 0,9250 |
| M05B | O | Zirkumzision, andere Eingriffe am Penis oder großflächige Ablationen der Haut, ohne Zirkumzision, ohne bestimmte andere Eingriffe am Penis, ohne bestimmte großflächige Ablationen der Haut | 0,377 | 0,335 | | | 2,4 | 1 | 0,092 | 5 | 0,051 | 0,051 | | | 0,8696 |
| M06Z | O | Andere OR-Prozeduren an den männlichen Geschlechtsorganen oder Stanzbiopsie an der Prostata, ein Belegungstag | 0,768 | 0,757 | | | 3,4 | 1 | 0,422 | 7 | 0,147 | 0,162 | | | 0,8710 |
| M07Z | O | Brachytherapie bei Krankheiten und Störungen der männlichen Geschlechtsorgane, Implantation von > 10 Seeds | 1,755 | 1,671 | | | 2,3 | 1 | 0,226 | 4 | 0,129 | 0,129 | | x | 0,9696 |
| M09A | O | OR-Prozeduren an den männlichen Geschlechtsorganen bei bösartiger Neubildung mit äußerst schweren CC oder bestimmte Eingriffe an den Beckenorganen beim Mann ohne äußerst schwere CC oder BNB des Penis | 1,250 | 1,147 | | | 10,2 | 2 | 0,212 | 18 | 0,043 | 0,057 | | | 0,7379 |
| M09B | O | OR-Prozeduren an den männlichen Geschlechtsorganen bei bösartiger Neubildung, ohne äußerst schwere CC, ohne BNB des Penis | 0,802 | 0,736 | | | 5,0 | 1 | 0,530 | 11 | 0,052 | 0,062 | | | 0,7373 |
| M10A | O | Strahlentherapie bei Krankheiten und Störungen der männlichen Geschlechtsorgane, mehr als ein Belegungstag, Bestrahlungen an mindestens 8 Tagen | 3,064 | 3,048 | | | 25,6 | 8 | 0,323 | 44 | 0,115 | 0,109 | | x | 0,8686 |
| M10B | O | Radioligandentherapie mit Lutetium-177-PSMA-Liganden | 1,613 | 1,613 | | | 2,6 | 1 | 0,839 | 5 | 0,452 | 0,466 | | | 1,4065 |
| M10C | O | Strahlentherapie bei Krankheiten und Störungen der männlichen Geschlechtsorgane, mehr als ein Belegungstag, Bestrahlungen an weniger als 8 Tagen oder interstitielle Brachytherapie | 0,933 | 0,884 | | | 3,8 | 1 | 0,149 | 11 | 0,095 | 0,107 | | x | 0,8398 |
| M11Z | O | Transurethrale Laserdestruktion und -resektion der Prostata | 0,768 | 0,697 | | | 4,7 | 1 | 0,161 | 9 | 0,048 | 0,057 | | | 0,7459 |
| M60A | M | Bösartige Neubildungen der männlichen Geschlechtsorgane, mehr als ein Belegungstag, Alter < 11 Jahre oder mit äußerst schweren CC | 1,101 | 1,096 | | | 13,2 | 3 | 0,260 | 27 | 0,055 | 0,073 | | x | 1,1165 |
| M60B | M | Bösartige Neubildungen der männlichen Geschlechtsorgane, ein Belegungstag oder Alter > 10 Jahre, ohne äußerst schwere CC, mit hochgradig komplexer Chemotherapie | 0,520 | 0,517 | | | 6,4 | 1 | 0,254 | 11 | 0,056 | 0,069 | | x | 0,8078 |
| M60C | M | Bösartige Neubildungen der männlichen Geschlechtsorgane, ein Belegungstag oder Alter > 10 Jahre, ohne äußerst schwere CC, ohne hochgradig komplexer Chemotherapie | 0,331 | 0,309 | | | 3,6 | 1 | 0,099 | 9 | 0,039 | 0,043 | | x | 0,8818 |
| M61Z | M | Benigne Prostatahyperplasie | 0,345 | 0,332 | | | 3,5 | 1 | 0,008 | 8 | 0,053 | 0,058 | | | 0,7834 |
| M62Z | M | Infektion / Entzündung der männlichen Geschlechtsorgane | 0,264 | 0,263 | | | 5,0 | 1 | 0,125 | 10 | 0,035 | 0,042 | | | 0,7068 |
| M64Z | M | Andere Krankheiten der männlichen Geschlechtsorgane und Sterilisation beim Mann | 0,299 | 0,290 | | | 3,6 | 1 | 0,122 | 7 | 0,048 | 0,054 | | | 0,8587 |
| **MDC 13 Krankheiten und Störungen der weiblichen Geschlechtsorgane** | | | | | | | | | | | | | | | |
| N01C | O | Beckeneviszeration bei der Frau und komplexe Vulvektomie oder bestimmte Lymphadenektomie mit schweren CC | 2,736 | 2,513 | | | 12,5 | 3 | 0,331 | 23 | 0,074 | 0,098 | | | 1,0802 |
| N01D | O | Beckeneviszeration bei der Frau und komplexe Vulvektomie oder bestimmte Lymphadenektomie ohne äußerst schwere oder schwere CC | 2,173 | 1,979 | | | 9,2 | 2 | 0,306 | 17 | 0,070 | 0,090 | | | 0,9654 |
| N02B | O | Eingriffe an Uterus und Adnexen oder best. Hernien und große operat. Eingriffe an Vagina, Zervix und Vulva bei BNB, ohne äuß. schw. CC, mit best. Eingriff an Darm od. Ureter oder Rekonstruktion von Vagina u. Vulva od. Vulvektomie mit Lymphadenektomie | 1,686 | 1,545 | | | 9,8 | 2 | 0,255 | 19 | 0,055 | 0,071 | | | 0,9799 |

## Teil b) Bewertungsrelationen bei Versorgung durch Belegabteilungen

| DRG | Partition | Bezeichnung [6] | Bewertungsrelation bei Belegoperateur | Bewertungsrelation bei Belegoperateur und Beleganästhesist | Bewertungsrelation bei Belegoperateur und Beleghebamme | Bewertungsrelation bei Belegoperateur, -anästhesist und -hebamme | Mittlere Verweildauer [1] | Untere Grenzverweildauer: Erster Tag mit Abschlag [2], [5] | Untere Grenzverweildauer: Bewertungsrelation/Tag | Obere Grenzverweildauer: Erster Tag zus. Entgelt [3], [5] | Obere Grenzverweildauer: Bewertungsrelation/Tag | Externe Verlegung Abschlag/Tag (Bewertungsrelation) | Verlegungsfallpauschale | Ausnahme von Wiederaufnahme [4] | Pflegeerlös Bewertungsrelation/Tag |
|---|---|---|---|---|---|---|---|---|---|---|---|---|---|---|---|
| 1 | 2 | 3 | 4 | 5 | 6 | 7 | 8 | 9 | 10 | 11 | 12 | 13 | 14 | 15 | 16 |
| N02C | O | Eingriffe an Uterus und Adnexen oder bestimmten Hernien und große operative Eingriffe an Vagina, Zervix und Vulva bei bösartiger Neubildung, ohne äußerst schwere CC, mit mäßig komplexem Eingriff | 1,252 | 1,136 | | | 6,3 | 1 | 0,702 | 15 | 0,061 | 0,075 | | | 0,8858 |
| N02D | O | Eingriffe an Uterus und Adnexen oder bestimmten Hernien und große operative Eingriffe an Vagina, Zervix und Vulva bei bösartiger Neubildung, ohne äußerst schwere CC, ohne mäßig komplexen Eingriff | 0,953 | 0,860 | | | 4,4 | 1 | 0,409 | 9 | 0,059 | 0,069 | | | 0,8183 |
| N04Z | O | Hysterektomie außer bei bösartiger Neubildung, mit äußerst schweren oder schweren CC oder mit komplexem Eingriff | 1,414 | 1,285 | | | 8,2 | 2 | 0,204 | 19 | 0,052 | 0,067 | | | 0,9189 |
| N05A | O | Ovariektomien und komplexe Eingriffe an den Tubae uterinae außer bei bösartiger Neubildung, mit äußerst schweren oder schweren CC | 1,498 | 1,374 | | | 9,3 | 2 | 0,249 | 22 | 0,056 | 0,072 | | | 0,9793 |
| N05B | O | Ovariektomien und komplexe Eingriffe an den Tubae uterinae außer bei bösartiger Neubildung, ohne äußerst schwere oder schwere CC, Alter > 15 Jahre | 0,638 | 0,570 | | | 3,0 | 1 | 0,146 | 7 | 0,054 | 0,058 | | | 0,9035 |
| N06Z | O | Komplexe rekonstruktive Eingriffe an den weiblichen Geschlechtsorganen oder bestimmte Embolisation an viszeralen und anderen abdominalen Gefäßen außer bei bösartiger Neubildung | 0,856 | 0,782 | | | 4,7 | 1 | 0,151 | 9 | 0,045 | 0,053 | | | 0,7787 |
| N07A | O | Andere Eingriffe an Uterus und Adnexen oder bestimmten Hernien außer bei bösartiger Neubildung, mit komplexer Diagnose oder bestimmte Eingriffe am Uterus oder kleine rekonstruktive Eingriffe an den weiblichen Geschlechtsorganen, mit bestimmtem Eingriff | 0,540 | 0,492 | | | 4,6 | 1 | 0,130 | 9 | 0,035 | 0,041 | | | 0,8064 |
| N07B | O | Andere Eingriffe an Uterus und Adnexen oder bestimmten Hernien außer bei bösartiger Neubildung, mit komplexer Diagnose oder bestimmte Eingriffe am Uterus oder kleine rekonstruktive Eingriffe an den weiblichen Geschlechtsorganen, ohne bestimmten Eingriff | 0,516 | 0,466 | | | 4,4 | 1 | 0,123 | 9 | 0,039 | 0,046 | | | 0,7974 |
| N08Z | O | Endoskopische Eingriffe an den weiblichen Geschlechtsorganen | 0,665 | 0,595 | | | 3,1 | 1 | 0,172 | 7 | 0,053 | 0,057 | | | 0,8787 |
| N09B | O | Andere Eingriffe an Vagina, Zervix und Vulva, kleine Eingriffe an Blase, Uterus, Bauchwand und Peritoneum | 0,459 | 0,417 | | | 2,8 | 1 | 0,120 | 6 | 0,058 | 0,061 | | | 1,0118 |
| N10Z | O | Diagnostische Kürettage, Hysteroskopie, Sterilisation, Pertubation und kleine Eingriffe an Vagina und Vulva | 0,400 | 0,366 | | | 2,5 | 1 | 0,116 | 5 | 0,063 | 0,064 | | | 1,0726 |
| N11B | O | Andere OR-Prozeduren an den weiblichen Geschlechtsorganen, ohne bestimmten Eingriff, ohne komplexe Diagnose oder äußerst schwere CC | 0,899 | 0,862 | | | 8,7 | 2 | 0,221 | 19 | 0,053 | 0,068 | | | 0,8264 |
| N13A | O | Große Eingriffe an Vagina, Zervix und Vulva auß. bei BNB oder kl. Eingriffe an Vagina/Douglasraum oder best. Eingriff an der Harnblase, Alter > 80 Jahre od. äuß. schw. od. schw. CC od. best. Embolisation an viszeralen und and. abdominalen Gefäßen bei BNB | 1,086 | 1,015 | | | 7,1 | 1 | 0,320 | 16 | 0,063 | 0,079 | | | 0,9115 |
| N13B | O | Große Eingr. an Vagina, Zervix u. Vulva auß. bei BNB od. kl. Eingriffe an Vagina/Douglasraum od. best. Eingr. an der Harnblase, Alter < 81 Jahre, ohne äuß. schw. od. schw. CC, mit aufwend. Eingr., ohne best. Embol. an visz. u. and. abdom. Gefäßen bei BNB | 0,718 | 0,647 | | | 3,8 | 1 | 0,299 | 9 | 0,053 | 0,060 | | | 0,8909 |
| N13C | O | Große Eingriffe an Vagina, Zervix und Vulva außer bei bösartiger Neubildung oder kleine Eingriffe an Vagina und Douglasraum oder bestimmter Eingriff an der Harnblase, Alter < 81 Jahre, ohne äußerst schwere oder schwere CC, ohne aufwendigen Eingriff | 0,527 | 0,476 | | | 3,1 | 1 | 0,150 | 6 | 0,059 | 0,064 | | | 0,8981 |
| N14Z | O | Hysterektomie auß. bei BNB m. Beckenbodenpl. od. Brachytherapie b. Krankh./Stör. weibl. Geschlechtsorg., > 1 BT, m. äuß. schw. CC od. Ovariektomie u. kompl. Eingriffe an den Tubae uterinae auß. bei BNB, ohne äuß. schwere od. schwere CC, Alter < 16 Jahre | 0,696 | 0,628 | | | 5,9 | 1 | 0,132 | 11 | 0,031 | 0,038 | | | 0,7948 |
| N15Z | O | Strahlentherapie bei Krankheiten und Störungen der weiblichen Geschlechtsorgane, Bestrahlungen an mindestens 9 Tagen | 2,804 | 2,792 | | | 25,6 | 8 | 0,299 | 44 | 0,105 | 0,101 | | x | 0,8409 |
| N16A | O | Strahlentherapie bei Krankheiten und Störungen der weiblichen Geschlechtsorgane, mehr als ein Belegungstag, Bestrahlungen an mindestens 5 Tagen | 1,050 | 1,045 | | | 8,3 | 2 | 0,337 | 18 | 0,122 | 0,109 | | x | 0,7975 |
| N16B | O | Strahlentherapie bei Krankheiten und Störungen der weiblichen Geschlechtsorgane, mehr als ein Belegungstag, Bestrahlungen an weniger als 5 Tagen oder Brachytherapie | 0,572 | 0,562 | | | 3,4 | 1 | 0,256 | 8 | 0,150 | 0,116 | | x | 0,8259 |
| N21A | O | Hysterektomie außer bei bösartiger Neubildung, ohne äuß. schw. oder schw. CC, ohne komplexen Eingriff, ohne Beckenbodenplastik oder subtotale und andere Hysterektomie bei bösartiger Neubildung oder komplexe Myomenukleation, mit aufwendigem Eingriff | 0,741 | 0,671 | | | 5,7 | 1 | 0,138 | 10 | 0,034 | 0,041 | | | 0,8198 |
| N21B | O | Hysterektomie außer bei bösartiger Neubildung, ohne äuß. schw. oder schw. CC, ohne komplexen Eingriff, ohne Beckenbodenplastik oder subtotale und andere Hysterektomie bei bösartiger Neubildung oder komplexe Myomenukleation, ohne aufwendigen Eingriff | 0,762 | 0,682 | | | 3,5 | 1 | 0,188 | 7 | 0,047 | 0,053 | | | 0,8778 |

# Fallpauschalen-Katalog und Pflegeerlöskatalog

## Teil b) Bewertungsrelationen bei Versorgung durch Belegabteilungen

| DRG | Partition | Bezeichnung [6] | Bewertungsrelation bei Belegoperateur | Bewertungsrelation bei Belegoperateur und Beleganästhesist | Bewertungsrelation bei Belegoperateur und Beleghebamme | Bewertungsrelation bei Belegoperateur, -anästhesist und -hebamme | Mittlere Verweildauer [1] | Untere Grenzverweildauer: Erster Tag mit Abschlag [2), 5)] | Untere Grenzverweildauer: Bewertungsrelation/Tag | Obere Grenzverweildauer: Erster Tag zus. Entgelt [3), 5)] | Obere Grenzverweildauer: Bewertungsrelation/Tag | Externe Verlegung Abschlag/Tag (Bewertungsrelation) | Verlegungsfallpauschale | Ausnahme von Wiederaufnahme [4)] | Pflegeerlös Bewertungsrelation/Tag |
|---|---|---|---|---|---|---|---|---|---|---|---|---|---|---|---|
| 1 | 2 | 3 | 4 | 5 | 6 | 7 | 8 | 9 | 10 | 11 | 12 | 13 | 14 | 15 | 16 |
| N23Z | O | Andere rekonstruktive Eingriffe an den weiblichen Geschlechtsorganen oder andere Myomenukleation | 0,859 | 0,769 | | | 3,6 | 1 | 0,266 | 7 | 0,049 | 0,054 | | | 0,9168 |
| N25Z | O | Andere Eingriffe an Uterus und Adnexen oder bestimmten Hernien außer bei bösartiger Neubildung, ohne komplexe Diagnose oder andere kleine Eingriffe an den weiblichen Geschlechtsorganen | 0,489 | 0,442 | | | 2,9 | 1 | 0,112 | 6 | 0,042 | 0,045 | | | 0,9114 |
| N34Z | O | Große Eingriffe an Darm oder Harnblase bei Krankheiten und Störungen der weiblichen Geschlechtsorgane | 3,120 | 2,877 | | | 13,4 | 3 | 0,370 | 27 | 0,077 | 0,103 | | | 1,1655 |
| N60A | M | Bösartige Neubildung der weiblichen Geschlechtsorgane, mehr als ein Belegungstag, Alter < 19 Jahre oder äußerst schwere CC | 1,025 | 1,019 | | | 12,8 | 3 | 0,241 | 27 | 0,053 | 0,070 | | x | 1,1140 |
| N60B | M | Bösartige Neubildung der weiblichen Geschlechtsorgane, ein Belegungstag oder Alter > 18 Jahre, ohne äußerst schwere CC | 0,454 | 0,451 | | | 5,3 | 1 | 0,252 | 13 | 0,055 | 0,066 | | x | 0,9549 |
| N61Z | M | Infektion und Entzündung der weiblichen Geschlechtsorgane | 0,289 | 0,285 | | | 4,1 | 1 | 0,082 | 9 | 0,046 | 0,052 | | | 0,7574 |
| N62A | M | Menstruationsstörungen und andere Erkrankungen der weiblichen Geschlechtsorgane mit komplexer Diagnose oder Alter < 16 Jahre | 0,286 | 0,281 | | | 3,3 | 1 | 0,113 | 7 | 0,053 | 0,058 | | | 0,8988 |
| N62B | M | Menstruationsstörungen und andere Erkrankungen der weiblichen Geschlechtsorgane ohne komplexe Diagnose, Alter > 15 Jahre | 0,216 | 0,216 | | | 2,6 | 1 | 0,085 | 5 | 0,057 | 0,058 | | | 0,8348 |
| **MDC 14 Schwangerschaft, Geburt und Wochenbett** | | | | | | | | | | | | | | | |
| O01B | O | Sectio caesarea, Schwangerschaftsd. bis 25 vollend. W. (SSW), m. mehr. kompliz. Diag., m. intraut. Ther. od. kompliz. Konstell. od. Mehrlingsschw. od. bis 33 SSW od. m. kompl. Diag., m. od. oh. kompliz. Diag. m. best. Eingriff b. Sectio od. äuß. schw. CC | 1,924 | 1,843 | 1,750 | 1,669 | 20,2 | 6 | 0,169 | 38 | 0,059 | 0,056 | | x | 0,7604 |
| O01C | O | Sectio caesarea mit mehreren kompliz. Diag., Schwangerschaftsdauer 26 bis 33 SSW, oh. best. kompliz. Faktoren od. mit kompliz. Diag., bis 25 SSW od. mit Tamponade einer Blutung od. Thromboembolie in Gestationsperiode m. OR-Proz., oh. äuß. schw. CC | 1,168 | 1,111 | 1,021 | 0,965 | 12,3 | 3 | 0,155 | 27 | 0,061 | 0,047 | | x | 0,7026 |
| O01D | O | Sekundäre Sectio caesarea m. mehrer. kompliz. Diagn., Schwangerschaftsdauer > 33 vollendete Wochen (SSW), oh. intraut. Ther., oh. kompliz. Konst., ohne Mehrlingsschw. od. bis 33 SSW od. m. kompl. Diag., mit oc. ohne kompliz. Diag., oh. äuß. schw. CC | 0,919 | 0,861 | 0,736 | 0,679 | 6,1 | 1 | 0,152 | 12 | 0,035 | 0,043 | | x | 0,6791 |
| O01E | O | Sekundäre Sectio caesarea mit komplizierender Diagnose, Schwangerschaftsdauer mehr als 33 vollendete Wochen (SSW), ohne komplexe Diagnose | 0,700 | 0,664 | 0,542 | 0,506 | 5,7 | 1 | 0,128 | 10 | 0,031 | 0,038 | | x | 0,6937 |
| O01F | O | Primäre Sectio caesarea ohne äuß. schwere CC, mit komplizierender oder komplexer Diagnose oder Schwangerschaftsdauer bis 33 vollendete Wochen (SSW) oder sekundäre Sectio caesarea, ohne komplizierende oder komplexe Diagnose, SSW > 33 vollendete Wochen | 0,651 | 0,612 | 0,517 | 0,477 | 5,0 | 1 | 0,111 | 8 | 0,031 | 0,037 | | x | 0,8050 |
| O01G | O | Primäre Sectio caesarea mit komplizierender Diagnose, Schwangerschaftsdauer mehr als 33 vollendete Wochen (SSW), ohne komplexe Diagnose | 0,654 | 0,599 | 0,572 | 0,517 | 4,8 | 1 | 0,114 | 9 | 0,034 | 0,040 | | x | 0,7366 |
| O01H | O | Primäre Sectio caesarea ohne komplizierende Diagnose, Schwangerschaftsdauer mehr als 33 vollendete Wochen (SSW), ohne komplexe Diagnose | 0,567 | 0,522 | 0,488 | 0,444 | 4,5 | 1 | 0,098 | 8 | 0,030 | 0,036 | | x | 0,8243 |
| O02A | O | Vaginale Entbindung mit komplizierender OR-Prozedur, Schwangerschaftsdauer bis 33 vollendete Wochen oder mit intrauteriner Therapie oder komplizierende Konstellation oder bestimmtem Eingriff oder komplizierender Diagnose oder mit äußerst schweren CC | 0,986 | 0,933 | 0,818 | 0,765 | 6,7 | 1 | 0,481 | 16 | 0,045 | 0,056 | | x | 0,7941 |
| O02B | O | Vaginale Entbindung mit komplizierender OR-Prozedur, Schwangerschaftsdauer mehr als 33 vollendete Wochen, ohne intrauterine Therapie, ohne komplizierende Konstellation, ohne bestimmten Eingriff, ohne komplizierende Diagnose, ohne äußerst schwere CC | 0,629 | 0,598 | 0,459 | 0,429 | 4,0 | 1 | 0,183 | 8 | 0,036 | 0,042 | | x | 0,6718 |
| O03Z | O | Eingriffe bei Extrauteringravidität | 0,562 | 0,501 | 0,559 | 0,499 | 2,8 | 1 | 0,108 | 6 | 0,052 | 0,055 | | x | 0,6815 |
| O04A | O | Stationäre Aufnahme nach Entbindung oder Abort mit OR-Prozedur oder bestimmtem Eingriff an der Mamma mit komplexem Eingriff | 1,045 | 0,953 | 1,039 | 0,947 | 6,2 | 1 | 0,240 | 15 | 0,054 | 0,067 | | x | 0,9359 |
| O04B | O | Stationäre Aufnahme nach Entbindung oder Abort mit OR-Prozedur oder bestimmtem Eingriff an der Mamma, ohne komplexen Eingriff | 0,489 | 0,447 | 0,480 | 0,438 | 3,7 | 1 | 0,209 | 9 | 0,048 | 0,054 | | x | 0,8376 |
| O04C | O | Stationäre Aufnahme nach Entbindung mit kleinem Eingriff an Uterus, Vagina, Perianalregion und Bauchwand oder Abort mit Dilatation und Kürettage, Aspirationskürettage oder Hysterotomie oder bestimmte Amnionpunktion | 0,376 | 0,343 | 0,365 | 0,333 | 2,5 | 1 | 0,105 | 6 | 0,056 | 0,057 | | x | 0,9478 |
| O05B | O | Cerclage und Muttermundverschluss oder komplexe OR-Prozedur oder bestimmte intrauterine Operation am Feten, mehr als ein Belegungstag | 0,634 | 0,589 | 0,599 | 0,555 | 7,1 | 1 | 0,175 | 18 | 0,035 | 0,043 | | x | 0,6978 |

## Teil b) Bewertungsrelationen bei Versorgung durch Belegabteilungen

| DRG | Partition | Bezeichnung [6] | Bewertungsrelation bei Belegoperateur | Bewertungsrelation bei Belegoperateur und Beleganästhesist | Bewertungsrelation bei Belegoperateur und Beleghebamme | Bewertungsrelation bei Belegoperateur, -anästhesist und -hebamme | Mittlere Verweildauer [1] | Untere Grenzverweildauer: Erster Tag mit Abschlag [2], [5] | Untere Grenzverweildauer: Bewertungsrelation/Tag | Obere Grenzverweildauer: Erster Tag zus. Entgelt [3], [5] | Obere Grenzverweildauer: Bewertungsrelation/Tag | Externe Verlegung Abschlag/Tag (Bewertungsrelation) | Verlegungsfallpauschale | Ausnahme von Wiederaufnahme [4] | Pflegeerlös Bewertungsrelation/Tag |
|---|---|---|---|---|---|---|---|---|---|---|---|---|---|---|---|
| 1 | 2 | 3 | 4 | 5 | 6 | 7 | 8 | 9 | 10 | 11 | 12 | 13 | 14 | 15 | 16 |
| O05C | O | Bestimmte OR-Prozeduren in der Schwangerschaft, ein Belegungstag oder ohne Cerclage, ohne Muttermundverschluss, ohne komplexe OR-Prozedur, ohne bestimmte intrauterine Operation am Feten, mit fetoskopischer Hochfrequenzablation von Gefäßen | 0,638 | 0,584 | 0,613 | 0,560 | 4,1 | 1 | 0,291 | 9 | 0,047 | 0,054 | | x | 0,8060 |
| O05D | O | Bestimmte OR-Prozeduren in der Schwangerschaft, ein Belegungstag oder ohne Cerclage, Muttermundverschluss, komplexe OR-Prozedur und bestimmte intrauterine Operation am Feten, mit wenig aufwendigem Eingriff oder intrauterine Therapie des Feten | 0,444 | 0,414 | 0,430 | 0,400 | 3,6 | 1 | 0,154 | 9 | 0,048 | 0,054 | | x | 0,7954 |
| O60B | M | Vaginale Entbindung mit mehr. territorial kompliz. Diag., mind. eine schwer, > 33 vollend. SSW, ohne kompliz. Konstell. od. Tamp. einer Blutung od. Thromboemb. während der Gestationsp. oh. OR-Proz. od. schwere od. mäßig schwere kompliz. Diag. bis 33 vollend. SSW | 0,552 | 0,540 | 0,388 | 0,376 | 4,5 | 1 | 0,171 | 9 | 0,034 | 0,040 | | x | 0,6449 |
| O60C | M | Vaginale Entbindung mit schwerer oder mäßig schwerer komplizierender Diagnose oder Schwangerschaftsdauer bis 33 vollendete Wochen | 0,408 | 0,408 | 0,261 | 0,261 | 3,7 | 1 | 0,085 | 7 | 0,032 | 0,036 | | x | 0,6528 |
| O60D | M | Vaginale Entbindung ohne komplizierende Diagnose, Schwangerschaftsdauer mehr als 33 vollendete Wochen | 0,360 | 0,360 | 0,233 | 0,233 | 3,0 | 1 | 0,014 | 6 | 0,034 | 0,037 | | x | 0,7490 |
| O61Z | M | Stationäre Aufnahme nach Entbindung oder Abort ohne OR-Prozedur, ohne bestimmten Eingriff an der Mamma | 0,229 | 0,228 | 0,221 | 0,219 | 3,6 | 1 | 0,095 | 7 | 0,040 | 0,045 | | x | 0,7365 |
| O63Z | M | Abort ohne Dilatation und Kürettage, Aspirationskürettage oder Hysterotomie | 0,197 | 0,196 | 0,191 | 0,190 | 2,5 | 1 | 0,071 | 5 | 0,051 | 0,052 | | x | 0,8095 |
| O65A | M | Andere vorgeburtliche stationäre Aufnahme mit äußerst schweren oder schweren CC oder komplexer Diagnose oder komplizierendem Eingriff oder ein Belegungstag | 0,320 | 0,319 | 0,286 | 0,285 | 4,5 | 1 | 0,188 | 11 | 0,038 | 0,045 | | x | 0,7443 |
| O65B | M | Andere vorgeburtliche stationäre Aufnahme ohne äußerst schwere oder schwere CC, ohne komplexe Diagnose, ohne komplizierenden Eingriff, mehr als ein Belegungstag | 0,192 | 0,192 | 0,187 | 0,187 | 3,5 | | | 9 | 0,036 | 0,040 | | x | 0,6571 |
| **MDC 15 Neugeborene** | | | | | | | | | | | | | | | |
| P60C | M | Neugeborenes, verlegt < 5 Tage nach Aufnahme ohne signifikante OR-Prozedur, nicht zuverlegt, ohne Beatmung > 24 Stunden (Mindestverweildauer 24 Stunden für das Krankenhaus, in dem die Geburt stattfindet) | 0,136 | 0,136 | | | 1,9 | | | | | | x | x | 0,9693 |
| P66C | M | Neugeborenes, Aufnahmegewicht 2000 - 2499 g ohne signifikante OR-Prozedur, ohne Beatmung > 95 Stunden, mit anderem Problem | 0,944 | 0,943 | | | 8,6 | 2 | 0,312 | 19 | 0,087 | 0,098 | | x | 1,9500 |
| P66D | M | Neugeborenes, Aufnahmegewicht 2000 - 2499 g ohne signifikante OR-Prozedur, ohne Beatmung > 95 Stunden, ohne Problem | 0,178 | 0,177 | | | 3,9 | 1 | 0,070 | 7 | 0,032 | 0,036 | | x | 0,7442 |
| P67B | M | Neugeborenes, Aufnahmegew. > 2499 g oh. sig. OR-Proz., mit schw. Prob., oh. Hypothermiebeh., oh. Krampfanfall mit best. diag. Maßnah., oh. Beatmung > 24 Std. od. mit anderem Prob., mehr als ein Belegungstag od. mit nicht sig. OR-Proz., neugeb. Mehrling | 0,552 | 0,550 | | | 4,7 | 1 | 0,414 | 11 | 0,115 | 0,095 | | x | 1,8653 |
| P67C | M | Neugeborenes, Aufnahmegew. > 2499 g oh. sig. OR-Proz., oh. Beatmung > 95 Std., ohne schw. Prob., oh. Hypothermiebeh., oh. Krampfanfall mit best. diag. Maßnah., mit anderem Prob., mehr als ein Belegungstag oder mit nicht sig. OR-Proz., neugeb. Einling | 0,218 | 0,218 | | | 4,6 | 1 | 0,108 | 8 | 0,033 | 0,039 | | x | 1,3984 |
| P67D | M | Neugeborenes, Aufnahmegewicht > 1999 g ohne OR-Prozedur, ohne Beatmung > 95 Stunden, ohne schweres Problem, ohne anderes Problem oder ein Belegungstag, mit bestimmter Prozedur oder best. Diagnose beim Neugeborenen oder neugeborener Mehrling | 0,202 | 0,202 | | | 4,7 | 1 | 0,011 | 8 | 0,030 | 0,035 | | x | 0,7129 |
| P67E | M | Neugeborener Einling, Aufnahmegewicht > 2499 g ohne OR-Prozedur, ohne Beatmung > 95 Stunden, ohne schweres Problem, ohne anderes Problem oder ein Belegungstag, ohne bestimmte Prozedur ohne bestimmte Diagnosen beim Neugeborenen | 0,128 | 0,128 | | | 3,5 | 1 | 0,084 | 7 | 0,025 | 0,028 | | x | 0,5753 |
| **MDC 16 Krankheiten des Blutes, der blutbildenden Organe und des Immunsystems** | | | | | | | | | | | | | | | |
| Q02C | O | Verschiedene OR-Prozeduren bei Krankheiten des Blutes, der blutbildenden Organe und des Immunsystems ohne äußerst schwere CC, Alter > 5 Jahre, ohne bestimmte Exzisionen und Resektionen Mediastinum oder Thymus | 0,877 | 0,811 | | | 5,8 | 1 | 0,487 | 16 | 0,058 | 0,070 | | | 0,7337 |
| Q03B | O | Kleine Eingriffe bei Krankheiten des Blutes, der blutbildenden Organe und des Immunsystems, Alter > 9 Jahre | 0,566 | 0,523 | | | 3,0 | 1 | 0,208 | 7 | 0,072 | 0,077 | | | 0,7224 |
| Q60C | M | Erkrankungen des retikuloendothelialen Systems, des Immunsystems und Gerinnungsstörungen mit komplexer Diagnose oder äußerst schweren oder schweren CC, ohne Milzverletzung, ohne Granulozytenstörung oder Alter > 15 Jahre | 0,495 | 0,494 | | | 6,0 | 1 | 0,288 | 14 | 0,056 | 0,068 | | | 0,8438 |
| Q60D | M | Erkrankungen des retikuloendothelialen Systems, des Immunsystems und Gerinnungsstörungen ohne komplexe Diagnose, ohne äußerst schwere oder schwere CC | 0,350 | 0,347 | | | 4,1 | 1 | 0,182 | 9 | 0,055 | 0,063 | | | 0,8827 |

# Fallpauschalen-Katalog und Pflegeerlöskatalog

## Teil b) Bewertungsrelationen bei Versorgung durch Belegabteilungen

| DRG | Partition | Bezeichnung [6] | Bewertungsrelation bei Belegoperateur | Bewertungsrelation bei Belegoperateur und Beleganästhesist | Bewertungsrelation bei Belegoperateur und Beleghebamme | Bewertungsrelation bei Belegoperateur, -anästhesist und -hebamme | Mittlere Verweildauer [1] | Untere Grenzverweildauer: Erster Tag mit Abschlag [2], [5] | Untere Grenzverweildauer: Bewertungsrelation/Tag | Obere Grenzverweildauer: Erster Tag zus. Entgelt [3], [5] | Obere Grenzverweildauer: Bewertungsrelation/Tag | Externe Verlegung Abschlag/Tag (Bewertungsrelation) | Verlegungsfallpauschale | Ausnahme von Wiederaufnahme [4] | Pflegeerlös Bewertungsrelation/Tag |
|---|---|---|---|---|---|---|---|---|---|---|---|---|---|---|---|
| 1 | 2 | 3 | 4 | 5 | 6 | 7 | 8 | 9 | 10 | 11 | 12 | 13 | 14 | 15 | 16 |
| Q61A | M | Andere Erkrankungen der Erythrozyten mit äußerst schweren CC | 1,013 | 1,012 | | | 12,3 | 3 | 0,231 | 25 | 0,052 | 0,069 | | | 0,9580 |
| Q61B | M | Andere Erkrankungen der Erythrozyten, ohne äußerst schwere CC | 0,471 | 0,471 | | | 4,8 | 1 | 0,289 | 11 | 0,056 | 0,066 | | | 0,7337 |
| Q62Z | M | Andere Anämie | 0,626 | 0,625 | | | 6,7 | 1 | 0,430 | 15 | 0,061 | 0,076 | | | 0,9272 |
| Q63B | M | Aplastische Anämie, Alter > 15 Jahre | 0,577 | 0,577 | | | 5,6 | 1 | 0,423 | 15 | 0,069 | 0,084 | | | 0,8487 |
| **MDC 17 Hämatologische und solide Neubildungen** | | | | | | | | | | | | | | | |
| R01D | O | Lymphom und Leukämie mit großen OR-Prozeduren, ohne äußerst schwere CC, ohne komplexe OR-Prozedur | 1,219 | 1,121 | | | 6,7 | 1 | 0,322 | 16 | 0,067 | 0,084 | | | 0,7369 |
| R04A | O | Andere hämatologische und solide Neubildungen mit bestimmter OR-Prozedur, mit äußerst schweren oder schweren CC | 1,866 | 1,780 | | | 14,5 | 4 | 0,263 | 30 | 0,064 | 0,085 | | | 0,8978 |
| R04B | O | Andere hämatologische und solide Neubildungen mit anderer OR-Prozedur, mit äußerst schweren oder schweren CC | 1,073 | 1,044 | | | 9,1 | 2 | 0,276 | 22 | 0,064 | 0,082 | | | 0,7231 |
| R06Z | O | Strahlentherapie bei hämatologischen und soliden Neubildungen, Bestrahlungen an mindestens 9 Tagen oder bei akuter myeloischer Leukämie, Alter > 18 Jahre, ohne äußerst schwere CC | 2,489 | 2,484 | | | 21,7 | 6 | 0,347 | 40 | 0,112 | 0,107 | | x | 0,8024 |
| R07B | O | Strahlentherapie bei hämatologischen und soliden Neubildungen, außer bei akuter myeloischer Leukämie, Alter > 18 Jahre, ohne äußerst schwere CC, Bestrahlungen an weniger als 7 Tagen | 0,772 | 0,771 | | | 5,8 | 1 | 0,377 | 14 | 0,130 | 0,111 | | x | 0,8353 |
| R11A | O | Lymphom und Leukämie mit bestimmter OR-Prozedur, mit schweren CC oder mit anderen OR-Prozeduren, mit äußerst schweren CC, Alter > 15 Jahre | 1,818 | 1,764 | | | 14,8 | 4 | 0,286 | 30 | 0,068 | 0,090 | | | 0,8265 |
| R11B | O | Lymphom und Leukämie mit bestimmter OR-Prozedur, ohne äußerst schwere oder schwere CC oder mit anderen OR-Prozeduren, mit schweren CC | 0,843 | 0,790 | | | 4,3 | 1 | 0,404 | 13 | 0,086 | 0,100 | | | 0,7279 |
| R11C | O | Lymphom und Leukämie mit anderen OR-Prozeduren ohne äußerst schwere oder schwere CC | 0,654 | 0,614 | | | 3,1 | 1 | 0,253 | 9 | 0,098 | 0,106 | | | 0,7237 |
| R12B | O | Andere hämatologische und solide Neubildungen mit großen OR-Prozeduren ohne äußerst schwere CC, ohne komplexen Eingriff, mit komplexer OR-Prozedur | 1,561 | 1,409 | | | 6,5 | 1 | 0,313 | 15 | 0,125 | 0,083 | | | 0,8506 |
| R12C | O | Andere hämatologische und solide Neubildungen mit großen OR-Prozeduren ohne äußerst schwere CC, ohne komplexen Eingriff, ohne komplexe OR-Prozedur | 1,067 | 0,958 | | | 4,7 | 1 | 0,219 | 12 | 0,101 | 0,077 | | | 0,7691 |
| R13A | O | Andere hämatologische und solide Neubildungen mit bestimmter OR-Prozedur, ohne äußerst schwere oder schwere CC, mit komplexer OR-Prozedur oder komplizierender Konstellation | 0,996 | 0,908 | | | 5,4 | 1 | 0,235 | 11 | 0,118 | 0,073 | | | 0,7436 |
| R13B | O | Andere hämatologische und solide Neubildungen mit bestimmter OR-Prozedur, ohne äußerst schwere oder schwere CC, ohne komplexe OR-Prozedur, ohne komplizierende Konstellation | 0,761 | 0,689 | | | 3,4 | 1 | 0,360 | 9 | 0,088 | 0,078 | | | 0,7531 |
| R14Z | O | Andere hämatologische und solide Neubildungen mit anderen OR-Prozeduren ohne äußerst schwere oder schwere CC oder Therapie mit offenen Nukliden bei hämatologischen und soliden Neubildungen, mehr als ein Belegungstag | 0,608 | 0,567 | | | 3,3 | 1 | 0,237 | 8 | 0,078 | 0,085 | | x | 0,7653 |
| R60D | M | Akute myeloische Leukämie mit intensiver Chemoth., ohne kompliz. Diagnose, ohne Dialyse, ohne Portimpl., oh. intensivmed. Komplexbeh. > 392 / 368 / - AufwP., oh. äuß. schwere CC, oh. kompl. Diagnostik b. Leukämie od. mit Dialyse od. äußerst schweren CC | 1,551 | 1,550 | | | 13,5 | 4 | 0,310 | 28 | 0,115 | 0,107 | | x | 1,0799 |
| R60E | M | Akute myeloische Leukämie mit mäßig komplexer Chemotherapie, ohne komplizierende Diagnose, ohne Dialyse, ohne Portimplantation, ohne äußerst schwere CC oder mit lokaler Chemotherapie oder mit Komplexbehandlung bei multiresistenten Erregern | 0,707 | 0,707 | | | 7,6 | 2 | 0,237 | 17 | 0,094 | 0,083 | | x | 0,9922 |
| R60F | M | Akute myeloische Leukämie ohne Chemotherapie, ohne Dialyse, ohne äußerst schwere CC, ohne Komplexbehandlung bei multiresistenten Erregern | 0,682 | 0,682 | | | 6,8 | 1 | 0,336 | 15 | 0,069 | 0,086 | | x | 0,8970 |
| R61A | M | Lymphom und nicht akute Leukämie mit Sepsis oder bestimmter komplizierender Konstellation oder mit Agranulozytose, intrakranieller Metastase oder Portimplantation, mit äuß. schw. CC, Alter > 15 Jahre, mit hochkompl. Chemotherapie oder schwersten CC | 3,082 | 3,070 | | | 24,3 | 7 | 0,375 | 42 | 0,123 | | x | x | 1,1715 |
| R61B | M | Lymphom und nicht akute Leukämie mit Sepsis oder anderer kompliz. Konstell. oder mit kompl. Diagnose oder Portimpl., mit äuß. schw. CC, Alter > 15 Jahre od. mit äuß. schw. CC od. Tumorlyse-Syndrom, mit kompl. Diagnostik bei Leukämie od. mit schwersten CC | 1,956 | 1,948 | | | 16,9 | 5 | 0,313 | 33 | 0,111 | | x | x | 1,0072 |
| R61C | M | Lymphom und nicht akute Leukämie ohne Sepsis, ohne komplizierende Konstellation, mit Agranulozytose oder Portimplantation oder Komplexbehandlung bei multiresistenten Erregern oder komplexer Diagnostik bei Leukämie, Alter < 16 Jahre | 2,334 | 2,267 | | | 12,5 | 3 | 0,492 | 25 | 0,158 | 0,146 | | x | 1,8549 |

| DRG | Partition | Bezeichnung [6] | Bewertungsrelation bei Belegoperateur | Bewertungsrelation bei Belegoperateur und Beleganästhesist | Bewertungsrelation bei Belegoperateur und Beleghebamme | Bewertungsrelation bei Belegoperateur, -anästhesist und -hebamme | Mittlere Verweildauer [1] | Untere Grenzverweildauer: Erster Tag mit Abschlag [2, 5] | Untere Grenzverweildauer: Bewertungsrelation/Tag | Obere Grenzverweildauer: Erster Tag zus. Entgelt [3, 5] | Obere Grenzverweildauer: Bewertungsrelation/Tag | Externe Verlegung Abschlag/Tag (Bewertungsrelation) | Verlegungsfallpauschale | Ausnahme von Wiederaufnahme [4] | Pflegeerlös Bewertungsrelation/Tag |
|---|---|---|---|---|---|---|---|---|---|---|---|---|---|---|---|
| 1 | 2 | 3 | 4 | 5 | 6 | 7 | 8 | 9 | 10 | 11 | 12 | 13 | 14 | 15 | 16 |
| R61D | M | Lymphom u. nicht akute Leukämie mit Agranuloz., Portimpl., Komplexbeh. MRE od. kompl. Diag. b. Leuk., Alt. > 15 J., m. intens. Chemoth. od. Alt. < 18 J. od. m. äuß. schw. CC od. Tumorlyse-Syndr. od. Blastenkr., oh. kompl. Diag. b. Leuk., oh. schwerste CC | 1,298 | 1,296 | | | 14,1 | 4 | 0,254 | 28 | 0,090 | 0,084 | | x | 0,9618 |
| R61E | M | Lymphom und nicht akute Leukämie ohne Sepsis, ohne komplizierende Konstellation, mit Agranulozytose oder Portimplant. oder Komplexbehandlung MRE oder komplexer Diagnostik bei Leukämie, ohne äußerst schwere CC, Alter > 17 Jahre, oh. intensive Chemoth. | 1,140 | 1,124 | | | 9,6 | 2 | 0,331 | 21 | 0,104 | 0,094 | | x | 0,7367 |
| R61F | M | Lymphom und nicht akute Leukämie ohne bestimmte komplizierende Faktoren, ohne äuß. schw. CC, mit kompl. Diagnose od. kompliz. Prozedur, Alter < 16 Jahre od. best. Lymphom mit best. Chemotherapie od. kompl. Diagnose od. andere Komplexbehandlung MRE | 0,750 | 0,748 | | | 7,0 | 1 | 0,373 | 14 | 0,107 | 0,093 | | x | 1,2419 |
| R61G | M | Lymphom und nicht akute Leukämie oh. bestimmte kompliz. Faktoren, oh. äuß. schw. CC, Alter < 16 Jahre od. mit kompl. Diagnose od. kompliz. Prozedur, Alter > 15 Jahre, oh. best. Lymphom mit best. Chemoth., oh. kompl. Diagnose, oh. andere Komplexbeh. MRE | 0,781 | 0,778 | | | 6,9 | 1 | 0,376 | 16 | 0,109 | 0,095 | | x | 0,7853 |
| R61H | M | Lymphom und nicht akute Leukämie ohne bestimmte komplizierende Faktoren, ohne äußerst schwere CC, ohne komplexe Diagnose, ohne komplizierende Prozedur, Alter > 15 Jahre | 0,444 | 0,444 | | | 5,1 | 1 | 0,218 | 12 | 0,060 | 0,072 | | x | 0,8630 |
| R62A | M | Andere hämatologische und solide Neubildungen mit kompliz. Diagnose oder Dialyse oder Portimplantation oder mit Knochenaffektionen oder bestimmten Metastasen oder äußerst schweren CC oder Alter < 1 Jahr, mit komplexer Diagnose oder kompliz. Konstellation | 1,345 | 1,316 | | | 12,7 | 3 | 0,272 | 28 | 0,086 | 0,079 | | x | 0,8336 |
| R62B | M | Andere hämatologische und solide Neubildungen ohne kompliz. Diagnose, ohne Dialyse, ohne Portimplantation, mit Knochenaffektionen oder bestimmten Metastasen oder äußerst schweren CC oder Alter < 1 Jahr, ohne komplexe Diagnose, ohne kompliz. Konstellation | 0,747 | 0,745 | | | 8,9 | 2 | 0,234 | 20 | 0,055 | 0,071 | | x | 0,9307 |
| R62C | M | Andere hämatologische und solide Neubildungen ohne komplizierende Diagnose, ohne Dialyse, ohne Portimplantation, ohne Knochenaffektionen, ohne bestimmte Metastasen, ohne äußerst schwere CC, Alter > 0 Jahre | 0,460 | 0,456 | | | 4,9 | 1 | 0,202 | 13 | 0,058 | 0,069 | | x | 0,8233 |
| R65Z | M | Hämatologische und solide Neubildungen, ein Belegungstag | 0,223 | 0,221 | | | 1,0 | | | | | | | x | 1,3119 |
| **MDC 18B Infektiöse und parasitäre Krankheiten** | | | | | | | | | | | | | | | |
| T01B | O | OR-Prozedur bei infektiösen und parasitären Krankheiten oh. best. komplexe OR-Prozedur, oh. komplizierende Konstellation, außer bei Z.n. Organ-Tx, mit äußerst schweren CC oder bestimmtem Eingriff an Hüftendoprothese, Brustwand, Pleura, Pankreas, Magen | 2,427 | 2,323 | | | 21,0 | 6 | 0,249 | 39 | 0,058 | 0,079 | | | 1,0936 |
| T01C | O | OR-Proz. bei infekt./parasit. Krankh. oh. best. kompl. OR-Proz., oh. kompliz. Konstell., auß. bei Z.n. Organ-Tx, oh. äuß. schw. CC, oh. Eingr. an Hüftendoproth., Brustw., Pleura, Pankr., Magen, m. best. Eingr. bei best. Sepsis od. best. operativen Eingr. | 1,646 | 1,572 | | | 16,6 | 5 | 0,196 | 33 | 0,050 | | x | | 0,8232 |
| T01D | O | OR-Prozedur bei infektiösen und parasitären Krankh. oh. best. kompl. OR-Proz., oh. kompliz. Konstell., auß. bei Z.n. Organ-Tx, oh. best. Eingr. od. auß. bei best. Sepsis od. äuß. schw. CC, oh. best. operativen Eingriff, mit best. mäßig komplexem Eingriff | 1,159 | 1,077 | | | 11,5 | 3 | 0,175 | 25 | 0,043 | 0,056 | | | 0,7390 |
| T01E | O | OR-Prozedur bei infektiösen und parasitären Krankh. oh. best. kompl. OR-Proz., oh. kompliz. Konstell., auß. bei Z.n. Organ-Tx, oh. best. Eingr. od. auß. bei best. Sepsis od. äuß. schw. CC, oh. best. operativen Eingriff, oh. best. mäßig komplexen Eingriff | 0,568 | 0,524 | | | 5,5 | 1 | 0,174 | 13 | 0,044 | 0,053 | | | 0,6974 |
| T60C | M | Sepsis m. kompliz. Konst. od. b. Z.n. Organ-Tx, oh. äuß. schw. CC, oh. IntK > 392 / 368 / - Punkte od. oh. kompliz. Konst., auß. b. Z.n. Organ-Tx, m. kompl. Diag. od. äuß. schw. CC, Alt. > 17 J., oh. Para- / Tetrapl., oh. kompliz. ERCP, oh. schwerste CC | 1,378 | 1,372 | | | 13,5 | 3 | 0,327 | 27 | 0,068 | 0,090 | | | 1,2718 |
| T60D | M | Sepsis ohne komplizierende Konstellation, außer bei Zustand nach Organtransplantation, ohne komplexe Diagnose, ohne äußerst schwere CC, Alter < 10 Jahre oder mit intensivmedizinischer Komplexbehandlung > 196 / 184 / - Aufwandspunkte | 1,283 | 1,279 | | | 9,6 | 2 | 0,416 | 21 | 0,091 | 0,118 | | | 1,8478 |
| T60E | M | Sepsis ohne komplizierende Konstellation, außer bei Zustand nach Organtransplantation, ohne komplexe Diagnose, ohne äußerst schwere CC, Alter > 9 Jahre, ohne intensivmedizinische Komplexbehandlung > 196 / 184 / - Aufwandspunkte, mehr als ein Belegungstag | 0,614 | 0,612 | | | 8,2 | 2 | 0,195 | 17 | 0,050 | 0,063 | | | 0,9581 |
| T60F | M | Sepsis, verstorben < 5 Tage nach Aufnahme, ohne intensivmedizinische Komplexbehandlung > 196/ 184 / - Aufwandspunkte | 0,363 | 0,361 | | | 1,4 | | | | | | x | | 2,0017 |
| T60G | M | Sepsis ohne komplizierende Konstellation, außer bei Zustand nach Organtransplantation, ohne komplexe Diagnose, ohne äußerst schwere CC, Alter > 9 Jahre, ohne intensivmedizinische Komplexbehandlung > 196 / 184 / - Aufwandspunkte, ein Belegungstag | 0,232 | 0,232 | | | 1,0 | | | | | | | | 1,3118 |
| T61Z | M | Postoperative und posttraumatische Infektionen | 0,346 | 0,340 | | | 5,1 | 1 | 0,184 | 12 | 0,043 | 0,051 | | | 0,7427 |

# Fallpauschalen-Katalog und Pflegeerlöskatalog
## Teil b) Bewertungsrelationen bei Versorgung durch Belegabteilungen

| DRG | Partition | Bezeichnung [6] | Bewertungsrelation bei Belegoperateur | Bewertungsrelation bei Belegoperateur und Beleganästhesist | Bewertungsrelation bei Belegoperateur und Beleghebamme | Bewertungsrelation bei Belegoperateur, -anästhesist und -hebamme | Mittlere Verweildauer [1] | Untere Grenzverweildauer: Erster Tag mit Abschlag [2], [5] | Untere Grenzverweildauer: Bewertungsrelation/Tag | Obere Grenzverweildauer: Erster Tag zus. Entgelt [3], [5] | Obere Grenzverweildauer: Bewertungsrelation/Tag | Externe Verlegung Abschlag/Tag (Bewertungsrelation) | Verlegungsfallpauschale | Ausnahme von Wiederaufnahme [4] | Pflegeerlös Bewertungsrelation/Tag |
|---|---|---|---|---|---|---|---|---|---|---|---|---|---|---|---|
| 1 | 2 | 3 | 4 | 5 | 6 | 7 | 8 | 9 | 10 | 11 | 12 | 13 | 14 | 15 | 16 |
| T62A | M | Fieber unbekannter Ursache mit äußerst schweren oder schweren CC, Alter > 5 Jahre | 0,611 | 0,610 | | | 7,6 | 2 | 0,197 | 16 | 0,054 | 0,069 | | | 0,8548 |
| T62B | M | Fieber unbekannter Ursache ohne äußerst schwere oder schwere CC oder Alter < 6 Jahre | 0,349 | 0,349 | | | 4,4 | 1 | 0,167 | 10 | 0,054 | 0,063 | | | 0,8907 |
| T63B | M | Schwere virale Erkrankung, außer bei Zustand nach Organtransplantation | 0,658 | 0,657 | | | 8,9 | 2 | 0,212 | 19 | 0,050 | 0,064 | | | 0,7284 |
| T63C | M | Mäßig schwere virale Erkrankung, außer bei Zustand nach Organtransplantation | 0,346 | 0,346 | | | 5,0 | 1 | 0,162 | 10 | 0,048 | 0,057 | | | 0,9105 |
| T63D | M | Andere virale Erkrankung, außer bei Zustand nach Organtransplantation | 0,292 | 0,292 | | | 3,8 | 1 | 0,110 | 7 | 0,053 | 0,060 | | | 0,9580 |
| T64B | M | Andere infektiöse und parasitäre Krankheiten mit komplexer Diagnose, Alter > 15 Jahre, mehr als ein Belegungstag | 0,658 | 0,657 | | | 7,6 | 2 | 0,216 | 18 | 0,060 | 0,075 | | | 0,7514 |
| T64C | M | Andere infektiöse und parasitäre Krankheiten mit komplexer Diagnose, Alter > 15 Jahre, ein Belegungstag oder ohne komplexe Diagnose | 0,456 | 0,456 | | | 6,3 | 1 | 0,265 | 14 | 0,049 | 0,061 | | | 0,8603 |
| **MDC 19 Psychische Krankheiten und Störungen** | | | | | | | | | | | | | | | |
| U60B | M | Psychiatrische Behandlung, ein Belegungstag, Alter > 15 Jahre | 0,166 | 0,165 | | | 1,0 | | | | | | | | 0,9966 |
| U63Z | M | Schwere affektive Störungen | 0,490 | 0,490 | | | 6,2 | 1 | 0,236 | 13 | 0,053 | 0,065 | | | 0,7205 |
| U64Z | M | Angststörungen oder andere affektive und somatoforme Störungen | 0,441 | 0,440 | | | 4,8 | 1 | 0,214 | 10 | 0,062 | 0,073 | | | 0,7210 |
| U66Z | M | Ess-, Zwangs- und Persönlichkeitsstörungen und akute psychische Reaktionen oder psychische Störungen in der Kindheit | 0,418 | 0,415 | | | 4,3 | 1 | 0,201 | 11 | 0,065 | 0,076 | | | 1,0312 |
| **MDC 20 Alkohol- und Drogengebrauch und alkohol- und drogeninduzierte psychische Störungen** | | | | | | | | | | | | | | | |
| V60A | M | Alkoholintoxikation und Alkoholentzug oder Störungen durch Alkoholmissbrauch und Alkoholabhängigkeit mit psychotischem Syndrom oder HIV-Krankheit | 0,577 | 0,577 | | | 7,4 | 1 | 0,405 | 17 | 0,053 | 0,067 | | | 1,0972 |
| V60B | M | Alkoholintoxikation und Alkoholentzug oder Störungen durch Alkoholmissbrauch und Alkoholabhängigkeit ohne psychotisches Syndrom, ohne HIV-Krankheit | 0,321 | 0,321 | | | 4,7 | 1 | 0,186 | 9 | 0,046 | 0,055 | | | 0,7570 |
| V64Z | M | Störungen durch anderen Drogengebrauch und Medikamentenmissbrauch und andere Drogen- und Medikamentenabhängigkeit | 0,306 | 0,306 | | | 2,4 | 1 | 0,165 | 5 | 0,088 | 0,089 | | | 1,1503 |
| **MDC 21B Verletzungen, Vergiftungen und toxische Wirkungen von Drogen und Medikamenten** | | | | | | | | | | | | | | | |
| X01B | O | Rekonstruktive Operation bei Verletzungen ohne komplizierende Konstellation, ohne Eingriff an mehreren Lokalisationen, ohne freie Lappenplastik mit mikrovask. Anastomosierung, mit komplexer Diagnose oder Prozedur oder äußerst schw. CC, mehr als 1 BT | 1,330 | 1,208 | | | 11,6 | 3 | 0,160 | 26 | 0,039 | | x | | 0,6874 |
| X01C | O | Rekonstruktive Operation bei Verletzungen ohne komplizierende Konstellation, ohne Eingriff an mehreren Lokalisationen, ohne freie Lappenplastik mit mikrovask. Anastomosierung, ohne komplexe Diagnose oder Prozedur, ohne äußerst schw. CC oder 1 BT | 0,644 | 0,577 | | | 4,4 | 1 | 0,166 | 10 | 0,044 | 0,052 | | | 0,7662 |
| X04Z | O | Andere Eingriffe bei Verletzungen der unteren Extremität | 0,678 | 0,621 | | | 6,0 | 1 | 0,287 | 14 | 0,041 | 0,050 | | | 0,7189 |
| X05A | O | Andere Eingriffe bei Verletzungen der Hand, mit komplexem Eingriff | 0,612 | 0,545 | | | 3,6 | 1 | 0,215 | 8 | 0,050 | 0,056 | | | 0,7173 |
| X05B | O | Andere Eingriffe bei Verletzungen der Hand, ohne komplexen Eingriff | 0,457 | 0,409 | | | 2,9 | 1 | 0,122 | 6 | 0,052 | 0,055 | | | 0,7913 |
| X06B | O | Andere Eingriffe bei anderen Verletzungen ohne äußerst schwere CC, mit komplexer OR-Prozedur oder Alter > 65 Jahre mit bestimmtem Eingriff oder mit schweren CC | 0,818 | 0,748 | | | 5,9 | 1 | 0,408 | 15 | 0,048 | 0,058 | | | 0,7947 |
| X06C | O | Andere Eingriffe bei anderen Verletzungen ohne äußerst schwere oder schwere CC, ohne komplexe OR-Prozedur, Alter < 66 Jahre oder ohne bestimmten Eingriff | 0,567 | 0,515 | | | 4,3 | 1 | 0,237 | 10 | 0,047 | 0,054 | | | 0,7493 |
| X60Z | M | Verletzungen und allergische Reaktionen | 0,280 | 0,275 | | | 3,0 | 1 | 0,119 | 7 | 0,058 | 0,062 | | | 0,9438 |
| X62Z | M | Vergiftungen / Toxische Wirkungen von Drogen, Medikamenten und anderen Substanzen oder Folgen einer medizinischen Behandlung oder bestimmte Erfrierungen und andere Traumata | 0,336 | 0,331 | | | 3,5 | 1 | 0,174 | 8 | 0,058 | 0,065 | | | 1,0059 |
| X64Z | M | Andere Krankheit verursacht durch Verletzung, Vergiftung oder toxische Wirkung | 0,236 | 0,236 | | | 2,5 | 1 | 0,101 | 5 | 0,063 | 0,065 | | | 1,0298 |
| **MDC 22 Verbrennungen** | | | | | | | | | | | | | | | |
| Y03Z | O | Andere Verbrennungen mit anderen Eingriffen | 0,859 | 0,806 | | | 6,3 | 1 | 0,541 | 14 | 0,061 | 0,075 | | | 1,3394 |
| Y62Z | M | Andere Verbrennungen | 0,380 | 0,373 | | | 4,8 | | | 12 | 0,050 | 0,060 | | | 1,1109 |
| Y63Z | M | Verbrennungen, ein Belegungstag | 0,136 | 0,134 | | | 1,0 | | | | | | | | 1,2757 |

## Teil b) Bewertungsrelationen bei Versorgung durch Belegabteilungen

| DRG | Partition | Bezeichnung [6] | Bewertungsrelation bei Belegoperateur | Bewertungsrelation bei Belegoperateur und Beleganästhesist | Bewertungsrelation bei Belegoperateur und Beleghebamme | Bewertungsrelation bei Belegoperateur, -anästhesist und -hebamme | Mittlere Verweildauer [1] | Untere Grenzverweildauer: Erster Tag mit Abschlag [2), 5)] | Untere Grenzverweildauer: Bewertungsrelation/Tag | Obere Grenzverweildauer: Erster Tag zus. Entgelt [3), 5)] | Obere Grenzverweildauer: Bewertungsrelation/Tag | Externe Verlegung Abschlag/Tag (Bewertungsrelation) | Verlegungsfallpauschale | Ausnahme von Wiederaufnahme [4)] | Pflegeerlös Bewertungsrelation/Tag |
|---|---|---|---|---|---|---|---|---|---|---|---|---|---|---|---|
| 1 | 2 | 3 | 4 | 5 | 6 | 7 | 8 | 9 | 10 | 11 | 12 | 13 | 14 | 15 | 16 |
| **MDC 23 Faktoren, die den Gesundheitszustand beeinflussen, und andere Inanspruchnahme des Gesundheitswesens** | | | | | | | | | | | | | | | |
| Z01B | O | OR-Prozeduren bei anderen Zuständen, die zur Inanspruchnahme des Gesundheitswesens führen ohne komplexen Eingriff, ohne komplizierende Konstellation, mit bestimmtem Eingriff | 0,776 | 0,704 | | | 4,0 | 1 | 0,320 | 11 | 0,056 | 0,064 | | | 0,8343 |
| Z01C | O | OR-Prozeduren bei anderen Zuständen, die zur Inanspruchnahme des Gesundheitswesens führen ohne komplexen Eingriff, ohne komplizierende Konstellation, ohne bestimmten Eingriff | 0,378 | 0,369 | | | 4,1 | 1 | 0,163 | 10 | 0,051 | 0,059 | | | 0,7699 |
| Z64A | M | Andere Faktoren, die den Gesundheitszustand beeinflussen, Nachbehandlung nach abgeschlossener Behandlung mit komplexer Radiojoddiagnostik oder invasiver kardiologischer Diagnostik bei Zustand nach Herztransplantation, Alter < 18 Jahre | 0,730 | 0,730 | | | 2,2 | 1 | 0,371 | 4 | 0,237 | 0,232 | | | 1,1901 |
| Z64B | M | Andere Faktoren, die den Gesundheitszustand beeinflussen, Nachbehandlung nach abgeschlossener Behandlung mit bestimmter Radiojoddiagnostik, ohne invasive kardiologische Diagnostik bei Zustand nach Herztransplantation oder Alter > 17 Jahre | 0,493 | 0,492 | | | 2,2 | 1 | 0,244 | 4 | 0,155 | 0,153 | | | 1,3508 |
| Z64C | M | Andere Faktoren, die den Gesundheitszustand beeinflussen, Nachbehandlung nach abgeschlossener Behandlung ohne Radiojoddiagnostik, ohne inv. kardiol. Diagnostik bei Zustand nach Herztransplantation oder Alter > 17 Jahre, mit bestimmtem Kontaktanlass | 0,433 | 0,432 | | | 3,0 | 1 | 0,096 | 7 | 0,083 | 0,089 | | | 1,1135 |
| Z64D | M | Andere Faktoren, die den Gesundheitszustand beeinflussen, Nachbehandl. nach abgeschl. Behandl. oh. Radiojoddiagnostik, oh. inv. kard. Diagn. b. Zustand n. Herz-Tx od. Alter > 17 J., oh. best. Kontaktanlass od. allergologische Provokationstestung bis 2 BT | 0,240 | 0,239 | | | 2,5 | 1 | 0,083 | 5 | 0,063 | 0,064 | | | 0,9862 |
| Z65Z | M | Beschwerden, Symptome, andere Anomalien und Nachbehandlung | 0,366 | 0,365 | | | 4,3 | 1 | 0,194 | 10 | 0,056 | 0,065 | | | 0,8805 |
| **MDC 24 Sonstige DRGs** | | | | | | | | | | | | | | | |
| 801B | O | Ausgedehnte OR-Prozedur ohne Bezug zur Hauptdiagnose mit hochkomplexer OR-Prozedur oder mit komplizierender Konstellation, Alter > 17 Jahre oder ohne komplizierende Faktoren | 2,582 | 2,460 | | | 18,9 | 5 | 0,278 | 36 | 0,062 | 0,084 | | x | 1,0427 |
| 801C | O | Ausgedehnte OR-Proz. oh. Bezug zur Hauptdiag. mit komplexer OR-Proz. od. and. Eingriff an Kopf u. Wirbelsäule od. mit neurolog. Komplexbeh. des akuten Schlaganfalls od. Alter < 1 J. od. bei Para- / Tetraplegie od. Alter < 18 J. u. schw. od. äuß. schw. CC | 2,278 | 2,179 | | | 18,3 | 5 | 0,246 | 35 | 0,056 | 0,076 | | x | 1,0764 |
| 801D | O | Ausgedehnte OR-Prozedur ohne Bezug zur Hauptdiagnose mit bestimmter OR-Prozedur oder mit intensivmediz. Komplexbeh. > 196 / 184 / 368 Aufwandspunkte oder bestimmte nicht ausgedehnte OR-Prozedur mit neurolog. Komplexbehandlung des akuten Schlaganfalls | 1,849 | 1,781 | | | 15,5 | 4 | 0,246 | 30 | 0,055 | 0,074 | | x | 0,9218 |
| 801E | O | Ausgedehnte OR-Prozedur ohne Bezug zur Hauptdiagnose ohne komplizierende Konstellation, ohne hochkomplexe, komplexe oder bestimmte OR-Prozedur | 1,541 | 1,510 | | | 15,8 | 4 | 0,218 | 29 | 0,048 | 0,065 | | x | 0,8348 |
| 802A | O | Bestimmte nicht ausgedehnte OR-Prozedur ohne Bezug zur Hauptdiagnose oder andere nicht ausgedehnte OR-Prozedur mit intensivmedizinischer Komplexbehandlung > 196 / 184 / 368 Aufwandspunkte | 1,510 | 1,468 | | | 14,6 | 4 | 0,232 | 28 | 0,056 | 0,074 | | x | 0,8175 |
| 802B | O | Andere nicht ausgedehnte OR-Prozedur ohne Bezug zur Hauptdiagnose mit mäßig komplexer OR-Prozedur | 1,309 | 1,261 | | | 14,2 | 4 | 0,197 | 27 | 0,048 | 0,065 | | x | 0,8068 |
| 802C | O | Andere nicht ausgedehnte OR-Prozedur ohne Bezug zur Hauptdiagnose ohne mäßig komplexe OR-Prozedur | 1,151 | 1,105 | | | 12,0 | 3 | 0,207 | 25 | 0,048 | 0,064 | | x | 0,8188 |
| 802D | O | Wenig komplexe nicht ausgedehnte OR-Prozedur ohne Bezug zur Hauptdiagnose | 0,642 | 0,609 | | | 7,1 | 1 | 0,324 | 19 | 0,044 | 0,055 | | x | 0,7708 |
| **Fehler-DRGs** | | | | | | | | | | | | | | | |
| 960Z | M | Nicht gruppierbar | | | | | | | | | | | | | |
| 961Z | M | Unzulässige Hauptdiagnose | | | | | | | | | | | | | |
| 962Z | M | Unzulässige Kodierung einer Sectio caesarea | | | | | | | | | | | | | |

## Fallpauschalen-Katalog und Pflegeerlöskatalog
### Teil c) Bewertungsrelationen bei teilstationärer Versorgung

| DRG | Partition | Bezeichnung | Bewertungsrelation | Mittlere Verweildauer 1) | Untere Grenzverweildauer | | Obere Grenzverweildauer | | Pflegeerlös |
|---|---|---|---|---|---|---|---|---|---|
| | | | | | Erster Tag mit Abschlag 2), 5) | Bewertungsrelation/Tag | Erster Tag zus. Entgelt 3), 5) | Bewertungsrelation/Tag | Bewertungsrelation/Tag |
| 1 | 2 | 3 | 4 | 5 | 6 | 7 | 8 | 9 | 10 |
| **MDC 11 Krankheiten und Störungen der Harnorgane** | | | | | | | | | |
| L90B | M | Niereninsuffizienz, teilstationär, Alter > 14 Jahre mit Peritonealdialyse | 0,088 | 1,0 | | | | | 0,2046 |
| L90C | M | Niereninsuffizienz, teilstationär, Alter > 14 Jahre ohne Peritonealdialyse | 0,065 | 1,0 | | | | | 0,4679 |

## Teil d) Bewertungsrelationen mit gezielter Absenkung in Abhängigkeit der Median-Fallzahl bei Versorgung durch Hauptabteilungen

| DRG | Partition | Bezeichnung [6] | Bewertungsrelation bei Hauptabteilung | Bewertungsrelation bei Hauptabteilung und Beleghebamme | Mittlere Verweildauer [1] | Untere Grenzverweildauer | | Obere Grenzverweildauer | | Externe Verlegung Abschlag/Tag (Bewertungsrelation) | Verlegungsfallpauschale | Ausnahme von Wiederaufnahme [4] | Median-Fallzahl | Pflegeerlös Bewertungsrelation/Tag |
|---|---|---|---|---|---|---|---|---|---|---|---|---|---|---|
| | | | | | | Erster Tag mit Abschlag [2), 5)] | Bewertungsrelation/Tag | Erster Tag zus. Entgelt [3), 5)] | Bewertungsrelation/Tag | | | | | |
| 1 | 2 | 3 | 4 | 5 | 6 | 7 | 8 | 9 | 10 | 11 | 12 | 13 | 14 | 15 |
| **MDC 08 Krankheiten und Störungen an Muskel-Skelett-System und Bindegewebe** | | | | | | | | | | | | | | |
| I68D | M | Nicht operativ behandelte Erkrankungen und Verletzungen WS, mehr als ein Belegungstag oder andere Femurfraktur, außer bei Diszitis oder infektiöser Spondylopathie, ohne Kreuzbeinfraktur, ohne best. mäßig aufw., aufw. od. hochaufw. Beh. | 0,403 | | 4,2 | 1 | 0,231 | 10 | 0,068 | 0,078 | | | 161 | 0,6363 |
| I68E | M | Nicht operativ behandelte Erkrankungen und Verletzungen im Wirbelsäulenbereich, ein Belegungstag | 0,187 | | 1,0 | | | | | | | | 40 | 0,9558 |

## Fallpauschalen-Katalog und Pflegeerlöskatalog

### Teil e) Bewertungsrelationen mit gezielter Absenkung in Abhängigkeit der Median-Fallzahl bei Versorgung durch Belegabteilungen

| DRG | Partition | Bezeichnung [6] | Bewertungsrelation bei Belegoperateur | Bewertungsrelation bei Belegoperateur und Beleganästhesist | Bewertungsrelation bei Belegoperateur und Beleghebamme | Bewertungsrelation bei Belegoperateur, -anästhesist und -hebamme | Mittlere Verweildauer [1] | Untere Grenzverweildauer: Erster Tag mit Abschlag [2), 5)] | Untere Grenzverweildauer: Bewertungsrelation/Tag | Obere Grenzverweildauer: Erster Tag zus. Entgelt [3), 5)] | Obere Grenzverweildauer: Bewertungsrelation/Tag | Externe Verlegung Abschlag/Tag (Bewertungsrelation) | Verlegungsfallpauschale | Ausnahme von Wiederaufnahme [4)] | Median-Fallzahl | Pflegeerlös Bewertungsrelation/Tag |
|---|---|---|---|---|---|---|---|---|---|---|---|---|---|---|---|---|
| 1 | 2 | 3 | 4 | 5 | 6 | 7 | 8 | 9 | 10 | 11 | 12 | 13 | 14 | 15 | 16 | 17 |
| **MDC 08 Krankheiten und Störungen an Muskel-Skelett-System und Bindegewebe** | | | | | | | | | | | | | | | | |
| I68D | M | Nicht operativ behandelte Erkrankungen und Verletzungen WS, mehr als ein Belegungstag oder andere Femurfraktur, außer bei Diszitis oder infektiöser Spondylopathie, ohne Kreuzbeinfraktur, ohne best. mäßig aufw., aufw. od. hochaufw. Beh. | 0,247 | 0,247 | | | 5,2 | 1 | 0,129 | 10 | 0,035 | 0,042 | | | 161 | 0,6363 |
| I68E | M | Nicht operativ behandelte Erkrankungen und Verletzungen im Wirbelsäulenbereich, ein Belegungstag | 0,155 | 0,153 | | | 1,0 | | | | | | | | 40 | 0,9558 |

## Zusatzentgelte-Katalog [1]
## - Liste -

| ZE | Bezeichnung | Betrag |
|---|---|---|
| 1 | 2 | 3 |
| ZE01.01 [2] | Hämodialyse, intermittierend, Alter > 14 Jahre | 172,59 € |
| ZE01.02 [2] | Hämodialyse, intermittierend, Alter < 15 Jahre | 356,58 € |
| ZE02 [2] | Hämodiafiltration, intermittierend | 212,04 € |
| ZE09 | Vollimplantierbare Medikamentenpumpe mit programmierbarem variablen Tagesprofil | 9.498,33 € |
| ZE10 | Künstlicher Blasenschließmuskel | 3.315,71 € |
| ZE11 | Wirbelkörperersatz | siehe Anlage 5 |
| ZE17 | Gabe von Gemcitabin, parenteral | siehe Anlage 5 |
| ZE19 | Gabe von Irinotecan, parenteral | siehe Anlage 5 |
| ZE30 [3] | Gabe von Prothrombinkomplex, parenteral | siehe Anlage 5 |
| ZE36 | Plasmapherese | siehe Anlage 5 |
| ZE37 | Extrakorporale Photopherese | 1.251,66 € |
| ZE44 | Gabe von Topotecan, parenteral | siehe Anlage 5 |
| ZE47 | Gabe von Antithrombin III, parenteral | siehe Anlage 5 |
| ZE48 | Gabe von Aldesleukin, parenteral | siehe Anlage 5 |
| ZE50 | Gabe von Cetuximab, parenteral | siehe Anlage 5 |
| ZE51 | Gabe von Human-Immunglobulin, spezifisch gegen Hepatitis-B-surface-Antigen, parenteral | siehe Anlage 5 |
| ZE52 | Gabe von Liposomalem Doxorubicin, parenteral | siehe Anlage 5 |
| ZE56 | Vollimplantierbare Medikamentenpumpe mit konstanter Flussrate | 3.423,07 € |
| ZE58 | Hydraulische Penisprothesen | 5.864,75 € |
| ZE60 | Palliativmedizinische Komplexbehandlung | siehe Anlage 5 |
| ZE61 | LDL-Apherese | 1.014,04 € |
| ZE62 [2] | Hämofiltration, intermittierend | 232,08 € |
| ZE63 | Gabe von Paclitaxel, parenteral | siehe Anlage 5 |
| ZE64 | Gabe von Human-Immunglobulin, spezifisch gegen Zytomegalie-Virus, parenteral | siehe Anlage 5 |
| ZE67 | Gabe von Human-Immunglobulin, spezifisch gegen Varicella-Zoster-Virus, parenteral | siehe Anlage 5 |
| ZE70 | Gabe von C1-Esteraseinhibitor, parenteral | siehe Anlage 5 |
| ZE72 | Gabe von Pegyliertem liposomalen Doxorubicin, parenteral | siehe Anlage 5 |
| ZE78 | Gabe von Temozolomid, oral | siehe Anlage 5 |
| ZE80 | Gabe von Docetaxel, parenteral | siehe Anlage 5 |
| ZE93 | Gabe von Human-Immunglobulin, polyvalent, parenteral | siehe Anlage 5 |
| ZE96 | Gabe von Carmustin-Implantaten, intrathekal | siehe Anlage 5 |
| ZE97 | Gabe von Natalizumab, parenteral | siehe Anlage 5 |
| ZE98 | Gabe von Palivizumab, parenteral | siehe Anlage 5 |
| ZE100 | Implantation eines endobronchialen Klappensystems | siehe Anlage 5 |
| ZE101 | Medikamente-freisetzende Koronarstents | siehe Anlage 5 |
| ZE105 | Selektive Embolisation mit Metallspiralen (Coils) an Kopf, Hals (intra- und extrakraniell) und spinalen Gefäßen oder mit großlumigem Gefäßverschlusskörper | siehe Anlage 5 |
| ZE106 | Selektive Embolisation mit Metallspiralen (Coils), andere Lokalisationen | siehe Anlage 5 |
| ZE107 | Gabe von Erythrozytenkonzentraten | siehe Anlage 5 |
| ZE108 | Gabe von patientenbezogenen Thrombozytenkonzentraten | siehe Anlage 5 |
| ZE110 | Gabe von Liposomalem Amphotericin B, parenteral | siehe Anlage 5 |
| ZE113 | Gabe von Itraconazol, parenteral | siehe Anlage 5 |
| ZE116 | Gabe von Panitumumab, parenteral | siehe Anlage 5 |
| ZE117 | Gabe von Trabectedin, parenteral | siehe Anlage 5 |
| ZE119 [2] | Hämofiltration, kontinuierlich | siehe Anlage 5 |
| ZE120 [2] | Hämodialyse, kontinuierlich, venovenös, pumpengetrieben (CVVHD) | siehe Anlage 5 |
| ZE121 [2] | Hämodiafiltration, kontinuierlich | siehe Anlage 5 |
| ZE122 [2] | Peritonealdialyse, intermittierend, maschinell unterstützt (IPD) | 226,57 € |
| ZE123 [2] | Peritonealdialyse, kontinuierlich, nicht maschinell unterstützt (CAPD) | siehe Anlage 5 |
| ZE124 | Gabe von Azacytidin, parenteral | siehe Anlage 5 |
| ZE125 | Implantation oder Wechsel eines interspinösen Spreizers | siehe Anlage 5 |
| ZE126 | Autogene / Autologe matrixinduzierte Chondrozytentransplantation | 4.203,66 € |
| ZE128 | Gabe von Micafungin, parenteral | siehe Anlage 5 |

## Zusatzentgelte-Katalog [1)]
## - Liste -

| ZE | Bezeichnung | Betrag |
|---|---|---|
| 1 | 2 | 3 |
| ZE130 | Hochaufwendige Pflege von Erwachsenen | siehe Anlage 5 |
| ZE131 | Hochaufwendige Pflege von Kleinkindern oder von Kindern und Jugendlichen | siehe Anlage 5 |
| ZE132 | Implantation eines Wachstumsstents | siehe Anlage 5 |
| ZE133 | Perkutan-transluminale Fremdkörperentfernung und Thrombektomie an intrakraniellen Gefäßen unter Verwendung eines Mikrodrahtretriever-Systems | siehe Anlage 5 |
| ZE134 | Verschiedene Harnkontinenztherapien | 1.672,77 € |
| ZE135 | Gabe von Vinflunin, parenteral | siehe Anlage 5 |
| ZE136 | Medikamente-freisetzende Ballons an Koronargefäßen | siehe Anlage 5 |
| ZE137 | Medikamente-freisetzende Ballons an anderen Gefäßen | siehe Anlage 5 |
| ZE138 | Neurostimulatoren zur Rückenmarkstimulation oder zur Stimulation des peripheren Nervensystems, Einkanalstimulator, mit Sondenimplantation | 7.157,61 € |
| ZE139 | Neurostimulatoren zur Rückenmarkstimulation oder zur Stimulation des peripheren Nervensystems, Einkanalstimulator, ohne Sondenimplantation | 5.338,23 € |
| ZE140 | Neurostimulatoren zur Rückenmarkstimulation oder zur Stimulation des peripheren Nervensystems, Mehrkanalstimulator, nicht wiederaufladbar, mit Sondenimplantation | 11.158,15 € |
| ZE141 | Neurostimulatoren zur Rückenmarkstimulation oder zur Stimulation des peripheren Nervensystems, Mehrkanalstimulator, nicht wiederaufladbar, ohne Sondenimplantation | 9.744,73 € |
| ZE143 | Gabe von Plerixafor, parenteral | siehe Anlage 5 |
| ZE144 | Gabe von Romiplostim, parenteral | siehe Anlage 5 |
| ZE145 | Spezialisierte stationäre palliativmedizinische Komplexbehandlung | siehe Anlage 5 |
| ZE146 | Gabe von Thrombozytenkonzentraten | siehe Anlage 5 |
| ZE147 | Gabe von Apherese-Thrombozytenkonzentraten | siehe Anlage 5 |
| ZE151 | Gabe von Abatacept, intravenös | siehe Anlage 5 |
| ZE152 | Perkutan-transluminale Fremdkörperentfernung und Thrombektomie an intrakraniellen Gefäßen unter Verwendung eines Stentretriever-Systems | siehe Anlage 5 |
| ZE153 | Zügeloperation mit alloplastischem Material, adjustierbar | 104,30 € |
| ZE154 | Gabe von Eculizumab, parenteral | siehe Anlage 5 |
| ZE156 | Gabe von Decitabine, parenteral | siehe Anlage 5 |
| ZE157 | Gabe von Tocilizumab, intravenös | siehe Anlage 5 |
| ZE158 | Vagusnervstimulationssysteme, mit Sondenimplantation | 11.169,06 € |
| ZE159 | Vagusnervstimulationssysteme, ohne Sondenimplantation | 8.601,31 € |
| ZE161 | Radiofrequenzablation Ösophagus | 1.485,72 € |
| ZE162 [4)] | Erhöhter Pflegeaufwand bei pflegebedürftigen Patienten (DRG-Tabelle 1) | 18,21 € |
| ZE163 [5)] | Erhöhter Pflegeaufwand bei pflegebedürftigen Patienten (DRG-Tabelle 2) | 34,48 € |
| ZE164 | Gabe von pathogeninaktivierten Thrombozytenkonzentraten | siehe Anlage 5 |
| ZE165 | Gabe von pathogeninaktivierten Apherese-Thrombozytenkonzentraten | siehe Anlage 5 |
| ZE168 | Gabe von Ipilimumab, parenteral | siehe Anlage 5 |

**Fußnoten:**

1) Die jeweiligen Definitionen (OPS-Kodes und -Texte) sowie die fehlenden differenzierten€-Beträge sind in Anlage 5 aufgeführt.

2) Eine zusätzliche Abrechnung ist im Zusammenhang mit einer Fallpauschale der Basis-DRG L60 oder L71 oder der DRG L90B oder L90C und dem nach Anlage 3b krankenhausindividuell zu vereinbarenden Entgelt L90A nicht möglich.

3) Bei der Behandlung von Blutern mit Blutgerinnungsfaktoren erfolgt die Abrechnung der Gabe von Prothrombinkomplex über das ZE2020-97 nach Anlage 4 bzw. 6, die gleichzeitige Abrechnung des ZE30 ist ausgeschlossen.

4) Das Zusatzentgelt ist ab einer Mindestverweildauer von 5 Belegungstagen und nur in Verbindung mit einer der in Anhang 1 Tabelle 1 genannten DRG-Fallpauschale abrechenbar.

5) Das Zusatzentgelt ist ab einer Mindestverweildauer von 5 Belegungstagen und nur in Verbindung mit einer der in Anhang 1 Tabelle 2 genannten DRG-Fallpauschale abrechenbar.

## Nicht mit dem Fallpauschalen-Katalog vergütete vollstationäre Leistungen und Pflegeerlöskatalog

Für die nachfolgend aufgeführten Leistungen sind krankenhausindividuelle Entgelte nach § 6 Abs. 1 Satz 1 des Krankenhausentgeltgesetzes zu vereinbaren, soweit diese als Krankenhausleistung erbracht werden dürfen.

Nach § 7 Abs. 4 ist für diese Fallpauschalen die nach § 6 Abs. 1 KHEntgG bisher krankenhausindividuell vereinbarte Entgelthöhe bis zum Beginn des Wirksamwerdens der neuen Budgetvereinbarung weiter zu erheben.

| DRG | Partition | Bezeichnung | Pflegeerlös Bewertungsrelation/Tag |
|---|---|---|---|
| 1 | 2 | 3 | 4 |
| **Prä-MDC** | | | |
| A04A | O | Knochenmarktransplantation / Stammzelltransfusion, allogen, mit zweiter Knochenmarktransplantation / Stammzelltransfusion im selben Aufenthalt | 1,0000 |
| A15A | O | Knochenmarktransplantation / Stammzelltransfusion, autogen, mit zweiter Knochenmarktransplantation / Stammzelltransfusion im selben Aufenthalt | 1,0000 |
| A16A | O | Transplantation von Darm oder Pankreas | 1,0000 |
| A16B | O | Injektion von Pankreasgewebe | 1,0000 |
| A22Z | O | Korrektureingriff bei Doppelfehlbildung | 1,0000 |
| A43Z | A | Frührehabilitation bei Wachkoma und Locked-in-Syndrom | 1,6623 |
| **MDC 01 Krankheiten und Störungen des Nervensystems** | | | |
| B11Z | O | Frührehabilitation mit bestimmter OR-Prozedur | 1,5470 |
| B13Z | O | Epilepsiechirurgie mit invasivem präoperativen Video-EEG | 1,0000 |
| B43Z | A | Frührehabilitation bei Krankheiten und Störungen des Nervensystems, mehr als 27 Tage | 1,4795 |
| B46Z | A | Sozial- und neuropädiatrische und pädiatrisch-psychosomatische Therapie bei Krankheiten und Störungen des Nervensystems | 1,5097 |
| B49Z | A | Multimodale Komplexbehandlung bei Morbus Parkinson | 0,7920 |
| B61B | M | Bestimmte akute Erkrankungen und Verletzungen des Rückenmarks ohne komplexen Eingriff oder mehr als 13 Belegungstage oder nicht wegverlegt | 1,5295 |
| B76A | M | Anfälle, mehr als ein Belegungstag, mit komplexer Diagnostik und Therapie | 1,2457 |
| **MDC 03 Krankheiten und Störungen des Ohres, der Nase, des Mundes und des Halses** | | | |
| D01A | O | Kochleaimplantation, bilateral | 1,1187 |
| D23Z | O | Implantation eines aktiven mechanischen Hörimplantates | 0,7580 |
| **MDC 04 Krankheiten und Störungen der Atmungsorgane** | | | |
| E37Z | O | Längerer stationärer Aufenthalt vor Transplantation bei hoher Dringlichkeitsstufe bei Krankheiten und Störungen der Atmungsorgane | 1,0000 |
| E41Z | A | Frührehabilitation bei Krankheiten und Störungen der Atmungsorgane | 0,7953 |
| E76A | M | Tuberkulose, mehr als 14 Belegungstage | 0,6767 |
| **MDC 05 Krankheiten und Störungen des Kreislaufsystems** | | | |
| F29Z | O | Frührehabilitation bei Krankheiten und Störungen des Kreislaufsystems, mit bestimmter OR-Prozedur, außer kardiothorakale Eingriffe | 0,7688 |
| F37Z | O | Längerer stationärer Aufenthalt vor Transplantation bei hoher Dringlichkeitsstufe bei Krankheiten und Störungen des Kreislaufsystems | 0,9014 |
| F45Z | A | Frührehabilitation bei Krankheiten und Störungen des Kreislaufsystems | 0,7688 |
| F96Z | O | Stammzelltransfusion bei Krankheiten und Störungen des Kreislaufsystems | 1,0000 |
| **MDC 06 Krankheiten und Störungen der Verdauungsorgane** | | | |
| G51Z | A | Frührehabilitation bei Krankheiten und Störungen der Verdauungsorgane | 0,7817 |
| **MDC 07 Krankheiten und Störungen an hepatobiliärem System und Pankreas** | | | |
| H37Z | O | Längerer stationärer Aufenthalt vor Transplantation bei hoher Dringlichkeitsstufe bei Krankheiten und Störungen an hepatobiliärem System und Pankreas | 1,0000 |
| **MDC 08 Krankheiten und Störungen an Muskel-Skelett-System und Bindegewebe** | | | |
| I40Z | A | Frührehabilitation bei Krankheiten und Störungen an Muskel-Skelett-System und Bindegewebe | 0,6815 |
| I96Z | O | Frührehabilitation mit bestimmter OR-Prozedur bei Krankheiten und Störungen an Muskel-Skelett-System und Bindegewebe, mehr als 20 Tage | 1,0477 |

## Nicht mit dem Fallpauschalen-Katalog vergütete vollstationäre Leistungen und Pflegeerlöskatalog

Für die nachfolgend aufgeführten Leistungen sind krankenhausindividuelle Entgelte nach § 6 Abs. 1 Satz 1 des Krankenhausentgeltgesetzes zu vereinbaren, soweit diese als Krankenhausleistung erbracht werden dürfen.

Nach § 7 Abs. 4 ist für diese Fallpauschalen die nach § 6 Abs. 1 KHEntgG bisher krankenhausindividuell vereinbarte Entgelthöhe bis zum Beginn des Wirksamwerdens der neuen Budgetvereinbarung weiter zu erheben.

| DRG | Partition | Bezeichnung | Pflegeerlös Bewertungsrelation/Tag |
|---|---|---|---|
| 1 | 2 | 3 | 4 |
| **MDC 10 Endokrine, Ernährungs- und Stoffwechselkrankheiten** | | | |
| K01Z | O | Verschiedene Eingriffe bei Diabetes mellitus mit Komplikationen, mit Frührehabilitation oder geriatrischer frührehabilitativer Komplexbehandlung | 0,8451 |
| K43Z | A | Frührehabilitation bei endokrinen, Ernährungs- und Stoffwechselkrankheiten | 0,8456 |
| **MDC 19 Psychische Krankheiten und Störungen** | | | |
| U01Z | O | Geschlechtsorganumwandelnde Operation | 0,8037 |
| U41Z | A | Sozial- und neuropädiatrische und pädiatrisch-psychosomatische Therapie bei psychischen Krankheiten und Störungen | 1,0833 |
| U42A | A | Multimodale Schmerztherapie bei psychischen Krankheiten und Störungen, Alter < 19 Jahre | 1,1601 |
| U43Z | A | Psychosomatische Therapie, Alter < 18 Jahre | 1,1091 |
| **MDC 21A Polytrauma** | | | |
| W01A | O | Polytrauma mit Beatmung > 72 Stunden oder komplexen Eingriffen oder intensivmedizinische Komplexbehandlung > 392 / 368 / 552 Aufwandspunkte, mit Frührehabilitation | 1,7923 |
| W05Z | O | Frührehabilitation bei Polytrauma mit OR-Prozedur | 1,2224 |
| W40Z | A | Frührehabilitation bei Polytrauma | 1,2244 |
| **MDC 22 Verbrennungen** | | | |
| Y01Z | O | Operative Eingriffe bei schweren Verbrennungen oder Beatmung > 95 Stunden bei Verbrennungen oder intensivmedizinische Komplexbehandlung > 1176 / 1104 / 1104 Aufwandspunkte bei Verbrennungen | 4,9841 |
| Y61Z | M | Schwere Verbrennungen | 1,0000 |
| **MDC 23 Faktoren, die den Gesundheitszustand beeinflussen, und andere Inanspruchnahme des Gesundheitswesens** | | | |
| Z02Z | O | Leberspende (Lebendspende) | 1,2459 |
| Z04Z | O | Lungenspende (Lebendspende) | 1,0000 |
| Z41Z | A | Knochenmarkentnahme bei Eigenspender | 1,0000 |
| Z42Z | A | Stammzellentnahme bei Fremdspender | 1,1391 |
| Z43Z | A | Knochenmarkentnahme bei Fremdspender | 1,3840 |

## Nicht mit dem Fallpauschalen-Katalog vergütete teilstationäre Leistungen und Pflegeerlöskatalog

Für die nachfolgend aufgeführten Leistungen sind krankenhausindividuelle Entgelte nach § 6 Abs. 1 Satz 1 des Krankenhausentgeltgesetzes zu vereinbaren, soweit diese als Krankenhausleistung erbracht werden dürfen.

Nach § 7 Abs. 4 ist für diese Fallpauschalen die nach § 6 Abs. 1 KHEntgG bisher krankenhausindividuell vereinbarte Entgelthöhe bis zum Beginn des Wirksamwerdens der neuen Budgetvereinbarung weiter zu erheben.

| DRG | Partition | Bezeichnung | Pflegeerlös Bewertungs-relation/Tag |
|---|---|---|---|
| 1 | 2 | 3 | 4 |
| **Prä-MDC** | | | |
| A90A | A | Teilstationäre geriatrische Komplexbehandlung, umfassende Behandlung | 0,2740 |
| A90B | A | Teilstationäre geriatrische Komplexbehandlung, Basisbehandlung | 0,2740 |
| **MDC 11 Krankheiten und Störungen der Harnorgane** | | | |
| L90A | M | Niereninsuffizienz, teilstationär, Alter < 15 Jahre | 0,5000 |

## Zusatzentgelte-Katalog [1)]
## - Liste -

Für die nachfolgend aufgeführten Leistungen sind krankenhausindividuelle Entgelte nach § 6 Abs. 1 Satz 1 des Krankenhausentgeltgesetzes zu vereinbaren, soweit diese als Krankenhausleistungen erbracht werden dürfen.

| Zusatzentgelt | Bezeichnung |
|---|---|
| 1 | 2 |
| ZE2020-01 [4)] | Beckenimplantate |
| ZE2020-02 [4)] | Links- und rechtsventrikuläre Herzassistenzsysteme („Kunstherz") |
| ZE2020-03 [4)] | ECMO und PECLA |
| ZE2020-04 [4)] | Individuell nach CAD gefertigte Rekonstruktionsimplantate im Gesichts- und Schädelbereich |
| ZE2020-05 [4)] | Distraktion am Gesichtsschädel |
| ZE2020-07 [4)] | Andere implantierbare Medikamentenpumpen |
| ZE2020-08 [3), 4)] | Sonstige Dialyse |
| ZE2020-09 [4)] | Hämoperfusion |
| ZE2020-10 [4)] | Leberersatztherapie |
| ZE2020-13 [4)] | Immunadsorption |
| ZE2020-15 [4)] | Zellapherese |
| ZE2020-16 [4)] | Isolierte Extremitätenperfusion |
| ZE2020-17 [4)] | Retransplantation von Organen während desselben stationären Aufenthaltes |
| ZE2020-18 [4)] | Zwerchfellschrittmacher |
| ZE2020-22 [4)] | IABP |
| ZE2020-24 [4)] | Andere Penisprothesen |
| ZE2020-25 [4)] | Modulare Endoprothesen |
| ZE2020-26 [4)] | Anthroposophisch-medizinische Komplexbehandlung |
| ZE2020-33 [2), 4)] | Gabe von Sargramostim, parenteral |
| ZE2020-34 [4)] | Gabe von Granulozytenkonzentraten |
| ZE2020-35 [4)] | Fremdbezug von hämatopoetischen Stammzellen |
| ZE2020-36 [4)] | Versorgung von Schwerstbehinderten |
| ZE2020-40 [4)] | Naturheilkundliche Komplexbehandlung |
| ZE2020-41 [4), 5)] | Multimodal-nichtoperative Komplexbehandlung des Bewegungssystems |
| ZE2020-44 [4)] | Stammzellboost nach erfolgter Transplantation von hämatopoetischen Stammzellen, nach In-vitro-Aufbereitung |
| ZE2020-45 [4)] | Komplexe Diagnostik bei hämatologischen und onkologischen Erkrankungen bei Kindern und Jugendlichen |
| ZE2020-46 [2), 4)] | Gabe von Anti-Human-T-Lymphozyten-Immunglobulin, parenteral |
| ZE2020-49 [4)] | Hypertherme intraperitoneale Chemotherapie (HIPEC) in Kombination mit Peritonektomie und ggf. mit Multiviszeralresektion oder hypertherme intrathorakale Chemotherapie (HITOC) in Kombination mit Pleurektomie und ggf. mit Tumorreduktion |
| ZE2020-50 [4)] | Implantation einer (Hybrid)-Prothese an der Aorta |
| ZE2020-53 [4)] | Stentgraft-Prothesen an der Aorta, mit Fenestrierung oder Seitenarm oder patientenindividuell angefertigte Stent-Prothese |
| ZE2020-54 [4)] | Selbstexpandierende Prothesen am Gastrointestinaltrakt |
| ZE2020-56 [4)] | Gabe von Bosentan, oral |
| ZE2020-57 [4)] | Gabe von Jod-131-MIBG (Metajodobenzylguanidin), parenteral |
| ZE2020-58 [4)] | Gabe von Alpha-1-Proteinaseninhibitor human, parenteral |
| ZE2020-59 [4)] | Gabe von Interferon alfa-2a (nicht pegylierte Form), parenteral |
| ZE2020-60 [4)] | Gabe von Interferon alfa-2b (nicht pegylierte Form), parenteral |
| ZE2020-61 [4)] | Neurostimulatoren zur Hirn- oder Rückenmarkstimulation oder zur Stimulation des peripheren Nervensystems, Mehrkanalstimulator, wiederaufladbar |
| ZE2020-62 [4)] | Mikroaxial-Blutpumpe |
| ZE2020-63 [4)] | Gabe von Dibotermin alfa, Implantation am Knochen |
| ZE2020-64 [2), 4)] | Gabe von Eptotermin alfa, Implantation am Knochen |
| ZE2020-65 [4)] | Selektive intravaskuläre Radionuklidtherapie (SIRT) mit Yttrium-90- oder Rhenium-188-markierten Mikrosphären |

## Zusatzentgelte-Katalog [1)]
## - Liste -

ür die nachfolgend aufgeführten Leistungen sind krankenhausindividuelle Entgelte nach § 6 Abs. 1 Satz 1 des Krankenhausentgeltgesetzes zu vereinbaren, soweit diese als Krankenhausleistungen erbracht werden dürfen.

| Zusatzentgelt | Bezeichnung |
|---|---|
| 1 | 2 |
| ZE2020-66 [4)] | Enzymersatztherapie bei lysosomalen Speicherkrankheiten |
| ZE2020-67 [4)] | Implantation einer Stent-Prothese an der Aorta, perkutan-transluminal |
| ZE2020-69 [4)] | Gabe von Hämin, parenteral |
| ZE2020-70 [4)] | Radioimmuntherapie mit 90Y-Ibritumomab-Tiuxetan, parenteral |
| ZE2020-71 [4)] | Radiorezeptortherapie mit DOTA-konjugierten Somatostatinanaloga |
| ZE2020-72 [4)] | Distraktionsmarknagel, motorisiert |
| ZE2020-74 [4)] | Gabe von Sunitinib, oral |
| ZE2020-75 [4)] | Gabe von Sorafenib, oral |
| ZE2020-77 [4)] | Gabe von Lenalidomid, oral |
| ZE2020-79 [4)] | Gabe von Nelarabin, parenteral |
| ZE2020-80 [2), 4)] | Gabe von Amphotericin-B-Lipidkomplex, parenteral |
| ZE2020-82 [3), 4)] | Peritonealdialyse, kontinuierlich, maschinell unterstützt (APD) |
| ZE2020-84 [4)] | Gabe von Ambrisentan, oral |
| ZE2020-85 [4)] | Gabe von Temsirolimus, parenteral |
| ZE2020-86 [4)] | Andere Neurostimulatoren und Neuroprothesen |
| ZE2020-88 [4)] | Komplexe neuropädiatrische Diagnostik mit weiteren Maßnahmen |
| ZE2020-91 [4)] | Gabe von Dasatinib, oral |
| ZE2020-97 [4), 6)] | Behandlung von Blutern mit Blutgerinnungsfaktoren |
| ZE2020-99 [4)] | Fremdbezug von Donor-Lymphozyten |
| ZE2020-101 [4)] | Gabe von Mifamurtid, parenteral |
| ZE2020-103 [4)] | Gabe von Rituximab, subkutan |
| ZE2020-104 [4)] | Gabe von Trastuzumab, subkutan |
| ZE2020-106 [4)] | Gabe von Abatacept, subkutan |
| ZE2020-107 [4)] | Medikamente-freisetzende bioresorbierbare Koronarstents |
| ZE2020-108 [4)] | Implantation einer Irisprothese |
| ZE2020-109 [3), 4)] | Dialyse mit High-Cut-off-Dialysemembran |
| ZE2020-110 [4)] | Gabe von Tocilizumab, subkutan |
| ZE2020-111 [4)] | Gabe von Nab-Paclitaxel, parenteral |
| ZE2020-112 [4)] | Gabe von Abirateronacetat, oral |
| ZE2020-113 [4)] | Gabe von Cabazitaxel, parenteral |
| ZE2020-115 [4)] | Molekulares Monitoring der Resttumorlast [MRD]: Molekulargenetische Identifikation und Herstellung von patientenspezifischen Markern |
| ZE2020-116 [4)] | Molekulares Monitoring der Resttumorlast [MRD]: Patientenspezifische molekulargenetische Quantifizierung |
| ZE2020-117 [4)] | Chemosaturations-Therapie mittels perkutaner Leberperfusion |
| ZE2020-118 [4)] | Neurostimulatoren zur Hirnstimulation, Einkanalstimulator |
| ZE2020-119 [4)] | Distraktionsmarknagel, nicht motorisiert |
| ZE2020-120 [4)] | Gabe von Pemetrexed, parenteral |
| ZE2020-121 [4)] | Gabe von Etanercept, parenteral |
| ZE2020-122 [4)] | Gabe von Imatinib, oral |
| ZE2020-123 [4)] | Gabe von Caspofungin, parenteral |
| ZE2020-124 [4)] | Gabe von Voriconazol, oral |
| ZE2020-125 [4)] | Gabe von Voriconazol, parenteral |
| ZE2020-127 [4)] | Gabe von L-Asparaginase aus Erwinia chrysanthemi [Erwinase], parenteral |
| ZE2020-128 [4)] | Gabe von nicht pegylierter Asparaginase, parenteral |
| ZE2020-129 [4)] | Gabe von pegylierter Asparaginase, parenteral |
| ZE2020-130 [4)] | Gabe von Belimumab, parenteral |

## Zusatzentgelte-Katalog [1)]
## - Liste -

Für die nachfolgend aufgeführten Leistungen sind krankenhausindividuelle Entgelte nach § 6 Abs. 1 Satz 1 des Krankenhausentgeltgesetzes zu vereinbaren, soweit diese als Krankenhausleistungen erbracht werden dürfen.

| Zusatzentgelt | Bezeichnung |
|---|---|
| 1 | 2 |
| ZE2020-131 [4)] | Gabe von Defibrotid, parenteral |
| ZE2020-132 [4)] | Gabe von Thiotepa, parenteral |
| ZE2020-133 [4)] | Spezialisierte palliativmedizinische Komplexbehandlung durch einen internen Palliativdienst |
| ZE2020-134 [4)] | Spezialisierte palliativmedizinische Komplexbehandlung durch einen externen Palliativdienst |
| ZE2020-135 [4)] | Basisdiagnostik bei unklarem Symptomkomplex bei Neugeborenen und Säuglingen mit weiteren Maßnahmen |
| ZE2020-136 [4)] | Einlegen von endobronchialen Nitinolspiralen |
| ZE2020-137 [4), 6), 7)] | Gabe von rekombinantem aktiviertem Faktor VII |
| ZE2020-138 [4), 6), 8)] | Gabe von Fibrinogenkonzentrat |
| ZE2020-139 [4), 6), 9)] | Gabe von Blutgerinnungsfaktoren |
| ZE2020-140 [4)] | Gabe von Brentuximabvedotin, parenteral |
| ZE2020-141 [4)] | Gabe von Enzalutamid, oral |
| ZE2020-142 [4)] | Gabe von Aflibercept, intravenös |
| ZE2020-143 [4)] | Gabe von Eltrombopag, oral |
| ZE2020-144 [4)] | Gabe von Obinutuzumab, parenteral |
| ZE2020-145 [4)] | Gabe von Ibrutinib, oral |
| ZE2020-146 [4)] | Gabe von Ramucirumab, parenteral |
| ZE2020-147 [4)] | Gabe von Bortezomib, parenteral |
| ZE2020-148 [4)] | Gabe von Adalimumab, parenteral |
| ZE2020-149 [4)] | Gabe von Infliximab, parenteral |
| ZE2020-150 [4)] | Gabe von Busulfan, parenteral |
| ZE2020-151 [4)] | Gabe von Rituximab, intravenös |
| ZE2020-152 [4)] | Mehrdimensionale pädiatrische Diagnostik |
| ZE2020-153 [10)] | Gabe von Trastuzumab, intravenös |
| ZE2020-154 [11)] | Gabe von Anidulafungin, parenteral |
| ZE2020-155 [2), 12)] | Gabe von Palifermin, parenteral |
| ZE2020-156 [4)] | Gabe von Posaconazol, parenteral |
| ZE2020-157 [4)] | Gabe von Pixantron, parenteral |
| ZE2020-158 [4)] | Gabe von Pertuzumab, parenteral |
| ZE2020-159 [4)] | Gabe von Blinatumomab, parenteral |
| ZE2020-160 [4)] | Gabe von Pembrolizumab, parenteral |
| ZE2020-161 [4)] | Gabe von Nivolumab, parenteral |
| ZE2020-162 [4)] | Gabe von Carfilzomib, parenteral |
| ZE2020-163 [4)] | Gabe von Macitentan, oral |
| ZE2020-164 [4)] | Gabe von Riociguat, oral |
| ZE2020-165 [4)] | Gabe von Nusinersen, intrathekal |
| ZE2020-166 [4)] | Gabe von Isavuconazol, parenteral |
| ZE2020-167 [4)] | Gabe von Isavuconazol, oral |
| ZE2020-168 [4)] | Gabe von Daratumumab, parenteral |
| ZE2020-169 [4)] | Gabe von Liposomalem Irinotecan, parenteral |
| ZE2020-170 [13)] | Gabe von Bevacizumab, parenteral |
| ZE2020-171 [14)] | Gabe von Clofarabin, parenteral |
| ZE2020-172 [15)] | Gabe von Posaconazol, oral, Suspension |
| ZE2020-173 [16)] | Gabe von Posaconazol, oral, Tabletten |
| ZE2020-174 [17)] | Gabe von Liposomalem Cytarabin, intrathekal |
| ZE2020-175 [18), 23)] | Gabe von Filgrastim, parenteral |
| ZE2020-176 [19), 23)] | Gabe von Lenograstim, parenteral |

## Zusatzentgelte-Katalog [1]
## - Liste -

Für die nachfolgend aufgeführten Leistungen sind krankenhausindividuelle Entgelte nach § 6 Abs. 1 Satz 1 des Krankenhausentgeltgesetzes zu vereinbaren, soweit diese als Krankenhausleistungen erbracht werden dürfen.

| Zusatzentgelt | Bezeichnung |
|---|---|
| 1 | 2 |
| ZE2020-177 [20), 23)] | Gabe von Pegfilgrastim, parenteral |
| ZE2020-178 [21), 23)] | Gabe von Lipegfilgrastim, parenteral |
| ZE2020-179 [2), 22)] | Gabe von Ofatumumab, parenteral |

**Fußnoten:**

1) Die jeweiligen Definitionen (OPS-Kodes und -Texte) sind in Anlage 6 aufgeführt.

2) Das Zulassungsrecht bleibt von der Katalogaufnahme unberührt. Die Kostenträger entscheiden im Einzelfall, ob die Kosten dieser Medikamente übernommen werden.

3) Eine zusätzliche Abrechnung ist im Zusammenhang mit einer Fallpauschale der Basis-DRG L60 oder L71 oder der DRG L90B oder L90C und dem nach Anlage 3b krankenhausindividuell zu vereinbarenden Entgelt L90A nicht möglich.

4) Nach § 5 Abs. 2 Satz 3 FPV 2020 ist für diese Zusatzentgelte das bisher krankenhausindividuell vereinbarte Entgelt der Höhe nach bis zum Beginn des Wirksamwerdens der neuen Budgetvereinbarung weiter zu erheben. Dies gilt auch, sofern eine Anpassung der entsprechenden OPS-Kodes erfolgt sein sollte.

5) Die Bewertung des Zusatzentgeltes mittels einer Differenzkostenbetrachtung hat in Abhängigkeit der abzurechnenden DRG-Fallpauschalen zu erfolgen.

6) Die jeweils zugehörigen ICD-Kodes und -Texte sind in Anlage 7 aufgeführt.

7) Für das Jahr 2020 gilt ein Schwellenwert in der Höhe von 20.000 € für den im Rahmen der Behandlung des Patienten für Blutgerinnungsfaktoren angefallenen Betrag. Ab Überschreitung dieses Schwellenwertes ist der gesamte für die Behandlung des Patienten mit Blutgerinnungsfaktoren angefallene Betrag abzurechnen.

8) Für das Jahr 2020 gilt ein Schwellenwert in der Höhe von 2.500 € für den im Rahmen der Behandlung des Patienten für Blutgerinnungsfaktoren angefallenen Betrag. Ab Überschreitung dieses Schwellenwertes ist der gesamte für die Behandlung des Patienten mit Blutgerinnungsfaktoren angefallene Betrag abzurechnen.

9) Für das Jahr 2020 gilt ein Schwellenwert in der Höhe von 6.000 € für die Summe der im Rahmen der Behandlung des Patienten für Blutgerinnungsfaktoren angefallenen Beträge. Ab Überschreitung dieses Schwellenwertes ist der gesamte für die Behandlung des Patienten mit Blutgerinnungsfaktoren angefallene Betrag abzurechnen.

10) Nach § 5 Abs. 2 Satz 3 FPV 2020 ist für dieses Zusatzentgelt das bisher krankenhausindividuell vereinbarte Entgelt der Höhe nach bis zum Beginn des Wirksamwerdens der Budgetvereinbarung 2020 weiter zu erheben. Bei fehlender Budgetvereinbarung 2019 ist für dieses Zusatzentgelt das bewertete Zusatzentgelt ZE149 in Höhe von 70 Prozent der im DRG-Katalog 2018 bewerteten Höhe bis zum Beginn des Wirksamwerdens der Budgetvereinbarung 2019 weiter zu erheben. Dies gilt auch, sofern eine Anpassung der entsprechenden OPS-Kodes erfolgt sein sollte.

11) Nach § 5 Abs. 2 Satz 3 FPV 2020 ist für dieses Zusatzentgelt das bisher krankenhausindividuell vereinbarte Entgelt der Höhe nach bis zum Beginn des Wirksamwerdens der Budgetvereinbarung 2020 weiter zu erheben. Bei fehlender Budgetvereinbarung 2019 ist für dieses Zusatzentgelt das bewertete Zusatzentgelt ZE115 in Höhe von 70 Prozent der im DRG-Katalog 2018 bewerteten Höhe bis zum Beginn des Wirksamwerdens der Budgetvereinbarung 2019 weiter zu erheben. Dies gilt auch, sofern eine Anpassung der entsprechenden OPS-Kodes erfolgt sein sollte.

12) Nach § 5 Abs. 2 Satz 3 FPV 2020 ist für dieses Zusatzentgelt das bisher krankenhausindividuell vereinbarte Entgelt der Höhe nach bis zum Beginn des Wirksamwerdens der Budgetvereinbarung 2020 weiter zu erheben. Bei fehlender Budgetvereinbarung 2019 ist für dieses Zusatzentgelt das bewertete Zusatzentgelt ZE95 in Höhe von 70 Prozent der im DRG-Katalog 2018 bewerteten Höhe bis zum Beginn des Wirksamwerdens der Budgetvereinbarung 2019 weiter zu erheben. Dies gilt auch, sofern eine Anpassung der entsprechenden OPS-Kodes erfolgt sein sollte.

13) Nach § 5 Abs. 2 Satz 3 FPV 2020 ist für dieses Zusatzentgelt das bisherige bewertete Zusatzengelt ZE74 aus 2019 bis zum Beginn des Wirksamwerdens der neuen Budgetvereinbarung der Höhe nach weiter zu erheben. Dies gilt auch, sofern eine Anpassung der entsprechenden OPS-Kodes erfolgt sein sollte.

14) Nach § 5 Abs. 2 Satz 3 FPV 2020 ist für dieses Zusatzentgelt das bisherige bewertete Zusatzentgelt ZE142 aus 2019 bis zum Beginn des Wirksamwerdens der neuen Budgetvereinbarung der Höhe nach weiter zu erheben. Dies gilt auch, sofern eine Anpassung der entsprechenden OPS-Kodes erfolgt sein sollte.

15) Nach § 5 Abs. 2 Satz 3 FPV 2020 ist für dieses Zusatzentgelt das bisherige bewertete Zusatzentgelt ZE150 aus 2019 bis zum Beginn des Wirksamwerdens der neuen Budgetvereinbarung der Höhe nach weiter zu erheben. Dies gilt auch, sofern eine Anpassung der entsprechenden OPS-Kodes erfolgt sein sollte.

16) Nach § 5 Abs. 2 Satz 3 FPV 2020 ist für dieses Zusatzentgelt das bisherige bewertete Zusatzentgelt ZE166 aus 2019 bis zum Beginn des Wirksamwerdens der neuen Budgetvereinbarung der Höhe nach weiter zu erheben. Dies gilt auch, sofern eine Anpassung der entsprechenden OPS-Kodes erfolgt sein sollte.

**Fußnoten (Fortsetzung):**

17) Nach § 5 Abs. 2 Satz 3 FPV 2020 ist für dieses Zusatzentgelt das bisherige bewertete Zusatzentgelt ZE75 aus 2019 bis zum Beginn des Wirksamwerdens der neuen Budgetvereinbarung der Höhe nach weiter zu erheben. Dies gilt auch, sofern eine Anpassung der entsprechenden OPS-Kodes erfolgt sein sollte.

18) Nach § 5 Abs. 2 Satz 3 FPV 2020 ist für dieses Zusatzentgelt das bisherige bewertete Zusatzentgelt ZE40 aus 2019 bis zum Beginn des Wirksamwerdens der neuen Budgetvereinbarung der Höhe nach weiter zu erheben. Dies gilt auch, sofern eine Anpassung der entsprechenden OPS-Kodes erfolgt sein sollte.

19) Nach § 5 Abs. 2 Satz 3 FPV 2020 ist für dieses Zusatzentgelt das bisherige bewertete Zusatzentgelt ZE42 aus 2019 bis zum Beginn des Wirksamwerdens der neuen Budgetvereinbarung der Höhe nach weiter zu erheben. Dies gilt auch, sofern eine Anpassung der entsprechenden OPS-Kodes erfolgt sein sollte.

20) Nach § 5 Abs. 2 Satz 3 FPV 2020 ist für dieses Zusatzentgelt das bisherige bewertete Zusatzentgelt ZE71 aus 2019 bis zum Beginn des Wirksamwerdens der neuen Budgetvereinbarung der Höhe nach weiter zu erheben. Dies gilt auch, sofern eine Anpassung der entsprechenden OPS-Kodes erfolgt sein sollte.

21) Nach § 5 Abs. 2 Satz 3 FPV 2020 ist für dieses Zusatzentgelt das bisherige bewertete Zusatzentgelt ZE160 aus 2019 bis zum Beginn des Wirksamwerdens der neuen Budgetvereinbarung der Höhe nach weiter zu erheben. Dies gilt auch, sofern eine Anpassung der entsprechenden OPS-Kodes erfolgt sein sollte.

22) Nach § 5 Abs. 2 Satz 3 FPV 2020 ist für dieses Zusatzentgelt das bisherige bewertete Zusatzentgelt ZE155 aus 2019 bis zum Beginn des Wirksamwerdens der neuen Budgetvereinbarung der Höhe nach weiter zu erheben. Dies gilt auch, sofern eine Anpassung der entsprechenden OPS-Kodes erfolgt sein sollte.

23) Bei der Vereinbarung der Entgelthöhen für die Zusatzentgelte für Granulozyten-Kolonie-stimulierende Faktoren wird in analoger Umsetzung der bisherigen Bewertung empfohlen, die Entgelthöhen auf Basis der krankenhausindividuellen Kostensituation zu führen und bei der finalen Vereinbarung die Entgelthöhe der Zusatzentgelte für Pegfilgrastim (ZE2020-177) bzw. Lipegfilgrastim (ZE2020-178) um einen Betrag zu reduzieren, der in etwa dem dreifachen Wert der Kosten einer typischen Tagesdosis Filgrastim (ZE2020-175) bzw. Lenograstim (ZE2020-176) entspricht.

## Zusatzentgelte-Katalog
## - Definition und differenzierte Beträge -

| ZE | Bezeichnung | $ZE_D$ | OPS Version 2020 | | Betrag |
|---|---|---|---|---|---|
| | | | OPS-Kode | OPS-Text | |
| 1 | 2 | 3 | 4 | 5 | 6 |
| ZE01.01 [1)] | Hämodialyse, intermittierend, Alter > 14 Jahre | | 8-854.2 | Hämodialyse: Intermittierend, Antikoagulation mit Heparin oder ohne Antikoagulation | siehe Anlage 2 |
| | | | 8-854.3 | Hämodialyse: Intermittierend, Antikoagulation mit sonstigen Substanzen | |
| | | | 8-854.4 | Hämodialyse: Verlängert intermittierend, Antikoagulation mit Heparin oder ohne | |
| | | | 8-854.5 | Hämodialyse: Verlängert intermittierend, Antikoagulation mit sonstigen Substanzen | |
| ZE01.02 [1)] | Hämodialyse, intermittierend, Alter < 15 Jahre | | 8-854.2 | Hämodialyse: Intermittierend, Antikoagulation mit Heparin oder ohne Antikoagulation | siehe Anlage 2 |
| | | | 8-854.3 | Hämodialyse: Intermittierend, Antikoagulation mit sonstigen Substanzen | |
| | | | 8-854.4 | Hämodialyse: Verlängert intermittierend, Antikoagulation mit Heparin oder ohne | |
| | | | 8-854.5 | Hämodialyse: Verlängert intermittierend, Antikoagulation mit sonstigen Substanzen | |
| ZE02 [1)] | Hämodiafiltration, intermittierend | | 8-855.3 | Hämodiafiltration: Intermittierend, Antikoagulation mit Heparin oder ohne Antikoagulation | siehe Anlage 2 |
| | | | 8-855.4 | Hämodiafiltration: Intermittierend, Antikoagulation mit sonstigen Substanzen | |
| | | | 8-855.5 | Hämodiafiltration: Verlängert intermittierend, Antikoagulation mit Heparin oder ohne | |
| | | | 8-855.6 | Hämodiafiltration: Verlängert intermittierend, Antikoagulation mit sonstigen Substanzen | |
| ZE09 | Vollimplantierbare Medikamentenpumpe mit programmierbarem variablen Tagesprofil | | 5-028.11 | Funktionelle Eingriffe an Schädel, Gehirn und Hirnhäuten: Implantation oder Wechsel einer Medikamentenpumpe zur intraventrikulären Infusion: Vollimplantierbare Medikamentenpumpe mit programmierbarem variablen Tagesprofil | siehe Anlage 2 |
| | | | 5-038.41 | Operationen am spinalen Liquorsystem: Implantation oder Wechsel einer Medikamentenpumpe zur intrathekalen und/oder epiduralen Infusion: Vollimplantierbare Medikamentenpumpe mit programmierbarem | |
| ZE10 | Künstlicher Blasenschließmuskel | | 5-597.0* | Eingriffe bei artifiziellem Harnblasensphinkter: Implantation | siehe Anlage 2 |
| | | | 5-597.30 | Eingriffe bei artifiziellem Harnblasensphinkter: Wechsel: Vollständig, bulbär, 1 Cuff | |
| | | | 5-597.31 | Eingriffe bei artifiziellem Harnblasensphinkter: Wechsel: Vollständig, bulbär, 2 Cuffs | |
| | | | 5-597.32 | Eingriffe bei artifiziellem Harnblasensphinkter: Wechsel: Vollständig, am Blasenhals | |
| ZE11 | Wirbelkörperersatz | | | Wirbelkörperersatz und komplexe Rekonstruktion der Wirbelsäule: Wirbelkörperersatz durch Implantat | |
| | | ZE11.01 | 5-837.00 | 1 Wirbelkörper | 861,66 € |
| | | ZE11.02 | 5-837.01 | 2 Wirbelkörper | 1.489,23 € |
| | | ZE11.03 | 5-837.02 | 3 Wirbelkörper | 2.116,80 € |
| | | ZE11.04 | 5-837.04 | 4 Wirbelkörper | 2.744,37 € |
| | | ZE11.05 | 5-837.05 | 5 oder mehr Wirbelkörper | 3.371,94 € |
| ZE17 | Gabe von Gemcitabin, parenteral | | | Applikation von Medikamenten, Liste 1: Gemcitabin, parenteral | |
| | | ZE17.10 | 6-001.19 | 19,0 g bis unter 22,0 g | 210,72 € |
| | | ZE17.11 | 6-001.1a | 22,0 g bis unter 25,0 g | 242,32 € |
| | | ZE17.12 | 6-001.1b | 25,0 g bis unter 28,0 g | 273,93 € |
| | | ZE17.13 | 6-001.1c | 28,0 g bis unter 31,0 g | 305,54 € |

## Zusatzentgelte-Katalog
### - Definition und differenzierte Beträge -

| ZE | Bezeichnung | $ZE_D$ | OPS Version 2020 | | Betrag |
|---|---|---|---|---|---|
| | | | OPS-Kode | OPS-Text | |
| 1 | 2 | 3 | 4 | 5 | 6 |
| | | ZE17.14 | 6-001.1d | 31,0 g bis unter 34,0 g | 337,15 |
| | | ZE17.15 | 6-001.1e | 34,0 g oder mehr | 368,75 |
| ZE19 | Gabe von Irinotecan, parenteral | | | Applikation von Medikamenten, Liste 1: Irinotecan, parenteral | |
| | | ZE19.14 | 6-001.3d | 2.000 mg bis unter 2.200 mg | 155,00 |
| | | ZE19.15 | 6-001.3e | 2.200 mg bis unter 2.400 mg | 170,00 |
| | | ZE19.16 | 6-001.3f | 2.400 mg bis unter 2.600 mg | 185,00 |
| | | ZE19.17 | 6-001.3g | 2.600 mg bis unter 2.800 mg | 200,00 |
| | | ZE19.18 | 6-001.3h | 2.800 mg bis unter 3.000 mg | 215,00 |
| | | ZE19.19 | 6-001.3j | 3.000 mg oder mehr | 230,00 |
| ZE30 [8)] | Gabe von Prothrombinkomplex, parenteral | | | Transfusion von Plasma und anderen Plasmabestandteilen und gentechnisch hergestellten Plasmaproteinen: Prothrombinkomple | |
| | | ZE30.02 | 8-812.53 | 3.500 IE bis unter 4.500 IE | 856,08 |
| | | ZE30.03 | 8-812.54 | 4.500 IE bis unter 5.500 IE | 1.084,12 |
| | | ZE30.04 | 8-812.55 | 5.500 IE bis unter 6.500 IE | 1.308,42 |
| | | ZE30.05 | 8-812.56 | 6.500 IE bis unter 7.500 IE | 1.532,09 |
| | | ZE30.06 | 8-812.57 | 7.500 IE bis unter 8.500 IE | 1.757,02 |
| | | ZE30.07 | 8-812.58 | 8.500 IE bis unter 9.500 IE | 1.973,39 |
| | | ZE30.08 | 8-812.59 | 9.500 IE bis unter 10.500 IE | 2.203,35 |
| | | ZE30.09 | 8-812.5a | 10.500 IE bis unter 15.500 IE | 2.728,98 |
| | | ZE30.10 | 8-812.5b | 15.500 IE bis unter 20.500 IE | 3.850,48 |
| | | ZE30.11 | 8-812.5c | 20.500 IE bis unter 25.500 IE | 4.971,98 |
| | | ZE30.12 | 8-812.5d | 25.500 IE bis unter 30.500 IE | 6.093,48 |
| | | ZE30.13 | | Siehe weitere Differenzierung ZE30.14 - ZE30.23 | |
| | | ZE30.14 | 8-812.5f | 30.500 IE bis unter 40.500 IE | 7.401,90 |
| | | ZE30.15 | 8-812.5g | 40.500 IE bis unter 50.500 IE | 9.644,90 |
| | | ZE30.16 | 8-812.5h | 50.500 IE bis unter 60.500 IE | 11.887,90 |
| | | ZE30.17 | 8-812.5j | 60.500 IE bis unter 80.500 IE | 14.691,65 |
| | | ZE30.18 | 8-812.5k | 80.500 IE bis unter 100.500 IE | 19.177,65 |
| | | ZE30.19 | 8-812.5m | 100.500 IE bis unter 120.500 IE | 23.663,65 |
| | | ZE30.20 | 8-812.5n | 120.500 IE bis unter 140.500 IE | 28.149,65 |
| | | ZE30.21 | 8-812.5p | 140.500 IE bis unter 160.500 IE | 32.635,65 |
| | | ZE30.22 | 8-812.5q | 160.500 IE bis unter 200.500 IE | 38.243,15 |
| | | ZE30.23 | 8-812.5r | 200.500 IE oder mehr | 47.215,15 |
| ZE36 | Plasmapherese | | | Therapeutische Plasmapherese | |
| | | ZE36.01 | 8-820.00 | 1 Plasmapherese | 1.097,94 |
| | | | 8-820.10 | 1 Plasmapherese | |
| | | | 8-820.20 | 1 Plasmapherese | |
| | | | 8-826.*0 | 1 Doppelfiltrationsplasmapherese | |
| | | ZE36.02 | 8-820.01 | 2 Plasmapheresen | 2.195,88 |
| | | | 8-820.11 | 2 Plasmapheresen | |
| | | | 8-820.21 | 2 Plasmapheresen | |
| | | | 8-826.*1 | 2 Doppelfiltrationsplasmapheresen | |
| | | ZE36.03 | 8-820.02 | 3 Plasmapheresen | 3.293,82 |
| | | | 8-820.12 | 3 Plasmapheresen | |
| | | | 8-820.22 | 3 Plasmapheresen | |
| | | | 8-826.*2 | 3 Doppelfiltrationsplasmapheresen | |
| | | ZE36.04 | 8-820.03 | 4 Plasmapheresen | 4.391,76 |
| | | | 8-820.13 | 4 Plasmapheresen | |
| | | | 8-820.23 | 4 Plasmapheresen | |
| | | | 8-826.*3 | 4 Doppelfiltrationsplasmapheresen | |
| | | ZE36.05 | 8-820.04 | 5 Plasmapheresen | 5.489,70 |
| | | | 8-820.14 | 5 Plasmapheresen | |
| | | | 8-820.24 | 5 Plasmapheresen | |
| | | | 8-826.*4 | 5 Doppelfiltrationsplasmapheresen | |

## Zusatzentgelte-Katalog
### - Definition und differenzierte Beträge -

| ZE | Bezeichnung | ZE$_D$ | OPS Version 2020 | | Betrag |
|---|---|---|---|---|---|
| | | | OPS-Kode | OPS-Text | |
| 1 | 2 | 3 | 4 | 5 | 6 |
| | | ZE36.06 | 8-820.08 | 6 Plasmapheresen | 6.587,64 € |
| | | | 8-820.18 | 6 Plasmapheresen | |
| | | | 8-820.25 | 6 Plasmapheresen | |
| | | | 8-826.*5 | 6 Doppelfiltrationsplasmapheresen | |
| | | ZE36.07 | 8-820.09 | 7 Plasmapheresen | 7.685,58 € |
| | | | 8-820.19 | 7 Plasmapheresen | |
| | | | 8-820.26 | 7 Plasmapheresen | |
| | | | 8-826.*6 | 7 Doppelfiltrationsplasmapheresen | |
| | | ZE36.08 | 8-820.0a | 8 Plasmapheresen | 8.783,52 € |
| | | | 8-820.1a | 8 Plasmapheresen | |
| | | | 8-820.27 | 8 Plasmapheresen | |
| | | | 8-826.*7 | 8 Doppelfiltrationsplasmapheresen | |
| | | ZE36.09 | 8-820.0b | 9 Plasmapheresen | 9.881,46 € |
| | | | 8-820.1b | 9 Plasmapheresen | |
| | | | 8-820.28 | 9 Plasmapheresen | |
| | | | 8-826.*8 | 9 Doppelfiltrationsplasmapheresen | |
| | | ZE36.10 | 8-820.0c | 10 Plasmapheresen | 10.979,40 € |
| | | | 8-820.1c | 10 Plasmapheresen | |
| | | | 8-820.29 | 10 Plasmapheresen | |
| | | | 8-826.*9 | 10 Doppelfiltrationsplasmapheresen | |
| | | ZE36.11 | 8-820.0d | 11 Plasmapheresen | 12.077,34 € |
| | | | 8-820.1d | 11 Plasmapheresen | |
| | | | 8-820.2a | 11 Plasmapheresen | |
| | | | 8-826.*a | 11 Doppelfiltrationsplasmapheresen | |
| | | ZE36.12 | 8-820.0e | 12 Plasmapheresen | 13.175,28 € |
| | | | 8-820.1e | 12 Plasmapheresen | |
| | | | 8-820.2b | 12 Plasmapheresen | |
| | | | 8-826.*b | 12 Doppelfiltrationsplasmapheresen | |
| | | ZE36.13 | 8-820.0f | 13 Plasmapheresen | 14.273,22 € |
| | | | 8-820.1f | 13 Plasmapheresen | |
| | | | 8-820.2c | 13 Plasmapheresen | |
| | | | 8-826.*c | 13 Doppelfiltrationsplasmapheresen | |
| | | ZE36.14 | 8-820.0g | 14 Plasmapheresen | 15.371,16 € |
| | | | 8-820.1g | 14 Plasmapheresen | |
| | | | 8-820.2d | 14 Plasmapheresen | |
| | | | 8-826.*d | 14 Doppelfiltrationsplasmapheresen | |
| | | ZE36.15 | 8-820.0h | 15 Plasmapheresen | 16.469,10 € |
| | | | 8-820.1h | 15 Plasmapheresen | |
| | | | 8-820.2e | 15 Plasmapheresen | |
| | | | 8-826.*e | 15 Doppelfiltrationsplasmapheresen | |
| | | ZE36.16 | 8-820.0j | 16 bis 17 Plasmapheresen | 18.116,01 € |
| | | | 8-820.1j | 16 bis 17 Plasmapheresen | |
| | | | 8-820.2f | 16 bis 17 Plasmapheresen | |
| | | | 8-826.*f | 16 bis 17 Doppelfiltrationsplasmapheresen | |
| | | ZE36.17 | 8-820.0k | 18 bis 19 Plasmapheresen | 20.311,89 € |
| | | | 8-820.1k | 18 bis 19 Plasmapheresen | |
| | | | 8-820.2g | 18 bis 19 Plasmapheresen | |
| | | | 8-826.*g | 18 bis 19 Doppelfiltrationsplasmapheresen | |
| | | ZE36.18 | 8-820.0m | 20 bis 21 Plasmapheresen | 22.507,77 € |
| | | | 8-820.1m | 20 bis 21 Plasmapheresen | |
| | | | 8-820.2h | 20 bis 21 Plasmapheresen | |
| | | | 8-826.*h | 20 bis 21 Doppelfiltrationsplasmapheresen | |

## Zusatzentgelte-Katalog
### - Definition und differenzierte Beträge -

| ZE | Bezeichnung | $ZE_D$ | OPS Version 2020 | | Betrag |
|---|---|---|---|---|---|
| | | | OPS-Kode | OPS-Text | |
| 1 | 2 | 3 | 4 | 5 | 6 |
| | | ZE36.19 | 8-820.0n | 22 bis 23 Plasmapheresen | 24.703,65 |
| | | | 8-820.1n | 22 bis 23 Plasmapheresen | |
| | | | 8-820.2j | 22 bis 23 Plasmapheresen | |
| | | | 8-826.*j | 22 bis 23 Doppelfiltrationsplasmapheresen | |
| | | ZE36.20 | 8-820.0p | 24 bis 25 Plasmapheresen | 26.899,53 |
| | | | 8-820.1p | 24 bis 25 Plasmapheresen | |
| | | | 8-820.2k | 24 bis 25 Plasmapheresen | |
| | | | 8-826.*k | 24 bis 25 Doppelfiltrationsplasmapheresen | |
| | | ZE36.21 | 8-820.0q | 26 bis 28 Plasmapheresen | 29.644,38 |
| | | | 8-820.1q | 26 bis 28 Plasmapheresen | |
| | | | 8-820.2m | 26 bis 28 Plasmapheresen | |
| | | | 8-826.*m | 26 bis 28 Doppelfiltrationsplasmapheresen | |
| | | ZE36.22 | 8-820.0r | 29 bis 31 Plasmapheresen | 32.938,20 |
| | | | 8-820.1r | 29 bis 31 Plasmapheresen | |
| | | | 8-820.2n | 29 bis 31 Plasmapheresen | |
| | | | 8-826.*n | 29 bis 31 Doppelfiltrationsplasmapheresen | |
| | | ZE36.23 | 8-820.0s | 32 bis 34 Plasmapheresen | 36.232,02 |
| | | | 8-820.1s | 32 bis 34 Plasmapheresen | |
| | | | 8-820.2p | 32 bis 34 Plasmapheresen | |
| | | | 8-826.*p | 32 bis 34 Doppelfiltrationsplasmapheresen | |
| | | ZE36.24 | 8-820.0t | 35 bis 39 Plasmapheresen | 40.623,78 |
| | | | 8-820.1t | 35 bis 39 Plasmapheresen | |
| | | | 8-820.2q | 35 bis 39 Plasmapheresen | |
| | | | 8-826.*q | 35 bis 39 Doppelfiltrationsplasmapheresen | |
| | | ZE36.25 | 8-820.0u | 40 bis 44 Plasmapheresen | 46.113,48 |
| | | | 8-820.1u | 40 bis 44 Plasmapheresen | |
| | | | 8-820.2r | 40 bis 44 Plasmapheresen | |
| | | | 8-826.*r | 40 bis 44 Doppelfiltrationsplasmapheresen | |
| | | ZE36.26 | 8-820.0v | 45 bis 49 Plasmapheresen | 51.603,18 |
| | | | 8-820.1v | 45 bis 49 Plasmapheresen | |
| | | | 8-820.2s | 45 bis 49 Plasmapheresen | |
| | | | 8-826.*s | 45 bis 49 Doppelfiltrationsplasmapheresen | |
| | | ZE36.27 | 8-820.0w | 50 oder mehr Plasmapheresen | 57.092,88 |
| | | | 8-820.1w | 50 oder mehr Plasmapheresen | |
| | | | 8-820.2t | 50 oder mehr Plasmapheresen | |
| | | | 8-826.*t | 50 oder mehr Doppelfiltrationsplasmapheresen | |
| ZE37 | Extrakorporale Photopherese | | 8-824 | Photopherese | siehe Anlage 2 |
| ZE44 | Gabe von Topotecan, parenteral | | | Applikation von Medikamenten, Liste 2: Topotecan, parenteral | |
| | | ZE44.01 | 6-002.4c | 30,0 mg bis unter 40,0 mg | 85,81 |
| | | ZE44.02 | 6-002.4d | 40,0 mg bis unter 50,0 mg | 111,55 |
| | | ZE44.03 | 6-002.4e | 50,0 mg bis unter 60,0 mg | 137,29 |
| | | ZE44.04 | 6-002.4f | 60,0 mg bis unter 70,0 mg | 163,03 |
| | | ZE44.05 | 6-002.4g | 70,0 mg oder mehr | 188,77 |
| ZE47 | Gabe von Antithrombin III, parenteral | | | Transfusion von Plasmabestandteilen und gentechnisch hergestellten Plasmaproteinen: Antithrombin III | |
| | | ZE47.01[6)] | 8-810.g1 | 2.000 IE bis unter 3.500 IE | 148,00 |
| | | ZE47.02[6)] | 8-810.g2 | 3.500 IE bis unter 5.000 IE | 236,80 |
| | | ZE47.03[6)] | 8-810.g3 | 5.000 IE bis unter 7.000 IE | 335,47 |
| | | ZE47.04 | 8-810.g4 | 7.000 IE bis unter 10.000 IE | 473,60 |
| | | ZE47.05 | 8-810.g5 | 10.000 IE bis unter 15.000 IE | 690,67 |
| | | ZE47.06 | 8-810.g6 | 15.000 IE bis unter 20.000 IE | 986,67 |
| | | ZE47.07 | 8-810.g7 | 20.000 IE bis unter 25.000 IE | 1.282,67 |
| | | ZE47.08 | 8-810.g8 | 25.000 IE bis unter 30.000 IE | 1.578,67 |

## Zusatzentgelte-Katalog
## - Definition und differenzierte Beträge -

| ZE | Bezeichnung | $ZE_D$ | OPS Version 2020 | | Betrag |
|---|---|---|---|---|---|
| | | | OPS-Kode | OPS-Text | |
| 1 | 2 | 3 | 4 | 5 | 6 |
| | | ZE47.09 | 8-810.ga | 30.000 IE bis unter 40.000 IE | 1.973,33 € |
| | | ZE47.10 | 8-810.gb | 40.000 IE bis unter 50.000 IE | 2.565,33 € |
| | | ZE47.11 | 8-810.gc | 50.000 IE bis unter 60.000 IE | 3.157,33 € |
| | | ZE47.12 | 8-810.gd | 60.000 IE bis unter 70.000 IE | 3.749,33 € |
| | | ZE47.13 | 8-810.ge | 70.000 IE bis unter 90.000 IE | 4.538,67 € |
| | | ZE47.14 | 8-810.gf | 90.000 IE bis unter 110.000 IE | 5.722,67 € |
| | | ZE47.15 | 8-810.gg | 110.000 IE bis unter 130.000 IE | 6.906,67 € |
| | | ZE47.16 | 8-810.gh | 130.000 IE bis unter 150.000 IE | 8.090,67 € |
| | | ZE47.17 | 8-810.gj | 150.000 IE oder mehr | 9.274,67 € |
| ZE48 | Gabe von Aldesleukin, parenteral | | | Applikation von Medikamenten, Liste 1: Aldesleukin, parenteral | |
| | | ZE48.01 | 6-001.80 | 45 Mio. IE bis unter 65 Mio. IE | 1.012,61 € |
| | | ZE48.02 | 6-001.81 | 65 Mio. IE bis unter 85 Mio. IE | 1.404,59 € |
| | | ZE48.03 | 6-001.82 | 85 Mio. IE bis unter 105 Mio. IE | 1.796,57 € |
| | | ZE48.04 | 6-001.83 | 105 Mio. IE bis unter 125 Mio. IE | 2.188,54 € |
| | | ZE48.05 | 6-001.84 | 125 Mio. IE bis unter 145 Mio. IE | 2.580,52 € |
| | | ZE48.06 | 6-001.85 | 145 Mio. IE bis unter 165 Mio. IE | 2.972,50 € |
| | | ZE48.07 | 6-001.86 | 165 Mio. IE bis unter 185 Mio. IE | 3.364,48 € |
| | | ZE48.08 | 6-001.87 | 185 Mio. IE bis unter 205 Mio. IE | 3.756,46 € |
| | | ZE48.09 | 6-001.88 | 205 Mio. IE bis unter 245 Mio. IE | 4.279,09 € |
| | | ZE48.10 | 6-001.89 | 245 Mio. IE bis unter 285 Mio. IE | 5.063,05 € |
| | | ZE48.11 | 6-001.8a | 285 Mio. IE bis unter 325 Mio. IE | 5.847,01 € |
| | | ZE48.12 | 6-001.8b | 325 Mio. IE bis unter 365 Mio. IE | 6.630,96 € |
| | | ZE48.13 | 6-001.8c | 365 Mio. IE bis unter 405 Mio. IE | 7.414,92 € |
| | | ZE48.14 | 6-001.8d | 405 Mio. IE bis unter 445 Mio. IE | 8.198,87 € |
| | | ZE48.15 | 6-001.8e | 445 Mio. IE bis unter 485 Mio. IE | 8.982,83 € |
| | | ZE48.16 | 6-001.8f | 485 Mio. IE bis unter 525 Mio. IE | 9.766,79 € |
| | | ZE48.17 | 6-001.8g | 525 Mio. IE bis unter 565 Mio. IE | 10.550,74 € |
| | | ZE48.18 | 6-001.8h | 565 Mio. IE bis unter 625 Mio. IE | 11.465,36 € |
| | | ZE48.19 | 6-001.8j | 625 Mio. IE bis unter 685 Mio. IE | 12.641,29 € |
| | | ZE48.20 | 6-001.8k | 685 Mio. IE bis unter 745 Mio. IE | 13.817,22 € |
| | | ZE48.21 | 6-001.8m | 745 Mio. IE bis unter 805 Mio. IE | 14.993,16 € |
| | | ZE48.22 | 6-001.8n | 805 Mio. IE oder mehr | 16.169,09 € |
| ZE50 | Gabe von Cetuximab, parenteral | | | Applikation von Medikamenten, Liste 1: Cetuximab, parenteral | |
| | | ZE50.01 | 6-001.a0 | 250 mg bis unter 350 mg | 719,70 € |
| | | ZE50.02 | 6-001.a1 | 350 mg bis unter 450 mg | 973,71 € |
| | | ZE50.03 | 6-001.a2 | 450 mg bis unter 550 mg | 1.227,72 € |
| | | ZE50.04 | 6-001.a3 | 550 mg bis unter 650 mg | 1.481,73 € |
| | | ZE50.05 | 6-001.a4 | 650 mg bis unter 750 mg | 1.735,74 € |
| | | ZE50.06 | 6-001.a5 | 750 mg bis unter 850 mg | 1.989,75 € |
| | | ZE50.07 | 6-001.a6 | 850 mg bis unter 1.050 mg | 2.328,43 € |
| | | ZE50.08 | 6-001.a7 | 1.050 mg bis unter 1.250 mg | 2.836,45 € |
| | | ZE50.09 | 6-001.a8 | 1.250 mg bis unter 1.450 mg | 3.344,47 € |
| | | ZE50.10 | 6-001.a9 | 1.450 mg bis unter 1.650 mg | 3.852,49 € |
| | | ZE50.11 | 6-001.aa | 1.650 mg bis unter 1.850 mg | 4.360,51 € |
| | | ZE50.12 | 6-001.ab | 1.850 mg bis unter 2.150 mg | 4.953,20 € |
| | | ZE50.13 | 6-001.ac | 2.150 mg bis unter 2.450 mg | 5.715,23 € |
| | | ZE50.14 | 6-001.ad | 2.450 mg bis unter 2.750 mg | 6.477,26 € |
| | | ZE50.15 | 6-001.ae | 2.750 mg bis unter 3.050 mg | 7.239,29 € |
| | | ZE50.16 | 6-001.af | 3.050 mg bis unter 3.350 mg | 8.001,32 € |
| | | ZE50.17 | | Siehe weitere Differenzierung ZE50.18 - ZE50.20 | |
| | | ZE50.18 | 6-001.ah | 3.350 mg bis unter 3.950 mg | 9.017,36 € |
| | | ZE50.19 | 6-001.aj | 3.950 mg bis unter 4.550 mg | 10.541,42 € |
| | | ZE50.20 | 6-001.ak | 4.550 mg oder mehr | 12.065,48 € |

## Zusatzentgelte-Katalog
## - Definition und differenzierte Beträge -

| ZE | Bezeichnung | $ZE_D$ | OPS Version 2020 | | Betrag |
|---|---|---|---|---|---|
| | | | OPS-Kode | OPS-Text | |
| 1 | 2 | 3 | 4 | 5 | 6 |
| ZE51 | Gabe von Human-Immunglobulin, spezifisch gegen Hepatitis-B-surface-Antigen, parenteral | | | Transfusion von Plasmabestandteilen und gentechnisch hergestellten Plasmaproteinen: Human-Immunglobulin, spezifisch gegen Hepatitis-B-surface-Antigen (HBsAg) | |
| | | ZE51.01 | 8-810.q0 | 2.000 IE bis unter 4.000 IE | 1.728,40 |
| | | ZE51.02 | 8-810.q1 | 4.000 IE bis unter 6.000 IE | 3.456,80 |
| | | ZE51.03 | 8-810.q2 | 6.000 IE bis unter 8.000 IE | 5.185,20 |
| | | ZE51.04 | 8-810.q3 | 8.000 IE bis unter 10.000 IE | 6.913,60 |
| | | ZE51.05 | 8-810.q4 | 10.000 IE bis unter 12.000 IE | 8.642,00 |
| | | ZE51.06 | 8-810.q5 | 12.000 IE bis unter 14.000 IE | 10.370,40 |
| | | ZE51.07 | 8-810.q6 | 14.000 IE bis unter 16.000 IE | 12.098,80 |
| | | ZE51.08 | 8-810.q7 | 16.000 IE bis unter 18.000 IE | 13.827,20 |
| | | ZE51.09 | 8-810.q8 | 18.000 IE bis unter 20.000 IE | 15.555,60 |
| | | ZE51.10 | 8-810.q9 | 20.000 IE bis unter 22.000 IE | 17.284,00 |
| | | ZE51.11 | 8-810.qa | 22.000 IE bis unter 24.000 IE | 19.012,40 |
| | | ZE51.12 | 8-810.qb | 24.000 IE bis unter 28.000 IE | 20.740,80 |
| | | ZE51.13 | 8-810.qc | 28.000 IE bis unter 32.000 IE | 24.197,60 |
| | | ZE51.14 | 8-810.qd | 32.000 IE bis unter 36.000 IE | 27.654,40 |
| | | ZE51.15 | 8-810.qe | 36.000 IE bis unter 40.000 IE | 31.111,20 |
| | | ZE51.16 | 8-810.qf | 40.000 IE bis unter 46.000 IE | 34.568,00 |
| | | ZE51.17 | 8-810.qg | 46.000 IE bis unter 52.000 IE | 39.753,20 |
| | | ZE51.18 | 8-810.qh | 52.000 IE bis unter 58.000 IE | 44.938,40 |
| | | ZE51.19 | 8-810.qj | 58.000 IE bis unter 64.000 IE | 50.123,60 |
| | | ZE51.20 | | Siehe weitere Differenzierung ZE51.21 bis ZE51.25 | |
| | | ZE51.21 | 8-810.qm | 64.000 IE bis unter 76.000 IE | 55.308,80 |
| | | ZE51.22 | 8-810.qn | 76.000 IE bis unter 88.000 IE | 65.679,20 |
| | | ZE51.23 | 8-810.qp | 88.000 IE bis unter 100.000 IE | 76.049,60 |
| | | ZE51.24 | 8-810.qq | 100.000 IE bis unter 112.000 IE | 86.420,00 |
| | | ZE51.25 | 8-810.qr | 112.000 IE oder mehr | 96.790,40 |
| ZE52 | Gabe von Liposomalem Doxorubicin, parenteral | | | Applikation von Medikamenten, Liste 1: Liposomales Doxorubicin, parenteral | |
| | | ZE52.01[6)] | 6-001.b0 | 10 mg bis unter 20 mg | 295,71 |
| | | ZE52.02[6)] | 6-001.b1 | 20 mg bis unter 30 mg | 517,49 |
| | | ZE52.03 | 6-001.b2 | 30 mg bis unter 40 mg | 739,27 |
| | | ZE52.04 | 6-001.b3 | 40 mg bis unter 50 mg | 961,05 |
| | | ZE52.05 | 6-001.b4 | 50 mg bis unter 60 mg | 1.170,11 |
| | | ZE52.06 | 6-001.b5 | 60 mg bis unter 70 mg | 1.404,61 |
| | | ZE52.07 | 6-001.b6 | 70 mg bis unter 80 mg | 1.626,39 |
| | | ZE52.08 | 6-001.b7 | 80 mg bis unter 90 mg | 1.832,12 |
| | | ZE52.09 | 6-001.b8 | 90 mg bis unter 100 mg | 2.037,49 |
| | | ZE52.10 | 6-001.b9 | 100 mg bis unter 110 mg | 2.270,36 |
| | | ZE52.11 | 6-001.ba | 110 mg bis unter 120 mg | 2.513,51 |
| | | ZE52.12 | 6-001.bb | 120 mg bis unter 140 mg | 2.809,21 |
| | | ZE52.13 | 6-001.bc | 140 mg bis unter 160 mg | 3.252,77 |
| | | ZE52.14 | 6-001.bd | 160 mg bis unter 180 mg | 3.696,33 |
| | | ZE52.15 | 6-001.be | 180 mg bis unter 200 mg | 4.139,89 |
| | | ZE52.16 | 6-001.bf | 200 mg bis unter 220 mg | 4.583,45 |
| | | ZE52.17 | 6-001.bg | 220 mg bis unter 240 mg | 5.027,01 |
| | | ZE52.18 | 6-001.bh | 240 mg bis unter 260 mg | 5.470,57 |
| | | ZE52.19 | 6-001.bj | 260 mg bis unter 280 mg | 5.914,13 |
| | | ZE52.20 | 6-001.bk | 280 mg bis unter 300 mg | 6.357,69 |
| | | ZE52.21 | 6-001.bm | 300 mg bis unter 320 mg | 6.801,25 |
| | | ZE52.22 | 6-001.bn | 320 mg oder mehr | 7.244,81 |

## Zusatzentgelte-Katalog
## - Definition und differenzierte Beträge -

| ZE | Bezeichnung | $ZE_D$ | OPS Version 2020 | | Betrag |
|---|---|---|---|---|---|
| | | | OPS-Kode | OPS-Text | |
| 1 | 2 | 3 | 4 | 5 | 6 |
| E56 | Vollimplantierbare Medikamentenpumpe mit konstanter Flussrate | | 5-028.10 | Funktionelle Eingriffe an Schädel, Gehirn und Hirnhäuten: Implantation oder Wechsel einer Medikamentenpumpe zur intraventrikulären Infusion: Vollimplantierbare Medikamentenpumpe mit konstanter Flussrate | siehe Anlage 2 |
| | | | 5-038.40 | Operationen am spinalen Liquorsystem: Implantation oder Wechsel einer Medikamentenpumpe zur intrathekalen und/oder epiduralen Infusion: Vollimplantierbare Medikamentenpumpe mit konstanter Flussrate | |
| E58 | Hydraulische Penisprothesen | | 5-649.51 | Andere Operationen am Penis: Implantation einer Penisprothese: Hydraulische Prothese | siehe Anlage 2 |
| | | | 5-649.a1 | Andere Operationen am Penis: Wechsel einer semirigiden Penisprothese: In eine hydraulische Prothese | |
| | | | 5-649.b1 | Andere Operationen am Penis: Wechsel einer hydraulischen Penisprothese: Vollständig, in eine hydraulische Prothese | |
| E60 | Palliativmedizinische Komplexbehandlung | ZE60.01 | 8-982.1 | Palliativmedizinische Komplexbehandlung: Mindestens 7 bis höchstens 13 Behandlungstage | 833,08 € |
| | | ZE60.02 | 8-982.2 | Palliativmedizinische Komplexbehandlung: Mindestens 14 bis höchstens 20 Behandlungstage | 986,97 € |
| | | ZE60.03 | 8-982.3 | Palliativmedizinische Komplexbehandlung: Mindestens 21 Behandlungstage | 1.220,91 € |
| E61 | LDL-Apherese | | 8-822 | LDL-Apherese | siehe Anlage 2 |
| E62 [1)] | Hämofiltration, intermittierend | | 8-853.3 | Hämofiltration: Intermittierend, Antikoagulation mit Heparin oder ohne Antikoagulation | siehe Anlage 2 |
| | | | 8-853.4 | Hämofiltration: Intermittierend, Antikoagulation mit sonstigen Substanzen | |
| | | | 8-853.5 | Hämofiltration: Verlängert intermittierend, Antikoagulation mit Heparin oder ohne | |
| | | | 8-853.6 | Hämofiltration: Verlängert intermittierend, Antikoagulation mit sonstigen Substanzen | |
| E63 | Gabe von Paclitaxel, parenteral | | | Applikation von Medikamenten, Liste 1: Paclitaxel, parenteral | |
| | | ZE63.08 | 6-001.f7 | 1.320 mg bis unter 1.500 mg | 109,02 € |
| | | ZE63.09 | 6-001.f8 | 1.500 mg bis unter 1.680 mg | 123,24 € |
| | | ZE63.10 | 6-001.f9 | 1.680 mg bis unter 1.860 mg | 137,46 € |
| | | ZE63.11 | 6-001.fa | 1.860 mg bis unter 2.040 mg | 151,68 € |
| | | ZE63.12 | 6-001.fb | 2.040 mg bis unter 2.220 mg | 165,90 € |
| | | ZE63.13 | 6-001.fc | 2.220 mg bis unter 2.400 mg | 180,12 € |
| | | ZE63.14 | 6-001.fd | 2.400 mg oder mehr | 194,34 € |
| E64 | Gabe von Human-Immunglobulin, spezifisch gegen Zytomegalie-Virus, parenteral | | | Transfusion von Plasmabestandteilen und gentechnisch hergestellten Plasmaproteinen: Human-Immunglobulin, spezifisch gegen Zytomegalie-Virus (CMV) | |
| | | ZE64.01[4)] | 8-810.s0 | 1,0 g bis unter 2,0 g | 361,33 € |
| | | ZE64.02[4)] | 8-810.s1 | 2,0 g bis unter 3,0 g | 632,33 € |
| | | ZE64.03[4)] | 8-810.s2 | 3,0 g bis unter 5,0 g | 993,66 € |
| | | ZE64.04 | 8-810.s3 | 5,0 g bis unter 7,5 g | 1.354,99 € |
| | | ZE64.05 | 8-810.s4 | 7,5 g bis unter 10,0 g | 2.032,49 € |
| | | ZE64.06 | 8-810.s5 | 10,0 g bis unter 12,5 g | 2.709,99 € |
| | | ZE64.07 | 8-810.s6 | 12,5 g bis unter 15,0 g | 3.387,49 € |
| | | ZE64.08 | 8-810.s7 | 15,0 g bis unter 20,0 g | 4.064,98 € |
| | | ZE64.09 | 8-810.s8 | 20,0 g bis unter 25,0 g | 5.419,98 € |
| | | ZE64.10 | 8-810.s9 | 25,0 g bis unter 30,0 g | 6.774,97 € |

## Zusatzentgelte-Katalog
## - Definition und differenzierte Beträge -

| ZE | Bezeichnung | $ZE_D$ | OPS Version 2020 | | Betrag |
|---|---|---|---|---|---|
| | | | OPS-Kode | OPS-Text | |
| 1 | 2 | 3 | 4 | 5 | 6 |
| | | ZE64.11 | 8-810.sa | 30,0 g bis unter 35,0 g | 8.129,96 |
| | | ZE64.12 | 8-810.sb | 35,0 g bis unter 40,0 g | 9.484,96 |
| | | ZE64.13 | 8-810.sc | 40,0 g bis unter 45,0 g | 10.839,95 |
| | | ZE64.14 | 8-810.sd | 45,0 g bis unter 50,0 g | 12.194,95 |
| | | ZE64.15 | | Siehe weitere Differenzierung ZE64.16 bis ZE64.24 | |
| | | ZE64.16 | 8-810.sf | 50,0 g bis unter 60,0 g | 13.549,94 |
| | | ZE64.17 | 8-810.sg | 60,0 g bis unter 70,0 g | 16.259,93 |
| | | ZE64.18 | 8-810.sh | 70,0 g bis unter 80,0 g | 18.969,92 |
| | | ZE64.19 | 8-810.sj | 80,0 g bis unter 90,0 g | 21.679,90 |
| | | ZE64.20 | 8-810.sk | 90,0 g bis unter 100,0 g | 24.389,89 |
| | | ZE64.21 | 8-810.sm | 100,0 g bis unter 120,0 g | 27.099,88 |
| | | ZE64.22 | 8-810.sn | 120,0 g bis unter 140,0 g | 32.519,86 |
| | | ZE64.23 | 8-810.sp | 140,0 g bis unter 160,0 g | 37.939,83 |
| | | ZE64.24 | 8-810.sq | 160,0 g oder mehr | 43.359,81 |
| ZE67 | Gabe von Human-Immunglobulin, spezifisch gegen Varicella-Zoster-Virus, parenteral | | | Transfusion von Plasmabestandteilen und gentechnisch hergestellten Plasmaproteinen: Human-Immunglobulin, spezifisch gegen Varicella-Zoster-Virus (VZV) | |
| | | ZE67.01[6)] | 8-810.t0 | 250 IE bis unter 500 IE | 348,60 |
| | | ZE67.02[6)] | 8-810.t1 | 500 IE bis unter 750 IE | 610,05 |
| | | ZE67.03[6)] | 8-810.t2 | 750 IE bis unter 1.000 IE | 871,50 |
| | | ZE67.04 | 8-810.t3 | 1.000 IE bis unter 1.500 IE | 1.045,80 |
| | | ZE67.05 | 8-810.t4 | 1.500 IE bis unter 2.000 IE | 1.568,70 |
| | | ZE67.06 | 8-810.t5 | 2.000 IE bis unter 2.500 IE | 2.091,60 |
| | | ZE67.07 | 8-810.t6 | 2.500 IE bis unter 3.000 IE | 2.614,50 |
| | | ZE67.08 | 8-810.t7 | 3.000 IE bis unter 3.500 IE | 3.137,40 |
| | | ZE67.09 | 8-810.t8 | 3.500 IE bis unter 4.000 IE | 3.660,30 |
| | | ZE67.10 | 8-810.t9 | 4.000 IE bis unter 5.000 IE | 4.183,20 |
| | | ZE67.11 | 8-810.ta | 5.000 IE bis unter 6.000 IE | 5.229,00 |
| | | ZE67.12 | 8-810.tb | 6.000 IE bis unter 7.000 IE | 6.274,80 |
| | | ZE67.13 | 8-810.tc | 7.000 IE bis unter 8.000 IE | 7.320,60 |
| | | ZE67.14 | 8-810.td | 8.000 IE oder mehr | 8.366,40 |
| ZE70 | Gabe von C1-Esteraseinhibitor, parenteral | | | Transfusion von Plasmabestandteilen und gentechnisch hergestellten Plasmaproteinen: C1-Esteraseinhibitor | |
| | | ZE70.01 | 8-810.h3 | 500 Einheiten bis unter 1.000 Einheiten | 788,45 |
| | | ZE70.02 | 8-810.h4 | 1.000 Einheiten bis unter 1.500 Einheiten | 1.576,90 |
| | | ZE70.03 | 8-810.h5 | 1.500 Einheiten bis unter 2.000 Einheiten | 2.365,35 |
| | | ZE70.04 | 8-810.h6 | 2.000 Einheiten bis unter 2.500 Einheiten | 3.153,80 |
| | | ZE70.05 | 8-810.h7 | 2.500 Einheiten bis unter 3.000 Einheiten | 3.942,25 |
| | | ZE70.06 | 8-810.h8 | 3.000 Einheiten bis unter 4.000 Einheiten | 5.124,93 |
| | | ZE70.07 | 8-810.h9 | 4.000 Einheiten bis unter 5.000 Einheiten | 6.701,83 |
| | | ZE70.08 | 8-810.ha | 5.000 Einheiten bis unter 6.000 Einheiten | 8.278,73 |
| | | ZE70.09 | 8-810.hb | 6.000 Einheiten bis unter 7.000 Einheiten | 9.855,63 |
| | | ZE70.10 | 8-810.hc | 7.000 Einheiten bis unter 9.000 Einheiten | 12.089,57 |
| | | ZE70.11 | 8-810.hd | 9.000 Einheiten bis unter 11.000 Einheiten | 15.243,37 |
| | | ZE70.12 | 8-810.he | 11.000 oder mehr Einheiten | 18.397,17 |
| ZE72 | Gabe von Pegyliertem liposomalen Doxorubicin, parenteral | | | Applikation von Medikamenten, Liste 2: Pegyliertes liposomales Doxorubicin, parenteral | |
| | | ZE72.01[6)] | 6-002.80 | 10 mg bis unter 20 mg | 395,61 |
| | | ZE72.02[6)] | 6-002.81 | 20 mg bis unter 30 mg | 692,32 |
| | | ZE72.03 | 6-002.82 | 30 mg bis unter 40 mg | 989,03 |
| | | ZE72.04 | 6-002.83 | 40 mg bis unter 50 mg | 1.285,74 |
| | | ZE72.05 | 6-002.84 | 50 mg bis unter 60 mg | 1.582,45 |
| | | ZE72.06 | 6-002.85 | 60 mg bis unter 70 mg | 1.879,16 |
| | | ZE72.07 | 6-002.86 | 70 mg bis unter 80 mg | 2.175,87 |

## Zusatzentgelte-Katalog
### - Definition und differenzierte Beträge -

| ZE | Bezeichnung | $ZE_D$ | OPS Version 2020 | | Betrag |
|---|---|---|---|---|---|
| | | | OPS-Kode | OPS-Text | |
| 1 | 2 | 3 | 4 | 5 | 6 |
| | | ZE72.08 | 6-002.87 | 80 mg bis unter 90 mg | 2.472,58 € |
| | | ZE72.09 | 6-002.88 | 90 mg bis unter 100 mg | 2.769,29 € |
| | | ZE72.10 | 6-002.89 | 100 mg bis unter 110 mg | 3.066,00 € |
| | | ZE72.11 | 6-002.8a | 110 mg bis unter 120 mg | 3.362,71 € |
| | | ZE72.12 | 6-002.8b | 120 mg bis unter 140 mg | 3.758,33 € |
| | | ZE72.13 | 6-002.8c | 140 mg bis unter 160 mg | 4.351,75 € |
| | | ZE72.14 | 6-002.8d | 160 mg bis unter 180 mg | 4.945,17 € |
| | | ZE72.15 | 6-002.8e | 180 mg bis unter 200 mg | 5.538,59 € |
| | | ZE72.16 | 6-002.8f | 200 mg bis unter 220 mg | 6.132,01 € |
| | | ZE72.17 | 6-002.8g | 220 mg bis unter 240 mg | 6.725,43 € |
| | | ZE72.18 | 6-002.8h | 240 mg oder mehr | 7.318,85 € |
| E78 | Gabe von Temozolomid, oral | | | Applikation von Medikamenten, Liste 2: Temozolomid, oral | |
| | | ZE78.01[4)] | 6-002.e0 | 200 mg bis unter 350 mg | 31,18 € |
| | | ZE78.02[4)] | 6-002.e1 | 350 mg bis unter 500 mg | 49,88 € |
| | | ZE78.03[4)] | 6-002.e2 | 500 mg bis unter 750 mg | 72,74 € |
| | | ZE78.04[4)] | 6-002.e3 | 750 mg bis unter 1.000 mg | 103,92 € |
| | | ZE78.05 | 6-002.e4 | 1.000 mg bis unter 1.250 mg | 135,09 € |
| | | ZE78.06 | 6-002.e5 | 1.250 mg bis unter 1.500 mg | 166,27 € |
| | | ZE78.07 | 6-002.e6 | 1.500 mg bis unter 1.750 mg | 195,88 € |
| | | ZE78.08 | 6-002.e7 | 1.750 mg bis unter 2.000 mg | 228,62 € |
| | | ZE78.09 | 6-002.e8 | 2.000 mg bis unter 2.250 mg | 259,79 € |
| | | ZE78.10 | 6-002.e9 | 2.250 mg bis unter 2.500 mg | 290,97 € |
| | | ZE78.11 | 6-002.ea | 2.500 mg bis unter 2.750 mg | 322,14 € |
| | | ZE78.12 | 6-002.eb | 2.750 mg bis unter 3.000 mg | 353,32 € |
| | | ZE78.13 | 6-002.ec | 3.000 mg bis unter 3.500 mg | 394,88 € |
| | | ZE78.14 | 6-002.ed | 3.500 mg bis unter 4.000 mg | 457,23 € |
| | | ZE78.15 | 6-002.ee | 4.000 mg bis unter 4.500 mg | 519,58 € |
| | | ZE78.16 | 6-002.ef | 4.500 mg bis unter 5.000 mg | 581,93 € |
| | | ZE78.17 | 6-002.eg | 5.000 mg bis unter 5.500 mg | 644,28 € |
| | | ZE78.18 | 6-002.eh | 5.500 mg bis unter 6.000 mg | 706,63 € |
| | | ZE78.19 | 6-002.ej | 6.000 mg bis unter 7.000 mg | 789,77 € |
| | | ZE78.20 | 6-002.ek | 7.000 mg oder mehr | 914,47 € |
| E80 | Gabe von Docetaxel, parenteral | | | Applikation von Medikamenten, Liste 2: Docetaxel, parenteral | |
| | | ZE80.13 | 6-002.hc | 720 mg bis unter 840 mg | 118,86 € |
| | | ZE80.14 | 6-002.hd | 840 mg bis unter 960 mg | 137,63 € |
| | | ZE80.15 | 6-002.he | 960 mg bis unter 1.080 mg | 156,40 € |
| | | ZE80.16 | 6-002.hf | 1.080 mg oder mehr | 175,17 € |
| E93 | Gabe von Human-Immunglobulin, polyvalent, parenteral | | | Transfusion von Plasmabestandteilen und gentechnisch hergestellten Plasmaproteinen: Human-Immunglobulin, polyvalent | |
| | | ZE93.01[6)] | 8-810.w0 | 2,5 g bis unter 5 g | 133,24 € |
| | | ZE93.02[6)] | 8-810.w1 | 5 g bis unter 10 g | 266,48 € |
| | | ZE93.03 | 8-810.w2 | 10 g bis unter 15 g | 407,32 € |
| | | ZE93.04 | 8-810.w3 | 15 g bis unter 25 g | 732,82 € |
| | | ZE93.05 | 8-810.w4 | 25 g bis unter 35 g | 1.132,54 € |
| | | ZE93.06 | 8-810.w5 | 35 g bis unter 45 g | 1.532,26 € |
| | | ZE93.07 | 8-810.w6 | 45 g bis unter 55 g | 1.931,98 € |
| | | ZE93.08 | 8-810.w7 | 55 g bis unter 65 g | 2.331,71 € |
| | | ZE93.09 | 8-810.w8 | 65 g bis unter 75 g | 2.731,43 € |
| | | ZE93.10 | 8-810.w9 | 75 g bis unter 85 g | 3.131,15 € |
| | | ZE93.11 | 8-810.wa | 85 g bis unter 105 g | 3.664,11 € |
| | | ZE93.12 | 8-810.wb | 105 g bis unter 125 g | 4.463,55 € |
| | | ZE93.13 | 8-810.wc | 125 g bis unter 145 g | 5.262,99 € |
| | | ZE93.14 | 8-810.wd | 145 g bis unter 165 g | 6.062,44 € |
| | | ZE93.15 | 8-810.we | 165 g bis unter 185 g | 6.861,88 € |

## Zusatzentgelte-Katalog
### - Definition und differenzierte Beträge -

| ZE | Bezeichnung | $ZE_D$ | OPS Version 2020 | | Betrag |
|---|---|---|---|---|---|
| | | | OPS-Kode | OPS-Text | |
| 1 | 2 | 3 | 4 | 5 | 6 |
| | | ZE93.16 | 8-810.wf | 185 g bis unter 205 g | 7.661,32 |
| | | ZE93.17 | 8-810.wg | 205 g bis unter 225 g | 8.460,76 |
| | | ZE93.18 | 8-810.wh | 225 g bis unter 245 g | 9.260,20 |
| | | ZE93.19 | 8-810.wj | 245 g bis unter 285 g | 10.326,13 |
| | | ZE93.20 | 8-810.wk | 285 g bis unter 325 g | 11.925,01 |
| | | ZE93.21 | 8-810.wm | 325 g bis unter 365 g | 13.487,39 |
| | | ZE93.22 | 8-810.wn | 365 g bis unter 445 g | 15.655,74 |
| | | ZE93.23 | 8-810.wp | 445 g bis unter 525 g | 19.386,47 |
| | | ZE93.24 | 8-810.wq | 525 g bis unter 605 g | 22.584,24 |
| | | ZE93.25 | 8-810.wr | 605 g bis unter 685 g | 25.782,01 |
| | | ZE93.26 | 8-810.ws | 685 g bis unter 765 g | 28.979,78 |
| | | ZE93.27 | 8-810.wt | 765 g bis unter 845 g | 32.177,54 |
| | | ZE93.28 | 8-810.wu | 845 g oder mehr | 35.375,30 |
| ZE96 | Gabe von Carmustin-Implantaten, intrathekal | | | Applikation von Medikamenten, Liste 3: Carmustin-Implantat, intrathekal | |
| | | ZE96.01 | 6-003.30 | 4 Implantate bis unter 7 Implantate | 7.735,59 |
| | | ZE96.02 | 6-003.31 | 7 Implantate bis unter 10 Implantate | 12.376,95 |
| | | ZE96.03 | 6-003.32 | 10 oder mehr Implantate | 17.018,30 |
| ZE97 | Gabe von Natalizumab, parenteral | | | Applikation von Medikamenten, Liste 3: Natalizumab, parenteral | |
| | | ZE97.01 | 6-003.f0 | 300 mg bis unter 600 mg | 2.065,32 |
| | | ZE97.02 | 6-003.f1 | 600 mg bis unter 900 mg | 4.130,64 |
| | | ZE97.03 | 6-003.f2 | 900 mg oder mehr | 6.195,96 |
| ZE98 | Gabe von Palivizumab, parenteral | | | Applikation von Medikamenten, Liste 4: Palivizumab, parenteral | |
| | | ZE98.01[3)] | 6-004.00 | 15 mg bis unter 30 mg | 238,48 |
| | | ZE98.02[3)] | 6-004.01 | 30 mg bis unter 45 mg | 417,34 |
| | | ZE98.03[3)] | 6-004.02 | 45 mg bis unter 60 mg | 596,21 |
| | | ZE98.04[3)] | 6-004.03 | 60 mg bis unter 75 mg | 775,07 |
| | | ZE98.05[3)] | 6-004.04 | 75 mg bis unter 90 mg | 953,93 |
| | | ZE98.06[3)] | 6-004.05 | 90 mg bis unter 120 mg | 1.192,41 |
| | | ZE98.07[3)] | 6-004.06 | 120 mg bis unter 150 mg | 1.550,13 |
| | | ZE98.08[3)] | 6-004.07 | 150 mg bis unter 180 mg | 1.907,86 |
| | | ZE98.09[3)] | 6-004.08 | 180 mg bis unter 240 mg | 2.384,82 |
| | | ZE98.10[3)] | 6-004.09 | 240 mg bis unter 300 mg | 3.100,27 |
| | | ZE98.11[3)] | 6-004.0a | 300 mg bis unter 360 mg | 3.815,71 |
| | | ZE98.12[3)] | 6-004.0b | 360 mg bis unter 420 mg | 4.531,16 |
| | | ZE98.13[3)] | 6-004.0c | 420 mg bis unter 480 mg | 5.246,60 |
| | | ZE98.14[3)] | 6-004.0d | 480 mg bis unter 540 mg | 5.962,05 |
| | | ZE98.15[3)] | 6-004.0e | 540 mg bis unter 600 mg | 6.677,50 |
| | | ZE98.16[3)] | 6-004.0f | 600 mg oder mehr | 7.392,94 |
| ZE100 | Implantation eines endobronchialen Klappensystems | | | Implantation oder Wechsel eines endobronchialen Klappensystems, endoskopisch | |
| | | ZE100.01 | 5-339.50 | 1 Ventil | 1.569,93 |
| | | ZE100.02 | 5-339.51 | 2 Ventile | 3.139,86 |
| | | ZE100.03 | 5-339.52 | 3 Ventile | 4.709,79 |
| | | ZE100.04 | 5-339.53 | 4 Ventile | 6.279,72 |
| | | ZE100.05 | | Siehe weitere Differenzierung ZE100.06 bis | |
| | | ZE100.06 | 5-339.55 | 5 Ventile | 7.849,65 |
| | | ZE100.07 | 5-339.56 | 6 Ventile | 9.419,58 |
| | | ZE100.08 | 5-339.57 | 7 Ventile | 10.989,51 |
| | | ZE100.09 | 5-339.58 | 8 oder mehr Ventile | 12.559,44 |

## Zusatzentgelte-Katalog
## - Definition und differenzierte Beträge -

| ZE | Bezeichnung | $ZE_D$ | OPS Version 2020 | | Betrag |
|---|---|---|---|---|---|
| | | | OPS-Kode | OPS-Text | |
| 1 | 2 | 3 | 4 | 5 | 6 |
| E101 | Medikamente-freisetzende Koronarstents | ZE101.01 | 8-837.m0 | Perkutan-transluminale Gefäßintervention an Herz und Koronargefäßen: Einlegen eines medikamentefreisetzenden Stents: Ein Stent in eine Koronararterie | 54,80 € |
| | | | 8-83d.20 | Andere perkutan-transluminale Gefäßintervention an Herz und Koronargefäßen: Einlegen eines medikamentefreisetzenden selbstexpandierenden Stents: Ein selbstexpandierender Stent in eine Koronararterie | |
| | | ZE101.02 | 8-837.m1 | Perkutan-transluminale Gefäßintervention an Herz und Koronargefäßen: Einlegen eines medikamentefreisetzenden Stents: 2 Stents in eine Koronararterie | 109,60 € |
| | | | 8-837.m2 | Perkutan-transluminale Gefäßintervention an Herz und Koronargefäßen: Einlegen eines medikamentefreisetzenden Stents: 2 Stents in mehrere Koronararterien | |
| | | | 8-83d.21 | Andere perkutan-transluminale Gefäßintervention an Herz und Koronargefäßen: Einlegen eines medikamentefreisetzenden selbstexpandierenden Stents: 2 selbstexpandierende Stents in eine Koronararterie | |
| | | | 8-83d.22 | Andere perkutan-transluminale Gefäßintervention an Herz und Koronargefäßen: Einlegen eines medikamentefreisetzenden selbstexpandierenden Stents: 2 selbstexpandierende Stents in mehrere Koronararterien | |
| | | ZE101.03 | 8-837.m3 | Perkutan-transluminale Gefäßintervention an Herz und Koronargefäßen: Einlegen eines medikamentefreisetzenden Stents: 3 Stents in eine Koronararterie | 164,40 € |
| | | | 8-837.m4 | Perkutan-transluminale Gefäßintervention an Herz und Koronargefäßen: Einlegen eines medikamentefreisetzenden Stents: 3 Stents in mehrere Koronararterien | |
| | | | 8-83d.23 | Andere perkutan-transluminale Gefäßintervention an Herz und Koronargefäßen: Einlegen eines medikamentefreisetzenden selbstexpandierenden Stents: 3 selbstexpandierende Stents in eine Koronararterie | |
| | | | 8-83d.24 | Andere perkutan-transluminale Gefäßintervention an Herz und Koronargefäßen: Einlegen eines medikamentefreisetzenden selbstexpandierenden Stents: 3 selbstexpandierende Stents in mehrere Koronararterien | |

## Zusatzentgelte-Katalog
## - Definition und differenzierte Beträge -

| ZE | Bezeichnung | ZE$_D$ | OPS Version 2020 | | Betrag |
|---|---|---|---|---|---|
| | | | OPS-Kode | OPS-Text | |
| 1 | 2 | 3 | 4 | 5 | 6 |
| | | ZE101.04 | 8-837.m5 | Perkutan-transluminale Gefäßintervention an Herz und Koronargefäßen: Einlegen eines medikamentefreisetzenden Stents: 4 Stents in eine Koronararterie | 219,20 |
| | | | 8-837.m6 | Perkutan-transluminale Gefäßintervention an Herz und Koronargefäßen: Einlegen eines medikamentefreisetzenden Stents: 4 Stents in mehrere Koronararterien | |
| | | | 8-83d.25 | Andere perkutan-transluminale Gefäßintervention an Herz und Koronargefäßen: Einlegen eines medikamentefreisetzenden selbstexpandierenden Stents: 4 selbstexpandierende Stents in eine Koronararterie | |
| | | | 8-83d.26 | Andere perkutan-transluminale Gefäßintervention an Herz und Koronargefäßen: Einlegen eines medikamentefreisetzenden selbstexpandierenden Stents: 4 selbstexpandierende Stents in mehrere Koronararterien | |
| | | ZE101.05 | 8-837.m7 | Perkutan-transluminale Gefäßintervention an Herz und Koronargefäßen: Einlegen eines medikamentefreisetzenden Stents: 5 Stents in eine Koronararterie | 274,00 |
| | | | 8-837.m8 | Perkutan-transluminale Gefäßintervention an Herz und Koronargefäßen: Einlegen eines medikamentefreisetzenden Stents: 5 Stents in mehrere Koronararterien | |
| | | | 8-83d.27 | Andere perkutan-transluminale Gefäßintervention an Herz und Koronargefäßen: Einlegen eines medikamentefreisetzenden selbstexpandierenden Stents: 5 selbstexpandierende Stents in eine Koronararterie | |
| | | | 8-83d.28 | Andere perkutan-transluminale Gefäßintervention an Herz und Koronargefäßen: Einlegen eines medikamentefreisetzenden selbstexpandierenden Stents: 5 selbstexpandierende Stents in mehrere Koronararterien | |
| | | ZE101.06 | 8-837.m9 | Perkutan-transluminale Gefäßintervention an Herz und Koronargefäßen: Einlegen eines medikamentefreisetzenden Stents: Mindestens 6 Stents in eine Koronararterie | 328,80 |
| | | | 8-837.ma | Perkutan-transluminale Gefäßintervention an Herz und Koronargefäßen: Einlegen eines medikamentefreisetzenden Stents: Mindestens 6 Stents in mehrere Koronararterien | |
| | | | 8-83d.29 | Andere perkutan-transluminale Gefäßintervention an Herz und Koronargefäßen: Einlegen eines medikamentefreisetzenden selbstexpandierenden Stents: Mindestens 6 selbstexpandierende Stents in eine Koronararterie | |
| | | | 8-83d.2a | Andere perkutan-transluminale Gefäßintervention an Herz und Koronargefäßen: Einlegen eines medikamentefreisetzenden selbstexpandierenden Stents: Mindestens 6 selbstexpandierende Stents in mehrere Koronararterien | |

## Zusatzentgelte-Katalog
## - Definition und differenzierte Beträge -

| ZE | Bezeichnung | $ZE_D$ | OPS Version 2020 | | Betrag |
|---|---|---|---|---|---|
| | | | OPS-Kode | OPS-Text | |
| 1 | 2 | 3 | 4 | 5 | 6 |
| ZE105 [2), 7)] | Selektive Embolisation mit Metallspiralen (Coils) an Kopf, Hals (intra- und extrakraniell) und spinalen Gefäßen oder mit großlumigem Gefäßverschlusskörper | | 8-836.m0 | (Perkutan-)transluminale Gefäßintervention: Selektive Embolisation mit Metallspiralen: Gefäße | |
| | | | 8-836.m1 | (Perkutan-)transluminale Gefäßintervention: Selektive Embolisation mit Metallspiralen: Gefäße Kopf extrakraniell und Hals | |
| | | | 8-836.mf | (Perkutan-)transluminale Gefäßintervention: Selektive Embolisation mit Metallspiralen: Gefäße | |
| | | | 8-83b.34 | Zusatzinformationen zu Materialien: Art der Metall- oder Mikrospiralen zur selektiven Embolisation: Nicht gecoverter großlumiger Gefäßverschlusskörper [Vascular Plug] | |
| | | | 8-83b.35 | Zusatzinformationen zu Materialien: Art der Metall- oder Mikrospiralen zur selektiven Embolisation: Großvolumige Metallspiralen [Volumencoils] | |
| | | | 8-83b.38 | Zusatzinformationen zu Materialien: Art der Metall- oder Mikrospiralen zur selektiven Embolisation: Gecoverter großlumiger Gefäßverschlusskörper | |
| | | ZE105.01 | 8-836.n1 | 1 Metallspirale | 230,16 € |
| | | ZE105.02 | 8-836.n2 | 2 Metallspiralen | 460,32 € |
| | | ZE105.03 | 8-836.n3 | 3 Metallspiralen | 690,48 € |
| | | ZE105.04 | 8-836.n4 | 4 Metallspiralen | 920,64 € |
| | | ZE105.05 | 8-836.n5 | 5 Metallspiralen | 1.150,80 € |
| | | ZE105.06 | 8-836.n6 | 6 Metallspiralen | 1.380,96 € |
| | | ZE105.07 | 8-836.n7 | 7 Metallspiralen | 1.611,12 € |
| | | ZE105.08 | 8-836.n8 | 8 Metallspiralen | 1.841,28 € |
| | | ZE105.09 | 8-836.n9 | 9 Metallspiralen | 2.071,44 € |
| | | ZE105.10 | 8-836.na | 10 Metallspiralen | 2.301,60 € |
| | | ZE105.11 | 8-836.nb | 11 Metallspiralen | 2.531,76 € |
| | | ZE105.12 | 8-836.nc | 12 Metallspiralen | 2.761,92 € |
| | | ZE105.13 | 8-836.nd | 13 Metallspiralen | 2.992,08 € |
| | | ZE105.14 | 8-836.ne | 14 Metallspiralen | 3.222,24 € |
| | | ZE105.15 | 8-836.nf | 15 Metallspiralen | 3.452,40 € |
| | | ZE105.16 | 8-836.ng | 16 Metallspiralen | 3.682,56 € |
| | | ZE105.17 | 8-836.nh | 17 Metallspiralen | 3.912,72 € |
| | | ZE105.18 | 8-836.nj | 18 Metallspiralen | 4.142,88 € |
| | | ZE105.19 | 8-836.nk | 19 Metallspiralen | 4.373,04 € |
| | | ZE105.20 | 8-836.nm | 20 Metallspiralen | 4.603,20 € |
| | | ZE105.21 | | Siehe weitere Differenzierung ZE105.22 - ZE105.29 | |
| | | ZE105.22 | 8-836.np | 21 Metallspiralen | 4.833,36 € |
| | | ZE105.23 | 8-836.nq | 22 Metallspiralen | 5.063,52 € |
| | | ZE105.24 | 8-836.nr | 23 Metallspiralen | 5.293,68 € |
| | | ZE105.25 | 8-836.ns | 24 Metallspiralen | 5.523,84 € |
| | | ZE105.26 | 8-836.nt | 25 Metallspiralen | 5.754,00 € |
| | | ZE105.27 | 8-836.nu | 26 Metallspiralen | 5.984,16 € |
| | | ZE105.28 | 8-836.nv | 27 Metallspiralen | 6.214,32 € |
| | | ZE105.29 | 8-836.nw | 28 oder mehr Metallspiralen | 6.444,48 € |

## Zusatzentgelte-Katalog
## - Definition und differenzierte Beträge -

| ZE | Bezeichnung | $ZE_D$ | OPS Version 2020 | | Betrag |
|---|---|---|---|---|---|
| | | | OPS-Kode | OPS-Text | |
| 1 | 2 | 3 | 4 | 5 | 6 |
| ZE106 [2), 7)] | Selektive Embolisation mit Metallspiralen (Coils), andere Lokalisationen | | 8-836.m2 | (Perkutan-)transluminale Gefäßintervention: Selektive Embolisation mit Metallspiralen: Gefäße Schulter und Oberarm | |
| | | | 8-836.m3 | (Perkutan-)transluminale Gefäßintervention: Selektive Embolisation mit Metallspiralen: Gefäße | |
| | | | 8-836.m4 | (Perkutan-)transluminale Gefäßintervention: Selektive Embolisation mit Metallspiralen: Aorta | |
| | | | 8-836.m5 | (Perkutan-)transluminale Gefäßintervention: Selektive Embolisation mit Metallspiralen: | |
| | | | 8-836.m6 | (Perkutan-)transluminale Gefäßintervention: Selektive Embolisation mit Metallspiralen: Ductus arteriosus apertus | |
| | | | 8-836.m7 | (Perkutan-)transluminale Gefäßintervention: Selektive Embolisation mit Metallspiralen: V. cava | |
| | | | 8-836.m8 | (Perkutan-)transluminale Gefäßintervention: Selektive Embolisation mit Metallspiralen: Andere Gefäße thorakal | |
| | | | 8-836.ma | (Perkutan-)transluminale Gefäßintervention: Selektive Embolisation mit Metallspiralen: Gefäße | |
| | | | 8-836.mc | (Perkutan-)transluminale Gefäßintervention: Selektive Embolisation mit Metallspiralen: Gefäße | |
| | | | 8-836.md | (Perkutan-)transluminale Gefäßintervention: Selektive Embolisation mit Metallspiralen: | |
| | | | 8-836.me | (Perkutan-)transluminale Gefäßintervention: Selektive Embolisation mit Metallspiralen: | |
| | | | 8-836.mg | (Perkutan-)transluminale Gefäßintervention: Selektive Embolisation mit Metallspiralen: V. portae | |
| | | | 8-836.mh | (Perkutan-)transluminale Gefäßintervention: Selektive Embolisation mit Metallspiralen: Andere Arterien abdominal und pelvin | |
| | | | 8-836.mj | (Perkutan-)transluminale Gefäßintervention: Selektive Embolisation mit Metallspiralen: Andere Venen abdominal und pelvin | |
| | | | 8-836.mk | (Perkutan-)transluminale Gefäßintervention: Selektive Embolisation mit Metallspiralen: Arterien | |
| | | | 8-836.mm | (Perkutan-)transluminale Gefäßintervention: Selektive Embolisation mit Metallspiralen: Venen | |
| | | | 8-836.mx | (Perkutan-)transluminale Gefäßintervention: Selektive Embolisation mit Metallspiralen: Sonstige | |
| | | | 8-838.90 | (Perkutan-)transluminale Gefäßintervention an Gefäßen des Lungenkreislaufes: Selektive Embolisation mit Partikeln oder Metallspiralen: | |
| | | | 8-838.91 | (Perkutan-)transluminale Gefäßintervention an Gefäßen des Lungenkreislaufes: Selektive Embolisation mit Partikeln oder Metallspiralen: | |
| | | | 8-838.92 | (Perkutan-)transluminale Gefäßintervention an Gefäßen des Lungenkreislaufes: Selektive Embolisation mit Partikeln oder Metallspiralen: Aortopulmonale Kollateralgefäße (MAPCA) | |
| | | | 8-838.93 | (Perkutan-)transluminale Gefäßintervention an Gefäßen des Lungenkreislaufes: Selektive Embolisation mit Partikeln oder Metallspiralen: | |

## Zusatzentgelte-Katalog
## - Definition und differenzierte Beträge -

| ZE | Bezeichnung | ZE$_D$ | OPS Version 2020 | | Betrag |
|---|---|---|---|---|---|
| | | | OPS-Kode | OPS-Text | |
| 1 | 2 | 3 | 4 | 5 | 6 |
| | | | 8-838.94 | (Perkutan-)transluminale Gefäßintervention an Gefäßen des Lungenkreislaufes: Selektive Embolisation mit Partikeln oder Metallspiralen: Künstliche aortopulmonale Shunts | |
| | | | 8-838.95 | (Perkutan-)transluminale Gefäßintervention an Gefäßen des Lungenkreislaufes: Selektive Embolisation mit Partikeln oder Metallspiralen: | |
| | | | 8-838.9x | (Perkutan-)transluminale Gefäßintervention an Gefäßen des Lungenkreislaufes: Selektive Embolisation mit Partikeln oder Metallspiralen: | |
| | | ZE106.01 | 8-836.n1 | 1 Metallspirale | 56,32 € |
| | | ZE106.02 | 8-836.n2 | 2 Metallspiralen | 112,64 € |
| | | ZE106.03 | 8-836.n3 | 3 Metallspiralen | 168,96 € |
| | | ZE106.04 | 8-836.n4 | 4 Metallspiralen | 225,28 € |
| | | ZE106.05 | 8-836.n5 | 5 Metallspiralen | 281,60 € |
| | | ZE106.06 | 8-836.n6 | 6 Metallspiralen | 337,92 € |
| | | ZE106.07 | 8-836.n7 | 7 Metallspiralen | 394,24 € |
| | | ZE106.08 | 8-836.n8 | 8 Metallspiralen | 450,56 € |
| | | ZE106.09 | 8-836.n9 | 9 Metallspiralen | 506,88 € |
| | | ZE106.10 | 8-836.na | 10 Metallspiralen | 563,20 € |
| | | ZE106.11 | 8-836.nb | 11 Metallspiralen | 619,52 € |
| | | ZE106.12 | 8-836.nc | 12 Metallspiralen | 675,84 € |
| | | ZE106.13 | 8-836.nd | 13 Metallspiralen | 732,16 € |
| | | ZE106.14 | 8-836.ne | 14 Metallspiralen | 788,48 € |
| | | ZE106.15 | 8-836.nf | 15 Metallspiralen | 844,80 € |
| | | ZE106.16 | 8-836.ng | 16 Metallspiralen | 901,12 € |
| | | ZE106.17 | 8-836.nh | 17 Metallspiralen | 957,44 € |
| | | ZE106.18 | 8-836.nj | 18 Metallspiralen | 1.013,76 € |
| | | ZE106.19 | 8-836.nk | 19 Metallspiralen | 1.070,08 € |
| | | ZE106.20 | 8-836.nm | 20 Metallspiralen | 1.126,40 € |
| | | ZE106.21 | | Siehe weitere Differenzierung ZE106.22 - ZE106.29 | |
| | | ZE106.22 | 8-836.np | 21 Metallspiralen | 1.182,72 € |
| | | ZE106.23 | 8-836.nq | 22 Metallspiralen | 1.239,04 € |
| | | ZE106.24 | 8-836.nr | 23 Metallspiralen | 1.295,36 € |
| | | ZE106.25 | 8-836.ns | 24 Metallspiralen | 1.351,68 € |
| | | ZE106.26 | 8-836.nt | 25 Metallspiralen | 1.408,00 € |
| | | ZE106.27 | 8-836.nu | 26 Metallspiralen | 1.464,32 € |
| | | ZE106.28 | 8-836.nv | 27 Metallspiralen | 1.520,64 € |
| | | ZE106.29 | 8-836.nw | 28 oder mehr Metallspiralen | 1.576,96 € |
| ZE107 | Gabe von Erythrozytenkonzentraten | | | Transfusion von Vollblut, Erythrozytenkonzentrat und Thrombozytenkonzentrat: Erythrozytenkonzentrat | |
| | | ZE107.01[6)] | 8-800.c1 | 6 TE bis unter 11 TE | 640,70 € |
| | | ZE107.02[6)] | 8-800.c2 | 11 TE bis unter 16 TE | 1.058,56 € |
| | | ZE107.03 | 8-800.c3 | 16 TE bis unter 24 TE | 1.559,98 € |
| | | ZE107.04 | 8-800.c4 | 24 TE bis unter 32 TE | 2.228,54 € |
| | | ZE107.05 | 8-800.c5 | 32 TE bis unter 40 TE | 2.897,10 € |
| | | ZE107.06 | 8-800.c6 | 40 TE bis unter 48 TE | 3.565,66 € |
| | | ZE107.07 | 8-800.c7 | 48 TE bis unter 56 TE | 4.234,22 € |
| | | ZE107.08 | 8-800.c8 | 56 TE bis unter 64 TE | 4.902,79 € |
| | | ZE107.09 | 8-800.c9 | 64 TE bis unter 72 TE | 5.571,35 € |
| | | ZE107.10 | 8-800.ca | 72 TE bis unter 80 TE | 6.239,91 € |
| | | ZE107.11 | 8-800.cb | 80 TE bis unter 88 TE | 6.908,47 € |
| | | ZE107.12 | 8-800.cc | 88 TE bis unter 104 TE | 7.799,89 € |
| | | ZE107.13 | 8-800.cd | 104 TE bis unter 120 TE | 9.137,01 € |

## Zusatzentgelte-Katalog
## - Definition und differenzierte Beträge -

| ZE | Bezeichnung | ZE$_D$ | OPS Version 2020 | | Betrag |
|---|---|---|---|---|---|
| | | | OPS-Kode | OPS-Text | |
| 1 | 2 | 3 | 4 | 5 | 6 |
| | | ZE107.14 | 8-800.ce | 120 TE bis unter 136 TE | 10.474,13 € |
| | | ZE107.15 | 8-800.cf | 136 TE bis unter 152 TE | 11.811,25 € |
| | | ZE107.16 | 8-800.cg | 152 TE bis unter 168 TE | 13.148,38 € |
| | | ZE107.17 | 8-800.ch | 168 TE bis unter 184 TE | 14.485,50 € |
| | | ZE107.18 | 8-800.cj | 184 TE bis unter 200 TE | 15.822,62 € |
| | | ZE107.19 | 8-800.ck | 200 TE bis unter 216 TE | 17.159,75 € |
| | | ZE107.20 | 8-800.cm | 216 TE bis unter 232 TE | 18.496,87 € |
| | | ZE107.21 | 8-800.cn | 232 TE bis unter 248 TE | 19.833,99 € |
| | | ZE107.22 | 8-800.cp | 248 TE bis unter 264 TE | 21.171,12 € |
| | | ZE107.23 | 8-800.cq | 264 TE bis unter 280 TE | 22.508,24 € |
| | | ZE107.24 | 8-800.cr | 280 TE oder mehr | 23.845,36 € |
| ZE108 | Gabe von patientenbezogenen Thrombozyten-konzentraten | | | Transfusion von Vollblut, Erythrozytenkonzentrat und Thrombozytenkonzentrat: Patientenbezogene Thrombozytenkonzentrate | |
| | | ZE108.01 | 8-800.60 | 1 patientenbezogenes Thrombozytenkonzentrat | 408,05 € |
| | | ZE108.02 | 8-800.61 | 2 patientenbezogene Thrombozytenkonzentrate | 816,10 € |
| | | ZE108.03 | 8-800.62 | 3 bis unter 5 patientenbezogene Thrombozytenkonzentrate | 1.395,53 € |
| | | ZE108.04 | 8-800.63 | 5 bis unter 7 patientenbezogene Thrombozytenkonzentrate | 2.244,28 € |
| | | ZE108.05 | 8-800.64 | 7 bis unter 9 patientenbezogene Thrombozytenkonzentrate | 3.019,58 € |
| | | ZE108.06 | 8-800.65 | 9 bis unter 11 patientenbezogene Thrombozytenkonzentrate | 3.786,71 € |
| | | ZE108.07 | 8-800.66 | 11 bis unter 13 patientenbezogene Thrombozytenkonzentrate | 4.590,57 € |
| | | ZE108.08 | 8-800.67 | 13 bis unter 15 patientenbezogene Thrombozytenkonzentrate | 5.480,12 € |
| | | ZE108.09 | 8-800.68 | 15 bis unter 17 patientenbezogene Thrombozytenkonzentrate | 6.324,79 € |
| | | ZE108.10 | 8-800.69 | 17 bis unter 19 patientenbezogene Thrombozytenkonzentrate | 7.140,89 € |
| | | ZE108.11 | 8-800.6a | 19 bis unter 23 patientenbezogene Thrombozytenkonzentrate | 8.161,02 € |
| | | ZE108.12 | 8-800.6b | 23 bis unter 27 patientenbezogene Thrombozytenkonzentrate | 9.793,22 € |
| | | ZE108.13 | 8-800.6c | 27 bis unter 31 patientenbezogene Thrombozytenkonzentrate | 11.425,43 € |
| | | ZE108.14 | 8-800.6d | 31 bis unter 35 patientenbezogene Thrombozytenkonzentrate | 13.057,63 € |
| | | ZE108.15 | 8-800.6e | 35 bis unter 39 patientenbezogene Thrombozytenkonzentrate | 14.689,83 € |
| | | ZE108.16 | 8-800.6g | 39 bis unter 43 patientenbezogene Thrombozytenkonzentrate | 16.322,04 € |
| | | ZE108.17 | 8-800.6h | 43 bis unter 47 patientenbezogene Thrombozytenkonzentrate | 17.954,24 € |
| | | ZE108.18 | 8-800.6j | 47 bis unter 51 patientenbezogene Thrombozytenkonzentrate | 19.586,44 € |
| | | ZE108.19 | 8-800.6k | 51 bis unter 55 patientenbezogene Thrombozytenkonzentrate | 21.218,65 € |
| | | ZE108.20 | 8-800.6m | 55 bis unter 59 patientenbezogene Thrombozytenkonzentrate | 22.850,85 € |
| | | ZE108.21 | 8-800.6n | 59 bis unter 63 patientenbezogene Thrombozytenkonzentrate | 24.483,05 € |

## Zusatzentgelte-Katalog
## - Definition und differenzierte Beträge -

| ZE | Bezeichnung | $ZE_D$ | OPS Version 2020 | | Betrag |
|---|---|---|---|---|---|
| | | | OPS-Kode | OPS-Text | |
| 1 | 2 | 3 | 4 | 5 | 6 |
| | | ZE108.22 | 8-800.6p | 63 bis unter 67 patientenbezogene Thrombozytenkonzentrate | 26.115,26 € |
| | | ZE108.23 | 8-800.6q | 67 bis unter 71 patientenbezogene Thrombozytenkonzentrate | 27.747,46 € |
| | | ZE108.24 | | Siehe weitere Differenzierung ZE108.25 - ZE108.30 | |
| | | ZE108.25 | 8-800.6s | 71 bis unter 79 patientenbezogene Thrombozytenkonzentrate | 29.787,72 € |
| | | ZE108.26 | 8-800.6t | 79 bis unter 87 patientenbezogene Thrombozytenkonzentrate | 33.052,12 € |
| | | ZE108.27 | 8-800.6u | 87 bis unter 95 patientenbezogene Thrombozytenkonzentrate | 36.316,53 € |
| | | ZE108.28 | 8-800.6v | 95 bis unter 103 patientenbezogene Thrombozytenkonzentrate | 39.580,94 € |
| | | ZE108.29 | 8-800.6w | 103 bis unter 111 patientenbezogene Thrombozytenkonzentrate | 42.845,34 € |
| | | ZE108.30 | 8-800.6z | 111 oder mehr patientenbezogene Thrombozytenkonzentrate | 46.109,75 € |
| ZE110 | Gabe von Liposomalem Amphotericin B, parenteral | | | Applikation von Medikamenten, Liste 2: Liposomales Amphotericin B, parenteral | |
| | | ZE110.01[6)] | 6-002.q0 | 100 mg bis unter 175 mg | 239,39 € |
| | | ZE110.02[6)] | 6-002.q1 | 175 mg bis unter 250 mg | 383,02 € |
| | | ZE110.03 | 6-002.q2 | 250 mg bis unter 350 mg | 542,61 € |
| | | ZE110.04 | 6-002.q3 | 350 mg bis unter 450 mg | 734,12 € |
| | | ZE110.05 | 6-002.q4 | 450 mg bis unter 550 mg | 924,65 € |
| | | ZE110.06 | 6-002.q5 | 550 mg bis unter 650 mg | 1.117,14 € |
| | | ZE110.07 | 6-002.q6 | 650 mg bis unter 750 mg | 1.308,65 € |
| | | ZE110.08 | 6-002.q7 | 750 mg bis unter 850 mg | 1.500,16 € |
| | | ZE110.09 | 6-002.q8 | 850 mg bis unter 950 mg | 1.691,67 € |
| | | ZE110.10 | 6-002.q9 | 950 mg bis unter 1.150 mg | 1.947,02 € |
| | | ZE110.11 | 6-002.qa | 1.150 mg bis unter 1.350 mg | 2.330,04 € |
| | | ZE110.12 | 6-002.qb | 1.350 mg bis unter 1.550 mg | 2.713,06 € |
| | | ZE110.13 | 6-002.qc | 1.550 mg bis unter 1.750 mg | 3.096,08 € |
| | | ZE110.14 | 6-002.qd | 1.750 mg bis unter 1.950 mg | 3.479,10 € |
| | | ZE110.15 | 6-002.qe | 1.950 mg bis unter 2.150 mg | 3.862,12 € |
| | | ZE110.16 | 6-002.qf | 2.150 mg bis unter 3.150 mg | 4.755,83 € |
| | | ZE110.17 | 6-002.qg | 3.150 mg bis unter 4.150 mg | 6.670,93 € |
| | | ZE110.18 | 6-002.qh | 4.150 mg bis unter 5.150 mg | 8.586,03 € |
| | | ZE110.19 | 6-002.qj | 5.150 mg bis unter 6.150 mg | 10.501,13 € |
| | | ZE110.20 | 6-002.qk | 6.150 mg bis unter 8.650 mg | 13.373,78 € |
| | | ZE110.21 | 6-002.qm | 8.650 mg bis unter 11.150 mg | 18.161,53 € |
| | | ZE110.22 | 6-002.qn | 11.150 mg bis unter 13.650 mg | 22.949,28 € |
| | | ZE110.23 | 6-002.qp | 13.650 mg bis unter 18.650 mg | 29.332,95 € |
| | | ZE110.24 | 6-002.qq | 18.650 mg bis unter 23.650 mg | 38.908,45 € |
| | | ZE110.25 | 6-002.qr | 23.650 mg bis unter 28.650 mg | 48.483,95 € |
| | | ZE110.26 | 6-002.qs | 28.650 mg bis unter 33.650 mg | 58.059,45 € |
| | | ZE110.27 | 6-002.qt | 33.650 mg bis unter 38.650 mg | 67.634,95 € |
| | | ZE110.28 | 6-002.qu | 38.650 mg bis unter 43.650 mg | 77.210,45 € |
| | | ZE110.29 | 6-002.qv | 43.650 mg oder mehr | 86.785,95 € |
| ZE113 | Gabe von Itraconazol, parenteral | | | Applikation von Medikamenten, Liste 2: Itraconazol, parenteral | |
| | | ZE113.01[5)] | 6-002.c0 | 400 mg bis unter 800 mg | 188,85 € |
| | | ZE113.02[5)] | 6-002.c1 | 800 mg bis unter 1.200 mg | 330,49 € |
| | | ZE113.03 | 6-002.c2 | 1.200 mg bis unter 1.600 mg | 472,13 € |
| | | ZE113.04 | 6-002.c3 | 1.600 mg bis unter 2.000 mg | 613,77 € |
| | | ZE113.05 | 6-002.c4 | 2.000 mg bis unter 2.400 mg | 755,41 € |

## Zusatzentgelte-Katalog
### - Definition und differenzierte Beträge -

| ZE | Bezeichnung | $ZE_D$ | OPS Version 2020 | | Betrag |
|---|---|---|---|---|---|
| | | | OPS-Kode | OPS-Text | |
| 1 | 2 | 3 | 4 | 5 | 6 |
| | | ZE113.06 | 6-002.c5 | 2.400 mg bis unter 2.800 mg | 897,05 € |
| | | ZE113.07 | 6-002.c6 | 2.800 mg bis unter 3.200 mg | 1.038,69 € |
| | | ZE113.08 | 6-002.c7 | 3.200 mg bis unter 3.600 mg | 1.180,33 € |
| | | ZE113.09 | 6-002.c8 | 3.600 mg bis unter 4.000 mg | 1.321,97 € |
| | | ZE113.10 | 6-002.c9 | 4.000 mg bis unter 4.800 mg | 1.510,83 € |
| | | ZE113.11 | 6-002.ca | 4.800 mg bis unter 5.600 mg | 1.794,11 € |
| | | ZE113.12 | 6-002.cb | 5.600 mg bis unter 6.400 mg | 2.077,39 € |
| | | ZE113.13 | 6-002.cc | 6.400 mg bis unter 7.200 mg | 2.360,67 € |
| | | ZE113.14 | 6-002.cd | 7.200 mg bis unter 8.000 mg | 2.643,95 € |
| | | ZE113.15 | 6-002.ce | 8.000 mg bis unter 8.800 mg | 2.927,23 € |
| | | ZE113.16 | 6-002.cg | 8.800 mg bis unter 10.400 mg | 3.304,93 € |
| | | ZE113.17 | 6-002.ch | 10.400 mg bis unter 12.000 mg | 3.871,49 € |
| | | ZE113.18 | 6-002.cj | 12.000 mg bis unter 13.600 mg | 4.438,05 € |
| | | ZE113.19 | 6-002.ck | 13.600 mg bis unter 16.800 mg | 5.193,47 € |
| | | ZE113.20 | 6-002.cm | 16.800 mg bis unter 20.000 mg | 6.326,59 € |
| | | ZE113.21 | 6-002.cn | 20.000 mg bis unter 23.200 mg | 7.459,71 € |
| | | ZE113.22 | 6-002.cp | 23.200 mg oder mehr | 8.592,83 € |
| ZE116 | Gabe von Panitumumab, parenteral | | | Applikation von Medikamenten, Liste 4: Panitumumab, parenteral | |
| | | ZE116.01 | 6-004.70 | 180 mg bis unter 300 mg | 1.110,87 € |
| | | ZE116.02 | 6-004.71 | 300 mg bis unter 420 mg | 1.716,80 € |
| | | ZE116.03 | 6-004.72 | 420 mg bis unter 540 mg | 2.322,72 € |
| | | ZE116.04 | 6-004.73 | 540 mg bis unter 660 mg | 2.928,65 € |
| | | ZE116.05 | 6-004.74 | 660 mg bis unter 780 mg | 3.534,58 € |
| | | ZE116.06 | 6-004.75 | 780 mg bis unter 900 mg | 4.125,56 € |
| | | ZE116.07 | 6-004.76 | 900 mg bis unter 1.020 mg | 4.746,44 € |
| | | ZE116.08 | 6-004.77 | 1.020 mg bis unter 1.260 mg | 5.554,34 € |
| | | ZE116.09 | 6-004.78 | 1.260 mg bis unter 1.500 mg | 6.766,20 € |
| | | ZE116.10 | 6-004.79 | 1.500 mg bis unter 1.740 mg | 7.978,05 € |
| | | ZE116.11 | 6-004.7a | 1.740 mg bis unter 1.980 mg | 9.189,91 € |
| | | ZE116.12 | 6-004.7b | 1.980 mg bis unter 2.220 mg | 10.401,76 € |
| | | ZE116.13 | 6-004.7c | 2.220 mg bis unter 2.460 mg | 11.613,62 € |
| | | ZE116.14 | 6-004.7d | 2.460 mg oder mehr | 12.825,48 € |
| ZE117 | Gabe von Trabectedin, parenteral | | | Applikation von Medikamenten, Liste 4: Trabectedin, parenteral | |
| | | ZE117.01[6)] | 6-004.a0 | 0,25 mg bis unter 0,50 mg | 826,48 € |
| | | ZE117.02[6)] | 6-004.a1 | 0,50 mg bis unter 0,75 mg | 1.446,34 € |
| | | ZE117.03[6)] | 6-004.a2 | 0,75 mg bis unter 1,00 mg | 2.066,20 € |
| | | ZE117.04[6)] | 6-004.a3 | 1,00 mg bis unter 1,25 mg | 2.686,06 € |
| | | ZE117.05 | 6-004.a4 | 1,25 mg bis unter 1,50 mg | 3.099,30 € |
| | | ZE117.06 | 6-004.a5 | 1,50 mg bis unter 1,75 mg | 3.719,16 € |
| | | ZE117.07 | 6-004.a6 | 1,75 mg bis unter 2,00 mg | 4.339,02 € |
| | | ZE117.08 | 6-004.a7 | 2,00 mg bis unter 2,25 mg | 4.958,88 € |
| | | ZE117.09 | 6-004.a8 | 2,25 mg bis unter 2,50 mg | 5.578,74 € |
| | | ZE117.10 | 6-004.a9 | 2,50 mg bis unter 2,75 mg | 6.198,60 € |
| | | ZE117.11 | 6-004.aa | 2,75 mg bis unter 3,00 mg | 6.818,46 € |
| | | ZE117.12 | 6-004.ab | 3,00 mg bis unter 3,25 mg | 7.438,32 € |
| | | ZE117.13 | 6-004.ac | 3,25 mg bis unter 3,50 mg | 8.058,18 € |
| | | ZE117.14 | 6-004.ad | 3,50 mg bis unter 4,00 mg | 8.678,04 € |
| | | ZE117.15 | 6-004.ae | 4,00 mg bis unter 4,50 mg | 9.917,76 € |
| | | ZE117.16 | 6-004.af | 4,50 mg bis unter 5,00 mg | 11.157,48 € |
| | | ZE117.17 | 6-004.ag | 5,00 mg bis unter 5,50 mg | 12.397,20 € |
| | | ZE117.18 | 6-004.ah | 5,50 mg bis unter 6,00 mg | 13.636,92 € |
| | | ZE117.19 | | Siehe weitere Differenzierung ZE117.20 bis | |
| | | ZE117.20 | 6-004.ak | 6,00 mg bis unter 7,00 mg | 15.703,11 € |
| | | ZE117.21 | 6-004.am | 7,00 mg bis unter 8,00 mg | 18.182,55 € |

## Zusatzentgelte-Katalog
## - Definition und differenzierte Beträge -

| ZE | Bezeichnung | $ZE_D$ | OPS Version 2020 | | Betrag |
|---|---|---|---|---|---|
| | | | OPS-Kode | OPS-Text | |
| 1 | 2 | 3 | 4 | 5 | 6 |
| | | ZE117.22 | 6-004.an | 8,00 mg bis unter 9,00 mg | 20.661,99 € |
| | | ZE117.23 | 6-004.ap | 9,00 mg bis unter 10,00 mg | 23.141,43 € |
| | | ZE117.24 | 6-004.aq | 10,00 mg bis unter 12,00 mg | 26.447,35 € |
| | | ZE117.25 | 6-004.ar | 12,00 mg bis unter 14,00 mg | 31.406,23 € |
| | | ZE117.26 | 6-004.as | 14,00 mg bis unter 16,00 mg | 36.365,11 € |
| | | ZE117.27 | 6-004.at | 16,00 mg bis unter 20,00 mg | 42.976,95 € |
| | | ZE117.28 | 6-004.au | 20,00 mg bis unter 24,00 mg | 52.894,70 € |
| | | ZE117.29 | 6-004.av | 24,00 mg oder mehr | 62.812,46 € |
| ZE119 [1)] | Hämofiltration, kontinuierlich | | | Hämofiltration: Kontinuierlich | |
| | | ZE119.01 | 8-853.13 | Arteriovenös (CAVH): Bis 24 Stunden | 368,27 € |
| | | | 8-853.70 | Venovenös, pumpengetrieben (CVVH), Antikoagulation mit Heparin oder ohne | |
| | | | 8-853.80 | Venovenös, pumpengetrieben (CVVH), Antikoagulation mit sonstigen Substanzen: Bis 24 | |
| | | ZE119.02 | 8-853.14 | Arteriovenös (CAVH): Mehr als 24 bis 72 Stunden | 920,68 € |
| | | | 8-853.71 | Venovenös, pumpengetrieben (CVVH), Antikoagulation mit Heparin oder ohne Antikoagulation: Mehr als 24 bis 72 Stunden | |
| | | | 8-853.81 | Venovenös, pumpengetrieben (CVVH), Antikoagulation mit sonstigen Substanzen: Mehr als | |
| | | ZE119.03 | 8-853.15 | Arteriovenös (CAVH): Mehr als 72 bis 144 Stunden | 1.878,18 € |
| | | | 8-853.72 | Venovenös, pumpengetrieben (CVVH), Antikoagulation mit Heparin oder ohne Antikoagulation: Mehr als 72 bis 144 Stunden | |
| | | | 8-853.82 | Venovenös, pumpengetrieben (CVVH), Antikoagulation mit sonstigen Substanzen: Mehr als 72 bis 144 Stunden | |
| | | ZE119.04 | 8-853.16 | Arteriovenös (CAVH): Mehr als 144 bis 264 Stunden | 3.240,78 € |
| | | | 8-853.73 | Venovenös, pumpengetrieben (CVVH), Antikoagulation mit Heparin oder ohne Antikoagulation: Mehr als 144 bis 264 Stunden | |
| | | | 8-853.83 | Venovenös, pumpengetrieben (CVVH), Antikoagulation mit sonstigen Substanzen: Mehr als 144 bis 264 Stunden | |
| | | ZE119.05 | 8-853.17 | Arteriovenös (CAVH): Mehr als 264 bis 432 Stunden | 5.524,05 € |
| | | | 8-853.74 | Venovenös, pumpengetrieben (CVVH), Antikoagulation mit Heparin oder ohne Antikoagulation: Mehr als 264 bis 432 Stunden | |
| | | | 8-853.84 | Venovenös, pumpengetrieben (CVVH), Antikoagulation mit sonstigen Substanzen: Mehr als 264 bis 432 Stunden | |
| | | ZE119.06 | 8-853.19 | Arteriovenös (CAVH): Mehr als 432 bis 600 Stunden | 8.101,94 € |
| | | | 8-853.76 | Venovenös, pumpengetrieben (CVVH), Antikoagulation mit Heparin oder ohne Antikoagulation: Mehr als 432 bis 600 Stunden | |
| | | | 8-853.86 | Venovenös, pumpengetrieben (CVVH), Antikoagulation mit sonstigen Substanzen: Mehr als 432 bis 600 Stunden | |

## Zusatzentgelte-Katalog
## - Definition und differenzierte Beträge -

| ZE | Bezeichnung | $ZE_D$ | OPS Version 2020 | | Betrag |
|---|---|---|---|---|---|
| | | | OPS-Kode | OPS-Text | |
| 1 | 2 | 3 | 4 | 5 | 6 |
| | | ZE119.07 | 8-853.1a | Arteriovenös (CAVH): Mehr als 600 bis 960 Stunden | 12.152,91 € |
| | | | 8-853.77 | Venovenös, pumpengetrieben (CVVH), Antikoagulation mit Heparin oder ohne Antikoagulation: Mehr als 600 bis 960 Stunden | |
| | | | 8-853.87 | Venovenös, pumpengetrieben (CVVH), Antikoagulation mit sonstigen Substanzen: Mehr als 600 bis 960 Stunden | |
| | | ZE119.08 | 8-853.1b | Arteriovenös (CAVH): Mehr als 960 bis 1.320 | 17.676,96 € |
| | | | 8-853.78 | Venovenös, pumpengetrieben (CVVH), Antikoagulation mit Heparin oder ohne Antikoagulation: Mehr als 960 bis 1.320 Stunden | |
| | | | 8-853.88 | Venovenös, pumpengetrieben (CVVH), Antikoagulation mit sonstigen Substanzen: Mehr als 960 bis 1.320 Stunden | |
| | | ZE119.09 | 8-853.1c | Arteriovenös (CAVH): Mehr als 1.320 bis 1.680 | 23.201,01 € |
| | | | 8-853.79 | Venovenös, pumpengetrieben (CVVH), Antikoagulation mit Heparin oder ohne Antikoagulation: Mehr als 1.320 bis 1.680 Stunden | |
| | | | 8-853.89 | Venovenös, pumpengetrieben (CVVH), Antikoagulation mit sonstigen Substanzen: Mehr als 1.320 bis 1.680 Stunden | |
| | | ZE119.10 | 8-853.1d | Arteriovenös (CAVH): Mehr als 1.680 bis 2.040 | 28.725,06 € |
| | | | 8-853.7a | Venovenös, pumpengetrieben (CVVH), Antikoagulation mit Heparin oder ohne Antikoagulation: Mehr als 1.680 bis 2.040 Stunden | |
| | | | 8-853.8a | Venovenös, pumpengetrieben (CVVH), Antikoagulation mit sonstigen Substanzen: Mehr als 1.680 bis 2.040 Stunden | |
| | | ZE119.11 | 8-853.1e | Arteriovenös (CAVH): Mehr als 2.040 bis 2.400 | 34.249,11 € |
| | | | 8-853.7b | Venovenös, pumpengetrieben (CVVH), Antikoagulation mit Heparin oder ohne Antikoagulation: Mehr als 2.040 bis 2.400 Stunden | |
| | | | 8-853.8b | Venovenös, pumpengetrieben (CVVH), Antikoagulation mit sonstigen Substanzen: Mehr als 2.040 bis 2.400 Stunden | |
| | | ZE119.12 | 8-853.1f | Arteriovenös (CAVH): Mehr als 2.400 Stunden | 39.773,16 € |
| | | | 8-853.7c | Venovenös, pumpengetrieben (CVVH), Antikoagulation mit Heparin oder ohne Antikoagulation: Mehr als 2.400 Stunden | |
| | | | 8-853.8c | Venovenös, pumpengetrieben (CVVH), Antikoagulation mit sonstigen Substanzen: Mehr als | |
| ZE120 [1)] | Hämodialyse, kontinuierlich, venovenös, pumpengetrieben (CVVHD) | | | Hämodialyse: Kontinuierlich, venovenös, pumpengetrieben | |
| | | ZE120.01 | 8-854.60 | Antikoagulation mit Heparin oder ohne Antikoagulation: Bis 24 Stunden | 263,19 € |
| | | | 8-854.70 | Antikoagulation mit sonstigen Substanzen: Bis 24 Stunden | |
| | | ZE120.02 | 8-854.61 | Antikoagulation mit Heparin oder ohne Antikoagulation: Mehr als 24 bis 72 Stunden | 631,66 € |
| | | | 8-854.71 | Antikoagulation mit sonstigen Substanzen: Mehr als 24 bis 72 Stunden | |
| | | ZE120.03 | 8-854.62 | Antikoagulation mit Heparin oder ohne Antikoagulation: Mehr als 72 bis 144 Stunden | 1.263,31 € |
| | | | 8-854.72 | Antikoagulation mit sonstigen Substanzen: Mehr als 72 bis 144 Stunden | |

## Zusatzentgelte-Katalog
## - Definition und differenzierte Beträge -

| ZE | Bezeichnung | $ZE_D$ | OPS Version 2020 | | Betrag |
|---|---|---|---|---|---|
| | | | OPS-Kode | OPS-Text | |
| 1 | 2 | 3 | 4 | 5 | 6 |
| | | ZE120.04 | 8-854.63 | Antikoagulation mit Heparin oder ohne Antikoagulation: Mehr als 144 bis 264 Stunden | 2.342,39 € |
| | | | 8-854.73 | Antikoagulation mit sonstigen Substanzen: Mehr als 144 bis 264 Stunden | |
| | | ZE120.05 | 8-854.64 | Antikoagulation mit Heparin oder ohne Antikoagulation: Mehr als 264 bis 432 Stunden | 3.816,26 € |
| | | | 8-854.74 | Antikoagulation mit sonstigen Substanzen: Mehr als 264 bis 432 Stunden | |
| | | ZE120.06 | 8-854.66 | Antikoagulation mit Heparin oder ohne Antikoagulation: Mehr als 432 bis 600 Stunden | 5.763,86 € |
| | | | 8-854.76 | Antikoagulation mit sonstigen Substanzen: Mehr als 432 bis 600 Stunden | |
| | | ZE120.07 | 8-854.67 | Antikoagulation mit Heparin oder ohne Antikoagulation: Mehr als 600 bis 960 Stunden | 8.685,27 € |
| | | | 8-854.77 | Antikoagulation mit sonstigen Substanzen: Mehr als 600 bis 960 Stunden | |
| | | ZE120.08 | 8-854.68 | Antikoagulation mit Heparin oder ohne Antikoagulation: Mehr als 960 bis 1.320 Stunden | 12.633,12 € |
| | | | 8-854.78 | Antikoagulation mit sonstigen Substanzen: Mehr als 960 bis 1.320 Stunden | |
| | | ZE120.09 | 8-854.69 | Antikoagulation mit Heparin oder ohne Antikoagulation: Mehr als 1.320 bis 1.680 Stunden | 16.580,97 € |
| | | | 8-854.79 | Antikoagulation mit sonstigen Substanzen: Mehr als 1.320 bis 1.680 Stunden | |
| | | ZE120.10 | 8-854.6a | Antikoagulation mit Heparin oder ohne Antikoagulation: Mehr als 1.680 bis 2.040 Stunden | 20.528,82 € |
| | | | 8-854.7a | Antikoagulation mit sonstigen Substanzen: Mehr als 1.680 bis 2.040 Stunden | |
| | | ZE120.11 | 8-854.6b | Antikoagulation mit Heparin oder ohne Antikoagulation: Mehr als 2.040 bis 2.400 Stunden | 24.476,67 € |
| | | | 8-854.7b | Antikoagulation mit sonstigen Substanzen: Mehr als 2.040 bis 2.400 Stunden | |
| | | ZE120.12 | 8-854.6c | Antikoagulation mit Heparin oder ohne Antikoagulation: Mehr als 2.400 Stunden | 28.424,52 € |
| | | | 8-854.7c | Antikoagulation mit sonstigen Substanzen: Mehr als 2.400 Stunden | |
| ZE121 [1)] | Hämodiafiltration, kontinuierlich | | | Hämodiafiltration: Kontinuierlich | |
| | | ZE121.01 | 8-855.13 | Arteriovenös (CAVHDF): Bis 24 Stunden | 293,01 € |
| | | | 8-855.70 | Venovenös, pumpengetrieben (CVVHDF), Antikoagulation mit Heparin oder ohne Antikoagulation: Bis 24 Stunden | |
| | | | 8-855.80 | Venovenös, pumpengetrieben (CVVHDF), Antikoagulation mit sonstigen Substanzen: Bis 24 Stunden | |
| | | ZE121.02 | 8-855.14 | Arteriovenös (CAVHDF): Mehr als 24 bis 72 | 703,22 € |
| | | | 8-855.71 | Venovenös, pumpengetrieben (CVVHDF), Antikoagulation mit Heparin oder ohne Antikoagulation: Mehr als 24 bis 72 Stunden | |
| | | | 8-855.81 | Venovenös, pumpengetrieben (CVVHDF), Antikoagulation mit sonstigen Substanzen: Mehr als 24 bis 72 Stunden | |

## Zusatzentgelte-Katalog
### - Definition und differenzierte Beträge -

| ZE | Bezeichnung | $ZE_D$ | OPS Version 2020 | | Betrag |
|---|---|---|---|---|---|
| | | | OPS-Kode | OPS-Text | |
| 1 | 2 | 3 | 4 | 5 | 6 |
| | | ZE121.03 | 8-855.15 | Arteriovenös (CAVHDF): Mehr als 72 bis 144 | 1.406,45 € |
| | | | 8-855.72 | Venovenös, pumpengetrieben (CVVHDF), Antikoagulation mit Heparin oder ohne Antikoagulation: Mehr als 72 bis 144 Stunden | |
| | | | 8-855.82 | Venovenös, pumpengetrieben (CVVHDF), Antikoagulation mit sonstigen Substanzen: Mehr als 72 bis 144 Stunden | |
| | | ZE121.04 | 8-855.16 | Arteriovenös (CAVHDF): Mehr als 144 bis 264 | 2.578,49 € |
| | | | 8-855.73 | Venovenös, pumpengetrieben (CVVHDF), Antikoagulation mit Heparin oder ohne Antikoagulation: Mehr als 144 bis 264 Stunden | |
| | | | 8-855.83 | Venovenös, pumpengetrieben (CVVHDF), Antikoagulation mit sonstigen Substanzen: Mehr als 144 bis 264 Stunden | |
| | | ZE121.05 | 8-855.17 | Arteriovenös (CAVHDF): Mehr als 264 bis 432 | 4.395,15 € |
| | | | 8-855.74 | Venovenös, pumpengetrieben (CVVHDF), Antikoagulation mit Heparin oder ohne Antikoagulation: Mehr als 264 bis 432 Stunden | |
| | | | 8-855.84 | Venovenös, pumpengetrieben (CVVHDF), Antikoagulation mit sonstigen Substanzen: Mehr als 264 bis 432 Stunden | |
| | | ZE121.06 | 8-855.19 | Arteriovenös (CAVHDF): Mehr als 432 bis 600 | 6.446,22 € |
| | | | 8-855.76 | Venovenös, pumpengetrieben (CVVHDF), Antikoagulation mit Heparin oder ohne Antikoagulation: Mehr als 432 bis 600 Stunden | |
| | | | 8-855.86 | Venovenös, pumpengetrieben (CVVHDF), Antikoagulation mit sonstigen Substanzen: Mehr als 432 bis 600 Stunden | |
| | | ZE121.07 | 8-855.1a | Arteriovenös (CAVHDF): Mehr als 600 bis 960 | 9.669,33 € |
| | | | 8-855.77 | Venovenös, pumpengetrieben (CVVHDF), Antikoagulation mit Heparin oder ohne Antikoagulation: Mehr als 600 bis 960 Stunden | |
| | | | 8-855.87 | Venovenös, pumpengetrieben (CVVHDF), Antikoagulation mit sonstigen Substanzen: Mehr als 600 bis 960 Stunden | |
| | | ZE121.08 | 8-855.1b | Arteriovenös (CAVHDF): Mehr als 960 bis 1.320 Stunden | 14.064,48 € |
| | | | 8-855.78 | Venovenös, pumpengetrieben (CVVHDF), Antikoagulation mit Heparin oder ohne Antikoagulation: Mehr als 960 bis 1.320 Stunden | |
| | | | 8-855.88 | Venovenös, pumpengetrieben (CVVHDF), Antikoagulation mit sonstigen Substanzen: Mehr als 960 bis 1.320 Stunden | |
| | | ZE121.09 | 8-855.1c | Arteriovenös (CAVHDF): Mehr als 1.320 bis 1.680 Stunden | 18.459,63 € |
| | | | 8-855.79 | Venovenös, pumpengetrieben (CVVHDF), Antikoagulation mit Heparin oder ohne Antikoagulation: Mehr als 1.320 bis 1.680 Stunden | |
| | | | 8-855.89 | Venovenös, pumpengetrieben (CVVHDF), Antikoagulation mit sonstigen Substanzen: Mehr als 1.320 bis 1.680 Stunden | |

## Zusatzentgelte-Katalog
## - Definition und differenzierte Beträge -

| ZE | Bezeichnung | $ZE_D$ | OPS Version 2020 | | Betrag |
|---|---|---|---|---|---|
| | | | OPS-Kode | OPS-Text | |
| 1 | 2 | 3 | 4 | 5 | 6 |
| | | ZE121.10 | 8-855.1d | Arteriovenös (CAVHDF): Mehr als 1.680 bis 2.040 Stunden | 22.854,78 € |
| | | | 8-855.7a | Venovenös, pumpengetrieben (CVVHDF), Antikoagulation mit Heparin oder ohne Antikoagulation: Mehr als 1.680 bis 2.040 Stunden | |
| | | | 8-855.8a | Venovenös, pumpengetrieben (CVVHDF), Antikoagulation mit sonstigen Substanzen: Mehr als 1.680 bis 2.040 Stunden | |
| | | ZE121.11 | 8-855.1e | Arteriovenös (CAVHDF): Mehr als 2.040 bis 2.400 Stunden | 27.249,93 € |
| | | | 8-855.7b | Venovenös, pumpengetrieben (CVVHDF), Antikoagulation mit Heparin oder ohne Antikoagulation: Mehr als 2.040 bis 2.400 Stunden | |
| | | | 8-855.8b | Venovenös, pumpengetrieben (CVVHDF), Antikoagulation mit sonstigen Substanzen: Mehr als 2.040 bis 2.400 Stunden | |
| | | ZE121.12 | 8-855.1f | Arteriovenös (CAVHDF): Mehr als 2.400 Stunden | 31.645,08 € |
| | | | 8-855.7c | Venovenös, pumpengetrieben (CVVHDF), Antikoagulation mit Heparin oder ohne Antikoagulation: Mehr als 2.400 Stunden | |
| | | | 8-855.8c | Venovenös, pumpengetrieben (CVVHDF), Antikoagulation mit sonstigen Substanzen: Mehr als 2.400 Stunden | |
| ZE122 [1)] | Peritonealdialyse, intermittierend, maschinell unterstützt | | 8-857.0 | Peritonealdialyse: Intermittierend, maschinell unterstützt (IPD) | siehe Anlage 2 |
| ZE123 [1)] | Peritonealdialyse, kontinuierlich, nicht maschinell unterstützt (CAPD) | | | Peritonealdialyse: Kontinuierlich, nicht maschinell unterstützt | |
| | | ZE123.01 | 8-857.10 | Bis 24 Stunden | 145,58 € |
| | | ZE123.02 | 8-857.11 | Mehr als 24 bis 72 Stunden | 349,39 € |
| | | ZE123.03 | 8-857.12 | Mehr als 72 bis 144 Stunden | 713,34 € |
| | | ZE123.04 | 8-857.13 | Mehr als 144 bis 264 Stunden | 1.295,66 € |
| | | ZE123.05 | 8-857.14 | Mehr als 264 bis 432 Stunden | 2.183,70 € |
| | | ZE123.06 | 8-857.16 | Mehr als 432 bis 600 Stunden | 3.202,76 € |
| | | ZE123.07 | 8-857.17 | Mehr als 600 bis 960 Stunden | 4.804,14 € |
| | | ZE123.08 | 8-857.18 | Mehr als 960 bis 1.320 Stunden | 6.987,84 € |
| | | ZE123.09 | 8-857.19 | Mehr als 1.320 bis 1.680 Stunden | 9.171,54 € |
| | | ZE123.10 | 8-857.1a | Mehr als 1.680 bis 2.040 Stunden | 11.355,24 € |
| | | ZE123.11 | 8-857.1b | Mehr als 2.040 bis 2.400 Stunden | 13.538,94 € |
| | | ZE123.12 | 8-857.1c | Mehr als 2.400 Stunden | 15.722,64 € |
| ZE124 | Gabe von Azacytidin, parenteral | | | Applikation von Medikamenten, Liste 5: Azacytidin, parenteral | |
| | | ZE124.01 | 6-005.00 | 150 mg bis unter 225 mg | 662,23 € |
| | | ZE124.02 | 6-005.01 | 225 mg bis unter 300 mg | 1.068,05 € |
| | | ZE124.03 | 6-005.02 | 300 mg bis unter 375 mg | 1.388,47 € |
| | | ZE124.04 | 6-005.03 | 375 mg bis unter 450 mg | 1.708,88 € |
| | | ZE124.05 | 6-005.04 | 450 mg bis unter 600 mg | 2.136,10 € |
| | | ZE124.06 | 6-005.05 | 600 mg bis unter 750 mg | 2.776,93 € |
| | | ZE124.07 | 6-005.06 | 750 mg bis unter 900 mg | 3.417,76 € |
| | | ZE124.08 | 6-005.07 | 900 mg bis unter 1.200 mg | 4.272,20 € |
| | | ZE124.09 | 6-005.08 | 1.200 mg bis unter 1.500 mg | 5.553,86 € |
| | | ZE124.10 | 6-005.09 | 1.500 mg bis unter 1.800 mg | 6.835,52 € |
| | | ZE124.11 | 6-005.0a | 1.800 mg bis unter 2.100 mg | 8.117,18 € |
| | | ZE124.12 | 6-005.0b | 2.100 mg bis unter 2.400 mg | 9.398,84 € |
| | | ZE124.13 | 6-005.0c | 2.400 mg bis unter 2.700 mg | 10.680,50 € |
| | | ZE124.14 | 6-005.0d | 2.700 mg bis unter 3.000 mg | 11.962,16 € |
| | | ZE124.15 | 6-005.0e | 3.000 mg oder mehr | 13.243,82 € |

## Zusatzentgelte-Katalog
## - Definition und differenzierte Beträge -

| ZE | Bezeichnung | $ZE_D$ | OPS Version 2020 | | Betrag |
|---|---|---|---|---|---|
| | | | OPS-Kode | OPS-Text | |
| 1 | 2 | 3 | 4 | 5 | 6 |
| ZE125 | Implantation oder Wechsel eines interspinösen Spreizers | ZE125.01 | 5-839.b0 | Andere Operationen an der Wirbelsäule: Implantation eines interspinösen Spreizers: 1 | 423,62 € |
| | | | 5-839.c0 | Andere Operationen an der Wirbelsäule: Wechsel eines interspinösen Spreizers: 1 Segment | |
| | | ZE125.02 | 5-839.b2 | Andere Operationen an der Wirbelsäule: Implantation eines interspinösen Spreizers: 2 | 847,24 € |
| | | | 5-839.c2 | Andere Operationen an der Wirbelsäule: Wechsel eines interspinösen Spreizers: 2 Segmente | |
| | | ZE125.03 | 5-839.b3 | Andere Operationen an der Wirbelsäule: Implantation eines interspinösen Spreizers: 3 oder | 1.270,86 € |
| | | | 5-839.c3 | Andere Operationen an der Wirbelsäule: Wechsel eines interspinösen Spreizers: 3 oder mehr | |
| ZE126 | Autogene / Autologe matrixinduzierte Chondrozytentrans-plantation | | 5-801.k* | Offen chirurgische Operation am Gelenkknorpel und an den Menisken: Autogene matrixinduzierte Chondrozytentransplantation | siehe Anlage 2 |
| | | | 5-812.h* | Arthroskopische Operation am Gelenkknorpel und an den Menisken: Autogene matrixinduzierte Chondrozytentransplantation | |
| ZE128 | Gabe von Micafungin, parenteral | | | Applikation von Medikamenten, Liste 4: Micafungin, parenteral | |
| | | ZE128.01[6)] | 6-004.50 | 75 mg bis unter 150 mg | 291,96 € |
| | | ZE128.02 | 6-004.51 | 150 mg bis unter 250 mg | 535,26 € |
| | | ZE128.03 | 6-004.52 | 250 mg bis unter 350 mg | 827,22 € |
| | | ZE128.04 | 6-004.53 | 350 mg bis unter 450 mg | 1.119,18 € |
| | | ZE128.05 | 6-004.54 | 450 mg bis unter 550 mg | 1.411,14 € |
| | | ZE128.06 | 6-004.55 | 550 mg bis unter 650 mg | 1.703,10 € |
| | | ZE128.07 | 6-004.56 | 650 mg bis unter 750 mg | 1.995,06 € |
| | | ZE128.08 | 6-004.57 | 750 mg bis unter 850 mg | 2.287,02 € |
| | | ZE128.09 | 6-004.58 | 850 mg bis unter 950 mg | 2.578,98 € |
| | | ZE128.10 | 6-004.59 | 950 mg bis unter 1.150 mg | 2.968,26 € |
| | | ZE128.11 | 6-004.5a | 1.150 mg bis unter 1.350 mg | 3.552,18 € |
| | | ZE128.12 | 6-004.5b | 1.350 mg bis unter 1.550 mg | 4.136,10 € |
| | | ZE128.13 | 6-004.5c | 1.550 mg bis unter 1.950 mg | 4.914,66 € |
| | | ZE128.14 | 6-004.5d | 1.950 mg bis unter 2.350 mg | 6.082,50 € |
| | | ZE128.15 | 6-004.5e | 2.350 mg bis unter 2.750 mg | 7.250,34 € |
| | | ZE128.16 | 6-004.5f | 2.750 mg bis unter 3.150 mg | 8.418,18 € |
| | | ZE128.17 | 6-004.5g | 3.150 mg bis unter 3.950 mg | 9.975,30 € |
| | | ZE128.18 | 6-004.5h | 3.950 mg bis unter 4.750 mg | 12.310,98 € |
| | | ZE128.19 | 6-004.5j | 4.750 mg bis unter 5.550 mg | 14.646,66 € |
| | | ZE128.20 | 6-004.5k | 5.550 mg bis unter 6.350 mg | 16.982,34 € |
| | | ZE128.21 | 6-004.5m | 6.350 mg bis unter 7.950 mg | 20.096,58 € |
| | | ZE128.22 | 6-004.5n | 7.950 mg bis unter 9.550 mg | 24.767,94 € |
| | | ZE128.23 | 6-004.5p | 9.550 mg bis unter 11.150 mg | 29.439,30 € |
| | | ZE128.24 | 6-004.5q | 11.150 mg bis unter 12.750 mg | 34.110,66 € |
| | | ZE128.25 | 6-004.5r | 12.750 mg bis unter 14.350 mg | 38.782,02 € |
| | | ZE128.26 | 6-004.5s | 14.350 mg bis unter 15.950 mg | 43.453,38 € |
| | | ZE128.27 | 6-004.5t | 15.950 mg bis unter 17.550 mg | 48.124,74 € |
| | | ZE128.28 | 6-004.5u | 17.550 mg oder mehr | 52.796,10 € |

## Zusatzentgelte-Katalog
## - Definition und differenzierte Beträge -

| ZE | Bezeichnung | ZE$_D$ | OPS Version 2020 | | Betrag |
|---|---|---|---|---|---|
| | | | OPS-Kode | OPS-Text | |
| 1 | 2 | 3 | 4 | 5 | 6 |
| ZE130 | Hochaufwendige Pflege von Erwachsenen | ZE130.01 | 9-200.01 | Hochaufwendige Pflege von Erwachsenen: 43 bis 56 Aufwandspunkte | 263,26 € |
| | | | 9-200.02 | Hochaufwendige Pflege von Erwachsenen: 57 bis 71 Aufwandspunkte | |
| | | | 9-200.1 | Hochaufwendige Pflege von Erwachsenen: 72 bis 100 Aufwandspunkte | |
| | | | 9-200.5 | Hochaufwendige Pflege von Erwachsenen: 101 bis 129 Aufwandspunkte | |
| | | ZE130.02 | 9-200.6 | Hochaufwendige Pflege von Erwachsenen: 130 bis 158 Aufwandspunkte | 688,13 € |
| | | | 9-200.7 | Hochaufwendige Pflege von Erwachsenen: 159 bis 187 Aufwandspunkte | |
| | | | 9-200.8 | Hochaufwendige Pflege von Erwachsenen: 188 bis 216 Aufwandspunkte | |
| | | | 9-200.9 | Hochaufwendige Pflege von Erwachsenen: 217 bis 245 Aufwandspunkte | |
| | | | 9-200.a | Hochaufwendige Pflege von Erwachsenen: 246 bis 274 Aufwandspunkte | |
| | | | 9-200.b | Hochaufwendige Pflege von Erwachsenen: 275 bis 303 Aufwandspunkte | |
| | | | 9-200.c | Hochaufwendige Pflege von Erwachsenen: 304 bis 332 Aufwandspunkte | |
| | | | 9-200.d | Hochaufwendige Pflege von Erwachsenen: 333 bis 361 Aufwandspunkte | |
| | | | 9-200.e | Hochaufwendige Pflege von Erwachsenen: 362 oder mehr Aufwandspunkte | |
| ZE131 | Hochaufwendige Pflege von Kleinkindern oder von Kindern und Jugendlichen | ZE131.01 | 9-201.01 | Hochaufwendige Pflege von Kindern und Jugendlichen: 43 bis 56 Aufwandspunkte | 795,90 € |
| | | | 9-201.02 | Hochaufwendige Pflege von Kindern und Jugendlichen: 57 bis 71 Aufwandspunkte | |
| | | | 9-201.1 | Hochaufwendige Pflege von Kindern und Jugendlichen: 72 bis 100 Aufwandspunkte | |
| | | | 9-202.00 | Hochaufwendige Pflege von Kleinkindern: 37 bis 71 Aufwandspunkte: 37 bis 42 Aufwandspunkte | |
| | | | 9-202.01 | Hochaufwendige Pflege von Kleinkindern: 37 bis 71 Aufwandspunkte: 43 bis 56 Aufwandspunkte | |
| | | | 9-202.02 | Hochaufwendige Pflege von Kleinkindern: 37 bis 71 Aufwandspunkte: 57 bis 71 Aufwandspunkte | |
| | | | 9-202.1 | Hochaufwendige Pflege von Kleinkindern: 72 bis 100 Aufwandspunkte | |
| | | ZE131.02 | 9-201.5 | Hochaufwendige Pflege von Kindern und Jugendlichen: 101 bis 129 Aufwandspunkte | 1.876,75 € |
| | | | 9-201.6 | Hochaufwendige Pflege von Kindern und Jugendlichen: 130 bis 158 Aufwandspunkte | |
| | | | 9-201.7 | Hochaufwendige Pflege von Kindern und Jugendlichen: 159 bis 187 Aufwandspunkte | |
| | | | 9-201.8 | Hochaufwendige Pflege von Kindern und Jugendlichen: 188 bis 216 Aufwandspunkte | |
| | | | 9-201.9 | Hochaufwendige Pflege von Kindern und Jugendlichen: 217 bis 245 Aufwandspunkte | |
| | | | 9-201.a | Hochaufwendige Pflege von Kindern und Jugendlichen: 246 bis 274 Aufwandspunkte | |
| | | | 9-201.b | Hochaufwendige Pflege von Kindern und Jugendlichen: 275 bis 303 Aufwandspunkte | |

## Zusatzentgelte-Katalog
## - Definition und differenzierte Beträge -

| ZE | Bezeichnung | $ZE_D$ | OPS Version 2020 | | Betrag |
|---|---|---|---|---|---|
| | | | OPS-Kode | OPS-Text | |
| 1 | 2 | 3 | 4 | 5 | 6 |
| | | | 9-201.c | Hochaufwendige Pflege von Kindern und Jugendlichen: 304 bis 332 Aufwandspunkte | |
| | | | 9-201.d | Hochaufwendige Pflege von Kindern und Jugendlichen: 333 bis 361 Aufwandspunkte | |
| | | | 9-201.e | Hochaufwendige Pflege von Kindern und Jugendlichen: 362 oder mehr Aufwandspunkte | |
| | | | 9-202.5 | Hochaufwendige Pflege von Kleinkindern: 101 bis 129 Aufwandspunkte | |
| | | | 9-202.6 | Hochaufwendige Pflege von Kleinkindern: 130 bis 158 Aufwandspunkte | |
| | | | 9-202.7 | Hochaufwendige Pflege von Kleinkindern: 159 bis 187 Aufwandspunkte | |
| | | | 9-202.8 | Hochaufwendige Pflege von Kleinkindern: 188 bis 216 Aufwandspunkte | |
| | | | 9-202.9 | Hochaufwendige Pflege von Kleinkindern: 217 bis 245 Aufwandspunkte | |
| | | | 9-202.a | Hochaufwendige Pflege von Kleinkindern: 246 bis 274 Aufwandspunkte | |
| | | | 9-202.b | Hochaufwendige Pflege von Kleinkindern: 275 bis 303 Aufwandspunkte | |
| | | | 9-202.c | Hochaufwendige Pflege von Kleinkindern: 304 bis 332 Aufwandspunkte | |
| | | | 9-202.d | Hochaufwendige Pflege von Kleinkindern: 333 bis 361 Aufwandspunkte | |
| | | | 9-202.e | Hochaufwendige Pflege von Kleinkindern: 362 oder mehr Aufwandspunkte | |
| ZE132 | Implantation eines Wachstumsstents | ZE132.01 | 8-838.k* | (Perkutan-)transluminale Gefäßintervention an Gefäßen des Lungenkreislaufes: Einlegen eines ungecoverten Wachstumsstents | 1.189,69 € |
| | | | 8-838.m* | (Perkutan-)transluminale Gefäßintervention an Gefäßen des Lungenkreislaufes: Einlegen eines gecoverten Wachstumsstents | |
| | | | 8-845.0* | (Perkutan-)transluminale Implantation von ungecoverten Cheatham-Platinum-Stents [CP- | |
| | | | 8-846.0* | (Perkutan-)transluminale Implantation von gecoverten Cheatham-Platinum-Stents [CP-Stent]: | |
| | | | 8-847 | (Perkutan-)transluminale Implantation eines Wachstumsstents | |
| | | ZE132.02 | 8-845.1* | (Perkutan-)transluminale Implantation von ungecoverten Cheatham-Platinum-Stents [CP-Stent]: Zwei oder mehr Stents | 2.379,38 € |
| | | | 8-846.1* | (Perkutan-)transluminale Implantation von gecoverten Cheatham-Platinum-Stents [CP-Stent]: Zwei oder mehr Stents | |

**Zusatzentgelte-Katalog**
**- Definition und differenzierte Beträge -**

| ZE | Bezeichnung | ZE$_D$ | OPS Version 2020 | | Betrag |
|---|---|---|---|---|---|
| | | | OPS-Kode | OPS-Text | |
| 1 | 2 | 3 | 4 | 5 | 6 |
| ZE133 2) | Perkutan-transluminale Fremdkörperentfernung und Thrombektomie an intrakraniellen Gefäßen unter Verwendung eines Mikrodrahtretriever-Systems | | 8-836.60 | (Perkutan-)transluminale Gefäßintervention: Fremdkörperentfernung: Gefäße intrakraniell | |
| | | | 8-836.80 | (Perkutan-)transluminale Gefäßintervention: Thrombektomie: Gefäße intrakraniell | |
| | | ZE133.01 | 8-83b.80 | Zusatzinformationen zu Materialien: Verwendung eines Mikrodrahtretriever- oder Stentretriever-Systems zur Thrombektomie oder Fremdkörperentfernung: 1 Mikrodrahtretriever- | 1.372,36 € |
| | | ZE133.02 | 8-83b.82 | Zusatzinformationen zu Materialien: Verwendung eines Mikrodrahtretriever- oder Stentretriever-Systems zur Thrombektomie oder Fremdkörperentfernung: 2 Mikrodrahtretriever- | 2.744,72 € |
| | | ZE133.03 | 8-83b.83 | Zusatzinformationen zu Materialien: Verwendung eines Mikrodrahtretriever- oder Stentretriever-Systems zur Thrombektomie oder Fremdkörperentfernung: 3 oder mehr | 4.117,08 € |
| ZE134 | Verschiedene Harnkontinenztherapien | | 5-596.73 | Andere Harninkontinenzoperationen: Adjustierbare Kontinenztherapie: Wechsel des Ballons | siehe Anlage 2 |
| | | | 5-596.74 | Andere Harninkontinenzoperationen: Adjustierbare Kontinenztherapie: Implantation unter den Harnblasenhals | |
| | | | 5-596.75 | Andere Harninkontinenzoperationen: Adjustierbare Kontinenztherapie: Implantation in die Region der bulbären Harnröhre | |
| | | | 5-598.0 | Suspensionsoperation [Zügeloperation] bei Harninkontinenz des Mannes: Mit alloplastischem Material | |
| ZE135 | Gabe von Vinflunin, parenteral | | | Applikation von Medikamenten, Liste 5: Vinflunin, parenteral | |
| | | ZE135.01 | 6-005.b0 | 100 mg bis unter 200 mg | 772,73 € |
| | | ZE135.02 | 6-005.b1 | 200 mg bis unter 300 mg | 1.352,28 € |
| | | ZE135.03 | 6-005.b2 | 300 mg bis unter 400 mg | 1.931,83 € |
| | | ZE135.04 | 6-005.b3 | 400 mg bis unter 500 mg | 2.511,38 € |
| | | ZE135.05 | 6-005.b4 | 500 mg bis unter 600 mg | 3.090,93 € |
| | | ZE135.06 | 6-005.b5 | 600 mg bis unter 700 mg | 3.670,48 € |
| | | ZE135.07 | 6-005.b6 | 700 mg bis unter 800 mg | 4.250,03 € |
| | | ZE135.08 | 6-005.b7 | 800 mg bis unter 900 mg | 4.829,58 € |
| | | ZE135.09 | 6-005.b8 | 900 mg bis unter 1.000 mg | 5.409,13 € |
| | | ZE135.10 | 6-005.b9 | 1.000 mg bis unter 1.200 mg | 6.181,87 € |
| | | ZE135.11 | 6-005.ba | 1.200 mg bis unter 1.400 mg | 7.340,97 € |
| | | ZE135.12 | 6-005.bb | 1.400 mg bis unter 1.600 mg | 8.500,07 € |
| | | ZE135.13 | 6-005.bc | 1.600 mg bis unter 1.800 mg | 9.659,17 € |
| | | ZE135.14 | 6-005.bd | 1.800 mg bis unter 2.000 mg | 10.818,27 € |
| | | ZE135.15 | 6-005.be | 2.000 mg bis unter 2.200 mg | 11.977,37 € |
| | | ZE135.16 | 6-005.bf | 2.200 mg bis unter 2.400 mg | 13.136,47 € |
| | | ZE135.17 | 6-005.bg | 2.400 mg bis unter 2.600 mg | 14.295,57 € |
| | | ZE135.18 | 6-005.bh | 2.600 mg bis unter 2.800 mg | 15.454,67 € |
| | | ZE135.19 | 6-005.bj | 2.800 mg oder mehr | 16.613,77 € |

## Zusatzentgelte-Katalog
## - Definition und differenzierte Beträge -

| ZE | Bezeichnung | $ZE_D$ | OPS Version 2020 | | Betrag |
|---|---|---|---|---|---|
| | | | OPS-Kode | OPS-Text | |
| 1 | 2 | 3 | 4 | 5 | 6 |
| ZE136 [2)] | Medikamente-freisetzende Ballons an Koronargefäßen | | 8-837.00 | Perkutan-transluminale Gefäßintervention an Herz und Koronargefäßen: Ballon-Angioplastie: Eine Koronararterie | |
| | | | 8-837.01 | Perkutan-transluminale Gefäßintervention an Herz und Koronargefäßen: Ballon-Angioplastie: Mehrere Koronararterien | |
| | | ZE136.01 | 8-83b.b6 | Zusatzinformationen zu Materialien: Art der verwendeten Ballons: Ein medikamentefreisetzender Ballon an | 244,04 |
| | | ZE136.02 | 8-83b.b7 | Zusatzinformationen zu Materialien: Art der verwendeten Ballons: Zwei medikamentefreisetzende Ballons an | 633,68 |
| | | ZE136.03 | 8-83b.b8 | Zusatzinformationen zu Materialien: Art der verwendeten Ballons: Drei medikamentefreisetzende Ballons an | 1.023,32 |
| | | ZE136.04 | 8-83b.b9 | Zusatzinformationen zu Materialien: Art der verwendeten Ballons: Vier oder mehr medikamentefreisetzende Ballons an | 1.412,96 |
| ZE137 [2)] | Medikamente-freisetzende Ballons an anderen Gefäßen | | 8-836.02 | (Perkutan-)transluminale Gefäßintervention: Ballon-Angioplastie: Gefäße Schulter und Oberarm | |
| | | | 8-836.03 | (Perkutan-)transluminale Gefäßintervention: Ballon-Angioplastie: Gefäße Unterarm | |
| | | | 8-836.08 | (Perkutan-)transluminale Gefäßintervention: Ballon-Angioplastie: Andere Gefäße thorakal | |
| | | | 8-836.0a | (Perkutan-)transluminale Gefäßintervention: Ballon-Angioplastie: Gefäße viszeral | |
| | | | 8-836.0c | (Perkutan-)transluminale Gefäßintervention: Ballon-Angioplastie: Gefäße Unterschenkel | |
| | | | 8-836.0e | (Perkutan-)transluminale Gefäßintervention: Ballon-Angioplastie: Künstliche Gefäße | |
| | | | 8-836.0q | (Perkutan-)transluminale Gefäßintervention: Ballon-Angioplastie: Andere Arterien abdominal und pelvin | |
| | | | 8-836.0r | (Perkutan-)transluminale Gefäßintervention: Ballon-Angioplastie: Andere Venen abdominal und pelvin | |
| | | | 8-836.0s | (Perkutan-)transluminale Gefäßintervention: Ballon-Angioplastie: Arterien Oberschenkel | |
| | | | 8-836.0t | (Perkutan-)transluminale Gefäßintervention: Ballon-Angioplastie: Venen Oberschenkel | |
| | | ZE137.01 | 8-83b.ba | Zusatzinformationen zu Materialien: Art der verwendeten Ballons: Ein medikamentefreisetzender Ballon an anderen | 171,51 € |
| | | ZE137.02 | 8-83b.bb | Zusatzinformationen zu Materialien: Art der verwendeten Ballons: Zwei medikamentefreisetzende Ballons an anderen | 573,24 € |
| | | ZE137.03 | 8-83b.bc | Zusatzinformationen zu Materialien: Art der verwendeten Ballons: Drei medikamentefreisetzende Ballons an anderen | 974,97 € |
| | | ZE137.04 | 8-83b.bd | Zusatzinformationen zu Materialien: Art der verwendeten Ballons: Vier oder mehr medikamentefreisetzende Ballons an anderen | 1.376,70 € |

## Zusatzentgelte-Katalog
### - Definition und differenzierte Beträge -

| ZE | Bezeichnung | $ZE_D$ | OPS Version 2020 | | Betrag |
|---|---|---|---|---|---|
| | | | OPS-Kode | OPS-Text | |
| 1 | 2 | 3 | 4 | 5 | 6 |
| ZE138 | Neurostimulatoren zur Rückenmarkstimulation oder zur Stimulation des peripheren Nervensystems, Einkanalstimulator, mit Sondenimplantation | | 5-039.e0 | Implantation oder Wechsel eines Neurostimulators zur epiduralen Rückenmarkstimulation mit Implantation oder Wechsel einer Neurostimulationselektrode: Einkanalstimulator, vollimplantierbar, nicht wiederaufladbar | siehe Anlage 2 |
| | | | 5-039.k0 | Implantation oder Wechsel eines Neurostimulators zur Stimulation von Spinalganglien mit Implantation oder Wechsel einer Neurostimulationselektrode: Einkanalstimulator, vollimplantierbar, nicht wiederaufladbar | |
| | | | 5-059.c0 | Implantation oder Wechsel eines Neurostimulators zur Stimulation des peripheren Nervensystems mit Implantation oder Wechsel einer Neurostimulationselektrode: Einkanalstimulator, vollimplantierbar, nicht wiederaufladbar | |
| ZE139 | Neurostimulatoren zur Rückenmarkstimulation oder zur Stimulation des peripheren Nervensystems, Einkanalstimulator, ohne Sondenimplantation | | 5-039.f0 | Wechsel eines Neurostimulators zur epiduralen Rückenmarkstimulation ohne Wechsel einer Neurostimulationselektrode: Einkanalstimulator, vollimplantierbar, nicht wiederaufladbar | siehe Anlage 2 |
| | | | 5-039.m0 | Wechsel eines Neurostimulators zur Stimulation von Spinalganglien ohne Wechsel einer Neurostimulationselektrode: Einkanalstimulator, vollimplantierbar, nicht wiederaufladbar | |
| | | | 5-039.n0 | Implantation eines Neurostimulators zur epiduralen Rückenmarkstimulation ohne Implantation einer Neurostimulationselektrode: Einkanalstimulator, vollimplantierbar, nicht wiederaufladbar | |
| | | | 5-039.q0 | Implantation eines Neurostimulators zur Stimulation von Spinalganglien ohne Implantation einer Neurostimulationselektrode: Einkanalstimulator, vollimplantierbar, nicht wiederaufladbar | |
| | | | 5-059.d0 | Wechsel eines Neurostimulators zur Stimulation des peripheren Nervensystems ohne Wechsel einer Neurostimulationselektrode: Einkanalstimulator, vollimplantierbar, nicht wiederaufladbar | |
| | | | 5-059.g0 | Implantation eines Neurostimulators zur Stimulation des peripheren Nervensystems ohne Implantation einer Neurostimulationselektrode: Einkanal-stimulator, vollimplantierbar, nicht wiederaufladbar | |
| ZE140 | Neurostimulatoren zur Rückenmarkstimulation oder zur Stimulation des peripheren Nervensystems, Mehrkanalstimulator, nicht wiederaufladbar, mit Sondenimplantation | | 5-039.e1 | Implantation oder Wechsel eines Neurostimulators zur epiduralen Rückenmarkstimulation mit Implantation oder Wechsel einer Neurostimulationselektrode: Mehrkanalstimulator, vollimplantierbar, nicht wiederaufladbar | siehe Anlage 2 |
| | | | 5-039.k1 | Implantation oder Wechsel eines Neurostimulators zur Stimulation von Spinalganglien mit Implantation oder Wechsel einer Neurostimulationselektrode: Mehrkanalstimulator, vollimplantierbar, nicht wiederaufladbar | |
| | | | 5-059.c1 | Implantation oder Wechsel eines Neurostimulators zur Stimulation des peripheren Nervensystems mit Implantation oder Wechsel einer Neurostimulationselektrode: Mehrkanalstimulator, vollimplantierbar, nicht wiederaufladbar | |

## Zusatzentgelte-Katalog
## - Definition und differenzierte Beträge -

| ZE | Bezeichnung | $ZE_D$ | OPS Version 2020 | | Betrag |
|---|---|---|---|---|---|
| | | | OPS-Kode | OPS-Text | |
| 1 | 2 | 3 | 4 | 5 | 6 |
| ZE141 | Neurostimulatoren zur Rückenmarkstimulation oder zur Stimulation des peripheren Nervensystems, Mehrkanalstimulator, nicht wiederaufladbar, ohne Sondenimplantation | | 5-039.f1 | Wechsel eines Neurostimulators zur epiduralen Rückenmarkstimulation ohne Wechsel einer Neurostimulationselektrode: Mehrkanalstimulator, vollimplantierbar, nicht wiederaufladbar | siehe Anlage |
| | | | 5-039.m1 | Wechsel eines Neurostimulators zur Stimulation von Spinalganglien ohne Wechsel einer Neurostimulationselektrode: Mehrkanalstimulator, vollimplantierbar, nicht wiederaufladbar | |
| | | | 5-039.n1 | Implantation eines Neurostimulators zur epiduralen Rückenmarkstimulation ohne Implantation einer Neurostimulationselektrode: Mehrkanalstimulator, vollimplantierbar, nicht wiederaufladbar | |
| | | | 5-039.q1 | Implantation eines Neurostimulators zur Stimulation von Spinalganglien ohne Implantation einer Neurostimulationselektrode: Mehrkanalstimulator, vollimplantierbar, nicht wiederaufladbar | |
| | | | 5-059.d1 | Wechsel eines Neurostimulators zur Stimulation des peripheren Nervensystems ohne Wechsel einer Neurostimulationselektrode: Mehrkanalstimulator, vollimplantierbar, nicht wiederaufladbar | |
| | | | 5-059.g1 | Implantation eines Neurostimulators zur Stimulation des peripheren Nervensystems ohne Implantation einer Neurostimulationselektrode: Mehrkanalstimulator, vollimplantierbar, nicht wiederaufladbar | |
| ZE143 | Gabe von Plerixafor, parenteral | | | Applikation von Medikamenten, Liste 5: Plerixafor, parenteral | |
| | | ZE143.01 | 6-005.e0 | 2,5 mg bis unter 5,0 mg | 952,85 |
| | | ZE143.02 | 6-005.e1 | 5,0 mg bis unter 10,0 mg | 1.905,70 |
| | | ZE143.03 | 6-005.e2 | 10,0 mg bis unter 15,0 mg | 3.334,98 |
| | | ZE143.04 | 6-005.e3 | 15,0 mg bis unter 20,0 mg | 4.764,26 |
| | | ZE143.05 | 6-005.e4 | 20,0 mg bis unter 25,0 mg | 6.193,53 |
| | | ZE143.06 | 6-005.e5 | 25,0 mg bis unter 30,0 mg | 7.622,81 |
| | | ZE143.07 | 6-005.e6 | 30,0 mg bis unter 35,0 mg | 9.052,08 |
| | | ZE143.08 | 6-005.e7 | 35,0 mg bis unter 40,0 mg | 10.481,36 |
| | | ZE143.09 | 6-005.e8 | 40,0 mg bis unter 45,0 mg | 11.910,64 |
| | | ZE143.10 | 6-005.e9 | 45,0 mg bis unter 50,0 mg | 13.339,91 |
| | | ZE143.11 | 6-005.ea | 50,0 mg bis unter 60,0 mg | 15.245,62 |
| | | ZE143.12 | 6-005.eb | 60,0 mg bis unter 70,0 mg | 18.104,17 |
| | | ZE143.13 | 6-005.ec | 70,0 mg bis unter 80,0 mg | 20.962,72 |
| | | ZE143.14 | 6-005.ed | 80,0 mg bis unter 100,0 mg | 24.774,13 |
| | | ZE143.15 | 6-005.ee | 100,0 mg bis unter 120,0 mg | 30.491,23 |
| | | ZE143.16 | 6-005.ef | 120,0 mg bis unter 140,0 mg | 36.208,34 |
| | | ZE143.17 | 6-005.eg | 140,0 mg bis unter 160,0 mg | 41.925,44 |
| | | ZE143.18 | 6-005.eh | 160,0 mg bis unter 180,0 mg | 47.642,55 |
| | | ZE143.19 | 6-005.ej | 180,0 mg bis unter 200,0 mg | 53.359,66 |
| | | ZE143.20 | 6-005.ek | 200,0 mg bis unter 220,0 mg | 59.076,76 |
| | | ZE143.21 | 6-005.em | 220,0 mg bis unter 240,0 mg | 64.793,87 |
| | | ZE143.22 | 6-005.en | 240,0 mg oder mehr | 70.510,97 |
| ZE144 | Gabe von Romiplostim, parenteral | | | Applikation von Medikamenten, Liste 5: Romiplostim, parenteral | |
| | | ZE144.01[6)] | 6-005.90 | 100 µg bis unter 200 µg | 368,24 |
| | | ZE144.02 | 6-005.91 | 200 µg bis unter 300 µg | 644,42 |
| | | ZE144.03 | 6-005.92 | 300 µg bis unter 400 µg | 920,60 |
| | | ZE144.04 | 6-005.93 | 400 µg bis unter 500 µg | 1.196,78 |
| | | ZE144.05 | 6-005.94 | 500 µg bis unter 600 µg | 1.398,33 |
| | | ZE144.06 | 6-005.95 | 600 µg bis unter 700 µg | 1.749,14 |

## Zusatzentgelte-Katalog
## - Definition und differenzierte Beträge -

| ZE | Bezeichnung | $ZE_D$ | OPS Version 2020 | | Betrag |
|---|---|---|---|---|---|
| | | | OPS-Kode | OPS-Text | |
| 1 | 2 | 3 | 4 | 5 | 6 |
| | | ZE144.07 | 6-005.96 | 700 µg bis unter 800 µg | 2.025,32 € |
| | | ZE144.08 | 6-005.97 | 800 µg bis unter 900 µg | 2.301,50 € |
| | | ZE144.09 | 6-005.98 | 900 µg bis unter 1.000 µg | 2.577,68 € |
| | | ZE144.10 | 6-005.99 | 1.000 µg bis unter 1.200 µg | 2.945,92 € |
| | | ZE144.11 | 6-005.9a | 1.200 µg bis unter 1.400 µg | 3.498,28 € |
| | | ZE144.12 | 6-005.9b | 1.400 µg bis unter 1.600 µg | 4.050,64 € |
| | | ZE144.13 | 6-005.9c | 1.600 µg bis unter 1.800 µg | 4.603,00 € |
| | | ZE144.14 | 6-005.9d | 1.800 µg bis unter 2.000 µg | 5.155,36 € |
| | | ZE144.15 | 6-005.9e | 2.000 µg bis unter 2.400 µg | 5.891,84 € |
| | | ZE144.16 | 6-005.9f | 2.400 µg bis unter 2.800 µg | 6.996,56 € |
| | | ZE144.17 | 6-005.9g | 2.800 µg bis unter 3.200 µg | 8.101,28 € |
| | | ZE144.18 | 6-005.9h | 3.200 µg bis unter 3.600 µg | 9.206,00 € |
| | | ZE144.19 | 6-005.9j | 3.600 µg bis unter 4.000 µg | 10.310,72 € |
| | | ZE144.20 | 6-005.9k | 4.000 µg bis unter 4.400 µg | 11.415,44 € |
| | | ZE144.21 | 6-005.9m | 4.400 µg bis unter 4.800 µg | 12.520,16 € |
| | | ZE144.22 | 6-005.9n | 4.800 µg bis unter 5.200 µg | 13.624,88 € |
| | | ZE144.23 | 6-005.9p | 5.200 µg bis unter 5.600 µg | 14.729,60 € |
| | | ZE144.24 | 6-005.9q | 5.600 µg oder mehr | 15.834,32 € |
| ZE145 | Spezialisierte stationäre palliativmedizinische Komplexbehandlung | ZE145.01 | 8-98e.1 | Spezialisierte stationäre palliativmedizinische Komplexbehandlung: Mindestens 7 bis höchstens 13 Behandlungstage | 998,51 € |
| | | ZE145.02 | 8-98e.2 | Spezialisierte stationäre palliativmedizinische Komplexbehandlung: Mindestens 14 bis höchstens 20 Behandlungstage | 1.102,90 € |
| | | ZE145.03 | 8-98e.3 | Spezialisierte stationäre palliativmedizinische Komplexbehandlung: Mindestens 21 | 1.929,24 € |
| ZE146 | Gabe von Thrombozyten-konzentraten | | | Transfusion von Vollblut, Erythrozytenkonzentrat und Thrombozytenkonzentrat: Thrombozytenkonzentrat | |
| | | ZE146.01[6)] | 8-800.g1 | 2 Thrombozytenkonzentrate | 536,18 € |
| | | ZE146.02[6)] | 8-800.g2 | 3 Thrombozytenkonzentrate | 804,27 € |
| | | ZE146.03 | 8-800.g3 | 4 Thrombozytenkonzentrate | 1.072,36 € |
| | | ZE146.04 | 8-800.g4 | 5 Thrombozytenkonzentrate | 1.340,46 € |
| | | ZE146.05 | 8-800.g5 | 6 bis unter 8 Thrombozytenkonzentrate | 1.691,65 € |
| | | ZE146.06 | 8-800.g6 | 8 bis unter 10 Thrombozytenkonzentrate | 2.249,28 € |
| | | ZE146.07 | 8-800.g7 | 10 bis unter 12 Thrombozytenkonzentrate | 2.782,78 € |
| | | ZE146.08 | 8-800.g8 | 12 bis unter 14 Thrombozytenkonzentrate | 3.302,88 € |
| | | ZE146.09 | 8-800.g9 | 14 bis unter 16 Thrombozytenkonzentrate | 3.852,47 € |
| | | ZE146.10 | 8-800.ga | 16 bis unter 18 Thrombozytenkonzentrate | 4.385,97 € |
| | | ZE146.11 | 8-800.gb | 18 bis unter 20 Thrombozytenkonzentrate | 4.946,28 € |
| | | ZE146.12 | 8-800.gc | 20 bis unter 24 Thrombozytenkonzentrate | 5.629,91 € |
| | | ZE146.13 | 8-800.gd | 24 bis unter 28 Thrombozytenkonzentrate | 6.702,28 € |
| | | ZE146.14 | 8-800.ge | 28 bis unter 32 Thrombozytenkonzentrate | 7.774,64 € |
| | | ZE146.15 | 8-800.gf | 32 bis unter 36 Thrombozytenkonzentrate | 8.847,00 € |
| | | ZE146.16 | 8-800.gg | 36 bis unter 40 Thrombozytenkonzentrate | 9.919,37 € |
| | | ZE146.17 | 8-800.gh | 40 bis unter 46 Thrombozytenkonzentrate | 11.125,78 € |
| | | ZE146.18 | 8-800.gj | 46 bis unter 52 Thrombozytenkonzentrate | 12.734,32 € |
| | | ZE146.19 | 8-800.gk | 52 bis unter 58 Thrombozytenkonzentrate | 14.342,87 € |
| | | ZE146.20 | 8-800.gm | 58 bis unter 64 Thrombozytenkonzentrate | 15.951,41 € |
| | | ZE146.21 | 8-800.gn | 64 bis unter 70 Thrombozytenkonzentrate | 17.559,96 € |
| | | ZE146.22 | 8-800.gp | 70 bis unter 78 Thrombozytenkonzentrate | 19.302,55 € |
| | | ZE146.23 | 8-800.gq | 78 bis unter 86 Thrombozytenkonzentrate | 21.447,28 € |
| | | ZE146.24 | 8-800.gr | 86 bis unter 94 Thrombozytenkonzentrate | 23.592,01 € |
| | | ZE146.25 | 8-800.gs | 94 bis unter 102 Thrombozytenkonzentrate | 25.736,74 € |
| | | ZE146.26 | 8-800.gt | 102 bis unter 110 Thrombozytenkonzentrate | 27.881,46 € |

## Zusatzentgelte-Katalog
## - Definition und differenzierte Beträge -

| ZE | Bezeichnung | $ZE_D$ | OPS Version 2020 | | Betrag |
|---|---|---|---|---|---|
| | | | OPS-Kode | OPS-Text | |
| 1 | 2 | 3 | 4 | 5 | 6 |
| | | ZE146.27 | 8-800.gu | 110 bis unter 118 Thrombozytenkonzentrate | 30.026,19 |
| | | ZE146.28 | 8-800.gv | 118 bis unter 126 Thrombozytenkonzentrate | 32.170,92 |
| | | ZE146.29 | | Siehe weitere Differenzierung ZE146.30 - ZE146.46 | |
| | | ZE146.30 | 8-800.gz | 126 bis unter 134 Thrombozytenkonzentrate | 34.315,65 |
| | | ZE146.31 | 8-800.m0 | 134 bis unter 146 Thrombozytenkonzentrate | 36.728,47 |
| | | ZE146.32 | 8-800.m1 | 146 bis unter 158 Thrombozytenkonzentrate | 39.945,56 |
| | | ZE146.33 | 8-800.m2 | 158 bis unter 170 Thrombozytenkonzentrate | 43.162,65 |
| | | ZE146.34 | 8-800.m3 | 170 bis unter 182 Thrombozytenkonzentrate | 46.379,74 |
| | | ZE146.35 | 8-800.m4 | 182 bis unter 194 Thrombozytenkonzentrate | 49.596,84 |
| | | ZE146.36 | 8-800.m5 | 194 bis unter 210 Thrombozytenkonzentrate | 53.082,02 |
| | | ZE146.37 | 8-800.m6 | 210 bis unter 226 Thrombozytenkonzentrate | 57.371,47 |
| | | ZE146.38 | 8-800.m7 | 226 bis unter 242 Thrombozytenkonzentrate | 61.660,93 |
| | | ZE146.39 | 8-800.m8 | 242 bis unter 258 Thrombozytenkonzentrate | 65.950,39 |
| | | ZE146.40 | 8-800.m9 | 258 bis unter 274 Thrombozytenkonzentrate | 70.239,84 |
| | | ZE146.41 | 8-800.ma | 274 bis unter 294 Thrombozytenkonzentrate | 74.797,39 |
| | | ZE146.42 | 8-800.mb | 294 bis unter 314 Thrombozytenkonzentrate | 80.159,21 |
| | | ZE146.43 | 8-800.mc | 314 bis unter 334 Thrombozytenkonzentrate | 85.521,03 |
| | | ZE146.44 | 8-800.md | 334 bis unter 354 Thrombozytenkonzentrate | 90.882,85 |
| | | ZE146.45 | 8-800.me | 354 bis unter 374 Thrombozytenkonzentrate | 96.244,67 € |
| | | ZE146.46 | 8-800.mf | 374 oder mehr Thrombozytenkonzentrate | 101.606,49 € |
| ZE147 | Gabe von Apherese-Thrombozyten-konzentraten | | | Transfusion von Vollblut, Erythrozytenkonzentrat und Thrombozytenkonzentrat: Apherese-Thrombozytenkonzentrat | |
| | | ZE147.01[6)] | 8-800.f0 | 1 Apherese-Thrombozytenkonzentrat | 352,72 € |
| | | ZE147.02 | 8-800.f1 | 2 Apherese-Thrombozytenkonzentrate | 705,45 € |
| | | ZE147.03 | 8-800.f2 | 3 Apherese-Thrombozytenkonzentrate | 1.058,17 € |
| | | ZE147.04 | 8-800.f3 | 4 Apherese-Thrombozytenkonzentrate | 1.410,89 € |
| | | ZE147.05 | 8-800.f4 | 5 Apherese-Thrombozytenkonzentrate | 1.763,62 € |
| | | ZE147.06 | 8-800.f5 | 6 bis unter 8 Apherese-Thrombozytenkonzentrate | 2.250,37 € |
| | | ZE147.07 | 8-800.f6 | 8 bis unter 10 Apherese-Thrombozytenkonzentrate | 2.980,51 € |
| | | ZE147.08 | 8-800.f7 | 10 bis unter 12 Apherese-Thrombozytenkonzentrate | 3.678,90 € |
| | | ZE147.09 | 8-800.f8 | 12 bis unter 14 Apherese-Thrombozytenkonzentrate | 4.394,93 € |
| | | ZE147.10 | 8-800.f9 | 14 bis unter 16 Apherese-Thrombozytenkonzentrate | 5.110,96 € |
| | | ZE147.11 | 8-800.fa | 16 bis unter 18 Apherese-Thrombozytenkonzentrate | 5.805,83 € |
| | | ZE147.12 | 8-800.fb | 18 bis unter 20 Apherese-Thrombozytenkonzentrate | 6.514,80 € |
| | | ZE147.13 | 8-800.fc | 20 bis unter 24 Apherese-Thrombozytenkonzentrate | 7.407,19 € |
| | | ZE147.14 | 8-800.fd | 24 bis unter 28 Apherese-Thrombozytenkonzentrate | 8.818,08 € |
| | | ZE147.15 | 8-800.fe | 28 bis unter 32 Apherese-Thrombozytenkonzentrate | 10.228,98 € |
| | | ZE147.16 | 8-800.ff | 32 bis unter 36 Apherese-Thrombozytenkonzentrate | 11.639,87 € |
| | | ZE147.17 | 8-800.fg | 36 bis unter 40 Apherese-Thrombozytenkonzentrate | 13.050,76 € |
| | | ZE147.18 | 8-800.fh | 40 bis unter 46 Apherese-Thrombozytenkonzentrate | 14.638,02 € |
| | | ZE147.19 | 8-800.fj | 46 bis unter 52 Apherese-Thrombozytenkonzentrate | 16.754,36 € |
| | | ZE147.20 | 8-800.fk | 52 bis unter 58 Apherese-Thrombozytenkonzentrate | 18.870,70 € |
| | | ZE147.21 | 8-800.fm | 58 bis unter 64 Apherese-Thrombozytenkonzentrate | 20.987,04 € |
| | | ZE147.22 | 8-800.fn | 64 bis unter 70 Apherese-Thrombozytenkonzentrate | 23.103,38 € |
| | | ZE147.23 | 8-800.fp | 70 bis unter 78 Apherese-Thrombozytenkonzentrate | 25.396,08 € |
| | | ZE147.24 | 8-800.fq | 78 bis unter 86 Apherese-Thrombozytenkonzentrate | 28.217,86 € |
| | | ZE147.25 | 8-800.fr | 86 bis unter 94 Apherese-Thrombozytenkonzentrate | 31.039,65 € |
| | | ZE147.26 | 8-800.fs | 94 bis unter 102 Apherese- | 33.861,44 € |
| | | ZE147.27 | 8-800.ft | 102 bis unter 110 Apherese- | 36.683,22 € |
| | | ZE147.28 | 8-800.fu | 110 bis unter 118 Apherese- | 39.505,01 € |
| | | ZE147.29 | 8-800.fv | 118 bis unter 126 Apherese- | 42.326,80 € |
| | | ZE147.30 | | Siehe weitere Differenzierung ZE147.31 - ZE147.47 | |
| | | ZE147.31 | 8-800.fz | 126 bis unter 134 Apherese- | 45.148,58 € |
| | | ZE147.32 | 8-800.k0 | 134 bis unter 146 Apherese- | 48.323,09 € |

## Zusatzentgelte-Katalog
## - Definition und differenzierte Beträge -

| ZE | Bezeichnung | ZE_D | OPS Version 2020 | | Betrag |
|---|---|---|---|---|---|
| | | | OPS-Kode | OPS-Text | |
| 1 | 2 | 3 | 4 | 5 | 6 |
| | | ZE147.33 | 8-800.k1 | 146 bis unter 158 Apherese- | 52.555,77 € |
| | | ZE147.34 | 8-800.k2 | 158 bis unter 170 Apherese- | 56.788,45 € |
| | | ZE147.35 | 8-800.k3 | 170 bis unter 182 Apherese- | 61.021,13 € |
| | | ZE147.36 | 8-800.k4 | 182 bis unter 194 Apherese- | 65.253,81 € |
| | | ZE147.37 | 8-800.k5 | 194 bis unter 210 Apherese- | 69.839,21 € |
| | | ZE147.38 | 8-800.k6 | 210 bis unter 226 Apherese- | 75.482,79 € |
| | | ZE147.39 | 8-800.k7 | 226 bis unter 242 Apherese- | 81.126,36 € |
| | | ZE147.40 | 8-800.k8 | 242 bis unter 258 Apherese- | 86.769,93 € |
| | | ZE147.41 | 8-800.k9 | 258 bis unter 274 Apherese- | 92.413,50 € |
| | | ZE147.42 | 8-800.ka | 274 bis unter 294 Apherese- | 98.409,80 € |
| | | ZE147.43 | 8-800.kb | 294 bis unter 314 Apherese- | 105.464,27 € |
| | | ZE147.44 | 8-800.kc | 314 bis unter 334 Apherese- | 112.518,73 € |
| | | ZE147.45 | 8-800.kd | 334 bis unter 354 Apherese- | 119.573,20 € |
| | | ZE147.46 | 8-800.ke | 354 bis unter 374 Apherese- | 126.627,66 € |
| | | ZE147.47 | 8-800.kf | 374 oder mehr Apherese-Thrombozytenkonzentrate | 133.682,13 € |
| ZE151 | Gabe von Abatacept, intravenös | | | Applikation von Medikamenten, Liste 3: Abatacept, intravenös | |
| | | ZE151.01[6)] | 6-003.s0 | 125 mg bis unter 250 mg | 300,35 € |
| | | ZE151.02[6)] | 6-003.s1 | 250 mg bis unter 500 mg | 600,70 € |
| | | ZE151.03 | 6-003.s2 | 500 mg bis unter 750 mg | 901,05 € |
| | | ZE151.04 | 6-003.s3 | 750 mg bis unter 1.000 mg | 1.351,58 € |
| | | ZE151.05 | 6-003.s4 | 1.000 mg bis unter 1.250 mg | 1.802,10 € |
| | | ZE151.06 | 6-003.s5 | 1.250 mg bis unter 1.500 mg | 2.252,63 € |
| | | ZE151.07 | 6-003.s6 | 1.500 mg bis unter 1.750 mg | 2.703,15 € |
| | | ZE151.08 | 6-003.s7 | 1.750 mg bis unter 2.000 mg | 3.153,68 € |
| | | ZE151.09 | 6-003.s8 | 2.000 mg bis unter 2.250 mg | 3.604,20 € |
| | | ZE151.10 | 6-003.s9 | 2.250 mg bis unter 2.500 mg | 4.054,73 € |
| | | ZE151.11 | 6-003.sa | 2.500 mg bis unter 2.750 mg | 4.505,25 € |
| | | ZE151.12 | 6-003.sb | 2.750 mg bis unter 3.000 mg | 4.955,78 € |
| | | ZE151.13 | 6-003.sc | 3.000 mg oder mehr | 5.406,30 € |
| ZE152[2)] | Perkutan-transluminale Fremdkörperentfernung und Thrombektomie an intrakraniellen Gefäßen unter Verwendung eines Stentretriever-Systems | | 8-836.60 | (Perkutan-)transluminale Gefäßintervention: Fremdkörperentfernung: Gefäße intrakraniell | |
| | | | 8-836.80 | (Perkutan-)transluminale Gefäßintervention: Thrombektomie: Gefäße intrakraniell | |
| | | ZE152.01 | 8-83b.84 | Zusatzinformationen zu Materialien: Verwendung eines Mikrodrahtretriever- oder Stentretriever-Systems zur Thrombektomie oder Fremdkörperentfernung: 1 Stentretriever-System | 1.707,39 € |
| | | ZE152.02 | 8-83b.85 | Zusatzinformationen zu Materialien: Verwendung eines Mikrodrahtretriever- oder Stentretriever-Systems zur Thrombektomie oder Fremdkörperentfernung: 2 Stentretriever-Systeme | 3.414,78 € |
| | | ZE152.03 | 8-83b.86 | Zusatzinformationen zu Materialien: Verwendung eines Mikrodrahtretriever- oder Stentretriever-Systems zur Thrombektomie oder Fremdkörperentfernung: 3 oder mehr Stentretriever- | 5.122,17 € |
| ZE153 | Zügeloperation mit alloplastischem Material, adjustierbar | | 5-594.31 | Suprapubische (urethrovesikale) Zügeloperation [Schlingenoperation]: Mit alloplastischem Material: Adjustierbar | siehe Anlage 2 |

## Zusatzentgelte-Katalog
## - Definition und differenzierte Beträge -

| ZE | Bezeichnung | $ZE_D$ | OPS Version 2020 | | Betrag |
|---|---|---|---|---|---|
| | | | OPS-Kode | OPS-Text | |
| 1 | 2 | 3 | 4 | 5 | 6 |
| ZE154 | Gabe von Eculizumab, parenteral | | | Applikation von Medikamenten, Liste 3: Eculizumab, parenteral | |
| | | ZE154.01 | 6-003.h0 | 300 mg bis unter 600 mg | 5.525,10 |
| | | ZE154.02 | 6-003.h1 | 600 mg bis unter 900 mg | 11.050,20 |
| | | ZE154.03 | 6-003.h2 | 900 mg bis unter 1.200 mg | 16.575,30 |
| | | ZE154.04 | 6-003.h3 | 1.200 mg bis unter 1.500 mg | 22.100,40 |
| | | ZE154.05 | 6-003.h4 | 1.500 mg bis unter 1.800 mg | 27.625,50 |
| | | ZE154.06 | 6-003.h5 | 1.800 mg bis unter 2.100 mg | 33.150,60 |
| | | ZE154.07 | 6-003.h6 | 2.100 mg bis unter 2.400 mg | 38.675,70 |
| | | ZE154.08 | 6-003.h7 | 2.400 mg bis unter 2.700 mg | 44.200,80 |
| | | ZE154.09 | 6-003.h8 | 2.700 mg bis unter 3.000 mg | 49.725,90 |
| | | ZE154.10 | 6-003.h9 | 3.000 mg bis unter 3.300 mg | 55.251,00 |
| | | ZE154.11 | 6-003.ha | 3.300 mg bis unter 3.600 mg | 60.776,10 |
| | | ZE154.12 | 6-003.hb | 3.600 mg bis unter 3.900 mg | 66.301,20 |
| | | ZE154.13 | 6-003.hc | 3.900 mg bis unter 4.200 mg | 71.826,30 |
| | | ZE154.14 | 6-003.hd | 4.200 mg bis unter 4.500 mg | 77.351,40 |
| | | ZE154.15 | 6-003.he | 4.500 mg bis unter 4.800 mg | 82.876,50 |
| | | ZE154.16 | 6-003.hf | 4.800 mg bis unter 5.100 mg | 88.401,60 |
| | | ZE154.17 | 6-003.hg | 5.100 mg bis unter 5.400 mg | 93.926,70 |
| | | ZE154.18 | 6-003.hh | 5.400 mg bis unter 5.700 mg | 99.451,80 |
| | | ZE154.19 | 6-003.hj | 5.700 mg bis unter 6.000 mg | 104.976,90 |
| | | ZE154.20 | | Siehe weitere Differenzierung ZE154.21 bis | |
| | | ZE154.21 | 6-003.hm | 6.000 mg bis unter 6.600 mg | 113.264,55 |
| | | ZE154.22 | 6-003.hn | 6.600 mg bis unter 7.200 mg | 124.314,75 |
| | | ZE154.23 | 6-003.hp | 7.200 mg bis unter 7.800 mg | 135.364,95 |
| | | ZE154.24 | 6-003.hq | 7.800 mg bis unter 8.400 mg | 146.415,15 |
| | | ZE154.25 | 6-003.hr | 8.400 mg bis unter 9.600 mg | 160.227,90 |
| | | ZE154.26 | 6-003.hs | 9.600 mg bis unter 10.800 mg | 182.328,30 |
| | | ZE154.27 | 6-003.ht | 10.800 mg bis unter 13.200 mg | 213.637,20 |
| | | ZE154.28 | 6-003.hu | 13.200 mg bis unter 15.600 mg | 257.838,00 |
| | | ZE154.29 | 6-003.hv | 15.600 mg bis unter 20.400 mg | 316.772,40 |
| | | ZE154.30 | 6-003.hw | 20.400 mg bis unter 25.200 mg | 405.174,00 |
| | | ZE154.31 | 6-003.hz | 25.200 mg oder mehr | 493.575,60 |
| ZE156 | Gabe von Decitabine, parenteral | | | Applikation von Medikamenten, Liste 4: Decitabine, parenteral | |
| | | ZE156.01 | 6-004.40 | 30 mg bis unter 60 mg | 910,83 € |
| | | ZE156.02 | 6-004.41 | 60 mg bis unter 90 mg | 1.682,27 € |
| | | ZE156.03 | 6-004.42 | 90 mg bis unter 120 mg | 2.403,24 € |
| | | ZE156.04 | 6-004.43 | 120 mg bis unter 150 mg | 3.124,21 € |
| | | ZE156.05 | 6-004.44 | 150 mg bis unter 180 mg | 3.845,18 € |
| | | ZE156.06 | 6-004.45 | 180 mg bis unter 210 mg | 4.566,16 € |
| | | ZE156.07 | 6-004.46 | 210 mg bis unter 240 mg | 5.193,88 € |
| | | ZE156.08 | 6-004.47 | 240 mg bis unter 270 mg | 6.008,10 € |
| | | ZE156.09 | 6-004.48 | 270 mg bis unter 300 mg | 6.729,07 € |
| | | ZE156.10 | 6-004.49 | 300 mg bis unter 330 mg | 7.450,04 € |
| | | ZE156.11 | 6-004.4a | 330 mg bis unter 360 mg | 8.171,02 € |
| | | ZE156.12 | 6-004.4b | 360 mg bis unter 390 mg | 8.891,99 € |
| | | ZE156.13 | 6-004.4c | 390 mg bis unter 420 mg | 9.612,96 € |
| | | ZE156.14 | 6-004.4d | 420 mg bis unter 450 mg | 10.333,93 € |
| | | ZE156.15 | 6-004.4e | 450 mg bis unter 480 mg | 11.054,90 € |
| | | ZE156.16 | 6-004.4f | 480 mg bis unter 510 mg | 11.775,88 € |
| | | ZE156.17 | 6-004.4g | 510 mg oder mehr | 12.496,85 € |

## Zusatzentgelte-Katalog
## - Definition und differenzierte Beträge -

| ZE | Bezeichnung | $ZE_D$ | OPS Version 2020 | | Betrag |
|---|---|---|---|---|---|
| | | | OPS-Kode | OPS-Text | |
| 1 | 2 | 3 | 4 | 5 | 6 |
| ZE157 | Gabe von Tocilizumab, intravenös | | | Applikation von Medikamenten, Liste 5: Tocilizumab, intravenös | |
| | | ZE157.01[6)] | 6-005.m0 | 80 mg bis unter 200 mg | 320,22 € |
| | | ZE157.02[6)] | 6-005.m1 | 200 mg bis unter 320 mg | 640,44 € |
| | | ZE157.03 | 6-005.m2 | 320 mg bis unter 480 mg | 960,66 € |
| | | ZE157.04 | 6-005.m3 | 480 mg bis unter 640 mg | 1.387,62 € |
| | | ZE157.05 | 6-005.m4 | 640 mg bis unter 800 mg | 1.814,58 € |
| | | ZE157.06 | 6-005.m5 | 800 mg bis unter 960 mg | 2.241,54 € |
| | | ZE157.07 | 6-005.m6 | 960 mg bis unter 1.120 mg | 2.668,50 € |
| | | ZE157.08 | 6-005.m7 | 1.120 mg bis unter 1.280 mg | 3.095,46 € |
| | | ZE157.09 | 6-005.m8 | 1.280 mg bis unter 1.440 mg | 3.522,42 € |
| | | ZE157.10 | 6-005.m9 | 1.440 mg bis unter 1.600 mg | 3.949,38 € |
| | | ZE157.11 | 6-005.ma | 1.600 mg bis unter 1.760 mg | 4.376,34 € |
| | | ZE157.12 | 6-005.mb | 1.760 mg bis unter 1.920 mg | 4.803,30 € |
| | | ZE157.13 | 6-005.mc | 1.920 mg bis unter 2.080 mg | 5.230,26 € |
| | | ZE157.14 | | Siehe weitere Differenzierung ZE157.15 bis | |
| | | ZE157.15 | 6-005.me | 2.080 mg bis unter 2.400 mg | 5.763,96 € |
| | | ZE157.16 | 6-005.mf | 2.400 mg bis unter 2.720 mg | 6.617,88 € |
| | | ZE157.17 | 6-005.mg | 2.720 mg bis unter 3.040 mg | 7.471,80 € |
| | | ZE157.18 | 6-005.mh | 3.040 mg bis unter 3.360 mg | 8.325,72 € |
| | | ZE157.19 | 6-005.mj | 3.360 mg bis unter 3.680 mg | 9.179,64 € |
| | | ZE157.20 | 6-005.mk | 3.680 mg bis unter 4.000 mg | 10.033,56 € |
| | | ZE157.21 | 6-005.mm | 4.000 mg oder mehr | 10.887,48 € |
| ZE158 | Vagusnervstimulations-systeme, mit Sondenimplantation | | 5-059.c8 | Implantation oder Wechsel eines Neurostimulators zur Stimulation des peripheren Nervensystems mit Implantation oder Wechsel einer Neurostimulationselektrode: Vagusnervstimulationssystem | siehe Anlage 2 |
| ZE159 | Vagusnervstimulations-systeme, ohne Sondenimplantation | | 5-059.d8 | Wechsel eines Neurostimulators zur Stimulation des peripheren Nervensystems ohne Wechsel einer Neurostimulationselektrode: Vagusnervstimulationssystem | siehe Anlage 2 |
| ZE161 | Radiofrequenzablation Ösophagus | | 5-422.55 | Lokale Exzision und Destruktion von erkranktem Gewebe des Ösophagus: Destruktion, endoskopisch: Radiofrequenzablation | siehe Anlage 2 |
| ZE162 [9)] | Erhöhter Pflegeaufwand bei pflegebedürftigen Patienten (DRG-Tabelle 1) | | | Pflegebedürftigkeit im Sinne § 14 SGB XI und Pflegegrad gemäß § 15 SGB XI | |
| | | | 9-984.8 | Pflegebedürftig nach Pflegegrad 3 | siehe Anlage 2 |
| | | | 9-984.9 | Pflegebedürftig nach Pflegegrad 4 | siehe Anlage 2 |
| | | | 9-984.a | Pflegebedürftig nach Pflegegrad 5 | siehe Anlage 2 |
| ZE163 [10)] | Erhöhter Pflegeaufwand bei pflegebedürftigen Patienten (DRG-Tabelle 2) | | | Pflegebedürftigkeit im Sinne § 14 SGB XI und Pflegegrad gemäß § 15 SGB XI | |
| | | | 9-984.8 | Pflegebedürftig nach Pflegegrad 3 | siehe Anlage 2 |
| | | | 9-984.9 | Pflegebedürftig nach Pflegegrad 4 | siehe Anlage 2 |
| | | | 9-984.a | Pflegebedürftig nach Pflegegrad 5 | siehe Anlage 2 |

## Zusatzentgelte-Katalog
## - Definition und differenzierte Beträge -

| ZE | Bezeichnung | $ZE_D$ | OPS Version 2020 | | Betrag |
|---|---|---|---|---|---|
| | | | OPS-Kode | OPS-Text | |
| 1 | 2 | 3 | 4 | 5 | 6 |
| ZE164 | Gabe von pathogeninaktivierten Thrombozyten-konzentraten | | | Transfusion von Vollblut, Erythrozytenkonzentrat und Thrombozytenkonzentrat: Pathogeninaktiviertes Thrombozytenkonzentrat | |
| | | ZE164.01[6)] | 8-800.h1 | 2 pathogeninaktivierte Thrombozytenkonzentrate | 633,99 |
| | | ZE164.02[6)] | 8-800.h2 | 3 pathogeninaktivierte Thrombozytenkonzentrate | 950,99 |
| | | ZE164.03 | 8-800.h3 | 4 pathogeninaktivierte Thrombozytenkonzentrate | 1.267,98 |
| | | ZE164.04 | 8-800.h4 | 5 pathogeninaktivierte Thrombozytenkonzentrate | 1.584,98 |
| | | ZE164.05 | 8-800.h5 | 6 bis unter 8 pathogeninaktivierte Thrombozytenkonzentrate | 2.060,47 |
| | | ZE164.06 | 8-800.h6 | 8 bis unter 10 pathogeninaktivierte Thrombozytenkonzentrate | 2.694,46 |
| | | ZE164.07 | 8-800.h7 | 10 bis unter 12 pathogeninaktivierte Thrombozytenkonzentrate | 3.328,45 |
| | | ZE164.08 | 8-800.h8 | 12 bis unter 14 pathogeninaktivierte Thrombozytenkonzentrate | 3.962,44 |
| | | ZE164.09 | 8-800.h9 | 14 bis unter 16 pathogeninaktivierte Thrombozytenkonzentrate | 4.596,43 |
| | | ZE164.10 | 8-800.ha | 16 bis unter 18 pathogeninaktivierte Thrombozytenkonzentrate | 5.230,43 |
| | | ZE164.11 | 8-800.hb | 18 bis unter 20 pathogeninaktivierte Thrombozytenkonzentrate | 5.864,42 |
| | | ZE164.12 | 8-800.hc | 20 bis unter 24 pathogeninaktivierte Thrombozytenkonzentrate | 6.656,91 |
| | | ZE164.13 | 8-800.hd | 24 bis unter 28 pathogeninaktivierte Thrombozytenkonzentrate | 7.924,89 |
| | | ZE164.14 | 8-800.he | 28 bis unter 32 pathogeninaktivierte Thrombozytenkonzentrate | 9.192,87 |
| | | ZE164.15 | 8-800.hf | 32 bis unter 36 pathogeninaktivierte Thrombozytenkonzentrate | 10.460,85 |
| | | ZE164.16 | 8-800.hg | 36 bis unter 40 pathogeninaktivierte Thrombozytenkonzentrate | 11.728,83 |
| | | ZE164.17 | 8-800.hh | 40 bis unter 46 pathogeninaktivierte Thrombozytenkonzentrate | 13.155,31 |
| | | ZE164.18 | 8-800.hj | 46 bis unter 52 pathogeninaktivierte Thrombozytenkonzentrate | 15.057,29 |
| | | ZE164.19 | 8-800.hk | 52 bis unter 58 pathogeninaktivierte Thrombozytenkonzentrate | 16.959,26 |
| | | ZE164.20 | 8-800.hm | 58 bis unter 64 pathogeninaktivierte Thrombozytenkonzentrate | 18.861,23 € |
| | | ZE164.21 | 8-800.hn | 64 bis unter 70 pathogeninaktivierte Thrombozytenkonzentrate | 20.763,21 € |
| | | ZE164.22 | 8-800.hp | 70 bis unter 78 pathogeninaktivierte Thrombozytenkonzentrate | 22.823,68 € |
| | | ZE164.23 | 8-800.hq | 78 bis unter 86 pathogeninaktivierte Thrombozytenkonzentrate | 25.359,64 € |
| | | ZE164.24 | 8-800.hr | 86 bis unter 94 pathogeninaktivierte Thrombozytenkonzentrate | 27.895,60 € |
| | | ZE164.25 | 8-800.hs | 94 bis unter 102 pathogeninaktivierte Thrombozytenkonzentrate | 30.431,57 € |
| | | ZE164.26 | 8-800.ht | 102 bis unter 110 pathogeninaktivierte Thrombozytenkonzentrate | 32.967,53 € |
| | | ZE164.27 | 8-800.hu | 110 bis unter 118 pathogeninaktivierte Thrombozytenkonzentrate | 35.503,50 € |

## Zusatzentgelte-Katalog
### - Definition und differenzierte Beträge -

| ZE | Bezeichnung | $ZE_D$ | OPS Version 2020 | | Betrag |
|---|---|---|---|---|---|
| | | | OPS-Kode | OPS-Text | |
| 1 | 2 | 3 | 4 | 5 | 6 |
| | | ZE164.28 | 8-800.hv | 118 bis unter 126 pathogeninaktivierte Thrombozytenkonzentrate | 38.039,46 € |
| | | ZE164.29 | 8-800.hz | 126 bis unter 134 pathogeninaktivierte Thrombozytenkonzentrate | 40.575,42 € |
| | | ZE164.30 | 8-800.n0 | 134 bis unter 146 pathogeninaktivierte Thrombozytenkonzentrate | 43.428,38 € |
| | | ZE164.31 | 8-800.n1 | 146 bis unter 158 pathogeninaktivierte Thrombozytenkonzentrate | 47.232,33 € |
| | | ZE164.32 | 8-800.n2 | 158 bis unter 170 pathogeninaktivierte Thrombozytenkonzentrate | 51.036,28 € |
| | | ZE164.33 | 8-800.n3 | 170 bis unter 182 pathogeninaktivierte Thrombozytenkonzentrate | 54.840,22 € |
| | | ZE164.34 | 8-800.n4 | 182 bis unter 194 pathogeninaktivierte Thrombozytenkonzentrate | 58.644,17 € |
| | | ZE164.35 | 8-800.n5 | 194 bis unter 210 pathogeninaktivierte Thrombozytenkonzentrate | 62.765,11 € |
| | | ZE164.36 | 8-800.n6 | 210 bis unter 226 pathogeninaktivierte Thrombozytenkonzentrate | 67.837,04 € |
| | | ZE164.37 | 8-800.n7 | 226 bis unter 242 pathogeninaktivierte Thrombozytenkonzentrate | 72.908,97 € |
| | | ZE164.38 | 8-800.n8 | 242 bis unter 258 pathogeninaktivierte Thrombozytenkonzentrate | 77.980,89 € |
| | | ZE164.39 | 8-800.n9 | 258 bis unter 274 pathogeninaktivierte Thrombozytenkonzentrate | 83.052,82 € |
| | | ZE164.40 | 8-800.na | 274 bis unter 294 pathogeninaktivierte Thrombozytenkonzentrate | 88.441,74 € |
| | | ZE164.41 | 8-800.nb | 294 bis unter 314 pathogeninaktivierte Thrombozytenkonzentrate | 94.781,65 € |
| | | ZE164.42 | 8-800.nc | 314 bis unter 334 pathogeninaktivierte Thrombozytenkonzentrate | 101.121,56 € |
| | | ZE164.43 | 8-800.nd | 334 bis unter 354 pathogeninaktivierte Thrombozytenkonzentrate | 107.461,47 € |
| | | ZE164.44 | 8-800.ne | 354 bis unter 374 pathogeninaktivierte Thrombozytenkonzentrate | 113.801,38 € |
| | | ZE164.45 | 8-800.nf | 374 oder mehr pathogeninaktivierte Thrombozytenkonzentrate | 120.141,29 € |
| ZE165 | Gabe von pathogeninaktivierten Apherese-Thrombozyten-konzentraten | | | Transfusion von Vollblut, Erythrozytenkonzentrat und Thrombozytenkonzentrat: Pathogeninaktiviertes Apherese-Thrombozytenkonzentrat | |
| | | ZE165.01[6)] | 8-800.d0 | 1 pathogeninaktiviertes Apherese-Thrombozytenkonzentrat | 420,41 € |
| | | ZE165.02 | 8-800.d1 | 2 pathogeninaktivierte Apherese-Thrombozytenkonzentrate | 840,82 € |
| | | ZE165.03 | 8-800.d2 | 3 pathogeninaktivierte Apherese-Thrombozytenkonzentrate | 1.261,23 € |
| | | ZE165.04 | 8-800.d3 | 4 pathogeninaktivierte Apherese-Thrombozytenkonzentrate | 1.681,64 € |
| | | ZE165.05 | 8-800.d4 | 5 pathogeninaktivierte Apherese-Thrombozytenkonzentrate | 2.102,05 € |
| | | ZE165.06 | 8-800.d5 | 6 bis unter 8 pathogeninaktivierte Apherese-Thrombozytenkonzentrate | 2.732,67 € |
| | | ZE165.07 | 8-800.d6 | 8 bis unter 10 pathogeninaktivierte Apherese-Thrombozytenkonzentrate | 3.573,49 € |

## Zusatzentgelte-Katalog
## - Definition und differenzierte Beträge -

| ZE | Bezeichnung | $ZE_D$ | OPS Version 2020 | | Betrag |
|---|---|---|---|---|---|
| | | | OPS-Kode | OPS-Text | |
| 1 | 2 | 3 | 4 | 5 | 6 |
| | | ZE165.08 | 8-800.d7 | 10 bis unter 12 pathogeninaktivierte Apherese-Thrombozytenkonzentrate | 4.414,31 |
| | | ZE165.09 | 8-800.d8 | 12 bis unter 14 pathogeninaktivierte Apherese-Thrombozytenkonzentrate | 5.255,13 |
| | | ZE165.10 | 8-800.d9 | 14 bis unter 16 pathogeninaktivierte Apherese-Thrombozytenkonzentrate | 6.095,95 |
| | | ZE165.11 | 8-800.da | 16 bis unter 18 pathogeninaktivierte Apherese-Thrombozytenkonzentrate | 6.936,77 |
| | | ZE165.12 | 8-800.db | 18 bis unter 20 pathogeninaktivierte Apherese-Thrombozytenkonzentrate | 7.777,59 |
| | | ZE165.13 | 8-800.dc | 20 bis unter 24 pathogeninaktivierte Apherese-Thrombozytenkonzentrate | 8.828,61 |
| | | ZE165.14 | 8-800.dd | 24 bis unter 28 pathogeninaktivierte Apherese-Thrombozytenkonzentrate | 10.510,25 |
| | | ZE165.15 | 8-800.de | 28 bis unter 32 pathogeninaktivierte Apherese-Thrombozytenkonzentrate | 12.191,89 |
| | | ZE165.16 | 8-800.df | 32 bis unter 36 pathogeninaktivierte Apherese-Thrombozytenkonzentrate | 13.873,53 |
| | | ZE165.17 | 8-800.dg | 36 bis unter 40 pathogeninaktivierte Apherese-Thrombozytenkonzentrate | 15.555,17 |
| | | ZE165.18 | 8-800.dh | 40 bis unter 46 pathogeninaktivierte Apherese-Thrombozytenkonzentrate | 17.447,02 |
| | | ZE165.19 | 8-800.dj | 46 bis unter 52 pathogeninaktivierte Apherese-Thrombozytenkonzentrate | 19.969,48 |
| | | ZE165.20 | 8-800.dk | 52 bis unter 58 pathogeninaktivierte Apherese-Thrombozytenkonzentrate | 22.491,94 |
| | | ZE165.21 | 8-800.dm | 58 bis unter 64 pathogeninaktivierte Apherese-Thrombozytenkonzentrate | 25.014,40 |
| | | ZE165.22 | 8-800.dn | 64 bis unter 70 pathogeninaktivierte Apherese-Thrombozytenkonzentrate | 27.536,86 |
| | | ZE165.23 | 8-800.dp | 70 bis unter 78 pathogeninaktivierte Apherese-Thrombozytenkonzentrate | 30.269,52 |
| | | ZE165.24 | 8-800.dq | 78 bis unter 86 pathogeninaktivierte Apherese-Thrombozytenkonzentrate | 33.632,80 |
| | | ZE165.25 | 8-800.dr | 86 bis unter 94 pathogeninaktivierte Apherese-Thrombozytenkonzentrate | 36.996,08 |
| | | ZE165.26 | 8-800.ds | 94 bis unter 102 pathogeninaktivierte Apherese-Thrombozytenkonzentrate | 40.359,36 |
| | | ZE165.27 | 8-800.dt | 102 bis unter 110 pathogeninaktivierte Apherese-Thrombozytenkonzentrate | 43.722,64 |
| | | ZE165.28 | 8-800.du | 110 bis unter 118 pathogeninaktivierte Apherese-Thrombozytenkonzentrate | 47.085,92 |
| | | ZE165.29 | 8-800.dv | 118 bis unter 126 pathogeninaktivierte Apherese-Thrombozytenkonzentrate | 50.449,20 |
| | | ZE165.30 | 8-800.dz | 126 bis unter 134 pathogeninaktivierte Apherese-Thrombozytenkonzentrate | 53.812,48 |
| | | ZE165.31 | 8-800.j0 | 134 bis unter 146 pathogeninaktivierte Apherese-Thrombozytenkonzentrate | 57.596,17 |
| | | ZE165.32 | 8-800.j1 | 146 bis unter 158 pathogeninaktivierte Apherese-Thrombozytenkonzentrate | 62.641,09 |
| | | ZE165.33 | 8-800.j2 | 158 bis unter 170 pathogeninaktivierte Apherese-Thrombozytenkonzentrate | 67.686,01 |
| | | ZE165.34 | 8-800.j3 | 170 bis unter 182 pathogeninaktivierte Apherese-Thrombozytenkonzentrate | 72.730,93 |

## Zusatzentgelte-Katalog
## - Definition und differenzierte Beträge -

| ZE | Bezeichnung | $ZE_D$ | OPS Version 2020 | | Betrag |
|---|---|---|---|---|---|
| | | | OPS-Kode | OPS-Text | |
| 1 | 2 | 3 | 4 | 5 | 6 |
| | | ZE165.35 | 8-800.j4 | 182 bis unter 194 pathogeninaktivierte Apherese-Thrombozytenkonzentrate | 77.775,85 € |
| | | ZE165.36 | 8-800.j5 | 194 bis unter 210 pathogeninaktivierte Apherese-Thrombozytenkonzentrate | 83.241,18 € |
| | | ZE165.37 | 8-800.j6 | 210 bis unter 226 pathogeninaktivierte Apherese-Thrombozytenkonzentrate | 89.967,74 € |
| | | ZE165.38 | 8-800.j7 | 226 bis unter 242 pathogeninaktivierte Apherese-Thrombozytenkonzentrate | 96.694,30 € |
| | | ZE165.39 | 8-800.j8 | 242 bis unter 258 pathogeninaktivierte Apherese-Thrombozytenkonzentrate | 103.420,86 € |
| | | ZE165.40 | 8-800.j9 | 258 bis unter 274 pathogeninaktivierte Apherese-Thrombozytenkonzentrate | 110.147,42 € |
| | | ZE165.41 | 8-800.ja | 274 bis unter 294 pathogeninaktivierte Apherese-Thrombozytenkonzentrate | 117.294,39 € |
| | | ZE165.42 | 8-800.jb | 294 bis unter 314 pathogeninaktivierte Apherese-Thrombozytenkonzentrate | 125.702,59 € |
| | | ZE165.43 | 8-800.jc | 314 bis unter 334 pathogeninaktivierte Apherese-Thrombozytenkonzentrate | 134.110,79 € |
| | | ZE165.44 | 8-800.jd | 334 bis unter 354 pathogeninaktivierte Apherese-Thrombozytenkonzentrate | 142.518,99 € |
| | | ZE165.45 | 8-800.je | 354 bis unter 374 pathogeninaktivierte Apherese-Thrombozytenkonzentrate | 150.927,19 € |
| | | ZE165.46 | 8-800.jf | 374 oder mehr pathogeninaktivierte Apherese-Thrombozytenkonzentrate | 159.335,39 € |
| E168 | Gabe von Ipilimumab, parenteral | | | Applikation von Medikamenten, Liste 6: Ipilimumab, parenteral | |
| | | ZE168.01[6)] | 6-006.j0 | 20 mg bis unter 30 mg | 1.704,51 € |
| | | ZE168.02 | 6-006.j1 | 30 mg bis unter 40 mg | 2.435,02 € |
| | | ZE168.03 | 6-006.j2 | 40 mg bis unter 50 mg | 3.165,52 € |
| | | ZE168.04 | 6-006.j3 | 50 mg bis unter 60 mg | 3.896,03 € |
| | | ZE168.05 | 6-006.j4 | 60 mg bis unter 70 mg | 4.626,53 € |
| | | ZE168.06 | 6-006.j5 | 70 mg bis unter 80 mg | 5.357,04 € |
| | | ZE168.07 | 6-006.j6 | 80 mg bis unter 90 mg | 6.087,54 € |
| | | ZE168.08 | 6-006.j7 | 90 mg bis unter 100 mg | 6.818,05 € |
| | | ZE168.09 | 6-006.j8 | 100 mg bis unter 120 mg | 7.792,05 € |
| | | ZE168.10 | 6-006.j9 | 120 mg bis unter 140 mg | 9.253,06 € |
| | | ZE168.11 | 6-006.ja | 140 mg bis unter 160 mg | 10.714,07 € |
| | | ZE168.12 | 6-006.jb | 160 mg bis unter 180 mg | 12.175,08 € |
| | | ZE168.13 | 6-006.jc | 180 mg bis unter 200 mg | 13.636,09 € |
| | | ZE168.14 | 6-006.jd | 200 mg bis unter 220 mg | 15.097,10 € |
| | | ZE168.15 | 6-006.je | 220 mg bis unter 240 mg | 16.558,11 € |
| | | ZE168.16 | 6-006.jf | 240 mg bis unter 260 mg | 18.019,12 € |
| | | ZE168.17 | 6-006.jg | 260 mg bis unter 300 mg | 19.967,14 € |
| | | ZE168.18 | 6-006.jh | 300 mg bis unter 340 mg | 22.889,16 € |
| | | ZE168.19 | 6-006.jj | 340 mg bis unter 380 mg | 25.811,18 € |
| | | ZE168.20 | 6-006.jk | 380 mg bis unter 420 mg | 28.733,20 € |
| | | ZE168.21 | 6-006.jm | 420 mg bis unter 460 mg | 31.655,22 € |
| | | ZE168.22 | 6-006.jn | 460 mg bis unter 540 mg | 35.551,24 € |
| | | ZE168.23 | 6-006.jp | 540 mg bis unter 620 mg | 41.395,28 € |
| | | ZE168.24 | 6-006.jq | 620 mg bis unter 700 mg | 47.239,32 € |
| | | ZE168.25 | 6-006.jr | 700 mg bis unter 860 mg | 55.031,38 € |
| | | ZE168.26 | 6-006.js | 860 mg bis unter 1.020 mg | 66.719,46 € |
| | | ZE168.27 | 6-006.jt | 1.020 mg bis unter 1.180 mg | 78.407,54 € |
| | | ZE168.28 | 6-006.ju | 1.180 mg bis unter 1.340 mg | 90.095,62 € |
| | | ZE168.29 | 6-006.jv | 1.340 mg bis unter 1.500 mg | 101.783,70 € |
| | | ZE168.30 | 6-006.jw | 1.500 mg oder mehr | 113.471,78 € |

## Fußnoten:

*) Gilt für alle entsprechenden 5-Steller oder 6-Steller des angegebenen OPS-Kodes.

1) Eine zusätzliche Abrechnung ist im Zusammenhang mit einer Fallpauschale der Basis-DRG L60 oder L71 oder der DRG L90B oder L90C und dem nach Anlage 3b krankenhausindividuell zu vereinbarenden Entgelt L90A nicht möglich.

2) Nur abrechenbar in Kombination mit einem der grau hinterlegten OPS-Kodes.

3) Dieses Zusatzentgelt ist nur abrechenbar für Patienten mit einem Alter < 3 Jahre.

4) Dieses Zusatzentgelt ist nur abrechenbar für Patienten mit einem Alter < 5 Jahre.

5) Dieses Zusatzentgelt ist nur abrechenbar für Patienten mit einem Alter < 10 Jahre.

6) Dieses Zusatzentgelt ist nur abrechenbar für Patienten mit einem Alter < 15 Jahre.

7) Für eine Prozedur "(Perkutan-)transluminale Gefäßintervention: Selektive Embolisation mit Metallspiralen" in Kombination mit de Prozeduren 8-83b.34, 8-83b.35 und 8-83b.38 ist lokalisationsunabhängig ausschließlich das ZE105 abrechenbar.

8) Bei der Behandlung von Blutern mit Blutgerinnungsfaktoren erfolgt die Abrechnung der Gabe von Prothrombinkomplex über das ZE2020-97 nach Anlage 4 bzw. 6, die gleichzeitige Abrechnung des ZE30 ist ausgeschlossen.

9) Das Zusatzentgelt ist ab einer Mindestverweildauer von 5 Belegungstagen und nur in Verbindung mit einer der in Anhang 1 Tabelle 1 genannten DRG-Fallpauschale abrechenbar.

10) Das Zusatzentgelt ist ab einer Mindestverweildauer von 5 Belegungstagen und nur in Verbindung mit einer der in Anhang 1 Tabelle 2 genannten DRG-Fallpauschale abrechenbar.

## Zusatzentgelte-Katalog
### - Definition -

| ZE [1] | Bezeichnung | OPS Version 2020 | |
|---|---|---|---|
| | | OPS-Kode | OPS-Text |
| 1 | 2 | 3 | 4 |
| ZE2020-01 [4] | Beckenimplantate | 5-785.2d | Implantation von alloplastischem Knochenersatz: Keramischer Knochenersatz: Becken |
| | | 5-785.3d | Implantation von alloplastischem Knochenersatz: Keramischer Knochenersatz, resorbierbar: Becken |
| | | 5-785.4d | Implantation von alloplastischem Knochenersatz: Metallischer Knochenersatz: Becken |
| | | 5-785.5d | Implantation von alloplastischem Knochenersatz: Keramischer Knochenersatz, resorbierbar mit Antibiotikumzusatz: Becken |
| ZE2020-02 [4] | Links- und rechtsventrikuläre Herzassistenzsysteme („Kunstherz") | 5-376.20 | Implantation und Entfernung eines herzunterstützenden Systems, offen chirurgisch: Extrakorporale Pumpe (z.B. Kreiselpumpe oder Zentrifugalpumpe), univentrikulär: |
| | | 5-376.22 | Implantation und Entfernung eines herzunterstützenden Systems, offen chirurgisch: Extrakorporale Pumpe (z.B. Kreiselpumpe oder Zentrifugalpumpe), univentrikulär: Isolierter Pumpenwechsel, nicht offen chirurgisch |
| | | 5-376.23 | Implantation und Entfernung eines herzunterstützenden Systems, offen chirurgisch: Extrakorporale Pumpe (z.B. Kreiselpumpe oder Zentrifugalpumpe), univentrikulär: |
| | | 5-376.30 | Implantation und Entfernung eines herzunterstützenden Systems, offen chirurgisch: Extrakorporale Pumpe (z.B. Kreiselpumpe oder Zentrifugalpumpe), biventrikulär: |
| | | 5-376.33 | Implantation und Entfernung eines herzunterstützenden Systems, offen chirurgisch: Extrakorporale Pumpe (z.B. Kreiselpumpe oder Zentrifugalpumpe), biventrikulär: Isolierter Pumpenwechsel einer Pumpe, nicht offen chirurgisch |
| | | 5-376.34 | Implantation und Entfernung eines herzunterstützenden Systems, offen chirurgisch: Extrakorporale Pumpe (z.B. Kreiselpumpe oder Zentrifugalpumpe), biventrikulär: Isolierter Pumpenwechsel beider Pumpen, nicht offen chirurgisch |
| | | 5-376.40 | Implantation und Entfernung eines herzunterstützenden Systems, offen chirurgisch: Intrakorporale Pumpe, univentrikulär: Implantation |
| | | 5-376.50 | Implantation und Entfernung eines herzunterstützenden Systems, offen chirurgisch: Intrakorporale Pumpe, |
| | | 5-376.60 | Implantation und Entfernung eines herzunterstützenden Systems, offen chirurgisch: Kunstherz (totaler Herzersatz): |
| | | 5-376.70 | Implantation und Entfernung eines herzunterstützenden Systems, offen chirurgisch: Parakorporale Pumpe, univentrikulär: Implantation |
| | | 5-376.72 | Implantation und Entfernung eines herzunterstützenden Systems, offen chirurgisch: Parakorporale Pumpe, univentrikulär: Isolierter Pumpenwechsel, nicht offen |
| | | 5-376.80 | Implantation und Entfernung eines herzunterstützenden Systems, offen chirurgisch: Parakorporale Pumpe, biventrikulär: Implantation |
| | | 5-376.83 | Implantation und Entfernung eines herzunterstützenden Systems, offen chirurgisch: Parakorporale Pumpe, biventrikulär: Isolierter Pumpenwechsel einer Pumpe, nicht offen chirurgisch |
| | | 5-376.84 | Implantation und Entfernung eines herzunterstützenden Systems, offen chirurgisch: Parakorporale Pumpe, biventrikulär: Isolierter Pumpenwechsel beider Pumpen, nicht offen chirurgisch |

## Zusatzentgelte-Katalog
## - Definition -

| ZE [1] | Bezeichnung | OPS Version 2020 | |
|---|---|---|---|
| | | OPS-Kode | OPS-Text |
| 1 | 2 | 3 | 4 |
| ZE2020-03 [4] | ECMO und PECLA | 8-852.0* | Extrakorporaler Gasaustausch ohne und mit Herzunterstützung und Prä-ECMO-Therapie: Venovenöse extrakorporale Membranoxygenation (ECMO) ohne Herzunterstützung |
| | | 8-852.2* | Extrakorporaler Gasaustausch ohne und mit Herzunterstützung und Prä-ECMO-Therapie: Extrakorporale Lungenunterstützung, pumpenlos (PECLA) |
| | | 8-852.3* | Extrakorporaler Gasaustausch ohne und mit Herzunterstützung und Prä-ECMO-Therapie: Anwendung einer minimalisierten Herz-Lungen-Maschine |
| ZE2020-04 [4] | Individuell nach CAD gefertigte Rekonstruktionsimplantate im Gesichts- und Schädelbereich | 5-020.65 | Kranioplastik: Rekonstruktion des Gesichtsschädels ohne Beteiligung des Hirnschädels bis zu 2 Regionen mit computerassistiert vorgefertigtem Implantat [CAD-Implantat] |
| | | 5-020.66 | Kranioplastik: Rekonstruktion des Gesichtsschädels ohne Beteiligung des Hirnschädels ab 3 Regionen mit computerassistiert vorgefertigtem Implantat [CAD-Implantat] |
| | | 5-020.67 | Kranioplastik: Rekonstruktion des Hirnschädels mit Beteiligung von Orbita, Temporalregion oder frontalem Sinus (bis zu 2 Regionen) mit computerassistiert vorgefertigtem Implantat [CAD-Implantat] |
| | | 5-020.68 | Kranioplastik: Rekonstruktion des Hirnschädels mit Beteiligung multipler Regionen des Gesichtsschädels (ab 3 Regionen) mit computerassistiert vorgefertigtem Implantat [CAD-Implantat] |
| | | 5-020.6b | Kranioplastik: Rekonstruktion des Gesichtsschädels ohne Beteiligung des Hirnschädels bis zu 2 Regionen mit computerassistiert vorgefertigtem Implantat, mit nicht resorbierbarem, mikroporösem Material mit fibrovaskulärer Integration |
| | | 5-020.6c | Kranioplastik: Rekonstruktion des Gesichtsschädels ohne Beteiligung des Hirnschädels ab 3 Regionen mit computerassistiert vorgefertigtem Implantat, mit nicht resorbierbarem, mikroporösem Material mit fibrovaskulärer Integration |
| | | 5-020.6d | Kranioplastik: Rekonstruktion des Hirnschädels mit Beteiligung von Orbita, Temporalregion oder frontalem Sinus (bis zu 2 Regionen) mit computerassistiert vorgefertigtem Implantat, mit nicht resorbierbarem, mikroporösem Material mit fibrovaskulärer Integration |
| | | 5-020.6e | Kranioplastik: Rekonstruktion des Hirnschädels mit Beteiligung multipler Regionen des Gesichtsschädels (ab 3 Regionen) mit computerassistiert vorgefertigtem Implantat, mit nicht resorbierbarem, mikroporösem Material mit fibrovaskulärer Integration |
| | | 5-020.71 | Kranioplastik: Rekonstruktion des Hirnschädels ohne Beteiligung des Gesichtsschädels, mit alloplastischem Material: Mit computerassistiert vorgefertigtem Implantat [CAD-Implantat], einfacher Defekt |
| | | 5-020.72 | Kranioplastik: Rekonstruktion des Hirnschädels ohne Beteiligung des Gesichtsschädels, mit alloplastischem Material: Mit computerassistiert vorgefertigtem Implantat [CAD-Implantat], großer oder komplexer Defekt |
| | | 5-020.74 | Kranioplastik: Rekonstruktion des Hirnschädels ohne Beteiligung des Gesichtsschädels, mit alloplastischem Material: Mit computerassistiert vorgefertigtem Implantat [CAD-Implantat], einfacher Defekt, mit nicht resorbierbarem, mikroporösem Material mit fibrovaskulärer Integration |

## Zusatzentgelte-Katalog
## - Definition -

| ZE [1)] | Bezeichnung | OPS Version 2020 | |
|---|---|---|---|
| | | OPS-Kode | OPS-Text |
| 1 | 2 | 3 | 4 |
| | | 5-020.75 | Kranioplastik: Rekonstruktion des Hirnschädels ohne Beteiligung des Gesichtsschädels, mit alloplastischem Material: Mit computerassistiert vorgefertigtem Implantat [CAD-Implantat], großer oder komplexer Defekt, mit nicht resorbierbarem, mikroporösem Material mit fibrovaskulärer Integration |
| | | 5-774.71 | Plastische Rekonstruktion und Augmentation der Maxilla: Durch alloplastische Implantate: Mit computerassistiert vorgefertigtem Implantat [CAD-Implantat], einfacher Defekt |
| | | 5-774.72 | Plastische Rekonstruktion und Augmentation der Maxilla: Durch alloplastische Implantate: Mit computerassistiert vorgefertigtem Implantat [CAD-Implantat], großer oder komplexer Defekt |
| | | 5-775.71 | Plastische Rekonstruktion und Augmentation der Mandibula: Durch alloplastische Implantate: Mit computerassistiert vorgefertigtem Implantat [CAD-Implantat], einfacher Defekt |
| | | 5-775.72 | Plastische Rekonstruktion und Augmentation der Mandibula: Durch alloplastische Implantate: Mit computerassistiert vorgefertigtem Implantat [CAD-Implantat], großer oder komplexer Defekt |
| ZE2020-05 [4)] | Distraktion am Gesichtsschädel | 5-776.6 | Osteotomie zur Verlagerung des Untergesichtes: Verlagerung des Unterkiefers durch Distraktion mit Kontinuitätsdurchtrennung im aufsteigenden Mandibulaast |
| | | 5-776.7 | Osteotomie zur Verlagerung des Untergesichtes: Verlagerung der Mandibula durch Distraktion nach Osteotomie im horizontalen Mandibulaast |
| | | 5-776.9 | Osteotomie zur Verlagerung des Untergesichtes: Verlagerung des Alveolarfortsatzes durch horizontale Distraktion nach Osteotomie |
| | | 5-777.*1 | Osteotomie zur Verlagerung des Mittelgesichtes: Mit Distraktion |
| ZE2020-07 [4)] | Andere implantierbare Medikamentenpumpen | 5-028.1x | Funktionelle Eingriffe an Schädel, Gehirn und Hirnhäuten: Implantation oder Wechsel einer Medikamentenpumpe zur intraventrikulären Infusion: Sonstige |
| | | 5-038.4x | Operationen am spinalen Liquorsystem: Implantation oder Wechsel einer Medikamentenpumpe zur intrathekalen und/oder epiduralen Infusion: Sonstige |
| ZE2020-08 [3),4)] | Sonstige Dialyse | 8-853.x | Hämofiltration: Sonstige |
| | | 8-853.y | Hämofiltration: N.n.bez. |
| | | 8-854.x | Hämodialyse: Sonstige |
| | | 8-854.y | Hämodialyse: N.n.bez. |
| | | 8-855.x | Hämodiafiltration: Sonstige |
| | | 8-855.y | Hämodiafiltration: N.n.bez. |
| | | 8-857.x | Peritonealdialyse: Sonstige |
| | | 8-857.y | Peritonealdialyse: N.n.bez. |
| ZE2020-09 [4)] | Hämoperfusion | 8-821.2 | Immunadsorption und verwandte Verfahren: Adsorption zur Entfernung hydrophober Substanzen (niedrig- und/oder mittelmolekular) |
| | | 8-856 | Hämoperfusion |
| ZE2020-10 [4)] | Leberersatztherapie | 8-858 | Extrakorporale Leberersatztherapie [Leberdialyse] |

## Zusatzentgelte-Katalog
## - Definition -

| ZE [1] | Bezeichnung | OPS Version 2020 | |
|---|---|---|---|
| | | OPS-Kode | OPS-Text |
| 1 | 2 | 3 | 4 |
| ZE2020-13 [4] | Immunadsorption | 8-821.0 | Immunadsorption mit nicht regenerierbarer Säule zur Entfernung von Immunglobulinen und/oder Immunkomplexen |
| | | 8-821.10 | Immunadsorption mit regenerierbarer Säule zur Entfernung von Immunglobulinen und/oder Immunkomplexen: Ersteinsatz |
| | | 8-821.11 | Immunadsorption mit regenerierbarer Säule zur Entfernung von Immunglobulinen und/oder Immunkomplexen: Weitere Anwendung |
| ZE2020-15 [4] | Zellapherese | 8-823 | Zellapherese |
| | | 8-825.* | Spezielle Zellaphereseverfahren |
| ZE2020-16 [4] | Isolierte Extremitätenperfusion | 8-859 | Isolierte Extremitätenperfusion |
| ZE2020-17 [4] | Retransplantation von Organen während desselben stationären Aufenthaltes | 5-125.5 | Hornhaut-Retransplantation während desselben stationären Aufenthaltes |
| | | 5-335.3* | Lungentransplantation: Retransplantation während desselben stationären Aufenthaltes |
| | | 5-375.3 | Herz-Retransplantation während desselben stationären Aufenthaltes |
| | | 5-375.4 | Herz-Lungen-Retransplantation (En-bloc) während desselben stationären Aufenthaltes |
| | | 5-467.9* | Dünndarm-Retransplantation während desselben stationären Aufenthaltes |
| | | 5-504.3 | Lebertransplantation: Retransplantation, komplett (gesamtes Organ) während desselben stationären Aufenthaltes |
| | | 5-504.4 | Lebertransplantation: Retransplantation, partiell (Split-Leber) während desselben stationären Aufenthaltes |
| | | 5-504.5 | Lebertransplantation: Retransplantation, auxiliär (linker Leberlappen zusätzlich zum vorhandenen Organ) während desselben stationären Aufenthaltes |
| | | 5-528.3 | Retransplantation von Pankreasgewebe während desselben stationären Aufenthaltes |
| | | 5-528.4 | Retransplantation eines Pankreassegmentes während desselben stationären Aufenthaltes |
| | | 5-528.5 | Retransplantation des Pankreas (gesamtes Organ) während desselben stationären Aufenthaltes |
| | | 5-555.6 | Nierentransplantation: Retransplantation, allogen, Lebendspender während desselben stationären Aufenthaltes |
| | | 5-555.7 | Nierentransplantation: Retransplantation, allogen, Leichenniere während desselben stationären Aufenthaltes |
| | | 5-555.8 | Nierentransplantation: Retransplantation, En-bloc-Transplantat während desselben stationären Aufenthaltes |
| ZE2020-18 [4] | Zwerchfellschrittmacher | 5-347.6* | Operationen am Zwerchfell: Implantation oder Wechsel eines Zwerchfellschrittmachers |
| ZE2020-22 [4] | IABP | 5-376.00 | Implantation und Entfernung eines herzunterstützenden Systems, offen chirurgisch: Intraaortale Ballonpumpe: Implantation |
| | | 8-839.0 | Andere therapeutische Katheterisierung und Kanüleneinlage in Herz und Blutgefäße: Perkutane Einführung einer intraaortalen Ballonpumpe |

## Zusatzentgelte-Katalog
## - Definition -

| ZE 1) | Bezeichnung | OPS Version 2020 | |
|---|---|---|---|
| | | OPS-Kode | OPS-Text |
| 1 | 2 | 3 | 4 |
| ZE2020-24 4) | Andere Penisprothesen | 5-649.50 | Andere Operationen am Penis: Implantation einer Penisprothese: Semirigide Prothese |
| | | 5-649.5x | Andere Operationen am Penis: Implantation einer Penisprothese: Sonstige |
| | | 5-649.a0 | Andere Operationen am Penis: Wechsel einer semirigiden Penisprothese: In eine semirigide Prothese |
| | | 5-649.ax | Andere Operationen am Penis: Wechsel einer semirigiden Penisprothese: Sonstige |
| | | 5-649.b0 | Andere Operationen am Penis: Wechsel einer hydraulischen Penisprothese: Vollständig, in eine semirigide Prothese |
| | | 5-649.b2 | Andere Operationen am Penis: Wechsel einer hydraulischen Penisprothese: Isolierter Pumpenwechsel |
| | | 5-649.b3 | Andere Operationen am Penis: Wechsel einer hydraulischen Penisprothese: Isolierter Reservoirwechsel [Ballon] |
| | | 5-649.b4 | Andere Operationen am Penis: Wechsel einer hydraulischen Penisprothese: Isolierter Wechsel des Schwellkörperimplantates [Zylinder] |
| | | 5-649.bx | Andere Operationen am Penis: Wechsel einer hydraulischen Penisprothese: Sonstige |
| ZE2020-25 4) | Modulare Endoprothesen | 5-829.k* | Andere gelenkplastische Eingriffe: Implantation einer modularen Endoprothese oder (Teil-) Wechsel in eine modulare Endoprothese bei knöcherner Defektsituation und ggf. Knochen(teil)ersatz |
| | | 5-829.m | Andere gelenkplastische Eingriffe: Implantation von oder (Teil-) Wechsel in ein patientenindividuell angefertigtes Implantat bei knöcherner Defektsituation oder angeborener oder erworbener Deformität |
| ZE2020-26 4) | Anthroposophisch-medizinische Komplexbehandlung | 8-975.3 | Anthroposophisch-medizinische Komplexbehandlung |
| ZE2020-33 2),4) | Gabe von Sargramostim, parenteral | 6-001.4* | Applikation von Medikamenten, Liste 1: Sargramostim, parenteral |
| ZE2020-34 4) | Gabe von Granulozytenkonzentraten | 8-802.6* | Transfusion von Leukozyten: Granulozyten |
| ZE2020-35 4) | Fremdbezug von hämatopoetischen Stammzellen | | Fremdbezug von hämatopoetischen Stammzellen über Spenderdateien bei nicht-verwandten Spendern oder Bezug von hämatopoetischen Stammzellen von außerhalb Deutschlands bei Familienspendern |
| ZE2020-36 4) | Versorgung von Schwerstbehinderten | | Zusatzentgelt für Krankenhäuser, bei denen insbesondere wegen einer räumlichen Nähe zu entsprechenden Einrichtungen oder einer Spezialisierung eine Häufung von schwerstbehinderten Patienten auftritt. Vergütung des mit den DRG-Fallpauschalen nicht abgedeckten, wesentlichen zusätzlichen Aufwands, insbesondere im Pflegedienst |
| ZE2020-40 4) | Naturheilkundliche Komplexbehandlung | 8-975.23 | Naturheilkundliche Komplexbehandlung: Mindestens 14 bis höchstens 20 Behandlungstage und weniger als 2.520 Behandlungsminuten oder mindestens 10 bis höchstens 13 Behandlungstage und mindestens 1.680 Behandlungsminuten |
| | | 8-975.24 | Naturheilkundliche Komplexbehandlung: Mindestens 21 Behandlungstage oder mindestens 14 Behandlungstage und mindestens 2.520 Behandlungsminuten |
| ZE2020-41 4),5) | Multimodal-nichtoperative Komplexbehandlung des Bewegungssystems | 8-977 | Multimodal-nichtoperative Komplexbehandlung des Bewegungssystems |

## Zusatzentgelte-Katalog
## - Definition -

| ZE [1] | Bezeichnung | OPS Version 2020 | |
|---|---|---|---|
| | | OPS-Kode | OPS-Text |
| 1 | 2 | 3 | 4 |
| ZE2020-44 [4] | Stammzellboost nach erfolgter Transplantation von hämatopoetischen Stammzellen, nach In-vitro-Aufbereitung | 8-805.62 | Transfusion von peripher gewonnenen hämatopoetischen Stammzellen: Stammzellboost nach erfolgter Transplantation von hämatopoetischen Stammzellen: Nach In-vitro-Aufbereitung |
| ZE2020-45 [4] | Komplexe Diagnostik bei hämatologischen und onkologischen Erkrankungen bei Kindern und Jugendlichen | 1-940 | Komplexe Diagnostik bei hämatologischen und onkologischen Erkrankungen bei Kindern und Jugendlichen |
| ZE2020-46 [2),4] | Gabe von Anti-Human-T-Lymphozyten-Immunglobulin, parenteral | 8-812.3 | Transfusion von Plasma und anderen Plasmabestandteilen und gentechnisch hergestellten Plasmaproteinen: Anti-Human-T-Lymphozyten-Immunglobulin vom Kaninchen, parenteral |
| | | 8-812.4 | Transfusion von Plasma und anderen Plasmabestandteilen und gentechnisch hergestellten Plasmaproteinen: Anti-Human-T-Lymphozyten-Immunglobulin vom Pferd, parenteral |
| ZE2020-49 [4] | Hypertherme intraperitoneale Chemotherapie (HIPEC) in Kombination mit Peritonektomie und ggf. mit Multiviszeralresektion oder hypertherme intrathorakale Chemotherapie (HITOC) in Kombination mit Pleurektomie und ggf. mit Tumorreduktion | | |
| ZE2020-50 [4] | Implantation einer (Hybrid)-Prothese an der Aorta | 5-384.8 | Resektion und Ersatz (Interposition) an der Aorta: Aorta ascendens, Aortenbogen oder Aorta descendens mit Hybridprothese |
| | | 5-38a.a0 | Endovaskuläre Implantation von Stent-Prothesen: Bei Hybridverfahren an Aorta ascendens, Aortenbogen oder Aorta thoracica: Mit Implantation einer Stent-Prothese |
| | | 5-38a.a1 | Endovaskuläre Implantation von Stent-Prothesen: Bei Hybridverfahren an Aorta ascendens, Aortenbogen oder Aorta thoracica: Mit Implantation von zwei Stent-Prothesen |
| | | 5-38a.a2 | Endovaskuläre Implantation von Stent-Prothesen: Bei Hybridverfahren an Aorta ascendens, Aortenbogen oder Aorta thoracica: Mit Implantation von drei oder mehr Stent-Prothesen |
| | | 5-38a.b0 | Endovaskuläre Implantation von Stent-Prothesen: Bei Hybridverfahren an der Aorta thoracoabdominalis: Mit Implantation einer Stent-Prothese |
| | | 5-38a.b1 | Endovaskuläre Implantation von Stent-Prothesen: Bei Hybridverfahren an der Aorta thoracoabdominalis: Mit Implantation von zwei Stent-Prothesen |
| | | 5-38a.b2 | Endovaskuläre Implantation von Stent-Prothesen: Bei Hybridverfahren an der Aorta thoracoabdominalis: Mit Implantation von drei oder mehr Stent-Prothesen |

## Zusatzentgelte-Katalog
## - Definition -

| ZE [1)] | Bezeichnung | OPS Version 2020 | |
|---|---|---|---|
| | | OPS-Kode | OPS-Text |
| 1 | 2 | 3 | 4 |
| ZE2020-53 [4)] | Stentgraft-Prothesen an der Aorta, mit Fenestrierung oder Seitenarm oder patientenindividuell angefertigte Stent-Prothese | 5-38a.7b | Endovaskuläre Implantation von Stent-Prothesen: Aorta thoracica: Stent-Prothese, mit 1 Öffnung |
| | | 5-38a.7c | Endovaskuläre Implantation von Stent-Prothesen: Aorta thoracica: Stent-Prothese, mit 2 Öffnungen |
| | | 5-38a.7d | Endovaskuläre Implantation von Stent-Prothesen: Aorta thoracica: Stent-Prothese, mit 3 oder mehr Öffnungen |
| | | 5-38a.8c | Endovaskuläre Implantation von Stent-Prothesen: Aorta thoracoabdominalis: Stent-Prothese, mit 1 Öffnung |
| | | 5-38a.8d | Endovaskuläre Implantation von Stent-Prothesen: Aorta thoracoabdominalis: Stent-Prothese, mit 2 Öffnungen |
| | | 5-38a.8e | Endovaskuläre Implantation von Stent-Prothesen: Aorta thoracoabdominalis: Stent-Prothese, mit 3 Öffnungen |
| | | 5-38a.8f | Endovaskuläre Implantation von Stent-Prothesen: Aorta thoracoabdominalis: Stent-Prothese, mit 4 oder mehr |
| | | 5-38a.c1 | Endovaskuläre Implantation von Stent-Prothesen: Aorta abdominalis: Stent-Prothese, mit 1 Öffnung |
| | | 5-38a.c2 | Endovaskuläre Implantation von Stent-Prothesen: Aorta abdominalis: Stent-Prothese, mit 2 Öffnungen |
| | | 5-38a.c3 | Endovaskuläre Implantation von Stent-Prothesen: Aorta abdominalis: Stent-Prothese, mit 3 oder mehr Öffnungen |
| | | 5-38a.w | Endovaskuläre Implantation von Stent-Prothesen: Patientenindividuell angefertigte Stent-Prothesen |
| ZE2020-54 [4)] | Selbstexpandierende Prothesen am Gastrointestinaltrakt | 5-429.j0 | Andere Operationen am Ösophagus: Maßnahmen bei selbstexpandierender Prothese: Einlegen oder Wechsel, offen chirurgisch, eine Prothese ohne Antirefluxventil |
| | | 5-429.j1 | Andere Operationen am Ösophagus: Maßnahmen bei selbstexpandierender Prothese: Einlegen oder Wechsel, endoskopisch, eine Prothese ohne Antirefluxventil |
| | | 5-429.j3 | Andere Operationen am Ösophagus: Maßnahmen bei selbstexpandierender Prothese: Einlegen oder Wechsel, offen chirurgisch, zwei Prothesen ohne Antirefluxventil |
| | | 5-429.j4 | Andere Operationen am Ösophagus: Maßnahmen bei selbstexpandierender Prothese: Einlegen oder Wechsel, endoskopisch, zwei Prothesen ohne Antirefluxventil |
| | | 5-429.j9 | Andere Operationen am Ösophagus: Maßnahmen bei selbstexpandierender Prothese: Einlegen oder Wechsel, offen chirurgisch, mehr als zwei Prothesen ohne Antirefluxventil |
| | | 5-429.ja | Andere Operationen am Ösophagus: Maßnahmen bei selbstexpandierender Prothese: Einlegen oder Wechsel, endoskopisch, mehr als zwei Prothesen ohne Antirefluxventil |
| | | 5-429.jb | Andere Operationen am Ösophagus: Maßnahmen bei selbstexpandierender Prothese: Einlegen oder Wechsel, offen chirurgisch, eine Prothese mit Antirefluxventil |
| | | 5-429.jc | Andere Operationen am Ösophagus: Maßnahmen bei selbstexpandierender Prothese: Einlegen oder Wechsel, endoskopisch, eine Prothese mit Antirefluxventil |
| | | 5-429.jd | Andere Operationen am Ösophagus: Maßnahmen bei selbstexpandierender Prothese: Einlegen oder Wechsel, offen chirurgisch, zwei Prothesen, eine davon mit Antirefluxventil |
| | | 5-429.je | Andere Operationen am Ösophagus: Maßnahmen bei selbstexpandierender Prothese: Einlegen oder Wechsel, endoskopisch, zwei Prothesen, eine davon mit Antirefluxventil |

## Zusatzentgelte-Katalog
## - Definition -

| ZE [1] | Bezeichnung | OPS Version 2020 | |
|---|---|---|---|
| | | OPS-Kode | OPS-Text |
| 1 | 2 | 3 | 4 |
| | | 5-429.jf | Andere Operationen am Ösophagus: Maßnahmen bei selbstexpandierender Prothese: Einlegen oder Wechsel, offen chirurgisch, mehr als zwei Prothesen, eine davon mit Antirefluxventil |
| | | 5-429.jg | Andere Operationen am Ösophagus: Maßnahmen bei selbstexpandierender Prothese: Einlegen oder Wechsel, endoskopisch, mehr als zwei Prothesen, eine davon mit Antirefluxventil |
| | | 5-449.h* | Andere Operationen am Magen: Einlegen oder Wechsel einer selbstexpandierenden Prothese |
| | | 5-469.k* | Andere Operationen am Darm: Einlegen oder Wechsel einer selbstexpandierenden Prothese |
| | | 5-489.g0 | Andere Operation am Rektum: Einlegen oder Wechsel einer Prothese, endoskopisch: Selbstexpandierend |
| | | 5-513.m* | Endoskopische Operationen an den Gallengängen: Einlegen oder Wechsel von selbstexpandierenden ungecoverten Stents |
| | | 5-513.n* | Endoskopische Operationen an den Gallengängen: Einlegen oder Wechsel von selbstexpandierenden gecoverten Stent-Prothesen |
| | | 5-517.** | Einlegen oder Wechseln von selbstexpandierenden Stents und Stent-Prothesen in die Gallengänge |
| | | 5-526.e0 | Endoskopische Operationen am Pankreasgang: Einlegen einer Prothese: Selbstexpandierend |
| | | 5-526.f0 | Endoskopische Operationen am Pankreasgang: Wechsel einer Prothese: Selbstexpandierend |
| | | 5-529.g* | Andere Operationen am Pankreas und am Pankreasgang: Einlegen einer selbstexpandierenden Prothese |
| | | 5-529.j* | Andere Operationen am Pankreas und am Pankreasgang: Wechsel einer selbstexpandierenden Prothese |
| | | 5-529.n4 | Andere Operationen am Pankreas und am Pankreasgang: Transgastrale Drainage einer Pankreaszyste: Endoskopisch mit Einlegen eines selbstexpandierenden Stents |
| | | 5-529.p2 | Andere Operationen am Pankreas und am Pankreasgang: Endoskopische transgastrale Entfernung von Pankreasnekrosen: Mit Einlegen eines selbstexpandierenden Stents |
| | | 5-529.r3 | Andere Operationen am Pankreas und am Pankreasgang: Transduodenale Drainage einer Pankreaszyste: Endoskopisch mit Einlegen eines selbstexpandierenden Stents |
| | | 5-529.s2 | Andere Operationen am Pankreas und am Pankreasgang: Endoskopische transduodenale Entfernung von Pankreasnekrosen: Mit Einlegen eines selbstexpandierenden Stents |
| ZE2020-56 [4] | Gabe von Bosentan, oral | 6-002.f* | Applikation von Medikamenten, Liste 2: Bosentan, oral |
| ZE2020-57 [4] | Gabe von Jod-131-MIBG (Metajodobenzylguanidin), | 6-002.g* | Applikation von Medikamenten, Liste 2: Jod-131-Metajodobenzylguanidin (MIBG), parenteral |
| ZE2020-58 [4] | Gabe von Alpha-1-Proteinaseninhibitor human, parenteral | 8-812.0* | Transfusion von Plasma und anderen Plasmabestandteilen und gentechnisch hergestellten Plasmaproteinen: Alpha-1-Proteinaseninhibitor human, parenteral |
| ZE2020-59 [4] | Gabe von Interferon alfa-2a (nicht pegylierte Form), parenteral | 8-812.1* | Transfusion von Plasma und anderen Plasmabestandteilen und gentechnisch hergestellten Plasmaproteinen: Interferon alfa-2a, parenteral |

## Zusatzentgelte-Katalog
## - Definition -

| ZE [1)] | Bezeichnung | OPS Version 2020 | |
|---|---|---|---|
| | | OPS-Kode | OPS-Text |
| 1 | 2 | 3 | 4 |
| ZE2020-60 [4)] | Gabe von Interferon alfa-2b (nicht pegylierte Form), parenteral | 8-812.2* | Transfusion von Plasma und anderen Plasmabestandteilen und gentechnisch hergestellten Plasmaproteinen: Interferon alfa-2b, parenteral |
| ZE2020-61 [4)] | Neurostimulatoren zur Hirn- oder Rückenmarkstimulation oder zur Stimulation des peripheren Nervensystems, Mehrkanalstimulator, wiederaufladbar | 5-028.92 | Implantation oder Wechsel eines Neurostimulators zur Hirnstimulation mit Implantation oder Wechsel einer Neurostimulationselektrode: Mehrkanalstimulator, vollimplantierbar, mit wiederaufladbarem Akkumulator |
| | | 5-028.a2 | Funktionelle Eingriffe an Schädel, Gehirn und Hirnhäuten: Wechsel eines Neurostimulators zur Hirnstimulation ohne Wechsel einer Neurostimulationselektrode: Mehrkanalstimulator, vollimplantierbar, mit wiederaufladbarem Akkumulator |
| | | 5-028.c2 | Funktionelle Eingriffe an Schädel, Gehirn und Hirnhäuten: Implantation eines Neurostimulators zur Hirnstimulation ohne Implantation einer Neurostimulationselektrode: Mehrkanalstimulator, vollimplantierbar, mit wiederaufladbarem Akkumulator |
| | | 5-039.e2 | Implantation oder Wechsel eines Neurostimulators zur epiduralen Rückenmarkstimulation mit Implantation oder Wechsel einer Neurostimulationselektrode: Mehrkanalstimulator, vollimplantierbar, mit wiederaufladbarem |
| | | 5-039.f2 | Wechsel eines Neurostimulators zur epiduralen Rückenmarkstimulation ohne Wechsel einer Neurostimulationselektrode: Mehrkanalstimulator, vollimplantierbar, mit wiederaufladbarem Akkumulator |
| | | 5-039.n2 | Implantation eines Neurostimulators zur epiduralen Rückenmarkstimulation ohne Implantation einer Neurostimulationselektrode: Mehrkanalstimulator, vollimplantierbar, mit wiederaufladbarem Akkumulator |
| | | 5-059.cc | Implantation oder Wechsel eines Neurostimulators zur Stimulation des peripheren Nervensystems mit Implantation oder Wechsel einer Neurostimulationselektrode: Mehrkanalstimulator, vollimplantierbar, mit wiederaufladbarem Akkumulator |
| | | 5-059.cd | Implantation oder Wechsel eines Neurostimulators zur Stimulation des peripheren Nervensystems mit Implantation oder Wechsel einer Neurostimulationselektrode: Mehrkanalstimulator, vollimplantierbar, mit induktiver Energieübertragung |
| | | 5-059.dc | Wechsel eines Neurostimulators zur Stimulation des peripheren Nervensystems ohne Wechsel einer Neurostimulationselektrode: Mehrkanalstimulator, vollimplantierbar, mit wiederaufladbarem Akkumulator |
| | | 5-059.dd | Wechsel eines Neurostimulators zur Stimulation des peripheren Nervensystems ohne Wechsel einer Neurostimulationselektrode: Mehrkanalstimulator, vollimplantierbar, mit induktiver Energieübertragung |
| | | 5-059.g3 | Implantation eines Neurostimulators zur Stimulation des peripheren Nervensystems ohne Implantation einer Neurostimulationselektrode: Mehrkanalstimulator, vollimplantierbar, mit wiederaufladbarem Akkumulator |

## Zusatzentgelte-Katalog
## - Definition -

| ZE [1] | Bezeichnung | OPS Version 2020 | |
|---|---|---|---|
| | | OPS-Kode | OPS-Text |
| 1 | 2 | 3 | 4 |
| | | 5-059.g4 | Implantation eines Neurostimulators zur Stimulation des peripheren Nervensystems ohne Implantation einer Neurostimulationselektrode: Mehrkanalstimulator, vollimplantierbar, mit induktiver Energieübertragung |
| ZE2020-62 [4] | Mikroaxial-Blutpumpe | 8-839.46 | Andere therapeutische Katheterisierung und Kanüleneinlage in Herz und Blutgefäße: Implantation oder Entfernung einer transvasal platzierten axialen Pumpe zur Kreislauf-unterstützung: Implantation einer linksventrikulären axialen Pumpe |
| | | 8-839.47 | Andere therapeutische Katheterisierung und Kanüleneinlage in Herz und Blutgefäße: Implantation oder Entfernung einer transvasal platzierten axialen Pumpe zur Kreislauf-unterstützung: Implantation einer rechtsventrikulären axialen Pumpe |
| ZE2020-63 [4] | Gabe von Dibotermin alfa, Implantation am Knochen | 6-003.4* | Applikation von Medikamenten, Liste 3: Dibotermin alfa, Implantation am Knochen |
| ZE2020-64 [2),4] | Gabe von Eptotermin alfa, Implantation am Knochen | 6-003.5* | Applikation von Medikamenten, Liste 3: Eptotermin alfa, Implantation am Knochen |
| ZE2020-65 [4] | Selektive intravaskuläre Radionuklidtherapie (SIRT) mit Yttrium-90- oder Rhenium-188-markierten Mikrosphären | 8-530.a5 | Therapie mit offenen Radionukliden: Intraarterielle Therapie mit offenen Radionukliden: Selektive intravaskuläre Radionuklidtherapie (SIRT) mit Yttrium-90-markierten Mikrosphären |
| | | 8-530.a6 | Therapie mit offenen Radionukliden: Intraarterielle Therapie mit offenen Radionukliden: Selektive intravaskuläre Radionuklidtherapie (SIRT) mit Rhenium-188-markierten Mikrosphären |
| ZE2020-66 [4] | Enzymersatztherapie bei lysosomalen Speicherkrankheiten | 6-003.7 | Applikation von Medikamenten, Liste 3: Enzymersatztherapie bei lysosomalen Speicherkrankheiten |
| ZE2020-67 [4] | Implantation einer Stent-Prothese an der Aorta, perkutan-transluminal | 8-840.*4 | (Perkutan-)transluminale Implantation von nicht medikamentefreisetzenden Stents: Aorta |
| | | 8-841.*4 | (Perkutan-)transluminale Implantation von medikamentefreisetzenden Stents: Aorta |
| | | 8-843.*4 | (Perkutan-)transluminale Implantation von bioresorbierbaren Stents: Aorta |
| | | 8-849.*4 | (Perkutan-)transluminale Implantation von anderen ungecoverten großlumigen Stents: Aorta |
| | | 8-84a.*4 | (Perkutan-)transluminale Implantation von anderen gecoverten großlumigen Stents: Aorta |
| | | 8-84b.*4 | (Perkutan-)transluminale Implantation von Stents zur Strömungslaminierung bei Aneurysmen: Aorta |
| ZE2020-69 [4] | Gabe von Hämin, parenteral | 6-004.1* | Applikation von Medikamenten, Liste 4: Hämin, parenteral |
| ZE2020-70 [4] | Radioimmuntherapie mit 90Y-Ibritumomab-Tiuxetan, | 6-003.6 | Applikation von Medikamenten, Liste 3: Radioimmuntherapie mit 90Y-Ibritumomab-Tiuxetan, parenteral |
| ZE2020-71 [4] | Radiorezeptortherapie mit DOTA-konjugierten Somatostatinanaloga | 8-530.61 | Therapie mit offenen Radionukliden: Intravenöse Therapie mit radioaktiven rezeptorgerichteten Substanzen: Radiorezeptor-therapie mit Chelator-konjugierten Somatostatinanaloga aus patientenindividueller Eigenherstellung |
| | | 8-530.62 | Therapie mit offenen Radionukliden: Intravenöse Therapie mit radioaktiven rezeptorgerichteten Substanzen: Radiorezeptor-therapie mit Chelator-konjugierten Somatostatinanaloga aus nicht patientenindividueller Herstellung |
| | | 8-530.a0 | Therapie mit offenen Radionukliden: Intraarterielle Therapie mit offenen Radionukliden: Intraarterielle Radiorezeptor-therapie mit DOTA-konjugierten Somatostatinanaloga |

## Zusatzentgelte-Katalog
### - Definition -

| ZE [1] | Bezeichnung | OPS Version 2020 | |
|---|---|---|---|
| | | OPS-Kode | OPS-Text |
| 1 | 2 | 3 | 4 |
| ZE2020-72 [4] | Distraktionsmarknagel, motorisiert | 5-786.j1 | Osteosyntheseverfahren: Durch internes Verlängerungs- oder Knochentransportsystem: Motorisiert |
| | | 5-78a.j1 | Revision von Osteosynthesematerial mit Reosteosynthese: Durch internes Verlängerungs- oder Knochentransportsystem: Motorisiert |
| ZE2020-74 [4] | Gabe von Sunitinib, oral | 6-003.a* | Applikation von Medikamenten, Liste 3: Sunitinib, oral |
| ZE2020-75 [4] | Gabe von Sorafenib, oral | 6-003.b* | Applikation von Medikamenten, Liste 3: Sorafenib, oral |
| ZE2020-77 [4] | Gabe von Lenalidomid, oral | 6-003.g* | Applikation von Medikamenten, Liste 3: Lenalidomid, oral |
| ZE2020-79 [4] | Gabe von Nelarabin, parenteral | 6-003.e* | Applikation von Medikamenten, Liste 3: Nelarabin, parenteral |
| ZE2020-80 [2),4)] | Gabe von Amphotericin-B-Lipidkomplex, parenteral | 6-003.1* | Applikation von Medikamenten, Liste 3: Amphotericin-B-Lipidkomplex, parenteral |
| ZE2020-82 [3),4)] | Peritonealdialyse, kontinuierlich, maschinell unterstützt (APD) | 8-857.2* | Peritonealdialyse: Kontinuierlich, maschinell unterstützt (APD), mit Zusatzgeräten |
| ZE2020-84 [4] | Gabe von Ambrisentan, oral | 6-004.2* | Applikation von Medikamenten, Liste 4: Ambrisentan, oral |
| ZE2020-85 [4] | Gabe von Temsirolimus, parenteral | 6-004.e* | Applikation von Medikamenten, Liste 4: Temsirolimus, parenteral |
| ZE2020-86 [4] | Andere Neurostimulatoren und Neuroprothesen | 5-029.4 | Andere Operationen an Schädel, Gehirn und Hirnhäuten: Implantation oder Wechsel einer Neuroprothese |
| | | 5-039.g | Andere Operationen an Rückenmark und Rückenmarkstrukturen: Implantation oder Wechsel eines Neurostimulators zur Vorderwurzelstimulation mit Implantation oder Wechsel einer subduralen Elektrode |
| | | 5-039.h | Andere Operationen an Rückenmark und Rückenmark-strukturen: Wechsel eines Neurostimulators zur Vorderwurzel-stimulation ohne Wechsel einer subduralen Elektrode |
| | | 5-039.p | Andere Operationen an Rückenmark und Rückenmark-strukturen: Implantation eines Neurostimulators zur Vorder-wurzelstimulation ohne Implantation einer subduralen Elektrode |
| | | 5-059.5* | Andere Operationen an Nerven und Ganglien: Implantation einer peripheren Neuroprothese |
| | | 5-059.c4 | Implantation oder Wechsel eines Neurostimulators zur Stimulation des peripheren Nervensystems mit Implantation oder Wechsel einer Neurostimulationselektrode: Kardiales Vagusnervstimulationssystem |
| | | 5-059.c6 | Implantation oder Wechsel eines Neurostimulators zur Stimulation des peripheren Nervensystems mit Implantation oder Wechsel einer Neurostimulationselektrode: System zur Barorezeptoraktivierung |
| | | 5-059.cb | Implantation oder Wechsel eines Neurostimulators zur Stimulation des peripheren Nervensystems mit Implantation oder Wechsel einer Neurostimulationselektrode: System zur Phrenikusnerv-Stimulation |
| | | 5-059.d4 | Wechsel eines Neurostimulators zur Stimulation des peri-pheren Nervensystems ohne Wechsel einer Neuro-stimulationselektrode: Kardiales Vagusnervstimulationssystem |
| | | 5-059.d6 | Wechsel eines Neurostimulators zur Stimulation des peri-pheren Nervensystems ohne Wechsel einer Neurostimulations-elektrode: System zur Barorezeptoraktivierung |
| | | 5-059.db | Wechsel eines Neurostimulators zur Stimulation des peri-pheren Nervensystems ohne Wechsel einer Neuro-stimulationselektrode: System zur Phrenikusnerv-Stimulation |

## Zusatzentgelte-Katalog
## - Definition -

| ZE [1] | Bezeichnung | OPS Version 2020 | |
|---|---|---|---|
| | | OPS-Kode | OPS-Text |
| 1 | 2 | 3 | 4 |
| ZE2020-88 [4] | Komplexe neuropädiatrische Diagnostik mit weiteren Maßnahmen | 1-942.1 | Komplexe neuropädiatrische Diagnostik: Mit neurometabolischer Labordiagnostik und/oder infektiologischer/autoimmunentzündlicher Labordiagnostik |
| | | 1-942.2 | Komplexe neuropädiatrische Diagnostik: Mit erweiterter genetischer Diagnostik |
| | | 1-942.3 | Komplexe neuropädiatrische Diagnostik: Mit neurometabolischer Labordiagnostik und/oder infektiologischer/autoimmunentzündlicher Labordiagnostik und erweiterter genetischer Diagnostik |
| ZE2020-91 [4] | Gabe von Dasatinib, oral | 6-004.3* | Applikation von Medikamenten, Liste 4: Dasatinib, oral |
| ZE2020-97 [4),6] | Behandlung von Blutern mit Blutgerinnungsfaktoren | 8-810.6* | Transfusion von Plasmabestandteilen und gentechnisch hergestellten Plasmaproteinen: Rekombinanter aktivierter Faktor VII |
| | | 8-810.7* | Transfusion von Plasmabestandteilen und gentechnisch hergestellten Plasmaproteinen: Plasmatischer Faktor VII |
| | | 8-810.8* | Transfusion von Plasmabestandteilen und gentechnisch hergestellten Plasmaproteinen: Rekombinanter Faktor VIII |
| | | 8-810.9* | Transfusion von Plasmabestandteilen und gentechnisch hergestellten Plasmaproteinen: Plasmatischer Faktor VIII |
| | | 8-810.a* | Transfusion von Plasmabestandteilen und gentechnisch hergestellten Plasmaproteinen: Rekombinanter Faktor IX |
| | | 8-810.b* | Transfusion von Plasmabestandteilen und gentechnisch hergestellten Plasmaproteinen: Plasmatischer Faktor IX |
| | | 8-810.c* | Transfusion von Plasmabestandteilen und gentechnisch hergestellten Plasmaproteinen: FEIBA - Prothrombinkomplex mit Faktor-VIII-Inhibitor-Bypass-Aktivität |
| | | 8-810.d* | Transfusion von Plasmabestandteilen und gentechnisch hergestellten Plasmaproteinen: Von-Willebrand-Faktor |
| | | 8-810.e* | Transfusion von Plasmabestandteilen und gentechnisch hergestellten Plasmaproteinen: Faktor XIII |
| | | 8-810.j* | Transfusion von Plasmabestandteilen und gentechnisch hergestellten Plasmaproteinen: Fibrinogenkonzentrat |
| | | 8-812.5* | Transfusion von Plasma und anderen Plasmabestandteilen und gentechnisch hergestellten Plasmaproteinen: Prothrombinkomplex [7] |
| | | 8-812.9* | Transfusion von Plasma und anderen Plasmabestandteilen und gentechnisch hergestellten Plasmaproteinen: Humanes Protein C, parenteral |
| | | 8-812.a* | Transfusion von Plasma und anderen Plasmabestandteilen und gentechnisch hergestellten Plasmaproteinen: Plasmatischer Faktor X |
| ZE2020-99 [4] | Fremdbezug von Donor-Lymphozyten | | Fremdbezug von Donor-Lymphozyten über Spenderdateien bei nicht-verwandten Spendern oder Bezug von Donor-Lymphozyten von außerhalb Deutschlands bei Familienspendern |
| ZE2020-101 [4] | Gabe von Mifamurtid, parenteral | 6-005.g* | Applikation von Medikamenten, Liste 5: Mifamurtid, parenteral |
| ZE2020-103 [4] | Gabe von Rituximab, subkutan | 6-001.j* | Applikation von Medikamenten, Liste 1: Rituximab, subkutan |
| ZE2020-104 [4] | Gabe von Trastuzumab, subkutan | 6-001.m* | Applikation von Medikamenten, Liste 1: Trastuzumab, subkutan |
| ZE2020-106 [4] | Gabe von Abatacept, subkutan | 6-003.t* | Applikation von Medikamenten, Liste 3: Abatacept, subkutan |
| ZE2020-107 [4] | Medikamente-freisetzende bioresorbierbare Koronarstents | 8-83d.0* | Andere perkutan-transluminale Gefäßintervention an Herz und Koronargefäßen: Einlegen eines medikamentefreisetzenden bioresorbierbaren Stents |
| ZE2020-108 [4] | Implantation einer Irisprothese | 5-137.6 | Andere Operationen an der Iris: Operation mit Implantation eines künstlichen Irisdiaphragmas |

## Zusatzentgelte-Katalog
## - Definition -

| ZE [1] | Bezeichnung | OPS Version 2020 | |
|---|---|---|---|
| | | OPS-Kode | OPS-Text |
| 1 | 2 | 3 | 4 |
| ZE2020-109 [3), 4)] | Dialyse mit High-Cut-off-Dialysemembran | 8-854.8 | Hämodialyse: Verlängert intermittierend, zur Elimination von Proteinen mit einer Molekularmasse bis 60.000 |
| ZE2020-110 [4] | Gabe von Tocilizumab, subkutan | 6-005.n* | Applikation von Medikamenten, Liste 5: Tocilizumab, subkutan |
| ZE2020-111 [4] | Gabe von Nab-Paclitaxel, parenteral | 6-005.d* | Applikation von Medikamenten, Liste 5: Nab-Paclitaxel, parenteral |
| ZE2020-112 [4] | Gabe von Abirateronacetat, oral | 6-006.2* | Applikation von Medikamenten, Liste 6: Abirateronacetat, oral |
| ZE2020-113 [4] | Gabe von Cabazitaxel, parenteral | 6-006.1* | Applikation von Medikamenten, Liste 6: Cabazitaxel, parenteral |
| ZE2020-115 [4] | Molekulares Monitoring der Resttumorlast [MRD]: Molekulargenetische Identifikation und Herstellung von patientenspezifischen Markern | 1-991.0 | Molekulares Monitoring der Resttumorlast [MRD]: Molekulargenetische Identifikation und Herstellung von patientenspezifischen Markern für die Bestimmung der Resttumorlast (Minimal Residual Diseases (MRD)) |
| ZE2020-116 [4] | Molekulares Monitoring der Resttumorlast [MRD]: Patientenspezifische molekulargenetische Quantifizierung | 1-991.1 | Molekulares Monitoring der Resttumorlast [MRD]: Patientenspezifische molekulargenetische Quantifizierung der Resttumorlast (MRD-Monitoring) |
| ZE2020-117 [4] | Chemosaturations-Therapie mittels perkutaner Leberperfusion | 8-549.01 | Perkutane geschlossene Organperfusion mit Chemotherapeutika: Leber: Mit externem Blutfilter |
| ZE2020-118 [4] | Neurostimulatoren zur Hirnstimulation, Einkanalstimulator | 5-028.90 | Implantation oder Wechsel eines Neurostimulators zur Hirnstimulation mit Implantation oder Wechsel einer Neurostimulationselektrode: Einkanalstimulator, vollimplantierbar, nicht wiederaufladbar |
| | | 5-028.a0 | Wechsel eines Neurostimulators zur Hirnstimulation ohne Wechsel einer Neurostimulationselektrode: Einkanalstimulator, vollimplantierbar, nicht wiederaufladbar |
| | | 5-028.c0 | Implantation eines Neurostimulators zur Hirnstimulation ohne Implantation einer Neurostimulationselektrode: Einkanalstimulator, vollimplantierbar, nicht wiederaufladbar |
| ZE2020-119 [4] | Distraktionsmarknagel, nicht motorisiert | 5-786.j0 | Osteosyntheseverfahren: Durch internes Verlängerungs- oder Knochentransportsystem: Nicht motorisiert |
| | | 5-78a.j0 | Revision von Osteosynthesematerial mit Reosteosynthese: Durch internes Verlängerungs- oder Knochentransportsystem: Nicht motorisiert |
| ZE2020-120 [4] | Gabe von Pemetrexed, parenteral | 6-001.c* | Applikation von Medikamenten, Liste 1: Pemetrexed, parenteral |
| ZE2020-121 [4] | Gabe von Etanercept, parenteral | 6-002.b* | Applikation von Medikamenten, Liste 2: Etanercept, parenteral |
| ZE2020-122 [4] | Gabe von Imatinib, oral | 6-001.g* | Applikation von Medikamenten, Liste 1: Imatinib, oral |
| ZE2020-123 [4] | Gabe von Caspofungin, parenteral | 6-002.p* | Applikation von Medikamenten, Liste 2: Caspofungin, parenteral |
| ZE2020-124 [4] | Gabe von Voriconazol, oral | 6-002.5* | Applikation von Medikamenten, Liste 2: Voriconazol, oral |
| ZE2020-125 [4] | Gabe von Voriconazol, parenteral | 6-002.r* | Applikation von Medikamenten, Liste 2: Voriconazol, parenteral |
| ZE2020-127 [4] | Gabe von L-Asparaginase aus Erwinia chrysanthemi [Erwinase], parenteral | 6-003.r* | Applikation von Medikamenten, Liste 3: L-Asparaginase aus Erwinia chrysanthemi [Erwinase], parenteral |
| ZE2020-128 [4] | Gabe von nicht pegylierter Asparaginase, parenteral | 6-003.n* | Applikation von Medikamenten, Liste 3: Nicht pegylierte Asparaginase, parenteral |
| ZE2020-129 [4] | Gabe von pegylierter Asparaginase, parenteral | 6-003.p* | Applikation von Medikamenten, Liste 3: Pegylierte Asparaginase, parenteral |
| ZE2020-130 [4] | Gabe von Belimumab, parenteral | 6-006.6* | Applikation von Medikamenten, Liste 6: Belimumab, parenteral |

## Zusatzentgelte-Katalog
## - Definition -

| ZE [1] | Bezeichnung | OPS Version 2020 | |
|---|---|---|---|
| | | OPS-Kode | OPS-Text |
| 1 | 2 | 3 | 4 |
| ZE2020-131 [4] | Gabe von Defibrotid, parenteral | 6-005.k* | Applikation von Medikamenten, Liste 5: Defibrotid, parenteral |
| ZE2020-132 [4] | Gabe von Thiotepa, parenteral | 6-007.n* | Applikation von Medikamenten, Liste 7: Thiotepa, parenteral |
| ZE2020-133 [4] | Spezialisierte palliativmedizinische Komplexbehandlung durch einen internen Palliativdienst | 8-98h.0* | Spezialisierte palliativmedizinische Komplexbehandlung durch einen Palliativdienst: Durch einen internen Palliativdienst |
| ZE2020-134 [4] | Spezialisierte palliativmedizinische Komplexbehandlung durch einen externen Palliativdienst | 8-98h.1* | Spezialisierte palliativmedizinische Komplexbehandlung durch einen Palliativdienst: Durch einen externen Palliativdienst |
| ZE2020-135 [4] | Basisdiagnostik bei unklarem Symptomkomplex bei Neugeborenen und Säuglingen mit weiteren Maßnahmen | | Basisdiagnostik bei unklarem Symptomkomplex bei Neugeborenen und Säuglingen |
| | | 1-944.10 | Mit erweiterter molekulargenetischer Diagnostik |
| | | 1-944.20 | Mit Chromosomenanalyse (Zytogenetische Diagnostik) |
| | | 1-944.30 | Mit erweiterter molekulargenetischer Diagnostik und Chromosomenanalyse (Zytogenetische Diagnostik) |
| ZE2020-136 [4] | Einlegen von endobronchialen Nitinolspiralen | 5-339.8* | Andere Operationen an Lunge und Bronchien: Einlegen von endobronchialen Nitinolspiralen, bronchoskopisch |
| ZE2020-137 [4), 6), 8] | Gabe von rekombinantem aktiviertem Faktor VII | 8-810.6* | Transfusion von Plasmabestandteilen und gentechnisch hergestellten Plasmaproteinen: Rekombinanter aktivierter Faktor VII |
| ZE2020-138 [4), 6), 9] | Gabe von Fibrinogenkonzentrat | 8-810.j* | Transfusion von Plasmabestandteilen und gentechnisch hergestellten Plasmaproteinen: Fibrinogenkonzentrat |
| ZE2020-139 [4), 6), 10] | Gabe von Blutgerinnungsfaktoren | 8-810.7* | Transfusion von Plasmabestandteilen und gentechnisch hergestellten Plasmaproteinen: Plasmatischer Faktor VII |
| | | 8-810.8* | Transfusion von Plasmabestandteilen und gentechnisch hergestellten Plasmaproteinen: Rekombinanter Faktor VIII |
| | | 8-810.9* | Transfusion von Plasmabestandteilen und gentechnisch hergestellten Plasmaproteinen: Plasmatischer Faktor VIII |
| | | 8-810.a* | Transfusion von Plasmabestandteilen und gentechnisch hergestellten Plasmaproteinen: Rekombinanter Faktor IX |
| | | 8-810.b* | Transfusion von Plasmabestandteilen und gentechnisch hergestellten Plasmaproteinen: Plasmatischer Faktor IX |
| | | 8-810.c* | Transfusion von Plasmabestandteilen und gentechnisch hergestellten Plasmaproteinen: FEIBA - Prothrombinkomplex mit Faktor-VIII-Inhibitor-Bypass-Aktivität |
| | | 8-810.d* | Transfusion von Plasmabestandteilen und gentechnisch hergestellten Plasmaproteinen: Von-Willebrand-Faktor |
| | | 8-810.e* | Transfusion von Plasmabestandteilen und gentechnisch hergestellten Plasmaproteinen: Faktor XIII |
| | | 8-812.9* | Transfusion von Plasma und anderen Plasmabestandteilen und gentechnisch hergestellten Plasmaproteinen: Humanes Protein C, parenteral |
| | | 8-812.a* | Transfusion von Plasma und anderen Plasmabestandteilen und gentechnisch hergestellten Plasmaproteinen: Plasmatischer Faktor X |
| ZE2020-140 [4] | Gabe von Brentuximabvedotin, parenteral | 6-006.b* | Applikation von Medikamenten, Liste 6: Brentuximabvedotin, parenteral |
| ZE2020-141 [4] | Gabe von Enzalutamid, oral | 6-007.6* | Applikation von Medikamenten, Liste 7: Enzalutamid, oral |
| ZE2020-142 [4] | Gabe von Aflibercept, intravenös | 6-007.3* | Applikation von Medikamenten, Liste 7: Aflibercept, intravenös |
| ZE2020-143 [4] | Gabe von Eltrombopag, oral | 6-006.0* | Applikation von Medikamenten, Liste 6: Eltrombopag, oral |
| ZE2020-144 [4] | Gabe von Obinutuzumab, parenteral | 6-007.j* | Applikation von Medikamenten, Liste 7: Obinutuzumab, parenteral |

## Zusatzentgelte-Katalog
## - Definition -

| ZE [1] | Bezeichnung | OPS Version 2020 | |
|---|---|---|---|
| | | OPS-Kode | OPS-Text |
| 1 | 2 | 3 | 4 |
| ZE2020-145 [4] | Gabe von Ibrutinib, oral | 6-007.e* | Applikation von Medikamenten, Liste 7: Ibrutinib, oral |
| ZE2020-146 [4] | Gabe von Ramucirumab, parenteral | 6-007.m* | Applikation von Medikamenten, Liste 7: Ramucirumab, parenteral |
| ZE2020-147 [4] | Gabe von Bortezomib, parenteral | 6-001.9* | Applikation von Medikamenten, Liste 1: Bortezomib, parenteral |
| ZE2020-148 [4] | Gabe von Adalimumab, parenteral | 6-001.d* | Applikation von Medikamenten, Liste 1: Adalimumab, parenteral |
| ZE2020-149 [4] | Gabe von Infliximab, parenteral | 6-001.e* | Applikation von Medikamenten, Liste 1: Infliximab, parenteral |
| ZE2020-150 [4] | Gabe von Busulfan, parenteral | 6-002.d* | Applikation von Medikamenten, Liste 2: Busulfan, parenteral |
| ZE2020-151 [4] | Gabe von Rituximab, intravenös | 6-001.h* | Applikation von Medikamenten, Liste 1: Rituximab, intravenös |
| ZE2020-152 [4] | Mehrdimensionale pädiatrische Diagnostik | 1-945.* | Diagnostik bei Verdacht auf Gefährdung von Kindeswohl und Kindergesundheit |
| ZE2020-153 [11] | Gabe von Trastuzumab, intravenös | 6-001.k* | Applikation von Medikamenten, Liste 1: Trastuzumab, intravenös |
| ZE2020-154 [12] | Gabe von Anidulafungin, parenteral | 6-003.k* | Applikation von Medikamenten, Liste 3: Anidulafungin, parenteral |
| ZE2020-155 [2), 13] | Gabe von Palifermin, parenteral | 6-003.2* | Applikation von Medikamenten, Liste 3: Palifermin, parenteral |
| ZE2020-156 [4] | Gabe von Posaconazol, parenteral | 6-007.k* | Applikation von Medikamenten, Liste 7: Posaconazol, parenteral |
| ZE2020-157 [4] | Gabe von Pixantron, parenteral | 6-006.e* | Applikation von Medikamenten, Liste 6: Pixantron, parenteral |
| ZE2020-158 [4] | Gabe von Pertuzumab, parenteral | 6-007.9* | Applikation von Medikamenten, Liste 7: Pertuzumab, parenteral |
| ZE2020-159 [4] | Gabe von Blinatumomab, parenteral | 6-008.7* | Applikation von Medikamenten, Liste 8: Blinatumomab, parenteral |
| ZE2020-160 [4] | Gabe von Pembrolizumab, parenteral | 6-009.3* | Applikation von Medikamenten, Liste 9: Pembrolizumab, parenteral |
| ZE2020-161 [4] | Gabe von Nivolumab, parenteral | 6-008.m* | Applikation von Medikamenten, Liste 8: Nivolumab, parenteral |
| ZE2020-162 [4] | Gabe von Carfilzomib, parenteral | 6-008.9* | Applikation von Medikamenten, Liste 8: Carfilzomib, parenteral |
| ZE2020-163 [4] | Gabe von Macitentan, oral | 6-007.h* | Applikation von Medikamenten, Liste 7: Macitentan, oral |
| ZE2020-164 [4] | Gabe von Riociguat, oral | 6-008.0* | Applikation von Medikamenten, Liste 8: Riociguat, oral |
| ZE2020-165 [4] | Gabe von Nusinersen, intrathekal | 6-00a.d | Applikation von Medikamenten, Liste 10: Nusinersen, intrathekal |
| ZE2020-166 [4] | Gabe von Isavuconazol, parenteral | 6-008.g* | Applikation von Medikamenten, Liste 8: Isavuconazol, parenteral |
| ZE2020-167 [4] | Gabe von Isavuconazol, oral | 6-008.h* | Applikation von Medikamenten, Liste 8: Isavuconazol, oral |
| ZE2020-168 [4] | Gabe von Daratumumab, parenteral | 6-009.a* | Applikation von Medikamenten, Liste 9: Daratumumab, parenteral |
| ZE2020-169 [4] | Gabe von Liposomalem Irinotecan, parenteral | 6-009.e* | Applikation von Medikamenten, Liste 9: Liposomales Irinotecan, parenteral |
| ZE2020-170 [14] | Gabe von Bevacizumab, parenteral | 6-002.9* | Applikation von Medikamenten, Liste 2: Bevacizumab, parenteral |
| ZE2020-171 [15] | Gabe von Clofarabin, parenteral | 6-003.j* | Applikation von Medikamenten, Liste 3: Clofarabin, parenteral |
| ZE2020-172 [16] | Gabe von Posaconazol, oral, Suspension | 6-007.0* | Applikation von Medikamenten, Liste 7: Posaconazol, oral, Suspension |
| ZE2020-173 [17] | Gabe von Posaconazol, oral, Tabletten | 6-007.p* | Applikation von Medikamenten, Liste 7: Posaconazol, oral, Tabletten |
| ZE2020-174 [18] | Gabe von Liposomalem Cytarabin, intrathekal | 6-002.a* | Applikation von Medikamenten, Liste 2: Liposomales Cytarabin, intrathekal |
| ZE2020-175 [19), 24] | Gabe von Filgrastim, parenteral | 6-002.1* | Applikation von Medikamenten, Liste 2: Filgrastim, parenteral |
| ZE2020-176 [20), 24] | Gabe von Lenograstim, parenteral | 6-002.2* | Applikation von Medikamenten, Liste 2: Lenograstim, parenteral |

## Zusatzentgelte-Katalog
## - Definition -

| ZE [1)] | Bezeichnung | OPS Version 2020 | |
|---|---|---|---|
| | | OPS-Kode | OPS-Text |
| 1 | 2 | 3 | 4 |
| ZE2020-177 [21), 24)] | Gabe von Pegfilgrastim, parenteral | 6-002.7* | Applikation von Medikamenten, Liste 2: Pegfilgrastim, parenteral |
| ZE2020-178 [22), 24)] | Gabe von Lipegfilgrastim, parenteral | 6-007.7* | Applikation von Medikamenten, Liste 7: Lipegfilgrastim, parenteral |
| ZE2020-179 [2), 23)] | Gabe von Ofatumumab, parenteral | 6-006.4* | Applikation von Medikamenten, Liste 6: Ofatumumab, parenteral |

**Fußnoten:**

*) Gilt für alle entsprechenden 5-Steller oder 6-Steller des angegebenen OPS-Kodes.

1) Weitere Untergliederungen der Entgelte sind analog der Zusatzentgelte der Anlage 5 durch Anfügen einer laufenden Nummer zu kennzeichnen.

2) Das Zulassungsrecht bleibt von der Katalogaufnahme unberührt. Die Kostenträger entscheiden im Einzelfall, ob die Kosten dieser Medikamente übernommen werden.

3) Eine zusätzliche Abrechnung ist im Zusammenhang mit einer Fallpauschale der Basis-DRG L60 oder L71 oder der DRG L90B oder L90C und dem nach Anlage 3b krankenhausindividuell zu vereinbarenden Entgelt L90A nicht möglich.

4) Nach § 5 Abs. 2 Satz 3 FPV 2020 ist für diese Zusatzentgelte das bisher krankenhausindividuell vereinbarte Entgelt der Höhe nach bis zum Beginn des Wirksamwerdens der neuen Budgetvereinbarung weiter zu erheben. Dies gilt auch, sofern eine Anpassung der entsprechenden OPS-Kodes erfolgt sein sollte.

5) Die Bewertung des Zusatzentgeltes mittels einer Differenzkostenbetrachtung hat in Abhängigkeit der abzurechnenden DRG-Fallpauschalen zu erfolgen.

6) Die jeweils zugehörigen ICD-Kodes und -Texte sind in Anlage 7 aufgeführt.

7) Bei der Behandlung von Blutern mit Blutgerinnungsfaktoren erfolgt die Abrechnung der Gabe von Prothrombinkomplex über das ZE2020-97 nach Anlage 4 bzw. 6, die gleichzeitige Abrechnung des ZE30 ist ausgeschlossen.

8) Für das Jahr 2020 gilt ein Schwellenwert in der Höhe von 20.000€ für den im Rahmen der Behandlung des Patienten für Blutgerinnungsfaktoren angefallenen Betrag. Ab Überschreitung dieses Schwellenwertes ist der gesamte für die Behandlung des Patienten mit Blutgerinnungsfaktoren angefallene Betrag abzurechnen.

9) Für das Jahr 2020 gilt ein Schwellenwert in der Höhe von 2.500€ für den im Rahmen der Behandlung des Patienten für Blutgerinnungsfaktoren angefallenen Betrag. Ab Überschreitung dieses Schwellenwertes ist der gesamte für die Behandlung des Patienten mit Blutgerinnungsfaktoren angefallene Betrag abzurechnen.

10) Für das Jahr 2020 gilt ein Schwellenwert in der Höhe von 6.000€ für die Summe der im Rahmen der Behandlung des Patienten für Blutgerinnungsfaktoren angefallenen Beträge. Ab Überschreitung dieses Schwellenwertes ist der gesamte für die Behandlung des Patienten mit Blutgerinnungsfaktoren angefallene Betrag abzurechnen.

11) Nach § 5 Abs. 2 Satz 3 FPV 2020 ist für dieses Zusatzentgelt das bisher krankenhausindividuell vereinbarte Entgelt der Höhe nach bis zum Beginn des Wirksamwerdens der Budgetvereinbarung 2020 weiter zu erheben. Bei fehlender Budgetvereinbarung 2019 ist für dieses Zusatzentgelt das bewertete Zusatzentgelt ZE149 in Höhe von 70 Prozent der im DRG-Katalog 2018 bewerteten Höhe bis zum Beginn des Wirksamwerdens der Budgetvereinbarung 2019 weiter zu erheben. Dies gilt auch, sofern eine Anpassung der entsprechenden OPS-Kodes erfolgt sein sollte.

12) Nach § 5 Abs. 2 Satz 3 FPV 2020 ist für dieses Zusatzentgelt das bisher krankenhausindividuell vereinbarte Entgelt der Höhe nach bis zum Beginn des Wirksamwerdens der Budgetvereinbarung 2020 weiter zu erheben. Bei fehlender Budgetvereinbarung 2019 ist für dieses Zusatzentgelt das bewertete Zusatzentgelt ZE115 in Höhe von 70 Prozent der im DRG-Katalog 2018 bewerteten Höhe bis zum Beginn des Wirksamwerdens der Budgetvereinbarung 2019 weiter zu erheben. Dies gilt auch, sofern eine Anpassung der entsprechenden OPS-Kodes erfolgt sein sollte.

13) Nach § 5 Abs. 2 Satz 3 FPV 2020 ist für dieses Zusatzentgelt das bisher krankenhausindividuell vereinbarte Entgelt der Höhe nach bis zum Beginn des Wirksamwerdens der Budgetvereinbarung 2020 weiter zu erheben. Bei fehlender Budgetvereinbarung 2019 ist für dieses Zusatzentgelt das bewertete Zusatzentgelt ZE95 in Höhe von 70 Prozent der im DRG-Katalog 2018 bewerteten Höhe bis zum Beginn des Wirksamwerdens der Budgetvereinbarung 2019 weiter zu erheben. Dies gilt auch, sofern eine Anpassung der entsprechenden OPS-Kodes erfolgt sein sollte.

14) Nach § 5 Abs. 2 Satz 3 FPV 2020 ist für dieses Zusatzentgelt das bisherige bewertete Zusatzentgelt ZE74 aus 2019 bis zum Beginn des Wirksamwerdens der neuen Budgetvereinbarung der Höhe nach weiter zu erheben. Dies gilt auch, sofern eine Anpassung der entsprechenden OPS-Kodes erfolgt sein sollte.

15) Nach § 5 Abs. 2 Satz 3 FPV 2020 ist für dieses Zusatzentgelt das bisherige bewertete Zusatzentgelt ZE142 aus 2019 bis zum Beginn des Wirksamwerdens der neuen Budgetvereinbarung der Höhe nach weiter zu erheben. Dies gilt auch, sofern eine Anpassung der entsprechenden OPS-Kodes erfolgt sein sollte.

## Fußnoten (Fortsetzung):

6) Nach § 5 Abs. 2 Satz 3 FPV 2020 ist für dieses Zusatzentgelt das bisherige bewertete Zusatzentgelt ZE150 aus 2019 bis zum Beginn des Wirksamwerdens der neuen Budgetvereinbarung der Höhe nach weiter zu erheben. Dies gilt auch, sofern eine Anpassung der entsprechenden OPS-Kodes erfolgt sein sollte.

7) Nach § 5 Abs. 2 Satz 3 FPV 2020 ist für dieses Zusatzentgelt das bisherige bewertete Zusatzentgelt ZE166 aus 2019 bis zum Beginn des Wirksamwerdens der neuen Budgetvereinbarung der Höhe nach weiter zu erheben. Dies gilt auch, sofern eine Anpassung der entsprechenden OPS-Kodes erfolgt sein sollte.

8) Nach § 5 Abs. 2 Satz 3 FPV 2020 ist für dieses Zusatzentgelt das bisherige bewertete Zusatzentgelt ZE75 aus 2019 bis zum Beginn des Wirksamwerdens der neuen Budgetvereinbarung der Höhe nach weiter zu erheben. Dies gilt auch, sofern eine Anpassung der entsprechenden OPS-Kodes erfolgt sein sollte.

9) Nach § 5 Abs. 2 Satz 3 FPV 2020 ist für dieses Zusatzentgelt das bisherige bewertete Zusatzentgelt ZE40 aus 2019 bis zum Beginn des Wirksamwerdens der neuen Budgetvereinbarung der Höhe nach weiter zu erheben. Dies gilt auch, sofern eine Anpassung der entsprechenden OPS-Kodes erfolgt sein sollte.

20) Nach § 5 Abs. 2 Satz 3 FPV 2020 ist für dieses Zusatzentgelt das bisherige bewertete Zusatzentgelt ZE42 aus 2019 bis zum Beginn des Wirksamwerdens der neuen Budgetvereinbarung der Höhe nach weiter zu erheben. Dies gilt auch, sofern eine Anpassung der entsprechenden OPS-Kodes erfolgt sein sollte.

21) Nach § 5 Abs. 2 Satz 3 FPV 2020 ist für dieses Zusatzentgelt das bisherige bewertete Zusatzentgelt ZE71 aus 2019 bis zum Beginn des Wirksamwerdens der neuen Budgetvereinbarung der Höhe nach weiter zu erheben. Dies gilt auch, sofern eine Anpassung der entsprechenden OPS-Kodes erfolgt sein sollte.

22) Nach § 5 Abs. 2 Satz 3 FPV 2020 ist für dieses Zusatzentgelt das bisherige bewertete Zusatzentgelt ZE160 aus 2019 bis zum Beginn des Wirksamwerdens der neuen Budgetvereinbarung der Höhe nach weiter zu erheben. Dies gilt auch, sofern eine Anpassung der entsprechenden OPS-Kodes erfolgt sein sollte.

23) Nach § 5 Abs. 2 Satz 3 FPV 2020 ist für dieses Zusatzentgelt das bisherige bewertete Zusatzentgelt ZE155 aus 2019 bis zum Beginn des Wirksamwerdens der neuen Budgetvereinbarung der Höhe nach weiter zu erheben. Dies gilt auch, sofern eine Anpassung der entsprechenden OPS-Kodes erfolgt sein sollte.

24) Bei der Vereinbarung der Entgelthöhen für die Zusatzentgelte für Granulozyten-Kolonie-stimulierende Faktoren wird in analoger Umsetzung der bisherigen Bewertung empfohlen, die Entgelthöhen auf Basis der krankenhausindividuellen Kostensituation zu führen und bei der finalen Vereinbarung die Entgelthöhe der Zusatzentgelte für Pegfilgrastim (ZE2020-177) bzw. Lipegfilgrastim (ZE2020-178) um einen Betrag zu reduzieren, der in etwa dem dreifachen Wert der Kosten einer typischen Tagesdosis Filgrastim (ZE2020-175) bzw. Lenograstim (ZE2020-176) entspricht.

## Zusatzentgelte-Katalog
## - Blutgerinnungsstörungen -

ICD-Kodes, die dem extrabudgetären ZE2020-97 „Behandlung von Blutern mit Blutgerinnungsfaktoren" zuzuordnen sind. [1)]

| ZE | Bezeichnung | ICD Version 2020 | |
|---|---|---|---|
| | | ICD-Kode | ICD-Text |
| 1 | 2 | 3 | 4 |
| ZE2020-97 | Behandlung von Blutern mit Blutgerinnungsfaktoren | D66 | Hereditärer Faktor-VIII-Mangel |
| | | D67 | Hereditärer Faktor-IX-Mangel |
| | | D68.00 | Hereditäres Willebrand-Jürgens-Syndrom |
| | | D68.1 | Hereditärer Faktor-XI-Mangel |
| | | D68.20 | Hereditärer Faktor-I-Mangel |
| | | D68.21 | Hereditärer Faktor-II-Mangel |
| | | D68.22 | Hereditärer Faktor-V-Mangel |
| | | D68.23 | Hereditärer Faktor-VII-Mangel |
| | | D68.24 | Hereditärer Faktor-X-Mangel |
| | | D68.25 | Hereditärer Faktor-XII-Mangel |
| | | D68.26 | Hereditärer Faktor-XIII-Mangel |
| | | D68.28 | Hereditärer Mangel an sonstigen Gerinnungsfaktoren |
| | | D68.31 | Hämorrhagische Diathese durch Vermehrung von Antikörpern gegen Faktor VIII |
| | | D68.32 | Hämorrhagische Diathese durch Vermehrung von Antikörpern gegen sonstige Gerinnungsfaktoren |
| | | D69.40 | Sonstige primäre Thrombozytopenie, als transfusionsrefraktär bezeichnet |
| | | D69.41 | Sonstige primäre Thrombozytopenie, nicht als transfusionsrefraktär bezeichnet |
| | | D82.0 | Wiskott-Aldrich-Syndrom |
| | | M31.1 | Thrombotische Mikroangiopathie |
| | | P61.0 | Transitorische Thrombozytopenie beim Neugeborenen |

ICD-Kodes, die den intrabudgetären ZE2020-137 "Gabe von rekombinantem aktiviertem Faktor VII", ZE2020-138 " Gabe von Fibrinogenkonzentrat" oder ZE2020-139 "Gabe von Blutgerinnungsfaktoren" zuzuordnen sind. [1)]

| ZE | Bezeichnung | ICD Version 2020 | |
|---|---|---|---|
| | | ICD-Kode | ICD-Text |
| 1 | 2 | 3 | 4 |
| ZE2020-137 / ZE2020-138 / ZE2020-139 | Gabe von rekombinantem aktiviertem Faktor VII / Gabe von Fibrinogenkonzentrat / Gabe von Blutgerinnungsfaktoren | D65.9 | Defibrinationssyndrom, nicht näher bezeichnet |
| | | D68.33 | Hämorrhagische Diathese durch Cumarine (Vitamin-K-Antagonisten) |
| | | D68.34 | Hämorrhagische Diathese durch Heparine |
| | | D68.35 | Hämorrhagische Diathese durch sonstige Antikoagulanzien |
| | | D68.9 | Koagulopathie, nicht näher bezeichnet |
| | | D69.0 | Purpura anaphylactoides |
| | | D69.2 | Sonstige nichtthrombozytopenische Purpura |
| | | D69.3 | Idiopathische thrombozytopenische Purpura |
| | | D69.52 | Heparin-induzierte Thrombozytopenie Typ I |
| | | D69.53 | Heparin-induzierte Thrombozytopenie Typ II |
| | | D69.57 | Sonstige sekundäre Thrombozytopenien, als transfusionsrefraktär bezeichnet |
| | | D69.58 | Sonstige sekundäre Thrombozytopenien, nicht als transfusionsrefraktär bezeichnet |
| | | D69.59 | Sekundäre Thrombozytopenie, nicht näher bezeichnet |
| | | D69.60 | Thrombozytopenie, nicht näher bezeichnet, als transfusionsrefraktär bezeichnet |
| | | D69.61 | Thrombozytopenie, nicht näher bezeichnet, nicht als transfusionsrefraktär bezeichnet |
| | | D69.80 | Hämorrhagische Diathese durch Thrombozytenaggregationshemmer |
| | | D69.9 | Hämorrhagische Diathese, nicht näher bezeichnet |

## Zusatzentgelte-Katalog
## - Blutgerinnungsstörungen -

differenzierende ICD-Kodes:
auerhaft erworbene Blutgerinnungsstörungen (zu kennzeichnen mit dem ICD-Kode U69.11!) sind dem extrabudgetären E2020-97 zuzuordnen. [1)]
emporäre Blutgerinnungsstörungen (zu kennzeichnen mit dem ICD-Kode U69.12!) sind den intrabudgetären ZE2020-137, E2020-138 oder ZE2020-139 zuzuordnen. [1)]

| ZE | Bezeichnung | ICD Version 2020 | |
|---|---|---|---|
| | | ICD-Kode | ICD-Text |
| 1 | 2 | 3 | 4 |
| E2020-97 /<br>E2020-137 /<br>E2020-138 /<br>E2020-139 | | D65.0 | Erworbene Afibrinogenämie |
| | | D65.1 | Disseminierte intravasale Gerinnung [DIG, DIC] |
| | | D65.2 | Erworbene Fibrinolyseblutung |
| | | D68.01 | Erworbenes Willebrand-Jürgens-Syndrom |
| | | D68.09 | Willebrand-Jürgens-Syndrom, nicht näher bezeichnet |
| | | D68.38 | Sonstige hämorrhagische Diathese durch sonstige und nicht näher bezeichnete Antikörper |
| | | D68.4 [2)] | Erworbener Mangel an Gerinnungsfaktoren |
| | | D68.8 | Sonstige näher bezeichnete Koagulopathien |
| | | D69.1 | Qualitative Thrombozytendefekte |
| | | D69.88 | Sonstige näher bezeichnete hämorrhagische Diathesen |
| | | P53 | Hämorrhagische Krankheit beim Fetus und Neugeborenen |
| | | P60 | Disseminierte intravasale Gerinnung beim Fetus und Neugeborenen |

**ußnoten:**

Die Abrechnung des ZE2020-97 bzw. ZE2020-137, ZE2020-138 oder ZE2020-139 ist möglich, sofern einer der ICD-Kodes aus der jeweiligen Definition der Anlage 7 und einer der OPS-Kodes aus der jeweiligen Definition der Anlage 6 vorliegt. Die ergänzende Auflistung von ICD-Kodes bei diesen Zusatzentgelten erfolgt nur aufgrund des extrabudgetären Status des ZE2020-97.

Blutgerinnungsstörungen, die nur durch eine Lebertransplantation heilbar wären, sind dem ZE2020-97 zuzuordnen.

## Ergänzende Informationen zur Abrechnung von bewerteten Zusatzentgelten aus dem Zusatzentgelte-Katalog (Anlage 2 bzw. Anlage 5)

### Tabelle 1: Liste der DRG Fallpauschalen, für die das Zusatzentgelt ZE162 abgerechnet werden darf.

863Z, A01A, A01B, A01C, A02Z, A03A, A04B, A04D, A04E, A05A, A05B, A06C, A07D, A07F, A09D, A09F, A11D, A13C, A13D, A13E, A13
A13H, A18Z, A42A, A42B, A42C, A60C, A61C, A62Z, A63Z, A64Z, A66Z, B02A, B02B, B04D, B05Z, B16B, B17C, B17D, B17E, B18D, B19
B19B, B19C, B36B, B66A, B67A, B68B, B68C, B69A, B72A, B75Z, B76B, B76C, B77Z, B80Z, C02A, C03A, C03B, C03C, C05Z, C06Z, C07
C07B, C08A, C08B, C10A, C10B, C10C, C12Z, C13Z, C14Z, C15Z, C16Z, C20A, C62Z, C65Z, D01B, D04B, D05A, D06C, D08B, D12A, D12
D13A, D13B, D16Z, D20B, D22A, D25D, D29Z, D30A, D30B, D30C, D33Z, D35Z, D37A, D37B, D38Z, D39Z, D40Z, D60A, D60C, D61Z, D63
D64Z, D65Z, D67Z, E01B, E01C, E03Z, E05B, E07Z, E40A, E40C, E63A, E63B, E64B, E66B, E69C, E70Z, E71B, E71D, E75A, E76B, E78
F01A, F01B, F01C, F01F, F02B, F05Z, F06A, F06B, F06E, F07C, F08E, F09A, F12A, F12G, F15Z, F17A, F20Z, F21B, F36C, F39B, F41
F41B, F43A, F43B, F49C, F49E, F49F, F49G, F50A, F50B, F50C, F52B, F56B, F58B, F59D, F59E, F59F, F61A, F67A, F67C, F68B, F70
F71B, F72B, F74Z, F77Z, F95A, F95B, F98C, G01Z, G02A, G03A, G08B, G09Z, G11A, G11B, G12E, G13A, G15Z, G16A, G19B, G19C, G21
G21B, G22A, G22B, G23A, G23B, G24A, G24B, G24C, G26A, G26B, G29A, G36B, G36C, G60B, G64B, G67C, G71Z, G72A, G72B, G74
G77B, H07A, H08C, H09B, H09C, H12B, H16A, H16B, H29Z, H36B, H38A, H38B, H40B, H41B, H61B, H61C, H62A, I05A, I05B, I05C, I07
I08E, I08F, I08G, I08H, I08I, I09B, I10C, I10E, I10G, I10H, I11Z, I12A, I12B, I12C, I13E, I13F, I16A, I16C, I17A, I17B, I18A, I18B, I19A, I19
I20A, I20D, I20E, I21Z, I22A, I23A, I23B, I24A, I24B, I26Z, I27C, I27D, I28A, I28B, I28D, I28E, I29B, I29C, I31A, I31C, I32B, I32C, I32D, I32
I33Z, I42A, I43B, I44B, I44C, I44D, I45A, I45B, I46A, I47C, I50C, I54B, I60Z, I64A, I65C, I66C, I66E, I71B, I72Z, I73Z, I74B, I74C, I75A, I76
I95B, I97Z, J01Z, J06Z, J07B, J07C, J09A, J09B, J10B, J11B, J11C, J11D, J12Z, J14Z, J16B, J24A, J24B, J24C, J24D, J26Z, J65A, J77
K04Z, K06A, K06D, K09D, K15A, K15C, K15D, K33Z, K38Z, K62B, L02A, L08A, L11Z, L12B, L13B, L13C, L16A, L16B, L16C, L17A, L17B, L20
L20C, L36B, L37Z, L40Z, L42A, L42B, L63A, L63E, L64A, L64B, L64C, L64D, L68A, L69A, L72Z, L74Z, M01A, M02B, M03A, M03B, M03
M04A, M04C, M04D, M05A, M05B, M07Z, M10B, M38Z, N02C, N02D, N05A, N05B, N06Z, N07A, N08Z, N09B, N13B, N13C, N21B, N23
N25Z, N33Z, N34Z, N38Z, N62A, N62B, O01A, O01B, O01C, O01D, O01E, O01F, O01G, O01H, O02A, O02B, O03Z, O04A, O04B, O04
O05A, O05B, O05C, O05D, O60A, O60B, O60C, O60D, O61Z, O63Z, O65A, O65B, P02A, P02B, P02C, P03A, P03B, P04A, P04B, P05A, P05
P05C, P06A, P06B, P06C, P61A, P61B, P61C, P61D, P61E, P62A, P62B, P62C, P62D, P63Z, P64Z, P65A, P65B, P65C, P65D, P66A, P66
P66C, P66D, P67A, P67B, P67C, P67D, P67E, Q02B, Q02C, Q03A, Q03B, Q60A, Q60B, Q60D, Q62Z, Q63A, R01B, R11A, R11C, R13A, R60
R60B, R60F, R61C, R61H, R63A, R63B, R63C, R63H, R66Z, S01Z, S62Z, S63A, S65A, S65B, T36Z, T44Z, T62A, T64A, U66Z, V63Z, V64
W01B, W02B, W61A, X04Z, X05A, X05B, X07A, X07B, X33Z, X60Z, X62Z, Y02A, Y02C, Y62Z, Z01C, Z03Z, Z64A, Z64B, Z64C, Z66Z

### Tabelle 2: Liste der DRG Fallpauschalen, für die das Zusatzentgelt ZE163 abgerechnet werden darf.

801A, 801B, 801C, 801D, 801E, 802A, 802B, 802C, 802D, A04C, A06B, A07A, A07B, A07C, A09A, A09C, A11B, A11E, A11F, A11G, A13
A13G, A15D, A17A, A17B, A60A, A60B, A69Z, B01A, B01B, B02C, B02D, B02E, B03Z, B04A, B04B, B04C, B07Z, B09Z, B12Z, B15Z, B16
B17A, B17B, B18B, B18C, B20A, B20B, B20C, B20D, B20E, B21A, B21B, B39A, B39B, B39C, B42A, B44A, B44B, B44C, B45Z, B47A, B47
B48Z, B60A, B61A, B63Z, B66B, B66D, B67B, B68A, B68D, B69B, B69C, B69D, B70A, B70B, B70C, B70D, B70E, B70F, B71A, B71B, B71
B71D, B72B, B73Z, B76D, B76E, B78A, B78B, B79Z, B81A, B81B, B82Z, B84Z, B85A, B85B, B85C, B85D, B86Z, C01B, C02B, C04A, C04
C60Z, C61Z, C63Z, D02A, D03B, D04A, D08A, D09Z, D15A, D19Z, D20A, D22B, D24A, D24B, D25A, D25B, D25C, D28Z, D36Z, D60B, E02
E02B, E02C, E02D, E05A, E06A, E06B, E06C, E08B, E08C, E08D, E40B, E42Z, E64A, E64C, E65A, E65B, E65C, E66A, E69B, E71A, E71
E73A, E73B, E74Z, E75B, E75C, E76C, E77A, E77B, E77D, E79A, E79C, F01D, F01E, F02A, F03B, F03C, F03D, F03F, F06C, F07A, F07
F08A, F08B, F08C, F08D, F08F, F08G, F09B, F09C, F12C, F12D, F12E, F12F, F13A, F13B, F13C, F14A, F14B, F18B, F18C, F19A, F21
F21C, F21D, F21E, F24A, F24B, F27A, F27B, F27C, F27D, F28A, F28B, F28C, F30Z, F36A, F36B, F42Z, F43C, F48Z, F49A, F49B, F49
F51A, F51B, F52A, F56A, F58A, F59A, F59B, F59C, F60A, F60B, F61B, F62A, F62B, F62C, F63A, F63B, F64Z, F65A, F65B, F66A, F66
F67B, F67D, F69A, F69B, F70A, F71A, F72A, F73B, F75A, F75B, F75C, F98A, F98B, G02B, G02C, G03B, G03C, G04Z, G07A, G07C, G08
G12B, G12C, G12D, G13B, G14Z, G16B, G17A, G17B, G18A, G18B, G18C, G18D, G19A, G21C, G22C, G27A, G27B, G29B, G35Z, G36
G37Z, G38Z, G40A, G40B, G46A, G46B, G46C, G47B, G48A, G48B, G50Z, G52Z, G60A, G64A, G66Z, G67A, G67B, G70A, G70B, G73
G77A, H01A, H01B, H02A, H05Z, H06A, H06B, H06C, H07B, H08A, H08B, H09A, H12A, H12C, H15Z, H33Z, H40A, H41A, H41C, H41D, H41
H44Z, H60Z, H61A, H62B, H62C, H63A, H63B, H63C, H64Z, H77Z, H78Z, I01Z, I02A, I02C, I02D, I03A, I03B, I04Z, I06A, I06B, I06C, I07
I08B, I08C, I08D, I09A, I09D, I09E, I09F, I09G, I09H, I09I, I10B, I10D, I10F, I13A, I13B, I13C, I13D, I14Z, I15A, I15B, I20B, I20C, I22B, I27
I27B, I28C, I29A, I30A, I30B, I30C, I31B, I32A, I34Z, I39Z, I41Z, I42B, I44A, I46B, I46C, I47A, I47B, I50A, I50B, I54A, I59Z, I64C, I66B, I66
I66G, I68A, I68B, I68C, I68D, I69A, I69B, I74A, I75B, I76A, I77Z, I79Z, I87Z, I98Z, J02A, J02B, J02C, J03Z, J04Z, J08A, J08B, J10A, J11
J16A, J17Z, J18A, J18B, J21Z, J22Z, J23Z, J25Z, J35Z, J44Z, J61A, J61B, J61C, J62A, J62B, J64A, J64B, J64C, J67A, J67B, K03A, K06
K06C, K07Z, K09A, K09B, K09C, K14Z, K15B, K25Z, K44Z, K60C, K60D, K60E, K60F, K62A, K62C, K63A, K63B, K64A, K64C, K64D, K77
L02B, L03Z, L04A, L06A, L06B, L07Z, L08B, L09A, L09B, L09C, L09D, L10Z, L12A, L13A, L18A, L18B, L19Z, L20A, L33Z, L36A, L38Z, L44
L60A, L60B, L60C, L60D, L62A, L62B, L62C, L63C, L63F, L68B, L69B, L73Z, M02A, M04B, M09B, M37Z, M60A, M60C, M61Z, M62Z, M64
N01A, N01B, N01D, N02A, N02B, N04Z, N07B, N11A, N11B, N13A, N14Z, N15Z, N16A, N21A, N60A, N60B, N61Z, Q02A, Q60C, Q61A, Q61
Q63B, R01A, R01C, R01D, R03Z, R04A, R04B, R05Z, R06Z, R07A, R07B, R12A, R12B, R12C, R13B, R60C, R61A, R61B, R61D, R61E, R61
R62A, R62B, R62C, R63D, R63E, R63F, R63G, R63I, S63B, T01A, T01B, T01C, T01D, T01E, T60A, T60C, T60E, T61Z, T62B, T63A, T63
T63C, T63D, T64B, T64C, U40Z, U42B, U42C, U61Z, U63Z, U64Z, V60A, V60B, V61Z, W02A, W04B, W04C, W61B, X01A, X01B, X06A, X06
X06C, Y02B, Y02D, Z01B, Z65Z

## Klarstellungen der Vertragsparteien nach § 17b Abs. 2 Satz 1 KHG zur Fallpauschalenvereinbarung 2020 (FPV 2020)

1. **Fallzählung bei Fallpauschalen für teilstationäre Leistungen**
Bei der Abrechnung von tagesbezogenen teilstationären Fallpauschalen wird gemäß § 9 Abs. 1 Satz 4 für jeden Patienten, der wegen derselben Erkrankung regelmäßig oder mehrfach behandelt wird, je Quartal ein Fall gezählt. Dagegen ist zur sachgerechten Ermittlung der Summe der effektiven Bewertungsrelationen im Abschnitt E1 als Fallzahl (Anzahl der DRG) in Spalte 2 die Anzahl der einzeln berechenbaren tagesbezogenen Fallpauschalen auszuweisen. Dadurch ergeben sich bzgl. der mit teilstationären Fallpauschalen abgegoltenen Leistungen unterschiedliche Fallzahlen.

2. **Anwendung der Beurlaubungsregelung**
Die Vorgaben zur Beurlaubung finden **keine Anwendung** bei onkologischen Behandlungszyklen, bei denen eine medizinisch sinnvolle Vorgehensweise mit mehreren geplanten Aufenthalten zu Grunde liegt. Es handelt sich in diesen Fällen um einzelne abgeschlossene Behandlungen, die durch eine reguläre Entlassung beendet werden.

3. **Abrechnung teilstationärer Leistungen in Verbindung mit Fallzusammenführungen**
Werden zwischen zwei vollstationären Krankenhausaufenthalten, die gemäß § 2 Abs. 4 zu einem Fall zusammenzuführen sind, teilstationäre Leistungen erbracht, so ist für die Anwendung von § 6 Abs. 2 Satz 1 die mittlere Verweildauer der Fallpauschale zu Grunde legen, die sich aus der DRG-Fallpauschale des zusammengefassten Falls gemäß § 2 Abs. 4 ergibt.

4. **Hinweise zur Erläuterung der Regelung nach § 3 Abs. 3 Sätze 2 bis 4 FPV 2019 „Kombinierte Fallzusammenführung" (siehe Anlage 1)**

5. **Eingruppierung und Fallzählung bei tagesbezogenen Entgelten für die teilstationäre geriatrische Komplexbehandlung (A90A und A90B)**
Zur Ermittlung von tagesbezogenen Entgelten für die unbewerteten teilstationären Leistungen A90A *Teilstationäre geriatrische Komplexbehandlung, umfassende Behandlung* und A90B *Teilstationäre geriatrische Komplexbehandlung, Basisbehandlung* aus Anlage 3b sind die teilstationären Behandlungstage jeweils einzeln einzugruppieren. Werden für einen Patienten, der wegen derselben Erkrankung regelmäßig oder mehrfach behandelt wird, in einem Quartal sowohl tagesbezogene Entgelte für die A90A als auch für die A90B abgerechnet, wird insgesamt nur ein Fall im Sinne von § 9 Abs. 2 Nr. 2 Buchstabe b FPV 2019 gezählt.

6. **Abrechnung von Neugeborenen-Fallpauschalen**
Die besonderen Vorschriften zur Abrechnung von Fallpauschalen für Neugeborene nach § 1 Abs. 5 finden nur Anwendung, sofern die Geburt Bestandteil des Krankenhausaufenthalts ist. Liegt hingegen eine (Wieder-)Aufnahme oder Rückverlegung des Neugeborenen vor, sind die besonderen Vorschriften nach § 1 Abs. 5 nicht zu berücksichtigen.

7. **Fristenberechnung bei Wiederaufnahmen und Rückverlegungen**
Die jeweils nach § 2 Abs. 1 bis 3 maßgebliche Frist (obere Grenzverweildauer bzw. 30 Kalendertage) für Fallzusammenführungen bei Wiederaufnahmen beginnt mit dem Tag der Aufnahme, d. h. der Aufnahmetag wird bei der Fristberechnung mit einbezogen. Gleiches gilt für den Tag der Entlassung bei der Regelung zur Rückverlegung nach § 3 Abs. 3 Satz 1.

8. **Explizite Ein-Belegungstag-DRGs:**
Als explizite Ein-Belegungstag-DRGs im Sinne des § 6 Abs. 2 Satz 5 gelten:

   A60D, B60B, B70I, E02E, E64D, F62D, F73A, I66H, I68E, J65B, J68A, J68B, K63C, K63D, L70A, L70B, L71Z, N09A, R65Z, S60Z, T60G, U60A, U60B, Y63Z

9. **Abrechnung des Zuschlags für Begleitpersonen bei gesunder Mutter und krankheitsbedingt behandlungsbedürftigem Neugeborenen gemäß § 1 Abs. 5 Satz 9:**
Erfolgt ein Verbleib der gesunden Mutter aufgrund des krankheitsbedingt behandlungsbedürftigen Neugeborenen, so ist der gemäß § 1 Abs. 5 Satz 9 abrechenbare Zuschlag für Begleitpersonen auf der Rechnung des Neugeborenen auszuweisen. In diesem Fall ist bei Mehrlingen die Mitaufnahme eines oder mehrerer neugeborener Geschwisterkinder mit dem Zuschlag für Begleitpersonen abrechenbar und auf der Rechnung des krankheitsbedingt behandlungsbedürftigen Neugeborenen gesondert auszuweisen.

10. **Fallzusammenführung bei Aufenthalten mit nur einem Belegungstag**
Sind zwei Aufenthalte an unterschiedlichen Tagen mit einem jeweils nur eintägigen Aufenthalt (das heißt die Entlassung fällt auf den gleichen Tag wie die Aufnahme oder den Folgetag) zusammenzuführen, so ist für den zusammengeführten Aufenthalt eine Verweildauer von 2 Belegungstagen zu zählen. Abweichend hiervon ergibt sich bei der Zusammenführung von zwei Fällen, deren Aufnahmen auf den gleichen Kalendertag fallen, eine Verweildauer von einem Belegungstag.

11. **Behandlung in einer Haupt- und Belegabteilung an einem Tag**
§ 1 Abs. 4 Satz 1 Nr. 2 gilt entsprechend, wenn bei einer Gesamtbehandlungsdauer von einem Belegungstag die Behandlung sowohl in der Haupt- als auch in der Belegabteilung erfolgt.

12. **Stationäre Voruntersuchung bei möglichen Lebendspendern**
Stationär notwendige Voruntersuchungen bei möglichen Lebendspendern, die im Hinblick auf die Transplantation bei einem Transplantatempfänger durchgeführt werden, sind auch dann mit der DRG Z66Z abrechenbar, wenn es tatsächlich zu einer Lebendspende kommt. Die Vorgaben des § 2 bleiben davon unberührt.

13. **Abrechnung von gesunden Neugeborenen bei behandlungsbedürftiger Mutter**
Wird ein gesundes Neugeborenes aufgrund einer behandlungsbedürftigen Mutter in einem Krankenhaus, in dem die Geburt nicht stattgefunden hat, mit aufgenommen, so ist für das Neugeborene im aufnehmenden Krankenhaus ein eigenständiger Fall zu bilden, der über eine gesonderte Fallpauschale abzurechnen ist.

14. **Abrechnung von sonstigen Entgelten nach § 8 Abs. 5**
Die Regelungen des § 8 Abs. 5 kommen erst mit Beginn des Wirksamwerdens der neuen Budgetvereinbarung für den Vereinbarungszeitraum 2020 zur Anwendung. Bis dahin sind die Entgelte in der bisher vereinbarten Höhe weiter zu erheben.

## Hinweise zur Erläuterung der Regelung nach § 3 Abs. 3 Sätze 2 bis 4 FPV 2020
## „Kombinierte Fallzusammenführungen"

orbemerkung:
ie in dieser Anlage zur Erläuterung der Regelung nach § 3 Abs. 3 Sätze 2 bis 4 aufgeführten Fallkonstellationen sind nicht als bschließend zu sehen.

---

**allkonstellation 1: Erst Rückverlegung nach § 3 Abs. 3 Satz 1, dann Wiederaufnahme innerhalb Prüffrist**

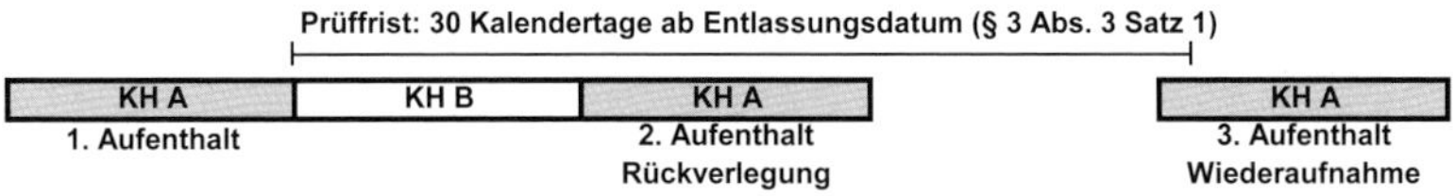


lle drei Aufenthalte werden zusammengefasst, da sowohl eine Rückverlegung im Sinne von § 3 Abs. 3 Satz 1 (1. und 2. Aufenthalt) als uch eine Wiederaufnahme (3. Aufenthalt) innerhalb der Prüffrist der Rückverlegung („Prüffrist des ersten Falles, der die allzusammenführung auslöst") vorliegt. Weitere Voraussetzung für die Einbeziehung des 3. Aufenthalts ist die Erfüllung des ntsprechenden Kriteriums aus § 2 Abs. 1 (Basis-DRG), Abs. 2 (Partitionswechsel innerhalb der MDC) oder Abs. 3 (Komplikationen). Für ine Fallzusammenführung ist die DRG-Fallpauschale des 3. Aufenthalts gegenüber der DRG-Fallpauschale, die sich aus der usammenfassung der beiden vorherigen Aufenthalte ergibt, zu prüfen.

---

**allkonstellation 2: Erst Wiederaufnahme nach § 2 Abs. 1 oder 3, dann Rückverlegung innerhalb Prüffrist**

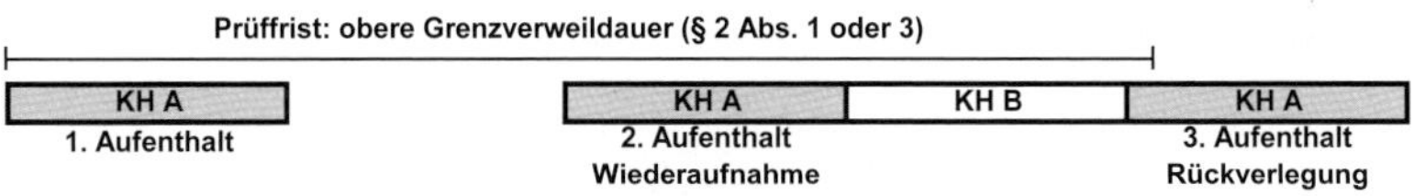


lle drei Aufenthalte werden zusammengefasst, da sowohl eine Wiederaufnahme im Sinne von § 2 Abs. 1 oder Abs. 3 (1. und 2. ufenthalt) als auch eine Rückverlegung (3. Aufenthalt) innerhalb der Prüffrist der Wiederaufnahme („Prüffrist des ersten Falles, der die allzusammenführung auslöst") vorliegt. Die in diesem Zusammenhang maßgebliche obere Grenzverweildauer ergibt sich aus der ingruppierung des 1. Aufenthalts in eine DRG-Fallpauschale. Bei der Ermittlung zusätzlich abrechenbarer Belegungstage nach § 1 Abs. 2 st die obere Grenzverweildauer maßgeblich, die sich aus der Zusammenführung aller drei Aufenthalte ergibt.

---

**allkonstellation 3: Erst Wiederaufnahme nach § 2 Abs. 2, dann Rückverlegung innerhalb Prüffrist**

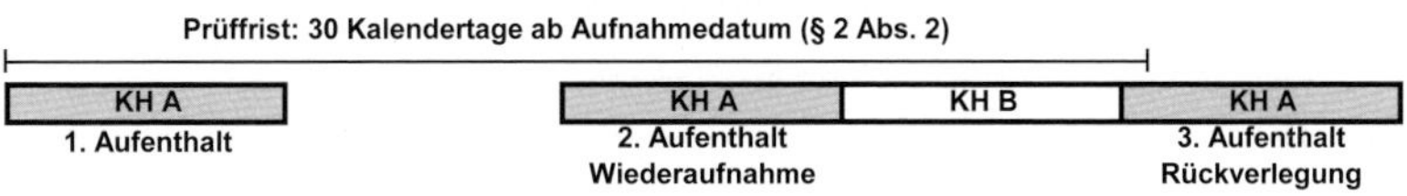


lle drei Aufenthalte werden zusammengefasst, da sowohl eine Wiederaufnahme im Sinne von § 2 Abs. 2 (1. und 2. Aufenthalt) als auch ine Rückverlegung (3. Aufenthalt) innerhalb der Prüffrist der Wiederaufnahme („Prüffrist des ersten Falles, der die Fallzusammenführung uslöst") vorliegt.

---

**allkonstellation 4: Erst Rückverlegung nach § 3 Abs. 3 Satz 1, dann Wiederaufnahme außerhalb Prüffrist**

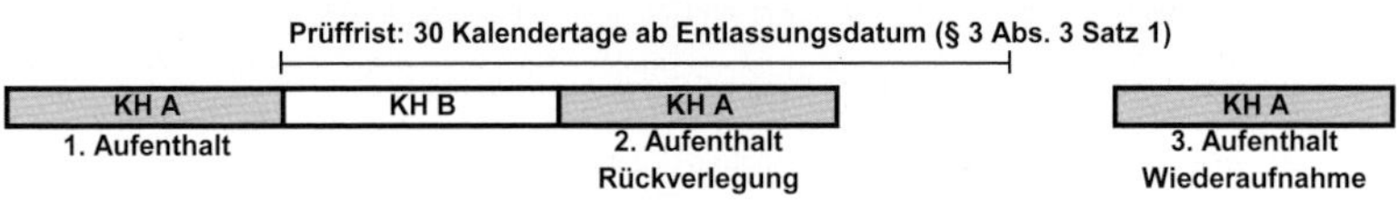


ie ersten beiden Aufenthalte werden lediglich zusammengefasst, da aufgrund der chronologischen Prüfung zunächst eine Rückverlegung m Sinne von § 3 Abs. 3 Satz 1 (1. und 2. Aufenthalt) vorliegt und die Wiederaufnahme (3. Aufenthalt) außerhalb der Prüffrist der Rückverlegung („Prüffrist des ersten Falles, der die Fallzusammenführung auslöst") erfolgt.

---

**Fallkonstellation 5: Erst Wiederaufnahme nach § 2 Abs. 1 oder Abs. 3, dann Rückverlegung außerhalb Prüffrist**

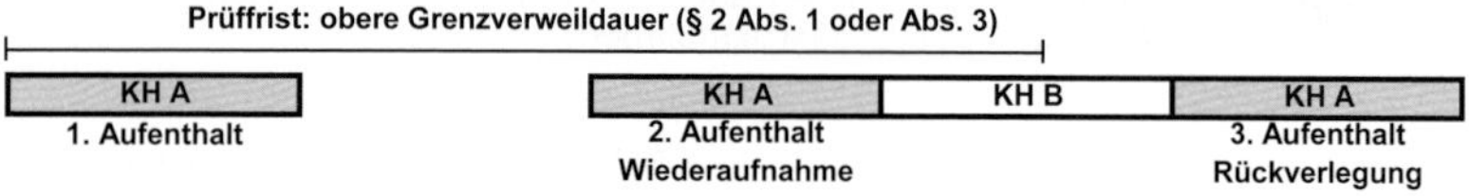


Die ersten beiden Aufenthalte werden lediglich zusammengefasst, da aufgrund der chronologischen Prüfung zunächst eine Wiederaufnahme im Sinne von § 2 Abs. 1 oder Abs. 3 (1. und 2. Aufenthalt) vorliegt und die Rückverlegung (3. Aufenthalt) außerhalb der Prüffrist der Wiederaufnahme („Prüffrist des ersten Falles, der die Fallzusammenführung auslöst") erfolgt.

**Fallkonstellation 6: Erst Wiederaufnahme nach § 2 Abs. 2, dann Rückverlegung außerhalb Prüffrist**

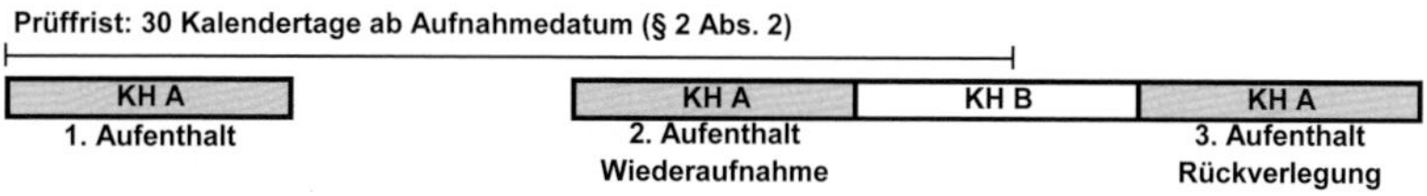


Die ersten beiden Aufenthalte werden lediglich zusammengefasst, da aufgrund der chronologischen Prüfung zunächst eine Wiederaufnahme im Sinne von § 2 Abs. 2 (1. und 2. Aufenthalt) vorliegt und die Rückverlegung (3. Aufenthalt) außerhalb der Prüffrist der Wiederaufnahme („Prüffrist des ersten Falles, der die Fallzusammenführung auslöst") erfolgt.

**Fallkonstellation 7: Erst Rückverlegung nach § 3 Abs. 3 Satz 1, dann Wiederaufnahme innerhalb Prüffrist**

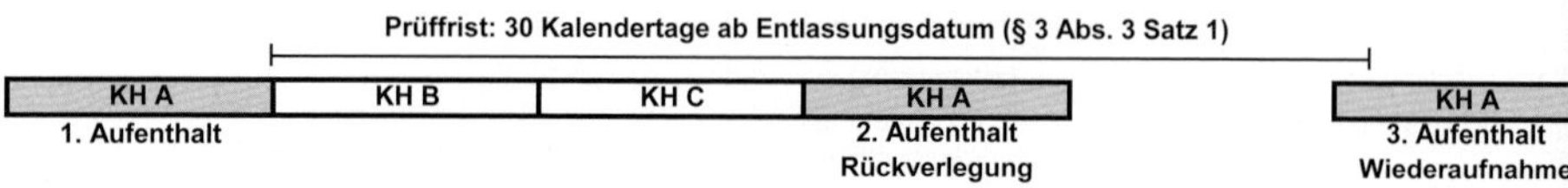


Alle drei Aufenthalte werden zusammengefasst, da sowohl eine Rückverlegung im Sinne von § 3 Abs. 3 Satz 1 (1. und 2. Aufenthalt) als auch eine Wiederaufnahme (3. Aufenthalt) innerhalb der Prüffrist der Rückverlegung („Prüffrist des ersten Falles, der die Fallzusammenführung auslöst") vorliegt. Weitere Voraussetzung für die Einbeziehung des 3. Aufenthalts ist die Erfüllung des entsprechenden Kriteriums aus § 2 Abs. 1 (Basis-DRG), Abs. 2 (Partitionswechsel innerhalb der MDC) oder Abs. 3 (Komplikationen). Für eine Fallzusammenführung ist die DRG-Fallpauschale des 3. Aufenthalts gegenüber der DRG-Fallpauschale, die sich aus der Zusammenfassung der beiden vorherigen Aufenthalte ergibt, zu prüfen.

**Fallkonstellation 8: Erst Wiederaufnahme nach § 2 Abs. 1 oder 3, dann Rückverlegung innerhalb Prüffrist**

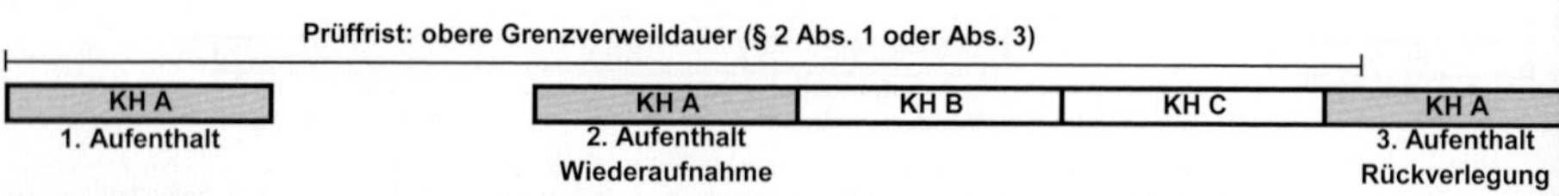


Alle drei Aufenthalte werden zusammengefasst, da sowohl eine Wiederaufnahme im Sinne von § 2 Abs. 1 oder 3 (1. und 2. Aufenthalt) als auch eine Rückverlegung (3. Aufenthalt) innerhalb der Prüffrist der Wiederaufnahme („Prüffrist des ersten Falles, der die Fallzusammenführung auslöst") vorliegt. Die in diesem Zusammenhang maßgebliche obere Grenzverweildauer ergibt sich aus der Eingruppierung des 1. Aufenthalts in eine DRG-Fallpauschale. Bei der Ermittlung zusätzlich abrechenbarer Belegungstage nach § 1 Abs. ist die obere Grenzverweildauer maßgeblich, die sich aus der Zusammenführung aller drei Aufenthalte ergibt.

**Fallkonstellation 9: Erst Wiederaufnahme nach § 2 Abs. 2, dann Rückverlegung innerhalb Prüffrist**

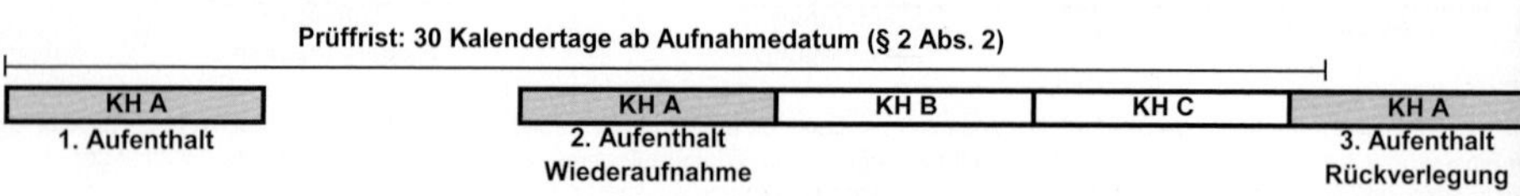


Alle drei Aufenthalte werden zusammengefasst, da sowohl eine Wiederaufnahme im Sinne von § 2 Abs. 2 (1. und 2. Aufenthalt) als auch eine Rückverlegung (3. Aufenthalt) innerhalb der Prüffrist der Wiederaufnahme („Prüffrist des ersten Falles, der die Fallzusammenführung auslöst") vorliegt.

**allkonstellation 10: Wiederaufnahme mit in Spalte 13 des Fallpauschalenkatalogs für Hauptabteilungen bzw. Spalte 15 des allpauschalenkatalogs für Belegabteilungen gekennzeichneter Fallpauschale mit anschließender Rückverlegung**

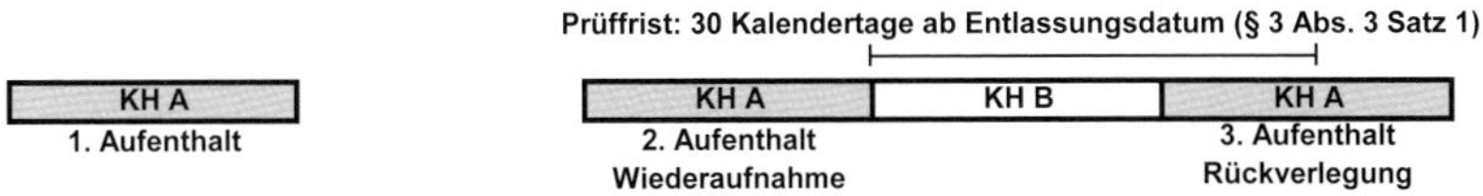


ie ersten beiden Aufenthalte werden nicht zusammengefasst, da eine der beiden bzw. beide aus einer Einzelfallgruppierung esultierenden Fallpauschalen in Spalte 13 des Fallpauschalenkatalogs für Hauptabteilungen bzw. 15 des Fallpauschalenkatalogs für elegabteilungen gekennzeichnet ist bzw. sind, lediglich der 2. und 3. Aufenthalt werden aufgrund der Rückverlegung (§ 3 Abs. 3 Satz 1) usammengefasst.

**allkonstellation 11: Rückverlegung mit anschließender Wiederaufnahme bei in Spalte 13 des Fallpauschalenkatalogs für auptabteilungen bzw. Spalte 15 des Fallpauschalenkatalogs für Belegabteilungen gekennzeichneter Fallpauschale**

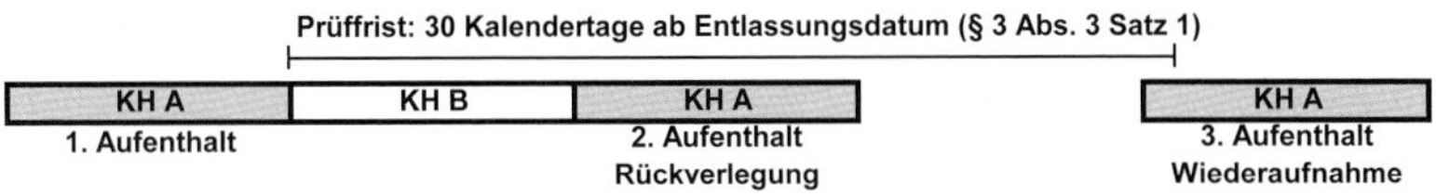


ie ersten beiden Aufenthalte werden aufgrund der Rückverlegung (§ 3 Abs. 3 Satz 1) zusammengefasst, der dritte Aufenthalt ist esondert abzurechnen, da die zuvor abgerechnete oder die sich aus der Einzelfallgruppierung des 3. Aufenthalts ergebende allpauschale in Spalte 13 des Fallpauschalenkatalogs für Hauptabteilungen bzw. Spalte 15 des Fallpauschalenkatalogs für elegabteilungen gekennzeichnet ist.

# DEUTSCHE KODIERRICHTLINIEN

## Allgemeine und Spezielle Kodierrichtlinien für die Verschlüsselung von Krankheiten und Prozeduren

Version 2020


Deutsche Krankenhausgesellschaft (DKG)
GKV-Spitzenverband
Verband der privaten Krankenversicherung (PKV)
Institut für das Entgeltsystem im Krankenhaus (InEK GmbH)

# EINLEITUNG
## zu den Deutschen Kodierrichtlinien, Version 2020

Die Selbstverwaltungspartner (Deutsche Krankenhausgesellschaft, der GKV-Spitzenverband und der Verband der privaten Krankenversicherung) und das Institut für das Entgeltsystem im Krankenhaus (InEK GmbH) haben sich auf die Deutschen Kodierrichtlinien (DKR) für das Jahr 2020 unter Beteiligung von Bundesärztekammer und Deutschem Pflegerat verständigt. In den ersten Jahren der Überarbeitung stand primär eine zügige Verschlankung der komplexen Kodierrichtlinien im Vordergrund. Im Revisionsverfahren für die Version 2020 wurde eine weitere Konsolidierung im Sinne von Klarstellungen vorgenommen. Hinweise an die Selbstverwaltungspartner und das InEK wurden beraten und, sofern möglich, im Konsens in den DKR umgesetzt. Zudem wurden, wie in jedem Jahr, Anpassungen an die ICD-10-GM und den OPS in den Versionen 2020 sowie redaktionelle Änderungen vorgenommen.

Es kann bei Redaktionsschluss nicht ausgeschlossen werden, dass sich im Nachgang noch weitere Änderungen aus der Verabschiedung des G-DRG-Systems, der ICD-10-GM oder des OPS jeweils in den Versionen 2020 ergeben. Gegebenenfalls nachträglich notwendige Änderungen der DKR werden gesondert bekannt gegeben.

In gewohnter Weise werden zur besseren Übersichtlichkeit die erfolgten Änderungen am Rand durch Markierungen (senkrechte Balken) gekennzeichnet. Kodierrichtlinien, in denen Inhalte des Regelwerkes für die Version 2020 eine Modifizierung oder Ergänzung erfahren haben, werden in der fortlaufenden Nummerierung der DKR mit dem Buchstaben „s" gekennzeichnet. Darüber hinaus werden die wesentlichen Änderungen im Vergleich zur Vorversion im Anhang B zu den Kodierrichtlinien zusammenfassend dargestellt.

**Danksagung**

Die Deutsche Krankenhausgesellschaft, der GKV-Spitzenverband, der Verband der privaten Krankenversicherungen und das Institut für das Entgeltsystem im Krankenhaus (InEK GmbH) danken ganz herzlich Herrn Dr. Albrecht Zaiß, der die Überarbeitung der Deutschen Kodierrichtlinien unterstützt hat, sowie den Mitarbeitern des DIMDI für die fachliche Begleitung.

Darüber hinaus danken wir allen Anwendern und Fachgesellschaften, die auch im Rahmen des Verfahrens zur Einbindung des medizinischen, wissenschaftlichen und weiteren Sachverstandes die Weiterentwicklung der Deutschen Kodierrichtlinien unterstützt haben.

Berlin, 2019

# EINLEITUNG
## zu den Deutschen Kodierrichtlinien, Version 2002

Im Rahmen des GKV Gesundheitsreformgesetzes 2000 vom 22.12.1999 wurde die Einführung eines durchgängig leistungsorientierten und pauschalierenden Entgeltsystems für die Vergütung von Krankenhausleistungen im § 17b des Krankenhausfinanzierungsgesetzes (KHG) geregelt. Am 27.06.2000 haben die Deutsche Krankenhausgesellschaft (DKG), die Spitzenverbände der Krankenkassen (GKV) und der Verband der privaten Krankenversicherung (PKV) – als zuständige Vertragspartner für die Einführung und Pflege des neuen Entgeltsystems – vereinbart, die australischen AR-DRGs (Australian Refined Diagnosis Related Groups) in der Version 4.1 als Grundlage für die Entwicklung eines deutschen DRG-Systems zu verwenden.

Da die Leistungsbeschreibung der DRGs neben anderen Kriterien im Wesentlichen über die Diagnosen- und Prozedurenklassifikationen erfolgt, müssen diese in der Lage sein, das vollständige Krankheits- und Leistungsspektrum in deutschen Krankenhäusern abzubilden. Aus diesem Grunde hat das Deutsche Institut für Medizinische Dokumentation und Information (DIMDI) im Auftrag des Bundesministeriums für Gesundheit (BMG) die amtlichen Klassifikationen überarbeitet und erstmals in ihrer neuen Fassung am 15.11.2000 bekannt gegeben. Mit Wirkung zum 01.01.2001 ist die neue Internationale Klassifikation der Krankheiten, 10. Revision, SGB-V-Ausgabe, Version 2.0 und der Operationenschlüssel nach § 301 SGB V, Version 2.0 anzuwenden. Am 16.08.2001 wurde der erneut überarbeitete Operationenschlüssel in der Version 2.1 durch das DIMDI bekannt gegeben. Dieser ist mit Wirkung zum 01.01.2002 anzuwenden.

Um die gesetzlich vorgegebene leistungsgerechte Vergütung der Krankenhäuser zu ermöglichen, ist es unerlässlich, dass vergleichbare Krankenhausfälle auch derselben DRG zugeordnet werden. Diese Forderung kann jedoch nur dann erfüllt werden, wenn Diagnosen- und Prozedurenklassifikationen in einheitlicher Weise angewendet werden. Kodierrichtlinien regeln und unterstützen diesen Prozess, um möglichst auch in schwierigen Fällen eine eindeutige Verschlüsselung zu ermöglichen.

Die Deutsche Krankenhausgesellschaft, die Spitzenverbände der Krankenkassen und der Verband der privaten Krankenversicherung haben daher in Anlehnung an bestehende australische Kodierregeln (ICD-10-AM, Australian Coding Standards, 1st Edition) die erste Gesamtfassung der „Allgemeinen und Speziellen Kodierrichtlinien“ erstellt. Diese sind bei der Verschlüsselung von Krankenhausfällen zu beachten. Sie beziehen sich auf die Verwendung der ICD-10-SGB-V, Version 2.0 und des OPS-301, Version 2.0 bis zum 31.12.2001 bzw. OPS-301 Version 2.1 ab dem 01.01.2002.

Die vollständigen Kodierrichtlinien gliedern sich in folgende Teile:

- Allgemeine Kodierrichtlinien
    - Allgemeine Kodierrichtlinien für Krankheiten
    - Allgemeine Kodierrichtlinien für Prozeduren
- Spezielle Kodierrichtlinien

Der erste Teil enthält allgemeine Richtlinien zur Kodierung von Diagnosen und Prozeduren. Es werden Begriffe wie Haupt- und Nebendiagnose definiert und Hinweise zur Verschlüsselung von Prozeduren gegeben. In den Speziellen Kodierrichtlinien werden besondere Fallkonstellationen beschrieben, die entweder der konkreten Festlegung dienen oder bei denen aus Gründen der DRG-Logik von den Allgemeinen Kodierrichtlinien abgewichen werden muss.

Für den Fall, dass zwischen den Hinweisen zur Benutzung der ICD-10 (Band 2 der WHO-Ausgabe) bzw. des OPS-301 und den Kodierrichtlinien Widersprüche bestehen, haben die Kodierrichtlinien Vorrang.

Die Kodierrichtlinien sind ein Regelwerk, das primär die Abrechnung mit DRGs unterstützt. Weiterhin tragen sie dazu bei, die notwendige Kodierqualität in den Krankenhäusern zu erzielen und gleiche Krankenhausfälle identisch zu verschlüsseln. Hierdurch gewinnt das Krankenhaus eine Grundlage für internes Management und Qualitätssicherung.

Die Berücksichtigung ausführlicher Kodierrichtlinien in deutschen Krankenhäusern ist neu und bedeutet für die dort tätigen Mitarbeiter eine erhebliche Umstellung. Für die Handhabung der Kodierrichtlinien ist eine entsprechende Schulung der Anwender in der Auswahl relevanter Informationen aus klinischen Krankenakten sowie den Grundregeln zur Benutzung des ICD-10-SGB-V und des OPS-301 erforderlich. Darüber hinaus muss die Anwendung der Kodierrichtlinien selbst erlernt werden. Insbesondere in denjenigen klinischen Bereichen, in denen bisher die Kodierung der Prozeduren eine untergeordnete Rolle spielte (z.B. konservativ medizinische Bereiche), muss das Krankenhauspersonal neben den Kodierrichtlinien auch intensiv in der Handhabung der amtlichen Klassifikationen geschult werden. Dabei sind die Hinweise für die Benutzung der Prozedurenkodes im OPS-301 von besonderer Bedeutung, weil an vielen Stellen die Kodierung zu Abrechnungszwecken eingeschränkt bzw. die Verwendung näher erläutert wird.

Die Kodierrichtlinien werden regelmäßig überarbeitet, um den medizinischen Fortschritt, Ergänzungen der klinischen Klassifikationen, Aktualisierungen des deutschen DRG-Systems und Kodiererfahrungen aus der klinischen Praxis zu berücksichtigen. Die Vertragspartner haben die Allgemeinen Kodierrichtlinien bereits im April 2001 zur Verfügung gestellt, weil die Bekanntgabe der neuen amtlichen Klassifikationen mit Wirkung zum 01.01.2001 durch das BMG mit einem erheblichen Schulungsbedarf zur Kodierung in Krankenhäusern einherging. Die herausgegebenen Allgemeinen Kodierrichtlinien sollten diese Maßnahmen sinnvoll unterstützen, sowie die Krankenhäuser bereits frühzeitig auf die Änderungen im Umgang mit den neuen Entgelten vorbereiten. In einem zweiten Schritt wurden nun die Speziellen Kodierrichtlinien fertig gestellt. Auch vor ihrer verbindlichen Einführung ist eine Übergangsfrist vorgesehen, die die Schulung und Umsetzung der Richtlinien in den Krankenhäusern ermöglichen soll.

Die australische Regierung hat ihre Kodierrichtlinien für die Anpassung in Deutschland zur Verfügung gestellt. Von der sprachlichen Übersetzung abgesehen, wurden Änderungen für Deutschland insbesondere immer dann vorgenommen, wenn die Erläuterungen in dem Regelwerk sich explizit auf die australischen Klassifikationssysteme bezogen – die sich von den deutschen unterscheiden – oder wenn unterschiedliche Versorgungs- oder Vergütungsstrukturen dies erforderten. Bei der Bearbeitung der Speziellen Kodierrichtlinien wurden darüber hinaus umfangreiche medizinische Erläuterungen gestrichen, da diese ausschließlich eine Unterstützung der in Australien für die Kodierung eingesetzten Berufsgruppe der Clinical Coder darstellen. Die Anpassung der Kodierrichtlinien für die Verschlüsselung von Prozeduren gestaltete sich auf Grund der strukturellen Unterschiede zwischen der deutschen und der australischen Prozedurenklassifikation äußerst schwierig.

Grundprinzip bei der Überarbeitung war, die Inhalte der Richtlinien insgesamt möglichst eng an die australischen Regeln anzulehnen, um zeitnah eine erste Fassung vorlegen zu können. Insofern sind diese Kodierrichtlinien lediglich als eine erste Grundlage anzusehen. Es ist davon auszugehen, dass mit der Entwicklung eigener deutscher DRGs die Kodierrichtlinien eine zunehmende Anpassung insbesondere bei den Speziellen Kodierrichtlinien erfahren werden.

Die Verantwortung für die Dokumentation von Diagnosen und Prozeduren, insbesondere der Hauptdiagnose, liegt beim behandelnden Arzt, unabhängig davon ob er selbst oder eine von ihm beauftragte Person die Verschlüsselung vornimmt.

## Danksagung

Die Deutsche Krankenhausgesellschaft, die Spitzenverbände der Krankenkassen und der Verband der privaten Krankenversicherung danken für die Bereitstellung der Kodierrichtlinien der australischen Regierung, dem Commonwealth Department of Health and Aged Care (Canberra), dem National Centre for Classification in Health (Sydney), Faculty of Health Sciences, University of Sydney sowie allen an der Entwicklung der australischen Kodierregeln beteiligten Organisationen und Gremien. Darüber hinaus möchten sie sich ganz herzlich bei Herrn Dr. Zaiß, Universität Freiburg, und seinen Mitarbeitern bedanken, die die Selbstverwaltung bei der Anpassung der australischen Kodierregeln an deutsche Verhältnisse maßgeblich unterstützt haben. Außerdem wurde die Erstellung der Kodierrichtlinien dankenswerter Weise von Mitarbeitern des DIMDI fachlich begleitet.

Düsseldorf/Siegburg, 2001

# INHALTSVERZEICHNIS

# ABKÜRZUNGSVERZEICHNIS

| **Abkürzung** | **Bezeichnung** |
|---|---|
| a.n.k. | anderenorts nicht klassifiziert |
| ABL | Abelson Murine Leukemia |
| Abs. | Absatz |
| AIDS | Acquired Immune(o) Deficiency Syndrome |
| AML | Akute myeloische Leukämie |
| AR-DRG | Australian Refined Diagnosis Related Group |
| AV | arteriovenös |
| BCG | Bacillus Calmette-Guérin |
| BCR | Breakpoint cluster region |
| BGBl. | Bundesgesetzblatt |
| BPflV | Bundespflegesatzverordnung |
| BMG | Bundesministerium für Gesundheit |
| bzw. | beziehungsweise |
| Ca | Karzinom |
| CAD | Computer Aided Design |
| CAM | Computer Aided Manufacturing |
| CML | Chronisch myeloische Leukämie |
| CPAP | Kontinuierlicher positiver Atemwegsdruck |
| CT | Computertomographie |
| CTG | Cardiotokographie |
| d.h. | das heißt |
| DIC | Disseminated Intravascular Coagulation |
| DIG | Disseminierte intravasale Gerinnung |
| DIMDI | Deutsches Institut für Medizinische Dokumentation und Information |
| DKG | Deutsche Krankenhausgesellschaft |
| DKR | Deutsche Kodierrichtlinie |
| DRG | Diagnosis Related Group |
| dto. | dito (gleichfalls) |
| EDV | Elektronische Datenverarbeitung |
| EKG | Elektrokardiogramm |
| etc. | et cetera |
| Exkl. | Exklusiva |
| ff. | und folgende |
| G-DRG | German Diagnosis Related Group |
| ggf. | gegebenenfalls |
| GI | gastrointestinal |
| GKV | Gesetzliche Krankenversicherung |
| GVHD | Graft-versus-host-Krankheit (Graft versus host Disease) |
| h | hora (Stunde) |
| HELLP | Haemolyses Elivated Liver enzyme levels Low Platelet count |
| HFNC | High flow nasal cannula |
| HHFNC | Humidified high flow nasal cannula |
| HIE | Hypoxisch-ischämische Enzephalopathie |
| Hinw. | Hinweis |
| HIV | Humanes Immundefizienz-Virus |

| Abkürzung | Bezeichnung |
|---|---|
| HLM | Herz-Lungen-Maschine |
| i. d. R. | in der Regel |
| ICD | Internationale Klassifikation der Krankheiten |
| ICD-10 | Internationale Statistische Klassifikation der Krankheiten und verwandter Gesundheitsprobleme, 10. Revision |
| ICD-10-GM | Internationale Statistische Klassifikation der Krankheiten und verwandter Gesundheitsprobleme, 10. Revision, German Modification |
| ICPM | International Classification of Procedures in Medicine |
| InEK | Institut für das Entgeltsystem im Krankenhaus GmbH |
| Inkl. | Inklusiva |
| KHEntgG | Krankenhausentgeltgesetz |
| KHG | Krankenhausfinanzierungsgesetz |
| KOF | Körperoberfläche |
| LMNL | Lower Motor Neuron Lesion |
| mbar | Millibar |
| NIV | Noninvasive ventilation (nichtinvasive Beatmung) |
| n.n.bez. | nicht näher bezeichnet |
| o.Ä. | oder Ähnliche |
| o.g. | oben genannten |
| o.n.A. | ohne nähere Angabe |
| OPS | Operationen- und Prozedurenschlüssel |
| PKV | Verband der privaten Krankenversicherung |
| RTW | Rettungswagen |
| S. | Seite |
| s. | siehe |
| s.a. | siehe auch |
| s.o. | siehe oben |
| SGB V | Sozialgesetzbuch V |
| SIRS | Systemisches inflammatorisches Response-Syndrom |
| SSW | Schwangerschaftswoche |
| TAPP | transabdominal präperitoneal |
| u.a. | unter anderem |
| V.a. | Verdacht auf |
| WHO | Weltgesundheitsorganisation (World Health Organisation) |
| z.B. | zum Beispiel |

# REDAKTIONELLE HINWEISE

## I. Allgemeine Hinweise

Die Deutschen Kodierrichtlinien (DKR) sind nach folgenden Regeln gekennzeichnet:

1. Alle Kodierrichtlinien haben eine feste 4-stellige Kennzeichnung, z.B. D001, gefolgt von einem kleinen Buchstaben zur Kennzeichnung der jeweiligen Version. Alle Kodierrichtlinien der Version 2002 haben das Kennzeichen „a“. Kodierrichtlinien mit inhaltlichen Änderungen sind in der Version 2003 mit „b“, in Version 2004 mit „c“ usw. fortlaufend gekennzeichnet. Kodierrichtlinien mit inhaltlichen Änderungen in der Version 2020 tragen entsprechend den kleinen Buchstaben „s“ am Ende. Die 4-stellige Grundnummer ändert sich nicht. Bei Verweisen auf einzelne Kodierrichtlinien im Text wurde auf die Kennzeichnung der Version mit Kleinbuchstaben verzichtet.
2. Die Allgemeinen Kodierrichtlinien für Krankheiten beginnen mit „D“ gefolgt von einer 3-stelligen Zahl.
3. Die Allgemeinen Kodierrichtlinien für Prozeduren beginnen mit „P“ gefolgt von einer 3-stelligen Zahl.
4. Die Speziellen Kodierrichtlinien beginnen mit der 2-stelligen Kapitelnummer gefolgt von einer 2-stelligen Zahl.

In vielen Kodierrichtlinien werden Beispiele und/oder Listen mit ICD-10-GM- bzw. OPS-Kodes aufgeführt. Diese Beispiele bzw. Listen stellen jedoch keine abschließende Aufzählung bzw. Ausdifferenzierung aller zutreffenden Kodes dar. Um die genauen Kodes zu finden, sind in den jeweiligen Klassifikationen die Querverweise mit Inklusiva, Exklusiva sowie die Hinweise zu beachten.

## II. Schlüsselnummern (Kodes)

In den Deutschen Kodierrichtlinien wird auf Schlüsselnummern (Kodes) aus der ICD-10-GM und dem OPS verwiesen. Diese Kodes sind **in unterschiedlicher Schreibweise** aufgeführt.

Die Kodierrichtlinien enthalten sowohl Kodieranweisungen, die sich auf einzelne (terminale) Schlüsselnummern beziehen, als auch auf hierarchisch übergeordnete Schlüsselnummern.

Zum Teil wird in den Kodierrichtlinien ausdrücklich darauf hingewiesen, dass eine Kategorie Subkategorien/-klassen besitzt, wobei diese näher beschrieben werden. An anderen Stellen wird durch Formulierungen wie „...ist mit einem Kode aus/einem Kode der Kategorie... zu verschlüsseln“ auf die Existenz von Subkategorien hingewiesen. In diesen Fällen gelten die betreffenden Kodieranweisungen für alle terminalen Kodes, die unter der angegebenen Kategorie klassifiziert sind.

Zur medizinischen Dokumentation ist immer der Kode für die spezifische Erkrankung bzw. Prozedur in der höchsten Differenziertheit (bis zur letzten Stelle des Kodes) zu verschlüsseln.

Die folgenden Tabellen präsentieren typische Beispielkodes.

## Darstellung der Kodes in den Deutschen Kodierrichtlinien

### 1. ICD-10-GM

| Beispielkode | Text (*kursiv*) | Die Kodierregel bezieht sich auf: |
|---|---|---|
| E10–E14 | *Diabetes mellitus* | die Gruppe mit allen Subkategorien. |
| E10–E14, 4. Stelle „.5" | *Diabetes mellitus mit peripheren vaskulären Komplikationen* | die 4. Stellen einer Gruppe (hier 4. Stelle „.5"), einschließlich aller darunter klassifizierten Kodes. |
| E10–E14, 5. Stelle „1" | *Diabetes mellitus, als entgleist bezeichnet* | eine ausgewählte 5. Stelle bei den 4-Stellern „.2 - .6 sowie .8 und .9" (hier 5. Stelle „1"). |
| E11.– | *Diabetes mellitus, Typ 2* | den Dreisteller mit allen darunter klassifizierten Kodes. |
| E11.5- | *Diabetes mellitus, Typ 2 mit peripheren vaskulären Komplikationen* | die Kategorie (Viersteller) mit allen darunter klassifizierten Kodes. |
| E11.x0 | *Diabetes mellitus, Typ 2, nicht als entgleist bezeichnet* | die 5. Stelle eines Dreistellers (hier 5. Stelle „0"). |
| I20.0 | *Instabile Angina pectoris* | genau diesen Kode (endständiger Kode). |
| M23.2- | *Meniskusschädigung durch alten Riss oder alte Verletzung* | die Kategorie (Viersteller) mit allen darunter klassifizierten Kodes. |
| M23.2-[0-9] | *Meniskusschädigung durch alten Riss oder alte Verletzung* | die 5. Stellen eines Vierstellers; Teilweise werden die 5. Stellen in Listen für mehrere Kodes zusammengefasst. [0-9] weist in diesem Fall darauf hin, welche 5. Stellen sinnvoll zu kombinieren sind. |
| M23.2-[1,2] | *Meniskusschädigung durch alten Riss oder alte Verletzung* | zwei ausgewählte Fünfsteller (5. Stelle „1" und 5. Stelle „2"), die in Kombination mit dem angegeben Viersteller plausibel sind. |

## 2. OPS

| **Beispielkode** | **Text (*kursiv*)** | **Die Kodierregel bezieht sich auf:** |
|---|---|---|
| 5-42 | *Operationen am Ösophagus* | den Dreisteller und mit allen darunter klassifizierten endständigen Kodes (hier die Viersteller 5-420 bis 5-429 mit allen 5. und 6. Stellen). |
| 5-420 | *Inzision des Ösophagus* | den Viersteller und alle darunter klassifizierten endständigen Kodes mit 5. und 6. Stellen. |
| 5-420.0 | *Ösophagomyotomie* | den Fünfsteller und alle darunter klassifizierten endständigen Kodes. |
| 5-420.00 | *Ösophagomyotomie, offen chirurgisch abdominal* | genau diesen Kode (endständiger Kode). |
| 5-420.0, .1, .2 | *Inzision des Ösophagus* | drei bestimmte unter dem Viersteller (hier 5-420) klassifizierte Fünfsteller und Sechssteller. |

# III. Fallbeispiele

Die Deutschen Kodierrichtlinien enthalten Kodieranweisungen und passende Fallbeispiele, die zu ihrer Veranschaulichung dienen. In den Beispielen folgen der Beschreibung eines klinischen Falles die zu verwendenden Schlüsselnummern und die dazu gehörigen, kursiv gedruckten Texte der entsprechenden Klassifikation (ICD-10-GM bzw. OPS).

Während die ICD-Texte in der Regel originalgetreu aus der Klassifikation übernommen wurden, wurden die Texte für die OPS-Kodes teilweise geglättet, um redundante Informationen zu vermeiden und um dadurch sehr lange und unübersichtliche Texte zu kürzen. Sinngemäß enthalten diese jedoch in jedem Falle die volle Information des jeweiligen OPS-Kodes.

Viele Beispiele bilden die vollständige Kodierung eines stationären Falles mit sämtlichen anzugebenden Diagnosen- und Prozedurenkodes ab.

In anderen Fällen sind nur die Kodes aufgeführt, die im Zusammenhang mit der jeweiligen Kodierrichtlinie stehen; so können z.B. die Diagnosekodes in Beispielen fehlen, die die Kodierung bestimmter Prozeduren veranschaulichen, oder die Prozeduren fehlen in Beispielen, die die Zuweisung von Diagnosekodes demonstrieren.

In den Beispielen, in denen ICD-Kodes für „nicht näher bezeichnete“ Diagnosen verwendet wurden, sind die im Beispieltext angegebenen Diagnosen nach den Regeln der ICD-10-GM korrekt verschlüsselt.

Bei den Diagnosenangaben wurde mit Ausnahme von Beispiel 2 in DKR D011 *Doppelkodierung* (Seite 20) und bei den Prozedurenangaben mit Ausnahme von Beispiel 4 in DKR P005 *Multiple Prozeduren/Prozeduren, unterschieden auf der Basis von Größe, Zeit oder Anzahl/ Bilaterale Prozeduren* (Seite 48) und Beispiel 1 und 2 in DKR D011 *Doppelkodierung* auf die Angabe der Seitenlokalisationen verzichtet und die ICD-Kodes bzw. OPS-Kodes ohne die Zusatzkennzeichen (R=rechts, L=links, B=beidseitig) angegeben.

Die Darstellung der Beispiele für Mehrfachkodierung entspricht den Regeln der DKR D012 *Mehrfachkodierung* (Seite 20), d.h. zum Beispiel, dass primäre Kodes des Kreuz-Stern-Systems immer mit einem Kreuz, sekundäre Kodes des Kreuz-Stern-Systems immer mit einem Stern gekennzeichnet sind.

Mit einem Ausrufezeichen gekennzeichnete sekundäre Schlüsselnummern sind zum Teil optional, in anderen Fällen obligatorisch anzugeben. Optional anzugebende ICD-Schlüsselnummern sind in den Beispielen durch einen dunkleren Hintergrund gekennzeichnet.

Die notwendige Aufbereitung der Daten gemäß Datenübermittlungsvereinbarung nach § 301 SGB V wird ebenfalls in der DKR D012 *Mehrfachkodierung* (Seite 20) anhand von Beispielen veranschaulicht. Die in der Datenübermittlungsvereinbarung geregelte Datenstruktur sieht sowohl für die Hauptdiagnose als auch für jede Nebendiagnose jeweils ein Datenfeld Primärdiagnose und Sekundärdiagnose vor. Das Datenfeld Sekundärdiagnose ist für den jeweiligen Sekundär-Diagnoseschlüssel (Kodes mit „*“ oder „!“) vorgesehen.

Die zertifizierten Grouper werten nur die Diagnose aus dem Feld „Primärdiagnose der Hauptdiagnose“ als Hauptdiagnose. Alle anderen Diagnosen werden vom Grouper als Nebendiagnosen gewertet.

Es wird darauf hingewiesen, dass in der Darstellung der Beispiele der Kodierrichtlinien eine Unterscheidung nach Primär-Diagnoseschlüssel und Sekundär-Diagnoseschlüssel sowie eine Wiederholung von gleichen Kodes nicht vorgenommen wurde (s.a. Seite 20). Die Kodierrichtlinien regeln ausschließlich die Übertragung von Diagnosen und Prozeduren in die dafür vorgesehenen Kodes. EDV-technische Details werden hier nicht geregelt.

# ALLGEMEINE KODIERRICHTLINIEN

# ALLGEMEINE KODIERRICHTLINIEN FÜR KRANKHEITEN

Diese Kodierrichtlinien beziehen sich auf:

**ICD-10-GM Systematisches Verzeichnis Version 2020** und

**ICD-10-GM Alphabetisches Verzeichnis Version 2020**

Die Deutschen Kodierrichtlinien beziehen sich aus Gründen der Übersichtlichkeit zumeist auf einen durchgängigen stationären Aufenthalt. Gleichwohl muss ein stationärer Aufenthalt nicht zwingend einem Abrechnungsfall gemäß Abrechnungsbestimmungen entsprechen. Bei einer Zusammenführung mehrerer Krankenhausaufenthalte zu einem Abrechnungsfall bzw. bei der Einbeziehung vor- oder nachstationärer Leistungen nach den geltenden Abrechnungsbestimmungen, sind sämtliche Diagnosen und Prozeduren auf den gesamten Abrechnungsfall zu beziehen. Das hat gegebenenfalls zur Folge, dass mehrere Prozeduren unter Addition der jeweiligen Mengenangaben zu einer Prozedur zusammenzuführen sind.

## D001a Allgemeine Kodierrichtlinien

Die Auflistung der Diagnosen bzw. Prozeduren liegt in der Verantwortung des behandelnden Arztes. Obwohl Untersuchungsbefunde entscheidende Punkte im Kodierungsprozess sind, gibt es einige Krankheiten, die nicht immer durch Untersuchungsbefunde bestätigt werden. Zum Beispiel wird Morbus Crohn nicht immer durch eine Biopsie bestätigt.

Der behandelnde Arzt ist verantwortlich für

- die Bestätigung von Diagnosen, die verzeichnet sind, bei denen sich aber kein unterstützender Nachweis in der Krankenakte findet,

  **und**

- die Klärung von Diskrepanzen zwischen Untersuchungsbefunden und klinischer Dokumentation.

Die Bedeutung einer konsistenten, vollständigen Dokumentation in der Krankenakte kann nicht häufig genug betont werden. Ohne diese Art der Dokumentation ist die Anwendung aller Kodierrichtlinien eine schwierige, wenn nicht unmögliche Aufgabe.

### Sich anbahnende oder drohende Krankheit

Wenn eine drohende oder sich anbahnende Krankheit in der Krankenakte dokumentiert, aber während des Krankenhausaufenthaltes nicht aufgetreten ist, muss in den ICD-10-Verzeichnissen (s.a. DKR D013 *Im Systematischen Verzeichnis verwendete formale Vereinbarungen* (Seite 29) und DKR D014 *Im Alphabetischen Verzeichnis verwendete formale Vereinbarungen* (Seite 33)) festgestellt werden, ob die Krankheit dort als sich „anbahnend" oder „drohend" unter dem Hauptbegriff oder eingerückten Unterbegriff aufgeführt ist. Wenn in den ICD-10-Verzeichnissen solch ein Eintrag existiert, dann ist dic dort angegebene Schlüsselnummer zuzuordnen. Wenn solch ein Eintrag nicht existiert, dann wird die Krankheit, die als sich „anbahnend" oder „drohend" beschrieben wurde, nicht kodiert.

**Beispiel 1**

Ein Patient wird mit sich anbahnender Gangrän des Beins aufgenommen, die während des Krankenhausaufenthaltes aufgrund sofortiger Behandlung nicht auftritt.

Einen Eintrag „Gangrän, sich anbahnend oder drohend" gibt es in den ICD-10-Verzeichnissen nicht, und folglich ist dieser Fall anhand der zugrunde liegenden Krankheit zu kodieren, z.B. als Atherosklerose der Extremitätenarterien mit Ulzeration.

**I70.24** ***Atherosklerose der Extremitätenarterien, Becken-Bein-Typ, mit Ulzeration***

Für wenige Diagnosen, die als „drohend" bezeichnet werden können, gibt die ICD-10 eine Kodierung vor, oder es finden sich entsprechende Hinweise in den ICD-10-Verzeichnissen. Für die Diagnose „Drohender Abort" zum Beispiel gibt es O20.0 *Drohender Abort*. Die Diagnose „drohender Infarkt" ist eingeschlossen in I20.0 *Instabile Angina pectoris*.

## D002f Hauptdiagnose

Die Hauptdiagnose wird definiert als:

**„Die Diagnose, die nach Analyse als diejenige festgestellt wurde, die hauptsächlich für die Veranlassung des stationären Krankenhausaufenthaltes des Patienten verantwortlich ist."**

Der Begriff „nach Analyse" bezeichnet die Evaluation der Befunde am Ende des stationären Aufenthaltes, um diejenige Krankheit festzustellen, die hauptsächlich verantwortlich für die Veranlassung des stationären Krankenhausaufenthaltes war. Die dabei evaluierten Befunde können Informationen enthalten, die aus der medizinischen und pflegerischen Anamnese, einer psychiatrischen Untersuchung, Konsultationen von Spezialisten, einer körperlicher Untersuchung, diagnostischen Tests oder Prozeduren, chirurgischen Eingriffen und pathologischen oder radiologischen Untersuchungen gewonnen wurden. Für die Abrechnung relevante Befunde, die nach der Entlassung eingehen, sind für die Kodierung heranzuziehen.

Die nach Analyse festgestellte Hauptdiagnose muss nicht der Aufnahmediagnose oder Einweisungsdiagnose entsprechen.

**Anmerkung 1: Es ist nicht auszuschließen, dass diese Definition der Hauptdiagnose vereinzelt im DRG-System keine adäquate Abbildung der Krankenhausleistung erlaubt. Im Rahmen der Entwicklung und Pflege des Entgeltsystems werden solche Fälle verfolgt und auf ggf. notwendige Maßnahmen geprüft.**

**Beispiel 1**

Ein Patient litt am Morgen unter starkem Thoraxschmerz, wurde nach der Untersuchung durch den Notarzt per RTW zum Krankenhaus transportiert und dort in der Notambulanz untersucht. Anschließend wurde der Patient mit Verdacht auf Herzinfarkt auf die kardiologische Station aufgenommen. Im weiteren Verlauf bestätigte sich der Herzinfarkt.

Während des stationären Aufenthaltes wurden bis zur Entlassung folgende Diagnosen gestellt:

- Diabetes mellitus
- Koronarsklerose
- Myokardinfarkt

Entscheidend für die Auswahl der Hauptdiagnose sind die Umstände der Aufnahme. Somit ist der Myokardinfarkt die Hauptdiagnose, weil dieser die Aufnahme hauptsächlich veranlasste.

Bei der Festlegung der Hauptdiagnose haben die vorliegenden Kodierrichtlinien Vorrang vor allen anderen Richtlinien. Die Hinweise zur Verschlüsselung mit den ICD-10-Verzeichnissen müssen beachtet werden (s.a. DKR D013 *Im Systematischen Verzeichnis verwendete formale Vereinbarungen* (Seite 29) und DKR D014 *Im Alphabetischen Verzeichnis verwendete formale Vereinbarungen* (Seite 33)).

## Zuweisung der zugrunde liegenden Krankheit als Hauptdiagnose

Wenn sich ein Patient mit einem Symptom vorstellt und die zugrunde liegende Krankheit zum Zeitpunkt der Aufnahme bekannt ist und behandelt wird bzw. während des Krankenhausaufenthaltes diagnostiziert wird, so ist die zugrunde liegende Krankheit als Hauptdiagnose zu kodieren. Zur Kodierung von Symptomen als Nebendiagnose siehe DKR D003 *Nebendiagnosen*.

**Beispiel 2**

Ein Patient wird zur Behandlung zunehmend starker Kopfschmerzen aufgenommen, die durch einen drei Monate vorher diagnostizierten Hirntumor hervorgerufen werden. Der Patient wird wegen Progression des Hirntumors operiert.

| | |
|---|---|
| Hauptdiagnose: | Hirntumor |
| Nebendiagnose(n): | keine |

**Beispiel 3**

Ein Patient wird mit akuten rechtseitigen <u>Schmerzen</u> im Unterbauch, <u>Fieber</u> und <u>Unwohlsein</u> stationär aufgenommen. Unter der klinischen Diagnose akute Appendizitis erfolgt eine Appendektomie.

| | |
|---|---|
| Hauptdiagnose: | Akute Appendizitis |
| Nebendiagnose(n): | keine |

## Zuweisung eines Symptoms als Hauptdiagnose

Wenn sich ein Patient mit einem Symptom vorstellt und die zugrunde liegende Krankheit zum Zeitpunkt der Aufnahme bekannt ist, jedoch nur das Symptom behandelt wird, ist das Symptom als Hauptdiagnose und die zugrunde liegende Krankheit als Nebendiagnose zu kodieren.

**Beispiel 4**

Ein Patient wird mit Aszites bei bekannter Leberzirrhose stationär aufgenommen. Es wird **nur** der Aszites durch eine Punktion behandelt.

| | |
|---|---|
| Hauptdiagnose: | Aszites |
| Nebendiagnose(n): | Leberzirrhose |

**Anmerkung:** Für weitere Informationen bezüglich der Auswahl der Hauptdiagnose in besonderen Fällen sind die folgenden allgemeinen Regeln und die Regeln der spezifischen Kapitel zu benutzen. Insbesondere für Aufnahmen zur Dialyse (s.a. DKR 1401 *Dialyse* (Seite 117)) gibt es eine spezielle Kodierrichtlinie für die Auswahl der Hauptdiagnose.

## Schlüsselnummern für Symptome, Befunde und ungenau bezeichnete Zustände

Schlüsselnummern für Symptome, Befunde und ungenau bezeichnete Zustände aus Kapitel XVIII *Symptome und abnorme klinische und Laborbefunde, die anderenorts nicht klassifiziert sind* sind nicht als Hauptdiagnose zu verwenden, sobald eine die Symptomatik, etc. erklärende definitive Diagnose ermittelt wurde.

Die Anmerkungen zu Beginn von Kapitel XVIII in der ICD-10-GM helfen bei der Bestimmung, wann Schlüsselnummern aus den Kategorien R00–R99 dennoch angegeben werden.

## Zwei oder mehr Diagnosen, die gleichermaßen der Definition der Hauptdiagnose entsprechen

Wenn zwei oder mehrere Diagnosen in Bezug zu Aufnahme, Untersuchungsbefunden und/oder der durchgeführten Therapie gleichermaßen die Kriterien für die Hauptdiagnose erfüllen und ICD-10-Verzeichnisse und Kodierrichtlinien keine Verschlüsselungsanweisungen geben, muss vom behandelnden Arzt entschieden werden, welche Diagnose am besten der Hauptdiagnose-Definition entspricht. Nur in diesem Fall ist vom behandelnden Arzt diejenige auszuwählen, die für Untersuchung und/oder Behandlung die meisten Ressourcen verbraucht hat. Hierbei ist es unerheblich, ob die Krankheiten verwandt sind oder nicht.

## Schlüsselnummern aus Z03.0 bis Z03.9 Ärztliche Beobachtung und Beurteilung von Verdachtsfällen, Verdacht ausgeschlossen

Schlüsselnummern aus Z03.0 bis Z03.9 werden **ausschließlich dann** als **Hauptdiagnose** für die Abklärung des Gesundheitszustandes des Patienten zugeordnet, wenn es Hinweise auf die Existenz eines abnormen Zustandes, auf die Folge eines Unfalls oder eines anderen Ereignisses mit typischerweise nachfolgenden Gesundheitsproblemen gibt und sich der Krankheitsverdacht **nicht** bestätigt und eine Behandlung derzeit **nicht** erforderlich ist.

**Beispiel 5**

Ein Kleinkind wird von der Mutter mit einer leeren Tablettenschachtel gefunden. Der Verbleib des Inhaltes ist unklar. Bei dem Kind bestehen keine Symptome, es wird aber zur Beobachtung wegen des Verdachtes einer Medikamenteningestion stationär aufgenommen.
Im Verlauf zeigte sich kein Anhalt für eine Tabletteningestion.

| | | |
|---|---|---|
| Hauptdiagnose: | Z03.6 | *Beobachtung bei Verdacht auf toxische Wirkung von aufgenommenen Substanzen* |
| Nebendiagnose(n): | | keine |

Können für die Hauptdiagnose spezifischere Schlüsselnummern angegeben werden, haben diese Vorrang vor einer Schlüsselnummer aus der Kategorie Z03.– *Ärztliche Beobachtung und Beurteilung von Verdachtsfällen, Verdacht ausgeschlossen*. Wenn ein Symptom, das mit der Verdachtsdiagnose im Zusammenhang steht, vorliegt, wird die Symptom-Schlüsselnummer als Hauptdiagnose zugewiesen, nicht ein Kode aus der Kategorie Z03.– *Ärztliche Beobachtung und Beurteilung von Verdachtsfällen, Verdacht ausgeschlossen* (s.a. DKR D008 *Verdachtsdiagnosen* (Seite 16)).

Wenn zwei oder mehrere Befunde/Symptome bei der Beobachtung des Verdachtsfalles für die Hauptdiagnose in Frage kommen, so ist vom behandelnden Arzt diejenige auszuwählen, die die meisten Ressourcen verbraucht hat.

## Interne Verlegungen zwischen Abteilungen nach BPflV und KHEntgG

Bei Krankenhaus-internen Verlegungen von Patienten zwischen Abteilungen, die nach Bundespflegesatzverordnung (BPflV) abrechnen (z.B. Psychiatrie), und Abteilungen, die nach Krankenhausentgeltgesetz (KHEntgG) abrechnen, sind folgende Regeln zu beachten:

- Jede Abteilung dokumentiert und kodiert nach den für sie gültigen Regeln.
- Wird ein Patient **erstmalig** intern in eine Abteilung nach KHEntgG verlegt, so ist die Hauptdiagnosendefinition auf die Symptome/Diagnosen anzuwenden, die hauptsächlich für die Veranlassung des Aufenthaltes in dieser Abteilung verantwortlich sind (siehe Beispiel 6).
- Wird ein Patient mehrfach intern zwischen Abteilungen nach KHEntgG und BPflV verlegt, so gilt für die Auswahl der Hauptdiagnose aus den Diagnosen der Abteilungen nach KHEntgG die analoge Regelung wie sie für Rückverlegungen aus anderen Krankenhäusern (siehe unten) gilt.

**Beispiel 6**

Ein Patient wird wegen einer Schizophrenie in die Psychiatrie aufgenommen. Während des stationären Verlaufs entwickelt der Patient ein akutes Abdomen. Nach Verlegung in die Chirurgie findet sich dort als Ursache für die Symptomatik eine akute Cholezystitis. Die Schizophrenie wird weiterbehandelt.

**Psychiatrie (BPflV)**

| | |
|---|---|
| Hauptdiagnose: | Schizophrenie |
| Nebendiagnose(n): | Akutes Abdomen |

**Chirurgie (KHEntgG)**

| | |
|---|---|
| Hauptdiagnose: | Akute Cholezystitis |
| Nebendiagnose(n): | Schizophrenie |

## Wiederaufnahme in dasselbe Krankenhaus

In allen Fällen einer Zusammenfassung von Falldaten zu einem Fall und einer Neueinstufung in eine Fallpauschale ist folgendes zu beachten:

- Sofern beide Aufenthalte gemäß Abrechnungsbestimmungen (Näheres siehe dort) mittels einer Fallpauschale (DRG) abgerechnet werden, werden die Symptome/Diagnosen und Prozeduren beider Aufenthalte zusammen betrachtet. Auf diese Symptome/Diagnosen ist die Hauptdiagnosendefinition anzuwenden.

## Rückverlegungen aus anderen Krankenhäusern

Bei Rückverlegungen aus anderen Krankenhäusern (z.B. KH A → KH B → KH A) ist folgendes zu beachten:

- Sofern beide Aufenthalte in KH A gemäß Abrechnungsbestimmungen (Näheres siehe dort) mittels einer Fallpauschale (DRG) abgerechnet werden, werden die Symptome/ Diagnosen und Prozeduren beider Aufenthalte zusammen betrachtet. Auf diese Symptome/Diagnosen ist die Hauptdiagnosendefinition anzuwenden.

**Beispiel 7**

Ein Patient mit atherosklerotischer Herzkrankheit wird mit instabiler Angina pectoris in Krankenhaus A aufgenommen. Zur weiteren Diagnostik und Therapie wird er in das Krankenhaus B verlegt. Bei den dortigen Untersuchungen findet sich ein Herzinfarkt. Der Patient wird anschließend durch eine Koronarbypassanlage versorgt. In stabilem Zustand wird er in das Krankenhaus A rückverlegt.

**Krankenhaus A: 1. Aufenthalt**

| | |
|---|---|
| Hauptdiagnose: | Instabile Angina pectoris |
| Nebendiagnose(n): | Atherosklerotische Herzkrankheit |

**Krankenhaus B:**

| | |
|---|---|
| Hauptdiagnose: | Myokardinfarkt |
| Nebendiagnose(n): | Atherosklerotische Herzkrankheit |

**Krankenhaus A: 2. Aufenthalt**

| | |
|---|---|
| Hauptdiagnose: | Myokardinfarkt |
| Nebendiagnose(n): | Atherosklerotische Herzkrankheit |
| | Vorhandensein eines aortokoronaren Bypasses |

Nach Rückverlegung des Patienten werden im Krankenhaus A die Diagnosen aus dem 1. und 2. Aufenthalt betrachtet, um die Haupt- und Nebendiagnosen zu bestimmen. Gemäß DKR 0901 *Ischämische Herzkrankheit* wird eine instabile Angina pectoris bei Vorliegen eines Herzinfarktes nicht kodiert.

**Krankenhaus A: Gesamtaufenthalt**

| | |
|---|---|
| Hauptdiagnose: | Myokardinfarkt |
| Nebendiagnose(n): | Atherosklerotische Herzkrankheit |
| | Vorhandensein eines aortokoronaren Bypasses |

## D003l Nebendiagnosen

Die Nebendiagnose ist definiert als:

**„Eine Krankheit oder Beschwerde, die entweder gleichzeitig mit der Hauptdiagnose besteht oder sich während des Krankenhausaufenthaltes entwickelt."**

Für Kodierungszwecke müssen Nebendiagnosen als Krankheiten interpretiert werden, die das Patientenmanagement in der Weise beeinflussen, dass irgendeiner der folgenden Faktoren erforderlich ist:

- therapeutische Maßnahmen
- diagnostische Maßnahmen
- erhöhter Betreuungs-, Pflege- und/oder Überwachungsaufwand

Bei Patienten, bei denen einer dieser erbrachten Faktoren auf mehrere Diagnosen (entweder Hauptdiagnose und Nebendiagnose(n) oder mehrere Nebendiagnosen) ausgerichtet ist, können alle betroffenen Diagnosen kodiert werden. Somit ist es unerheblich, ob die therapeutische(n)/diagnostische(n) Maßnahme(n) bzw. der erhöhte Betreuungs-, Pflege- und/oder Überwachungsaufwand auch in Bezug auf die Hauptdiagnose geboten waren.

**Beispiel 1**

Ein Patient wird für die Nebendiagnosen koronare Herzkrankheit, arterieller Hypertonus und Herzinsuffizienz mit einem Betablocker behandelt.

| | |
|---|---|
| Nebendiagnose(n): | Koronare Herzkrankheit |
| | Arterieller Hypertonus |
| | Herzinsuffizienz |

Krankheiten, die z.B. durch den Anästhesisten während der präoperativen Beurteilung dokumentiert wurden, werden nur kodiert, wenn sie den oben genannten Kriterien entsprechen. Sofern eine Begleitkrankheit das Standardvorgehen für eine spezielle Prozedur beeinflusst, wird diese Krankheit als Nebendiagnose kodiert.

Anamnestische Diagnosen, die das Patientenmanagement gemäß obiger Definition nicht beeinflusst haben, wie z.B. eine ausgeheilte Pneumonie vor 6 Monaten oder ein abgeheiltes Ulkus, werden nicht kodiert.

**Beispiel 2**

Eine Patientin wird zur Behandlung einer chronischen myeloischen Leukämie (CML) stationär aufgenommen. In der Anamnese gibt sie eine Knieoperation vor 10 Jahren wegen eines Außenmeniskusschadens an. Danach war sie beschwerdefrei. Eine bekannte koronare Herzkrankheit wird medikamentös weiterbehandelt. Die sonografische Untersuchung der abdominellen Lymphknoten zeigt auch ein bekanntes Uterusmyom, das keine weitere Diagnostik und Behandlung erfordert. Während des stationären Aufenthaltes kommt es zu einer depressiven Reaktion mit Therapie durch Antidepressiva. Wegen anhaltender Lumbalgien wird die Patientin krankengymnastisch betreut.

| | |
|---|---|
| Hauptdiagnose: | Chronisch myeloische Leukämie (CML) |
| Nebendiagnose(n): | Depressive Reaktion |
| | Lumbalgien |
| | Koronare Herzkrankheit |

Die Nebendiagnosen erfüllen die obige Definition (Ressourcenverbrauch) und sind deshalb zu dokumentieren.

Die sonstigen Diagnosen (Uterus myomatosus, Z.n. OP nach Außenmeniskusschaden) erfüllen diese Definition nicht und werden deshalb für das DRG-System nicht dokumentiert. Sie sind jedoch für die medizinische Dokumentation und die ärztliche Kommunikation von Bedeutung.

**Beispiel 3**

Ein Patient, der wegen einer Pneumonie stationär aufgenommen wird, hat zusätzlich einen Diabetes mellitus. Das Pflegepersonal prüft täglich den Blutzucker, und der Patient bekommt eine Diabetes-Diät.

| | |
|---|---|
| Hauptdiagnose: | Pneumonie |
| Nebendiagnose(n): | Diabetes mellitus |

**Beispiel 4**

Ein 60 Jahre alter Patient mit Varikose wird zur Behandlung von Ulzera am Unterschenkel aufgenommen. Aufgrund einer früheren Unterschenkelamputation benötigt der Patient zusätzliche Unterstützung durch das Pflegepersonal.

| | |
|---|---|
| Hauptdiagnose: | Variköse Ulzera am Bein |
| Nebendiagnose(n): | Unterschenkelamputation in der Eigenanamnese |

**Beispiel 5**

Eine adipöse, ältere Patientin wird wegen Cholezystolithiasis zur Cholezystektomie aufgenommen. Postoperativ erleidet sie eine Lungenembolie.

| | |
|---|---|
| Hauptdiagnose: | Cholezystolithiasis |
| Nebendiagnose(n): | Lungenembolie |
| | Adipositas |

### Symptome als Nebendiagnose

Für Symptome gelten die Regelungen zur Kodierung von Nebendiagnosen entsprechend.

**Beispiel 6**

Ein Patient wird zur Behandlung einer fortgeschrittenen alkoholischen Leberzirrhose stationär aufgenommen. Es besteht ein ausgeprägter Aszites, der Auswirkungen u. a. auf die Atmung sowie auf die Nierenfunktion hat. Er wird u. a. mittels Entlastungspunktionen behandelt.

| | |
|---|---|
| Hauptdiagnose: | Alkoholische Leberzirrhose |
| Nebendiagnose(n): | Aszites |

### Reihenfolge der Nebendiagnosen

Es gibt keine Kodierrichtlinie, die die Reihenfolge der Nebendiagnosen regelt. Jedoch sollten die bedeutenderen Nebendiagnosen, insbesondere Komplikationen und Komorbiditäten, zuerst angegeben werden, da die Anzahl der zur Verfügung stehenden Schlüsselnummer-Felder begrenzt ist. Wird zur Verschlüsselung einer Diagnose mehr als ein Kode benötigt (z.B. Kreuz-Stern-System), so ist für die Reihenfolge DKR D012 *Mehrfachkodierung* (Seite 20) zu beachten.

### Abnorme Befunde

Abnorme Labor-, Röntgen-, Pathologie- und andere diagnostische Befunde werden nicht kodiert, es sei denn, sie haben eine klinische Bedeutung im Sinne einer therapeutischen Konsequenz oder einer weiterführenden Diagnostik (nicht allein Kontrolle der abnormen Werte).

**Beispiel 7**

Ein Patient wird wegen einer Pneumonie stationär aufgenommen. Im Labortest wird eine leicht erhöhte Gamma-GT, die ausschließlich kontrolliert wird und keine weiteren diagnostischen oder therapeutischen Maßnahmen nach sich zieht, gefunden.

| | |
|---|---|
| Hauptdiagnose: | Pneumonie |

Anmerkung: Die erhöhte Gamma-GT erfüllt nicht die Definition einer Nebendiagnose und wird deshalb für das DRG-System nicht dokumentiert. Sie ist jedoch für die medizinische Dokumentation und die ärztliche Kommunikation von Bedeutung.

## 004d Syndrome

Wenn es für ein Syndrom in den ICD-10-Verzeichnissen einen spezifischen Kode gibt, so ist er für dieses Syndrom zu verwenden. Grundsätzlich ist dabei die Definition der Hauptdiagnose zu beachten, so dass bei einer im Vordergrund stehenden spezifischen Manifestation des Syndroms (z.B. Herzfehler) die Kodierung des Behandlungsanlasses zur Hauptdiagnose wird (siehe DKR D002 *Hauptdiagnose* (Seite 4)).

**Beispiel 1**

Ein dysmorphes Kind wird zur Syndromabklärung stationär aufgenommen. Die Untersuchungen bestätigen die Diagnose Trisomie 21, meiotische Non-disjunction (Down-Syndrom).

| | | |
|---|---|---|
| Hauptdiagnose: | Q90.0 | *Trisomie 21, meiotische Non-disjunction* |

**Beispiel 2**

Ein Kind mit Trisomie 21, meiotische Non-disjunction (Down-Syndrom) wird wegen eines angeborenen Ventrikelseptumdefektes zur Herz-Operation aufgenommen.

| | | |
|---|---|---|
| Hauptdiagnose: | Q21.0 | *Ventrikelseptumdefekt* |
| Nebendiagnose(n): | Q90.0 | *Trisomie 21, meiotische Non-disjunction* |

Sehen die ICD-10-Verzeichnisse keine spezifische Schlüsselnummer für das Syndrom vor, so sind die einzelnen Manifestationen zu verschlüsseln.

Sobald zwei Manifestationen der Definition der Hauptdiagnose entsprechen, ist bei der Kodierung nach DKR D002 *Hauptdiagnose* Absatz „*Zwei oder mehr Diagnosen, die gleichermaßen der Definition der Hauptdiagnose entsprechen*“ (Seite 6) zu verfahren.

Bei angeborenem Syndrom ist eine zusätzliche Schlüsselnummer aus der Kategorie Q87.– *Sonstige näher bezeichnete angeborene Fehlbildungssyndrome mit Beteiligung mehrerer Systeme* als Nebendiagnose zu den bereits kodierten benannten Manifestationen zu kodieren. Die Zusatzschlüsselnummer dient als Hinweis, dass dies ein Syndrom ist, dem keine spezifische Schlüsselnummer der ICD-10-GM zugewiesen ist.

**Beispiel 3**

Ein Kind mit Galloway-Mowat-Syndrom (Symptomenkombination aus Mikrozephalie, Hiatushernie und Nephrose, autosomal-rezessiv vererbt) wird zur Nierenbiopsie aufgenommen. Histologisch finden sich fokale und segmentale glomeruläre Läsionen.

| | | |
|---|---|---|
| Hauptdiagnose: | N04.1 | *Nephrotisches Syndrom, fokale und segmentale glomeruläre Läsionen* |
| Nebendiagnose(n): | Q40.1 | *Angeborene Hiatushernie* |
| | Q02 | *Mikrozephalie* |
| | Q87.8 | *Sonstige näher bezeichnete angeborene Fehlbildungssyndrome, anderenorts nicht klassifiziert* |
| Prozedur: | 1-463.0 | *Perkutane (Nadel-)Biopsie an Harnorganen und männlichen Geschlechtsorganen, Niere* |

## D005d Folgezustände und geplante Folgeeingriffe

Folgezustände oder Spätfolgen einer Krankheit sind **aktuelle** Krankheitszustände, die durch eine frühere Krankheit hervorgerufen wurden.

Es gibt keine allgemeine zeitliche Beschränkung für die Verwendung der Schlüsselnummern für Folgezustände. Der Folgezustand kann schon im Frühstadium des Krankheitsprozesses offenbar werden, z.B. neurologische Defizite als Folge eines Hirninfarktes, oder er zeigt sich Jahre später, z.B. die chronische Niereninsuffizienz als Folge einer früheren Nierentuberkulose.

Die Kodierung der Folgezustände von Krankheiten erfordert zwei Schlüsselnummern:

- eine für den aktuellen Rest-/Folgezustand und
- eine Schlüsselnummer („Folgen von ...“), die ausdrückt, dass dieser Zustand Folge einer früheren Krankheit ist.

Der Restzustand oder die Art der Folgezustände werden an erster Stelle angegeben, gefolgt von der Schlüsselnummer „Folgen von ...“.

**Beispiel 1**

Einseitige Erblindung aufgrund eines früheren Trachoms

| | |
|---|---|
| H54.4 | *Blindheit und hochgradige Sehbehinderung, monokular* |
| B94.0 | *Folgezustände des Trachoms* |

**Beispiel 2**

Monoplegie des Oberarms aufgrund einer früheren akuten Poliomyelitis

| | |
|---|---|
| G83.2 | *Monoparese und Monoplegie einer oberen Extremität* |
| B91 | *Folgezustände der Poliomyelitis* |

**Beispiel 3**

Spastische Hemiplegie aufgrund einer früheren Hirnembolie

| | |
|---|---|
| G81.1 | *Spastische Hemiparese und Hemiplegie* |
| I69.4 | *Folgen eines Schlaganfalls, nicht als Blutung oder Infarkt bezeichnet* |

**Beispiel 4**

Ein Patient wird zur Behandlung einer Fehlstellung, die Folge einer abgeheilten Radiusfraktur ist, stationär aufgenommen.

| | | |
|---|---|---|
| Hauptdiagnose: | M84.03 | *Frakturheilung in Fehlstellung, Unterarm* |
| Nebendiagnose(n): | T92.1 | *Folgen einer Fraktur des Armes* |

Wird ein Patient dagegen beispielsweise zu einer Sehnenoperation bei einem vor zwei Wochen stattgefundenen Sehnenriss im Fingerbereich aufgenommen, ist dies **nicht** als „Folgeerscheinung" zu kodieren, da der Riss immer noch behandelt wird.

**Spezifische Schlüsselnummern für die Ursachen von Spätfolgen sind:**

| | |
|---|---|
| B90.– | *Folgezustände der Tuberkulose* |
| B91 | *Folgezustände der Poliomyelitis* |
| B92 | *Folgezustände der Lepra* |
| B94.– | *Folgezustände sonstiger und nicht näher bezeichneter infektiöser und parasitärer Krankheiten* |
| E64.– | *Folgen von Mangelernährung oder sonstigen alimentären Mangelzuständen* |
| E68 | *Folgen der Überernährung* |
| G09 | *Folgen entzündlicher Krankheiten des Zentralnervensystems* |
| I69.– | *Folgen einer zerebrovaskulären Krankheit* |
| O94 | *Folgen von Komplikationen während Schwangerschaft, Geburt und Wochenbett* |
| T90–T98 | *Folgen von Verletzungen, Vergiftungen und sonstigen Auswirkungen äußerer Ursachen* |

## Behandlung einer akuten Verletzung/Verbrennung und geplanter Folgeeingriff

Für die initiale und nachfolgende Behandlung einer aktuellen Verletzung/Verbrennung ist der Kode für die Verletzung/Verbrennung (weiterhin) als Hauptdiagnose zu verwenden.

Auch bei einer Aufnahme zu einer zweiten oder weiteren Operation nach einem Ersteingriff, die zum Zeitpunkt des Ersteingriffs im Rahmen der Gesamtbehandlung bereits als Folgeeingriff geplant war, wird die ursprüngliche Krankheit als Hauptdiagnose kodiert. Das gilt auch dann, wenn die ursprüngliche Krankheit nicht mehr vorhanden ist (siehe Beispiel 5 und 6).

**Beispiel 5**

Ein Patient wird zur geplanten Rückverlagerung eines Kolostomas, das bei einer früheren Operation wegen einer Sigmadivertikulitis angelegt wurde, stationär aufgenommen. Die Sigmadivertikulitis ist inzwischen abgeheilt.

| | |
|---|---|
| Hauptdiagnose: | Sigmadivertikulitis |
| Nebendiagnose(n): | Versorgung eines Kolostomas |

**Metallentfernungen** und andere **weitere Behandlungen** einer Verletzung (z.B. Entfernung eines orthopädischen Nagels) sind zu unterscheiden von der Behandlung einer Folgeerscheinung der ursprünglichen Verletzung (siehe Beispiel 4). Diese Fälle sind mit dem passenden Kode für die ursprüngliche Verletzung als Hauptdiagnose gefolgt von einem zutreffenden Kode aus Kapitel XXI (z.B. Z47.0 *Entfernung einer Metallplatte oder einer anderen inneren Fixationsvorrichtung*) als Nebendiagnose zu verschlüsseln, der zusammen mit dem entsprechenden Kode für die Prozedur den Bedarf einer weiteren Behandlung anzeigt.

**Beispiel 6**

Ein Patient wird zur Metallentfernung ein Jahr nach einer distalen Radiusfraktur (mit Luxation des Ulnakopfes), die mit einer Platte versorgt wurde, stationär aufgenommen.

| | | |
|---|---|---|
| Hauptdiagnose: | S52.31 | *Fraktur des distalen Radiusschaftes mit Luxation des Ulnakopfes* |
| Nebendiagnose(n): | Z47.0 | *Entfernung einer Metallplatte oder einer anderen inneren Fixationsvorrichtung* |
| Prozedur(en): | 5-787.35 | *Entfernung von Osteosynthesematerial, Platte, Radiusschaft* |

## D006e Akute und chronische Krankheiten

Leidet ein Patient gleichzeitig an der chronischen und akuten Form derselben Krankheit, wie z.B. akute Exazerbation einer chronischen Krankheit, so wird nur dann die akute Form der Krankheit als Hauptdiagnose und die chronische Form als Nebendiagnose kodiert, wenn es für die akute und chronische Form dieser Krankheit unterschiedliche Schlüsselnummern gibt.

**Beispiel 1**

Ein Patient wird wegen akuten Schubs bei chronischer idiopathischer Pankreatitis ohne Organkomplikationen aufgenommen.

| | | |
|---|---|---|
| Hauptdiagnose: | K85.00 | *Idiopathische akute Pankreatitis ohne Angabe einer Organkomplikation* |
| Nebendiagnose(n): | K86.1 | *Sonstige chronische Pankreatitis* |

**Ausnahmen:** Dieses Kriterium darf nicht verwendet werden, wenn:

a) die ICD-10-GM für die Kombination eine eigene Schlüsselnummer vorsieht, z.B.:

J44.1- ***Chronische** obstruktive Lungenkrankheit mit **akuter** Exazerbation, nicht näher bezeichnet*

b) die ICD-10-GM eine gegenteilige Anweisung gibt, z.B.:

C92.0- ***Akute** myeloblastische Leukämie [AML]*
*Exkl.: **Akute** Exazerbation einer **chronischen** myeloischen Leukämie* (C92.1-)

C92.1- *Chronische myeloische Leukämie [CML], BCR/ABL-positiv*

Hier wird nur C92.1- und der Remissionsstatus an fünfter Stelle kodiert.

c) die ICD-10-GM darauf hinweist, dass nur eine Schlüsselnummer erforderlich ist. Zum Beispiel weist bei der Kodierung von „akuter Schub bei chronischer mesenterialer Lymphadenitis" das Alphabetische Verzeichnis darauf hin, dass die **akute** Krankheit nicht getrennt kodiert werden muss, da sie in runden Klammern nach dem Hauptbegriff aufgeführt ist (d.h. als nicht wesentlicher Modifizierer):

***Mesenteriale Lymphadenitis (akut) (chronisch)*** I88.0

## D007f Aufnahme zur Operation/Prozedur, nicht durchgeführt

Wenn ein Patient für eine Operation/Prozedur stationär aufgenommen wurde, die aus irgendeinem Grund nicht durchgeführt und der Patient entlassen wurde, ist wie folgt zu kodieren:

a) Wenn die Operation/Prozedur aus technischen Gründen nicht ausgeführt wurde:

**Beispiel 1**

Ein Patient wurde aufgenommen zwecks Insertion von Paukenröhrchen bei Seromukotympanon. Die Operation wurde aus technischen Gründen verschoben.

| | | |
|---|---|---|
| Hauptdiagnose: | H65.3 | *Chronische muköse Otitis media* |
| Nebendiagnose(n): | Z53 | *Personen, die Einrichtungen des Gesundheitswesens wegen spezifischer Maßnahmen aufgesucht haben, die aber nicht durchgeführt wurden* |

b) Wenn die Operation/Prozedur auf Grund einer Krankheit oder einer Komplikation, die nach Aufnahme aufgetreten ist, nicht ausgeführt wurde:

**Beispiel 2**

Ein Patient mit Tonsillitis wurde zur Tonsillektomie aufgenommen. Die Operation wurde aufgrund einer akuten Sinusitis frontalis verschoben.

| | | |
|---|---|---|
| Hauptdiagnose: | J35.0 | *Chronische Tonsillitis* |
| Nebendiagnose(n): | Z53 | *Personen, die Einrichtungen des Gesundheitswesens wegen spezifischer Maßnahmen aufgesucht haben, die aber nicht durchgeführt wurden* |
| | J01.1 | *Akute Sinusitis frontalis* |

## D008b Verdachtsdiagnosen

Verdachtsdiagnosen im Sinne dieser Kodierrichtlinie sind Diagnosen, die **am Ende eines stationären Aufenthaltes** weder sicher bestätigt noch sicher ausgeschlossen sind.

Verdachtsdiagnosen werden unterschiedlich kodiert, abhängig davon, ob der Patient nach Hause entlassen oder in ein anderes Krankenhaus verlegt wurde.

### Entlassung nach Hause

Wenn Untersuchungen vorgenommen, aber **keine** Behandlung in Bezug auf die Verdachtsdiagnose eingeleitet wurde, ist/sind das/die **Symptom/e** zu kodieren (siehe Beispiel 1 und DKR D002 *Hauptdiagnose* (Seite 4)).

**Beispiel 1**

Ein Kind wurde wegen rechtseitigen Schmerzen im Unterbauch mit Verdacht auf Appendizitis aufgenommen. Die Untersuchungen während des stationären Aufenthaltes haben die Diagnose einer Appendizitis nicht bestätigt. Eine spezifische Behandlung der Appendizitis wurde nicht durchgeführt.

| | | |
|---|---|---|
| Hauptdiagnose: | R10.3 | *Schmerzen mit Lokalisation in anderen Teilen des Unterbauches* |

Wenn eine **Behandlung** eingeleitet wurde und die Untersuchungsergebnisse nicht eindeutig waren, ist die **Verdachtsdiagnose** zu kodieren.

**Beispiel 2**

Ein Patient wurde mit Verdacht auf Meningitis wegen starken Kopfschmerzen aufgenommen. Die Untersuchungen während des stationären Aufenthaltes haben die Diagnose einer Meningitis weder bestätigt noch sicher ausgeschlossen. Eine spezifische Behandlung der Meningitis wurde jedoch eingeleitet.

| | | |
|---|---|---|
| Hauptdiagnose: | G03.9 | *Meningitis, nicht näher bezeichnet* |

### Verlegung in ein anderes Krankenhaus

Wenn ein Patient mit einer Verdachtsdiagnose verlegt wird, ist vom verlegenden Krankenhaus die Verdachtsdiagnose-Schlüsselnummer zu kodieren.

Von dem verlegenden Krankenhaus dürfen zur Kodierung nur die zum Zeitpunkt der Verlegung erhältlichen Informationen verwendet werden. Spätere Informationen aus dem Krankenhaus, in welches der Patient verlegt wurde, dürfen die Kodierungsentscheidung nachträglich nicht beeinflussen.

Wird beispielsweise ein Patient mit der Verdachtsdiagnose Meningitis verlegt und der Fall vom verlegenden Krankenhaus als Meningitis kodiert, so ist die Schlüsselnummer für Meningitis vom verlegenden Krankenhaus nachträglich nicht zu ändern. Dies gilt auch dann, wenn vom zweitbehandelnden Krankenhaus der Entlassungsbericht zugesandt wird und sich daraus ergibt, dass der Patient laut Untersuchung keine Meningitis hatte.

## D009a „Sonstige" und „nicht näher bezeichnete" Schlüsselnummern

Die Resteklasse „Sonstige ..." ist dann bei der Kodierung zu verwenden, wenn eine genau bezeichnete Krankheit vorliegt, für die es aber in der ICD-10 keine eigene Klasse gibt.

Die Resteklasse „Nicht näher bezeichnete ..." ist dann zu verwenden, wenn eine Krankheit nur mit ihrem Oberbegriff, wie z.B. Katarakt, beschrieben ist und/oder eine weitere Differenzierung nach den Klassifikationskriterien der ICD-10 an entsprechender Stelle nicht möglich ist (siehe Beispiel 3).

„Sonstige" und „nicht näher bezeichnete" Schlüsselnummern bzw. „Resteklassen" haben im Allgemeinen eine spezifische Kennzeichnung.

Auf der **vierstelligen Ebene** ist die Zuordnung in der Regel wie folgt:

„.0 – .7“ spezifische Krankheiten (im Kapitel XIX *„Verletzungen und Vergiftungen”* wird „.7” häufig für „multiple Verletzungen” verwendet)

„.8“ spezifische Krankheiten, die unter „.0 – .7“ nicht klassifiziert sind (oder „sonstige”)

„.9“ „nicht näher bezeichnet”

| | | |
|---|---|---|
| **Beispiel 1** | **Vierstellige Subkategorie** | |
| | **Unterteilung der Schlüsselnummern** | |
| L50.– | *Urtikaria* | Kategorie |
| L50.0 | *Allergische Urtikaria* | Spezifische Subkategorie |
| L50.1 | *Idiopathische Urtikaria* | Spezifische Subkategorie |
| L50.2 | *Urtikaria durch Kälte oder Wärme* | Spezifische Subkategorie |
| L50.3 | *Urticaria facticia* | Spezifische Subkategorie |
| L50.4 | *Urticaria mechanica* | Spezifische Subkategorie |
| L50.5 | *Cholinergische Urtikaria* | Spezifische Subkategorie |
| L50.6 | *Kontakturtikaria* | Spezifische Subkategorie |
| L50.8 | *sonstige Urtikaria*<br>*Urtikaria:*<br>• *chronisch*<br>• *rezidivierend periodisch* | anderenorts nicht klassifizierte Urtikaria |
| L50.9 | *Urtikaria, nicht näher bezeichnet* | unspezifische Subkategorie |

Gelegentlich werden die zwei **Resteklassen** „.8” und „.9” in einer Schlüsselnummer kombiniert und beinhalten sowohl „sonstige” als auch „nicht näher bezeichnete” Zustände.

Auf der **fünfstelligen Ebene** ist die Zuordnung nicht einheitlich.

Die Resteklassen dürfen nicht verwendet werden, um Diagnosen „aufzufangen”, die **scheinbar** nicht anderenorts klassifiziert sind. Die ICD-10-Verzeichnisse sind zu verwenden, um die korrekte Schlüsselnummer-Zuordnung zu bestimmen (s.a. DKR D013 *Im Systematischen Verzeichnis verwendete formale Vereinbarungen* (Seite 29) und DKR D014 *Im Alphabetischen Verzeichnis verwendete formale Vereinbarungen* (Seite 33)).

Wenn eine Bezeichnung benutzt wird, die nicht in den ICD-10-Verzeichnissen auffindbar ist, sind darin verfügbare alternative Bezeichnungen zu prüfen. Sofern keine andere Beschreibung zur Verfügung steht, ist für die Verschlüsselung eine der folgenden Strategien anzuwenden:

**Beispiel 2**

| | | |
|---|---|---|
| Diagnose: | Leukoplakie am Augenlid | |
| Kode: | H02.8 | *Sonstige näher bezeichnete Affektionen des Augenlides* |

Es gibt im Alphabetischen Verzeichnis unter Leukoplakie keinen Unterbegriff „Augenlid". Deshalb muss unter dem Begriff „Krankheit" nachgeschlagen werden. Dort findet man:

**Krankheit**
- Auge, Augen- H57.9
- - Lid- H02.9
- - - näher bez. a.n.k. H02.8

Da die Leukoplakie eine „näher bezeichnete Krankheit" ist und im Alphabetischen Verzeichnis ein entsprechender Hinweis angegeben ist, ist H02.8 die korrekte Schlüsselnummer.

**Beispiel 3**

| | | |
|---|---|---|
| Diagnose: | 37 Jahre alter Mann mit subluxierter Katarakt | |
| Kode: | H26.9 | *Katarakt, nicht näher bezeichnet* |

Im Alphabetischen Verzeichnis gibt es unter Katarakt keinen Unterbegriff „subluxiert" und keinen Untereintrag „- näher bez. a.n.k.". Deshalb ist H26.9 die korrekte Schlüsselnummer.

## D010a Kombinations-Schlüsselnummern

Eine einzelne Schlüsselnummer, die zur Klassifikation von zwei Diagnosen oder einer Diagnose mit einer Manifestation oder einer mit ihr zusammenhängenden Komplikation verwendet wird, wird als Kombinations-Schlüsselnummer bezeichnet. Kombinations-Schlüsselnummern werden durch Überprüfung der Einträge von eingerückten Begriffen im Alphabetischen Verzeichnis ermittelt und durch Nachlesen der Ein- und Ausschlusshinweise im Systematischen Verzeichnis der ICD-10-GM bestimmt (siehe DKR D013 *Im Systematischen Verzeichnis verwendete formale Vereinbarungen* (Seite 29) und DKR D014 *Im Alphabetischen Verzeichnis verwendete formale Vereinbarungen* (Seite 33)).

Die Kombinations-Schlüsselnummer ist nur dann zu verwenden, wenn diese Schlüsselnummer die betreffende diagnostische Information vollständig wiedergibt und wenn das Alphabetische Verzeichnis eine entsprechende Anweisung gibt.

Mehrfachkodierungen (siehe DKR D012 *Mehrfachkodierung* (Seite 20)) dürfen nicht verwendet werden, wenn die Klassifikation eine Kombinations-Schlüsselnummer bereitstellt, die eindeutig alle in der Diagnose dokumentierten Elemente umfasst.

**Beispiel 1**

Arteriosklerose der Extremitäten mit Gangrän

| | | |
|---|---|---|
| **Richtig:** | **I70.25** | ***Atherosklerose der Extremitätenarterien, Becken-Bein-Typ, mit Gangrän*** |
| Falsch: | I70.29 | *Sonstige und nicht näher bezeichnete Atherosklerose der Extremitätenarterien* |
| | R02.8 | *Sonstige und nicht näher bezeichnete Gangrän, anderenorts nicht klassifiziert* |

## D011d Doppelkodierung

Manifestiert sich eine Krankheit an zwei oder mehreren Lokalisationen, so gelten für die Diagnosenkodierung folgende Regeln:

1. Dieselbe Schlüsselnummer für die Diagnose wird nur einmal angegeben.
2. Gibt es in der ICD eine eigene Schlüsselnummer für eine doppelseitige Erkrankung, so ist diese zu verwenden (siehe Beispiel 1).
3. Fehlen in der ICD Angaben zur Lokalisation, so kann das Zusatzkennzeichen „B" für „beidseitig" hinter der Schlüsselnummer angegeben werden (siehe Beispiel 2).

**Beispiel 1**

Ein Patient mit **doppelseitiger** Hernia inguinalis, ohne Einklemmung und ohne Gangrän, wird aufgenommen. Es wird in einer Sitzung ein laparoskopischer transperitonealer Verschluss beider Hernien durchgeführt.

| | | |
|---|---|---|
| Hauptdiagnose: | K40.20 | ***Doppelseitige** Hernia inguinalis, ohne Einklemmung und ohne Gangrän, nicht als Rezidivhernie bezeichnet.* |
| Prozedur(en): | 5-530.31 **B** | *Verschluss einer Hernia inguinalis mit alloplastischem, allogenem oder xenogenem Material, laparoskopisch transperitoneal [TAPP], **beidseitig*** |

**Beispiel 2**

Ein Patient mit beidseitiger Radius-Fraktur (Colles) wird aufgenommen. Es wird in einer Sitzung eine geschlossene Reposition der Radius-Frakturen mit Spickung **beidseitig** durchgeführt.

| | | |
|---|---|---|
| Hauptdiagnose: | S52.51 **B** | *Distale Fraktur des Radius, Extensionsfraktur, Colles-Fraktur, **beidseitig*** |
| Prozedur(en): | 5-790.16 **B** | *Geschlossene Reposition einer Fraktur oder Epiphysenlösung mit Osteosynthese, durch Draht oder Zuggurtung/Cerclage, Radius distal, **beidseitig*** |

Zur bilateralen und mehrfachen Kodierung s.a. DKR D012 *Mehrfachkodierung* (Seite 20).

## D012i Mehrfachkodierung

**Anmerkung:** Erläuterungen, die mit den entsprechenden Abschnitten aus dem Regelwerk für die WHO-Ausgabe der ICD-10 (Band II) identisch sind, sind am Ende mit „(WHO)" gekennzeichnet.

Mehrfachkodierung ist in den folgenden Fällen erforderlich:

### 1. Ätiologie- und Manifestationsverschlüsselung: „Kreuz - Stern - System"

Schlüsselnummern für Ätiologie (zugrunde liegende Ursache) werden durch das Kreuz-Symbol (†) und Manifestations-Schlüsselnummern durch das Stern-Symbol (*) gekennzeichnet. Zu kodieren ist **in derselben Reihenfolge, in der sie im Alphabetischen Verzeichnis oder im Systematischen Verzeichnis der ICD-10-GM erscheinen**, d.h. die Ätiologie-Schlüsselnummer, gefolgt von der Manifestations-Schlüsselnummer.

Diese Reihenfolge für die Ätiologie-/Manifestationsverschlüsselung gilt nur für das Kreuz-/Stern-System. Die Hauptdiagnosenregelung der DKR D002 erfährt somit außerhalb der Kreuz-/Stern-Systematik in Bezug auf die Reihenfolge von Ätiologie-/Manifestationskodes keine Einschränkung.

**Beispiel 1**

Diagnose: Bursitis durch Gonokokken

| | | |
|---|---|---|
| ICD-10-GM Alphabetisches Verzeichnis: | **Bursitis** durch Gonokokken A54.4† M73.09* | |
| ICD-10-GM Systematisches Verzeichnis: | **A54.4†** | ***Gonokokkeninfektion des Muskel-Skelett-Systems***<br>*Gonokokken:*<br>*Bursitis (M73.0-*)* |
| | **M73.0-*** | ***Bursitis gonorrhoica (A54.4†)*** |

Rubriken, die Diagnosebezeichnungen mit einer Kreuz-Kennung enthalten, treten in unterschiedlichen Formen auf (WHO):

a) Das Symbol (†) und die zugehörige Sternschlüsselnummer erscheinen beide in der Rubriküberschrift. Sämtliche in dieser Rubrik zu klassifizierenden Bezeichnungen unterliegen der Doppelklassifizierung und haben alle dieselbe Sternschlüsselnummer, zum Beispiel:

**Beispiel 2**

**A17.0†** ***Tuberkulöse Meningitis (G01*)***
*Tuberkulöse Leptomeningitis*
*Tuberkulose der Meningen (zerebral) (spinal)*

b) In der Rubriküberschrift erscheint das Symbol (†), aber nicht die zugehörige Sternschlüsselnummer. Sämtliche in dieser Rubrik zu klassifizierenden Bezeichnungen unterliegen der Doppelklassifizierung, haben jedoch unterschiedliche Sternschlüsselnummern (die bei jeder Bezeichnung aufgeführt sind), zum Beispiel:

**Beispiel 3**

**A18.0†** ***Tuberkulose der Knochen und Gelenke***

*Tuberkulös:*
- *Arthritis (M01.1-*)*
- *Knochennekrose (M90.0-*)*
- *Mastoiditis (H75.0*)*
- *Osteomyelitis (M90.0-*)*
- *Ostitis (M90.0-*)*
- *Synovitis (M68.0-*)*
- *Tenosynovitis (M68.0-*)*

*Tuberkulose:*
- *Hüfte (M01.15*)*
- *Knie (M01.16*)*
- *Wirbelsäule (M49.0-*)*

c) In der Rubriküberschrift erscheinen weder das Symbol (†) noch die zugehörige Sternschlüsselnummer. Die Rubrik als Ganzes unterliegt nicht der Doppelklassifizierung, jedoch können einzelne darunter aufgeführte Bezeichnungen doppelt klassifiziert werden. In diesen Fällen sind die Bezeichnungen mit dem Symbol (†) und ihrer Sternschlüsselnummer gekennzeichnet, zum Beispiel:

**Beispiel 4**

**A54.8** ***Sonstige Gonokokkeninfektionen***
*durch Gonokokken:*
- *Peritonitis† (K67.1*)*
- *Pneumonie† (J17.0*)*
- *Sepsis*
- *Hautläsionen*

d) Wenn bei der Verschlüsselung der Diagnose die ICD-10-Verzeichnisse auf einen Stern-Kode (Manifestation) führen, dann muss anschließend die Ätiologie geklärt werden. Dazu sind in der Systematik und im Alphabetischen Verzeichnis für viele Schlüsselnummern Hinweise aufgenommen worden (siehe Beispiel 5). Dabei können auch Schlüsselnummern zur Kodierung der Ätiologie benutzt werden, die in der ICD-Systematik keine Kreuz-Kodes sind. Auch sie werden in diesem Fall mit einem Kreuz (†) gekennzeichnet.

**Beispiel 5**

**G63.3*** ***Polyneuropathie bei sonstigen endokrinen und Stoffwechselkrankheiten (E00–E07†, E15–E16†, E20–E34†, E70–E89†)***
Hier findet sich in der Systematik ein Hinweis auf mögliche Schlüsselnummern zur Kodierung der Ätiologie, und zwar mit einem † gekennzeichnet, obwohl diese Schlüsselnummern, wie z.B. E05.0 *Hyperthyreose mit diffuser Struma*, in der Systematik nicht als Kreuzkode definiert sind.

e) An anderer Stelle (siehe Beispiel 6) fehlen Hinweise auf mögliche Schlüsselnummern zur Kodierung der Ätiologie. Hier ist dann vom behandelnden Arzt die zugrunde liegende Krankheit zu bestimmen.

**Beispiel 6**

**J91*** ***Pleuraerguss bei anderenorts klassifizierten Krankheiten***
Hier findet sich kein Hinweis auf entsprechende Kreuzkodes. Jede Schlüsselnummer, die die Ätiologie des Pleuraergusses kodiert, kann verwendet werden, wie z.B. I50.1- *Linksherzinsuffizienz,* und wird mit einem Kreuz (†) gekennzeichnet.

## 2. Hinweise zur Doppelklassifizierung

Für bestimmte Situationen ist eine andere Form der Doppelklassifizierung als die des Kreuz-Stern-Systems anwendbar, um den Gesundheitszustand einer Person vollständig zu beschreiben. Der Hinweis im Systematischen Verzeichnis „Soll ... angegeben werden, ist eine zusätzliche Schlüsselnummer zu benutzen", kennzeichnet viele solcher Situationen (WHO).

Hier sind aufzuzählen:

- Lokale Infektionen bei Zuständen, die den Kapiteln der „Organkrankheiten" zuzuordnen sind. Schlüsselnummern des Kapitels I zur Identifizierung des Infektionserregers werden hinzugefügt, sofern dieser im Rubriktitel nicht enthalten ist. Am Ende von Kapitel I steht für diesen Zweck die Kategoriengruppe B95!–B98! zur Verfügung (siehe Tabelle 2 (Seite 26)).

- Neubildungen mit funktioneller Aktivität. Eine geeignete Schlüsselnummer aus Kapitel IV kann zur Kennzeichnung der funktionellen Aktivität einer Neubildung der jeweiligen Schlüsselnummer aus Kapitel II hinzugefügt werden.

- Morphologie von Neubildungen. Obwohl die ICD-O nicht Bestandteil der Hauptklassifikation ICD ist, kann sie zur Kennzeichnung der Morphologie (Histologie) von Tumoren zusätzlich einer Schlüsselnummer von Kapitel II hinzugefügt werden.

- Ergänzungen für Zustände, die Kapitel V, F00–F09 (Organische, einschließlich symptomatischer psychischer Störungen) betreffen. Die zugrunde liegende Krankheit, Verletzung oder andere Hirnschädigung kann durch Hinzufügen einer Schlüsselnummer aus einem anderen Kapitel angegeben werden.

- Zwei Schlüsselnummern zur Beschreibung einer Verletzung, einer Vergiftung oder einer sonstigen Nebenwirkung. Zu einer Schlüsselnummer aus Kapitel XIX, die die Art der Verletzung beschreibt, kann auch eine Schlüsselnummer aus Kapitel XX für die Ursache zusätzlich angegeben werden.

**Anmerkung:** Sowohl die Kodes für die Morphologie von Neubildungen als auch die Kodes aus Kapitel XX sind für die DRG-Gruppierung nicht relevant.

## Reihenfolge von Diagnoseschlüsseln bei Mehrfachkodierung

ICD-Kodes **ohne Kennzeichen** oder **mit einem Kreuz** (Ätiologie, „†") als Kennzeichen werden im Folgenden als **Primär-Diagnoseschlüssel** bezeichnet, da diese alleine verwendet werden dürfen.

ICD-Kodes **mit einem Stern** (Manifestation, „*") oder **mit einem Ausrufezeichen** (Sonstiges, „!") als Kennzeichen werden im Folgenden als **Sekundär-Diagnoseschlüssel** bezeichnet, da sie nie alleine verwendet werden dürfen, sondern nur in Kombination mit einem Primär-Kode.

Für die Reihenfolge der ICD-Kodes bei Mehrfachverschlüsselung mit Primär- und Sekundär-Diagnoseschlüssel gelten folgende Regeln:

- Primär-Diagnoseschlüssel vor Sekundär-Diagnoseschlüssel
- Ein Primär-Diagnoseschlüssel gilt für alle folgenden Sekundär-Diagnoseschlüssel bis zum Auftreten eines neuen Primär-Diagnoseschlüssels.
- Ein Sekundär-Diagnoseschlüssel darf nie einem Sekundär-Diagnoseschlüssel zugeordnet werden. (D.h. ein Ausrufezeichenkode darf nie einem Sternkode zugeordnet werden und umgekehrt.)

## Kreuz-Stern-System

In den Kodierrichtlinien, insbesondere in den Beispielen, sind die Diagnoseschlüssel gemäß obiger Regeln angeordnet.

**Beispiel 7** (aus DKR 0401 *Diabetes mellitus*)

Ein Patient mit Diabetes Typ 1 mit peripheren vaskulären Komplikationen in Form einer Atherosklerose der Extremitätenarterien mit Ruheschmerz wird zur Bypass-Operation aufgenommen. Zusätzlich besteht eine Retinopathie mit erheblicher Einschränkung des Sehvermögens.

| | | |
|---|---|---|
| Hauptdiagnose: | E10.50† | *Diabetes mellitus, Typ 1 mit peripheren vaskulären Komplikationen, nicht als entgleist bezeichnet* |
| Nebendiagnose(n): | I79.2* | *Periphere Angiopathie bei anderenorts klassifizierten Krankheiten* |
| | I70.23 | *Atherosklerose der Extremitätenarterien, Becken-Bein-Typ, mit Ruheschmerz* |
| | E10.30† | *Diabetes mellitus, Typ 1 mit Augenkomplikationen, nicht als entgleist bezeichnet* |
| | H36.0* | *Retinopathia diabetica* |

**Hinweis**: Der Kode I70.23 *Atherosklerose der Extremitätenarterien, Becken-Bein-Typ, mit Ruheschmerz* dient in diesem Beispiel zur näheren Spezifizierung der durch das Kreuz-Stern-System beschriebenen Diagnose. Er ist nicht als Hauptdiagnose anzugeben.

Das Beispiel 7 ist gemäß Datenübermittlungsvereinbarung nach § 301 SGB V für die Entlassungsanzeige in der Segmentgruppe SG 1 (ETL-NDG) wie folgt aufzubereiten (siehe auch *Redaktionelle Hinweise* (Seite XVII)):

| **Diagnosen** | **Primär-Diagnoseschlüssel** (Primär-Diagnose) | **Sekundär-Diagnoseschlüssel** (Sekundär-Diagnose) |
|---|---|---|
| Hauptdiagnose | E10.50† | I79.2* |
| Nebendiagnose | I70.23 | |
| Nebendiagnose | E10.30† | H36.0* |

**Beispiel 8** (aus DKR 0401 *Diabetes mellitus*)

Ein Patient mit Diabetes Typ 1 mit multiplen Komplikationen in Form einer Atherosklerose der Extremitätenarterien, einer Retinopathie und einer Nephropathie wird wegen einer schweren Entgleisung der Stoffwechsellage aufgenommen.

| | | |
|---|---|---|
| Hauptdiagnose: | E10.73† | *Diabetes mellitus, Typ 1 mit multiplen Komplikationen, mit sonstigen multiplen Komplikationen, als entgleist bezeichnet* |
| Nebendiagnose(n): | I79.2* | *Periphere Angiopathie bei anderenorts klassifizierten Krankheiten* |
| | H36.0* | *Retinopathia diabetica* |
| | N08.3* | *Glomeruläre Krankheiten bei Diabetes mellitus* |

**Anmerkung:** Der Kode E10.73 ist mit einem „†" zu kennzeichnen, da er die Ätiologie der nachfolgenden Stern-Kodes (Manifestationen) kodiert. Gemäß den Regeln ist der „Ätiologiekode" stets vor den „Manifestationskodes" anzugeben. Gilt ein Ätiologiekode für mehrere Manifestationen, wie in diesem Beispiel, so gilt er für alle folgenden Stern-Kodes (Manifestationen) bis zum Auftreten eines neuen Kreuz-Kodes oder eines Kodes ohne Kennzeichen. Somit ist mit E10.73† die Ätiologie der Manifestationen I79.2*, H36.0* und N08.3* kodiert.

Das Beispiel 8 ist gemäß Datenübermittlungsvereinbarung nach § 301 SGB V für die Entlassungsanzeige in der Segmentgruppe SG 1 (ETL-NDG) wie folgt aufzubereiten (siehe auch *Redaktionelle Hinweise* (Seite XVII)):

| Diagnosen | Primär-Diagnoseschlüssel (Primär-Diagnose) | Sekundär-Diagnoseschlüssel (Sekundär-Diagnose) |
|---|---|---|
| Hauptdiagnose | E10.73† | I79.2* |
| Nebendiagnose | E10.73† | H36.0* |
| Nebendiagnose | E10.73† | N08.3* |

## Ausrufezeichenkodes

Sowohl in der ICD-10-GM als auch in der Datenübermittlungsvereinbarung nach § 301 SGB V werden die Ausrufezeichenkodes (z.B. S31.83!) als „optionale" Schlüsselnummern bezeichnet. Mit einem Ausrufezeichen gekennzeichnete sekundäre Schlüsselnummern sind zum Teil optional, in anderen Fällen obligatorisch anzugeben.

Einen Überblick über die mit Ausrufezeichen gekennzeichneten ICD-Kodes/Kategorien bieten Tabelle 1 und 2.

Die in Tabelle 1 aufgeführten Ausrufezeichenkodes können angegeben werden, wenn dies aus klinischer Sicht sinnvoll ist.

| | |
|---|---|
| **Tabelle 1:** | **Optional anzugebende** mit einem Ausrufezeichen gekennzeichnete Kategorien/Kodes: |
| U99.–! | *Nicht belegte Schlüsselnummer U99* |
| V, W, X, Y | Alle Schlüsselnummern aus **Kapitel XX** (Äußere Ursachen von Morbidität und Mortalität) |
| Z33! | *Schwangerschaftsfeststellung als Nebenbefund* |
| Z50.–! | *Rehabilitationsmaßnahmen* |
| Z54.–! | *Rekonvaleszenz* |

**Beispiel 9**

Eine Patientin wird mit Mittelhandfraktur aufgenommen. Nebenbefundlich wird eine Schwangerschaft in der 6. Schwangerschaftswoche festgestellt und überwacht.

| | | |
|---|---|---|
| Hauptdiagnose: | S62.32 | *Fraktur eines sonstigen Mittelhandknochens, Schaft* |
| Nebendiagnose(n): | Z33! | *Schwangerschaftsfeststellung als Nebenbefund* |
| | O09.1! | *Schwangerschaftsdauer 5 bis 13 vollendete Wochen* |
| | Z34 | *Überwachung einer normalen Schwangerschaft* |

Alle Ausrufezeichenkodes, die in Tabelle 2 aufgeführt sind, sind obligat anzugeben.

| | |
|---|---|
| **Tabelle 2:** | Mit einem Ausrufezeichen gekennzeichnete Kategorien/Kodes, die **obligatorisch** anzugeben sind **(nicht optional)**: |
| B95.–! | *Streptokokken und Staphylokokken als Ursache von Krankheiten, die in anderen Kapiteln klassifiziert sind* |
| B96.–! | *Sonstige näher bezeichnete Bakterien als Ursache von Krankheiten, die in anderen Kapiteln klassifiziert sind* |
| B97.–! | *Viren als Ursache von Krankheiten, die in anderen Kapiteln klassifiziert sind* |
| B98.–! | *Sonstige näher bezeichnete infektiöse Erreger als Ursache von Krankheiten, die in anderen Kapiteln klassifiziert sind* |
| C94.8! | *Blastenkrise bei chronischer myeloischer Leukämie [CML]* |
| C95.8! | *Leukämie, refraktär auf Standard-Induktionstherapie* |
| C97! | *Bösartige Neubildungen als Primärtumoren an mehreren Lokalisationen* |
| G82.6-! | *Funktionale Höhe der Schädigung des Rückenmarkes* |
| I50.02! | *Rechtsherzinsuffizienz ohne Beschwerden* |
| I50.03! | *Rechtsherzinsuffizienz mit Beschwerden bei stärkerer Belastung* |

| | |
|---|---|
| I50.04! | *Rechtsherzinsuffizienz mit Beschwerden bei leichterer Belastung* |
| I50.05! | *Rechtsherzinsuffizienz mit Beschwerden in Ruhe* |

**Hinweis:** Bei einer globalen Herzinsuffizienz kommen die Schlüsselnummern I50.02!–I50.05! nicht zur Anwendung. Es ist in diesem Fall die Schlüsselnummer I50.01 in Kombination mit einer Schlüsselnummer aus I50.1- zur Angabe des Stadiums der Herzinsuffizienz anzugeben.

| | |
|---|---|
| I67.80! | *Vasospasmen bei Subarachnoidalblutung* |
| K72.7-! | *Hepatische Enzephalopathie und Coma hepaticum* |
| K74.7-! | *Klinische Stadien der Leberzirrhose* |
| L40.7-! | *Schweregrad der Psoriasis* |
| N39.47! | *Rezidivinkontinenz* |
| O09.–! | *Schwangerschaftsdauer* |
| R65.–! | *Systemisches inflammatorisches Response-Syndrom [SIRS]* |
| S06.7-! | *Bewusstlosigkeit bei Schädel-Hirn-Trauma* |
| S14.7-!<br>S24.7-!<br>S34.7-! | *Funktionale Höhe einer Verletzung des zervikalen/thorakalen/lumbosakralen Rückenmarkes* |
| S01.83!<br>S21.83!<br>S31.83! | *Offene Wunde (jeder Teil des Kopfes/Thorax/Abdomens, der Lumbosakralgegend und des Becken) mit Verbindung zu einer intrakraniellen/intrathorakalen/intraabdominellen Verletzung* |
| Sx1.84! | *Weichteilschaden I. Grades bei geschlossener Fraktur oder Luxation (nach Lokalisation)* |
| Sx1.85! | *Weichteilschaden II. Grades bei geschlossener Fraktur oder Luxation (nach Lokalisation)* |
| Sx1.86! | *Weichteilschaden III. Grades bei geschlossener Fraktur oder Luxation (nach Lokalisation)* |
| Sx1.87! | *Weichteilschaden I. Grades bei offener Fraktur oder Luxation (nach Lokalisation)* |
| Sx1.88! | *Weichteilschaden II. Grades bei offener Fraktur oder Luxation (nach Lokalisation)* |
| Sx1.89! | *Weichteilschaden III. Grades bei offener Fraktur oder Luxation (nach Lokalisation)* |
| T31.–! | *Verbrennungen, klassifiziert nach dem Ausmaß der betroffenen Körperoberfläche* |
| T32.–! | *Verätzungen, klassifiziert nach dem Ausmaß der betroffenen Körperoberfläche* |
| U60.–! | *Klinische Kategorien der HIV-Krankheit* |
| U61.–! | *Anzahl der T-Helferzellen bei HIV-Krankheit* |
| U69.0-! | *Anderenorts klassifizierte, im Krankenhaus erworbene Pneumonie* |

**Hinweis:** Die Schlüsselnummern sind nur von Krankenhäusern, die zur externen Qualitätssicherung nach § 137 SGB V verpflichtet sind, und nur für vollstationär behandelte, erwachsene Patienten (18 Jahre und älter) anzugeben.

| | |
|---|---|
| U69.10! | *Anderenorts klassifizierte Krankheit, für die der Verdacht besteht, dass sie Folge einer medizinisch nicht indizierten ästhetischen Operation, einer Tätowierung oder eines Piercings ist* |
| U69.11! | *Dauerhaft erworbene Blutgerinnungsstörung* |
| U69.12! | *Temporäre Blutgerinnungsstörung* |

| | |
|---|---|
| U69.13! | *Herz-Kreislauf-Stillstand vor Aufnahme in das Krankenhaus* |
| U69.20! | *Influenza A/H1N1 Pandemie 2009 [Schweinegrippe]* |
| U69.21! | *Influenza A/H5N1 Epidemie [Vogelgrippe]* |
| U69.40! | *Rekurrente Infektion mit Clostridium difficile* |
| U80.–! | *Grampositive Erreger mit bestimmten Antibiotikaresistenzen, die besondere therapeutische oder hygienische Maßnahmen erfordern* |
| U81.–! | *Gramnegative Erreger mit bestimmten Antibiotikaresistenzen, die besondere therapeutische oder hygienische Maßnahmen erfordern* |
| U82.–! | *Mykobakterien mit Resistenz gegen Antituberkulotika (Erstrangmedikamente)* |
| U83! | *Candida mit Resistenz gegen Fluconazol oder Voriconazol* |
| U84! | *Herpesviren mit Resistenz gegen Virustatika* |
| U85! | *Humanes Immundefizienz-Virus mit Resistenz gegen Virustatika oder Proteinaseinhibitoren* |
| Z37.–! | *Resultat der Entbindung* |

Es kann vorkommen, dass ein Ausrufezeichenkode unter klinischen Aspekten mehreren Primär-Diagnoseschlüsseln zugeordnet werden kann (siehe Beispiel 10). In diesem Fall ist es notwendig den Sekundär-Diagnoseschlüssel einmal anzugeben und ihn ans Ende der Liste der zutreffenden Primär-Diagnoseschlüssel zu stellen.

**Beispiel 10** (aus DKR 1905 *Offene Wunden/Verletzungen*)

Ein Patient wird mit vollständiger Zerreißung des Nierenparenchyms, Milzriss mit Parenchymbeteiligung und kleinen Risswunden an mehreren Dünndarmabschnitten sowie Heraustreten von Eingeweiden durch die Bauchwand aufgenommen.

| | | |
|---|---|---|
| Hauptdiagnose: | S37.03 | *Komplette Ruptur des Nierenparenchyms* |
| Nebendiagnose(n): | S36.03 | *Rissverletzung der Milz mit Beteiligung des Parenchyms* |
| | S36.49 | *Verletzung des Dünndarmes, sonstiger und mehrere Teile des Dünndarmes* |
| | S31.83! | *Offene Wunde (jeder Teil des Abdomens, der Lumbosakralgegend und des Beckens) mit Verbindung zu einer intraabdominalen Verletzung* |

Das Beispiel 10 ist gemäß Datenübermittlungsvereinbarung nach § 301 SGB V für die Entlassungsanzeige in der Segmentgruppe SG 1 (ETL-NDG) wie folgt aufzubereiten (siehe auch *Redaktionelle Hinweise* (Seite XVII)):

| **Diagnosen** | **Primär-Diagnoseschlüssel** (Primär-Diagnose) | **Sekundär-Diagnoseschlüssel** (Sekundär-Diagnose) |
|---|---|---|
| Hauptdiagnose | S37.03 | S31.83! |
| Nebendiagnose | S36.03 | S31.83! |
| Nebendiagnose | S36.49 | S31.83! |

## 013c Im Systematischen Verzeichnis verwendete formale Vereinbarungen

Einige formale Vereinbarungen der ICD-10-GM sind für die Kodierung und für die Interpretation verschlüsselter Daten wichtig. Die hier dargestellten formalen Vereinbarungen orientieren sich an den entsprechenden Abschnitten des Regelwerks für die WHO-Ausgabe der ICD-10 (Band II). Identische Textpassagen sind deshalb durch „(WHO)“ gekennzeichnet.

### Inklusiva (WHO)

Innerhalb der 3- und 4-stelligen Rubriken ist gewöhnlich eine Reihe anderer Diagnosebezeichnungen aufgeführt. Sie heißen Inklusiva [Einschlussbezeichnungen, „Inkl.“] und sind ergänzend zum Titel als Beispiele für diagnostische Feststellungen angegeben, die in dieser Rubrik zu klassifizieren sind. Sie können sich auf verschiedenartige Zustände beziehen oder Synonyme sein. Sie stellen keine Untergliederung der Rubrik dar (siehe Beispiel 1: K31.0 *Akute Magendilatation*).

Inklusiva sind vorrangig als Hinweis auf den Inhalt der Rubrik aufgeführt. Viele der Angaben beziehen sich auf wichtige oder geläufige Bezeichnungen, die der Rubrik angehören. Andere sind als Krankheitszustand oder als Lokalisation Grenzfälle, die die inhaltliche Grenze zwischen den einzelnen Subkategorien kennzeichnen sollen. Die Liste der Inklusiva ist keineswegs erschöpfend; alternative Diagnosebezeichnungen sind im Alphabetischen Teil aufgeführt. Bei der Verschlüsselung einer vorgegebenen Diagnose sollte als erstes dort nachgeschlagen werden.

**Beispiel 1**

| | | |
|---|---|---|
| **K31.–** | ***Sonstige Krankheiten des Magens und des Duodenums*** | |
| | *Inkl.:* | *Funktionelle Magenkrankheiten* |
| | *Exkl.:* | *Divertikel des Duodenums (K57.0–K57.1)* |
| | | *Gastrointestinale Blutung (K92.0–K92.2)* |
| **K31.0** | ***Akute Magendilatation*** | |
| | *Akute Distension des Magens* | |
| **K31.1** | ***Hypertrophische Pylorusstenose beim Erwachsenen*** | |
| | *Pylorusstenose o.n.A.* | |
| | *Exkl.:* | *Angeborene oder infantile Pylorusstenose (Q40.0)* |

Allgemeine diagnostische Beschreibungen, die für eine Reihe von Kategorien oder für sämtliche Subkategorien einer 3-stelligen Kategorie gelten, sind jeweils im Anschluss an eine Kapitel-, Gruppen- oder Kategorienüberschrift aufgeführt und durch „Inkl.:“ gekennzeichnet (siehe Beispiel 1: K31.– *Sonstige Krankheiten des Magens und des Duodenums*).

### Exklusiva (WHO)

Bestimmte Rubriken enthalten Angaben über Krankheitszustände, die durch „Exkl.:“ gekennzeichnet sind. Dabei handelt es sich um Bezeichnungen, die – selbst wenn der Titel der Rubrik vermuten lässt, dass sie an dieser Stelle zu klassifizieren wären – tatsächlich an anderer Stelle klassifiziert sind. Ein solches Beispiel ist die Kategorie A46 *„Erysipel [Wundrose]“*, in der das postpartale oder puerperale Erysipel ausgeschlossen ist. Bei den Exklusiva steht in Klammern die Schlüsselnummer derjenigen Kategorie oder Subkategorie, der die Ausschlussbezeichnung zuzuordnen ist (siehe Beispiel 1: K31.1 *Hypertrophische Pylorusstenose beim Erwachsenen*).

Allgemeine Ausschlüsse für eine Vielzahl von Kategorien oder für alle Subkategorien einer 3-stelligen Kategorie sind direkt nach dem Titel des Kapitels, der Gruppe oder der Kategorie aufgeführt und ebenfalls durch „Exkl.:“ gekennzeichnet (siehe Beispiel 1: K31.– *Sonstige Krankheiten des Magens und des Duodenums*).

## Glossar

Kapitel V „Psychische und Verhaltensstörungen" enthält außer den Ein- und Ausschlussbezeichnungen ein Glossar mit inhaltlichen Hinweisen zu den Rubriken. Es wurde deshalb eingesetzt, weil die Terminologie der psychischen Störungen unterschiedlich ist, insbesondere in den verschiedenen Ländern. Zur Beschreibung gänzlich unterschiedlicher Krankheitszustände werden oft dieselben Bezeichnungen verwendet.

## Runde Klammern „( )"

1. Runde Klammern (Parenthesen) umschließen zusätzliche Wörter, die bei einer Diagnosenangabe stehen können, ohne dass dadurch die Verschlüsselung beeinflusst wird.

**Beispiel 2**

In den Einschlussbegriffen bei I12.– *Hypertensive Nierenkrankheit* bedeutet die Zeile „Arteriosklerotische Nephritis (chronisch) (interstitiell)", dass I12.– die Schlüsselnummer für die Bezeichnung „Arteriosklerotische Nephritis" ist, sei es allein oder mit den Worten „chronisch" oder „interstitiell" (oder beiden) konkretisiert.

2. Runde Klammern werden zur Angabe der zutreffenden Schlüsselnummer bei Exklusiva benutzt.

**Beispiel 3**

**I88.–** ***Unspezifische Lymphadenitis***
***Exkl.:*** *Lymphknotenvergrößerung o.n.A.* (R59.–)

3. Runde Klammern bei den Gruppenbezeichnungen umschließen die 3-stelligen Schlüsselnummern der Kategorien, die in diese Gruppe fallen.
4. Schließlich werden runde Klammern für das Kreuz-Stern-System benutzt. Runde Klammern werden zur Angabe des Kreuzkodes bei Sternkodes oder des Sternkodes bei Bezeichnungen mit Kreuzkode benutzt.

**Beispiel 4**

**A32.1†** ***Meningitis und Meningoenzephalitis durch Listerien***
*durch Listerien:*
- *Meningitis (G01*)*
- *Meningoenzephalitis (G05.0*)*

**G01*** ***Meningitis bei anderenorts klassifizierten bakteriellen Krankheiten***
*Meningitis (bei) (durch):*
- *Anthrax [Milzbrand] (A22.8†)*
- *Gonokokken (A54.8†)*
- *Leptospirose (A27.–†)*
- *Listerien (A32.1†)*

## Eckige Klammern „[ ]"

Eckige Klammern werden benutzt zur Bezeichnung von Synonyma, alternativen Formulierungen oder erläuternden Ausdrücken, zum Beispiel:

**Beispiel 5**

| | |
|---|---|
| **A30.–** | ***Lepra [Aussatz]*** |
| **A46** | ***Erysipel [Wundrose]*** |

## Doppelpunkt „:"

Ein Doppelpunkt wird bei Aufzählungen von Inklusiva und Exklusiva verwendet, wenn das vorangestellte Wort für die Zuordnung zu der betreffenden Rubrik keine vollständige Bezeichnung darstellt. Ein oder mehrere der nach dem Doppelpunkt stehenden modifizierenden oder genauer beschreibenden Wörter werden benötigt, damit der Begriff der Rubrik zugeordnet werden kann.

**Beispiel 6**

In K36 *Sonstige Appendizitis* ist die Diagnose „Appendizitis" nur dann einzuordnen, wenn sie durch die Wörter „chronische" oder „rezidivierende" genauer beschrieben ist.

**K36** ***Sonstige Appendizitis***
*Appendizitis:*
- *chronisch*
- *rezidivierend*

## Senkrechter Strich „ | "

Ein senkrechter Strich wird bei Aufzählungen von Inklusiva und Exklusiva benutzt, wenn weder das vorangegangene Wort noch das folgende Wort vollständige Bezeichnungen sind. Jede vor dem senkrechten Strich stehende Bezeichnung muss mit einer oder mehreren der dahinter stehenden Bezeichnungen kombiniert werden.

**Beispiel 7**

**O71.6** ***Schädigung von Beckengelenken und -bändern unter der Geburt***

| | |
|---|---|
| Abriss des inneren Symphysenknorpels<br>Schädigung des Steißbeins<br>Traumatische Symphysenruptur | unter der Geburt |

## Ohne nähere Angabe „o.n.A."

„o.n.A." ist eine Abkürzung für „ohne nähere Angabe". Sie ist praktisch gleichbedeutend mit „n.n.bez." = „nicht näher bezeichnet".

Manchmal wird ein ungenau bezeichneter Begriff dennoch zusammen mit spezifischeren Begriffen unter derselben Schlüsselnummer klassifiziert. Das hängt damit zusammen, dass in der medizinischen Terminologie oft der allgemeine Begriff für die üblicherweise vorkommende Form einer Krankheit benutzt wird, während die weniger häufig vorkommenden Arten näher bezeichnet werden. Zum Beispiel wird gewöhnlich „Mitralklappenstenose" als Bezeichnung für die „rheumatische Mitralklappenstenose" benutzt und deshalb mit ihr zusammen klassifiziert;

eine Pulmonalstenose wird jedoch nur dann als rheumatisch verschlüsselt, wenn sie auch so bezeichnet ist, da sie meist anderer Genese ist.

**Beispiel 8**

| | |
|---|---|
| **I05.–** | ***Rheumatische Mitralklappenkrankheiten*** |
| | *Inkl.:* *Zustände, die unter I05.0 und I05.2–I05.9 klassifizierbar sind, unabhängig davon, ob als rheumatisch bezeichnet oder nicht* |
| | *Exkl.:* *Als nichtrheumatisch bezeichnet (I34.–)* |
| **I05.0** | ***Mitralklappenstenose*** |
| | *Mitralklappenobstruktion (rheumatisch)* |
| **I05.1** | ***Rheumatische Mitralklappeninsuffizienz*** |

Solche impliziten Annahmen müssen zur Vermeidung einer falschen Verschlüsselung berücksichtigt werden. Eine sorgfältige Durchsicht der Inklusiva wird deutlich zeigen, wo solche Ursachen vorausgesetzt wurden. Eine Bezeichnung sollte solange nicht unter „nicht näher bezeichnet" verschlüsselt werden, bis genau feststeht, dass keine weiteren Angaben vorhanden sind, die eine spezifische Zuordnung an anderer Stelle zulassen.

Bei der Interpretation von Statistiken auf ICD-Basis ist darauf zu achten, dass es immer wieder einige „nicht näher bezeichnete" Krankheiten gibt, die offensichtlich mit einer Schlüsselnummer für „näher bezeichnet" kodiert wurden, die aber in den Unterlagen, nach denen verschlüsselt wurde, nicht eindeutig spezifiziert waren. Für Zeitreihen und die Interpretation von Statistiken ist es wichtig zu bedenken, dass sich solche Annahmen von einer ICD-Revision zur anderen ändern können. So wurde zum Beispiel vor der 8. Revision der ICD angenommen, dass ein „nicht näher bezeichnetes" Aortenaneurysma syphilitischen Ursprungs sei.

## Anderenorts nicht klassifziert „a.n.k."

Werden in einer 3-stelligen Kategorienbezeichnung die Worte „anderenorts nicht klassifiziert" oder die Abkürzung „a.n.k." benutzt, so dienen sie als eine Art Warnung: Bestimmte näher bezeichnete Varianten der aufgeführten Krankheitszustände sind möglicherweise anderen Teilen der Klassifikation zuzuordnen. Zum Beispiel:

**Beispiel 9**

| | |
|---|---|
| **J16.–** | ***Pneumonie durch sonstige Infektionserreger, anderenorts nicht klassifiziert*** |
| | *Exkl.:* *Ornithose (A70)* |
| | *Plasmazelluläre interstitielle Pneumonie (B48.5)* |
| | *Pneumonie:* |
| | • *angeboren (P23.–)* |
| | • *o.n.A. (J18.9)* |
| **J16.0** | ***Pneumonie durch Chlamydien*** |
| **J16.8** | ***Pneumonie durch sonstige näher bezeichnete Infektionserreger*** |

Auch andere Kategorien, wie in Kapitel I (z.B. B05.2 „Masernpneumonie"), Kapitel X (z.B. J10–J15) oder in anderen Kapiteln (z.B. P23.– angeborene Pneumonie) dienen der Verschlüsselung von Pneumonien durch näher bezeichnete Infektionserreger. Die Kategorie J18.– „Pneumonie, Erreger nicht näher bezeichnet", enthält Pneumonien, für die ein Infektionserreger nicht angegeben wurde.

### „Und" in Titeln

„Und" steht für „und/oder". Zum Beispiel sind in der Schlüsselnummer A18.0† *Tuberkulose der Knochen und Gelenke* die Fälle „Tuberkulose der Knochen", „Tuberkulose der Gelenke" und „Tuberkulose der Knochen und Gelenke" zu klassifizieren.

### Punkt Strich „.–" und Strich „-" am Ende von Schlüsselnummern

Alle 3-stelligen Schlüsselnummern, die in 4- oder 5-stellige Schlüsselnummern unterteilt sind, sind an 4. und 5. Stelle durch einen „.–" gekennzeichnet. Alle 4-stelligen Schlüsselnummern, die in 5-stellige Schlüsselnummern unterteilt sind, sind an 5. Stelle durch „-" gekennzeichnet (s. Beispiel 10).

**Beispiel 10**

| | |
|---|---|
| **G90. –** | ***Krankheiten des autonomen Nervensystems*** |
| **G90.0-** | ***Idiopathische periphere autonome Neuropathie*** |
| **G90.00** | ***Karotissinus-Syndrom (Synkope)*** |
| **G90.08** | ***Sonstige idiopathische periphere autonome Neuropathie*** |
| **G90.1** | ***Familiäre Dysautonomie [Riley-Day-Syndrom]*** |

Dadurch wird darauf hingewiesen, dass es für diese 3-stelligen/4-stelligen Kategorien 4-stellige/5-stellige Subkategorien gibt, die beim Kodieren verwendet werden müssen. Diese Übereinkunft gilt für alle ICD-10-Verzeichnisse.

## D014d Im Alphabetischen Verzeichnis verwendete formale Vereinbarungen

Das Alphabetische Verzeichnis der ICD-10-GM unterstützt die Verschlüsselung nach dem Systematischen Verzeichnis inkl. des Kreuz-Stern-Systems und der Zusatzschlüsselnummern. Die im Alphabetischen Verzeichnis verwendeten formalen Vereinbarungen sind dort beschrieben. Maßgeblich für die Kodierung ist stets das Systematische Verzeichnis. Soweit das Alphabetische Verzeichnis zu einem unspezifischen Kode (z.B. „.9-Kode") führt, ist deshalb im Systematischen Verzeichnis zu prüfen, ob eine spezifischere Kodierung möglich ist.

## D015n Erkrankungen bzw. Störungen nach medizinischen Maßnahmen

### Erkrankungen bzw. Störungen nach medizinischen Maßnahmen als Hauptdiagnose

Kodes für die spezifische Verschlüsselung von Erkrankungen bzw. Störungen nach medizinischen Maßnahmen finden sich beispielsweise in den folgenden Kategorien:

**Tabelle 1:**

| | |
|---|---|
| E89.– | *Endokrine und Stoffwechselstörungen nach medizinischen Maßnahmen, anderenorts nicht klassifiziert* |
| G97.– | *Krankheiten des Nervensystems nach medizinischen Maßnahmen, anderenorts nicht klassifiziert* |
| H59.– | *Affektionen des Auges und der Augenanhangsgebilde nach medizinischen Maßnahmen, anderenorts nicht klassifiziert* |
| H95.– | *Krankheiten des Ohres und des Warzenfortsatzes nach medizinischen Maßnahmen, anderenorts nicht klassifiziert* |
| I97.– | *Kreislaufkomplikationen nach medizinischen Maßnahmen, anderenorts nicht klassifiziert* |
| J95.– | *Krankheiten der Atemwege nach medizinischen Maßnahmen, anderenorts nicht klassifiziert* |
| K91.– | *Krankheiten des Verdauungssystem nach medizinischen Maßnahmen, anderenorts nicht klassifiziert* |
| M96.– | *Krankheiten des Muskel-Skelett-Systems nach medizinischen Maßnahmen, anderenorts nicht klassifiziert* |
| N99.– | *Krankheiten des Urogenitalsystems nach medizinischen Maßnahmen, anderenorts nicht klassifiziert* |

Diese Kodes sind nur dann als Hauptdiagnose zu verschlüsseln, wenn kein spezifischerer Kode in Bezug auf die Erkrankung bzw. Störung existiert. Gleiches gilt für die Kategorien T80–T88 *Komplikationen bei chirurgischen Eingriffen und medizinischer Behandlung, anderenorts nicht klassifiziert.* Die Kodes aus Tabelle 1 sind Kodes aus T80–T88 vorzuziehen, soweit letztere die Erkrankung bzw. Störung nicht spezifischer beschreiben.

**Beispiel 1**

Ein Patient wird wegen einer Hypothyreose nach Thyreoidektomie vor einem Jahr stationär aufgenommen.

| | | |
|---|---|---|
| Hauptdiagnose: | E89.0 | *Hypothyreose nach medizinischen Maßnahmen* |

**Beispiel 2**

Ein Herzschrittmacherträger wird wegen einer Elektrodendislokation stationär aufgenommen.

| | | |
|---|---|---|
| Hauptdiagnose: | T82.1 | *Mechanische Komplikation durch ein kardiales elektronisches Gerät* |

Anmerkung: I97.89 *Sonstige Kreislaufkomplikationen nach medizinischen Maßnahmen, anderenorts nicht klassifiziert* ist nicht als Hauptdiagnose zu verschlüsseln, da der Kode T82.1 *Mechanische Komplikation durch ein kardiales elektronisches Gerät* (samt seiner Inklusiva) spezifisch die Art der Störung beschreibt.

**Beispiel 3**

Ein Patient wird nach vorangegangener Behandlung einer Fersenbeinfraktur nun wegen einer tiefen Beinvenenthrombose stationär aufgenommen.

| | | |
|---|---|---|
| Hauptdiagnose: | I80.28 | *Thrombose, Phlebitis und Thrombophlebitis sonstiger tiefer Gefäße der unteren Extremitäten* |

Anmerkung: I97.89 *Sonstige Kreislaufkomplikationen nach medizinischen Maßnahmen, anderenorts nicht klassifiziert* ist nicht als Hauptdiagnose zu verschlüsseln, da der Kode I80.28 *Thrombose, Phlebitis und Thrombophlebitis sonstiger tiefer Gefäße der unteren Extremitäten* spezifisch die Art der Kreislaufkomplikation beschreibt.

## Erkrankungen bzw. Störungen nach medizinischen Maßnahmen als Nebendiagnose

Die Regelungen gelten für die Kodierung als Nebendiagnose entsprechend. Die Kriterien der Nebendiagnosendefinition (siehe DKR *D003 Nebendiagnosen* (Seite 9)) sind zu beachten.

# ALLGEMEINE KODIERRICHTLINIEN FÜR PROZEDUREN

Diese Kodierrichtlinien beziehen sich auf den **amtlichen Operationen- und Prozedurenschlüssel OPS Version 2020**.

## P001f Allgemeine Kodierrichtlinien für Prozeduren

Alle signifikanten Prozeduren, die vom Zeitpunkt der Aufnahme bis zum Zeitpunkt der Entlassung vorgenommen wurden und im OPS abbildbar sind, sind zu kodieren. Dieses schließt diagnostische, therapeutische und pflegerische Prozeduren ein.

Die Definition einer signifikanten Prozedur ist, dass sie entweder

- chirurgischer Natur ist
- ein Eingriffsrisiko birgt
- ein Anästhesierisiko birgt
- Spezialeinrichtungen oder Geräte oder spezielle Ausbildung erfordert.

Es ist besonders wichtig, dass alle signifikanten und kodierbaren Prozeduren, einschließlich traditioneller „nicht-chirurgischer“ Prozeduren verschlüsselt werden.

Es gibt keine Kodierrichtlinie, die die Reihenfolge der Prozeduren regelt. Jedoch sollten die aufwändigeren Prozeduren zuerst angegeben werden, da die Anzahl der zur Verfügung stehenden Schlüsselnummer-Felder begrenzt ist.

Die Reihenfolge der Prozeduren hat keinen Einfluss auf die DRG-Gruppierung.

### Prozedurenkomponenten

Normalerweise ist eine Prozedur vollständig mit all ihren Komponenten, wie z.B. Vorbereitung, Lagerung, Anästhesie, Zugang, Naht, usw., in einem Kode abgebildet (siehe Beispiel 1 und 2). Abweichungen davon sind in den Hinweisen beschrieben. Bei den Operationen am Nervensystem zum Beispiel ist gewöhnlich der Zugang zusätzlich zu kodieren.

Deshalb werden diese individuellen Komponenten einer bereits kodierten Prozedur nicht noch einmal gesondert verschlüsselt.

Ebenso sind eingriffsverwandte diagnostische Maßnahmen nicht gesondert zu kodieren, wenn diese in derselben Sitzung durchgeführt werden und regelhaft Bestandteil der interventionell-therapeutischen Prozeduren sind und dies im OPS nicht anders geregelt ist (z.B. diagnostische Arthroskopie vor arthroskopischer Meniskektomie wird nicht verschlüsselt).

Auch andere Prozeduren, wie z.B. Schmerztherapie (mit Ausnahme des OPS-Kodes 8-919 *Komplexe Akutschmerzbehandlung*), sind nur dann zu kodieren, wenn sie als alleinige Maßnahmen durchgeführt wurden (siehe Beispiel 3).

**Beispiel 1**

Die Laparotomie als operativer Zugang ist enthalten in

5-511.02 *Cholezystektomie, einfach, offen chirurgisch, mit operativer Revision der Gallengänge*

Eine Episiotomie als Prozedurenkomponente ist enthalten in

5-720.1 *Zangenentbindung aus Beckenmitte*

**Beispiel 2**

Eine Schmerztherapie bei operativen Eingriffen und diagnostischen Maßnahmen ist im Kode enthalten (mit Ausnahme des OPS-Kodes 8-919 *Komplexe Akutschmerzbehandlung*), während eine Schmerztherapie als alleinige Maßnahme mit einem Kode aus 8-91 verschlüsselt wird.

Die prä- und postoperative Schmerztherapie ist bei einer offen chirurgischen radikalen Uterus-exstirpation mit pelviner und paraaortaler Lymphadenektomie im Kode enthalten.

5-685.3 *Radikale Uterusexstirpation mit pelviner und paraaortaler Lymphadenektomie*

**Beispiel 3**

Eine epidurale Schmerztherapie als alleinige therapeutische Maßnahme (ohne direkten Zusammenhang mit einer anderen Prozedur), zum Beispiel während eines stationären Aufenthaltes mit Chemotherapie (3 Tage, 2 Medikamente) bei metastasierendem Karzinom, wird gesondert kodiert.

8-543.32 *Mittelgradig komplexe und intensive Blockchemotherapie, 3 Tage, 2 Medikamente*

8-910 *Epidurale Injektion und Infusion zur Schmerztherapie*

Eigenständige Prozeduren, die nicht im direkten Zusammenhang mit einer operativen Prozedur stehen, werden getrennt kodiert.

**Beispiel 4**

Ein präoperatives CT des Abdomens mit Kontrastmittel und eine Hemikolektomie links werden beide kodiert.

3-225 *Computertomographie des Abdomens mit Kontrastmittel*

5-455.64 *Partielle Resektion des Dickdarmes, Resektion des Colon descendens mit linker Flexur [Hemikolektomie links], offen chirurgisch mit Anastomosen-Anus praeter*

# P003s Hinweise und formale Vereinbarungen für die Benutzung des OPS

Dieser Abschnitt der Kodierrichtlinien ist weitgehend identisch mit den Hinweisen zur Benutzung des OPS und ist insbesondere durch Beispiele erweitert.

## Aufbau und Kodestruktur

Der Operationen- und Prozedurenschlüssel ist ein überwiegend numerischer, hierarchisch strukturierter Schlüssel. Er weist überwiegend einen 5-stelligen Differenzierungsgrad auf, bezogen auf die International Classification of Procedures in Medicine (ICPM) der WHO. Einige Kodes sind jedoch nur 4-stellig differenziert.

Es gibt folgende Hierarchieebenen:

Kapitel
Bereichsüberschriften
3-Steller
4-Steller
5-Steller
6-Steller

3-Steller-Klassen werden auch als Kategorien, 4- bis 6-Steller als (Sub)kategorien bezeichnet.

In einigen Kodebereichen wird eine alphanumerische Gliederungsstruktur verwendet, da die zur Verfügung stehenden 10 numerischen Untergliederungen für die erforderlichen Inhalte nicht ausreichend waren. Die alphanumerischen Notationen finden sich in der 4., 5. und 6. Stelle der Systematik.

Eine alphanumerische Angabe wurde ebenfalls für die Bezeichnung der Resteklassen „Sonstige ...“ und „Nicht näher bezeichnete ...“ gewählt. Dadurch war es möglich, zwei weitere numerische Positionen für fachspezifische Inhalte zu gewinnen. Die Position „x“ beinhaltet dabei sonstige Prozeduren, die Position „y“ nicht näher bezeichnete Prozeduren. Der 4-stellige Kode „Andere ...“ ist als Platzhalter für spätere Erweiterungen durch Neuentwicklungen und bisher nicht berücksichtigte Prozeduren gedacht.

Die Textbeschreibung auf der 5. und 6. Gliederungsstelle ist in Buchausgaben oft aus Gründen der Übersichtlichkeit verkürzt angegeben. Sie enthält nur die wesentlichen Unterscheidungsmerkmale gegenüber der zugehörigen Textbeschreibung der jeweils übergeordneten Gliederungsstelle. In der EDV-Version und in den Metadaten des DIMDI ist der OPS in allen Gliederungstellen vollständig ausformuliert.

**Buchausgabe:**

**5-44** **Andere Operationen am Magen**
*Inkl.:* Innere Schienung

...

**5-448** **Andere Rekonstruktion am Magen**
*Hinw.:* Der Zugang ist für die mit ** gekennzeichneten Kodes in der 6. Stelle nach folgender Liste zu kodieren:

0 Offen chirurgisch abdominal
1 Offen chirurgisch thorakal
2 Laparoskopisch
3 Umsteigen laparoskopisch - offen chirurgisch
x Sonstige

../.. (wird fortgesetzt)

**P003**

../.. (Fortsetzung)

| | | | |
|---|---|---|---|
| ** | 5-448.0 | Naht (nach Verletzung) | |
| ** | 5-448.1 | Verschluss einer Gastrostomie oder (Ernährungs-)Fistel | |
| ** | 5-448.2 | Gastropexie | |
| ** | 5-448.3 | Kardiaplastik (z.B. nach Belsey) | |
| ** | 5-448.4 | Fundoplikatio | |
| | 5-448.5 | Hemifundoplikatio | |
| | | .50 | Offen chirurgisch abdominal |
| | | .51 | Offen chirurgisch thorakal |
| | | .52 | Laparoskopisch |
| | | .53 | Umsteigen laparoskopisch - offen chirurgisch |
| | | .54 | Endoskopisch |
| | | .5x | Sonstige |
| ** | 5-448.6 | Hemifundoplikatio mit Hiatusnaht | |
| ** | 5-448.a | Vertikale Gastroplastik nach Mason | |
| ** | 5-448.b | Implantation oder Wechsel eines nicht anpassbaren Magenbandes | |
| ** | 5-448.c | Implantation oder Wechsel eines anpassbaren Magenbandes | |
| ** | 5-448.d | Neufixierung eines dislozierten Magenbandes | |
| ** | 5-448.e | Entfernung eines Magenbandes | |
| | 5-448.f | Magenplikatur | |
| | | .f0 | Offen chirurgisch |
| | | .f1 | Laparoskopisch |
| | | .f2 | Umsteigen laparoskopisch - offen chirurgisch |
| | | .f3 | Endoskopisch |
| | | .fx | Sonstige |
| ** | 5-448.x | Sonstige | |
| | 5-448.y | N.n.bez. | |

**EDV (Metadaten):**

Neu dazu kommende Textpassagen sind durch Fettdruck gekennzeichnet.

| | |
|---|---|
| **5-44** | **Andere Operationen am Magen** |
| ... | |
| 5-448 | Andere Operationen am Magen: **Andere Rekonstruktion am Magen** |
| 5-448.0 | Andere Operationen am Magen: Andere Rekonstruktion am Magen: **Naht (nach Verletzung)** |
| 5-448.00 | Andere Operationen am Magen: Andere Rekonstruktion am Magen: Naht (nach Verletzung): **Offen chirurgisch abdominal** |
| 5-448.01 | Andere Operationen am Magen: Andere Rekonstruktion am Magen: Naht (nach Verletzung): **Offen chirurgisch thorakal** |
| 5-448.02 | Andere Operationen am Magen: Andere Rekonstruktion am Magen: Naht (nach Verletzung): **Laparoskopisch** |
| 5-448.03 | Andere Operationen am Magen: Andere Rekonstruktion am Magen: Naht (nach Verletzung): **Umsteigen laparoskopisch - offen chirurgisch** |
| 5-448.0x | Andere Operationen am Magen: Andere Rekonstruktion am Magen: Naht (nach Verletzung): **Sonstige** |
| 5-448.1 | Andere Operationen am Magen: Andere Rekonstruktion am Magen: **Verschluss einer Gastrostomie oder (Ernährungs-)Fistel** |
| 5-448.10 | Andere Operationen am Magen: Andere Rekonstruktion am Magen: Verschluss einer Gastrostomie oder (Ernährungs-)Fistel: **Offen chirurgisch abdominal** |
| ... | |

../.. (wird fortgesetzt)

../.. (Fortsetzung)

| | |
|---|---|
| 5-448.x | Andere Operationen am Magen: Andere Rekonstruktion am Magen: **Sonstige** |
| 5-448.x0 | Andere Operationen am Magen: Andere Rekonstruktion am Magen: Sonstige: **Offen chirurgisch abdominal** |
| ... | |
| 5-448.y | Andere Operationen am Magen: Andere Rekonstruktion am Magen: **N.n.bez.** |

**Achtung:** Hinweise, Inklusiva und Exklusiva fehlen in den Metadaten.

### Reihenfolge und Besetzung der Kodes

Im vorliegenden Schlüssel sind nicht alle 4-stelligen Kodepositionen besetzt. Auf ein „Aufrücken" der nachfolgenden Kodes wurde aus Gründen der Vergleichbarkeit mit der ICPM der WHO verzichtet. Die freien Kodes stehen für ggf. später erforderliche Erweiterungen zur Verfügung.

### Topographische Gliederung

Der Operationen- und Prozedurenschlüssel weist in Kapitel 5 Operationen eine topographisch-anatomische Gliederung auf. Auf eine fachgebietsbezogene Gliederung wurde verzichtet. Dies bedeutet, dass Eingriffe, die von mehreren Fachgebieten durchgeführt werden, unter dem jeweiligen Organkapitel zu finden sind. So wurden z.B. die kinderchirurgischen Prozeduren in die jeweiligen organbezogenen Kapitel integriert. Es gibt demnach keine altersbezogene Gliederung mit Ausnahme einiger weniger Schlüsselnummern in Kapitel 8 (Neugeborene).

Abweichend von Kapitel 5 Operationen sind die Kapitel 1, 3, 6, 8 und 9 des Operationen- und Prozedurenschlüssels nach medizinischen Verfahren strukturiert.

### Informationsgehalt eines Einzelkodes

Grundprinzip des OPS ist die Abbildung eines durchgeführten Eingriffes möglichst mit einem Kode (monokausale Kodierung). Das bedeutet: jeder Einzelkode enthält normalerweise alle Informationen für eine Prozedur mit allen notwendigen Komponenten, wie z.B. Vorbereitung, Lagerung, Anästhesie, Zugang, die eigentliche Operation, Naht, usw. (s.a. den Abschnitt „Prozedurenkomponenten" in DKR P001 *Allgemeine Kodierrichtlinien für Prozeduren* (Seite 37)).

**Beispiel 1**

5-351.12 *Mitralklappenersatz, offen chirurgisch, durch Xenotransplantat (Bioprothese)*

Dieser Kode enthält die präoperative Vorbereitung, die Anästhesie, die Lagerung, den Zugang, die eigentliche Operation, die Klappenprothese, ..., die Hautnaht sowie die übliche postoperative Versorgung ggf. mit Weiterführung der Beatmung bis zu einer Dauer von 24 Stunden. Außerdem legt ein Hinweis bei 5-351 fest, dass die Anwendung der Herz-Lungen-Maschine im Kode enthalten ist. Dies gilt nicht für die Anwendung der Herz-Lungen-Maschine in tiefer oder profunder Hypothermie und nicht für die Anwendung der Herz-Lungen-Maschine mit intraaortaler Ballonokklusion (s.a. DKR 0908 *Zusätzliche Prozeduren im Zusammenhang mit Herzoperationen* (Seite 102)).

## Kombinationskodes

Es gibt aber auch Kodes für kombinierte Eingriffe einschließlich ihrer Komponenten, bei denen mehrere einzeln durchführbare Eingriffe in einer Sitzung vorgenommen werden. Sie sind dann zu verwenden, wenn sie den kombinierten Eingriff vollständig beschreiben und die Kodierrichtlinien bzw. Hinweise nichts anderes vorschreiben.

**Beispiel 2**

5-063.2 *Thyreoidektomie* ***mit*** *Parathyreoidektomie*

## Mehrfachkodierung

In einigen Bereichen ist eine Kodierung von Operationen mit mehreren Kodes vorgesehen. Dies ist insbesondere für die Abbildung komplexer Eingriffe erforderlich. In diesen Fällen wurden im OPS Hinweise formuliert, die auf eine gesonderte Kodierung der einzeln durchgeführten Eingriffe verweisen.

**Beispiel 3**

**5-820** ***Implantation einer Endoprothese am Hüftgelenk***

Hinw: Eine durchgeführte Pfannendachplastik ist gesondert zu kodieren (5-829.1)
Eine durchgeführte Pfannenbodenplastik ist gesondert zu kodieren (5-829.h)
Eine durchgeführte Spongiosaplastik ist gesondert zu kodieren (5-784 ff.)
Die zusätzliche Verwendung von Osteosynthesematerial ist gesondert zu kodieren (5-786 ff.)
Die Verwendung einer Gelenkschnapp-Pfanne ist gesondert zu kodieren (5-820.7 ff.)
Die komplexe Erstimplantation einer Endoprothese z.B. mit Femurersatz oder mit Ersatz benachbarter Gelenke ist gesondert zu kodieren (5-829.a)
Die Verwendung einer Tumorendoprothese ist gesondert zu kodieren (5-829.c)
Die Verwendung einer hypoallergenen Prothese ist gesondert zu kodieren (5-829.e)
Aufwendige Gipsverbände sind gesondert zu kodieren (8-310 ff.)
Die Implantation einer Endoprothese nach vorheriger Explantation ist gesondert zu kodieren (5-829.n)
Ein durchgeführter alloplastischer Knochenersatz ist gesondert zu kodieren (5-785 ff.)
Die Implantation einer CAD-CAM-Prothese ist mit dem jeweiligen Kode für die Implantation der Endoprothese und den Zusatzkodes 5-829.m oder 5-829.p zu kodieren

Die Angabe zur Verwendung von Zement ist in der 6. Stelle nach folgender Liste zu kodieren:

| | |
|---|---|
| 0 | Nicht zementiert |
| 1 | Zementiert |
| 2 | Hybrid (teilzementiert) |

** 5-820.0 *Totalendoprothese*

** 5-820.2 *Totalendoprothese, Sonderprothese*

*Inkl.:* Langschaft, Tumorprothese

**Beispiel 4**

Unter Beachtung der Hinweise aus 5-820 ergeben sich zum Beispiel für die Kodierung einer Implantation einer Totalendoprothese am Hüftgelenk mit Spongiosaplastik folgende Kodes:

| | |
|---|---|
| 5-820.00 | *Totalendoprothese, nicht zementiert* |
| 5-784.0d | *Transplantation von Spongiosa, autogen, offen chirurgisch: Becken* |
| 5-783.0d | *Entnahme eines Knochentransplantates: Spongiosa, eine Entnahmestelle, Becken* |

## Eingeschränkte Gültigkeit von Kodes

Bestimmte Kodes in den Kapiteln 1 und 8 des Operationen- und Prozedurenschlüssels bilden für ein spezifisches Patientenklientel bzw. für eine spezifische Altersgruppe ein Unterscheidungskriterium für die Zuordnung zu unterschiedlichen Fallgruppen in Entgeltsystemen. Diese Kodes sind deshalb mit einem Hinweis auf ihre eingeschränkte Anwendung versehen. Eine breite Anwendung dieser Kodes für den gesamten Krankenhausbereich hätte eine Überdokumentation zur Folge, die nicht sinnvoll ist.

## Versorgung intraoperativer Komplikationen

Die Versorgung von intraoperativen Komplikationen wird gesondert kodiert.

## Zusatzkodes

Der Operationen- und Prozedurenschlüssel sieht vor, weitere ergänzende Angaben zu einer Operation oder Maßnahme zusätzlich zu kodieren.

Diese Zusatzkodes sind ergänzend zu verwenden, sofern die Information nicht schon im Kode selbst enthalten ist. Zusatzkodes sind sekundäre Kodes und dürfen nicht selbständig, sondern nur zusätzlich zu einem primären Kode benutzt werden. Sie sind also nur in Kombination mit dem durchgeführten, inhaltlich leitenden Eingriff zulässig. Dabei kann der Primärkode auch durch zwei oder mehr Zusatzkodes ergänzt werden.

Zusatzkodes sind durch die Verwendung von Begriffen wie „Zusatzkode", „Zusatzkodierung", „Zusatzinformation" o.Ä. im Klassentitel oder im Hinweis zu erkennen.

## Zusatzinformationen

Zusatzkodes können außer als Einzelkodes in Form von speziellen Bereichen (z.B. am Ende des Kapitels 5: *Zusatzinformationen zu Operationen* (5-93 bis 5-99)) vorhanden sein.

## Ein- und Ausschlussbemerkungen und Hinweise

Zur korrekten Anwendung des Schlüssels wurden Hinweise, Einschluss- und Ausschlussbemerkungen formuliert. Diese kann es auf jeder Hierarchieebene geben: nach Kapitelüberschriften, nach Bereichsüberschriften und nach Kategorien und Subkategorien. Beim Kodieren ist daher für jeden Kode/jede Kategorie jeweils bis zur höchstmöglichen Hierarchieebene zu prüfen, ob sich dort Ein- und Ausschlussbemerkungen und Hinweise finden, die auf den Kode/die Kategorie anzuwenden sind.

Folgende Begriffe und Symbole werden dafür verwendet:

## Einschlussbemerkungen („Inkl.:")

Die Einschlussbemerkungen eines Kodes dienen der näheren Beschreibung des Inhaltes des Kodes, z.B. Nennung von Bestandteilen der Prozedur, die enthalten sind und nicht zusätzlich kodiert werden, oder geben Beispiele für Maßnahmen, die diesem Kode (ebenfalls) zugeordnet sind.

Grundsätzlich gilt, dass regelhafte Bestandteile einer Prozedur (Blutstillung, Drainage, Verband etc.) nicht explizit als Inklusivum aufgeführt sind, eine explizite Nennung kann aber zur Verdeutlichung erfolgen. Ausnahmen für Subkodes können über Hinweise (*Hinw.:*) angezeigt werden.

Beispiele für ein Inklusivum zur näheren Beschreibung:

**Beispiel 5**

1-415 *Biopsie ohne Inzision an der Gesichtshaut*
*Inkl.:* *Kopfhaut*

Die Biopsie ohne Inzision an der Kopfhaut ist mit dem Kode 1-415 zu verschlüsseln.

**Beispiel 6**

5-038.4 *Implantation oder Wechsel einer Medikamentenpumpe zur intrathekalen und/oder epiduralen Infusion*
*Inkl.:* *Ersteinstellung*

Die Ersteinstellung der Medikamentenpumpe ist in den Kodes im Bereich 5-038.4 enthalten und nicht gesondert zu kodieren.

Beispiel für ein Inklusivum mit beispielhaft genannten Maßnahmen:

**Beispiel 7**

3-035 *Komplexe differenzialdiagnostische Sonographie des Gefäßsystems mit quantitativer Auswertung*
*Inkl.:* *B-Flow-Verfahren, Farbdopplersonographie/Farbduplexsonographie, fetomaternale Dopplersonographie*

Das B-Flow-Verfahren, die Farbdopplersonographie, die Farbduplexsonographie und die fetomaternale Dopplersonographie sind mit dem Kode 3-035 zu kodieren.

Es kann auch ein und dasselbe Inklusivum entweder als Bestandteil der Prozedur im Kode enthalten sein oder, sofern die Art der Durchführung dem Kode entspricht, als eigenständige Maßnahme mit diesem Kode verschlüsselt werden.

**Beispiel 8**

5-451 *Lokale Exzision und Destruktion von erkranktem Gewebe des Dünndarmes*
*Inkl.:* *Blutstillung*

Die im Rahmen einer lokalen Exzision oder Destruktion von erkranktem Gewebe des Dünndarmes erfolgte Blutstillung ist in den Kodes im Bereich 5-451 enthalten und nicht gesondert zu kodieren; eine Ausnahme hiervon wird für den Subkode 5-451.7 durch einen Hinweis (*Hinw.:*) angezeigt.

Die lokale Destruktion von erkranktem Gewebe des Dünndarmes ausschließlich zum Zweck der Blutstillung und nicht im Rahmen eines anderen Eingriffs ist ebenfalls mit einem Kode aus 5-451 zu verschlüsseln.

## Ausschlussbemerkungen („Exkl.:")

Die Ausschlussbemerkungen eines Kodes dienen der Abgrenzung des Inhaltes des Kodes und nennen Maßnahmen, die einem oder mehreren **anderen** Kodes zuzuordnen sind; der oder die zutreffenden anderen Kodes sind jeweils angegeben.

Ausschlussbemerkungen werden i.d.R. nicht angegeben, wenn der auszuschließende Inhalt in der unmittelbar nachfolgenden Kodeliste enthalten ist.

Eine als Ausschluss genannte Maßnahme ist eine – gegenüber der im Kode selbst klassifizierten Maßnahme – abgrenzbare und andersartige Maßnahme, die folglich auch anders klassifiziert wird. Werden beide Maßnahmen am Patienten durchgeführt, können auch beide Kodes nebeneinander verwendet werden.

**Beispiel 9**

5-784 *Knochentransplantation und -transposition*
*Exkl.: Knorpeltransplantation (5-801.b ff., 5-812.9 ff.)*

Eine Knorpeltransplantation ist mit einem Kode aus den Bereichen 5-801.b ff. oder 5-812.9 ff. zu kodieren.

Wurden bei einem Patienten z.B. eine offene autogene Spongiosa-Transplantation **und** eine offene Knorpeltransplantation durchgeführt, sind ein Kode aus dem Bereich 5-784 **und** ein Kode aus 5-801.b ff. anzugeben.

Wenn eine Ausschlussbemerkung keine Kodeangabe enthält, ist die Maßnahme im OPS nicht zu kodieren.

**Beispiel 10**

1-334 *Urodynamische Untersuchung*
*Exkl.: Uroflowmetrie*

## Hinweise („Hinw.:")

Die aufgeführten Hinweise haben z.B. folgende Funktion:

- Anmerkung zur gesonderten Kodierung von Teilkomponenten einer komplexen Operation (siehe Abschnitt Mehrfachkodierung, Beispiel 3 (Seite 42))
- Anmerkung zur zusätzlichen Kodierung von ergänzenden Angaben einer Operation (siehe Abschnitte Zusatzkodes und Zusatzinformationen)
- Hinweis auf die gesonderte Kodierung des Zuganges
- Hinweis, wann dieser Kode verwendet werden kann
- Hinweis, dass der Kode nur einmal pro stationären Aufenthalt anzugeben ist

## und folgende („ff.")

In den Ausschlussbemerkungen und Hinweisen kann auf einzelne Kodes oder Kodegruppen verwiesen werden. Das „ff." wird verwandt, um alle untergeordneten Kodes des jeweiligen Schlüssels zu bezeichnen. So bedeutet 1-212 ff. alle endständigen Kodes unter 1-212, also 1-212.0 bis 1-212.y. Das „ff." kann ab den vierstelligen Kodes abwärts angewendet werden.

## Listen

Listen wurden eingeführt, um für einen oder mehrere Kodes geltende, einheitliche Untergliederungen in der 6. Stelle aus Gründen der Übersicht zusammenzufassen. Listen werden z. B. in folgenden Bereichen verwendet:

- Lokalisationsangaben für die Bezeichnung der Blutgefäße
- Bezeichnungen von Knochen und Gelenken
- Angaben zu Zugängen und Verfahren

Wird in den Listen mit Lokalisationsangaben ein „und“ verwendet, ist dies immer sowohl im Sinne von „und“ als auch im Sinne von „oder“ zu verstehen. (s.a. Verwendung von „und“)

Auf die Gültigkeit einer Liste für einen Kode wird jeweils durch einen Hinweis aufmerksam gemacht. Listen gelten generell nur für die im Kode ausgewiesenen spezifischen Kodepositionen, nicht jedoch für die Resteklasse „.y Nicht näher bezeichnet“.

An einigen Stellen ist darauf zu achten, dass nicht jede Listenposition mit jedem 5-Steller kombinierbar ist.

## Verwendete Begriffe und Symbole

### Verwendung von „und“

Der Begriff „und“ wird in folgenden Fällen im Sinne von „und/oder“ verwendet:

- bei 3- und 4-stelligen Kodes, z.B. bei der Aufzählung von Prozeduren wie „Inzision, Exzision und Destruktion ...“ oder von Lokalisationen wie „... Naht eines Nerven und Nervenplexus“
- bei nicht endständigen 5-stelligen Kodes, deren Klassentitel ausschließlich Lokalisationsangaben ohne weiteren Zusatz enthält und die ihre 6. Stelle über eine Lokalisationsliste erhalten (Bsp. 5-380.1 ** *Arterien Schulter und Oberarm*)
- bei endständigen 5-stelligen Kodes, deren Klassentitel ausschließlich Lokalisationsangaben ohne weiteren Zusatz enthält (Bsp. 1-502.2 *Oberarm und Ellenbogen*)
- in den Lokalisationslisten für die 6. Stellen (z.B. Liste unter 5-89)

Bei nicht endständigen 5-stelligen Kodes mit Lokalisationsangaben, die ihre 6. Stelle nicht über eine Lokalisationsliste erhalten, sondern z.B. über eine Zugangsliste, wird „und“ also ausschließlich im Sinne von „und“ verwendet. Dasselbe gilt für endständige und nicht endständige 5-stellige Kodes, deren Klassentitel außer Lokalisationsangaben weitere Zusätze enthält, hier ist das „und“ tatsächlich als kumulatives „und“ zu verstehen (Bsp. 5-016.4 *Schädelbasis und Hirnhäute, Tumorgewebe*; 5-455.9** *Resektion des Colon ascendens mit Coecum und rechter Flexur und Colon transversum [Hemikolektomie rechts mit Transversumresektion]*).

### Verwendete Symbole

** Ein Doppelstern (**) links neben dem jeweiligen Kode kennzeichnet 5-Steller, bei denen für die Kodierung eine 6-stellige Untergliederung zu benutzen ist, die durch die Kombination des 5-Stellers mit einer Liste entsteht.

( ) Runde Klammern innerhalb einer Prozedurbezeichnung enthalten ergänzende Bezeichnungen oder Erläuterungen zu dieser Prozedurenbezeichnung. Diese Angaben können vorliegen, aber auch fehlen, ohne dass die Verschlüsselung dadurch beeinflusst wird. Runde Klammern nicht innerhalb einer Prozedurenbezeichnung enthalten ergänzende Angaben wie Erläuterungen oder Beispiele.

Runde Klammern umschließen Angaben von Kodes oder Kodebereichen in Hinweisen und Exklusiva.

[ ] Eckige Klammern enthalten Synonyme, alternative Formulierungen, andere Schreibweisen und Abkürzungen zu einer Bezeichnung. Eckige Klammern umschließen Angaben zu den gültigen 6. Stellen bei postkombinierten Kodes.

⇄/↔ Alle Schlüsselnummern, die mit einem Zusatzkennzeichen (**R**=rechts, **L**=links, **B**=beidseitig) versehen werden müssen, sind in dieser Fassung mit dem Zeichen (⇄ oder ↔) gekennzeichnet.

### Verwendete Schreibweisen

Die Nomenklatur im vorliegenden Schlüssel lehnt sich an die deutsche Fassung der ICD-10 an. Entsprechend werden Prozedurenbezeichnungen sowie Fachbezeichnungen der Anatomie in der Regel in deutscher Schreibweise angegeben. Sofern es sich um Fachbezeichnungen aus mehreren Wörtern oder um lateinische Termini technici handelt, wurde die lateinische Schreibweise verwendet. Trivialbezeichnungen sind in deutscher Schreibweise angegeben. Deutsch-lateinische Mischformen wurden nach Möglichkeit vermieden. Grundsätzlich wurde die im medizinischen Duden verwendete Schreibweise übernommen.

## P004f Nicht vollendete oder unterbrochene Prozedur

Wenn eine Prozedur aus irgendeinem Grund unterbrochen oder nicht vollendet wurde, ist wie folgt vorzugehen:

1. Wenn von einem laparoskopisch/endoskopischen Verfahren auf „offen chirurgisch“ umgestiegen wird, so ist zu prüfen, ob es für den Umstieg einen eigenen Kode im OPS gibt.
   a. Gibt es einen spezifischen Kode für „Umsteigen auf offen chirurgisch“, so ist dieser zu verwenden (siehe Beispiel 1).
   b. Gibt es dafür keinen spezifischen Umsteigekode, so wird **nur** die offen chirurgische Prozedur kodiert (siehe Beispiel 2).
2. Gibt es einen spezifischen Kode für eine misslungene Prozedur (siehe Beispiel 3), so ist dieser zu verwenden. In diesen Fall ist der Zusatzkode 5-995 *Vorzeitiger Abbruch einer Operation (Eingriff nicht komplett durchgeführt)* nicht anzugeben.
3. Lässt sich die bisher erbrachte Teilleistung mit dem OPS kodieren, so wird nur die Teilleistung kodiert (siehe Beispiele 4 und 5).
4. Wird eine Prozedur nahezu vollständig erbracht, so wird sie ohne Zusatzkode 5-995 kodiert.
5. In allen anderen Fällen ist die geplante, aber nicht komplett durchgeführte Prozedur zu kodieren; bei Operationen ist zusätzlich der OPS-Kode 5-995 anzugeben.

**Beispiel 1**

Eine laparoskopisch begonnene Hysterektomie wird fortgesetzt als (offen chirurgische) abdominale Hysterektomie. Als Prozedur wird in diesem Fall kodiert:

| | |
|---|---|
| 5-683.04 | *Uterusexstirpation [Hysterektomie], ohne Salpingoovarektomie, Umsteigen endoskopisch – offen chirurgisch* |

**Beispiel 2**

Versuchte endoskopische Erweiterung des Karpal-Tunnels, Umwandlung in einen offen chirurgischen Eingriff. Als Prozedur wird in diesem Fall kodiert:

| | |
|---|---|
| 5-056.40 | *Neurolyse und Dekompression eines Nerven, Nerven Hand, offen chirurgisch* |

**Beispiel 3**

Für einige misslungene Prozeduren gibt es spezifische Kodes.

| | |
|---|---|
| 5-733 | *Misslungene vaginale operative Entbindung und zugehörige 5-Steller* |
| 8-510.1 | *Misslungene äußere Wendung* |

**Beispiel 4**

Wenn eine Laparotomie vorgenommen wurde, um eine Appendektomie durchzuführen, aber die Appendektomie aufgrund eines Herzstillstandes nicht ausgeführt wurde, wird nur die Laparotomie kodiert.

| | |
|---|---|
| 5-541.0 | *Explorative Laparotomie* |

**Beispiel 5**

Wenn die Operation eines Ösophagus-Ca vor der Präparation des Ösophagus wegen Inoperabilität abgebrochen wurde, wird nur die durchgeführte Thorakotomie kodiert.

| | |
|---|---|
| 5-340.1 | *Explorative Thorakotomie* |

# P005s Multiple Prozeduren/Prozeduren, unterschieden auf der Basis von Größe, Zeit oder Anzahl/Bilaterale Prozeduren

## Multiple Prozeduren/Prozeduren, unterschieden auf der Basis von Größe, Zeit oder Anzahl

Die Prozedurenkodierung soll, wo es möglich ist, den Aufwand widerspiegeln, und daher sind allgemein multiple Prozeduren so oft zu kodieren, wie sie während der Behandlungsphase durchgeführt wurden.

**Beispiel 1**

Bei einem Patienten mit chronisch ischämischer Herzkrankheit wird in unterschiedlichen Sitzungen jeweils ein nicht medikamentefreisetzender Stent in unterschiedliche Koronararterien eingebracht.

| | | |
|---|---|---|
| Prozeduren: | 8-837.k0 | *Perkutan-transluminale Gefäßintervention an Herz und Koronargefäßen, Einlegen eines nicht medikamente-freisetzenden Stents, ein Stent in eine Koronararterie* |
| | 8-837.k0 | *Perkutan-transluminale Gefäßintervention an Herz und Koronargefäßen, Einlegen eines nicht medikamente-freisetzenden Stents, ein Stent in eine Koronararterie* |

**Anmerkung:** Mehrere Sitzungen während eines stationären Aufenthaltes sind mit mehreren Kodes zu verschlüsseln.

**Ausnahmen:**

1. Nur **einmal** während einer **Sitzung** zu kodieren sind: z.B. multiple Exzisionen von Hautläsionen, multiple Biopsien oder ähnlich aufwändige Prozeduren, wenn diese bzgl. der Lokalisation an gleicher Stelle kodierbar sind (siehe Beispiel 2).

**Beispiel 2**

Ein Patient wird zur Exzision von zehn Läsionen aufgenommen: eine bei rezidivierendem Basalzellkarzinom der Nase, drei Läsionen bei Basalzellkarzinom am Unterarm, drei Läsionen bei Keratosis solaris am Rücken, eine Läsion bei Keratosis solaris am Unterschenkel und zwei Läsionen bei Basalzellkarzinom am Ohr.

| | | |
|---|---|---|
| Hauptdiagnose: | C44.3 | *Basalzellkarzinom, Nase, rezidivierend* |
| Nebendiagnose(n): | C44.2 | *Basalzellkarzinom, Ohr* |
| | C44.6 | *Basalzellkarzinom, Unterarm* |
| | C97! | *Bösartige Neubildungen als Primärtumoren an mehreren Lokalisationen* |
| | L57.0 | *Keratosis solaris* |
| Prozeduren: | 5-212.0 | *Exzision und Destruktion von erkranktem Gewebe an der äußeren Nase* |
| | 5-181.0 | *Exzision und Destruktion von erkranktem Gewebe des äußeren Ohres* |
| | 5-894.08 | *Lokale Exzision von erkranktem Gewebe an Haut und Unterhaut, Unterarm* |
| | 5-919.0 | *Operative Versorgung von Mehrfachtumoren an einer Lokalisation der Haut in einer Sitzung, 3-5 Tumoren* |
| | 5-894.0a | *dto., Rücken* |
| | 5-894.0f | *dto., Unterschenkel* |

**P005**

**2.** Nur **einmal** während einer **stationären Behandlung** zu kodierende Prozeduren sind aus pragmatischen Gründen **unter Angabe des Datums der ersten Leistung** anzugeben,

**2.1** wenn Hinweise oder Richtlinien anweisen, einen Kode nur einmal anzugeben bzw. wenn Verfahren während einer stationären Behandlung grundsätzlich wiederholt durchgeführt werden (s.a. nachfolgende, nicht abschließende Liste in Tabelle 1).

| **Tabelle 1:** | **Prozeduren, die jeweils nur einmal pro stationärem Aufenthalt zu kodieren sind** |
|---|---|
| | ▪ Verband bei großflächigen und schwerwiegenden Hauterkrankungen (8-191)<br>▪ Applikation von Medikamenten und Nahrung (8-01)<br>▪ Diagnostische perkutane Punktion der Pleurahöhle (1-844)<br>▪ Therapeutische perkutane Punktion von Organen des Thorax, Pleurahöhle (8-152.1)<br>▪ Diagnostische (perkutane) Punktion und Aspiration der Bauchhöhle, Aszitespunktion (1-853.2)<br>▪ Therapeutische perkutane Punktion der Bauchhöhle (8-153)<br>▪ Spülung (Lavage) (8-17)<br>▪ Entfernung von erkranktem Gewebe an Haut und Unterhaut ohne Anästhesie (im Rahmen eines Verbandwechsels) bei Vorliegen einer Wunde (8-192)<br>▪ Lagerungsbehandlung (8-390)<br>▪ Frührehabilitative Komplexbehandlung (8-55)<br>▪ Physikalisch-therapeutische Einzelmaßnahmen (8-56)<br>▪ Elektrostimulation, Elektrotherapie und Dauer der Behandlung durch fokussierten Ultraschall (8-63 bis 8-66, außer 8-630.3)<br>▪ Offenhalten der oberen Atemwege (8-700)<br>▪ Sauerstoffzufuhr bei Neugeborenen (8-720)<br>▪ Schmerztherapie (8-91)<br>▪ Patientenmonitoring (8-920 bis 8-924, 8-930 bis 8-932)❶, (8-925, 8-933)<br>▪ Phoniatrische und pädaudiologische Komplexbehandlung (9-31)<br>▪ Psychosoziale, psychosomatische und neuropsychologische Therapie (9-40, außer 9-403) |

**Anmerkung:**

❶ Patientenmonitoring ist nur dann zu kodieren, wenn es sich um eine intensivmedizinische Überwachung oder Behandlung handelt und wenn es nicht Komponente einer anderen Prozedur (z.B. Beatmung, Narkose) ist.

**2.2** wenn Verfahren Mengenangaben (z.B. Bluttransfusionen) oder Zeitangaben im Kode enthalten (s.a. nicht abschließende Liste in Tabelle 2)

Bestimmte Prozeduren des OPS, insbesondere aus Kapitel 6 und 8, werden auf der Basis von **Größe, Zeit oder Anzahl** unterschieden.

Hier sind die Mengen- bzw. Zeitangaben zu addieren und die Summe ist einmal pro Aufenthalt zu kodieren.

Soweit der OPS für die Gabe von Medikamenten oder Blutprodukten eine Dosis- bzw. Mengenangabe vorsieht, ist nur die dem Patienten tatsächlich verabreichte Dosis bzw. Menge zu kodieren (siehe Beispiel 3).

| **Tabelle 2:** | **Prozeduren, die jeweils nur einmal pro stationärem Aufenthalt als Summe zu kodieren sind** |
|---|---|
| | ▪ Applikation von Medikamenten (6-00)<br>▪ Maschinelle Beatmung und Atemunterstützung über Maske oder Tubus und Beatmungsentwöhnung (8-71)<br>▪ Transfusionen von Vollblut, Erythrozytenkonzentrat und Thrombozytenkonzentrat (8-800)<br>▪ Transfusion von Leukozyten (8-802)<br>▪ Transfusion von Plasma, Plasmabestandteilen und Infusion von Volumenersatzmitteln (8-81) |

**Beispiel 3**

| | |
|---|---|
| 8-810.8 | *Transfusion von rekombinantem Faktor VIII* |
| 8-810.83 | *Bis unter 500 Einheiten* |
| 8-810.84 | *500 Einheiten bis unter 1.000 Einheiten* |
| ... | ... |
| 8-810.8z | *280.000 oder mehr Einheiten* |

### Bilaterale Prozeduren

Der OPS sieht ab der Version 2005 für Prozeduren an paarigen Organen oder Körperteilen die Angabe eines Zusatzkennzeichens für die Seitigkeit (**R**=rechts, **L**=links, **B**=beidseitig) verpflichtend vor. Wenn eine Prozedur in einer Sitzung beidseitig durchgeführt wird, ist diese demnach mit dem Zusatzkennzeichen „**B**“ zu versehen. Anderenfalls wird die jeweilige Seite (**R, L**) angegeben.

**Beispiel 4**

Amputation **beider** Unterschenkel

5-864.8 **B** *Unterschenkelamputation n.n.bez,* ***beidseitig***

## P006a Laparoskopische/arthroskopische/endoskopische Prozeduren

Die Art des Eingriffes (laparoskopisch, arthroskopisch oder endoskopisch) ist im OPS in der Regel bei den Prozeduren durch eine Differenzierung auf der 5. oder 6. Stelle ausgewiesen.

**Beispiel 1**

Laparoskopische Entfernung der Gallenblase ohne Revision der Gallengänge

5-511.11 *Cholezystektomie, einfach,* ***laparoskopisch,*** *ohne laparoskopische Revision der Gallengänge*

**Beispiel 2**

| | | |
|---|---|---|
| **5-448** | | ***Andere Rekonstruktion am Magen*** |
| | | *Hinw.: Der Zugang ist für die mit ** gekennzeichneten Kodes in der 6. Stelle nach folgender Liste zu kodieren* |
| | 0 | *Offen chirurgisch abdominal* |
| | 1 | *Offen chirurgisch thorakal* |
| | 2 | ***Laparoskopisch*** |
| | 3 | *Umsteigen laparoskopisch - offen chirurgisch* |
| | x | *Sonstige* |
| ** 5-448.0 | | *Naht (nach Verletzung)* |
| ** 5-448.1 | | *Verschluss einer Gastrostomie oder (Ernährungs-)Fistel* |
| ** 5-448.2 | | *Gastropexie* |
| ** 5-448.3 | | *Kardiaplastik (z.B. nach Belsey)* |

Sollte diese Unterscheidung fehlen, was auch durch Weiterentwicklung von Operationstechniken möglich ist, so ist die Prozedur zu verschlüsseln und für die Art des Eingriffes (Zugangs) ist der entsprechende Zusatzkode anzugeben.

**Beispiel 3**

Endoskopisches Anlegen eines Liquorshuntes

| | |
|---|---|
| 5-023.00 | *Anlegen eines Liquorshuntes [Shunt-Implantation], Ableitung in den Herzvorhof, ventrikuloatrial* |
| 5-059.b | ***Andere Operationen an Nerven und Ganglien: Anwendung eines Endoskopiesystems*** |

## P007a Endoskopie multipler Gebiete (Panendoskopie)

Endoskopien multipler Gebiete sind nach dem am weitesten eingesehenen bzw. tiefsten Gebiet zu kodieren.

**Beispiel 1**

Eine einfache Ösophago-, Gastro-, Duodeno-, Jejuno- und Ileoskopie wird kodiert als

| | |
|---|---|
| 1-636.0 | *Diagnostische Intestinoskopie (Endoskopie des tiefen Jejunums und Ileums), einfach (durch Push-Technik)* |

**Beispiel 2**

Eine Endoskopie der oberen Atemwege mit Pharyngoskopie, Tracheoskopie und Bronchoskopie wird kodiert als

| | |
|---|---|
| 1-620.00 | *Diagnostische Tracheobronchoskopie mit flexiblem Instrument, ohne weitere Maßnahmen* |

## )08a Klinische Untersuchung in Allgemeinanästhesie

Eine klinische Untersuchung in Allgemeinanästhesie ist nur dann als eigene Prozedur zu kodieren, wenn die Untersuchung in Allgemeinanästhesie als selbständige Maßnahme durchgeführt wird. Sofern der OPS keinen spezifischen Schlüssel für diese Untersuchung enthält, so ist dann – und nur dann – der Schlüssel 1-100 *Klinische Untersuchung in Allgemeinanästhesie* zu verwenden (siehe Beispiel 2).

Erfolgt in der gleichen Sitzung ein invasiver oder operativer Eingriff, der eine Anästhesie erfordert, so ist die klinische Untersuchung nicht gesondert zu kodieren (siehe Beispiel 1).

**Beispiel 1**

Exzision einer Vaginalzyste und Untersuchung unter Anästhesie.

5-702.1 *Exzision von erkranktem Gewebe der Vagina*

**Beispiel 2**

Manuelle rektale Untersuchung unter intravenöser Allgemeinanästhesie.

1-100 *Klinische Untersuchung in Allgemeinanästhesie*

## 009a Anästhesie

Die Kodierung der Anästhesie mit einem Kode aus 8-90 sollte sich auf Ausnahmesituationen beschränken. Dies gilt beispielsweise dann, wenn Schockpatienten, Kleinkinder oder nicht kooperative Patienten eine Anästhesie erhalten, damit eine diagnostische oder therapeutische Prozedur durchgeführt werden kann, die normalerweise ohne Anästhesie erbracht wird.
Gibt es einen Kode für die durchgeführte Prozedur, so ist dieser zusammen mit einem Kode aus 8-90 für die Anästhesie anzugeben (siehe Beispiel 1). Gibt es keinen Kode für die durchgeführte Prozedur, so ist der Kode aus 8-90 für Anästhesie alleine anzugeben.

**Beispiel 1**

Ein Kleinkind wird zur Abklärung eines Verdachtes auf Hirntumor aufgenommen. Es wird ein Kernspintomogramm des Schädels unter Narkose durchgeführt.

3-820 *Magnetresonanztomographie des Schädels mit Kontrastmittel*
8-900 *Intravenöse Anästhesie*

## 013k Wiedereröffnung eines Operationsgebietes/Reoperation

Bei der Wiedereröffnung eines Operationsgebietes zur

- Behandlung einer Komplikation
- Durchführung einer Rezidivtherapie
- Durchführung einer anderen Operation in diesem Operationsgebiet

ist zunächst zu prüfen, ob die durchgeführte Operation mit Wiedereröffnung des Operationsgebietes im OPS durch einen spezifischen Kode im betreffenden Organkapitel kodiert werden kann, wie z.B.:

| | |
|---|---|
| 5-289.1 | *Operative Blutstillung* ***nach Tonsillektomie*** |
| 5-821.12 | *Wechsel einer Femurkopfprothese in Totalendoprothese, nicht zementiert* |

Gibt es keinen spezifischen Kode, dann ist die durchgeführte Operation zusammen mit einem Kode, wie z.B.

| | |
|---|---|
| 5-349.6 | ***Reoperation*** *an Lunge, Bronchus, Brustwand, Pleura, Mediastinum oder Zwerchfell* |
| 5-379.5 | ***Reoperation*** *an Herz und Perikard* |
| 5-559.3 | ***Revisionsoperation*** *an der Niere* |
| 5-749.0 | ***Resectio*** |
| 5-983 | ***Reoperation*** |

für die Reoperation anzugeben (siehe Beispiel 1 und 2).

In einigen Kapiteln des OPS gibt es eigene Kodes für eine Reoperation, die als eigenständige Kodes ausgewiesen sind, aber im Allgemeinen wie Zusatzkodes verwendet werden (siehe DKR 0909 *Revisionen oder Reoperationen an Herz und Perikard* (Seite 103)).

**Beispiel 1**

| | |
|---|---|
| 5-062.8 | *Andere partielle Schilddrüsenresektion: Subtotale Resektion* |
| **5-983** | ***Reoperation*** |

**Beispiel 2**

| | |
|---|---|
| 5-340.d | *Thorakoskopie zur Hämatomausräumung* |
| **5-349.6** | ***Reoperation an Lunge, Bronchus, Brustwand, Pleura, Mediastinum oder Zwerchfell*** |

## P014o Prozeduren, die normalerweise nicht verschlüsselt werden

Prozeduren, die routinemäßig bei den meisten Patienten und/oder mehrfach während eines Krankenhausaufenthaltes durchgeführt werden, werden nicht verschlüsselt, da sich der Aufwand für diese Prozeduren in der Diagnose oder in den anderen angewendeten Prozeduren widerspiegelt (siehe Beispiel 1). Sie wurden aus diesem Grunde auch nicht in den OPS aufgenommen. Diese sollen auch nicht mit den Resteklassen „Andere ...“ verschlüsselt werden (s.a. DKR P003 *Hinweise und formale Vereinbarungen für die Benutzung des OPS* (Seite 39)).

| **Tabelle 1:** | **Beispiele für nicht kodierbare Prozeduren** |
|---|---|

- Gipsverbände mit Ausnahme aufwändiger Gipsverbände (8-310)
- Verbände, außer bei großflächigen und schwerwiegenden Hauterkrankungen (8-191)
- Kardioplegie
- Kardiotokographie (CTG)
- Medikamentöse Therapie mit folgenden Ausnahmen:
  - bei Neugeborenen
  - nicht-antibiotische Chemotherapie
  - systemische Thrombolyse
  - Immunglobulingabe
  - Gabe von Gerinnungsfaktoren
  - Andere Immuntherapie (8-547)
  - antiretrovirale Therapie
  - Medikamente aus 6-00
- Ruhe-EKG
- Langzeit-EKG
- Belastungs-EKG
- 24-Stunden-Blutdruckmessung
- Legen einer Magensonde
- Legen eines transurethralen Blasenkatheters
- Subkutane Medikamentengabe, z. B. Heparin
- Blutentnahme
- Aufnahme- und Kontrolluntersuchung
- Visite
- Konsiliaruntersuchung
- Konventionelle Röntgenuntersuchungen
- Lungenfunktionstest mit Ausnahme von pneumologischen Funktionsuntersuchungen (1-71)
- Blutgasanalyse in Ruhe
- Atemgasanalyse
- Sonographien mit Ausnahme der Endosonographie und der komplexen differenzialdiagnostischen Sonographie mit digitaler Bild- und Videodokumentation

**Beispiel 1**

- Eine Röntgenaufnahme und ein Gipsverband sind bei der Diagnose einer Radius-Fraktur (Colles) üblich.
- Die intravenöse Gabe von Antibiotika wird bei der Diagnose einer Sepsis erwartet.
- Die Kardioplegie gehört zu einem herzchirurgischen Eingriff.

Es handelt sich also um Standardmaßnahmen bei bestimmten Diagnosen und Prozeduren, deren gesonderte Kodierung deshalb nicht erforderlich ist.

Verfahren, die sich bei der Entwicklung der DRGs doch als gruppierungsrelevant herausstellen sollten, werden im Rahmen der Pflege des OPS und der Kodierrichtlinien berücksichtigt.

# P015r Organentnahme und Transplantation

Bei Organentnahme und Transplantation ist zwischen Spender und Empfänger zu unterscheiden. Bei der Spende wird zwischen einer Lebendspende und einer postmortalen Spende unterschieden. Bei autogener Spende sind Spender und Empfänger identisch.

## 1. Untersuchung eines potenziellen Organ- oder Gewebespenders

Wird ein potenzieller Spender zu Voruntersuchungen vor einer möglichen Lebendspende stationär aufgenommen, ist als Hauptdiagnose

Z00.5 *Untersuchung eines potentiellen Organ- oder Gewebespenders*

zu kodieren, sofern die Organ- oder Gewebeentnahme nicht während desselben stationären Aufenthaltes erfolgt. Kodes aus Z52.– *Spender von Organen und Gewebe* sind **nicht** anzugeben.

## 2. Lebendspende

Für Lebendspender, die zur Spende von Organen oder Gewebe aufgenommen werden, ist als Hauptdiagnose ein Kode aus

Z52.– *Spender von Organen und Gewebe*

anzugeben, wenn während desselben stationären Aufenthaltes die Organ- oder Gewebeentnahme durchgeführt wird. Ebenfalls sind die entsprechenden Prozedurenkodes zur Entnahme des Transplantates zu kodieren (siehe auch folgende Tabelle).

**Beispiel 1**

Ein Fremdspender wird zur Lebendspende einer Niere aufgenommen. Eine Nephrektomie zur Transplantation wird durchgeführt. Behandlungsrelevante Nebendiagnosen bestehen nicht.

| | | |
|---|---|---|
| Hauptdiagnose: | Z52.4 | *Nierenspender* |
| Prozedur(en): | 5-554.8 | *Nephrektomie zur Transplantation, Lebendspender* |

**Beispiel 2**

Ein Fremdspender wird zur Lebendspende von Stammzellen aus peripherem Blut aufgenommen. Behandlungsrelevante Nebendiagnosen bestehen nicht.

| | | |
|---|---|---|
| Hauptdiagnose: | Z52.01 | *Stammzellenspender* |
| Prozedur(en): | 5-410.11 | *Entnahme von hämatopoetischen Stammzellen aus peripherem Blut zur Transplantation, zur allogenen Spende (verwandt oder nicht-verwandt)* |

Bei **autogener Spende und Transplantation** während eines stationären Aufenthaltes sind Kodes aus Z52.– *Spender von Organen und Gewebe* **nicht** anzugeben. Die Haupt- und Nebendiagnosen sowie die OPS-Kodes für die Entnahme des Transplantates und die Kodes für die eigentliche Transplantation sind anzugeben.

## 3. Postmortale Spende nach Gehirntod im Krankenhaus

(Kriterien für eine mögliche postmortale Spende sind: Gehirntod nach den Richtlinien der Bundesärztekammer, Einwilligung und klinische Eignung)

Die Kodierung bei einem Patienten, der als Organspender in Frage kommt, unterscheidet sich nicht vom üblichen Vorgehen bei der Verschlüsselung von Diagnosen und Prozeduren: als Hauptdiagnose ist diejenige Erkrankung oder Verletzung zu kodieren, die die Aufnahme veranlasst hat, hinzukommen vorliegende Nebendiagnosen und die durchgeführten Prozeduren.

Der entsprechende Kode für die Organentnahme bzw. der Kode 8-978 *Aufrechterhaltung der Homöostase für die postmortale Organspende* sind **nicht** zu kodieren (siehe auch Hinweise hierzu im OPS). Ebenso ist der Kode Z00.5 *Untersuchung eines potentiellen Spenders eines Organs oder Gewebes* **nicht** anzugeben.

## 4. Transplantation

Empfänger des transplantierten Organs bekommen als Hauptdiagnose den Grund der Aufnahme und den entsprechenden Prozedurenkode für die Transplantation. Es ist nicht notwendig, die Entfernung des erkrankten Organs zu kodieren. Domino-Transplantationspatienten (wenn der Patient während der Behandlungsphase ein Organ sowohl erhält als auch spendet (z.B. Herz/Lunge)) erhalten eine Spender-Nebendiagnose aus Z52.– *Spender von Organen und Geweben* und die Prozedurenkodes für die Transplantation und für die Entnahme (mit der Transplantation als Hauptprozedur).

## 5. Versagen und Abstoßungsreaktion nach Transplantation

Wird ein Patient aufgrund eines Versagens oder einer Abstoßungsreaktion nach Transplantation eines Organs oder Gewebes oder einer Graft-versus-host-Krankheit (GVHD) aufgenommen, wird ein Kode aus T86.– *Versagen und Abstoßung von transplantierten Organen und Geweben* als Hauptdiagnose zugewiesen.

Im Falle einer Transplantation von hämatopoetischen Stammzellen sind die Organmanifestationen einer GVHD unter Beachtung des Kreuz/Stern-Systems zu kodieren. Anschließend ist die (z.B. maligne) Grunderkrankung als Nebendiagnose anzugeben (Diese Regelung hat Vorrang vor DKR 0201 *Auswahl und Reihenfolge der Kodes* (Seite 67)).

Erfolgt die Aufnahme aus einem anderen Grund als des Versagens oder der Abstoßungsreaktion nach Transplantation, so ist T86.– *Versagen und Abstoßung von transplantierten Organen und Geweben* nicht als Hauptdiagnose anzugeben.

## Organ-/Gewebeentnahme und Transplantationstabelle – Teil 1

(Diese Tabelle ist nicht als vollständige Auflistung anzusehen)

| **ORGAN/ GEWEBE** | **SPENDE** Diagnosekode für Lebendspender | **ENTNAHME** Prozedurenkode (aus) OPS | | **TRANSPLANTATION** Prozedurenkode (aus) OPS: Empfänger | |
|---|---|---|---|---|---|
| Stammzellen | Z52.01 | 5-410.1 | *Entnahme von hämatopoetischen Stammzellen aus peripherem Blut zur Transplantation* | 8-805 | *Transfusion von peripher gewonnenen hämatopoetischen Stammzellen* |
| Knochenmark | Z52.3 | 5-410.0 | *Entnahme von hämatopoetischen Stammzellen aus Knochenmark zur Transplantation* | 5-411 | *Transplantation von hämatopoetischen Stammzellen aus Knochenmark* |
| Lymphozyten | Z52.08 | 5-410.3 | *Entnahme von peripheren Blutzellen, Lymphozyten zur Transfusion* | Geeigneter Kode aus 8-802 *Transfusion von Leukozyten* | |
| Haut | Z52.1 | 5-901<br>5-904<br>5-924 | *Freie Hauttransplantation, Entnahmestelle*<br>*Lappenplastik an Haut und Unterhaut, Entnahmestelle*<br>*Freie Hauttransplantation und Lappenplastik an Haut und Unterhaut bei Verbrennungen, Entnahmestelle* | Geeigneter Kode aus 5-89...5-92 *Operationen an Haut und Unterhaut* | |
| Knochen | Z52.2 | 5-783 | *Entnahme eines Knochentransplantates* | 5-784 | *Knochentransplantation* |
| Niere | Z52.4 | 5-554.8 | *Nephrektomie zur Transplantation, Lebendspender* | 5-555 | *Nierentransplantation* |
| Lunge | Z52.80 | 5-324.c | *Lobektomie zur Lebend-Organspende, offen-chirurgisch* | 5-335.2<br>5-335.3 | *Lungentransplantation*<br>*Lungen-Retransplantation während desselben stationären Aufenthaltes* |
| Limbus-Stamm-zellen/ Konjunktiva | Z52.88 | 5-112 | *Exzision und Destruktion von (erkranktem) Gewebe der Konjunktiva* | 5-113.0 | *Transplantation von Bindehaut oder Stammzellen des Limbus* |
| Leber | Z52.6 | 5-503.3<br>5-503.4<br>5-503.5<br>5-503.6 | *Bisegmentektomie [Lobektomie links] [Resektion der Segmente 2 und 3] zur Lebend-Organspende*<br>*Hemihepatektomie links [Resektion der Segmente 1, 2, 3, 4a und 4b] zur Lebend-Organspende*<br>*Hemihepatektomie rechts [Resektion der Segmente 5 bis 8] zur Lebend-Organspende*<br>*Resektion sonstiger Segmentkombinationen zur Lebend-Organspende* | 5-504<br>8-862 | *Lebertransplantation*<br>*Hepatozytentransplantation* |

## Organ-/Gewebeentnahme und Transplantationstabelle – Teil 2

(Diese Tabelle ist nicht als vollständige Auflistung anzusehen)

**OPS-KODES FÜR DIE TRANSPLANTATION VON POSTMORTAL ENTNOMMENEN ORGANEN**

| **ORGAN/ GEWEBE** | | | | **TRANSPLANTATION** Prozedurenkode (aus) OPS: Empfänger | |
|---|---|---|---|---|---|
| Herz | | | | 5-375.0<br>5-375.1<br>5-375.3 | *Herztransplantation, orthotop*<br>*Herztransplantation, heterotop*<br>*Herz-Retransplantation während desselben stationären Aufenthaltes* |
| Lunge | | | | 5-335.2<br>5-335.3 | *Lungentransplantation*<br>*Lungen-Retransplantation während desselben stationären Aufenthaltes* |
| Herz und Lunge | | | | 5-375.2<br>5-375.4 | *Herz- und Lungentransplantation*<br>*Herz-Lungen-Retransplantation (En-bloc) während desselben stationären Aufenthaltes* |
| Pankreas | | | | 5-528 | *Transplantation von Pankreas(gewebe)* |
| Leber | | | | 5-504<br>8-862.0 | *Lebertransplantation*<br>*Allogene Hepatozytentransplantation* |
| Kornea | | | | 5-125 | *Hornhauttransplantation und Keratoprothetik* |
| Niere | | | | 5-555 | *Nierentransplantation* |
| Dünndarm | | | | 5-467.61<br>5-467.62<br>5-467.91<br>5-467.92 | *Dünndarmtransplantation, Jejunum*<br>*Dünndarmtransplantation, Ileum*<br>*Dünndarm-Retransplantation während desselben stationären Aufenthaltes, Jejunum*<br>*Dünndarm-Retransplantation während desselben stationären Aufenthaltes, Ileum* |

## P016d Verbringung

Prozeduren im Rahmen einer Verbringung werden durch das verbringende Krankenhaus kodiert.

## P017q Klinische Obduktion bzw. Obduktion zur Qualitätssicherung

Der Kode 9-990 für eine *Klinische Obduktion bzw. Obduktion zur Qualitätssicherung* ist unter Angabe des Datums, an dem der Patient verstorben ist (Entlassungstag), anzugeben.

# SPEZIELLE KODIERRICHTLINIEN

# BESTIMMTE INFEKTIÖSE UND PARASITÄRE KRANKHEITEN

## 101f HIV/AIDS

**Anmerkung:** Wird in dieser Richtlinie auf die Kode-Gruppe „B20–B24“ hingewiesen, so sind damit alle Kodes dieser Gruppe mit Ausnahme von **B23.0** ***Akutes HIV-Infektionssyndrom*** gemeint.

HIV-Kodes sind folgende:

| | |
|---|---|
| R75 | *Laborhinweis auf Humanes Immundefizienz-Virus [HIV]* (d.h. unsicherer Nachweis nach nicht eindeutigem serologischem Test) |
| B23.0 | *Akutes HIV-Infektionssyndrom* |
| Z21 | *Asymptomatische HIV-Infektion [Humane Immundefizienz-Virusinfektion]* (d.h. Infektionsstatus HIV-positiv o.n.A.) |
| B20–B24 | *Humane Immundefizienz-Viruskrankheit [HIV]* |
| O98.7 | *HIV-Krankheit [Humane Immundefizienz-Viruskrankheit], die Schwangerschaft, Geburt und Wochenbett kompliziert* |

**Die Kodes R75, Z21, B23.0 und die Gruppe B20–B24 schließen sich gegenseitig aus und sind während desselben stationären Aufenthaltes nicht zusammen aufzuführen.**

### Laborhinweis auf HIV – R75

Dieser Kode ist nur bei den Patienten zuzuweisen, deren HIV-Antikörper-Tests nicht sicher positiv sind. Dies ist gewöhnlich dann der Fall, wenn zwar ein Screening-Test für HIV positiv, der Bestätigungstest aber entweder negativ oder nicht eindeutig ist. Der Kode R75 *Laborhinweis auf Humanes Immundefizienz-Virus [HIV]* ist nicht als Hauptdiagnose zuzuweisen.

### Akutes HIV-Infektions-Syndrom – B23.0

Bei einem „akuten HIV-Infektionssyndrom“ (entweder bestätigt oder vermutet) ist der Kode B23.0 *Akutes HIV-Infektionssyndrom* als Nebendiagnose zu den Kodes der bestehenden Symptome (z.B. Lymphadenopathie, Fieber) oder der Komplikation (z.B. Meningitis) hinzuzufügen.

**Hinweis:** Im Allgemeinen sind Symptome nur dann zu kodieren, wenn ihre Ursache unbekannt ist. Diese Kodieranweisung stellt somit eine Ausnahme zu Abschnitt „Schlüsselnummern für Symptome, Befunde und ungenau bezeichnete Zustände“ in DKR D002 *Hauptdiagnose* (Seite 4) dar.

**Beispiel 1**

Ein HIV-positiver Patient wird mit Lymphadenopathie aufgenommen. Es wird die Diagnose eines akuten HIV-Infektionssyndroms gestellt.

| | | |
|---|---|---|
| Hauptdiagnose: | R59.1 | *Lymphknotenvergrößerung, generalisiert* |
| Nebendiagnose(n): | B23.0 | *Akutes HIV-Infektionssyndrom* |

Nach kompletter Rückbildung der primären Erkrankung werden fast alle Patienten asymptomatisch und bleiben es für mehrere Jahre. Im Falle von zukünftigen Aufnahmen ist entsprechend der existierenden Richtlinien zu kodieren. Der Kode für das „Akute HIV-Infektionssyndrom" (B23.0) wird nicht mehr verwendet, sobald die entsprechende Symptomatik nicht mehr besteht.

## Asymptomatischer HIV-Status – Z21

Z21 *Asymptomatische HIV-Infektion (Humane Immundefizienz-Virusinfektion)*

ist **nicht routinemäßig, sondern nur dann** als Nebendiagnose zuzuweisen, wenn ein HIV-positiver Patient zwar keine Symptome der Infektion zeigt, die Infektion aber trotzdem den Behandlungsaufwand erhöht (siehe DKR D003 *Nebendiagnosen* (Seite 9)).

Da sich Z21 auf Patienten bezieht, die asymptomatisch sind und zur Behandlung einer nicht in Beziehung zur HIV-Infektion stehenden Erkrankung aufgenommen wurden, wird der Kode Z21 **nicht als Hauptdiagnose** zugewiesen.

## HIV-Krankheit (AIDS) – B20, B21, B22, B23.8, B24

Zur Kodierung von Patienten mit einer HIV-assoziierten Erkrankung (dies kann eine AIDS-definierende Erkrankung sein oder nicht) stehen folgende Kodes zur Verfügung:

| | |
|---|---|
| B20 | *Infektiöse und Parasitäre Krankheiten infolge HIV-Krankheit [Humane Immundefizienz-Viruskrankheit]* |
| B21 | *Bösartige Neubildungen infolge HIV-Krankheit [Humane Immundefizienz-Viruskrankheit]* |
| B22 | *Sonstige näher bezeichnete Krankheiten infolge HIV-Krankheit [Humane Immundefizienz-Viruskrankheit]* |
| B23.8 | *Sonstige näher bezeichnete Krankheitszustände infolge HIV-Krankheit* |
| B24 | *Nicht näher bezeichnete HIV-Krankheit [Humane Immundefizienz-Viruskrankheit]* |

Die Kodes R75 und Z21 sind in diesem Fall nicht zu verwenden.

## Reihenfolge und Auswahl der Kodes

Sofern die Erkrankung, die hauptsächlich für die Veranlassung des Krankenhausaufenthaltes des Patienten verantwortlich ist, die HIV-Krankheit ist, ist der entsprechende Kode aus B20–B24 (außer B23.0) oder O98.7 (siehe auch DKR 1510 *Komplikationen in der Schwangerschaft* (Seite 123)) als Hauptdiagnose zu verwenden. Ein Beispiel hierfür ist ein Patient, der stationär zur antiretroviralen Chemotherapie der HIV-Erkrankung aufgenommen wird.

Sofern die Erkrankung, die hauptsächlich für die Veranlassung des Krankenhausaufenthaltes des Patienten verantwortlich ist, eine Manifestation der bereits bekannten HIV-Krankheit ist, ist die Manifestation als Hauptdiagnose zu kodieren. Ein Kode aus B20–B24 (außer B23.0) ist als Nebendiagnose anzugeben.

**Beispiel 2**

Ein Patient wird mit Mundsoor aufgrund einer bereits bekannten HIV-Infektion aufgenommen.

| | | |
|---|---|---|
| Hauptdiagnose: | B37.0 | *Candida-Stomatitis* |
| Nebendiagnose(n): | B20 | *Infektiöse und parasitäre Krankheit infolge HIV-Krankheit [Humane Immundefizienz-Viruskrankheit]* |

Grundsätzlich sind entgegen der Definition einer Nebendiagnose (DKR D003 *Nebendiagnosen* (Seite 9)) alle bestehenden Manifestationen der HIV-Krankheit (AIDS) zu kodieren.

## 0103s Bakteriämie, Sepsis, SIRS und Neutropenie

### Bakteriämie

Eine **Bakteriämie** ist mit einem Kode aus

A49.– *Bakterielle Infektion, nicht näher bezeichneter Lokalisation*

oder einem anderen Kode, der spezifisch den Erreger benennt z.B. A54.9 *Gonokokkeninfektion, nicht näher bezeichnet* zu kodieren. Sie ist nicht mit einem Sepsis-Kode (siehe Tabelle 1) zu verschlüsseln.

Eine Ausnahme hiervon stellt die Meningokokken-Bakteriämie dar, die mit

A39.4 *Meningokokkensepsis, nicht näher bezeichnet*

zu verschlüsseln ist.

### Sepsis (Septikämie)

Im Gegensatz dazu wird eine Sepsis mit einem passenden Sepsis-Kode z.B. aus Tabelle 1 kodiert. Dies trifft auch auf eine klinisch manifeste **Urosepsis** zu.

**Tabelle 1:**

| | |
|---|---|
| A02.1 | *Salmonellensepsis* |
| A32.7 | *Listeriensepsis* |
| A39.2 | *Akute Meningokokkensepsis* |
| A39.3 | *Chronische Meningokokkensepsis* |
| A39.4 | *Meningokokkensepsis, nicht näher bezeichnet* |
| A40.– | *Streptokokkensepsis* |
| A41.– | *Sonstige Sepsis* |
| B37.7 | *Candida-Sepsis* |
| P36.– | *Bakterielle Sepsis beim Neugeborenen* |

Sepsis im Zusammenhang mit Abort, ektoper Schwangerschaft, Molenschwangerschaft, Geburt oder Wochenbett ist mit dem passenden Kode aus Tabelle 2 zu verschlüsseln. Zusätzlich ist ein Sepsis-Kode z.B. aus Tabelle 1 anzugeben, um auf den Erreger und das Vorliegen einer Sepsis hinzuweisen.

**Tabelle 2:**

| | |
|---|---|
| O03–O07 | *Schwangerschaft mit abortivem Ausgang* |
| O08.0 | *Infektion des Genitaltraktes und des Beckens nach Abort, Extrauteringravidität und Molenschwangerschaft* |
| O75.3 | *Sonstige Infektion unter der Geburt* |
| O85 | *Puerperalfieber* |

## Neutropenie (Agranulozytose)

Sepsis bei Neutropenie-Patienten ist in folgender Reihenfolge zu kodieren:

1. Ein Kode für „Sepsis"
2. Ein Kode aus D70.– *Agranulozytose und Neutropenie*

## Systemisches inflammatorisches Response-Syndrom [SIRS]

Für die Verschlüsselung eines SIRS stehen in der ICD-10-GM folgende Kodes zur Verfügung:

R65.0! *Systemisches inflammatorisches Response-Syndrom [SIRS] infektiöser Genese ohne Organkomplikationen*

R65.1! *Systemisches inflammatorisches Response-Syndrom [SIRS] infektiöser Genese mit Organkomplikationen.*

R65.2! *Systemisches inflammatorisches Response-Syndrom [SIRS] nichtinfektiöser Genese ohne Organkomplikationen.*

R65.3! *Systemisches inflammatorisches Response-Syndrom [SIRS] nichtinfektiöser Genese mit Organkomplikationen.*

R65.9! *Systemisches inflammatorisches Response-Syndrom [SIRS], nicht näher bezeichnet.*

Dabei ist zunächst ein Kode für die ein SIRS auslösende Grundkrankheit anzugeben, gefolgt von einem Kode aus R65.–! *Systemisches inflammatorisches Response-Syndrom [SIRS]*. Zur Angabe von Organkomplikationen, Erregern und deren Resistenzlage sind zusätzliche Schlüsselnummern zu verwenden.

# NEUBILDUNGEN

## 0201n Auswahl und Reihenfolge der Kodes

### Diagnosen

Die Reihenfolge der anzugebenden Kodes hängt von der Behandlung während des betreffenden Krankenhausaufenthaltes ab.

Erfolgt die Aufnahme zur Diagnostik/Behandlung des primären Malignoms, ist das primäre Malignom als Hauptdiagnose-Kode zuzuweisen.

**Beispiel 1**

Ein Patient wird zur Behandlung eines malignen Gehirntumors im Frontallappen stationär aufgenommen.

| | | |
|---|---|---|
| Hauptdiagnose: | C71.1 | *Bösartige Neubildung des Gehirns, Frontallappen* |

Der Malignom-Kode ist als Hauptdiagnose für **jeden** Krankenhausaufenthalt **zur Behandlung der bösartigen Neubildung und zu notwendigen Folgebehandlungen** (z.B. Operationen, Chemo-/Strahlentherapie, sonstige Therapie) (siehe Beispiel 2) sowie **zur Diagnostik** (z.B. Staging) (siehe Beispiel 3) anzugeben, bis die Behandlung **endgültig** abgeschlossen ist, also auch bei den stationären Aufenthalten, die beispielsweise auf die chirurgische Entfernung eines Malignoms folgen. Denn obwohl das Malignom operativ entfernt worden ist, wird der Patient nach wie vor wegen des Malignoms behandelt. War der Aufnahmegrund weder die maligne Erkrankung noch die Chemo-/Strahlentherapie, so ist die Hauptdiagnose gemäß DKR D002 *Hauptdiagnose* (Seite 4) zu wählen.[1]

**Beispiel 2**

Eine Patientin wird bei vorangegangener Mastektomie bei Mammakarzinom (oberer äußerer Quadrant) anschließend erneut für drei Tage zur Strahlentherapie stationär aufgenommen.

| | | |
|---|---|---|
| Hauptdiagnose: | C50.4 | *Bösartige Neubildung der Brustdrüse, oberer äußerer Quadrant* |

**Beispiel 3**

Ein Patient wird zum Staging eines Morbus Hodgkin (lymphozytenreiche klassische Form) nach vorangegangener Chemotherapie stationär aufgenommen.

| | | |
|---|---|---|
| Hauptdiagnose: | C81.4 | *Lymphozytenreiches (klassisches) Hodgkin-Lymphom* |

[1] *Siehe hierzu auch den Beschluss des Schlichtungsausschusses Bund gem. § 17c Abs. 3 KHG, AZ 01/2015 vom 04.07.2016, der am 27.07.2016 mit Veröffentlichung in Kraft getreten ist. (https://www.dkgev.de/fileadmin/default/Beschluss_Schlichtungsausschuss_Bund_gem.____17c_Abs._3__KHG.pdf)*

**Beispiel 4**

Bei einer 34-jährigen Patientin erfolgte vor zwei Jahren eine Ablatio mammae links mit Axilladissektion bei Mammakarzinom. Im postoperativen Verlauf wurde eine adjuvante Chemotherapie durchgeführt. Die Patientin wird nun im Rahmen der geplanten Gesamtbehandlung für einen Mammaaufbau mittels Expander und Musculus latissimus dorsi-Lappen aufgenommen. Andere therapeutische und/oder diagnostische Maßnahmen bezüglich der malignen Grunderkrankung erfolgen nicht.

| | | |
|---|---|---|
| Hauptdiagnose: | C50.4 | *Bösartige Neubildung der Brustdrüse [Mamma]: Oberer äußerer Quadrant der Brustdrüse* |

Sofern ein Patient eine auf mehrere Eingriffe verteilte chirurgische Behandlung eines Malignoms/von Metastasen benötigt, ist jedem weiteren Krankenhausaufenthalt, bei dem eine Folge-Operation durchgeführt wird, das Malignom/die Metastasen ebenfalls als Hauptdiagnose-Kode zuzuweisen. Obwohl das Malignom/die Metastasen möglicherweise durch die erste Operation entfernt worden ist/sind, wird der **Patient** während des darauf folgenden Krankenhausaufenthaltes **nach wie vor wegen der Folgen des Malignoms/der Metastasen behandelt**, d.h. das Malignom/die Metastasen ist/sind auch der Anlass zur Folge-Operation.

Erfolgt die Aufnahme nur zur Behandlung von Metastasen, ist/sind die Metastase(n) als Hauptdiagnose-Kode anzugeben und zusätzlich, sofern bekannt, eine bzw. mehrere Nebendiagnose(n) für den Primärtumor (siehe Beispiel 5). Das primäre Malignom ist selbst einige Jahre nach der Resektion des Primärtumors Nebendiagnose, da der Patient nach wie vor wegen dieses Malignoms behandelt wird. Ist die Lokalisation des Primärtumors unbekannt, ist ein Kode aus C80.– *Bösartige Neubildung ohne Angabe der Lokalisation* zu kodieren.

**Beispiel 5**

Ein Patient wird zur Resektion von Lebermetastasen stationär aufgenommen. Drei Monate zuvor war ein Karzinom am Colon transversum operativ entfernt worden.

| | | |
|---|---|---|
| Hauptdiagnose: | C78.7 | *Sekundäre bösartige Neubildung der Leber* |
| Nebendiagnose(n): | C18.4 | *Bösartige Neubildung des Kolons, Colon transversum* |

Erfolgt die Aufnahme des Patienten primär zur systemischen Chemotherapie, „systemischen" Strahlentherapie (siehe Tabelle 1) oder zur systemischen Therapie mit Antikörpern oder Zytokinen (siehe Tabelle 1)

**Tabelle 1: Prozeduren für systemische Strahlentherapie und systemische Therapie mit Antikörpern oder Zytokinen**

| | |
|---|---|
| 8-523.4 | *Ganzkörperbestrahlung* |
| 8-530.2 | *Therapie der blutbildenden Organe mit offenen Radionukliden* |
| 8-530.5 | *Sonstige systemische Therapie mit offenen Radionukliden* |
| 8-530.6 | *Intravenöse Therapie mit radioaktiven rezeptorgerichteten Substanzen* |
| 8-530.7 | *Intravenöse Therapie mit radioaktiven Antikörpern* |
| 8-530.9 | *Intravenöse Therapie mit radioaktiv markierten metabolischen Substanzen* |
| 8-531 | *Radiojodtherapie* |
| 8-547.0 | *Andere Immuntherapie: Mit nicht modifizierten Antikörpern* |
| 8-547.1 | *Andere Immuntherapie: Mit modifizierten Antikörpern* |
| 8-547.2 | *Andere Immuntherapie: Mit Immunmodulatoren* |

des Primärtumors und/oder der Metastasen, ist das primäre Malignom als Hauptdiagnose zuzuweisen. Erfolgt die Aufnahme des Patienten primär zur systemischen Chemotherapie und ist ausnahmsweise der Primärtumor nicht bekannt, wird ein Kode aus C80.– *Bösartige Neubildung ohne Angabe der Lokalisation* als Hauptdiagnose angegeben.

**Beispiel 6**

Ein Patient mit Prostatakarzinom wird zur Tages-Chemotherapie aufgenommen. Es wird eine nicht komplexe Chemotherapie mit einem Medikament durchgeführt. Die Entlassung erfolgt am selben Tag.

| | | |
|---|---|---|
| Hauptdiagnose: | C61 | *Bösartige Neubildung der Prostata* |
| Prozedur(en): | 8-542.11 | *Zytostatische Chemotherapie, Immuntherapie und antiretrovirale Therapie, nicht komplexe Chemotherapie, 1 Tag, 1 Medikament* |

**Beispiel 7**

Ein Patient wird zur systemischen Chemotherapie von Lebermetastasen stationär aufgenommen. Drei Monate zuvor war ein Karzinom am Colon transversum operativ entfernt worden.

| | | |
|---|---|---|
| Hauptdiagnose: | C18.4 | *Bösartige Neubildung des Kolons, Colon transversum* |
| Nebendiagnose(n): | C78.7 | *Sekundäre bösartige Neubildung der Leber und der intrahepatischen Gallengänge* |

Erfolgt hingegen die Aufnahme zur lokalen Chemotherapie oder lokalen Bestrahlungstherapie der Metastase(n), ist/sind die Metastase(n) als Hauptdiagnose und der Primärtumor als Nebendiagnose anzugeben (siehe Kodierung in Beispiel 5).

Erfolgt die Aufnahme des Patienten sowohl zur Behandlung des Primärtumors als auch der Metastasen, ist gemäß DKR D002 *Hauptdiagnose* (Seite 4) (zwei Diagnosen erfüllen gleichzeitig das Kriterium der Hauptdiagnose) diejenige Diagnose als Hauptdiagnose auszuwählen, die die meisten Ressourcen verbraucht hat.

**Beispiel 8**

Ein Patient wird wegen eines sonografischen Verdachts auf Lebermetastasen zur Primärtumorsuche und weiteren Abklärung stationär aufgenommen. Dabei findet sich ein Kolonkarzinom mit Lebermetastasen. Es wird sowohl eine Hemikolektomie als auch eine Leberteilresektion durchgeführt.

| | |
|---|---|
| Hauptdiagnose:<br>Nebendiagnose(n): | Wird vom behandelnden Arzt entschieden |

Wenn sich ein Patient mit einem Symptom vorstellt und die zugrunde liegende Erkrankung zum Zeitpunkt der Aufnahme bekannt ist, ist das Symptom als Hauptdiagnose zu kodieren, sofern ausschließlich das Symptom behandelt wird. Die zugrunde liegende Erkrankung ist als Nebendiagnose-Kode anzugeben.

**Beispiel 9**

Ein Patient, bei dem drei Monate vorher ein großer, mehrere Bereiche überlappender maligner Gehirntumor diagnostiziert wurde, wird wegen rezidivierender Krampfanfälle aufgenommen. Es werden **nur die Krampfanfälle** behandelt.

| | | |
|---|---|---|
| Hauptdiagnose: | R56.8 | *Sonstige und nicht näher bezeichnete Krämpfe* |
| Nebendiagnose(n): | C71.8 | *Bösartige Neubildung des Gehirns, mehrere Teilbereiche überlappend* |

## Rezidiv eines primären Malignoms

Sofern ein primäres Malignom, das bereits früher aus dem selben Organ oder Gewebe radikal entfernt wurde, rezidiviert, ist es als primäres Malignom des angegebenen Gebietes zu verschlüsseln, d.h. ein Rezidiv ist wie ein Primärtumor zu kodieren.

**Beispiel 10**

Ein Patient wird nach zwei Jahren wegen eines Rezidivs eines voroperierten Magenkarzinoms im Corpus ventriculi stationär aufgenommen.

| | | |
|---|---|---|
| Hauptdiagnose: | C16.2 | *Bösartige Neubildung des Magens, Corpus ventriculi* |

## Ausgedehnte Exzision eines Tumorgebietes

Bei Aufnahmen zur ausgedehnten Exzision eines bereits früher entfernten Tumors ist der Kode für den Tumor zuzuweisen, selbst wenn der histopathologische Befund keinen Hinweis auf einen Resttumor ergibt.

### Malignomnachweis nur in der Biopsie

Wenn das Ergebnis einer Biopsie zur Diagnose eines Malignoms führt, sich aber im Operationsmaterial keine malignen Zellen finden, ist die ursprüngliche Diagnose, die aufgrund der Biopsie gestellt wurde, zu kodieren.

## 0206a Benachbarte Gebiete

### Bekannte Primärlokalisation

Sofern sich die Ausbreitung eines Tumors von einer bekannten Primärlokalisation auf ein Nachbarorgan oder -gebiet (z.B. vom Darm auf die Blase oder vom Jejunum zum Ileum) fortsetzt, ist nur die Primärlokalisation zu kodieren. Die Ausbreitung im Nachbargebiet wird nicht verschlüsselt.

**Beispiel 1**

Eine Patientin mit einem Karzinom der Ektozervix, das auf die Vagina übergreift, wird zur Operation aufgenommen.

Hauptdiagnose: C53.1 *Bösartige Neubildung der Ektozervix*

### Unbekannte Primärlokalisation

Eine Neubildung, die zwei oder mehr anatomisch-topographisch aneinandergrenzende Teilbereiche **innerhalb einer dreistelligen** ICD-Kategorie überlappt und deren Ursprungsort nicht bestimmt werden kann, ist entsprechend der Subkategorie .8 („mehrere Teilbereiche überlappend") zu klassifizieren (s.a. ICD-10-GM Hinweise zu Kapitel II), vorausgesetzt, dass die Kombination nicht speziell an anderer Stelle aufgeführt ist, wie zum Beispiel C16.0 *Bösartige Neubildung der Kardia (Ösophagus und Magen).*

**Beispiel 2**

Eine Patientin mit einem Karzinom der Endo- und Ektozervix wird zur Operation aufgenommen.

Hauptdiagnose: C53.8 *Bösartige Neubildung der Cervix uteri, mehrere Teilbereiche überlappend*

Die ICD-10-GM stellt für bestimmte bösartige Neubildungen, deren **Entstehungsort** nicht festgestellt werden kann und deren angegebene Lokalisation **zwei oder mehr dreistellige Kategorien** überlappt, eigene Kodes zur Verfügung.

**Beispiel 3**

Eine Patientin mit einem Karzinom der Zervix und der Vagina wird zur Strahlentherapie mehrtägig aufgenommen. Der Entstehungsort des Malignoms konnte nicht festgestellt werden.

Hauptdiagnose: C57.8 *Bösartige Neubildung der weiblichen Genitalorgane, mehrere Teilbereiche überlappend*

**Anmerkung:** In diesem Fall liegt ein Karzinom der Zervix (C53.–) und ein Karzinom der Vagina (C52) vor. Da der **Entstehungsort** nicht festgestellt werden kann und die angegebene Lokalisation **zwei oder mehr dreistellige Kategorien** überlappt, ist

C57.8 *Bösartige Neubildung der weiblichen Genitalorgane, mehrere Teilbereiche überlappend*

zuzuweisen.

### Ungenau/nicht näher bezeichnete Lokalisationen

Für ein Malignom, dessen Ursprungsort unbekannt ist und das sich über benachbarte Gebiete erstreckt (mehrere Bereiche überlappt) und dessen Lokalisation ungenau bezeichnet oder **anderenorts nicht klassifiziert** ist, steht der Kode

C76.– *Bösartige Neubildungen sonstiger und ungenau bezeichneter Lokalisation*

zur Verfügung.

**Anmerkung:** Die Verwendung dieser Kategorie ist nur dann zulässig, wenn keine spezifische Information bezüglich der Art der Neubildung (z.B. bösartige Neubildung des Thorax) verfügbar ist.

## 0208c Remission bei malignen immunoproliferativen Erkrankungen und Leukämie

### Die Kodes

C88.– *Bösartige immunoproliferative Krankheiten,*

C90.– *Plasmozytom und bösartige Plasmazellen-Neubildungen* und

C91–C95 *Leukämie*

stellen zur **Verschlüsselung des Remissionsstatus** an fünfter Stelle

0 *Ohne Angabe einer kompletten Remission* oder
1 *In kompletter Remission*

zur Verfügung.

Hierbei ist zu beachten:

**.x0 Ohne Angabe einer kompletten Remission**
Ohne Angabe einer Remission
In partieller Remission

ist zuzuweisen,

- wenn es sich um das erste Auftreten und die Erstdiagnose der Erkrankung handelt,
- wenn **keine** Remission vorliegt oder trotz eines Rückgangs der Krankheitserscheinungen die Erkrankung nach wie vor existiert (**partielle** Remission),

oder

- wenn der Remissionsstatus nicht bekannt ist

**.x1 In kompletter Remission**

ist zuzuweisen,

wenn es sich um eine **komplette** Remission handelt, d.h. **keine Anzeichen oder Symptome eines Malignoms nachweisbar** sind.

Zur Kodierung von bösartigen Neubildungen in der Eigenanamnese siehe DKR 0209 *Malignom in der Eigenanamnese.*

Für Leukämien mit einem Kode aus C91–C95, die auf eine Standard-Induktionstherapie refraktär sind, ist die zusätzliche Schlüsselnummer

C95.8! *Leukämie, refraktär auf Standard-Induktionstherapie*

anzugeben.

## 209d Malignom in der Eigenanamnese

### Bösartige Neubildung in der Eigenanamnese

Ein „Anamnese-Kode" wird dann zugewiesen, wenn man von einer definitiven Heilung ausgehen kann. Wann dies bei einem Patienten möglich ist, hängt von der jeweiligen Erkrankung ab. Da die Feststellung eigentlich nur retrospektiv möglich ist, wird die Unterscheidung eher „klinisch" auf der Basis einer fortgesetzten Behandlung des Malignoms als nach einem festgelegten Zeitrahmen getroffen.

In Fällen, in denen die Behandlung des Malignoms endgültig abgeschlossen ist, ist ein Kode aus

Z85.– *Bösartige Neubildung in der Eigenanamnese*

als **Nebendiagnose** zuzuweisen, sofern dies den Behandlungsaufwand beim aktuellen Aufenthalt erhöht (s.a. DKR D003 *Nebendiagnosen* (Seite 9).

Sofern der Patient für einen gewissen Zeitraum keine Behandlung des primären Malignoms erhalten hat, anschließend aber ausgehend von dieser Primärlokalisation Metastasen entwickelt, **sind die Kodes aus Z85.– nicht zuzuweisen**.

### Nachuntersuchungen bei Patienten mit Malignom in der Eigenanamnese

Kodes der Kategorie

Z08.– *Nachuntersuchung nach Behandlung wegen bösartiger Neubildung*

sind als **Hauptdiagnose** nur dann zuzuweisen, wenn ein Patient zur Nachuntersuchung eines Malignoms aufgenommen wurde und **kein Tumor mehr nachweisbar ist**. Als Nebendiagnose ist der passende Kode aus Kategorie Z85.– *Bösartige Neubildung in der Eigenanamnese* anzugeben.

**Beispiel 1**

Ein Patient wurde zur Nachuntersuchung bei vorbestrahltem Blasenkarzinom (laterale Harnblasenwand) aufgenommen. Dabei fand sich kein Rezidiv des Malignoms.

| | | |
|---|---|---|
| Hauptdiagnose: | Z08.1 | *Nachuntersuchung nach Strahlentherapie wegen bösartiger Neubildung* |
| Nebendiagnose(n): | Z85.5 | *Bösartige Neubildung der Harnorgane in der Eigenanamnese* |
| Prozedur(en): | 1-661 | *Diagnostische Urethrozystoskopie* |

## 0212d Instillation von zytotoxischen Materialien in die Harnblase

**Diagnosen**

Bei Patienten, die zur Instillation von Zytostatika oder BCG (Bacillus Calmette-Guérin) in die Blase aufgenommen werden, ist die zu behandelnde Neubildung als Hauptdiagnose zu verschlüsseln.

Der Kode Z51.1 *Chemotherapiesitzung wegen bösartiger Neubildung* ist **nicht** zuzuweisen.

**Prozeduren**

Der Prozedurenkode

8-541.4 *Instillation von und lokoregionale Therapie mit zytotoxischen Materialien und Immunmodulatoren in die Harnblase*

ist einmal pro Krankenhausaufenthalt zuzuweisen.

## 0214d Lymphangiosis carcinomatosa

Eine Lymphangiosis carcinomatosa wird analog einer Metastasierung (s.a. DKR 0201 *Auswahl und Reihenfolge der Kodes* (Seite 67)) kodiert.

Die Lymphangiosis carcinomatosa z.B. der Pleura wird mit

C78.2 *Sekundäre bösartige Neubildung der Pleura*

verschlüsselt.

## 0215q Lymphom

Lymphomen, die als „extranodal" ausgewiesen werden oder die sich in einem anderen Gebiet als den Lymphdrüsen befinden (z.B. das MALT-Lymphom des Magens), ist der entsprechende Kode aus den **Kategorien** C81 bis C88 zuzuweisen.

Ein Lymphom wird, unabhängig von der Anzahl der betroffenen Gebiete, nicht als metastatisch betrachtet.

**Bei Lymphomen sind die folgenden Kodes <u>nicht</u> zuzuordnen:**

C77.– *Sekundäre und nicht näher bezeichnete bösartige Neubildung der Lymphknoten*

C78.– *Sekundäre bösartige Neubildung der Atmungs- und Verdauungsorgane*

C79.0 *Sekundäre bösartige Neubildung der Niere und des Nierenbeckens*

C79.1 *Sekundäre bösartige Neubildung der Harnblase sowie sonstiger und nicht näher bezeichneter Harnorgane*

C79.2 *Sekundäre bösartige Neubildung der Haut*

C79.4 *Sekundäre bösartige Neubildung sonstiger und nicht näher bezeichneter Teile des Nervensystems*

C79.6 *Sekundäre bösartige Neubildung des Ovars*

C79.7 *Sekundäre bösartige Neubildung der Nebenniere*

C79.8- *Sekundäre bösartige Neubildung sonstiger näher bezeichneter Lokalisationen*

C79.9 *Sekundäre bösartige Neubildung nicht näher bezeichneter Lokalisation*

Für die Verschlüsselung einer Knochenbeteiligung bei malignen Lymphomen ist

C79.5 *Sekundäre bösartige Neubildung des Knochens und des Knochenmarkes*
*Knochen(mark)herde bei malignen Lymphomen (Zustände klassifizierbar unter C81–C88)*

anzugeben.

Für die Verschlüsselung einer Beteiligung des Gehirns oder der Hirnhäute bei Neoplasien des lymphatischen, blutbildenden und verwandten Gewebes ist

C79.3 *Sekundäre bösartige Neubildung des Gehirns und der Hirnhäute*

anzugeben.

Hinsichtlich der Festlegung der Haupt- bzw. Nebendiagnosen bei Lymphomen mit Knochenbeteiligung bzw. mit Beteiligung des Gehirns oder der Hirnhäute sind die Regelungen in der Kodierrichtlinie 0201 *Auswahl und Reihenfolge der Kodes* (Seite 67) zu beachten.

# KRANKHEITEN DES BLUTES UND DER BLUT-BILDENDEN ORGANE SOWIE BESTIMMTE STÖRUNGEN MIT BETEILIGUNG DES IMMUNSYSTEMS

Kapitel 3 derzeit nicht besetzt.

# ENDOKRINE, ERNÄHRUNGS- UND STOFFWECHSELKRANKHEITEN

## 0401h Diabetes mellitus

### Typen des Diabetes mellitus

Es gibt verschiedene Typen des Diabetes mellitus, die in der ICD-10-GM wie folgt klassifiziert sind:

| | |
|---|---|
| E10.– | *Diabetes mellitus, Typ 1* |
| E11.– | *Diabetes mellitus, Typ 2* |
| E12.– | *Diabetes mellitus in Verbindung mit Fehl- oder Mangelernährung (Malnutrition)* |
| E13.– | *Sonstiger näher bezeichneter Diabetes mellitus* |
| E14.– | *Nicht näher bezeichneter Diabetes mellitus* |
| O24.0 bis O24.3 | *Diabetes mellitus in der Schwangerschaft, vorher bestehend* |
| O24.4 | *Gestationsdiabetes* |
| P70.0 | *Syndrom des Kindes einer Mutter mit gestationsbedingtem Diabetes mellitus* |
| P70.1 | *Syndrom des Kindes einer diabetischen Mutter* |
| P70.2 | *Diabetes mellitus beim Neugeborenen* |
| R73.0 | *Abnormer Glukosetoleranztest* |

**Anmerkung**: Die Behandlung mit Insulin bestimmt **nicht** den Diabetes-Typ und ist kein Nachweis einer Insulinabhängigkeit.

### Die Kategorien E10–E14

verschlüsseln an **4. Stelle** mögliche Komplikationen (z.B. Koma, Nierenkomplikationen).

An **5. Stelle** steht

0 für *nicht als entgleist bezeichneten* Diabetes mellitus,

1 für *als entgleist bezeichneten* Diabetes mellitus,

2 für Diabetes mellitus *mit sonstigen multiplen Komplikationen, nicht als entgleist bezeichnet,*

3 für Diabetes mellitus *mit sonstigen multiplen Komplikationen, als entgleist bezeichnet,*

4 für Diabetes mellitus *mit diabetischem Fußsyndrom, nicht als entgleist bezeichnet* oder

5 für Diabetes mellitus *mit diabetischem Fußsyndrom, als entgleist bezeichnet.*

Die fünften Stellen 0 und 1 sind mit den vierten Stellen „.2-.6“ sowie „.8“ und „.9“ zu benutzen. Die fünften Stellen 2-5 gelten ausschließlich für die vierte Stelle „.7“. Dabei ist zu beachten, dass nicht alle Kombinationen der jeweiligen 4-stelligen Kodes mit den 5. Stellen medizinisch sinnvoll sind.

## Diabetes mellitus durch Fehl- oder Mangelernährung

Diabetes mellitus durch Mangelernährung kommt überwiegend bei Patienten aus Entwicklungsländern vor. Er tritt mit oder ohne offensichtliche Merkmale einer Pankreaserkrankung auf und ist im Wesentlichen eine klinische Diagnose. Ein Diabetes mellitus im Rahmen eines metabolischen Syndroms ist hierunter nicht zu verschlüsseln.

## Diabetes mellitus nach medizinischen Maßnahmen

Bei Vorliegen eines Diabetes mellitus nach medizinischen Maßnahmen ist zunächst ein Kode aus

E13.– *Sonstiger näher bezeichneter Diabetes mellitus*
**Inkl.:** *Pankreopriver Diabetes mellitus*

gefolgt von dem Kode

E89.1 *Hypoinsulinämie nach medizinischen Maßnahmen*

zu verschlüsseln.

## Entgleister Diabetes mellitus

Weder bei Diabetes mellitus Typ 1 noch bei Diabetes mellitus Typ 2 ist der Blutzuckerspiegel zum Zeitpunkt der Aufnahme als Kontrollindikator für die Diagnose „entgleister Diabetes mellitus" zu nehmen. Die Einstufung als „entgleist" oder „nicht entgleist" wird generell in Kenntnis des gesamten Behandlungsverlaufs vorgenommen (retrospektiv). Der Begriff „entgleist" bezieht sich dabei auf die Stoffwechsellage.

**Beispiel 1**

Ein Patient mit Diabetes mellitus Typ 1 wird wegen einer schweren Entgleisung der Stoffwechsellage stationär aufgenommen. Es bestehen keine Komplikationen.

| | | |
|---|---|---|
| Hauptdiagnose: | E10.91 | *Diabetes mellitus, Typ 1 ohne Komplikationen, als entgleist bezeichnet* |
| Nebendiagnose(n): | keine | |

## Hauptdiagnose Diabetes mellitus mit Komplikationen

Liegt eine Form des Diabetes mellitus vor, die mit einem Kode aus E10.– bis E14.– verschlüsselt wird, und bestehen Komplikationen des Diabetes, so ist für die korrekte Verschlüsselung zunächst festzustellen, ob

- die **Behandlung der Grunderkrankung Diabetes mellitus** oder
- die **Behandlung einer oder mehrerer Komplikationen**

hauptsächlich die stationäre Aufnahme veranlasst hat. Des Weiteren ist für die Kodierung von Bedeutung, **wie viele Komplikationen** des Diabetes mellitus vorliegen, und ob diese die **Nebendiagnosendefinition** erfüllen.

**Sofern die Grunderkrankung Diabetes mellitus behandelt wird** und **nur eine Komplikation** (Manifestation) des Diabetes mellitus vorliegt, ist E10–E14, vierte Stelle „.6" zu kodieren (siehe

Beispiel 2) (Siehe anders lautende Regelung zur Nebendiagnose auf Seite 83). Außerdem ist ein Kode für die Manifestation anzugeben, sofern diese die Nebendiagnosedefinition erfüllt (siehe Beispiel 3).

**Beispiel 2**

Ein Patient mit Diabetes mellitus Typ 1 wird wegen einer schweren Entgleisung der Stoffwechsellage stationär aufgenommen. Anamnestisch ist als einzige Komplikation eine diabetische Retinopathie bekannt, die keinen Behandlungsaufwand zur Folge hat.

| | | |
|---|---|---|
| Hauptdiagnose: | E10.61 | *Diabetes mellitus, Typ 1 mit sonstigen näher bezeichneten Komplikationen, als entgleist bezeichnet* |
| Nebendiagnose(n): | keine | |

Durch diese Kodierung wird angezeigt, dass eine bekannte, nicht behandlungsbedürftige Komplikation (Manifestation) des Diabetes mellitus vorliegt, die die Kriterien der Nebendiagnosendefinition nicht erfüllt und somit nicht gesondert kodiert wird.

**Beispiel 3**

Ein Patient mit Diabetes mellitus Typ 1 wird wegen einer schweren Entgleisung der Stoffwechsellage stationär aufgenommen. Zusätzlich besteht als einzige Komplikation eine diabetische Nephropathie, die ebenfalls behandelt wird.

| | | |
|---|---|---|
| Hauptdiagnose: | E10.61† | *Diabetes mellitus, Typ 1 mit sonstigen näher bezeichneten Komplikationen, als entgleist bezeichnet* |
| Nebendiagnose(n): | N08.3* | *Glomeruläre Krankheiten bei Diabetes mellitus* |

**Anmerkung:** Der Kode E10.61 gilt hier als „Ätiologiekode“ für den Stern-Kode N08.3* (Manifestation) und ist daher mit einem † zu kennzeichnen.

**Hinweis:** In diesem Fall wird für die 4. Stelle des Diabetes-Kodes „.6“ gewählt, um durch diese Kodierung die Behandlung eines entgleisten Diabetes mellitus von der Behandlung einer Komplikation (Manifestation) zu unterscheiden (siehe auch Beispiel 6) und um dadurch eine sachgerechte Eingruppierung im DRG-System zu erreichen. Diese Kodieranweisung stellt somit eine **Ausnahme zu den Regeln der ICD-10** zur Verschlüsselung des Diabetes mellitus dar.

**Sofern die Grunderkrankung Diabetes mellitus behandelt wird** und **multiple Komplikationen** (Manifestationen) des Diabetes mellitus vorliegen, ohne dass die Behandlung einer Manifestation im Vordergrund steht, ist E10–E14, vierte Stelle „.7“ zu kodieren. Außerdem sind die Kodes für die einzelnen Manifestationen anzugeben, sofern diese der Nebendiagnosendefinition entsprechen.

**Beispiel 4**

Ein Patient mit Diabetes mellitus Typ 1 mit multiplen Komplikationen in Form einer Atherosklerose der Extremitätenarterien, einer Retinopathie und einer Nephropathie wird wegen einer schweren Entgleisung der Stoffwechsellage aufgenommen. Alle vorliegenden Komplikationen werden ebenfalls behandelt.

| | | |
|---|---|---|
| Hauptdiagnose: | E10.73† | *Diabetes mellitus, Typ 1 mit multiplen Komplikationen, mit sonstigen multiplen Komplikationen als entgleist bezeichnet* |
| Nebendiagnose(n): | I79.2* | *Periphere Angiopathie bei anderenorts klassifizierten Krankheiten* |
| | H36.0* | *Retinopathia diabetica* |
| | N08.3* | *Glomeruläre Krankheiten bei Diabetes mellitus* |

**Anmerkung:** Der Kode E10.73 gilt hier als „Ätiologiekode" und ist daher mit einem † zu kennzeichnen. Dieser „Ätiologiekode" gilt für alle folgenden Stern-Kodes (Manifestationen) bis zum Auftreten eines neuen Kreuz-Kodes oder eines Kodes ohne Kennzeichen. Somit ist mit E10.73† die Ätiologie der Manifestationen I79.2*, H36.0* und N08.3* kodiert.

**Sofern Komplikationen (Manifestationen) des Diabetes mellitus vorliegen** und die Behandlung **einer Manifestation** im Vordergrund steht, ist E10–E14, vierte Stelle entsprechend dieser Manifestation, zu kodieren gefolgt vom entsprechenden Kode für diese Manifestation. Die Kodes für die weiteren Manifestationen sind anzugeben, sofern sie der Nebendiagnosendefinition entsprechen.

**Beispiel 5**

Ein Patient mit Diabetes mellitus Typ 1 mit peripheren vaskulären Komplikationen in Form einer seit Jahren bestehenden progredienten diabetischen Angiopathie der Extremitätenarterien mit Ruheschmerz wird zur Bypass-Operation (alloplastisch) aufgenommen. Zusätzlich wird eine diabetische Retinopathie mit erheblicher Einschränkung des Sehvermögens behandelt.

| | | |
|---|---|---|
| Hauptdiagnose: | E10.50† | *Diabetes mellitus, Typ 1 mit peripheren vaskulären Komplikationen, nicht als entgleist bezeichnet* |
| Nebendiagnose(n): | I79.2* | *Periphere Angiopathie bei anderenorts klassifizierten Krankheiten* |
| | I70.23 | *Atherosklerose der Extremitätenarterien, Becken-Bein-Typ, mit Ruheschmerz* |
| | E10.30† | *Diabetes mellitus, Typ 1 mit Augenkomplikationen, nicht als entgleist bezeichnet* |
| | H36.0* | *Retinopathia diabetica* |
| Prozedur(en): | 5-393.42 | *Anlegen eines iliofemoralen Bypasses* |
| | 5-930.4 | *Alloplastisches Transplantat* |

**Hinweis**: Der Kode I70.23 *Atherosklerose der Extremitätenarterien, Becken-Bein-Typ, mit Ruheschmerz* dient in diesem Beispiel zur näheren Spezifizierung der durch das Kreuz-Stern-System beschriebenen Diagnose. Er ist hier nicht als Hauptdiagnose anzugeben. Der Prozedurenkode 5-930.4 *Alloplastisches Transplantat* wird hier zusätzlich angegeben, um die Art des Transplantates näher zu spezifizieren.

**Sofern multiple Komplikationen (Manifestationen) des Diabetes mellitus vorliegen** und die Behandlung **mehrerer Manifestationen** im Vordergrund steht, ist entsprechend der Regelung zu „zwei oder mehr Diagnosen, die gleichermaßen der Definition der Hauptdiagnose entsprechen" in der DKR D002 *Hauptdiagnose* (Seite 4) zu verfahren. Somit ist die vierte Stelle des Kodes aus E10–E14 entsprechend der Manifestation zu wählen, die vom behandelnden Arzt als die am besten der Hauptdiagnosendefinition entsprechende ausgewählt wurde. Zudem ist der entsprechende Kode für diese Manifestation anzugeben. Die Kodes für die weiteren Manifestationen sind anzugeben, sofern sie der Nebendiagnosendefinition entsprechen.

## Diabetes mellitus als Nebendiagnose

Wenn die stationäre Aufnahme **aus einem anderen Grund als dem Diabetes mellitus** erfolgt ist, so ist für die korrekte Verschlüsselung von Bedeutung,

- ob der Diabetes mellitus die Nebendiagnosendefinition erfüllt,
- ob Komplikationen des Diabetes mellitus vorliegen und
- ob diese die Nebendiagnosendefinition erfüllen.

Wenn der Diabetes mellitus die Nebendiagnosendefinition erfüllt, so ist dieser zu kodieren. Liegen Komplikationen (Manifestationen) vor, ist bei einem Kode aus E10–E14 die vierte Stelle entsprechend der Manifestation(en) zu verschlüsseln. Außerdem sind die Manifestation(en) anzugeben, sofern diese die Nebendiagnosedefinition erfüllen.
**Abweichend von den Regelungen zur Hauptdiagnose Diabetes mellitus** ist jedoch

- nicht .6 als vierte Stelle zu erfassen, wenn ein spezifischerer Kode für eine einzelne Komplikation gewählt werden kann, bzw.
- bei multiplen Komplikationen stets mit vierter Stelle .7 zu kodieren.

**Beispiel 6**

Ein Patient wird wegen einer geschlossenen Humeruskopffraktur ohne Weichteilschaden stationär aufgenommen. Zudem besteht ein Diabetes mellitus Typ 2, der diätetisch und medikamentös behandelt wird. Als einzige Komplikation liegt eine diabetische Nephropathie vor, die keinen Behandlungsaufwand zur Folge hat.

| | | |
|---|---|---|
| Hauptdiagnose: | S42.21 | *Fraktur des proximalen Ende des Humerus: Kopf* |
| Nebendiagnose(n): | E11.20 | *Diabetes mellitus, Typ 2 mit Nierenkomplikationen, nicht als entgleist bezeichnet* |

**Beispiel 7**

Ein Patient mit langjähriger arterieller Hypertonie und intensivem Nikotinabusus wird aufgrund der Verschlechterung einer bekannten peripheren arteriellen Verschlusskrankheit mit Ruheschmerz zur Bypass-Operation (alloplastisch) aufgenommen. Zusätzlich werden ein Diabetes mellitus Typ 2, eine beginnende diabetische Polyneuropathie und eine beginnende diabetische Retinopathie behandelt.

| | | |
|---|---|---|
| Hauptdiagnose: | I70.23 | *Atherosklerose der Extremitätenarterien, Becken-Bein-Typ, mit Ruheschmerz* |
| Nebendiagnose(n): | I10.00 | *Benigne essentielle Hypertonie, ohne Angabe einer hypertensiven Krise* |
| | E11.72† | *Diabetes mellitus, Typ 2 mit multiplen Komplikationen, mit sonstigen multiplen Komplikationen nicht als entgleist bezeichnet* |
| | G63.2* | *Diabetische Polyneuropathie* |
| | H36.0* | *Retinopathia diabetica* |
| Prozedur(en): | 5-393.42 | *Anlegen eines iliofemoralen Bypasses* |
| | 5-930.4 | *Alloplastisches Transplantat* |

## Spezifische Komplikationen des Diabetes mellitus

Generell sind bezüglich der Kodierung von Komplikationen des Diabetes mellitus die vorhergehenden Absätze zu beachten.

## Akute metabolische Komplikationen

Ein Diabetes mellitus mit **(Keto-)Azidose** ist mit E10–E14, vierte Stelle „.1“ zu verschlüsseln. In wenigen Fällen diabetischer Azidose können Ketoazidose und Laktatazidose bei dem gleichen Patienten beobachtet werden. In diesen Fällen ist zu kodieren:

E10–E14, vierte und fünfte Stelle „.73“ („…, mit sonstigen multiplen Komplikationen, als entgleist bezeichnet“).

## Nierenkomplikationen

Nierenerkrankungen, die in kausalem Zusammenhang mit Diabetes mellitus stehen, sind als „Diabetes mellitus mit Nierenkomplikationen“

E10†–E14†, vierte Stelle „.2“

zu verschlüsseln. Außerdem ist ein Kode für die spezifische Manifestation anzugeben, sofern diese der Nebendiagnosendefinition entspricht. Dies ist für die nachfolgenden Beispiele zu beachten.

**Beispiel 8**

Ein Patient kommt zur Behandlung einer diabetischen Nephropathie.

| | | |
|---|---|---|
| Hauptdiagnose: | E10.20† | *Diabetes mellitus, Typ 1 mit Nierenkomplikationen, nicht als entgleist bezeichnet* |
| Nebendiagnose(n): | N08.3* | *Glomeruläre Krankheiten bei Diabetes mellitus* |

**Beispiel 9**

Ein Patient wird zur Behandlung einer terminalen Niereninsuffizienz aufgrund einer diabetischen Nephropathie aufgenommen.

| | | |
|---|---|---|
| Hauptdiagnose: | E10.20† | *Diabetes mellitus, Typ 1 mit Nierenkomplikationen, nicht als entgleist bezeichnet* |
| Nebendiagnose(n): | N08.3* | *Glomeruläre Krankheiten bei Diabetes mellitus* |
| | N18.5 | *Chronische Nierenkrankheit, Stadium 5* |

**Hinweis**: Der Kode N18.5 *Chronische Nierenkrankheit, Stadium 5* dient in diesem Beispiel zur näheren Spezifizierung der durch das Kreuz-Stern-System beschriebenen Diagnose. Er ist nicht als Hauptdiagnose anzugeben.

### Diabetische Augenerkrankungen

Augenerkrankungen, die in kausalem Zusammenhang mit Diabetes mellitus stehen, sind als „Diabetes mellitus mit Augenkomplikationen"

E10†–E14†, vierte Stelle „.3"

zu verschlüsseln. Außerdem ist ein Kode für die spezifische Manifestation anzugeben, sofern diese der Nebendiagnosendefinition entspricht. Dies ist für die nachfolgenden Beispiele zu beachten.

**Diabetische Retinopathie**

| | |
|---|---|
| E10†–E14†, vierte Stelle „.3" | *Diabetes mellitus mit Augenkomplikationen* |
| H36.0* | *Retinopathia diabetica* |

Eine diabetische Retinopathie **mit Retina-(Makula-)Ödem** ist wie folgt zu kodieren:

| | |
|---|---|
| E10†–E14†, vierte Stelle „.3" | *Diabetes mellitus mit Augenkomplikationen* |
| H36.0* | *Retinopathia diabetica* |
| H35.8 | *Sonstige näher bezeichnete Affektionen der Netzhaut* |

Wenn die diabetische Augenerkrankung eine Erblindung oder geringes Sehvermögen zur Folge hat, wird zusätzlich ein Kode der Kategorie

H54.– *Blindheit und Sehbeeinträchtigung*

zugewiesen.

**Katarakt**

Eine **diabetische Katarakt** wird nur dann kodiert, wenn ein kausaler Zusammenhang zwischen der Katarakt und dem Diabetes mellitus besteht:

| | |
|---|---|
| E10†–E14†, vierte Stelle „.3" | *Diabetes mellitus mit Augenkomplikationen* |
| H28.0* | *Diabetische Katarakt* |

Wenn kein kausaler Zusammenhang besteht, sind Katarakte bei Diabetikern wie folgt zu kodieren:

der zutreffende Kode aus H25.– *Cataracta senilis* oder H26.– *Sonstige Kataraktformen* sowie die entsprechenden Kodes aus E10–E14 *Diabetes mellitus.*

### Neuropathie und Diabetes mellitus

Neurologische Erkrankungen, die in kausalem Zusammenhang mit Diabetes mellitus stehen, sind als „Diabetes mellitus mit neurologischen Komplikationen"

E10†–E14†, vierte Stelle „.4"

zu verschlüsseln. Außerdem ist ein Kode für die spezifische Manifestation anzugeben, sofern diese der Nebendiagnosendefinition entspricht. Dies ist für die nachfolgenden Beispiele zu beachten.

**Diabetische Mononeuropathie**

| | |
|---|---|
| E10†–E14†, vierte Stelle „.4" | *Diabetes mellitus mit neurologischen Komplikationen* |
| G59.0* | *Diabetische Mononeuropathie* |

**Diabetische Amyotrophie**

| | |
|---|---|
| E10†–E14†, vierte Stelle „.4“ | *Diabetes mellitus mit neurologischen Komplikationen* |
| G73.0* | *Myastheniesyndrome bei endokrinen Krankheiten* |

**Diabetische Polyneuropathie**

| | |
|---|---|
| E10†–E14†, vierte Stelle „.4“ | *Diabetes mellitus mit neurologischen Komplikationen* |
| G63.2* | *Diabetische Polyneuropathie* |

## Periphere vaskuläre Erkrankung und Diabetes mellitus

Periphere vaskuläre Erkrankungen, die in kausalem Zusammenhang mit Diabetes mellitus stehen, sind als „Diabetes mellitus mit peripheren vaskulären Komplikationen“

E10†–E14†, vierte Stelle „.5“

zu verschlüsseln. Außerdem ist ein Kode für die spezifische Manifestation anzugeben, sofern diese der Nebendiagnosendefinition entspricht. Dies ist für das nachfolgende Beispiel zu beachten (Siehe hierzu auch Beispiel 5).

**Diabetes mellitus mit peripherer Angiopathie**

| | |
|---|---|
| E10†–E14†, vierte Stelle „.5“ | *Diabetes mellitus mit peripheren vaskulären Komplikationen* |
| I79.2* | *Periphere Angiopathie bei anderenorts klassifizierten Krankheiten* |

## Diabetisches Fußsyndrom

Die Diagnose „Diabetischer Fuß“ wird kodiert mit

E10–E14, **vierte und fünfte Stelle**

**„.74“** *Diabetes mellitus mit multiplen Komplikationen, mit diabetischem Fußsyndrom, nicht als entgleist bezeichnet*

oder

**„.75“** *Diabetes mellitus mit multiplen Komplikationen, mit diabetischem Fußsyndrom, als entgleist bezeichnet.*

Die Kodes für die vorhandenen Manifestationen, z.B.

G63.2* *Diabetische Polyneuropathie,*

I79.2* *Periphere Angiopathie bei anderenorts klassifizierten Krankheiten*

sind **danach anzugeben**. Alle vorliegenden Manifestationen und Komplikationen sind zu kodieren, wenn sie der Definition einer Nebendiagnose entsprechen.

Die folgende Liste gibt eine Auswahl von Diagnosen wieder, die zum klinischen Bild des „diabetischen Fußsyndroms“ gehören können:

### 1. Infektion und/oder Ulcus

| | |
|---|---|
| *Hautabszess, Furunkel und Karbunkel an Extremitäten* | L02.4 |
| *Phlegmone an Zehen* | L03.02 |
| *Phlegmone an der unteren Extremität* | L03.11 |

*Hinweis: Die folgenden Viersteller zu L89.– Dekubitalgeschwür und Druckzone verschlüsseln an 5. Stelle die Lokalisation der Druckstellen (siehe ICD-10-GM).*

| | |
|---|---|
| *Dekubitus 1. Grades* | L89.0- |
| *Dekubitus 2. Grades* | L89.1- |
| *Dekubitus 3. Grades* | L89.2- |
| *Dekubitus 4. Grades* | L89.3- |
| *Dekubitus, Grad nicht näher bezeichnet* | L89.9- |
| *Ulcus cruris, anderenorts nicht klassifiziert* | L97 |

### 2. Periphere vaskuläre Erkrankung

| | |
|---|---|
| *Atherosklerose der Extremitätenarterien, Becken-Bein-Typ, ohne Beschwerden* | I70.20 |
| *Atherosklerose der Extremitätenarterien, Becken-Bein-Typ, mit belastungsinduziertem Ischämieschmerz, Gehstrecke 200 m und mehr* | I70.21 |
| *Atherosklerose der Extremitätenarterien, Becken-Bein-Typ, mit belastungsinduziertem Ischämieschmerz, Gehstrecke weniger als 200 m* | I70.22 |
| *Atherosklerose der Extremitätenarterien, Becken-Bein-Typ, mit Ruheschmerz* | I70.23 |
| *Atherosklerose der Extremitätenarterien, Becken-Bein-Typ, mit Ulzeration* | I70.24 |
| *Atherosklerose der Extremitätenarterien, Becken-Bein-Typ, mit Gangrän* | I70.25 |
| *Sonstige und nicht näher bezeichnete Atherosklerose der Extremitätenarterien* | I70.29 |

### 3. Periphere Neuropathie

| | |
|---|---|
| *Diabetische Polyneuropathie* | G63.2* |
| *Autonome Neuropathie bei endokrinen und Stoffwechselkrankheiten* | G99.0* |

### 4. Deformitäten

| | |
|---|---|
| *Hallux valgus (erworben)* | M20.1 |
| *Hallux rigidus* | M20.2 |
| *Sonstige Deformität der Großzehe (erworben)* | M20.3 |
| *Sonstige Hammerzehe(n) (erworben)* | M20.4 |
| *Sonstige Deformitäten der Zehen (erworben)* | M20.5 |
| *Flexionsdeformität, Knöchel und Fuß* | M21.27 |
| *Hängefuß (erworben), Knöchel und Fuß* | M21.37 |
| *Plattfuß [Pes planus] (erworben)* | M21.4 |
| *Erworbener Klauenfuß und Klumpfuß, Knöchel und Fuß* | M21.57 |
| *Sonstige erworbene Deformitäten des Knöchels und des Fußes* | M21.6- |

### 5. Frühere Amputation(en)

| | |
|---|---|
| *Verlust des Fußes und des Knöchels, einseitig*<br>*Zehe(n), auch beidseitig* | Z89.4 |
| *Verlust der unteren Extremität unterhalb oder bis zum Knie, einseitig* | Z89.5 |
| *Verlust der unteren Extremität oberhalb des Knies, einseitig* | Z89.6 |
| *(Teilweiser) Verlust der unteren Extremität, beidseitig*<br>*Exkl.: Isolierter Verlust der Zehen, beidseitig (Z89.4)* | Z89.7 |

**Beispiel 10**

Ein Patient mit entgleistem Diabetes mellitus Typ 1 wird zur Behandlung eines Diabetischen Fußsyndroms mit gemischtem Ulkus der Zehe (bei Angiopathie und Neuropathie) und Erysipel am Unterschenkel aufgenommen.

| | | |
|---|---|---|
| Hauptdiagnose: | E10.75† | *Diabetes mellitus, Typ 1 mit multiplen Komplikationen, mit diabetischem Fußsyndrom, als entgleist bezeichnet* |
| Nebendiagnose(n): | G63.2* | *Diabetische Polyneuropathie* |
| | I79.2* | *Periphere Angiopathie bei anderenorts klassifizierten Krankheiten* |
| | I70.24 | *Atherosklerose der Extremitätenarterien, Becken-Bein-Typ, mit Ulzeration* |
| | A46 | *Erysipel [Wundrose]* |

**Hinweis**: Der Kode I70.24 *Atherosklerose der Extremitätenarterien, Becken-Bein-Typ, mit Ulzeration* dient in diesem Beispiel zur näheren Spezifizierung der durch das Kreuz-Stern-System beschriebenen Diagnose. Er ist hier nicht als Hauptdiagnose anzugeben.

### Metabolisches Syndrom

Bei Vorliegen eines „metabolischen Syndroms“ sind die vorliegenden Komponenten des Syndroms einzeln zu kodieren (s.a. DKR D004 *Syndrome* (Seite 11)).

### Störungen der inneren Sekretion des Pankreas

Die Kodes

E16.0 *Arzneimittelinduzierte Hypoglykämie ohne Koma*

E16.1 *Sonstige Hypoglykämie*

E16.2 *Hypoglykämie, nicht näher bezeichnet*

E16.8 *Sonstige näher bezeichnete Störungen der inneren Sekretion des Pankreas*

E16.9 *Störungen der inneren Sekretion des Pankreas, nicht näher bezeichnet*

sind bei **Diabetikern** nicht als Hauptdiagnose zu verschlüsseln.

## 0403d Zystische Fibrose

Bei einem Patienten mit Zystischer Fibrose ist unabhängig davon, aufgrund welcher Manifestation dieser Erkrankung er aufgenommen wird, eine Schlüsselnummer aus

E84.– *Zystische Fibrose*

als **Hauptdiagnose** zuzuordnen. Die spezifische(n) Manifestation(en) ist/sind immer als Nebendiagnose(n) zu verschlüsseln.

Es ist zu beachten, dass in Fällen mit kombinierten Manifestationen der passende Kode aus

E84.8- *Zystische Fibrose mit sonstigen Manifestationen*

zu verwenden ist:

E84.80 *Zystische Fibrose mit Lungen- und Darm-Manifestation*

E84.87 *Zystische Fibrose mit sonstigen multiplen Manifestationen*

E84.88 *Zystische Fibrose mit sonstigen Manifestationen*

**Beispiel 1**

Ein Patient mit Mukoviszidose und Haemophilus influenzae-Infektion wird zur Behandlung einer Bronchitis aufgenommen.

| | | |
|---|---|---|
| Hauptdiagnose: | E84.0 | *Zystische Fibrose mit Lungenmanifestationen* |
| Nebendiagnose(n): | J20.1 | *Akute Bronchitis durch Haemophilus influenzae* |

E84.80 *Zystische Fibrose mit Lungen- und Darm-Manifestation* **wird nicht angegeben**, wenn die Behandlung der Darm-Manifestation im Vordergrund steht und die stationäre Aufnahme z.B. speziell zur Operation einer mit der Darm-Manifestation in Zusammenhang stehenden Komplikation erfolgt ist. In diesen Fällen ist

E84.1 *Zystische Fibrose mit Darmmanifestationen*

als Hauptdiagnose zuzuweisen, als Nebendiagnose wird zusätzlich E84.0 *Zystische Fibrose mit Lungenmanifestationen* kodiert. Diese Kodieranweisung stellt somit eine **Ausnahme** zu den Regeln der ICD-10 zur Verschlüsselung der Zystischen Fibrose mit kombinierten Manifestationen dar.

Bei Krankenhausaufenthalten, die **nicht die Zystische Fibrose betreffen,** wird die Erkrankung (z.B. Fraktur) als Hauptdiagnose und ein Kode aus E84.– *Zystische Fibrose* als Nebendiagnose verschlüsselt.

# PSYCHISCHE UND VERHALTENSSTÖRUNGEN

## 0501e Psychische und Verhaltensstörungen durch psychotrope Substanzen (Drogen, Medikamente, Alkohol und Nikotin)

### Allgemeine Hinweise

Die allgemeinen Hinweise zu den Kategorien F10–F19 in der ICD-10-GM sind zu beachten.

Beschreibungen wie „Gesellschaftstrinker" oder „starker Trinker" sind nicht zu kodieren.

Wenn mehr als eine vierte Stelle aus F10–F19 kodierbar ist (z.B. „akute Intoxikation [akuter Rausch]", „Abhängigkeit" oder „psychotische Störung"), so sind alle kombinierbaren Kodes zuzuweisen (siehe Beispiel 1).

Nehmen Patienten (verordnete oder nicht verordnete) Medikamente in einer Überdosierung zu sich, so werden die Kategorien F10–F19 nicht zur Verschlüsselung verwendet. Fälle von Überdosierung sind mit dem entsprechenden Vergiftungs-Kode aus der Liste der Medikamente und Chemikalien (Kapitel XIX) zu kodieren.

### Akute Intoxikation [akuter Rausch]

Im Fall einer akuten Intoxikation (eines akuten Rausches) wird der zutreffende Kode aus F10–F19 - vierte Stelle „.0" zugewiesen, gegebenenfalls - **zusammen** mit einem weiteren vierstelligen Kode aus F10–F19 (siehe Beispiel 1). Sofern die akute Intoxikation (der akute Rausch) der Aufnahmegrund ist, ist sie (er) als Hauptdiagnose zu kodieren.

**Beispiel 1**

Ein Patient wird wegen eines akuten Rausches neben bestehendem Alkoholabhängigkeits-Syndrom aufgenommen.

| | | |
|---|---|---|
| Hauptdiagnose: | F10.0 | *Psychische und Verhaltensstörungen durch Alkohol, akute Intoxikation [akuter Rausch]* |
| Nebendiagnose(n): | F10.2 | *Psychische und Verhaltensstörungen durch Alkohol, Abhängigkeitssyndrom* |

### Schädlicher Gebrauch

An vierter Stelle ist eine „.1" zuzuweisen, wenn ein Zusammenhang zwischen einer bestimmten Krankheit/Krankheiten und Alkohol-/Drogenabusus besteht. Das ist beispielsweise der Fall, wenn Diagnosen durch Aussagen wie „alkoholinduziert" oder „drogenbezogen" näher bezeichnet sind.

**Beispiel 2**

Bei einem Patienten wird eine alkoholbezogene Ösophagitis diagnostiziert.

| | | |
|---|---|---|
| Hauptdiagnose: | K20 | *Ösophagitis* |
| Nebendiagnose(n): | F10.1 | *Psychische und Verhaltensstörungen durch Alkohol, schädlicher Gebrauch* |

Bei der oben genannten Definition ist zu beachten, dass eine vierte Stelle mit „.1“ **nicht** zugewiesen wird, wenn eine spezifische drogen-/alkoholbezogene Krankheit existiert, insbesondere ein Abhängigkeitssyndrom oder eine psychotische Störung.

# KRANKHEITEN DES NERVENSYSTEMS

## 0601i Schlaganfall

### 1. Akuter Schlaganfall

Solange der Patient eine **fortgesetzte** Behandlung des akuten Schlaganfalls und der unmittelbaren Folgen (Defizite) erhält, ist ein Kode aus den Kategorien I60–I64 (Zerebrovaskuläre Krankheiten) mit den jeweils passenden Kodes für die Defizite (z.B. Hemiplegie, Aphasie, Hemianopsie, Neglect ...) zuzuweisen.

**Beispiel 1**

Ein Patient erleidet einen Hirninfarkt mit schlaffer Hemiplegie und Aphasie und wird zur stationären Behandlung aufgenommen.

| | | |
|---|---|---|
| Hauptdiagnose: | I63.3 | *Hirninfarkt durch Thrombose zerebraler Arterien* |
| Nebendiagnose(n): | G81.0 | *Schlaffe Hemiparese und Hemiplegie* |
| | R47.0 | *Aphasie* |

Es werden der Hirninfarkt als Hauptdiagnose und sämtliche auftretende Funktionsstörungen als Nebendiagnosen kodiert.

### 2. „Alter Schlaganfall“

Der Patient hat die Anamnese eines Schlaganfalls **mit** gegenwärtig bestehenden neurologischen Ausfällen. In diesem Fall werden die neurologischen Ausfälle (z.B. Hemiplegie, Aphasie, Hemianopsie, Neglect…) entsprechend der DKR D003 *Nebendiagnosen* (Seite 9) kodiert und danach ein Kode aus

I69.– *Folgen einer zerebrovaskulären Krankheit*

zugewiesen.

**Beispiel 2**

Ein Patient wurde mit einer Pneumokokken-Pneumonie aufgenommen. Der Patient hatte vor drei Jahren einen akuten Schlaganfall und erhält seitdem Thrombozytenaggregationshemmer zur Rezidivprophylaxe. Es besteht eine residuale spastische Hemiparese. Diese verursachte erhöhten Pflegeaufwand.

| | | |
|---|---|---|
| Hauptdiagnose: | J13 | *Pneumonie durch Streptococcus pneumoniae* |
| Nebendiagnose(n): | G81.1 | *Spastische Hemiparese und Hemiplegie* |
| | I69.4 | *Folgen eines Schlaganfalls, nicht als Blutung oder Infarkt bezeichnet* |

**Anmerkung:**

Es ist zu beachten, dass bei einem Schlaganfall **Dysphagie, Urin- und Stuhl-Inkontinenz** nur dann kodiert werden, wenn bestimmte Kriterien erfüllt sind (siehe auch DKR 1804 *Inkontinenz* (Seite 135)).

*Dysphagie* (R13.–) ist nur zu kodieren, wenn z.B. eine Magensonde zur enteralen Ernährung notwendig ist oder eine Behandlung der Dysphagie mehr als 7 Kalendertage nach Auftreten des Schlaganfalls erforderlich ist.

## 0603h Tetraplegie und Paraplegie, nicht traumatisch

Zur Kodierung einer traumatischen Tetraplegie/Paraplegie siehe DKR 1910 *Verletzung des Rückenmarks* (Seite 143).

### Initiale (akute) Phase der Paraplegie/Tetraplegie

Die „akute" Phase einer nichttraumatischen Paraplegie/Tetraplegie umfasst Erstaufnahmen wegen eines nicht traumatisch bedingten Funktionsausfalls, wie zum Beispiel bei Myelitis transversa oder bei Rückenmarkinfarkt. Es kann sich auch um eine konservativ oder operativ behandelte Erkrankung handeln, die sich in Remission befand, sich jedoch verschlechtert hat und jetzt die gleiche Behandlungsintensität erfordert wie bei Patienten, die das erste Mal nach einem Trauma aufgenommen wurden.

Sofern sich ein Patient mit einer Krankheit vorstellt, die eine akute Schädigung des Rückenmarks zur Folge hat (z.B. Myelitis), sind die folgenden Kodes zuzuweisen:

Die Krankheit als Hauptdiagnose, z.B.

G04.9 *Diffuse Myelitis*

und einen Kode aus

G82.– *Paraparese und Paraplegie, Tetraparese und Tetraplegie,* fünfte Stelle „.0" oder „.1".

Für die funktionale Höhe der Rückenmarksschädigung ist zusätzlich der passende Kode aus

G82.6-! *Funktionale Höhe der Schädigung des Rückenmarkes*

anzugeben.

### Späte (chronische) Phase einer Paraplegie/Tetraplegie

Von der chronischen Phase einer Paraplegie/Tetraplegie spricht man, wenn die Behandlung der akuten Erkrankung (z.B. einer Myelitis), die die Lähmungen verursachte, abgeschlossen ist.

Kommt ein Patient in dieser chronischen Phase zur Behandlung der Paraplegie/Tetraplegie, ist ein Kode der Kategorie

G82.– *Paraparese und Paraplegie, Tetraparese und Tetraplegie,* fünfte Stelle „.2" oder „.3"

als Hauptdiagnose anzugeben.

Wird ein Patient dagegen zur Behandlung einer anderen Erkrankung wie z.B. Harnwegsinfektion, Fraktur des Femur etc. aufgenommen, ist die zu behandelnde Erkrankung gefolgt von einem Kode der Kategorie

G82.– *Paraparese und Paraplegie, Tetraparese und Tetraplegie,* fünfte Stelle „.2" oder „.3"

anzugeben sowie andere vorliegende Erkrankungen. Die Reihenfolge dieser Diagnosen muss sich an der Definition der Hauptdiagnose orientieren.

Für die funktionale Höhe der Rückenmarksschädigung ist zusätzlich der passende Kode aus

G82.6-! *Funktionale Höhe der Schädigung des Rückenmarkes*

anzugeben.

# KRANKHEITEN DES AUGES UND DER AUGENANHANGSGEBILDE

## 0702a Katarakt: Sekundäre Linseninsertion

In Fällen, in denen die Linse entweder in einer vorangegangenen Operation entfernt wurde oder die Linse disloziert oder subluxiert und nicht korrekt positioniert ist, ist bei der Insertion einer Linse als Diagnosekode

H27.0 *Aphakie*

zuzuweisen.

## 0704c Versagen oder Abstoßung eines Kornea-Transplantates

Versagen und Abstoßung eines Hornhauttransplantates des Auges ist mit dem Kode

T86.83 *Versagen und Abstoßung eines Hornhauttransplantates des Auges*

zu kodieren.

Nebendiagnosen im Zusammenhang mit der Abstoßung oder dem Versagen eines Kornea-Transplantates werden zusätzlich zu T86.83 kodiert, zum Beispiel:

H44.0 *Purulente Endophthalmitis*
H44.1 *Sonstige Endophthalmitis*
H20.– *Iridozyklitis*
H16.– *Keratitis*
H18.– *Sonstige Affektionen der Hornhaut*
Z96.1 *Vorhandensein eines intraokularen Linsenimplantates*

# KRANKHEITEN DES OHRES UND DES WARZENFORTSATZES

## 0801p Schwerhörigkeit und Taubheit

Die Diagnosen Schwerhörigkeit und Taubheit können mit einem passenden Kode aus den Kategorien

H90.– *Hörverlust durch Schallleitungs- oder Schallempfindungsstörung* und

H91.– *Sonstiger Hörverlust*

unter anderem in folgenden Situationen als **Hauptdiagnose** kodiert werden:

- Untersuchung bei Kindern, wenn ein CT unter Sedierung oder Hörtests durchgeführt werden
- plötzlicher Hörverlust bei Erwachsenen
- Stationäre Aufnahme zur Einführung eines Kochlea- oder Hörimplantates

# KRANKHEITEN DES KREISLAUFSYSTEMS

## 0901f Ischämische Herzkrankheit

### Angina pectoris (I20.–)

Liegt bei einem Patienten eine Angina pectoris vor, ist der entsprechende Kode **vor** dem Kode der Koronaratherosklerose anzugeben.

Wenn ein Patient mit instabiler Angina pectoris aufgenommen wird und diese sich während des Krankenhausaufenthaltes zu einem Myokardinfarkt entwickelt, ist nur der Kode für einen Myokardinfarkt anzugeben.

Wenn der Patient jedoch eine Postinfarkt-Angina entwickelt, kann I20.0 *Instabile Angina pectoris* als zusätzlicher Kode angegeben werden.

### Akuter Myokardinfarkt (I21.–)

Ein als akut bezeichneter oder bis zu vier Wochen (28 Tage) zurückliegender Myokardinfarkt ist mit einem Kode aus

I21.– *Akuter Myokardinfarkt*

zu verschlüsseln.

Kodes der Kategorie I21.– *Akuter Myokardinfarkt* sind anzugeben sowohl für die initiale Behandlung eines Infarktes im ersten Krankenhaus, das den Infarktpatienten aufnimmt, als auch in anderen Einrichtungen, in die der Patient innerhalb von vier Wochen (28 Tage) nach dem Infarkt aufgenommen oder verlegt wird.

### Rezidivierender Myokardinfarkt (I22.–)

Mit dieser Kategorie ist ein Infarkt zu kodieren, der innerhalb von **vier Wochen** (28 Tagen) **nach** einem vorangegangenen Infarkt auftritt.

### Alter Myokardinfarkt (I25.2-)

Die Schlüsselnummer

I25.2- *Alter Myokardinfarkt*

kodiert eine **anamnestische Diagnose**, auch wenn sie nicht als „Z-Kode" in Kapitel XXI enthalten ist. Sie ist nur dann zusätzlich zu kodieren, wenn sie Bedeutung für die aktuelle Behandlung hat.

### Sonstige Formen der chronischen ischämischen Herzkrankheit (I25.8)

Ein Myokardinfarkt, der mehr als vier Wochen (28 Tage) nach dem Eintritt behandelt wird, ist mit

I25.8 *Sonstige Formen der chronischen ischämischen Herzkrankheit*

zu verschlüsseln.

### Ischämische Herzkrankheit, die früher chirurgisch/interventionell behandelt wurde

Wenn während des aktuellen Krankenhausaufenthaltes eine ischämische Herzkrankheit behandelt wird, die früher chirurgisch/interventionell behandelt wurde, ist folgendermaßen zu verfahren:

Wenn die vorhandenen Bypässe/Stents offen sind und ein erneuter Eingriff durchgeführt wird, um weitere Gefäßabschnitte zu behandeln, ist der Kode

I25.11 *Atherosklerotische Herzkrankheit, Ein-Gefäß-Erkrankung,*

I25.12 *Atherosklerotische Herzkrankheit, Zwei-Gefäß-Erkrankung,*

I25.13 *Atherosklerotische Herzkrankheit, Drei-Gefäß-Erkrankung* oder

I25.14 *Atherosklerotische Herzkrankheit, Stenose des linken Hauptstammes*

und entweder

Z95.1 *Vorhandensein eines aortokoronaren Bypasses*

oder

Z95.5 *Vorhandensein eines Implantates oder Transplantates nach koronarer Gefäßplastik*

zu kodieren.

Die Kodes

I25.15 *Atherosklerotische Herzkrankheit mit stenosierten Bypass-Gefäßen*

I25.16 *Atherosklerotische Herzkrankheit mit stenosierten Stents*

sind **nur** zu verwenden, wenn der Bypass/Stent selbst betroffen ist. In diesem Fall ist

Z95.1 *Vorhandensein eines aortokoronaren Bypasses* oder

Z95.5 *Vorhandensein eines Implantates oder Transplantates nach koronarer Gefäßplastik*

als Zusatzdiagnose nicht anzugeben.

**Beispiel 1**

Ein Patient wurde mit einer instabilen Angina aufgenommen, die sich drei Jahre nach einer Bypassoperation entwickelt hat. Die Herzkatheteruntersuchung zeigte eine koronare Herzerkrankung im Bereich des Venenbypasses.

| | | |
|---|---|---|
| Hauptdiagnose: | I20.0 | *Instabile Angina pectoris* |
| Nebendiagnose(n): | I25.15 | *Atherosklerotische Herzkrankheit mit stenosierten Bypass-Gefäßen* |

**Voraussetzung für die Zuweisung** der Kodes

Z95.1 *Vorhandensein eines aortokoronaren Bypasses* oder

Z95.5 *Vorhandensein eines Implantates oder Transplantates nach koronarer Gefäßplastik*

ist außer dem Vorliegen anamnestischer Informationen über das Vorhandensein eines Koronararterienbypasses oder eine frühere Koronarangioplastie, dass diese Angaben für die aktuelle Krankenhausbehandlung **von Bedeutung** sind (siehe DKR D003 *Nebendiagnosen* (Seite 9)).

## 02a Akutes Lungenödem

Wenn ein „akutes Lungenödem" diagnostiziert wird, ist nach der zugrunde liegenden Ursache zu kodieren. Zum Beispiel ist ein akutes kardiales Lungenödem mit

I50.14 *Linksherzinsuffizienz mit Beschwerden in Ruhe*

zu verschlüsseln.

S.a. die Hinweise und Exklusiva zu

J81 *Akutes Lungenödem*

in der ICD-10-GM.

## 03n Herzstillstand

Herzstillstand oder Herz- und Atemstillstand (I46.– *Herzstillstand*) sind **nur** zu kodieren, wenn Wiederbelebungsmaßnahmen in unmittelbarem zeitlichen Zusammenhang mit der Aufnahme (z.B. präklinisch durch den Notarzt) oder während des stationären Aufenthaltes ergriffen werden, unabhängig vom Ergebnis für den Patienten.

Der Herzstillstand (I46.– *Herzstillstand*) ist **nicht** als Hauptdiagnose anzugeben, wenn die zugrunde liegende Ursache bekannt ist.

Bei Reanimation durch das Krankenhaus im Rahmen eines Herzstillstandes ist außerdem

8-771 *Kardiale oder kardiopulmonale Reanimation*

zuzuweisen.

## 04d Hypertensive Herzkrankheit (I11.–)

Steht eine Herzkrankheit in **kausalem Zusammenhang** zur Hypertonie, so ist ein Kode für die Herzkrankheit (z.B. aus I50.– *Herzinsuffizienz* oder I51.– *Komplikationen einer Herzkrankheit und ungenau beschriebene Herzkrankheit*) gefolgt von I11.– *Hypertensive Herzkrankheit* anzugeben. Wenn für die Herzerkrankung kein anderer Kode der ICD-10-GM außer I11.– *Hypertensive Herzkrankheit* zur Verfügung steht, wird dieser allein kodiert.

Liegen Herzerkrankungen und Hypertonie aber *ohne* kausale Beziehung vor, werden Hypertonie und Herzkrankheit einzeln kodiert.

## 05d Hypertensive Nierenerkrankung (I12.–)

Steht eine Nierenerkrankung in **kausalem Zusammenhang** zur Hypertonie, so ist ein Kode für die Nierenerkrankung (z.B. aus N18.– *Chronische Nierenkrankheit*) gefolgt von I12.– *Hypertensive Nierenkranheit* anzugeben. Wenn für die Nierenerkrankung kein anderer Kode der ICD-10-GM außer I12.– *Hypertensive Nierenkrankheit* zur Verfügung steht, wird dieser allein kodiert.

Liegen Nierenerkrankungen und Hypertonie aber *ohne* kausale Beziehung vor, werden Hypertonie und Nierenkrankheit einzeln kodiert.

## 0906d Hypertensive Herz- und Nierenkrankheit (I13.–)

In Fällen, bei denen sowohl eine hypertensive Herzkrankheit (I11.–) als auch eine hypertensive Nierenkrankheit (I12.–) vorliegt, ist ein Kode für die Herzkrankheit (z.B. aus I50.– *Herzinsuffizienz*) und für die Nierenkrankheit (z.B. aus N18.– *Chronische Nierenkrankheit*) gefolgt von

I13.– *Hypertensive Herz- und Nierenkrankheit*

zuzuordnen. Wenn für die Herz- und Nierenerkrankung kein anderer Kode der ICD-10-GM außer I13.– *Hypertensive Herz- und Nierenkrankheit* zur Verfügung steht, wird dieser allein kodiert.

Die Hauptdiagnose ist entsprechend DKR D002 *Hauptdiagnose* (Seite 4) festzulegen.

## 0908l Zusätzliche Prozeduren im Zusammenhang mit Herzoperationen

### Herz-Lungen-Maschine (HLM)

Bei Operationen, bei denen die Herz-Lungen-Maschine **grundsätzlich** zum Einsatz kommt, ist ihre Anwendung im Operationskode enthalten. Dies ist durch entsprechende Hinweise im OPS gekennzeichnet.

Eine Ausnahme davon stellen Operationen dar, bei denen der Einsatz der Herz-Lungen-Maschine in tiefer oder profunder Hypothermie erfolgt. In diesen Fällen ist ein Kode aus

8-851.4 *Operativer äußerer Kreislauf (bei Anwendung der Herz-Lungen-Maschine): Mit tiefer Hypothermie (20 bis unter 26 °C)*

oder

8-851.5 *Operativer äußerer Kreislauf (bei Anwendung der Herz-Lungen-Maschine): Mit profunder Hypothermie (unter 20 °C)*

zusätzlich anzugeben.

Eine intraaortale Ballonokklusion ist entsprechend des jeweiligen Grades der Hypothermie (auch bei Normothermie) mit einem Kode aus

8-851 *Operativer äußerer Kreislauf (bei Anwendung der Herz-Lungen-Maschine) [...]*

6. Stelle „1" *Mit intraaortaler Ballonokklusion*

zu verschlüsseln.

Wenn die Anwendung der Herz-Lungen-Maschine **nicht** im Operationskode enthalten ist (z.B. 5-362 *Anlegen eines aortokoronaren Bypass durch minimalinvasive Technik*), ist sie mit der passenden Schlüsselnummer aus

8-851 *Operativer äußerer Kreislauf (bei Anwendung der Herz-Lungen-Maschine)*

zu kodieren.

### Temporärer Herzschrittmacher, temporäre Elektroden

Da die Implantation der Sonden zur temporären Herzfrequenzstimulation ein Routinebestandteil einer Bypassoperation ist, ist sie nicht gesondert zu kodieren.

## 0909d Revisionen oder Reoperationen an Herz und Perikard

Die Reoperation ist ein erneuter Eingriff nach vorausgegangener Herzoperation mit Eröffnung des Perikards oder offener Operation an Herzklappen.

Grundsätzlich ist bei jeder Reoperation am Herzen zusätzlich zu den spezifischen Operationskodes der Kode

5-379.5 *Andere Operationen an Herz und Perikard: Reoperation*

anzugeben.

Wird ein vorhandener Bypass revidiert oder neu angelegt, sind zusätzlich die Kodes

5-363.1 *Koronararterienbypass-Revision*

oder

5-363.2 *Koronararterienbypass-Neuanlage*

zuzuweisen.

**Beispiel 1**

Ein Patient wird zum Wechsel der Aortenklappe aufgenommen. 8 Jahre zuvor wurde die Aortenklappe durch eine Bioprothese ersetzt und gleichzeitig ein Koronararterienbypass gelegt.

| | | |
|---|---|---|
| Prozedur(en) | 5-352.00 | *Wechsel eines Xenotransplantats der Aortenklappe durch Kunstprothese* |
| | 5-379.5 | *Andere Operationen an Herz und Perikard: Reoperation* |

## 0911d Schrittmacher/Defibrillatoren

**Anmerkung:** Diese Richtlinie enthält Erläuterungen zur Kodierung von Diagnosen und Prozeduren im Zusammenhang mit Schrittmachern. Diese gelten sinngemäß auch für die Kodierung von Implantation, Wechsel und Entfernung eines Defibrillators.

### Permanente Schrittmacher

Wenn eine **temporäre Sonde entfernt wird und ein permanenter Schrittmacher implantiert wird,** ist der permanente Schrittmacher als Erstimplantation zu kodieren, nicht als Ersatz.

Die **Überprüfung** eines Schrittmachers wird routinemäßig während des stationären Aufenthaltes zur Schrittmacherimplantation durchgeführt; daher ist ein gesonderter Prozedurenkode hierfür nicht anzugeben.

Für die Überprüfung zu einem anderen Zeitpunkt (also nicht im Zusammenhang mit einer Implantation beim gleichen Aufenthalt) ist der Kode

1-266.0 *Elektrophysiologische Untersuchung des Herzens, nicht kathetergestützt, bei implantiertem Schrittmacher*

zuzuweisen.

Bei **Aufnahme zum Aggregatwechsel** eines Herzschrittmachers/Defibrillators ist ein Kode aus

Z45.0- *Anpassung und Handhabung eines kardialen (elektronischen) Geräts*

als Hauptdiagnose zuzuweisen, zusammen mit den passenden Verfahrenkodes.

**Komplikationen** des Schrittmachersystems/Defibrillators sind mit einem der folgenden Kodes zu verschlüsseln:

T82.1 *Mechanische Komplikation durch ein kardiales elektronisches Gerät* (Dieser Kode beinhaltet die Funktionsstörung des Schrittmachers und der Sonden, eines Sondenstückes oder das Ablösen der Sonde.)

T82.7 *Infektion und entzündliche Reaktion durch sonstige Geräte, Implantate oder Transplantate im Herzen und in den Gefäßen*

T82.8 *Sonstige näher bezeichnete Komplikationen durch Prothesen, Implantate oder Transplantate im Herzen und in den Gefäßen*

Einem **Patienten mit Schrittmacher/Defibrillator** ist der Kode

Z95.0 *Vorhandensein eines kardialen elektronischen Geräts*

zuzuweisen.

## 0912f Aufnahme zum Verschluss einer AV-Fistel oder zum Entfernen eines AV-Shunts

Bei der Krankenhausaufnahme zum Verschluss einer AV-Fistel oder zum Entfernen eines AV- Shunts ist als Hauptdiagnosekode

Z48.8 *Sonstige näher bezeichnete Nachbehandlung nach chirurgischem Eingriff*

zuzuweisen, zusammen mit dem folgenden Prozedurenkode

5-394.6 *Verschluss eines arteriovenösen Shuntes.*

# 0 KRANKHEITEN DES ATMUNGSSYSTEMS

## 01s Maschinelle Beatmung

### Definition (im Sinne der Deutschen Kodierrichtlinien)

Maschinelle Beatmung („künstliche Beatmung") ist ein Vorgang, bei dem Gase mittels einer mechanischen Vorrichtung in die Lunge bewegt werden.

Beatmung kann invasiv über eine Trachealkanüle oder einen Tubus erfolgen. Beatmung kann auch nichtinvasiv über ein Maskensystem erfolgen.

Für die Berechnung von Beatmungsstunden bei Patienten, die das 6. Lebensjahr vollendet haben, sind nur Verfahren heranzuziehen, bei denen bei positiver Druckbeatmung eine Druckdifferenz zwischen Inspiration und Exspiration von mindestens 6 mbar besteht.

### Kodierung

Beatmungsstunden sind nur bei „intensivmedizinisch versorgten" Patienten zu kodieren, das heißt bei Patienten, bei denen die für das Leben notwendigen sogenannten vitalen oder elementaren Funktionen von Kreislauf, Atmung, Homöostase oder Stoffwechsel lebensgefährlich bedroht oder gestört sind und die mit dem Ziel behandelt, überwacht und gepflegt werden, diese Funktionen zu erhalten, wiederherzustellen oder zu ersetzen, um Zeit für die Behandlung des Grundleidens zu gewinnen. Das Grundleiden, das die intensivmedizinische Behandlung bedingt hat, muss in diesem Zusammenhang nicht mit der Hauptdiagnose identisch sein.

Diese intensivmedizinische Versorgung umfasst mindestens ein Monitoring von Atmung und Kreislauf und eine akute Behandlungsbereitschaft (ärztliche und pflegerische Interventionen zur Stabilisierung der Vitalfunktionen unmittelbar möglich).

Wenn eine maschinelle Beatmung die obige Definition und die o.g. Anforderungen erfüllt, ist

1) zunächst die **Dauer** der künstlichen Beatmung zu erfassen. Hierfür steht ein separates Datenfeld im Datensatz nach § 301 SGB V (Sozialgesetzbuch Fünftes Buch) sowie § 21 KHEntgG (Krankenhausentgeltgesetz) zur Verfügung.

2) Dann ist **zusätzlich:**

   2a) einer der folgenden Kodes

   8-701 *Einfache endotracheale Intubation*
   8-704 *Intubation mit Doppellumentubus*
   8-706 *Anlegen einer Maske zur maschinellen Beatmung*

   und/oder

   2b) der zutreffende Kode aus

   5-311 *Temporäre Tracheostomie* oder
   5-312 *Permanente Tracheostomie*

   anzugeben, wenn zur Durchführung der künstlichen Beatmung ein **Tracheostoma** angelegt wurde.

3) Bei **Neugeborenen und Säuglingen** ist **zusätzlich** ein Kode aus

   8-711 *Maschinelle Beatmung und Atemunterstützung bei Neugeborenen und Säuglingen*

   anzugeben.

Bei **Kindern und Jugendlichen** ist **zusätzlich** ein Kode aus

8-712 *Maschinelle Beatmung und Atemunterstützung bei Kindern und Jugendlichen*

anzugeben.

4) Bei **heimbeatmeten Patienten, die über ein Tracheostoma beatmet werden**, sind die Beatmungszeiten zu erfassen, wenn es sich im Einzelfall um einen „intensivmedizinisch versorgten Patienten“ handelt (Definition: s.o.).

5) Für die Beatmungsentwöhnung und die Einstellung einer häuslichen Beatmung sind die passenden Kodes aus

8-718 *Beatmungsentwöhnung [Weaning] bei maschineller Beatmung*

und

8-716 *Einstellung einer häuslichen maschinellen Beatmung*

anzugeben.

6) Bei allen Patienten, die länger als 95 Stunden beatmet werden und die beatmet verlegt oder die beatmet entlassen werden, ist ein passender Schlüssel für den Entlassungs-/Verlegungsgrund nach § 301 SGB V, der den Beatmungsstatus des Patienten wiedergibt, anzugeben.

## Berechnung der Dauer der Beatmung

Eine maschinelle Beatmung (siehe Definition, Abs. 1), die zur Durchführung einer Operation oder während einer Operation begonnen wird und die **nicht länger als 24 Stunden** dauert, **zählt nicht** zur Gesamtbeatmungszeit. Die maschinelle Beatmung während einer Operation im Rahmen der Anästhesie wird als integraler Bestandteil des chirurgischen Eingriffs angesehen.

Wenn die maschinelle Beatmung jedoch zur Durchführung einer Operation oder während einer Operation begonnen wird und **länger als 24 Stunden** dauert, dann **zählt** sie zur Gesamtbeatmungszeit. Die Berechnung der Dauer beginnt in diesem Fall mit der Intubation; die Intubation ist in diesem Fall zu kodieren, obwohl sie zur Operation durchgeführt wurde.

Eine Beatmung, die nicht zum Zweck einer Operation begonnen wurde, z.B. in der Intensivbehandlung nach einer Kopfverletzung oder einer Verbrennung, zählt unabhängig von der Dauer immer zur Gesamtbeatmungszeit. Werden bereits beatmete Patienten operiert, so zählt die Operationszeit zur Gesamtbeatmungszeit.

**Die Beatmungsdauer berechnet sich wie folgt:**

- Liegen die Beatmungsstunden (gemäß der Definition in DKR 1001) pro Kalendertag unter 8 Stunden, werden nur die erbrachten Beatmungstunden (gemäß DKR 1001) entsprechend berechnet.

- Liegen die Beatmungsstunden (gemäß der Definition in DKR 1001) pro Kalendertag bei 8 Stunden oder mehr, werden 24 Beatmungsstunden für den Kalendertag berechnet.

Am Tag der Aufnahme und der Entlassung oder der Verlegung sind nur die erbrachten Beatmungsstunden zu berücksichtigen.

Solange ein Patient für mindestens 8 Stunden pro Kalendertag ein Verfahren erhält, bei dem bei positiver Druckbeatmung eine Druckdifferenz zwischen Inspiration und Exspiration von mindestens 6 mbar besteht (gilt nur für Patienten ab dem vollendeten 6. Lebensjahr), sind auch beatmungsfreie Intervalle an diesen Tagen mitzuzählen, unabhängig davon, ob sich der Patient bereits in der Entwöhnung von der Beatmung befindet oder nicht und unabhängig davon, ob der Patient während der beatmungsfreien Intervalle eine Sauerstoffinsufflation oder Sauerstoffinhalation erhält.

Während eines Krankenhausaufenthaltes ist zunächst die Gesamtbeatmungszeit gemäß obigen Regeln zu ermitteln, die Summe ist zur nächsten ganzen Stunde aufzurunden. (s.a. DKR

P005 *Multiple Prozeduren/Prozeduren, unterschieden auf der Basis von Größe, Zeit oder Anzahl/Bilaterale Prozeduren* (Seite 48)).

**Beispiel 1**

Ein 40-jähriger Patient wird seit dem 05.07. ab 21:00 Uhr intubiert über die Notaufnahme aufgenommen und in Folge fortlaufend invasiv mit einer Druckdifferenz > 6 mbar beatmet.

Am 08.07. um 07:00 Uhr wird der Patient extubiert und weiter nichtinvasiv mit einer Druckdifferenz > 6 mbar intermittierend beatmet.

Am 10.07. wird der Patient letztmalig insgesamt 7 Stunden (Druckdifferenz > 6 mbar) beatmet.

Die Berechnung der Gesamtbeatmungsdauer ergibt sich wie folgt:

| Datum | Beatmung | Beatmung von – bis | Beatmung h/Tag ohne beatmungsfreie Intervalle | Anzurechnende Beatmungsdauer |
|---|---|---|---|---|
| 05.07. | fortlaufend invasiv | 21:00 Uhr – 24:00 Uhr | 3 | 3 |
| 06.07. | fortlaufend invasiv | 00:00 Uhr – 24:00 Uhr | 24 | 24 |
| 07.07. | fortlaufend invasiv | 00:00 Uhr – 24:00 Uhr | 24 | 24 |
| 08.07. | Wechsel auf NIV (um 07:00 Uhr) intermittierend | 00:00 Uhr – 07:00 Uhr (invasiv) 07:00 Uhr – 24:00 Uhr (NIV) davon insgesamt 12 h Beatmung mit Druckdifferenz (> 6 mbar) | 7 + 12 | 24 |
| 09.07. | NIV intermittierend | 00:00 Uhr – 24:00 Uhr davon 10 h Beatmung | 10 | 24 |
| 10.07. | NIV intermittierend | 00:00 Uhr – 24:00 Uhr davon 7 h Beatmung | 7 | 7 |
| | | | Gesamtbeatmungsdauer: | 106 Stunden |

## Beginn

Die Berechnung der Dauer der Beatmung beginnt mit **einem der folgenden Ereignisse**:

- **Endotracheale Intubation**

  Für Patienten, die zur künstlichen Beatmung intubiert werden, beginnt die Berechnung der Dauer mit dem Anschluss an die Beatmungsgeräte.

  Gelegentlich muss die endotracheale Kanüle wegen mechanischer Probleme ausgetauscht werden. Zeitdauer der Entfernung und des unmittelbaren Ersatzes der endotrachealen Kanüle sind in diesem Fall als Teil der Beatmungsdauer anzusehen; die Berechnung der Dauer wird fortgesetzt.

Für Patienten, bei denen eine künstliche Beatmung durch endotracheale Intubation begonnen und bei denen später eine Tracheotomie durchgeführt wird, beginnt die Berechnung der Dauer mit der Intubation. Die Zeitdauer der Beatmung über das Tracheostoma wird hinzugerechnet.

- **Maskenbeatmung**

  Die Berechnung der Dauer der künstlichen Beatmung beginnt zu dem Zeitpunkt, an dem die maschinelle Beatmung einsetzt.

- **Tracheotomie**

  (mit anschließendem Beginn der künstlichen Beatmung). Die Berechnung der Dauer der künstlichen Beatmung beginnt zu dem Zeitpunkt, an dem die maschinelle Beatmung einsetzt.

- **Aufnahme eines beatmeten Patienten**

  Für jene Patienten, die maschinell beatmet aufgenommen werden, beginnt die Berechnung der Dauer mit dem Zeitpunkt der Aufnahme (s.a. „Verlegte Patienten", unten).

## Verlegte Patienten

### Beatmete und/oder intubierte Patienten

Wenn ein **beatmeter** Patient verlegt wird, finden die folgenden Grundregeln Anwendung:

Das verlegende Krankenhaus erfasst die Dauer der dort durchgeführten Beatmung und gibt die zutreffenden Kodes an:

- für den Zugang bei maschineller Beatmung (8-70),
- für die Tracheostomie (5-311; 5-312),
- für maschinelle Beatmung und Atemunterstützung bei Neugeborenen und Säuglingen (8-711),
- für maschinelle Beatmung und Atemunterstützung bei Kindern und Jugendlichen (8-712),
- für Beatmungsentwöhnung (Weaning) (8-718)

wenn diese Maßnahmen von der verlegenden Einrichtung durchgeführt worden sind.

Das aufnehmende Krankenhaus erfasst die Dauer der dort durchgeführten Beatmung, bei Neugeborenen und Säuglingen wird zusätzlich ein Kode aus 8-711 bzw. bei Kindern und Jugendlichen zusätzlich ein Kode aus 8-712 zugewiesen. Ein Kode für die Einleitung der Beatmung wird nicht angegeben, da diese Maßnahmen vom verlegenden Krankenhaus durchgeführt wurden.

Wenn ein **nicht beatmeter** intubierter oder tracheotomierter Patient verlegt wird, kodiert das verlegende Krankenhaus den Zugang bei maschineller Beatmung (8-70) sowie ggf. die Tracheostomie (5-311; 5-312). Das aufnehmende Krankenhaus kodiert diese bereits geleisteten Prozeduren nicht noch einmal.

## Intubation ohne maschinelle Beatmung

Eine Intubation kann auch durchgeführt werden, wenn keine künstliche Beatmung erforderlich ist, z.B. wenn es notwendig ist, den Luftweg offen zu halten.

Eine Intubation ist in diesen Fällen mit einem Kode aus

8-700 *Offenhalten der oberen Atemwege*
8-701 *Einfache endotracheale Intubation*

zu verschlüsseln.

**Atemunterstützung: Kontinuierlicher positiver Atemwegsdruck (CPAP) , High flow nasal cannula (HFNC) und Humidified high flow nasal cannula (HHFNC)**

Kodes aus

8-711.0 *Atemunterstützung mit kontinuierlichem positivem Atemwegsdruck [CPAP]* oder

8-711.4 *Atemunterstützung durch Anwendung von High-Flow-Nasenkanülen [HFNC-System]*

sind nur bei **Neugeborenen und Säuglingen** zu kodieren, unabhängig von der Behandlungsdauer (also auch unter 24 Stunden; bei OPS-Kode 8-711.00 mindestens aber 30 Minuten).

Die Dauer der Atemunterstützung mit kontinuierlichem positivem Atemwegsdruck (CPAP) ist bei Neugeborenen, Säuglingen und Kindern bis zum vollendeten 6. Lebensjahr für die Ermittlung der Beatmungsdauer zu berücksichtigen, sofern diese intensivmedizinisch versorgt sind.

Die Dauer der Atemunterstützung mit High flow nasal cannula (HFNC) und Humidified high flow nasal cannula (HHFNC) ist bei Neugeborenen und Säuglingen für die Ermittlung der Beatmungsdauer zu berücksichtigen, sofern diese intensivmedizinisch versorgt sind.

Wenn diese Atemunterstützung (HFNC/HHFNC bis zum vollendeten 1. Lebensjahr/CPAP bis zum vollendeten 6. Lebensjahr) weniger als 8 Stunden pro Kalendertag beträgt und eine intensivmedizinische Versorgung stattfand, sind nur die erbrachten Atemunterstützungsstunden als Beatmungsstunden zu berechnen.

Wenn diese Atemunterstützung (HFNC/HHFNC bis zum vollendeten 1. Lebensjahr/CPAP bis zum vollendeten 6. Lebensjahr) 8 oder mehr Stunden pro Kalendertag beträgt und eine intensivmedizinische Versorgung stattfand, sind 24 Beatmungsstunden zu berechnen. Dies gilt unabhängig davon, ob der Patient während der Intervalle ohne Atemunterstützung eine Sauerstoffinsufflation oder Sauerstoffinhalation erhält.

Am Tag der Aufnahme, der Entlassung oder der Verlegung sind nur die erbrachten Beatmungsstunden zu berücksichtigen.

**Beispiel 2**

Ein drei Monate alter intensivmedizinisch versorgter Säugling erhält seit dem 06.07. (Aufnahmetag) ab 12:00 Uhr Atemunterstützung mit HFNC.

Seit dem 10.07. wird die Atemunterstützung mit HFNC schrittweise reduziert

am 11.07. erfolgt HFNC für insgesamt 6 Stunden

am 12.07. erfolgt HFNC für insgesamt 4 Stunden.

Die Berechnung der Gesamtbeatmungsdauer ergibt sich wie folgt:

1001

| Datum | Atemunter stützung | Atemunterstützung von – bis | Beatmung h/Tag ohne beatmungsfreie Intervalle | Anzurechnende Beatmungsdauer |
|---|---|---|---|---|
| 06.07. | HFNC | 12:00 Uhr – 24:00 Uhr | 12 | 12 |
| 07.07. | HFNC | 00:00 Uhr – 24:00 Uhr | 24 | 24 |
| 08.07. | HFNC | 00:00 Uhr – 24:00 Uhr | 24 | 24 |
| 09.07. | HFNC | 00:00 Uhr – 24:00 Uhr | 24 | 24 |
| 10.07. | HFNC | Insgesamt 10 h HFNC | 10 | 24 |
| 11.07. | HFNC | Insgesamt 6 h HFNC | 6 | 6 |
| 12.07. | HFNC | Insgesamt 4 h HFNC | 4 | 4 |
| | | | Gesamtbeatmungsdauer: | 118 Stunden |

Wenn **bei Erwachsenen, Kindern und Jugendlichen** eine Störung wie Schlafapnoe mit CPAP behandelt wird, sind Kodes aus 8-711.0 und 8-712.0 *Atemunterstützung mit kontinuierlichem positivem Atemwegsdruck [CPAP]* sowie die Beatmungsdauer **nicht** zu verschlüsseln. Die Ersteinstellung einer CPAP-Therapie bzw. die Kontrolle oder Optimierung einer früher eingeleiteten CPAP-Therapie werden mit einem Kode aus 8-717 *Einstellung einer nasalen oder oronasalen Überdrucktherapie bei schlafbezogenen Atemstörungen* verschlüsselt.

# KRANKHEITEN DES VERDAUUNGSSYSTEMS

## 01a Appendizitis

Zur Zuweisung einer Schlüsselnummer aus den Kategorien

K35.– *Akute Appendizitis*

K36 *Sonstige Appendizitis*

K37 *Nicht näher bezeichnete Appendizitis*

ist die **klinische** Diagnose Appendizitis ausreichend. Es ist nicht zwingend erforderlich, dass ein histopathologischer Befund diese Diagnose sichert.

## 02a Adhäsionen

Die Lösung von abdominalen Adhäsionen kann eine aufwändige „Hauptprozedur" oder eine im Rahmen einer anderen Prozedur mitdurchgeführte Begleitprozedur („Nebenprozedur") sein. Auch wenn Adhäsionen im Verlauf einer anderen Bauchoperation gelöst werden, kann der Vorgang im Einzelfall relevanten Aufwand verursachen. Dann sind ein Diagnosekode (z.B. K66.0 *Peritoneale Adhäsionen*) für die Adhäsion und ein Prozedurenkode aus

5-469.1 *Bridenlösung* oder

5-469.2 *Adhäsiolyse*

für die Lösung der Adhäsionen anzugeben.

## 03a Magenulkus mit Gastritis

Bei Patienten mit Magenulkus ist ein Kode aus

K25.– *Ulcus ventriculi*

anzugeben, gefolgt von einem Kode aus

K29.– *Gastritis und Duodenitis*,

wenn beide Erkrankungen vorliegen.

## 05d Gastrointestinale Blutung

Wenn ein Patient zur Abklärung einer oberen gastrointestinalen (GI) Blutung aufgenommen wird und bei der Endoskopie ein Ulkus, Erosionen oder Varizen gefunden werden, wird die gefundene Erkrankung „mit einer Blutung" kodiert; ein akutes Ulcus ventriculi mit Blutung ist zum Beispiel mit

K25.0 *Ulcus ventriculi, akut, mit Blutung*

zu kodieren.

Im Falle einer Refluxösophagitis mit Blutung ist

K21.0 *Gastroösophageale Refluxkrankheit mit Ösophagitis* und

K22.81 *Ösophagusblutung*

zu kodieren.

Man kann davon ausgehen, dass die Blutung der Läsion, die im Endoskopiebericht angegeben wird, zugeordnet werden kann, auch wenn die Blutung weder während der Untersuchung noch während des Krankenhausaufenthaltes auftritt.

Nicht alle Kategorien, die zur Verschlüsselung von gastrointestinalen Läsionen zur Verfügung stehen, stellen einen Kode mit der Modifikation „mit einer Blutung" zur Verfügung. In solchen Fällen wird für die Blutung ein zusätzlicher Kode aus

K92.– *Sonstige Krankheiten des Verdauungssystems*

angegeben.

Wenn bei einer „peranalen Blutung" die aktuelle Blutungsquelle **nicht** bestimmt werden kann oder keine entsprechende Untersuchung durchgeführt wurde, ist

K92.2 *Gastrointestinale Blutung, nicht näher bezeichnet*

zu kodieren. Der Kode

K62.5 *Hämorrhagie des Anus und des Rektums*

ist in diesem Fall **nicht** zuzuweisen.

Wird ein Patient hingegen wegen Meläna (Teerstuhl) oder okkultem Blut im Stuhl untersucht, ist nicht ohne weiteres davon auszugehen, dass eine endoskopisch gefundene Läsion auch die Ursache der Meläna oder des okkulten Blutes im Stuhl ist. Wenn keine kausale Verbindung zwischen Symptom und dem Ergebnis der Untersuchung besteht, ist zunächst das Symptom und danach das Untersuchungsergebnis anzugeben.

Patienten mit der Anamnese einer vor kurzem stattgefundenen gastrointestinalen Blutung werden manchmal zur Endoskopie aufgenommen, um die Blutungsquelle festzustellen, zeigen aber während der Untersuchung keine Blutung. Wird aufgrund der Vorgeschichte oder anderer Anhaltspunkte eine *klinische* Diagnose gestellt, schließt die Tatsache, dass während des Krankenhausaufenthaltes keine Blutung auftritt, nicht von vornherein die Eingabe eines Kodes mit der Modifikation „mit einer Blutung" aus, auch nicht die Zuweisung eines Kodes der Kategorie K92.– (*Sonstige Krankheiten des Verdauungssystems*) in den Fällen, in denen der Grund für die vorher stattgefundene Blutung nicht bestimmt werden konnte.

## 1107a Dehydratation bei Gastroenteritis

Bei stationärer Aufnahme zur Behandlung einer Gastroenteritis mit Dehydratation wird die Gastroenteritis als Hauptdiagnose und „Dehydratation" (E86 *Volumenmangel*) als Nebendiagnose angegeben.

# 2 KRANKHEITEN DER HAUT UND DER UNTERHAUT

## 05m Plastische Chirurgie

Der Einsatz plastischer Chirurgie kann aus kosmetischen oder medizinischen Gründen erfolgen. Bei Operationen aus medizinischen Gründen ist der Krankheitszustand bzw. Risikofaktor, der Grund für den Eingriff war, als Hauptdiagnose zu kodieren.

Ist der Grund für den Eingriff rein kosmetisch, dann ist ein „Z-Kode" die Hauptdiagnose.

### Revision einer Narbe

Wird eine Narbe revidiert, ist

L90.5 *Narben und Fibrosen der Haut*

anzugeben, wenn die Narbe wegen Problemen (z.B. Schmerz) nachbehandelt wird.

Wenn die Nachbehandlung der Narbe(n) dagegen aus kosmetischen Gründen erfolgt, ist

Z42.– *Nachbehandlung unter Anwendung plastischer Chirurgie*

zu kodieren.

### Entfernung von Brustimplantaten

Brustimplantate werden aus medizinischen oder kosmetischen Gründen entfernt.

Bei medizinischen Gründen zur Entfernung von Brustimplantaten wird einer der folgenden Kodes

T85.4 *Mechanische Komplikation durch Mammaprothese oder -implantat*

T85.73 *Infektion und entzündliche Reaktion durch Mammaprothese oder -implantat*

T85.82 *Kapselfibrose der Mamma durch Mammaprothese oder -implantat*

T85.83 *Sonstige Komplikationen durch Mammaprothese oder -implantat*

zugewiesen.

Bei kosmetischen Gründen für die Implantatentfernung ist

Z42.1 *Nachbehandlung unter Anwendung plastischer Chirurgie der Mamma [Brustdrüse]*

zu kodieren.

### Subkutane prophylaktische Brustamputation

Diese Operation wird z.B. bei Diagnosen wie Brustkrebs in der Familienanamnese, chronischem Schmerz, chronischer Infektion, lobulärem Mammakarzinom in der Brust der Gegenseite, Carcinoma in situ der Mamma oder fibrozystischer Mastopathie durchgeführt. **Diese Zustände sind als Hauptdiagnose zu kodieren.**

# KRANKHEITEN DES MUSKEL-SKELETT-SYSTEMS UND DES BINDEGEWEBES

Kapitel 13 derzeit nicht besetzt.

# 4 KRANKHEITEN DES UROGENITALSYSTEMS

## 401e Dialyse

### Diagnosen

Die Hauptdiagnose bei Patienten, die speziell zur Dialyse aufgenommen werden, hängt von der Dauer des Krankenhausaufenthaltes ab.

a) Ein **Tagesfall** (Aufnahme und Entlassung am selben Tag oder nach Nachtdialyse am darauf folgenden Tag) hat die Hauptdiagnose

Z49.1 *Extrakorporale Dialyse.*

Als Nebendiagnose ist außerdem die zugrunde liegende Krankheit zu kodieren.

b) Bei einem **mehrtägigen Aufenthalt** (Entlassung am Tag, der dem Aufnahmetag folgt oder später) ist als Hauptdiagnose die Krankheit zu kodieren, die die Aufnahme ins Krankenhaus erforderte. Z49.1 *Extrakorporale Dialyse* und Z99.2 *Langzeitige Abhängigkeit von Dialyse bei Niereninsuffizienz* sind nicht zuzuweisen.

### Prozeduren

Die Kodes für **kontinuierlich durchgeführte** Hämofiltrationen (8-853.1, .7, .8), Hämodialysen (8-854.6, .7), Hämodiafiltrationen (8-855.1, .7, .8) und Peritonealdialysen (8-857.1, .2) verschlüsseln an 6. Stelle die Dauer der Maßnahme.

Die Dauer ist vom Beginn bis zum Ende einer Behandlung zu ermitteln. Bei mehreren Anwendungen eines kontinuierlichen Verfahrens während eines stationären Aufenthaltes ist jede Anwendung mit einem Kode zu verschlüsseln (keine Addition der Behandlungszeiten). Ein Filterwechsel oder eine vergleichbare technisch bedingte Unterbrechung sowie eine Unterbrechung bis 24 Stunden eines kontinuierlichen Verfahrens begründet jedoch keine erneute Verschlüsselung.

## 403d Anogenitale Warzen

Aufnahmen zur Behandlung von **anogenitalen Warzen** werden mit einer Hauptdiagnose aus der unten angeführten Liste kodiert:

| | | |
|---|---|---|
| Perianal | K62.8 | *Sonstige näher bezeichnete Krankheiten des Anus und des Rektums* |
| Cervix uteri betreffend | N88.8 | *Sonstige näher bezeichnete nichtentzündliche Krankheiten der Cervix uteri* |
| Vaginal | N89.8 | *Sonstige näher bezeichnete nichtentzündliche Krankheiten der Vagina* |
| Vulva betreffend | N90.8 | *Sonstige näher bezeichnete nichtentzündliche Krankheiten der Vulva und des Perineums* |
| Penis betreffend | N48.8 | *Sonstige näher bezeichnete Krankheiten des Penis* |

Der Kode

A63.0 *Anogenitale (venerische) Warzen*

ist als Nebendiagnose anzugeben.

# 5 SCHWANGERSCHAFT, GEBURT UND WOCHENBETT

## 501s Definition von Lebend-, Totgeburt und Fehlgeburt

**Lebendgeborenes**

Ein Lebendgeborenes ist eine aus der Empfängnis stammende Frucht, die unabhängig vom Schwangerschaftsalter vollständig aus dem Mutterleib ausgestoßen oder extrahiert ist, nach Verlassen des Mutterleibes atmet oder irgendein anderes Lebenszeichen erkennen lässt, wie Herzschlag, Pulsation der Nabelschnur oder deutliche Bewegung der willkürlichen Muskulatur, gleichgültig, ob die Nabelschnur durchtrennt oder die Plazenta ausgestoßen wurde oder nicht. Jedes unter diesen Voraussetzungen neugeborene Kind ist als lebendgeboren zu betrachten.

(1) Eine Lebendgeburt liegt vor, wenn bei einem Kind nach der Scheidung vom Mutterleib entweder das Herz geschlagen oder die Nabelschnur pulsiert oder die natürliche Lungenatmung eingesetzt hat.[2]

**Fetaltod [totgeborener Fetus]**

Fetaltod ist der Tod einer aus der Empfängnis stammenden Frucht vor der vollständigen Ausstoßung oder Extraktion aus dem Mutterleib, unabhängig von der Dauer der Schwangerschaft; der Tod wird dadurch angezeigt, dass der Fetus nach dem Verlassen des Mutterleibs weder atmet noch andere Lebenszeichen erkennen lässt, wie zum Beispiel Herzschlag, Pulsation der Nabelschnur oder deutliche Bewegungen der willkürlichen Muskulatur.

(2) Hat sich keines der in Absatz 1 genannten Merkmale des Lebens gezeigt, gilt die Leibesfrucht als ein tot geborenes Kind im Sinne des § 21 Absatz 2 des Gesetzes, wenn

1. das Gewicht des Kindes mindestens 500 Gramm beträgt oder
2. das Gewicht des Kindes unter 500 Gramm beträgt, aber die 24. Schwangerschaftswoche erreicht wurde,

im Übrigen als Fehlgeburt. Eine Fehlgeburt wird nicht im Personenstandsregister beurkundet. Sie kann von einer Person, der bei Lebendgeburt die Personensorge zugestanden hätte, dem Standesamt, in dessen Zuständigkeitsbereich die Fehlgeburt erfolgte, angezeigt werden. In diesem Fall erteilt das Standesamt dem Anzeigenden auf Wunsch eine Bescheinigung mit einem Formular nach dem Muster der Anlage 11.[3]

(3) Eine Fehlgeburt ist abweichend von Absatz 2 Satz 2 als ein tot geborenes Kind zu beurkunden, wenn sie Teil einer Mehrlingsgeburt ist, bei der mindestens ein Kind nach Absatz 1 oder 2 zu beurkunden ist; § 21 Absatz 2 des Gesetzes gilt entsprechend.[3]

*(ICD-10 Band II, Regelwerk, Kapitel 5.7.1)*

[2] *Deutsche Definition nach Paragraph 31, Abs. 1 der Verordnung zur Ausführung des Personenstandsgesetzes i.d.F. der Bekanntmachung vom 28.11.2008 (BGBl.I.,S. 2263).*

[3] *Siehe Deutsche Definition nach Paragraph 31, Abs. 2 und 3 der Verordnung zur Ausführung des Personenstandsgesetzes i.d.F. der Bekanntmachung vom 29.10.2018 (BGBl.I.,S. 1768).*

## 1504o Komplikationen nach Abort, Extrauteringravidität und Molenschwangerschaft (O08.–)

Ein Kode aus

O08.– *Komplikationen nach Abort, Extrauteringravidität und Molenschwangerschaft*

wird **nur dann** als **Hauptdiagnose** zugewiesen, wenn eine Patientin wegen einer Spätkomplikation in Folge eines zuvor behandelten Aborts stationär aufgenommen wird.

**Beispiel 1**

Eine Patientin wird mit disseminierter intravasaler Gerinnung nach einem Abort in der 10. SSW aufgenommen, der vor zwei Tagen in einem anderen Krankenhaus stattfand.

| | | |
|---|---|---|
| Hauptdiagnose: | O08.1 | *Spätblutung oder verstärkte Blutung nach Abort, Extrauteringravidität und Molenschwangerschaft* |
| Nebendiagnose: | D65.1 | *Disseminierte intravasale Gerinnung [DIG, DIC]* |

Die Schwangerschaftsdauer wird nicht als Nebendiagnose kodiert, da die Aufnahme zur Behandlung einer Komplikation nach zuvor behandeltem Abort erfolgt.

Ein Kode aus

O08.– *Komplikationen nach Abort, Extrauteringravidität und Molenschwangerschaft*

wird als **Nebendiagnose** zugeordnet, um eine mit den Diagnosen der Kategorien O00–O02 (*Extrauteringravidität, Blasenmole, sonstige abnorme Konzeptionsprodukte)* verbundene Komplikation zu verschlüsseln.

**Beispiel 2**

Eine Patientin wird wegen Tubarruptur bei Eileiterschwangerschaft in der 6. SSW mit Schock aufgenommen.

| | | |
|---|---|---|
| Hauptdiagnose: | O00.1 | *Tubargravidität* |
| Nebendiagnose(n): | O08.3 | *Schock nach Abort, Extrauteringravidität und Molenschwangerschaft* |
| | O09.1! | *Schwangerschaftsdauer, 5 bis 13 vollendete Wochen* |

Wenn eine Patientin aufgenommen wird, weil nach Abortbehandlung bei einer vorhergehenden Behandlung Teile der Fruchtanlage zurückgeblieben sind, wird als Hauptdiagnose ein **inkompletter** Abort mit Komplikation kodiert (O03–O06 mit einer vierten Stelle .0 bis .3).

**Beispiel 3**

Eine Patientin wird mit Blutung bei retinierter Fruchtanlage zwei Wochen nach einem Spontanabort stationär aufgenommen. Der Abort fand in der 5. Schwangerschaftswoche statt und wurde ambulant behandelt.

| | | |
|---|---|---|
| Hauptdiagnose: | O03.1 | *Spontanabort, inkomplett, kompliziert durch Spätblutung oder verstärkte Blutung* |

Die Schwangerschaftsdauer wird nicht als Nebendiagnose kodiert, da die Aufnahme zur Behandlung einer Komplikation nach zuvor behandeltem Abort erfolgt.

Ein Kode aus

O08.– *Komplikationen nach Abort, Extrauteringravidität und Molenschwangerschaft*

wird in Verbindung mit Diagnosen der Kategorien O03–O07 **als Nebendiagnose** angegeben, wenn die Kodierung dadurch genauer wird (vergleiche Beispiel 3 und Beispiel 4).

**Beispiel 4**

Eine Patientin wird mit einem inkompletten Abort in der 12. Schwangerschaftswoche und Kreislaufkollaps stationär aufgenommen.

| | | |
|---|---|---|
| Hauptdiagnose: | O03.3 | *Spontanabort, inkomplett, mit sonstigen und nicht näher bezeichneten Komplikationen* |
| Nebendiagnose(n): | O08.3 | *Schock nach Abort, Extrauteringravidität und Molenschwangerschaft* |
| | O09.1! | *Schwangerschaftsdauer, 5 bis 13 vollendete Wochen* |

## 505m Vorzeitige Beendigung der Schwangerschaft

Erfolgt die Aufnahme zur vorzeitigen Beendigung der Schwangerschaft durch Abort (Fetalgewicht unter 500g, keine Vitalitätszeichen), z.B. aus medizinischen Gründen, oder aufgrund eines behandlungs- bzw. überwachungsbedürftigen Zustandes und es kommt im selben Aufenthalt zur vorzeitigen Beendigung der Schwangerschaft durch Abort, so ist

O04.– *Ärztlich eingeleiteter Abort*

als Hauptdiagnose zuzuordnen, zusammen mit einem Kode aus

O09.–! *Schwangerschaftsdauer*

und einem Kode, der den Grund für die Beendigung angibt, wie z.B.

O35.0 *Betreuung der Mutter bei (Verdacht auf) Fehlbildung des Zentralnervensystems beim Fetus.*

Erfolgt die Aufnahme zur vorzeitigen Beendigung der Schwangerschaft durch Entbindung, z.B. aus medizinischen Gründen, oder aufgrund eines behandlungs- bzw. überwachungsbedürftigen Zustandes und es kommt im selben Aufenthalt zur vorzeitigen Beendigung der Schwangerschaft durch Entbindung, so ist der Grund für die vorzeitige Beendigung der Schwangerschaft als Hauptdiagnose anzugeben, wie z.B.

O35.0 *Betreuung der Mutter bei (Verdacht auf) Fehlbildung des Zentralnervensystems beim Fetus.*

Als Nebendiagnosen sind

O60.1 *Vorzeitige spontane Wehen mit vorzeitiger Entbindung* oder
O60.3 *Vorzeitige Entbindung ohne spontane Wehen*

O09.–! *Schwangerschaftsdauer*

sowie

Z37.0! *Lebendgeborener Einling* oder
Z37.1! *Totgeborener Einling*
(bzw. die analogen Kodes bei Mehrlingen)

zuzuweisen.

## 1507e Resultat der Entbindung

Für **jede** Entbindung ist von dem Krankenhaus, in dem die Geburt stattgefunden hat, der passende Kode aus

Z37.–! *Resultat der Entbindung*

bei der Mutter zu kodieren. Er darf nicht die Hauptdiagnose sein.

## 1508n Dauer der Schwangerschaft

Ein Kode aus

O09.–! *Schwangerschaftsdauer*

ist bei stationärer Aufnahme einer Schwangeren immer als Nebendiagnose zu kodieren (in den Basisdaten der Mutter). Maßgeblich ist die Schwangerschaftsdauer zum Zeitpunkt der Aufnahme.

Bei Aufnahme zur Behandlung von Komplikationen nach zuvor behandeltem Abort wird die Schwangerschaftsdauer **nicht** kodiert.

**Beispiel 1**

Spontane vaginale Geburt eines gesunden Neugeborenen in der 39. Schwangerschaftswoche, Damm intakt.

| | | |
|---|---|---|
| Hauptdiagnose: | O80 | *Spontangeburt eines Einlings* |
| Nebendiagnose(n): | Z37.0! | *Lebendgeborener Einling* |
| | O09.6! | *Schwangerschaftsdauer 37. Woche bis 41 vollendete Wochen* |
| Prozedur: | 9-260 | *Überwachung und Leitung einer normalen Geburt* |

## 1509a Mehrlingsgeburt

Wenn eine Mehrlingsschwangerschaft zur spontanen Geburt von z.B. Zwillingen führt, werden die Kodes

O30.0 *Zwillingsschwangerschaft*

Z37.2! *Zwillinge, beide lebendgeboren*

9-261 *Überwachung und Leitung einer Risikogeburt*

zugewiesen.

Wenn die Kinder einer Mehrlingsgeburt auf unterschiedliche Weise geboren werden, sind beide Entbindungsmethoden zu kodieren.

**Beispiel 1**

Vorzeitige Zwillingsgeburt in der 35. Woche, der erste Zwilling wird durch Extraktion aus Beckenendlage, der zweite durch eine „klassische Sectio" (transisthmischen Querschnitt) bei Geburtshindernis durch Querlage entbunden.

| | | |
|---|---|---|
| Hauptdiagnose: | O64.8 | *Geburtshindernis durch sonstige Lage-, Haltungs- und Einstellungsanomalien* |
| Nebendiagnose(n): | O32.5 | *Betreuung der Mutter bei Mehrlingsschwangerschaft mit Lage- und Einstellungsanomalie eines oder mehrerer Feten* |
| | O30.0 | *Zwillingsschwangerschaft* |
| | O60.1 | *Vorzeitige spontane Wehen mit vorzeitiger Entbindung* |
| | O09.5! | *Schwangerschaftsdauer, 34 bis 36 vollendete Wochen* |
| | Z37.2! | *Zwillinge, beide lebendgeboren* |
| Prozedur(en): | 5-727.1 | *Spontane und vaginale operative Entbindung bei Beckenendlage, Assistierte Entbindung mit Spezialhandgriffen* |
| | 5-740.1 | *Klassische Sectio caesarea, sekundär* |

## 1510p Komplikationen in der Schwangerschaft

Kapitel XV enthält zwei Bereiche zur Kodierung von Komplikationen in der Schwangerschaft:

O20–O29 *Sonstige Krankheiten der Mutter, die vorwiegend mit der Schwangerschaft verbunden sind*

und

O94–O99 *Sonstige Krankheitszustände während der Gestationsperiode, die anderenorts nicht klassifiziert sind.*

Zustände, die vorwiegend in Zusammenhang mit einer Schwangerschaft auftreten, können mit spezifischen Kodes aus O20–O29 verschlüsselt werden.

1510

**Beispiel 1**

Eine Patientin wird in der 30. Schwangerschaftswoche zur Behandlung eines Karpaltunnelsyndroms, das sich durch die Schwangerschaft verschlimmerte, aufgenommen.

| | | |
|---|---|---|
| Hauptdiagnose: | O26.82 | *Karpaltunnelsyndrom während der Schwangerschaft* |
| Nebendiagnose: | O09.4! | *Schwangerschaftsdauer 26.Woche bis 33 vollendete Wochen* |

Das Karpaltunnelsyndrom, verschlimmert durch die Schwangerschaft, ist mit einer spezifischen Schlüsselnummer in Kapitel XV (O26.– *Betreuung der Mutter bei sonstigen Zuständen, die vorwiegend mit der Schwangerschaft verbunden sind*) vertreten. Die Schlüsselnummer gibt die Diagnose ausreichend genau wieder.

Diffuse Beschwerden bei bestehender Schwangerschaft, für die keine spezifische Ursache gefunden wird, sind mit

O26.88 *Sonstige näher bezeichnete Zustände, die mit der Schwangerschaft verbunden sind*

zu kodieren.

Um einen Diabetes mellitus in der Schwangerschaft zu kodieren, stehen die Kodes aus O24.– *Diabetes mellitus in der Schwangerschaft* zur Verfügung. Diese werden zusammen mit Kodes aus E10 bis E14 zur Bezeichnung des jeweils vorliegenden Diabetes mellitus sowie zur Abbildung vorliegender Komplikationen angegeben. Liegen Komplikationen (Manifestationen) vor, ist bei einem Kode aus E10 bis E14 die vierte Stelle entsprechend der Manifestation/en zu verschlüsseln. Außerdem sind die Kodes für die spezifischen Manifestationen anzugeben, sofern diese der Nebendiagnosendefinition entsprechen.

Um Infektionen des Urogenitaltraktes in der Schwangerschaft zu kodieren, stehen die Kodes aus O23.– *Infektionen des Urogenitaltraktes in der Schwangerschaft* zur Verfügung. Diese werden zusammen mit dem jeweils spezifischen Kode aus Kapitel XIV *Krankheiten des Urogenitalsystems* der ICD-10-GM zur Bezeichnung der jeweils vorliegenden Infektion angegeben. Die Kriterien der Nebendiagnosendefinition gelten entsprechend.

Um Erkrankungen der Leber in der Schwangerschaft zu kodieren, stehen Kodes aus O26.6- *Leberkrankheiten während der Schwangerschaft, der Geburt und des Wochenbettes* zur Verfügung. Dieser wird zusammen mit dem jeweils spezifischen Kode aus B15–B19 *Virushepatitis* oder aus K70–K77 *Krankheiten der Leber* der ICD-10-GM zur Bezeichnung der jeweils vorliegenden Leberkrankheit angegeben. Die Kriterien der Nebendiagnosendefinition gelten entsprechend.

Um andere Komplikationen in der Schwangerschaft (oder Zustände, die sich in der Schwangerschaft verschlimmern oder die hauptsächlicher Anlass für geburtshilfliche Maßnahmen sind) zu kodieren, stehen die Kategorien

O98.– *Infektiöse und parasitäre Krankheiten der Mutter, die anderenorts klassifizierbar sind, die jedoch Schwangerschaft, Geburt und Wochenbett komplizieren*

und

O99.– *Sonstige Krankheiten der Mutter, die anderenorts klassifizierbar sind, die jedoch Schwangerschaft, Geburt und Wochenbett komplizieren*

zur Verfügung, die zusammen mit einem Nebendiagnosekode aus anderen Kapiteln der ICD-10-GM zur Bezeichnung der jeweils vorliegenden Erkrankung anzugeben sind (siehe die Beispiele 2 und 3).

1510

**Beispiel 2**

Schwangerschaft (30. Schwangerschaftswoche), kompliziert durch Eisenmangelanämie

| | | |
|---|---|---|
| Hauptdiagnose: | O99.0 | *Anämie, die Schwangerschaft, Geburt und Wochenbett kompliziert* |
| Nebendiagnose(n): | D50.9 | *Eisenmangelanämie, nicht näher bezeichnet* |
| | O09.4! | *Schwangerschaftsdauer 26. Woche bis 33 vollendete Wochen* |

Eine die Schwangerschaft komplizierende Anämie ist unter der Schlüsselnummer O99.0 klassifiziert. Es wird ein zusätzlicher Kode benötigt, um die Art der Anämie zu spezifizieren.

**Beispiel 3**

Eine Patientin in der 30. Schwangerschaftswoche wird wegen eines allergischen Asthma bronchiale aufgenommen, das die Schwangerschaft kompliziert.

| | | |
|---|---|---|
| Hauptdiagnose: | O99.5 | *Krankheiten des Atmungssystems, die Schwangerschaft, Geburt und Wochenbett komplizieren* |
| Nebendiagnose(n): | J45.0 | *Vorwiegend allergisches Asthma bronchiale* |
| | O09.4! | *Schwangerschaftsdauer 26.Woche bis 33 vollendete Wochen* |

### Schwangerschaft als Nebenbefund

Wenn eine Patientin wegen einer Erkrankung aufgenommen wird, die weder die Schwangerschaft kompliziert noch durch die Schwangerschaft kompliziert wird, wird der Kode für diese Erkrankung als Hauptdiagnose mit der passenden Nebendiagnose aus

Z34 *Überwachung einer normalen Schwangerschaft* oder

Z35.– *Überwachung einer Risikoschwangerschaft*

zugeordnet.

**Beispiel 4**

Eine Patientin in der 30. Schwangerschaftswoche wird mit Mittelhandfraktur aufgenommen.

| | | |
|---|---|---|
| Hauptdiagnose: | S62.32 | *Fraktur eines sonstigen Mittelhandknochens, Schaft* |
| Nebendiagnose(n): | Z34 | *Überwachung einer normalen Schwangerschaft* |
| | O09.4! | *Schwangerschaftsdauer 26.Woche bis 33 vollendete Wochen* |

## 1512m Abnorme Kindslagen und -einstellungen

Kindliche Lage-, Haltungs- und Einstellungsanomalien sind zu kodieren, wenn sie **bei der Geburt** vorliegen.

Bei Geburt z.B. aus Beckenendlage ist bei Vorliegen eines Geburtshindernisses

O64.1 *Geburtshindernis durch Beckenendlage*

zu kodieren, oder bei Spontangeburt ohne Geburtshindernis

O32.1 *Betreuung der Mutter wegen Beckenendlage.*

Hinterhauptslagen wie die vordere, hintere, seitliche oder diagonale Hinterhauptslage werden nur dann kodiert, wenn ein Eingriff erfolgt.

## 1514c Verminderte Kindsbewegungen

Bei Aufnahmen mit der Diagnose „verminderte fetale Bewegungen" ist

O36.8 *Betreuung der Mutter wegen sonstiger näher bezeichneter Komplikationen beim Fetus*

zu kodieren, wenn die zugrunde liegende Ursache nicht bekannt ist.

Wenn eine zugrunde liegende Ursache für die verminderten fetalen Bewegungen bekannt ist, ist diese Ursache zu kodieren. O36.8 ist in diesem Fall nicht anzugeben.

## 1515a Uterusnarbe

O34.2 *Betreuung der Mutter bei Uterusnarbe durch vorangegangenen chirurgischen Eingriff* ist zuzuweisen, wenn:

- die Patientin aufgrund eines früheren Kaiserschnitts für einen Elektivkaiserschnitt aufgenommen wird.
- der Versuch einer vaginalen Entbindung bei Uterusnarbe (z.B. Kaiserschnitt- oder andere operative Uterusnarbe) nicht gelingt und zu einer Kaiserschnittgeburt führt.
- eine bestehende Uterusnarbe eine Behandlung erfordert, die Entbindung aber nicht während dieses Krankenhausaufenthaltes erfolgt, z.B. vorgeburtliche Betreuung wegen Uterusschmerzen durch eine bestehende Narbe.

## 1518a Entbindung vor der Aufnahme

Wenn eine Patientin vor der Aufnahme in das Krankenhaus ein Kind entbunden hat, keine operativen Prozeduren bezogen auf die Entbindung während der stationären Behandlung durchgeführt wurden und bei der Mutter keine Komplikationen im Wochenbett entstehen, wird der passende Kode aus Kategorie

Z39.– *Postpartale Betreuung und Untersuchung der Mutter*

zugeordnet.

Wenn eine **Komplikation** zur stationären Aufnahme führt, ist diese Komplikation als Hauptdiagnose zu kodieren. Ein Kode aus Z39.– ist als Nebendiagnose zuzuweisen.

Wenn eine Patientin nach einer Entbindung in ein anderes Krankenhaus verlegt wird, um ein krankes Kind zu begleiten, und die Patientin dort eine nachgeburtliche Routinebetreuung erhält, wird dort ebenfalls der passende Kode aus Z39.– zugeordnet.

Wenn eine Patientin zur Nachbetreuung nach Kaiserschnitt von einem Krankenhaus in ein anderes verlegt wird, ohne dass ein Zustand die Definition einer Haupt- oder Nebendiagnose erfüllt, dann ist dort der passende Z39.– Kode als Hauptdiagnose **und**

Z48.8 *Sonstige näher bezeichnete Nachbehandlung nach chirurgischem Eingriff*

als Nebendiagnose zuzuordnen.

## 519m Frühgeburt, vorzeitige Wehen und frustrane Kontraktionen

Eine Entbindung (spontan, eingeleitet oder durch Kaiserschnitt) vor der abgeschlossenen 37. Schwangerschaftswoche (Frühgeburt) wird mit

O60.1 *Vorzeitige spontane Wehen mit vorzeitiger Entbindung* oder
O60.3 *Vorzeitige Entbindung ohne spontane Wehen*

kodiert.

Vorzeitige Wehen **mit** Wirkung auf die Zervix vor der abgeschlossenen 37. Schwangerschaftswoche, die zu einer termingerechten Entbindung beim selben Krankenhausaufenthalt führen, werden mit

O60.2 *Vorzeitige Wehen mit termingerechter Entbindung*

kodiert.

Vorzeitige Wehen **mit** Wirkung auf die Zervix vor der abgeschlossenen 37. Schwangerschaftswoche, die **nicht** zu einer Entbindung beim selben Krankenhausaufenthalt führen, werden mit

O60.0 *Vorzeitige Wehen ohne Entbindung*

kodiert.

Kontraktionen **ohne** Wirkung auf die Zervix werden mit

O47.0 *Frustrane Kontraktionen vor 37 vollendeten Schwangerschaftswochen* oder
O47.1 *Frustrane Kontraktionen ab 37 oder mehr vollendeten Schwangerschaftswochen*

kodiert.

Wenn der Grund für die Frühgeburt, die vorzeitigen Wehen oder die frustranen Kontraktionen bekannt ist, so ist dieser Grund zusätzlich zu verschlüsseln.

Außerdem ist jeweils bei allen Konstellationen als Nebendiagnose ein Kode aus

O09.–! *Schwangerschaftsdauer*

zuzuordnen.

## 520n Verlängerte Schwangerschaftsdauer und Übertragung

O48 *Übertragene Schwangerschaft*

ist zu kodieren, wenn die Entbindung nach vollendeter 41. Schwangerschaftswoche erfolgt oder das Kind deutliche Übertragungszeichen zeigt.

## 1521o Protrahierte Geburt

Bei aktiver Wehensteuerung im Krankenhaus wird eine Geburt als protrahiert bezeichnet, wenn sie nach **18 Stunden** regelmäßiger Wehentätigkeit nicht unmittelbar bevorsteht. Die Kodierung erfolgt mit passenden Kodes aus:

O63.– *Protrahierte Geburt*

O75.5 *Protrahierte Geburt nach Blasensprengung*

O75.6 *Protrahierte Geburt nach spontanem oder nicht näher bezeichnetem Blasensprung*

## 1524a Verlängerung der Austreibungsphase bei Epiduralanästhesie

Eine Epiduralanästhesie kann die Austreibungsphase verlängern. Ist das der Fall, wird

O74.6 *Sonstige Komplikationen bei Spinal- oder Periduralanästhesie während der Wehentätigkeit und bei der Entbindung*

zugewiesen.

## 1525j Primärer und sekundärer Kaiserschnitt

Ein **primärer** Kaiserschnitt ist definiert als ein Kaiserschnitt, der als geplante Prozedur vor oder nach dem Einsetzen der Wehen durchgeführt wird; die Entscheidung zur Sectio wird dabei vor Einsetzen der Wehen getroffen.

Ein **sekundärer** Kaiserschnitt (inkl. Notfallkaiserschnitt) wird definiert als ein Kaiserschnitt, der aufgrund einer Notfallsituation oder des Geburtsverlaufs aus mütterlicher oder kindlicher Indikation (z.B. HELLP-Syndrom, Geburtsstillstand, fetaler Distress) erforderlich war, auch wenn dieser primär geplant war. Zur Kodierung ist der passende Kode aus

5-74 *Sectio caesarea und Entwicklung des Kindes*

auszuwählen.

**Beispiel 1**

Bei einer Patientin mit Beckenendlage ist die Entbindung durch Kaiserschnitt in der 40. Schwangerschaftswoche geplant. Sie wird zwei Tage vor dem OP-Termin am Abend mit vorzeitigem Blasensprung aufgenommen. Alle Befunde sind unauffällig, kein Anhalt für eine beginnende oder drohende Amnioninfektion, keine Wehentätigkeit. Routinevorbereitung zur Sectio und Entscheidung zum Abwarten bis zum nächsten Morgen, an dem eine klassische Sectio durchgeführt wird.

Prozedur: 5-740.0 *Klassische Sectio caesarea: Primär*

**Beispiel 2**

Bei einer Patientin mit Beckenendlage ist die Entbindung durch Kaiserschnitt in der 40. Schwangerschaftswoche geplant. Sie wird zwei Tage vor dem OP-Termin am Abend mit vorzeitigem Blasensprung aufgenommen. Alle Befunde sind unauffällig, kein Anhalt für eine beginnende oder drohende Amnioninfektion, keine Wehentätigkeit. Routinevorbereitung zur Sectio und Entscheidung zum Abwarten bis zum nächsten Morgen. Im Laufe der Nacht zunehmende Wehen und Abgang von grünem Fruchtwasser. Entscheidung zur vorgezogenen Sectio noch in der Nacht aus kindlicher Indikation.

Prozedur: 5-740.1 *Klassische Sectio caesarea: Sekundär*

# 6 BESTIMMTE ZUSTÄNDE, DIE IHREN URSPRUNG IN DER PERINATALPERIODE HABEN

## 601a Neugeborene

Die Neonatalperiode ist in Deutschland wie folgt definiert:

„Die Neonatalperiode beginnt mit der Geburt und endet mit Vollendung des 28. Tages nach der Geburt."

*(ICD Band II -Regelwerk, Kapitel 5.7.1)*

Ein Kode der Kategorie

Z38.– *Lebendgeborene nach dem Geburtsort*

ist als Hauptdiagnose anzugeben, wenn das Neugeborene gesund ist (einschließlich der Kinder, bei denen eine Beschneidung vorgenommen wurde). Diese Kategorie beinhaltet Kinder, die

a) im Krankenhaus geboren wurden

b) außerhalb des Krankenhauses geboren und unmittelbar nach der Geburt aufgenommen wurden.

**Beispiel 1**

Ein Neugeborenes, zu Hause geboren (vaginale Entbindung), wird aufgenommen. Es liegt keine Erkrankung vor.

| | | |
|---|---|---|
| Hauptdiagnose: | Z38.1 | *Einling, Geburt außerhalb des Krankenhauses* |

Für Frühgeborene und bereits bei Geburt oder während des stationären Aufenthaltes erkrankte Neugeborene werden die Kodes für die krankhaften Zustände **vor** einem Kode aus Z38.– *Lebendgeborene nach dem Geburtsort* kodiert.

**Beispiel 2**

Ein Neugeborenes, im Krankenhaus gesund geboren (vaginale Entbindung), wird wegen drei Tage nach der Geburt auftretenden Krampfanfällen behandelt.

| | | |
|---|---|---|
| Hauptdiagnose: | P90 | *Krämpfe beim Neugeborenen* |
| Nebendiagnose(n): | Z38.0 | *Einling, Geburt im Krankenhaus* |

1601

**Beispiel 3**

Ein Frühgeborenes mit Entbindung in der 36. Schwangerschaftswoche und einem Geburtsgewicht von 2280 Gramm sowie leichter Asphyxie unter der Geburt wird sofort nach der Geburt behandelt.

| | | |
|---|---|---|
| Hauptdiagnose: | P07.12 | *Neugeborenes mit sonstigem niedrigem Geburtsgewicht, Geburtsgewicht 1500 bis 2500 Gramm* |
| Nebendiagnose(n): | P21.1 | *Leichte oder mäßige Asphyxie unter der Geburt* |
| | Z38.0 | *Einling, Geburt im Krankenhaus* |

Kodes aus Z38.– sind **nicht** zu verwenden, wenn die Behandlung während einer zweiten oder nachfolgenden stationären Aufnahme erfolgt.

**Beispiel 4**

Ein männliches Neugeborenes wird am 2. Tag nach einem Kaiserschnitt mit Atemnotsyndrom und Pneumothorax aus dem Krankenhaus A in das Krankenhaus B verlegt.

**Krankenhaus A:**

| | | |
|---|---|---|
| Hauptdiagnose: | P22.0 | *Atemnotsyndrom [Respiratory distress syndrome] des Neugeborenen* |
| Nebendiagnose(n): | P25.1 | *Pneumothorax mit Ursprung in der Perinatalperiode* |
| | Z38.0 | *Einling, Geburt im Krankenhaus* |

**Krankenhaus B:**

| | | |
|---|---|---|
| Hauptdiagnose: | P22.0 | *Atemnotsyndrom [Respiratory distress syndrome] des Neugeborenen* |
| Nebendiagnose(n): | P25.1 | *Pneumothorax mit Ursprung in der Perinatalperiode* |

**Beispiel 5**

Ein Neugeborenes wird im Alter von sieben Tagen mit Icterus neonatorum wieder zur Phototherapie aufgenommen. Es wird eine anhaltende Lichttherapie über 12 Stunden durchgeführt.

| | | |
|---|---|---|
| Hauptdiagnose: | P59.9 | *Neugeborenenikterus, nicht näher bezeichnet* |
| Prozedur(en): | 8-560.2 | *Lichttherapie des Neugeborenen (bei Hyperbilirubinämie)* |

## 02a Definition der Zustände, die ihren Ursprung in der Perinatalperiode haben

Die Perinatalperiode ist in Deutschland wie folgt definiert:

„Die Perinatalperiode beginnt mit Vollendung der 22. Schwangerschaftswoche (154 Tage; die Zeit, in der das Geburtsgewicht normalerweise 500 g beträgt) und endet mit der Vollendung des 7. Tages nach der Geburt.“

*(ICD Band II -Regelwerk, Kapitel 5.7.1)*

Zur Verschlüsselung von Zuständen, die ihren Ursprung in der Perinatalperiode haben, steht das Kapitel XVI *Bestimmte Zustände, die ihren Ursprung in der Perinatalperiode haben* der ICD-10-GM zur Verfügung. Es sind auch die Erläuterungen im Kapitel XVI zu beachten.

**Beispiel 1**

Ein Frühgeborenes wird mit Lungenhypoplasie in die Kinderklinik eines anderen Krankenhauses verlegt. Die Mutter hatte in der 25. SSW einen vorzeitigen Blasensprung. Die Schwangerschaft wurde durch Tokolyse bis zur 29. SSW hinaus gezögert. Wegen V.a. Amnioninfektionssyndrom und pathologischem CTG erfolgte eine Schnittentbindung in der 29. SSW. Die Lungenhypoplasie wird auf die Frühgeburtlichkeit infolge des Blasensprungs zurückgeführt. Die aufnehmende Kinderklinik kodiert wie folgt:

| | | |
|---|---|---|
| Hauptdiagnose: | P28.0 | *Primäre Atelektase beim Neugeborenen* |
| Nebendiagnose(n): | P01.1 | *Schädigung des Fetus und Neugeborenen durch vorzeitigen Blasensprung* |

Es ist auch zu berücksichtigen, dass einige Zustände (wie z.B. Stoffwechselstörungen), die während der Perinatalperiode auftreten können, nicht im Kapitel XVI klassifiziert sind. Wenn solch ein Zustand beim Neugeborenen auftritt, ist ein Kode aus dem entsprechenden Kapitel der ICD-10-GM **ohne** einen Kode aus Kapitel XVI zuzuordnen.

**Beispiel 2**

Ein Neugeborenes wird wegen Rotavirenenteritis aus der Geburtshilfe in die Pädiatrie verlegt.

| | | |
|---|---|---|
| Hauptdiagnose: | A08.0 | *Enteritis durch Rotaviren* |
| Nebendiagnose(n): | Z38.0 | *Einling, Geburt im Krankenhaus* |

## 1603l Besondere Maßnahmen für das kranke Neugeborene

### Parenterale Therapie

Ein Kode aus

8-010 *Applikation von Medikamenten und Elektrolytlösungen über das Gefäßsystem bei Neugeborenen*

wird z.B. zugewiesen, wenn **parenterale Flüssigkeitszufuhr** zur Behandlung mit Kohlenhydraten, zur Hydratation oder bei Elektrolytstörungen eingesetzt wird. Gleiches gilt für die präventive parenterale Flüssigkeitszufuhr bei Frühgeborenen unter 2000 g, die erfolgt, um einer Hypoglykämie oder Elektrolytentgleisung vorzubeugen.

### Lichttherapie

Ein Diagnosekode für Neugeborenengelbsucht wird **nur** zugeordnet, wenn eine Lichttherapie **länger als zwölf Stunden** durchgeführt wurde.

### Sauerstoffzufuhr bei Neugeborenen

Bei Neugeborenen ist eine Sauerstoffzufuhr mit 8-720 *Sauerstoffzufuhr bei Neugeborenen* zu verschlüsseln.

## 1604a Atemnotsyndrom des Neugeborenen/Hyaline Membranenkrankheit/Surfactantmangel

Der Kode für das Atemnotsyndrom bei Neugeborenen (P22.0 *Atemnotsyndrom [Respiratory distress syndrom] des Neugeborenen*) ist der Kodierung folgender Zustände vorbehalten:

- Hyaline Membranenkrankheit
- Atemnotsyndrom
- Surfactant-Mangel

## 1605a Massives Aspirationssyndrom und transitorische Tachypnoe beim Neugeborenen

Die Kategorie

P24.– *Aspirationssyndrome beim Neugeborenen*

ist zu verwenden, wenn die Atemstörung – bedingt durch das Aspirationssyndrom – eine **Sauerstoffzufuhr** von **über 24 Stunden** Dauer erforderte.

Der Kode

P22.1 *Transitorische Tachypnoe beim Neugeborenen*

ist bei folgenden Diagnosen zu verwenden:

- transitorische Tachypnoe beim Neugeborenen (ungeachtet der Dauer der Sauerstofftherapie)

oder

- Aspirationssyndrom beim Neugeborenen, wenn die Atemstörung eine **Sauerstoffzufuhr** von **weniger als 24 Stunden** Dauer erforderte.

## 606e Hypoxisch-ischämische Enzephalopathie (HIE)

Die hypoxisch-ischämische Enzephalopathie wird klinisch wie folgt eingestuft:

1. Grad Übererregbarkeit, Hyperreflexie, erweiterte Pupillen, Tachykardie, aber keine Krampfanfälle.

2. Grad Lethargie, Miosis, Bradykardie, verminderte Reflexe (z.B. Moro-Reflex), Hypotonie und Krampfanfälle.

3. Grad Stupor, Schlaffheit, Krampfanfälle, fehlende Moro- und bulbäre Reflexe.

Die ICD-10-GM sieht für die Kodierung einer hypoxisch-ischämischen Enzephalopathie den Kode

P91.6 *Hypoxisch-ischämische Enzephalopathie beim Neugeborenen [HIE]*

vor. Die Kodes für den jeweiligen Schweregrad der HIE sind wie unten aufgelistet zusätzlich zu kodieren. Die oben aufgeführten Symptome sind – mit Ausnahme von Konvulsionen – nicht separat zu kodieren.

| | | |
|---|---|---|
| Kodierung 1. Grad | P91.3 | *Zerebrale Übererregbarkeit des Neugeborenen* |
| | + | |
| | P21.0 | *Schwere Asphyxie unter der Geburt* |
| | **oder** | |
| | P20.– | *Intrauterine Hypoxie* |
| Kodierung 2. Grad | P91.4 | *Zerebraler Depressionszustand des Neugeborenen* |
| | + | |
| | P90 | *Krämpfe beim Neugeborenen* (falls vorhanden) |
| | + | |
| | P21.0 | *Schwere Asphyxie unter der Geburt* |
| | **oder** | |
| | P20.– | *Intrauterine Hypoxie* |
| Kodierung 3. Grad | P91.5 | *Koma beim Neugeborenen* |
| | + | |
| | P90 | *Krämpfe beim Neugeborenen* (falls vorhanden) |
| | + | |
| | P21.0 | *Schwere Asphyxie unter der Geburt* |
| | **oder** | |
| | P20.– | *Intrauterine Hypoxie* |

# 8 SYMPTOME UND ABNORME KLINISCHE UND LABORBEFUNDE, DIE ANDERENORTS NICHT KLASSIFIZIERT SIND

## 804f Inkontinenz

Der Befund Inkontinenz ist von klinischer Bedeutung, wenn

- die Inkontinenz nicht als im Rahmen einer Behandlung „normal“ angesehen werden kann (z.B. nach bestimmten Operationen und bei bestimmten Zuständen).
- die Inkontinenz nicht als der normalen Entwicklung entsprechend angesehen werden kann (wie z.B. bei Kleinkindern).
- die Inkontinenz bei einem Patienten mit deutlicher Behinderung oder geistiger Retardierung andauert.

Die Kodes für Urin- oder Stuhlinkontinenz

N39.3 *Belastungsinkontinenz [Stressinkontinenz]*

N39.4- *Sonstige näher bezeichnete Harninkontinenz*

R32 *Nicht näher bezeichnete Harninkontinenz,*

R15 *Stuhlinkontinenz*

sind nur anzugeben, wenn die Inkontinenz ein Grund für eine stationäre Behandlung ist oder eine oben genannte klinische Bedeutung hat.

## 805f Fieberkrämpfe

R56.0 *Fieberkrämpfe*

wird nur dann als Hauptdiagnosekode angegeben, wenn keine auslösenden Erkrankungen wie Pneumonie oder andere Infektionsherde vorliegen. Ist eine zugrunde liegende Ursache bekannt, wird diese als Hauptdiagnose angegeben und R56.0 *Fieberkrämpfe* wird als Nebendiagnose zusätzlich kodiert.

## 806g Schmerzdiagnosen und Schmerzbehandlungsverfahren

### Akuter Schmerz

Wenn ein Patient wegen postoperativer Schmerzen oder wegen Schmerzen im Zusammenhang mit einer anderen Erkrankung behandelt wird, sind nur die durchgeführte Operation oder die schmerzverursachende Erkrankung zu kodieren.

R52.0 *Akuter Schmerz*

wird nur dann zugeordnet, wenn Lokalisation und Ursache des akuten Schmerzes nicht bekannt sind.

1806

**Nichtoperative** Analgesieverfahren für akuten Schmerz (mit Ausnahme des OPS-Kodes 8-919 *Komplexe Akutschmerzbehandlung*) sind anzugeben, wenn sie als alleinige Maßnahme durchgeführt werden. Sie sind mit einem Kode aus 8-91 zu verschlüsseln (siehe DKR P001 *Allgemeine Kodierrichtlinien für Prozeduren* Beispiel 3 (Seite 38)).

## Chronischer/therapieresistenter Schmerz/Tumorschmerz

Wird ein Patient speziell zur Schmerzbehandlung aufgenommen und wird ausschließlich der Schmerz behandelt, ist der Kode für die Lokalisation des Schmerzes als Hauptdiagnose anzugeben. Dies gilt auch für den Tumorschmerz. Die zugrunde liegende Erkrankung ist analog zu DKR D002 *Hauptdiagnose* (Seite 4) Absatz „Zuweisung eines Symptoms als Hauptdiagnose" als Nebendiagnose zu kodieren.

**Beispiel 1**

Ein Patient wird zur Behandlung chronischer, therapieresistenter Schmerzen in der Kreuzgegend aufgrund eines Knochentumors aufgenommen. Dem Patienten wird ein Rückenmarkstimulator (Einzelelektrodensystem) mit einem permanenten Einzelelektrodensystem zur epiduralen Dauerstimulation implantiert. Es wird ausschließlich der Kreuzschmerz behandelt.

| | | |
|---|---|---|
| Hauptdiagnose: | M54.5 | *Kreuzschmerz* |
| Nebendiagnose: | C41.4 | *Bösartige Neubildung des Beckenknochens* |
| Prozedur(en): | 5-039.e0 | *Implantation oder Wechsel eines Neurostimulators zur epiduralen Rückenmarkstimulation mit Implantation oder Wechsel einer Neurostimulationselektrode, Einkanalstimulator, vollimplantierbar, nicht wiederaufladbar* |
| | 5-039.34 | *Implantation oder Wechsel einer permanenten Elektrode zur epiduralen Dauerstimulation, perkutan* |

Die Kodes

R52.1 *Chronischer unbeeinflussbarer Schmerz* oder

R52.2 *Sonstiger chronischer Schmerz*

sind nur dann als **Hauptdiagnose** anzugeben, wenn die Lokalisation der Schmerzen nicht näher bestimmt ist (*siehe Ausschlusshinweise bei Kategorie* R52.–) **und** die Definition der Hauptdiagnose zutrifft.

**Beispiel 2**

Ein Patient wird ins Krankenhaus zur Untersuchung eines chronischen therapieresistenten Schmerzes aufgenommen. Ursache und nähere Zuordnung des Schmerzes kann während des Krankenhausaufenthaltes nicht bestimmt werden.

Hauptdiagnose: R52.1 *Chronischer unbeeinflussbarer Schmerz*

In allen anderen Fällen von chronischem Schmerz muss die Erkrankung, die den Schmerz verursacht, als Hauptdiagnose angegeben werden, soweit diese für die stationäre Behandlung verantwortlich war.

**Beispiel 3**

Ein Patient wird zur Behandlung von Knochenmetastasen eines bösartigen Lungentumors im Oberlappen aufgenommen. Er erhält u.a. Morphium, um die schweren Knochenschmerzen zu kontrollieren.

| | | |
|---|---|---|
| Hauptdiagnose: | C79.5 | *Sekundäre bösartige Neubildung des Knochens und des Knochenmarkes* |
| Nebendiagnose(n): | C34.1 | *Bösartige Neubildung der Bronchien und der Lunge, Oberlappen (-Bronchus)* |

# 9 VERLETZUNGEN, VERGIFTUNGEN UND BESTIMMTE ANDERE FOLGEN ÄUSSERER URSACHEN

## 1902a Oberflächliche Verletzungen

Oberflächliche Verletzungen, z.B. Abschürfungen oder Prellungen, werden nicht kodiert, wenn sie mit schwereren Verletzungen derselben Lokalisation in Zusammenhang stehen, es sei denn, sie erhöhen den Aufwand für die Behandlung der schwereren Verletzung, z.B. durch eine zeitliche Verzögerung (s.a. DKR D003 *Nebendiagnosen* (Seite 9)).

**Beispiel 1**

Ein Patient kommt zur Behandlung einer suprakondylären Humerusfraktur und Prellung des Ellbogens sowie einer Fraktur des Skapulakorpus.

| | | |
|---|---|---|
| Hauptdiagnose: | S42.41 | *Fraktur des distalen Endes des Humerus, suprakondylär* |
| Nebendiagnose(n): | S42.11 | *Fraktur der Skapula, Korpus* |

In diesem Fall ist die Prellung des Ellbogens nicht zu kodieren.

## 1903c Fraktur und Luxation

Zur Kodierung von Wirbelfrakturen/Luxationen s.a. DKR 1910 *Verletzung des Rückenmarks* (Seite 143).

### Fraktur und Luxation mit Weichteilschaden

Zwei Kodes werden benötigt, um Frakturen und Luxationen mit Weichteilschaden zu kodieren. Zuerst ist der Kode der Fraktur oder der Kode der Luxation anzugeben und danach der entsprechende Kode für den Schweregrad des Weichteilschadens der Fraktur/Luxation (Sx1.84!–Sx1.89!). Nur geschlossene Frakturen 0. Grades oder Luxationen mit Weichteilschaden 0. Grades (gekennzeichnet durch „geringen Weichteilschaden, einfache Bruchform“) oder nicht näher bezeichneten Grades erhalten keine zusätzliche Schlüsselnummer.

**Beispiel 1**

Ein Patient wird mit einer offenen Oberschenkelfraktur II. Grades aufgenommen.

| | | |
|---|---|---|
| Hauptdiagnose: | S72.3 | *Fraktur des Femurschaftes* |
| Nebendiagnose(n): | S71.88! | *Weichteilschaden II. Grades bei offener Fraktur oder Luxation der Hüfte und des Oberschenkels* |

**Beispiel 2**

Ein Patient wird zur Behandlung einer offenen Schulterluxation mit Verlagerung des Humerus nach vorne und Weichteilschaden I. Grades aufgenommen.

| | | |
|---|---|---|
| Hauptdiagnose: | S43.01 | *Luxation des Humerus nach vorne* |
| Nebendiagnose(n): | S41.87! | *Weichteilschaden I. Grades bei offener Fraktur oder Luxation des Oberarmes* |

### Luxationsfraktur

In diesen Fällen ist sowohl für die Fraktur als auch für die Luxation ein Kode zuzuweisen; der erste Kode für die Fraktur. In bestimmten Fällen sieht die ICD-10-GM für die mit einer Luxation kombinierte Fraktur eine von dieser Regel abweichende Kodierung vor:

Zum Beispiel ist die Monteggia-Luxationsfraktur als Fraktur klassifiziert (S52.21 *Fraktur des proximalen Ulnaschaftes mit Luxation des Radiuskopfes*).

### Fraktur und Luxation an gleicher oder unterschiedlicher Lokalisation

Bei Vorliegen einer kombinierten Verletzung an gleicher Lokalisation ist die Angabe **eines** Zusatzkodes für den Weichteilschaden ausreichend.

**Beispiel 3**

Ein Patient wird zur Behandlung einer offenen Humeruskopffraktur I. Grades mit (offener) Schulterluxation nach vorne mit Weichteilschaden I. Grades aufgenommen.

| | | |
|---|---|---|
| Hauptdiagnose: | S42.21 | *Fraktur des proximalen Endes des Humerus, Kopf* |
| Nebendiagnose(n): | S41.87! | *Weichteilschaden I. Grades bei offener Fraktur oder Luxation des Oberarmes* |
| | S43.01 | *Luxation des Humerus nach vorne* |

Liegen bei einem Patienten mehrere Frakturen oder Luxationen unterschiedlicher Lokalisation vor, so ist für jede Lokalisation der entsprechende Kode für den Schweregrad des Weichteilschadens der Fraktur/Luxation (Sx1.84!–Sx1.89!) anzugeben, soweit es sich nicht um einen Weichteilschaden 0. Grades handelt.

### Knochenkontusion

Eine Knochenkontusion („bone bruise“, bildgebender Nachweis einer Fraktur der Spongiosa bei intakter Kortikalis) wird wie eine Fraktur an entsprechender Lokalisation kodiert.

## 1905l Offene Wunden/Verletzungen

Für jede Körperregion steht im Kapitel XIX ein Abschnitt für offene Wunden zur Verfügung. Hier sind auch Kodes aufgeführt, mit denen offene Wunden verschlüsselt werden, die mit einer Fraktur oder einer Luxation in Verbindung stehen oder bei denen durch die Haut in Körperhöhlen eingedrungen wurde (d.h. intrakranielle Wunden, intrathorakale Wunden und intraabdominale Wunden).

Die offene Wunde ist in diesen Fällen **zusätzlich** zur Verletzung (z.B. der Fraktur) zu kodieren, s.a. DKR 1903 *Fraktur und Luxation* (Seite 139).

### Offene Verletzungen mit Gefäß-, Nerven- und Sehnenbeteiligung

Liegt eine Verletzung mit Gefäßschaden vor, hängt die Reihenfolge der Kodes davon ab, ob der Verlust der betroffenen Gliedmaße droht. Ist dies der Fall, so ist bei einer Verletzung mit Schädigung von Arterie und Nerv

- zuerst die arterielle Verletzung,
- danach die Verletzung des Nervs,
- danach ggf. eine Verletzung der Sehnen,
- schließlich die Fleischwunde anzugeben.

In Fällen, bei denen trotz einer Nerven- und Arterienschädigung der Verlust von Gliedmaßen unwahrscheinlich ist, ist die Reihenfolge der Kodierung je nach der Schwere der jeweiligen Schäden festzulegen.

### Offene intrakranielle/intrathorakale/intraabdominelle Verletzung

Wenn eine offene intrakranielle/intrathorakale/intraabdominelle Verletzung vorliegt, ist zuerst der Kode für die intrakranielle/intrathorakale/intraabdominelle Verletzung anzugeben, gefolgt vom Kode für die offene Wunde.

**Beispiel 1**

Ein Patient wird mit vollständiger Zerreißung des Nierenparenchyms, Milzriss mit Parenchymbeteiligung und kleinen Risswunden an mehreren Dünndarmabschnitten sowie Heraustreten von Eingeweiden durch die Bauchwand aufgenommen.

| | | |
|---|---|---|
| Hauptdiagnose: | S37.03 | *Komplette Ruptur des Nierenparenchyms* |
| Nebendiagnose(n): | S36.03 | *Rissverletzung der Milz mit Beteiligung des Parenchyms* |
| | S36.49 | *Verletzung des Dünndarmes, sonstiger und mehrere Teile des Dünndarmes* |
| | S31.83! | *Offene Wunde (jeder Teil des Abdomens, der Lumbosakralgegend und des Beckens) mit Verbindung zu einer intraabdominalen Verletzung* |

### Offene Fraktur mit intrakranieller/intrathorakaler/intraabdomineller Verletzung

Wo eine offene Schädelfraktur verbunden mit einer intrakraniellen Verletzung/offene Fraktur des Rumpfes zusammen mit einer intrathorakalen/intraabdominellen Verletzung vorliegt, ist

- ein Kode für die intrakranielle/intrakavitäre Verletzung anzugeben,
- einer der folgenden Kodes

  S01.83! *Offene Wunde (jeder Teil des Kopfes) mit Verbindung zu einer <u>intrakraniellen</u> Verletzung*

  S21.83! *Offene Wunde (jeder Teil des Thorax) mit Verbindung zu einer <u>intrathorakalen</u> Verletzung*

  oder

  S31.83! *Offene Wunde (jeder Teil des Abdomens, der Lumbosakralgegend und des Beckens) mit Verbindung zu einer <u>intraabdominalen</u> Verletzung*

1905

- die Kodes für die Fraktur

**und**

- ein Kode für den Schweregrad des Weichteilschadens der offenen Fraktur aus

  S01.87!–S01.89!,

  S21.87!–S21.89!

  **oder**

  S31.87!–S31.89!.

### Komplikationen offener Wunden

Die Kodierung von Komplikationen offener Wunden ist davon abhängig, ob die Komplikation wie z.B. eine Infektion mit einem spezifischen Kode näher bezeichnet werden kann. Ist die Kodierung mit einer spezifischen Schlüsselnummer der ICD-10-GM möglich, so ist zuerst der spezifische Kode für die Komplikation (z.B. Infektion wie Erysipel, Phlegmone oder Sepsis etc.) gefolgt von dem Kode für die offene Wunde anzugeben.

**Beispiel 2**

Ein Patient wird mit einer Phlegmone an der Hand nach einem Katzenbiss aufgenommen. Das Alter des Bisses ist nicht bekannt. Bei der Aufnahme finden sich am Daumenballen zwei punktförmige Wunden, die Umgebung ist gerötet, die Hand und der Unterarm sind stark geschwollen. Im Abstrich findet sich Staphylococcus aureus. Es wird eine intravenöse antibiotische Therapie eingeleitet.

| | | |
|---|---|---|
| Hauptdiagnose: | L03.10 | *Phlegmone an der oberen Extremität* |
| Nebendiagnose(n): | S61.0 | *Offene Wunde eines oder mehrerer Finger ohne Schädigung des Nagels* |
| | B95.6! | *Staphylococcus aureus als Ursache von Krankheiten, die in anderen Kapiteln klassifiziert sind* |

Ist eine spezifische Verschlüsselung der Komplikation einer offenen Wunde nicht möglich, ist der Kode für die offene Wunde anzugeben, gefolgt von einem Kode aus

T89.0- *Komplikationen einer offenen Wunde.*

## 1909c Bewusstlosigkeit

### Bewusstlosigkeit im Zusammenhang mit einer Verletzung

Wenn ein Verlust des Bewusstseins **im** Zusammenhang mit einer Verletzung aufgetreten ist, ist die Art der Verletzung **vor** einem Kode aus S06.7-! *Bewusstlosigkeit bei Schädel-Hirn-Trauma* für die Dauer der Bewusstlosigkeit anzugeben.

**Beispiel 1**

Der Patient wird mit einer Fraktur des Siebbeins (Röntgenaufnahme) aufgenommen. Im CT zeigt sich ein großes subdurales Hämatom. Der Patient war 3 Stunden bewusstlos.

| | | |
|---|---|---|
| Hauptdiagnose: | S06.5 | *Traumatische subdurale Blutung* |
| Nebendiagnose(n): | S02.1 | *Schädelbasisfraktur* |
| | S06.71! | *Bewusstlosigkeit bei Schädel-Hirn-Trauma, 30 Minuten bis 24 Stunden* |
| Prozedur(en): | 3-200 | *Native Computertomographie des Schädels* |

### Bewusstlosigkeit ohne Zusammenhang mit einer Verletzung

Sofern die Bewusstlosigkeit eines Patienten **nicht** mit einer Verletzung im Zusammenhang steht, sind folgende Kodes zu verwenden:

R40.0 *Somnolenz*
R40.1 *Sopor*
R40.2 *Koma, nicht näher bezeichnet*

## 1910h Verletzung des Rückenmarks (mit traumatischer Paraplegie und Tetraplegie)

### Die akute Phase – unmittelbar posttraumatisch

Unter der akuten Phase einer Rückenmarksverletzung versteht man den Behandlungszeitraum unmittelbar nach dem Trauma. Sie kann mehrere Krankenhausaufenthalte umfassen.

Wenn ein Patient mit einer Verletzung des Rückenmarks aufgenommen wird (z.B. mit Kompression des Rückenmarks, Kontusion, Riss, Querschnitt oder Quetschung), sind folgende Details zu kodieren:

1. Die Art der Läsion des Rückenmarks ist als erster Kode anzugeben (komplette oder inkomplette Querschnittverletzung).
2. Die funktionale Höhe (Ebene) der Rückenmarksläsion ist mit einem Kode aus

   S14.7-!, S24.7-!, S34.7-! *Funktionale Höhe einer Verletzung des zervikalen/thorakalen/lumbosakralen Rückenmarkes*

zu verschlüsseln. Für die Höhenangabe der funktionalen Höhe sind die Hinweise bei S14.7-!, S24.7-! und S34.7-! in der ICD-10-GM zu beachten.

Patienten mit Rückenmarksverletzungen haben mit hoher Wahrscheinlichkeit eine Wirbelfraktur oder -luxation erlitten; demnach sind auch folgende Angaben zu kodieren:

3. Die Bruchstelle, wenn eine Fraktur der Wirbel vorliegt.
4. Der Ort der Luxation, wenn eine Luxation vorliegt.
5. Schweregrad des Weichteilschadens der Fraktur/Luxation

1910

**Beispiel 1**

Ein Patient wird mit einer Kompressionsfraktur an T12 aufgenommen. Es liegt eine Kompressionsverletzung des Rückenmarks auf derselben Höhe mit inkompletter Paraplegie auf der funktionalen Höhe L2 vor.

| | | |
|---|---|---|
| Hauptdiagnose: | S24.12 | *Inkomplette Querschnittverletzung des thorakalen Rückenmarkes* |
| Nebendiagnose(n): | S34.72! | *Funktionale Höhe einer Verletzung des lumbosakralen Rückenmarkes, L2* |
| | S22.06 | *Fraktur eines Brustwirbels, T11 und T12* |

## Die akute Phase – Verlegung des Patienten

Wenn ein Patient in Folge eines Traumas eine Verletzung des Rückenmarks erlitten hat und unmittelbar von einem Akutkrankenhaus in ein anderes Akutkrankenhaus verlegt wurde, ist in beiden Häusern der Kode für die Art der Verletzung als Hauptdiagnose anzugeben und der entsprechende Kode für die funktionale Höhe der Rückenmarksverletzung als erste Nebendiagnose.

**Beispiel 2**

Ein Patient wird mit einer schweren Rückenmarksverletzung in Krankenhaus A aufgenommen. Ein CT bestätigt eine Luxation des T7/8 Wirbels mit Verletzung des Rückenmarks auf derselben Höhe. Neurologisch zeigt sich ein inkompletter Querschnitt unterhalb T8. Nach Stabilisierung im Krankenhaus A wird der Patient ins Krankenhaus B verlegt, in dem eine Spondylodese durchgeführt wird.

| | | |
|---|---|---|
| | **Krankenhaus A** | |
| Hauptdiagnose: | S24.12 | *Inkomplette Querschnittverletzung des thorakalen Rückenmarkes* |
| Nebendiagnose(n): | S24.75! | *Funktionale Höhe einer Verletzung des thorakalen Rückenmarkes, T8/T9* |
| | S23.14 | *Luxation eines Brustwirbels, Höhe T7/8 und T8/9* |
| Prozedur(en): | 3-203 | *Native Computertomographie von Wirbelsäule und Rückenmark* |
| | **Krankenhaus B** | |
| Hauptdiagnose: | S24.12 | *Inkomplette Querschnittverletzung des thorakalen Rückenmarkes* |
| Nebendiagnose(n): | S24.75! | *Funktionale Höhe einer Verletzung des thorakalen Rückenmarkes, T8/T9* |
| | S23.14 | *Luxation eines Brustwirbels, Höhe T7/8 und T8/9* |
| Prozedur(en): | 5-836.41 | *Spondylodese, dorsal und ventral kombiniert, interkorporal, 2 Segmente* |
| | 5-83b.31 | *Osteosynthese (dynamische Stabilisierung) an der Wirbelsäule: durch ventrales Schrauben-Platten-System, 2 Segmente* |

### Rückenmarksverletzung – chronische Phase

Von der chronischen Phase einer Paraplegie/Tetraplegie spricht man, wenn die Behandlung der akuten Erkrankung (z.B. einer akuten Rückenmarksverletzung), die die Lähmungen verursachte, abgeschlossen ist.

Kommt ein Patient in dieser chronischen Phase zur Behandlung der Paraplegie/Tetraplegie, ist ein Kode der Kategorie

G82.– *Paraparese und Paraplegie, Tetraparese und Tetraplegie,* fünfte Stelle „.2“ oder „.3“

als Hauptdiagnose anzugeben.
Wird ein Patient dagegen zur Behandlung einer anderen Erkrankung wie z.B. Harnwegsinfektion, Fraktur des Femur etc. aufgenommen, ist die zu behandelnde Erkrankung gefolgt von einem Kode der Kategorie

G82.– *Paraparese und Paraplegie, Tetraparese und Tetraplegie,* fünfte Stelle „.2“ oder „.3“

anzugeben sowie andere vorliegende Erkrankungen. Die Reihenfolge dieser Diagnosen muss sich an der Definition der Hauptdiagnose orientieren.

Für die funktionale Höhe der Rückenmarksschädigung ist zusätzlich der passende Kode aus

G82.6-! *Funktionale Höhe der Schädigung des Rückenmarkes*

anzugeben.

**Die Kodes für die Verletzung des Rückenmarks sind nicht anzugeben, da diese nur in der akuten Phase zu verwenden sind.**

**Beispiel 3**

Ein Patient wird zur Behandlung einer Infektion des Harntraktes aufgenommen. Zusätzlich bestehen eine inkomplette schlaffe Paraplegie auf Höhe von L2, ein inkomplettes Cauda- (equina-) Syndrom und eine neurogene Blasenentleerungsstörung.

| | | |
|---|---|---|
| Hauptdiagnose: | N39.0 | *Harnwegsinfektion, Lokalisation nicht näher bezeichnet* |
| Nebendiagnose(n): | G82.03 | *Schlaffe Paraparese und Paraplegie, chronische inkomplette Querschnittlähmung* |
| | G82.66! | *Funktionale Höhe der Schädigung des Rückenmarkes, L2-S1* |
| | G83.41 | *Inkomplettes Cauda- (equina-) Syndrom* |
| | G95.81 | *Harnblasenlähmung bei Schädigung des unteren motorischen Neurons [LMNL]* |

**Anmerkung:** Soll das Vorliegen einer neurogenen Blasenfunktionsstörung angegeben werden, ist eine zusätzliche Schlüsselnummer aus G95.8- zu verwenden.

### Kodierung von Wirbelfrakturen und -luxationen

Siehe auch DKR 1903 *Fraktur und Luxation* (Seite 139).

Bei Mehrfachfrakturen oder -luxationen wird jede Höhe einzeln angegeben.

**Beispiel 4**

Ein Patient wird mit einer komplizierten offenen Fraktur II. Grades des zweiten, dritten und vierten Brustwirbels mit Verschiebung auf Höhe T2/T3 und T3/T4 und kompletter Durchtrennung des Rückenmarks in Höhe T3 aufgenommen. Die neurologische Untersuchung bestätigt einen kompletten Querschnitt unterhalb T3.

| | | |
|---|---|---|
| Hauptdiagnose: | S24.11 | *Komplette Querschnittverletzung des thorakalen Rückenmarkes* |
| Nebendiagnose(n): | S24.72! | *Funktionale Höhe einer Verletzung des thorakalen Rückenmarkes, T2/T3* |
| | S22.01 | *Fraktur eines Brustwirbels, Höhe: T1 und T2* |
| | S22.02 | *Fraktur eines Brustwirbels, Höhe: T3 und T4* |
| | S21.88! | *Weichteilschaden II. Grades bei offener Fraktur oder Luxation des Thorax* |
| | S23.11 | *Luxation eines Brustwirbels, Höhe: T1/T2 und T2/T3* |
| | S23.12 | *Luxation eines Brustwirbels, Höhe: T3/T4 und T4/T5* |

## 1911s Mehrfachverletzungen und multiple Verletzungen

### Diagnosen

Die **einzelnen** Verletzungen werden, wann immer möglich, entsprechend ihrer Lokalisation und ihrer Art so genau wie möglich kodiert.

Kombinationskategorien für **Mehrfachverletzungen** (T00–T07 *Verletzungen mit Beteiligung mehrerer Körperregionen*) und Kodes aus S00–S99 (Kodierung unterschiedlicher Verletzungen einzelner Körperregionen), die z.B. mit einer „.7“ an vierter Stelle **multiple Verletzungen** kodieren, sind nur dann zu verwenden, wenn die Anzahl der zu kodierenden Verletzungen die maximale Zahl der übermittelbaren Diagnosen überschreitet oder wenn die einzelnen Verletzungen entsprechend ihrer Lokalisation und Art bereits mit einer Kombinations-Schlüsselnummer so genau wie möglich kodiert werden können (siehe Beispiel 2). In den Fällen, bei denen die maximale Zahl der übermittelbaren Diagnosen überschritten wird, sind spezifische Kodes (Verletzung nach Lokalisation/Art) für die schwerwiegenderen Verletzungen zu verwenden und die Mehrfachkategorien, um weniger schwere Verletzungen (z.B. oberflächliche Verletzungen, offene Wunden sowie Distorsion und Zerrung) zu kodieren (*s.a.* DKR D012 *Mehrfachkodierung* (Seite 20)).

**Beispiel 1**

Schmetterlingsfraktur des Beckens

S32.5 **B** *Fraktur des Os pubis*

und

S32.81 **B** *Fraktur: Os ischium*

In der ICD-10-GM ist der Schmetterlingsbruch als Inklusivum dem Kode S32.7 *Multiple Frakturen mit Beteiligung der Lendenwirbelsäule und des Beckens* zugeordnet. Gemäß der oben aufgeführten Regeln zur möglichst genauen Kodierung der einzelnen Verletzungen und der Verwendung der Kodes aus S00–S99, die z.B. mit einer „.7“ an vierter Stelle multiple Verletzungen kodieren, ist der Schmetterlingsbruch mit den spezifischen Kodes S32.5 *Fraktur des Os pubis* und S32.81 *Fraktur: Os ischium* zu kodieren, da sowohl die Lokalisation als auch die Art der Verletzungen durch die Einzelkodierung genauer als im Kode S32.7 abgebildet werden.

**Beispiel 2**

Bimalleolare Sprunggelenkfraktur

S82.81 *Bimalleolarfraktur*

Der Kode S82.81 *Bimalleolarfraktur* beschreibt die Art und Lokalisation der Verletzungen bereits spezifisch. In diesem Fall sind die Kodes S82.5 *Fraktur des Innenknöchels* und S82.6 *Fraktur des Außenknöchels* nicht zu verwenden. Mit der Verwendung der genannten Einzelkodes wäre kein zusätzlicher Informationsgewinn hinsichtlich der Lokalisation und Art der Verletzung verbunden.

**Hinweis:** Das Alphabetische Verzeichnis der ICD-10-GM schlägt für eine „Mehrfachverletzung“ oder ein „Polytrauma“ den Kode T07 (*Nicht näher bezeichnete multiple Verletzungen*) vor. Dieser Kode ist unspezifisch und deshalb nach Möglichkeit **nicht** zu verwenden.

### Reihenfolge der Kodes bei multiplen Verletzungen

Im Fall von mehreren näher beschriebenen Verletzungen, die in Bezug zu Aufnahme, Untersuchungsbefunden und/oder der durchgeführten Therapie gleichermaßen die Kriterien für die Hauptdiagnose erfüllen, muss vom behandelnden Arzt entschieden werden, welche Diagnose am besten der Hauptdiagnose-Definition entspricht. Nur in diesem Fall ist vom behandelnden Arzt diejenige auszuwählen, die für Untersuchung und/oder Behandlung die meisten Ressourcen verbraucht hat.

**Beispiel 3**

Ein Patient wird mit fokaler Hirnkontusion, traumatischer Amputation eines Ohres, 20-minütiger Bewusstlosigkeit, Prellung von Gesicht, Kehlkopf und Schulter sowie mit Schnittwunden in Wange und Oberschenkel aufgenommen.

| | | |
|---|---|---|
| Hauptdiagnose: | S06.31 | *Umschriebene Hirnkontusion* |
| Nebendiagnose(n): | S06.70! | *Bewusstlosigkeit bei Schädel-Hirn-Trauma, weniger als 30 Minuten* |
| | S08.1 | *Traumatische Amputation des Ohres* |
| | S01.41 | *Offene Wunde der Wange* |
| | S71.1 | *Offene Wunde des Oberschenkels* |
| | S00.85 | *Oberflächliche Verletzung sonstiger Teile des Kopfes, Prellung* |
| | S10.0 | *Prellung des Rachens* |
| | S40.0 | *Prellung der Schulter und des Oberarms* |

In diesem Fall werden S09.7 *Multiple Verletzungen des Kopfes* und T01.8 *Offene Wunden an sonstigen Kombinationen von Körperregionen* **nicht** angegeben, da individuelle Kodes anzugeben sind, wann immer dies möglich ist.

### Prozeduren

Zusätzlich zu den Kodes für die einzelnen durchgeführten Prozeduren ist bei der Versorgung von Mehrfachverletzungen und Polytraumen der passende **Zusatzkode**

5-981 *Versorgung bei Mehrfachverletzung*

bzw. aus

5-982 *Versorgung bei Polytrauma*

anzugeben.

## 1914d Verbrennungen und Verätzungen

### Reihenfolge der Kodes

Das Gebiet mit der schwersten Verbrennung/Verätzung ist zuerst anzugeben. Eine Verbrennung/Verätzung 3. Grades ist demnach **vor** einer Verbrennung/Verätzung 2. Grades anzugeben, auch dann, wenn die Verbrennung/Verätzung 2. Grades einen größeren Teil der Körperoberfläche betrifft.

Verbrennungen/Verätzungen desselben Gebietes, aber unterschiedlichen Grades sind als Verbrennungen/Verätzungen des höchsten vorkommenden Grades zu kodieren.

**Beispiel 1**

Eine Verbrennung 2. und 3. Grades des Knöchels ist zu kodieren mit

| | | |
|---|---|---|
| Hauptdiagnose: | T25.3 | *Verbrennung 3. Grades der Knöchelregion und des Fußes* |

Verbrennungen/Verätzungen, die eine Hauttransplantation erfordern, sind immer **vor** denjenigen anzugeben, die keine Hauttransplantation erfordern.

Wenn mehrere Verbrennungen/Verätzungen **selben Grades** existieren, dann wird das Gebiet mit der größten betroffenen Körperoberfläche zuerst angegeben. Alle weiteren Verbrennungen/Verätzungen sind, wann immer möglich, mit ihrer jeweiligen Lokalisation zu kodieren.

**Beispiel 2**

Eine Verbrennung Grad 2a der Bauchwand und des Perineums ist wie folgt zu kodieren:

| | | |
|---|---|---|
| Hauptdiagnose: | T21.23 | *Verbrennung Grad 2a des Rumpfes, Bauchdecke* |
| Nebendiagnose(n): | T21.25 | *Verbrennung Grad 2a des Rumpfes, (äußeres) Genitale* |

Wenn die Anzahl der Kodes für einen stationären Fall die maximale Zahl der übermittelbaren Diagnosen übersteigt, ist es sinnvoll, die Kodes für mehrfache Verbrennungen oder Verätzungen (T29.– *Verbrennungen oder Verätzungen mehrerer Körperregionen*) zu benutzen. Bei Verbrennungen/Verätzungen 3. Grades sind immer die differenzierten Kodes zu verwenden. Wenn Mehrfachkodes erforderlich sind, werden diese für Verbrennungen/Verätzungen 2. Grades benutzt.

**Körperoberfläche (KOF)**

Jeder Verbrennungs-/Verätzungsfall ist **zusätzlich** mit einem Kode aus

T31.–! *Verbrennungen, klassifiziert nach dem Ausmaß der betroffenen Körperoberfläche*
bzw.

T32.–! *Verätzungen, klassifiziert nach dem Ausmaß der betroffenen Körperoberfläche*

zu versehen, um den Prozentsatz der betroffenen Körperoberfläche anzuzeigen.

Die vierte Stelle beschreibt die Summe aller einzelnen Verbrennungen/Verätzungen, angegeben in Prozent der Körperoberfläche.

Ein Kode aus T31.–! und T32.–! ist nur einmal nach dem letzten Kode für die betroffenen Gebiete anzugeben.

## 915l Missbrauch/Misshandlung von Erwachsenen und Kindern

In Fällen von Missbrauch/Misshandlung ist/sind die vorliegende(n) Verletzung(en) bzw. psychischen Störungen zu kodieren.

Ein Kode der Kategorie

T74.– *Missbrauch von Personen*

als Ursache der Verletzung(en) oder psychischen Störungen ist nur bei Kindern und Jugendlichen bis zur Vollendung des 18. Lebensjahres anzugeben.

Dies gilt auch für die Kodierung beim Münchhausen-Stellvertreter-Syndrom.

## 1916k Vergiftung durch Arzneimittel, Drogen und biologisch aktive Substanzen

Die Diagnose „Vergiftung durch Arzneimittel/Drogen“ wird gestellt bei **irrtümlicher** Einnahme oder **unsachgemäßer** Anwendung (z.B. Einnahme zwecks Selbsttötung und Tötung).

Vergiftungen sind in den Kategorien

T36–T50 *Vergiftungen durch Arzneimittel, Drogen und biologisch aktive Substanzen*

und

T51–T65 *Toxische Wirkung von vorwiegend nicht medizinisch verwendeten Substanzen*

klassifiziert. Die Absicht der Selbsttötung (X84.9!) ist nicht zu kodieren.

Erfolgt die stationäre Aufnahme **wegen einer mit der Vergiftung in Zusammenhang stehenden Manifestation** (z.B. Koma, Arrhythmie), ist der Kode für die Manifestation als Hauptdiagnose (entsprechend DKR D002 *Hauptdiagnose* (Seite 4)) anzugeben. Die Kodes für die Vergiftung durch die beteiligten (Wirk-)Stoffe (Medikamente, Drogen, Alkohol) sind als Nebendiagnose zu verschlüsseln.

**Beispiel 1**

Ein Patient wird im Koma aufgrund einer Kodeinüberdosis aufgenommen.

| | | |
|---|---|---|
| Hauptdiagnose: | R40.2 | *Koma, nicht näher bezeichnet* |
| Nebendiagnose(n): | T40.2 | *Vergiftung durch Betäubungsmittel und Psychodysleptika [Halluzinogene], sonstige Opioide* |

**Beispiel 2**

Ein Patient wird mit Hämatemesis aufgrund der Einnahme von Cumarin (verordnet), versehentlich in Verbindung mit Acetylsalicylsäure (nicht verordnet) aufgenommen.

| | | |
|---|---|---|
| Hauptdiagnose: | K92.0 | *Hämatemesis* |
| Nebendiagnose(n): | T39.0 | *Vergiftung durch Salizylate* |
| | T45.5 | *Vergiftung durch primär systemisch und auf das Blut wirkende Mittel, anderenorts nicht klassifiziert, Antikoagulanzien* |
| optional: | X49.9! | *Akzidentelle Vergiftung* |

Für die Insulinüberdosierung ist ein Kode aus E10–E14 (vierte Stelle „.6“ für *Diabetes mellitus mit sonstigen näher bezeichneten Komplikationen*) zuerst anzugeben. Die Vergiftung (T38.3 *Vergiftung durch Insulin und orale blutzuckersenkende Arzneimittel [Antidiabetika]*) ist als eine Nebendiagnose anzugeben (*siehe* DKR 0401 *Diabetes mellitus* (Seite 79)).

Bei **Vergiftungen ohne Manifestation** ist als Hauptdiagnose entsprechend DKR D002 ein Kode aus den Kategorien T36–T50 *Vergiftungen durch Arzneimittel, Drogen und biologisch aktive Substanzen* und T51–T65 *Toxische Wirkung von vorwiegend nicht medizinisch verwendeten Substanzen* anzugeben (siehe auch Beispiel 3).

**Beispiel 3**

Eine Patientin stellt sich in der Notaufnahme vor und gibt an, kurz zuvor in einer unüberlegten Kurzschlussreaktion 20 Tabletten Paracetamol eingenommen zu haben. Nach einer Magenspülung zeigen sich im weiteren Verlauf keine Manifestationen.

| | | |
|---|---|---|
| Hauptdiagnose: | T39.1 | *Vergiftung durch nichtopioidhaltige Analgetika, Antipyretika und Antirheumatika, 4-Aminophenol-Derivate* |
| Prozedur: | 8-120 | *Magenspülung* |

## 917p Unerwünschte Nebenwirkungen von Arzneimitteln (bei Einnahme gemäß Verordnung)

Unerwünschte Nebenwirkungen indikationsgerechter Arzneimittel bei Einnahme gemäß **Verordnung** werden wie folgt kodiert:

ein oder mehrere Kodes für den krankhaften Zustand, in dem sich die Nebenwirkungen manifestieren, **optional** ergänzt durch

Y57.9! *Komplikationen durch Arzneimittel oder Drogen.*

**Beispiel 1**

Ein Patient kommt zur Behandlung einer Hyponatriämie, die durch ordnungsgemäß eingenommenes Carbamazepin induziert ist.

| | | |
|---|---|---|
| Hauptdiagnose: | E87.1 | *Hypoosmolalität und Hyponatriämie* |
| Nebendiagnose, optional: | Y57.9! | *Komplikationen durch Arzneimittel oder Drogen* |

**Beispiel 2**

Ein HIV-positiver Patient kommt zur Behandlung einer hämolytischen Anämie, die durch die antiretrovirale Therapie induziert ist.

| | | |
|---|---|---|
| Hauptdiagnose: | D59.2 | *Arzneimittelinduzierte nicht autoimmunhämolytische Anämie* |
| Nebendiagnose(n): | Z21 | *Asymptomatische HIV-Infektion [Humane Immundefizienz-Virusinfektion]* |
| Nebendiagnose, optional: | Y57.9! | *Komplikationen durch Arzneimittel oder Drogen* |

Erfolgt die stationäre Aufnahme **wegen einer Blutung unter Einnahme von Antikoagulanzien,** ist der Kode für das konkrete Blutungsereignis als Hauptdiagnose (entsprechend DKR D002 *Hauptdiagnose* (Seite 4)) anzugeben. Die Kodes für die hämorrhagische Diathese durch Antikoagulanzien sind als Nebendiagnose zu verschlüsseln, **optional** ergänzt durch

Y57.9! *Komplikationen durch Arzneimittel oder Drogen.*

1917

**Beispiel 3**

Ein Patient wird mit unstillbarem Nasenbluten unter Antikoagulation bei ordnungsgemäß eingenommenem Cumarinpräparat stationär aufgenommen. Er erhält eine Nasentamponade, die Antikoagulation wird vorübergehend pausiert und ein Vitamin-K-Präparat verabreicht.

| | | |
|---|---|---|
| Hauptdiagnose: | R04.0 | *Epistaxis* |
| Nebendiagnose(n): | D68.33 | *Hämorrhagische Diathese durch Cumarine (Vitamin-K-Antagonisten)* |
| Nebendiagnose, optional: | Y57.9! | *Komplikationen durch Arzneimittel oder Drogen* |

**Beispiel 4**

Ein Patient unter Antikoagulation bei ordnungsgemäß eingenommenem Cumarinpräparat wird mit Schlaganfallsymptomatik stationär aufgenommen. Im Schädel-CT zeigt sich eine intrazerebrale Blutung.

| | | |
|---|---|---|
| Hauptdiagnose: | I61.0 | *Intrazerebrale Blutung in die Großhirnhemisphäre, subkortikal* |
| Nebendiagnose(n): | D68.33 | *Hämorrhagische Diathese durch Cumarine (Vitamin-K-Antagonisten)* |
| Nebendiagnose, optional: | Y57.9! | *Komplikationen durch Arzneimittel oder Drogen* |

# ANHANG A

## Grundregeln zur Verschlüsselung (WHO)

Das Alphabetische Verzeichnis enthält viele Bezeichnungen, die in Band 1 nicht vorkommen. Für die Bestimmung einer Schlüsselnummer sind sowohl das Alphabetische Verzeichnis als auch das Systematische Verzeichnis heranzuziehen.

Bevor der Kodierer mit der Verschlüsselungsarbeit beginnt, müssen die Grundsätze der Klassifikation und des Verschlüsselns bekannt sein. Ferner sollte über einige Übungspraxis verfügt werden.

Im Folgenden wird für den gelegentlichen Benutzer der ICD ein einfacher Leitfaden aufgezeichnet:

1. Feststellung der Art der Angabe, die verschlüsselt werden soll, und Zugriff auf den entsprechenden Teil des Alphabetischen Verzeichnisses. Handelt es sich bei der Angabe um eine Krankheit oder Verletzung oder um einen sonstigen in den Kapiteln I-XIX oder XXI-XXII zu klassifizierenden Zustand, ist Teil 1 des Alphabetischen Verzeichnisses zu berücksichtigen. Handelt es sich bei der Angabe um die äußere Ursache einer Verletzung oder um ein Ereignis, das Kapitel XX zuzuordnen ist, ist Teil 2 des Alphabetischen Verzeichnisses zu berücksichtigen.

2. Auffinden des Leitbegriffes. Bei Krankheiten und Verletzungen ist das gewöhnlich die Hauptbezeichnung des pathologischen Zustandes. Dennoch sind im Alphabetischen Verzeichnis auch einige Zustände, die mit Adjektiven oder Eponymen ausgedrückt werden, als Leitbegriffe aufgenommen.

3. Jeder Hinweis unter dem Leitbegriff ist zu lesen und zu befolgen.

4. Sämtliche Bezeichnungen, die in runden Klammern hinter dem Leitbegriff stehen, sind zu lesen (sie haben keinen Einfluss auf die Schlüsselnummer). Ebenso sind sämtliche eingerückte Bezeichnungen unter den Leitbegriffen zu lesen (diese Modifizierer können die Schlüsselnummer verändern), bis sämtliche Einzelbegriffe der Diagnosebezeichnung berücksichtigt sind.

5. Sämtliche Querverweise des Alphabetischen Verzeichnisses („siehe“ und „siehe auch“) sind zu beachten.

6. Die Richtigkeit der ausgewählten Schlüsselnummern ist durch Rückgriff auf das Systematische Verzeichnis zu überprüfen. Es ist zu beachten, dass im Alphabetischen Verzeichnis eine 3-stellige Kategorie mit einem Strich in der 4. Stelle bedeutet, dass in Band 1 4-stellige Unterteilungen vorhanden sind. Weitere Unterteilungen, die für zusätzliche Stellen angewandt werden können, sind im Alphabetischen Verzeichnis nicht aufgeführt, falls sie doch benutzt werden sollen, sind sie nach Band 1 zu bestimmen.

7. Die Inklusiva und Exklusiva [Inkl. bzw. Exkl.] der jeweils ausgewählten Schlüsselnummer bzw. des Kapitels, der Gruppe oder der Kategorienüberschrift sind zu beachten.

8. Zuweisung der Schlüsselnummer.

# ANHANG B

# ZUSAMMENFASSUNG DER ÄNDERUNGEN

### Deutsche Kodierrichtlinien Version 2020 gegenüber der Vorversion 2019

## Arbeitsschritte

Zur Erstellung der Deutschen Kodierrichtlinien (DKR) Version 2020 wurden folgende Arbeitsschritte durchgeführt (s.a. Einleitung Version 2020):

- Redaktionelle Überarbeitung des Manuskripts der Version 2019 (Korrektur grammatikalischer und sprachlicher Fehler sowie fehlerhafter Verweise)
- Anpassung an die ICD-10-GM Version 2020
- Anpassung an den OPS Version 2020
- Inhaltliche Klarstellung einzelner existierender Kodierrichtlinien

Geänderte Textpassagen und Beispiele wurden durch Balken am rechten Seitenrand gekennzeichnet. Geringfügige redaktionelle Änderungen zur Vorversion 2019 sind nicht markiert.

Neue Kodierrichtlinien und Kodierrichtlinien, bei denen sich inhaltliche Änderungen ergeben haben, wurden in der fortlaufenden Nummerierung am Ende mit „s“ bezeichnet. Ergaben sich durch die Anpassung von ICD-10-GM bzw. OPS neue Kodiermöglichkeiten, so wurde dies als inhaltliche Änderung der DKR bewertet. Kodierrichtlinien, in denen z.B. nur die Texte in Beispielen angepasst wurden, wurden in der Nummerierung nicht geändert. Rein redaktionelle Anpassungen von ICD-10-GM und OPS werden im Anhang B nicht aufgeführt.

Nachfolgend sind die wesentlichen Änderungen in den einzelnen Abschnitten und für die verschiedenen Kodierrichtlinien kurz dargestellt.

## Wesentliche Änderungen

**Anmerkung:** Veränderungen in den Deutschen Kodierrichtlinien, die sich aufgrund von Streichungen und daraus evtl. resultierenden Umformulierungen anderer Kodierrichtlinien bzw. aus der redaktionellen Bearbeitung (siehe Punkt 1 und 2 unter „Arbeitsschritte“) ergeben haben, werden hier nicht explizit aufgeführt, solange die jeweiligen Veränderungen auf eine Kodierrichtlinie beschränkt waren.

## Allgemeine Kodierrichtlinien für Prozeduren

### **P003**s Hinweise und formale Vereinbarungen für die Benutzung des OPS

Anpassung einiger Formulierungen an die Hinweise für die Benutzung des OPS. Zusätzlich Übernahme der Neuformulierung des DIMDI zu Einschlussbemerkungen ("Inkl.:") und Ausschlussbemerkungen ("Exkl.:") in den Hinweisen für die Benutzung des OPS.

**P005**s Multiple Prozeduren/Prozeduren, unterschieden auf der Basis von Größe, Zeit oder Anzahl/Bilaterale Prozeduren

Klarstellung in Tabelle 1, dass die Regelung „Patientenmonitoring ist nur dann zu kodieren, wenn es sich um eine intensivmedizinische Überwachung oder Behandlung handelt und wenn es nicht Komponente einer anderen Prozedur (z.B. Beatmung, Narkose) ist“ (siehe Anmerkung 1) nur für Prozeduren für Patientenmonitoring aus den Kodebereichen 8-920 bis 8-924 und 8-930 bis 8-932 gilt. Zusätzlich Anpassung des Kodebereiches 8-71 *Maschinelle Beatmung und Atemunterstützung über Maske oder Tubus und Beatmungsentwöhnung* in Tabelle 2 an die Formulierung im OPS.

## Spezielle Kodierrichtlinien

## Kapitel 1 Bestimmte infektiöse und parasitäre Krankheiten

**0103**s Bakteriämie, Sepsis, SIRS und Neutropenie

Anpassung des Absatzes „Systemisches inflammatorisches Response-Syndrom [SIRS]“ an die Änderungen in der ICD-10-GM Version 2020 bei dem Kodebereich R65.-! Systemisches inflammatorisches Response-Syndrom [SIRS].

## Kapitel 2 Neubildungen

**0201**n Auswahl und Reihenfolge der Kodes

Aktualisierung des Internetlinks zum Beschluss des Schlichtungsausschusses Bund gem. § 17c Abs. 3 KHG, AZ 01/2015 vom 04.07.2016.

## Kapitel 10 Krankheiten des Atmungssystems

**1001**s Maschinelle Beatmung

Umfangreiche Überarbeitung der Kodierrichtlinie hinsichtlich der Definition, Kodierung, Berechnung der Dauer einer maschinellen Beatmung sowie der Berücksichtigung von CPAP und High-Flow-Nasenkanülen (HFNC/HHFNC) als Atemunterstützung.

## Kapitel 15 Schwangerschaft, Geburt und Wochenbett

**1501**s Definition von Lebend-, Totgeburt und Fehlgeburt

Anpassung der DKR an den aktuellen Stand der Verordnung zur Ausführung des Personenstandsgesetzes (PStV) sowie Austausch des Begriffes „Abort“ durch „Fehlgeburt“ in der Überschrift der Kodierrichtlinie.

## Kapitel 19 Verletzungen, Vergiftungen und bestimmte andere Folgen äusserer Ursachen

**1911**s Mehrfachverletzungen und multiple Verletzungen

Klarstellung der Kodierung von Mehrfachverletzungen und multiplen Verletzungen hinsichtlich der Verwendung von Kombinations-Schlüsselnummern, die bereits spezifisch die Art und Lokalisation der Verletzung beschreiben. Dies wird am Beispiel einer bimalleolaren Sprunggelenkfraktur erläutert. Darüber hinaus wird die Kodierung einer Schmetterlingsfraktur des Beckens (beidseitige Fraktur des Os pubis und des Os ischium) anhand eines neuen Beispiels klargestellt.

# SCHLAGWORTVERZEICHNIS

## A



## B



## C



## D

## E



## F



## G



## H

## I



## K



## L



## M

## N



## O



## P



## R

## S



## T



## U



## V

## W



## Z

# SCHLÜSSELNUMMERVERZEICHNIS

## ICD-Kode-Index

# OPS-Kode-Index